FACHBÜCHER FÜR ÄRZTE · BAND IX

DIE SYPHILIS

KURZES LEHRBUCH DER GESAMTEN SYPHILIS
MIT BESONDERER BERÜCKSICHTIGUNG
DER INNEREN ORGANE

UNTER MITARBEIT VON

H. BETH-WIEN · H. DAVIDSOHN-BERLIN · A. FRAENKEL-HEIDELBERG
H. HAUSTEIN-BERLIN   G. HUBERT-MÜNCHEN · E. JACOBSTHAL-
HAMBURG · L. KLEEBERG-BERLIN · O. KÜHNE-BERLIN · E. LIEK-
DANZIG · A. LIEVEN-AACHEN · E. MEIROWSKY-KÖLN · F. PINKUS-
BERLIN · A. ROSENBERG-BERLIN · H. RUBRITIUS-WIEN · G. STEINER-
HEIDELBERG UND H. THALER-WIEN

MIT EINEM SCHLUSSWORT VON A. v. WASSERMANN

HERAUSGEGEBEN VON

E. MEIROWSKY   UND   **FELIX PINKUS**
KÖLN   BERLIN

MIT 79 ZUM TEIL FARBIGEN ABBILDUNGEN

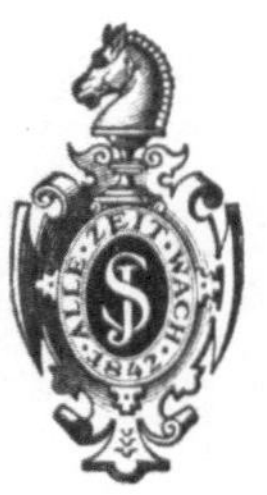

BERLIN
VERLAG VON JULIUS SPRINGER
1923

ISBN 978-3-642-49439-0   ISBN 978-3-642-49718-6 (eBook)
DOI 10.1007/978-3-642-49718-6

Vorwort.

Der Wunsch nach einer Darstellung der gesamten Syphilis entsprang der Einsicht des Dermatologen, daß er eine Krankheit als Facharzt behandle, die sich nicht nur auf der Haut, sondern in fast allen Organen des menschlichen Körpers abspielen kann. In der gleichen schwierigen Lage wie der Dermatologe befinden sich aber auch der die allgemeine Praxis ausübende Arzt und die Vertreter der anderen Spezialfächer. Wer die Syphilis, die in alle Gebiete der medizinischen Wissenschaft eingreift, behandeln will, muß lernen, sie in ihren Gesamterscheinungen zu beherrschen. Diesem Zwecke soll dies kurzgefaßte Lehrbuch dienen.

Die Herausgeber sind Herrn Prof. Arzt in Wien für die vielfach gewährte Unterstützung, Herrn Prof. L. Pick in Berlin für die Überlassung der Vorlagen für die Abbildungen 1 S. 115, 3 S. 223, 4 S. 224, 6 S. 232, 1 S. 365 und 2 S. 366 zu großem Danke verpflichtet.

Juli 1923.

Die Herausgeber.

Inhaltsverzeichnis.

Inhaltsverzeichnis. V

Einleitung.

Von

F. Pinkus-Berlin.

Schaudinn und Hoffmanns Spirochaeta pallida ist der Erreger der Syphilis. Der Spirochätennachweis durch das Mikroskop oder durch die Tierimpfung beweist die syphilitische Natur einer untersuchten krankhaften Veränderung. Mit dieser Entdeckung beginnt die moderne Geschichte der Syphilis. Durch sie stehen wir bei der Syphilis jetzt auf derselben Höhe der Erkenntnis, auf die wir nach der Entdeckung des Kochschen Bacillus bei der Tuberkulose gelangten: durch den Nachweis des Erregers die Anwesenheit der Krankheit zu beweisen. Der Nachweis der Spirochäte am Kranken selbst kann zwar nur in frühzeitigen Haut- und Schleimhauterscheinungen geführt werden, ganz so wie auch der Tuberkelbacillus nur im Sputum, Urin und anderen Sekreten leicht gefunden werden kann. Bei gar mancher syphilitischen Erkrankung versagt der Nachweis der Spirochäte, ganz ebenso wie wir bei so mancher tuberkulösen Erkrankung den Tuberkelbacillus nicht in jedem Fall auffinden können. Viele dieser Nachweise sind nur generell geführt worden. Wir wissen aus wissenschaftlichen Untersuchungen, daß die Spirochäte bei diesem oder jenem klinischen Symptom als Ursache gefunden worden ist, und deshalb ist sie in gleichliegenden Fällen als der Erreger, ist die krankhafte Veränderung als syphilitisch anzusehen. Dieser Beweis ist bei der Syphilis meistens viel strenger geführt als bei der Tuberkulose. Die Syphilisspirochäten kommen, wo sie als solche anerkannt werden sollen, in viel größeren Mengen vor als wir es vom Tuberkelbacillus verlangen. Durch den charakteristischen Bau des Tuberkels und die scharf differenzierte Färbung des Tuberkelbacillus ist ein einziger Bacillus im Gewebe prinzipiell beweisend. Die Unterschiede in der Technik bedingen es, daß ein einzelnes spirochätenähnliches Gebilde in dem ebenfalls recht charakteristischen Bau des Syphiloms nie als Beweis angesehen werden darf.

Bei vielen äußeren und allen inneren syphilitischen Erkrankungen verlassen wir uns auf diese wissenschaftlich bereits erfolgten Nachweise der Forscher, die in sicher syphilitischen und vermutungsweise syphilitischen Veränderungen, in der Aortitis, ja im paralytischen Hirn den Fund der Spirochäten beschrieben haben.

Unser ärztliches Können beruht auf der klinischen Untersuchung. Diese klinische Untersuchung, die sich aller physikalischen Hilfsmittel der modernen Medizin bedienen muß, wird durch eine wichtige biologische Reaktion unterstützt, eine der wichtigsten, die je entdeckt worden sind, und deren Bedeutung getrost mit dem Nachweis des Eiweißes und des Zuckers im Urin in eine Reihe gestellt werden darf: die Wassermannsche Reaktion. Sie ist vorbereitet durch die Komplementbindungsuntersuchungen von Bordet und Gengou, wurde für die Syphilisdiagnose von Neisser, Bruck und Wassermann angewendet und ist technisch in die brauchbare Form gegossen unter dem Namen der Wa.R. durch jahrelange Kleinarbeit aller serologischen Laboratorien der ganzen Welt. Die Wassermannsche Reaktion, ebenso wie die fast gleichwertigen Präcipitinreaktionen, von denen die gebräuchlichsten die von Sachs-Georgi und Meinicke sind, ist zwar keine spezifische Reaktion syphilitischen Blutserums, denn es gibt noch andere Zustände, in denen Serumveränderungen auftreten, die gelegentlich dieselbe Reaktion geben (Tumoren und Infektionskrankheiten, Zustand in der Narkose): doch zeigt ihr positiver Ausfall unter Berücksichtigung der bekannten Ausnahmen in unseren Breiten mit fast völliger Sicherheit Syphilis an. Das Blut manifest syphilitischer Kranker gibt sie häufiger als jedes in anderer Weise veränderte Blut. Sie ist für die Diagnose der Syphilis von viel größerer praktischer Bedeutung als die entsprechende Hilfsreaktion bei der Tuberkulose, nämlich die kutane Reaktion mit Tuberkulin, obwohl diese spezifischer ist, d. h. mit Sicherheit Tuberkulose wirklich anzeigt. Nur einen Fehler hat die Wa.R. Ebensowenig wie die kutanen Tuberkulinreaktionen beweist sie die spezifische Natur des zur Diagnose stehenden Herdes. Eine Herdreaktion von der praktischen Bedeutung der tuberkulösen Herdreaktion nach subkutaner Einspritzung von Tuberkulin gibt es bei der Syphilis bisher nicht. Aber die Wa.R. ist eine grundlegende Reaktion, ihr positiver Ausfall sagt (mit gewissen seltenen Ausnahmen) aus, daß der Träger des zu diagnostizierenden Symptoms Syphilis hat. Der negative Ausfall der Wa.R. sagt nicht ebenso bestimmt aus, daß der betreffende Kranke keine Syphilis hat. Hier kommt nun die Entscheidung des betreffenden Arztes: ich habe einen Menschen vor mir, der eine positive Wa.R. darbietet: das mir vorliegende Krankheitszeichen kann Syphilis sein, nun ist es viel wahrscheinlicher geworden, daß es in Zusammenhang mit der Syphilis steht. Ich werde versuchen, durch eine antisyphilitische Behandlung diese Krankheitszeichen zum Verschwinden zu bringen.

Die Vermutung, daß ein großer Teil der inneren Erkrankungen Folge der Syphilis ist, hat sich erst allmählich entwickelt. Für mehr und mehr Krankheiten trat allmählich der Gedanke syphilitischer Ätiologie auf. Seit der Entdeckung der Syphilisspirochäte und der bald darauf folgenden der Wassermannschen Reaktion sind viele dieser Annahmen zur Gewißheit geworden, sind andere Krankheiten als syphilitisch erkannt worden. Inzwischen gelangte aber mit der Entwicklung der Dermatologie als ausgedehnten Spezialfachs die Syphilis sowohl diagnostisch als auch behandlungstechnisch mehr und mehr in die

Hand des Dermatologen. Da wir wissen, daß die Behandlung im Anfang der Syphilis oft bestimmend auf den Verlauf des ganzen Leidens ist, liegt das Geschick des Kranken in der Hand des ersten Arztes, den er mit seinen Frühsymptomen aufsucht. Diesem muß die ganze Reihe der möglichen Späterkrankungen vor Augen stehen, das infektiöse Stadium der ersten 5 Jahre, die Gefahr für das Nervensystem in den ersten zwei Jahrzehnten, für das Gefäßsystem in der ganzen Folgezeit, und auch all die anderen Siechtum und Tod bringenden Erkrankungen der inneren Organe. Wer den Primäraffekt behandelt, muß an Paralyse und Tabes, Aortitis und frühe Sklerose denken. Früher behandelte der Arzt die ganze Syphilis, aber es war auch danach. Mit dem schwachen Rüstzeug der meist übel angewandten Schmierkuren, der innerlich gebrauchten Merkurialien, der Schwitzprozeduren, einiger noch unwirksameren Arkana suchte man der Krankheit beizukommen; die späten Nachkrankheiten des Nervensystems und des Herzens wurden nur von wenigen erleuchteten Geistern mit dem um Jahrzehnte vorhergehenden Frühstadium in Verbindung gebracht, und nur die tertiären Haut- und Schleimhaut- erscheinungen wurden als sichere Spätfolge der Syphilis erkannt, anderer- seits manche nichtsyphilitische Störungen als Folgen der Syphilis an- gesehen. Diese Zeit ist vorbei mit unseren vertieften Erkenntnissen, und auch die Zeit geht schon vorüber, in der das Frühstadium dem Dermatologen, die Späterscheinungen dem inneren Kliniker und dem Neurologen zufallen. Jeder Arzt muß Syphilidologe sein, jeder Arzt muß, wie er den Gedanken auf Tuberkulose bei jeder Lungenerkrankung richtet, bei der Erkrankung der inneren Organe in erster Linie an Syphilis denken. Die Syphilis ist keine Hautkrankheit mehr. Das Lehrbuch der Syphilis, aus dem der Arzt sich unterrichten will, darf nicht mehr vom Dermatologen allein verfaßt sein. Die Bedeutung der Syphilis tritt erst in dem Stadium hervor, in welchem sie die Haut längst verlassen und sich auf die inneren Organe gelegt hat. Vor allem der praktische Dermatologe muß gut unterrichtet sein über das, was die Syphilis an den Organen anrichtet, deren Krankheitszustände ihm weniger geläufig sind und in deren moderner Untersuchungsmethodik er weniger geübt ist. Er wird ja infolge der von ihm besonders ausgebildeten Technik nicht nur jetzt viel mehr als früher dazu herangezogen, Fälle von innerer Syphilis zu behandeln, sondern er ist auch durch die Anfangsbehandlung, die vorzugsweise in seine Hände gegeben ist, in hohem Grade verant- wortlich für das spätere Ergehen des Kranken. Der Dermatologe wird aufhören, ein Spezialist für die syphilitischen Krankheiten an der Haut zu sein, aber in gleichem Maße muß der allgemeine Praktiker, der alle ihm zuströmenden Kranken berät und behandelt, die ganze Syphilis kennen, wenn er alle Hilfsmittel der modernen Medizin zum Nutzen seiner Kranken verwenden will. In der Syphilisbehandlung haben wir ein Gebiet, wo wir dank unserer Heilmittel mehr Heilung erzielen können als auf irgendeinem anderen Gebiet der Medizin. Eine Übersicht über die gesamte Syphilis ist das, was die Verfasser dieses Buches der Ärzteschaft geben wollen. Das Buch soll dem ärztlichen Praktiker die ganze Bedeutung der Syphilis vorführen, die syphilitischen Erkrankungen

1*

aller Organe und die Differentialdiagnose gegenüber nichtsyphilitischen
Erkrankungsformen. Für die Schilderung der Syphilis der Haut, welche
in so vielen hervorragenden Werken seit alten Zeiten vorliegt, wurde
absichtlich nur ein ganz geringer Raum verwandt, und aus dem gleichen
Grunde ist auch das Kapitel, welches zusammenfassend die Therapie
der Syphilis behandelt, recht kurz gehalten worden.

Das Buch ist kurz, und mit Absicht. Es soll nur zwei Fragen dem
Arzt beantworten, wie bei der Besprechung am Krankenbett, im ärztlichen Konsilium: welche syphilitischen Erkrankungen kommen an
diesem oder jenem Organ vor? und: ist ein bestimmter in Frage stehender
Symptomenkomplex Syphilis oder nicht?

Statistik der Syphilis.

Von

H. Haustein-Berlin.

Mit 7 Abbildungen.

Die medizinische Statistik ist die exakte zahlenmäßige Untersuchung der pathologischen Erscheinungen der menschlichen Gesellschaft. Sie hat die Aufgabe, diese Erscheinungen in erschöpfender Beobachtung zu untersuchen, den Ursachen ihrer numerischen Veränderungen nachzugehen und durch Vergleichung Regelmäßigkeiten und Gesetze zu ergründen. Ein umfassendes Primärmaterial ist demnach unbedingte Voraussetzung, wenn über sozialhygienische Zustände, über ihre Bedingungen und Veränderungen Gültiges ausgesagt werden soll. Deshalb ist das, was so häufig von Medizinern als „Statistik" ausgegeben wird, meist nur eine Zusammenstellung reiner Zahlen, die keineswegs den Anspruch machen können, als Norm verallgemeinert zu werden. Bei den ärztlichen wie bei den Krankenhausstatistiken handelt es sich naturgemäß fast stets um ein kleines Material, das herausgerissen ist aus dem natürlichen Zusammenhange der Gesamterscheinungen, das beeinflußt wird von den verschiedensten Momenten, so daß häufig derartige Zahlenzusammenstellungen sogar von dem gleichen Orte, z. B. zweier Kliniken derselben Stadt, keine Vergleichung untereinander zulassen. Ja selbst die Krankenhausstatistik eines ganzen Landes kann weder ein Abbild oder eine Einsicht in die Verbreitung einer Erkrankung, noch einen genauen Einblick in Einzelfragen geben, weil ihr Urmaterial abhängig ist von der Zahl der Krankenhausbetten, der Gepflogenheit der Bevölkerung in größerem oder geringerem Grade sich hospitalisieren zu lassen und davon, ob nur schwerere oder auch leichte Fälle aufgenommen werden; auch, was ja für die Syphilis von besonderer Bedeutung gewesen ist, von dem Stande der Therapie.

Die plötzlich zunehmenden Zahlen der wegen Lues Hospitalisierten seit dem Jahre 1910 waren eine Reaktion auf die Einführung des Salvarsans in die Therapie, und diese Erscheinung hat nicht das geringste mit einer Zunahme der Zahl der Syphilisfälle zu tun. Zu dieser Therapie drängten sich damals die Menschen, was gleichzeitig eine Vermehrung der Bettenzahl auf den dermatologischen Abteilungen zur Folge hatte. Dieses geht aus nachstehender Zahlenübersicht hervor:

Zugänge an Syphiliskranken in deutschen allgemeinen Krankenhäusern.

Jahr	Männer	Frauen	Jahr	Männer	Frauen
1902	9 096	9 850	1910	22 812	15 445
1903	10 093	10 215	1911	31 641	18 561
1904	11 205	10 305	1912	29 085	18 779
1905	11 677	10 406	1913	27 460	18 306
1906	12 343	11 411	1914	21 882	17 938
1907	12 592	10 791	1915	12 403	17 608
1908	14 664	11 714	1916	11 533	19 149
1909	15 575	12 338			

Zweifellos wirkt auch auf die Hospitalisierung der Geschlechtskranken und ihre Erfassung durch die Ärzte die Bereitstellung unent-
geltlicher Behandlung ein, wie sie z. B. 1788 bereits in Dänemark erfolgte.
Eine ähnliche Wirkung hatte in Deutschland die Novelle zum Kranken-
versicherungsgesetz, die von 1903 an die Krankenkassen zur Behandlung
der Geschlechtskranken anhielt.

Doch auch die Statistik der Erkrankungen, die meldepflichtig sind —
wie die wichtigsten akuten Infektionskrankheiten —, geben kein absolut
erschöpfendes Bild, da die Ärzte nicht überall in wirklich ausreichender
Weise den Vorschriften nachkommen, und andererseits die Bevölkerung
selbst, wie es ja häufig auf dem Lande geschieht, den Arzt nur bei schweren
Fällen zu Rate zieht. Wenn es also schon bei den akuten Infektionskrankheiten sehr schwer ist, ein wirklich umfassendes, statistisches
Urmaterial zu beschaffen, um wieviel schwerer muß dann dieser Versuch bei Krankheiten wie den venerischen sein, bei denen die Bevölkerung ein Interesse an der Verheimlichung zu haben meint.

Die Zahl der erfaßten Erkrankungsfälle hängt also vor allem ab
von der Zahl der einen Arzt aufsuchenden Patienten, damit gleichzeitig
von der Zahl der einen Heilbehandler aufsuchenden Kranken. Dieses
Moment spielt eine bedeutende Rolle in der Beurteilung des bisher
vorliegenden Zahlenmaterials über die venerischen Erkrankungen.

Eine weitere bedeutende Schwierigkeit bildet der Umstand, daß von
vornherein meist nicht bekannt ist, ob da, wo eine Meldepflicht besteht,
die Ärzte tatsächlich alle in ihrer Behandlung stehenden Fälle melden,
oder aber aus Gewissensgründen oder aus Interesselosigkeit, Säumigkeit
oder aus Zeitmangel ihrer Verpflichtung nicht nachkommen.

Neben diesen allgemeinen Gesichtspunkten ist vor allem die Ver-
schiedenartigkeit zu beachten, die im Meldeverfahren der einzelnen
Länder und Städte liegt, denn ohne eine genaue Beachtung aller Einzelheiten ist der Versuch eines Vergleichs der verschiedenen Erkrankungshäufigkeit an Geschlechtskrankheiten in einzelnen Ländern eine völlige
Utopie. Gegen die Selbstverständlichkeit, daß nur analoge statistische
Größen miteinander verglichen werden können, wird leider in der medizinischen Statistik schwer gesündigt. Dieses erklärt sich vielleicht
dadurch, daß viele Ärzte die offiziellen Zahlen als „Wahrheiten" be-

trachten und so ihrerseits dazu beitragen, zu der so modernen unberechtigten Anbetung der Zahl, wodurch andererseits eine Reaktion, in ebenso unberechtigtem Pessimismus gegen alle Statistik, besonders aber gegen die Medizinalstatistik hervorgerufen wird, und zwar hauptsächlich dadurch, daß häufig ganz einseitiges Material von eifrigen Propagandisten zu selbstsüchtigen Zwecken benutzt wurde.

Es ist deshalb Voraussetzung, vor allem die Grundlagen zu kennen, auf denen das Primärmaterial beruht. Für die Syphilis ist folgendes zu beachten:

Bei einer fortlaufenden Statistik muß scharf getrennt werden zwischen den frischen Fällen, d. h. den erstmalig in ärztliche Behandlung überhaupt Kommenden und den rezidivierenden, die bereits gezählt worden sind. Demnach ist streng zu unterscheiden, was versteht die statistische Angabe unter sekundärer rezidivierender Syphilis, sind dieses erst im sekundären Stadium in Beobachtung gekommene Fälle oder solche, die als Primäraffekte bereits unter Behandlung standen.

Bei einer einmaligen Zählung muß getrennt werden zwischen Bestand und Zugang und den einzelnen Stadien.

Neben diesen Unterschieden in der Meldungsart hängt ihr Wert auch von dem jeweiligen Stand unseres Wissens ab. Die Kenntnis der Wassermannschen Reaktion, die Möglichkeit, Primäraffekte mikroskopisch in bedeutend größerer Zahl als früher mit Sicherheit zu diagnostizieren und dadurch eine bessere Abgrenzung zwischen Primäraffekt, Ulcus molle, gemischten Schanker und einfachen Erosionen zu erreichen, muß den Wert unserer Syphilisstatistik bedeutend erhöhen, kann zugleich aber auch zu einer scheinbaren Vermehrung der Erkrankungshäufigkeit geführt haben. Als weitere Schwierigkeit kommt hinzu, daß bei einer zu Rezidiven neigenden Erkrankung, wie der Syphilis, ein Wechsel des Arztes häufig und damit auch die Möglichkeit von Doppelmeldungen groß ist. Es sei denn, daß der Patient während seines ganzen Krankheitsverlaufes verfolgt werden kann.

Nach diesen Vorbemerkungen müssen deshalb bei einer ernsthaften zahlenmäßigen Betrachtung der Syphilis alle Zahlenzusammenstellungen von einzelnen Ärzten wie Institutionen ausscheiden und sie dürfen nur bei Teiluntersuchungen als Hilfsmittel herangezogen werden.

Als Material für eine statistische Untersuchung der Syphilis kommen daher in Betracht: die offizielle Sterblichkeitsstatistik, als ihre Ergänzung die Mortalitätsstatistik der großen Lebensversicherungsgesellschaften und die Morbiditätsstatistiken, wie sie in fortlaufenden Statistiken aus Dänemark, Norwegen, Schweden, Island, Finnland und Rußland und in besonderen deutschen Erhebungen vorliegen, schließlich die übrige Rekrutierungsstatistik und die Militärsanitätsstatistik.

Die Sterblichkeit an Syphilis.

Während die allgemeine Sterblichkeitsstatistik zu den sicher fundierten Statistiken gehört, ist die Todesursachen-Statistik durch die dem Primärmaterial anhaftenden Verschiedenheiten nicht ohne weiteres zu Vergleichen geeignet. Die Unterschiede hängen von dem Vorhandensein einer obligatorischen Leichenschau ab und davon, ob diese von Ärzten oder von bestellten Leichenbeschauern, also Laien ausgeübt wird, oder aber davon, ob der Todesfall nur durch Erklärung seiner angeblichen Ursache von einer beglaubigten Person — meist einem Verwandten — dem Standesbeamten mitgeteilt wird. Aber selbst in den Städten und Ländern, in denen eine obligatorische ärztliche Leichenschau vorgeschrieben ist, hängt die Genauigkeit der Angaben ab:

1. von dem Grade, in dem die Bevölkerung ärztliche Hilfe sucht, denn ein nur beim Todesfall hinzugezogener Arzt wird in vielen Fällen nicht mit Genauigkeit die Todesursache zu erkennen vermögen,

2. von der Form, in der die Meldung der Todesursache erfolgt, ob sie, wie in der Schweiz, unabhängig von der Bescheinigung des Todes diskret an das Statistische Zentralbureau, oder aber, wie in Berlin, auf dem allgemeinen Totenschein über das Polizeibureau an das Standesamt erfolgt und dort vom Standesbeamten, einem Laien also, übertragen, erst an das Statistische Amt weitergegeben wird.

Eine derartige Verschiedenheit der Meldung bedingt selbstverständlich einen Einfluß auf die Häufigkeit der Angabe der durch Syphilis verursachten Todesfälle, was sich auch deutlich in dem vorliegenden Material wiederspiegelt.

Das Charakteristikum der Syphilis in ihrer Beziehung zur Sterblichkeit ist die Tatsache, daß diese Krankheit mit Ausnahme der Tabes, Paralyse und des Aortenaneurysmas nicht als direkte Todesursache in der Sterblichkeitsstatistik hervorkommt, wohl aber indirekt auf die Sterbeziffer einen erheblichen Einfluß ausübt. Einmal, indem sie überhaupt lebensmindernd wirkt, z. B. durch unmittelbare Schädigung des arteriellen Systems, und dadurch ein frühzeitiges Altern bedingt, oder aber mittelbar Prädispositionen schafft für interkurrente Krankheiten, bzw. diesen gegenüber die Abwehrkräfte des Körpers mindert. Der Einfluß der Syphilis, der vor der Geburt, während der Entwicklung des werdenden Organismus beginnt, äußert sich in Fehlgeburten, Frühgeburten und Totgeburten, bzw. in dem höheren Prozentsatz der Sterblichkeit der frühzeitig Geborenen.

Ihr Einfluß auf die Häufigkeit der Fehlgeburten ist rein zahlenmäßig nicht zu fassen, besonders deshalb nicht, weil sich bei einer Primäraufnahme die artefiziellen Aborte sehr schwer von den durch Krankheitszuständen bedingten trennen lassen und wir in dieser Frage stark auf die Angaben der Mutter angewiesen sind. Zudem ist auch die Frühgeburt bzw. die Totgeburt für die Syphilis viel charakteristischer. Hierbei ist zweifellos weniger die geringe Entwicklung der Frucht das verursachende Moment, als vielmehr ihr vorzeitiges Absterben, das die Frühgeburt bewirkt hat. Dies erweist der Unterschied zwischen der Zahl der Totgeburten bei früh- und rechtzeitig geborenen Kindern, wie die Badener Statistik für die Jahre 1904—1913 lehrt, die unter den Geburten im 7. bis 10. Monat 18,0 %, und unter den rechtzeitig geborenen 1,9 % Totgeborene verzeichnet. Dabei muß jedoch hervorgehoben werden, daß der Unterschied zwischen den beiden Angaben etwas zu hoch ist, weil im vorwiegend katholischen Baden viele eigentlich totgeborene Kinder noch vor der Geburt oder bei der Geburt die Nottaufe erhalten, dann aber als rechtzeitig lebendgeborene Kinder angemeldet werden. Speziell für die Syphilis läßt die Niederländische Statistik das gleiche erkennen, denn von den nach dem Code Napoléon als totgeboren Registrierten

	1918	1919	1920
hatten gelebt:	19,36	15,73	16,10
kamen tot zur Welt:	80,64	84,27	83,90

In der Niederländischen Statistik wurden für die Jahre 1911—1919 von 33 151 männlichen Totgeburten 506 und von den 26 562 weiblichen 462 als durch Lues bedingte festgestellt. Auf Fünfjahrsperioden verteilt, ergeben sich folgende Ziffern:

Prozentzahl Syphilitischer unter allen Totgeburten in den Niederlanden.

Jahr	Knaben	Mädchen
1901—1904	1,72	1,87
1905—1909	1,80	2,00
1910—1914	1,69	2,06
1915—1919	1,45	1,52
1920	1,22	2,01

Nach der Größe der Gemeinden aufgerechnet, werden folgende Prozentsätze von syphilitischen unter sämtlichen Totgeburten gefunden:

Gemeinden mit	1910—1914	1915—1919	1920
mehr als 100 000 Einwohnern	6,50	4,43	4,11
50 000—100 000 „	1,91	1,81	2,32
20 000—50 000 „	1,10	1,22	1,31
5 001—20 000 „	0,66	0,68	0,90
5 000 und weniger „	0,30	0,44	0,48

Viel instruktiver ist aber die Betrachtung, wieviel luetische Totgeburten auf 10 000 Geburten überhaupt (Totgeborene plus Lebendgeborene) kommen. Nach den Erfahrungen der Jahre 1911 bis 1920 ist dies in nachstehender Tabelle zusammengestellt:

Luetische Totgeburten auf 10 000 Geburten.

In niederländischen Gemeinden von	Männer	Frauen
mehr als 100 000 Einwohnern	18,56	19,17
50 001—100 000 „	6,31	5,79
20 001—50 000 „	4,68	3,63
5001—20 000 „	2,44	2,83
5000 und weniger „	0,91	1,40

Syphilis und Totgeburten in der Schweiz.

| | | Alle Totgeburten | | | Davon | | | | | | | | | |
| | | Knaben | Mädchen | Zusammen | Lues | | | Maceriert | | | Zusammen | | |
					Knaben	Mädchen	Zusammen	Knaben	Mädchen	Zusammen	Knaben	Mädchen	Zusammen
In den Kantonen	a) überhaupt	32 991	25 280	58 271	491 = 1,47%	422 = 1,67%	913 = 1,56%	1 423 = 4,28%	1 093 = 4,33%	2 516 = 4,32%	1 914 = 5,75%	1 515 = 6,00%	3 429 = 5,88%
In den Kantonen	b) Uneheliche	2 289	1 813	4 102	121 = 5,28%	103 = 5,66%	224 = 5,46%	182 = 7,94%	157 = 8,57%	339 = 8,26%	303 = 13,22%	260 = 14,23%	563 = 13,72%
In den Städten	a) überhaupt	7 162	5 632	12 794	309 = 4,25%	265 = 4,71%	574 = 4,48%	582 = 8,13%	479 = 8,51%	1 061 = 8,29%	891 = 12,38%	744 = 13,22%	1 635 = 12,78%
In den Städten	b) Uneheliche	957	776	1 733	86 = 9,00%	81 = 10,43%	167 = 9,65%	119 = 12,33%	103 = 13,23%	205 = 12,83%	205 = 21,33%	184 = 23,66%	389 = 22,48%

Aus diesen beiden Tabellen ist ersichtlich, daß der Anteil der Syphilis an den Ursachen der Totgeburt mit der Größe des Wohnsitzes stark zunimmt, ein Ergebnis, das auch mit den übrigen Erfahrungen über die Verbreitung der Syphilis übereinstimmt.

In der Größenordnung bedeutend genauere Zahlen über den Einfluß der Syphilis als Ursache der Totgeburt gibt die schweizerische Statistik, die, wie oben gestreift, unter strengster Wahrung des ärztlichen Amtsgeheimnisses in ihren Primärangaben zusammenkommt, ohne daß die Eltern etwas über die Todesursache zu erfahren brauchen. Einen Einblick in diese Frage gewährt nebenstehende Tabelle:

Hieraus folgt, daß unter den Totgeburten in allen Kantonen 5,88% durch Lues bedingt sind und daß dieser Prozentsatz für die unehelich Geborenen sogar 13,72 beträgt. Daß die Städte den Hauptsitz der Verbreitung der Geschlechtskrankheiten bilden, ist erkenntlich aus der Zahl von 12,78% von allen und 22,48% der unehelichen Totgeburten. Mit anderen Worten: die Lues verursacht im ganzen Lande wenigstens jede 17. Totgeburt, in den Städten sogar jede 7. bis 8. Und sie ist unter den unehelichen Totgeburten im ganzen Lande in jedem siebenten und in den Städten in jedem vierten bis fünften Fall die Erklärung für den Tod des Kindes.

Wenn aus diesen Zahlen die nicht ganz unbeträchtliche Vergeudung kindlichen Lebens und mütterlicher Energie durch die Syphilis hervorgeht, so geben sie zugleich einen Einblick in die Beziehungen zwischen außerehelichem Geschlechtsverkehr bzw. der dabei. herrschenden Promiskuität und Geschlechtskrankheiten, ein Zusammenhang, der naturgemäß sich für die Geburten nur bei Syphilis feststellen läßt.

Daß rein zahlenmäßig der Einfluß der Syphilis auf den Generationsprozeß selbst nach dem so genauen Zahlenmaterial der Schweiz keineswegs groß ist, kann aus folgenden Tabellen entnommen werden:

Syphilitische Totgeburten auf 10 000 Geburten überhaupt in der Schweiz 1901—1920.

	Ehelich	Unehelich	Summe
1901/05	14,6	65,2	16,9
1906/10	15,1	61,4	17,2
1911/15	17,8	74,7	20,4
1916/20	19,2	70,2	21,5

Syphilitische Totgeburten in den Schweizer Städten auf 10 000 Geburten überhaupt, 1901—1920.

1901/05	41,56	1911/15	46,78
1906/10	39,96	1916/20	50,38

Uneheliche syphilitische Totgeburten auf 10 000 uneheliche Geburten in der Schweiz, 1901—1920.

	Knaben	Mädchen	Summe
1901/05	69,8	61,4	65,2
1906/10	59,7	63,1	61,4
1911/15	79,3	69,9	74,7
1916/20	79,7	60,3	70,2

Die Erfahrung in Rußland, wo die Syphilis besonders hohe Erkrankungsziffern aufweist, läßt einen solchen Einfluß sogar völlig vermissen, denn aus der nachstehenden Übersicht geht hervor, daß mit großer Regelmäßigkeit gerade in den Gouvernements die Geburtenziffer am höchsten war, in denen die meisten Krankheitsfälle an Syphilis registriert wurden.

Auf je 1000 Einwohner trafen im Jahre 1911

in den Semstwo-Gouvernements	registrierte Krankheitsfälle an Syphilis		Lebend geborene
	im ganzen	darunter von Ärzten registriert	
Pensa	31,7	17,4	49,9
Simbirsk	29,0	16,2	51,6
Tambow	28,4	17,6	48,5
Smolensk	19,8	17,6	45,0
Saratow	18,6	15,0	49,2
Woronesch	18,5	11,2	50,2
Samara	14,6	9,2	57,2
Olonez	13,7	6,4	45,1
Kursk	12,2	10,0	46,6
Tula	11,7	9,7	45,6
Orel	10,1	7,6	44,6
Kostroma	10,0	7,8	46,1
Nowgorod	9,9	5,9	41,7
Rjasan	9,8	7,8	42,4
Pskow	9,7	6,5	39,4
Nischninowgorod	9,4	7,5	47,2
Jaroslaw	8,9	7,3	38,9
Moskau	8,6	8,5	45,7
Europ. Rußland	8,6	6,5	44,2

Wie stellt sich zahlenmäßig der weitere Einfluß der Syphilis auf die Sterblichkeit der einzelnen Altersklassen dar? Hierüber unterrichten die folgenden beiden Tabellen, die die Todesfälle an Syphilis und Folgekrankheiten in Berlin geteilt nach Altersklassen für das Jahr 1913 und in Jahresziffern für die Zeit von 1905—1920 zusammenstellen.

a) Sterbefälle zu Berlin im Jahre 1913 an Syphilis und Folgekrankheiten, geteilt nach Altersklassen.

Altersklasse	Syphilis	Aneurysma	Tabes	Progressive Paralyse	Zusammen	Todesfälle überhaupt	Davon Syphilisfälle und Folgekrankh. in %
0—1	120	—	—	—	120	5607	2,1
1—5	3	—	—	—	3	1585	0,2
5—10	—	—	—	—	—	648	0,0
10—20	4	—	—	—	4	955	0,4
20—30	10	2	1	—	13	2044	0,6
30—40	19	5	7	19	50	2363	2,1
40—50	17	19	38	24	98	2699	3,6
50—60	14	21	46	27	108	3480	3,1
60—70	14	12	34	3	63	3998	1,6
70—80	2	3	5	1	11	3231	0,3
über 80	—	1	—	—	1	1457	0,1
Alle Alterskl.	203	63	131	74	471	28067	1,7

b) Sterbefälle an Syphilis und Folgekrankheiten zu Berlin in den Jahren 1905—1920.

Jahr	Syphilis					Folgekrankheiten				Syphilis und Folgekrankheiten	Gesamtzahl der Todesfälle	Davon Syphilisfälle in %	Bevölkerungsmenge
	angeboren	primär	sekundär	tertiär	überhaupt	Aneurysma	Tabes	Progr. Paralyse	Zusammen				
1905	153	—	—	27	185	56	98	108	262	447	33 425	1,3	2 010 727
1906	163	—	3	46	242	58	132	93	283	495	32 353	1,5	2 055 339
1907	170	1	2	69	242	59	110	87	256	498	32 648	1,5	2 070 001
1908	148	—	—	34	182	64	108	54	226	408	32 408	1,2	2 060 124
1909	162	—	—	57	229	73	91	68	232	454	31 844	1,4	2 050 158
1910	178	—	—	78	264	62	111	57	230	494	30 152	1,6	2 059 417
1911	142	—	1	81	224	71	126	64	261	485	29 981	1,6	2 071 940
1912	152	—	—	69	224	86	129	58	273	497	32 307	1,5	2 083 392
1913	124	1	1	74	203	63	131	74	268	471	28 067	1,7	2 082 111
1914	109	—	1	88	209	76	110	64	250	459	29 664	1,5	2 029 852
1915	98	—	—	103	205	68	132	43	263	468	29 828	1,5	1 878 847
1916	77	—	1	81	164	53	144	53	250	414	28 078	1,4	1 795 809
1917	70	—	—	88	161	74	211	88	373	434	34 138	1,3	1 745 894
1918	69	—	—	57	127	58	132	55	245	372	35 764	1,0	1 748 000
1919	105	1	1	100	209	49	98	61	208	417	31 307	1,3	1 902 317
1920	128	2	2	125	261	56	112	54	222	483	30 982	1,5	1 935 566

Hieraus geht einmal hervor, daß während des ersten Lebensjahres die angeborene Lues ihre Hauptopfer fordert, daß im Alter von 1—5 Jahren nur noch wenige ihrem Leiden erliegen und daß im zweiten Jahrfünft diese Erkrankung als Todesursache fast ganz verschwindet. Dies hat seinen Grund darin, daß die nicht lebensfähigen schwersyphilitisch Neugeborenen wegsterben, während die übrigen bei einer gut durchgeführten Therapie in der Großstadt dem Leben erhalten werden können.

Einen genaueren Einblick in diese Frage gibt folgende Übersicht, die die an Lues gestorbenen Kinder unter fünf Jahren in Berlin in Fünfjahresperioden zusammenfaßt:

Jahr	Alter nach Tagen								Alter nach Monaten									
	0/1		1/7		7/15		15/30		1/2		2/3		3/4		4/5		5/6	
	m.	w.	m.	w.	m.	w.	m.	w.	m.	w.	m.	w.	m.	w.	m.	w.	m.	w.
1904/08	26	30	24	25	25	16	51	40	98	78	87	62	49	30	28	22	15	7
1909/13	60	47	42	19	29	30	45	33	83	50	68	54	27	30	26	18	11	16
1914/18	33	21	17	16	19	15	15	23	46	36	30	37	20	12	11	10	3	8

Jahr	Alter nach Monaten												Alter nach Jahren					
	6/7		7/8		8/9		9/10		10/11		11/12		1/2		2/3		3/4		4/5	
	m.	w.	m.	w.	m.	w.	m.	w.	m.	w.	m.	w.	m.	w.	m.	w.	m.	w.	m.	w.
1904/08	6	4	6	6	3	—	4	3	1	5	2	0	12	8	—	3	—	—	1	—
1909/13	4	3	4	6	2	2	3	2	1	2	2	2	6	5	4	4	1	2	—	1
1914/18	7	3	5	1	1	5	4	2	1	1	3	1	1	6	1	1	—	—	1	2

Es folgt daraus, daß schon am ersten Lebenstage soviele Kinder ihrem angeborenen Leiden erliegen, als in der darauffolgenden ganzen Woche; daß die Gefahr der Krankheit zu erliegen, schon sehr deutlich vom 6. Lebensmonat an abnimmt, daß also ein Kind, das bis zu diesem Zeitpunkt am Leben geblieben ist, große Aussicht hat, bei entsprechender Therapie durchgebracht zu werden. Sterben doch in der zweiten Hälfte des ersten Lebensjahres nicht halb soviel Kinder wie am ersten Tage und es sind die Todesfälle im 1. bis zum 3. Jahre ganz verschwindend und im 3. bis 5. nur sehr vereinzelt.

Die Sterbenswahrscheinlichkeit der Säuglinge, Kleinkinder und Schulkinder bis zum 12. Jahre ist nach dem Berliner Material für die Jahre 1913—1921:

Alter in Monaten	1913	1914	1915	1916	1917	1918	1919	1920	1921
0— 3	2,27	2,12	2,21	2,42	2,57	2,55	3,03	3,14	3,60
über 3— 6	0,58	0,48	0,48	0,39	0,59	0,70	0,72	0,57	0,64
„ 6— 9	0,13	0,17	0,25	0,17	0,11	0,06	0,33	—	0,15
„ 9—12	—	0,09	0,03	0,19	0,05	0,19	—	—	—
0 bis 1 Jahr	2,90	2,76	2,83	3,02	3,16	3,45	4,19	3,66	4,22

Sie zeigt gleichfalls, daß die Lues als Mortalitätsursache ihre Hauptbedeutung für das Kindesalter zur Säuglingszeit hat, und daß dieser Einfluß in den weiteren Altersklassen immer geringer wird. Sie gibt aber auch eine Einsicht in die Zunahme der Syphilis durch den Krieg, eine Vermehrung, die von 1918 an oder auf das Konzeptionsjahr bezogen, von 1917 an, sich bemerkbar macht, während die geringe Zunahme im Jahre 1917 bzw. 1916 auch zufällig sein könnte.

Im zweiten Jahrzehnt finden sich weiterhin wenige Todesfälle tertiärer Lues, die wohl der Lues congenitalis tarda zuzuschreiben sind. In den übrigen Altersklassen finden sich einige Todesfälle, rund 0,5 % aller, die von der tertiären Lues verursacht sind. Die Todesfälle von Aneurysma, Tabes und progressiver Paralyse finden sich vom 4. Jahrzehnt an und haben ihr Maximum im 6. Jahrzehnt. Die Zahl der durch Syphilis und ihre Folgekrankheiten (soweit sie als solche in der Statistik verzeichnet sind) beträgt 1,7 % der Gesamtzahl der Todesfälle. Die Sterblichkeit an diesen Erkrankungen beträgt im 3. Jahrzehnt, 6 %, im 4. 2,2, im 5. 3,6, im 6. 3,1, im 7. 1,6 % und nimmt dann wieder stark ab.

Es muß jedoch hervorgehoben werden, daß in den außerhalb Berlins liegenden Berliner Krankenanstalten ein beträchtlicher Teil der an syphilitischen Folgekrankheiten Leidenden Berlins stirbt. Alle diese Fälle verschwinden aus der Berliner Statistik und es gibt ein Bild von diesem Einfluß, wenn man hört, daß von 1905—1914 in diesen Anstalten an Paralyse schätzungsweise 3000 Fälle in der Altersklasse von 30—70 Jahren gegenüber den in der Berliner Statistik verzeichneten 462 Fällen gestorben sind.

Viel wichtiger für die Bevölkerungsbewegung als der direkte Einfluß
als Todesursache ist aber der stark lebenverkürzende Einfluß
der Syphilis. Dieser geht aus den Untersuchungen der großen Lebensversicherungsgesellschaften hervor. Bei einer Betrachtung dieser Untersuchungen ist jedoch in Erwägung zu ziehen, daß das zugrundeliegende
Menschenmaterial durch die von den Versicherungsanstalten getriebene
Auslese nicht der Zusammensetzung des ganzen Volkes entspricht.
Deshalb kann man streng genommen aus den Ergebnissen kein absolut
genaues Bild des gesteigerten Einflusses der Syphilis auf die Sterblichkeit gewinnen. Es bleibt zu bedenken, daß in dem Alter, in dem bei
den Gesellschaften im allgemeinen Versicherungen beantragt werden,
ein Teil der Minderwertigen bereits weggestorben ist, während andere,
die an schweren Erkrankungen, z. B. Tuberkulose, leiden, abgewiesen
wurden.

So stellte es sich bei der Untersuchung der Gothaer Lebensver-
sicherungsgesellschaft, die sich über 44 Jahre erstreckt, heraus, daß bei
einer Mortalität aller Versicherten = 100 die Sterblichkeit der Syphilitiker 168 betrug, die Übersterblichkeit hatte also eine Höhe von $68^0/_0$
für alle Altersklassen. An dieser Übersterblichkeit nehmen nun die
einzelnen Altersklassen ganz verschieden teil, aber die Zahlen weisen
doch auf einen ganz charakteristischen Sterblichkeitsverlauf hin. Die
Übersterblichkeit von $38^0/_0$ im Alter von 15—35 Jahren steigt rapide
auf $68^0/_0$ im Alter von 36—50 an, um dann ganz allmählich zunächst
im Alter von 51—70 auf $61^0/_0$ und schließlich im Alter von 71—90
auf $40^0/_0$ zurückzugehen.

Auch die versicherungsmedizinische Mortalitätsuntersuchung, die
sich auf mehrjährige Erfahrungen der größeren amerikanischen Lebensversicherungsgesellschaften erstreckt, zeigt, daß die Mortalität allein
jener Versicherten, die eine syphilitische Infektion vor ihrer Aufnahme
in die Gesellschaft zugaben, mindestens $50^0/_0$ höher war, als nach der
Mortalitätstabelle zu erwarten stand.

Schließlich zeigt das vom Verein der Direktoren schwedischer Lebensversicherungsgesellschaften herausgegebene Gutachten über die Untersuchung der Sterblichkeit gewisser Klassen minderwertiger Leben für
die Syphilis ein Ergebnis, das in folgender Übersicht verzeichnet ist:

Todesursachen	Risiken ohne Krankheitsanlagen	Risiken mit Anlagen zu Syphilis
Altersschwäche	1,30	1,50
Gehirnschlag und Gehirnerweichung .	6,71	10,36
Rückenmarksschwindsucht	0,37	3,00
Geisteskrankheiten	1,09	5,06
Herz- und Gefäßkrankheiten	16,33	29,01
Chronische Leberkrankheiten	1,32	1,82
Nierenentzündung	5,17	7,04

Diese Tabelle ist so errechnet, daß nach Teilung des vorliegenden
Materials in einzelne Risikoklassen der prozentuale Anteil der einzelnen

Todesursachengruppe an allen Todesfällen jeder Risikoklasse festgestellt wurde. Bei dieser Methode charakterisiert sich also ein minderwertiges Leben dadurch, daß die Sterblichkeit an gewissen Krankheiten größer als bei normalem Leben ist, und man kann demnach durch einen Vergleich zwischen dem Ergebnis des normalen Risiko und dem bei der Krankheitsanlage den Einfluß dieser Krankheitsanlage ablesen.

Statistik der Syphiliserkrankungen.

A. Allgemeiner Teil.

An fortlaufend geführten Erkrankungsstatistiken stehen, wie bekannt, die der skandinavischen Länder, Norwegen, Dänemark und Schweden, ferner die finnische und die russische Semstwo-Statistik zur Verfügung.

In Skandinavien ist seit jeher ein lebhaftes Interesse und weitreichendes Verständnis für die Notwendigkeit der Bekämpfung der Geschlechtskrankheiten vorhanden. Wie eingehend Interesse und Verständnis waren, geht daraus hervor, daß schon frühzeitig ein großer Teil der Geschlechtskranken auf öffentliche Kosten hospitalisiert wurde, wozu wir in Deutschland uns bis heute noch nicht haben entschließen können.

In Dänemark verfügte bereits 1788 eine Königliche Verordnung die Berechtigung aller venerischen Kranken auf freien Krankenhausaufenthalt und freie Behandlung, ganz gleichgültig, ob sie in der Lage seien zu bezahlen oder nicht. Vor mehr als 50 Jahren wurde eine Meldepflicht für bestimmte Infektionskrankheiten eingeführt, die wöchentlich zu erfolgen hat, jedoch mit der Beschränkung, daß bei den Geschlechtskrankheiten nur die frischen Fälle angezeigt werden sollten.

In Norwegen wurden von 1773 an, zuerst in Stavanger, in den folgenden Jahren auch in den übrigen Ämtern durch Verfügungen Krankenhäuser zur kostenlosen Behandlung der Geschlechtskranken, besonders der an der sogenannten „Radesyge" (ein Krankheitsbild, das sich mit dem des ulcero-serpiginösen Syphilids decken dürfte) Leidenden, eingerichtet. Eine monatliche Meldepflicht wurde 1874 verordnet und 1888 zu einer täglichen erweitert, und zwar ist diese eine anonyme Anzeigepflicht aller in die Behandlung kommenden frischen Fälle von Syphilis, sowohl von erworbener wie angeborener.

In Schweden bestimmte die Krankenhausordnung vom Jahre 1817, daß den venerisch Kranken in Provinzial- und Spezialkrankenanstalten das Recht freien Krankenhausaufenthaltes zustehe, da sich die Einwohner der Provinzen verpflichtet hätten, von jeder ortsansässigen Person einen jährlichen Beitrag zur Bekämpfung der Geschlechtskrankheiten einzuziehen. Eine anonyme Meldepflicht wurde erstmalig im Juli 1912 erlassen und von 1. Jamuar 1919 an, durch das Gesetz zur Bekämpfung der Geschlechtskrankheiten derart festgelegt, daß die beobachteten Fälle gemeldet werden müssen nach Infektionsort und Wohnort.

Quacksalberei hat es in Skandinavien auf dem Gebiete der Geschlechtskrankheiten in den letzten Jahrzehnten so gut wie nicht gegeben. Die Kurpfuscherei wurde in Dänemark bereits 1672 verboten. In Schweden trat am 1. Januar 1916 das erweiterte Heilbehandlungsgesetz in Kraft, das ausdrücklich die Behandlung venerischer Krankheiten durch nicht als Ärzte Approbierte verbietet. In Norwegen besteht ein Gesetz, das jeden Heilbehandler für die Behandlung ansteckender Erkrankungen mit Strafe bedroht.

In Finnland sind nach Verordnung vom 28. Mai 1894 sämtliche Ärzte zur Meldung der frischen bzw. der noch nicht ärztlich behandelten Fälle von Syphilis verpflichtet; in der Stadt sind wöchentliche, auf dem Lande monatliche Meldungen auf besonderen Formblättern vorgeschrieben. Helsingfors verzeichnet in der eigenen Statistik nur Fälle von in der Stadt selbst wohnenden Erkrankten. Alle Krankheiten dürfen nur von approbierten Ärzten oder unter bestimmten Voraussetzungen von sonstigen berechtigten Personen behandelt werden. Zuwiderhandlung wird mit Geldbuße, falls nicht nach dem Strafgesetz noch andere schärfere Strafen in Betracht kommen, geahndet.

In Rußland knüpfte sich die Meldepflicht an die kostenfreie Behandlung durch die in den Semstwobezirken angestellten Ärzte und Feldscher. Ihre Honorierung erfolgte nämlich nur nach genauer Angabe aller von ihnen behandelten Fälle.

Dänemark.

Von 1864 an kann die Statistik der Syphilis in Kopenhagen verfolgt werden. Eine Betrachtung des Verlaufs der Syphiliskurve zeigt merkwürdige Schwankungen. Mit einem Minimum beginnend, werden als Maxima die Jahre 1869, 1886, 1901, 1909, bzw. 1911 und 1919 und als Minima 1878, 1892, 1905/06 und 1913 auffallen.

Für die Zeit von 1900 bis jetzt gilt folgendes: Nach einer genauen Untersuchung durch Svend Lomholt finden sich viele Doppelmeldungen, weil einmal der zuerst behandelnde Arzt und dann nochmals nach Einlegung ins Hospital der Krankenhausarzt dieselben Fälle, rund $60\,^0/_0$ aller, zur Meldung brachte, weil einige der 12 Kommunalärzte frische wie ältere Fälle anzeigten, weil das Meldeverfahren der Krankenhäuser falsch war; es sind nämlich, bei Zugrundelegung des Jahres 1911, nach dem Berichte des Stadtarztes 1137, laut Jahresberichten der Krankenhäuser selbst jedoch nur etwas mehr als 600 frische Fälle im Hospital behandelt worden, somit also mehr als 500 Fälle zuviel angemeldet.

Die angeführten Tatsachen erklären auch das starke Steigen der Zahlen nach 1906, dem Jahre, in dem das neue Gesetz über die Geschlechtskrankheiten in Kraft trat und die Reglementierung abgeschafft wurde. Die Auffassung, daß durch Aufhebung der Präventivkontrolle eine Vermehrung der Syphilisfälle bewirkt worden sei, kann in dieser irreführenden Statistik leicht eine Stütze finden, während tatsächlich die Vermehrung der Erkrankungsziffer dadurch hervorgerufen war, daß eine recht beträchtliche Anzahl von Patienten die kostenlose Behandlung bei den Kommunalärzten in Anspruch nahm,

die vorher bei Privat- oder Krankenkassenärzten, die es mit ihrer Meldepflicht nicht allzu genau nahmen, in Behandlung gestanden hatten.
Ihre nun erfolgende Anzeige durch die Kommunalärzte erhöhte die
Erkrankungsziffer.

Unter Berücksichtigung aller faßbaren Fehlerquellen ergeben sich
folgende Zahlen, die im Vergleich mit den offiziellen in nachstehender
Tabelle mitgeteilt werden.

Jahr	Zahl nach den Berichten des Stadtarztes		Korrigierte Zahl nach Dr. Svend Lomholt		Bevölkerungsmenge in Tausenden
	absolut	$^0/_{00}$	absolut	$^0/_{00}$	
1900	1799	4,02	1159	3,24	358
1901	2163	5,67	1393	3,65	381
1902	1873	4,55	1387	3,37	411
1903	1837	4,40	1296	3,10	417
1904	1667	3,94	1121	2,65	423
1905	1370	3,22	988	2,32	425
1906	1422	3,29	1035	2,39	432
1907	1971	4,49	1166	2,65	439
1908	2473	5,56	1443	3,24	445
1909	2217	4,92	1268	2,82	450
1910	2454	5,34	1505	3,28	459
1911	2896	6,23	1286	2,76	465
1912	2383	5,03	1238	2,61	473,5
1913	1713	3,54	1041	2,15	483

Diese Zahlen bilden folgende Kurve:

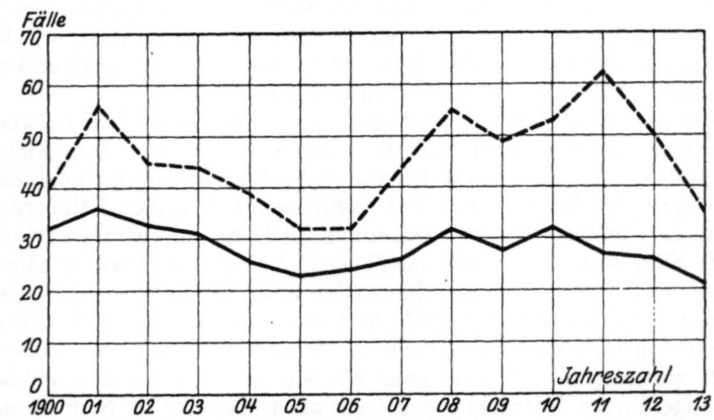

Abb. 1. Syphilisfälle in Kopenhagen 1900—1913 auf 100 000 Einwohner;
nach dem Stadtarztbericht – – –, nach Dr. Svend Lomholt ——.

Ihre Werte sind natürlich Minimalzahlen, die zwar gegenseitig vergleichbar sind, aber ihrerseits nicht alle Erkrankungen erfassen, da
unmöglich der Ausfall der Meldungen der Privatärzte abgeschätzt
werden kann. Ein Minimum zeigt das Jahr 1905 und Maxima die Jahre
1901 und 1910.

Norwegen.

Die vorliegenden Zahlen sind in den folgenden Tabellen und zur besseren Übersicht in Kurve 2 dargestellt.

Jahr	In Kristiania									In ganz Norwegen		In Norwegen ohne Kristiania	
	erworbene			angeborene			Zusammen in %/₀₀ der Bevölkerungsmenge						
	M.	Fr.	Zus.	M.	Fr.	Zus.	M.	Fr.	Zus.	überh.	%/₀₀	überh.	%/₀₀
1877			297			33			3,1	1525	0,83	1195	0,69
1878			311			31			3,0	1639	0,87	1297	0,74
1879	211	154	365	21	15	36	5,2	2,7	3,4	1680	0,89	1279	0,71
1880	268	156	424	21	22	43	5,2	2,8	3,9	1946	1,02	1479	0,82
1881	302	151	453	33	39	72	5,9	2,8	4,3	2102	1,09	1577	0,88
1882	308	188	496	21	23	44	5,8	3,2	4,4	2176	1,13	1636	0,91
1883	175	111	286	21	15	36	3,4	1,9	2,6	1674	0,87	1352	0,75
1884	172	126	298	17	22	39	3,2	2,1	2,7	1742	0,91	1405	0,70
1885	148	123	271	33	29	62	3,0	2,1	2,5	1423	0,73	1090	0,60
1886	163	101	264	25	14	39	3,1	1,6	2,3	1476	0,75	1173	0,64
1887	175	97	272	21	23	44	3,2	1,6	2,3	1407	0,71	1091	0,59
1888	103	109	212	18	14	32	1,9	1,6	1,8	1361	0,69	1117	0,60
1889	187	107	294	10	22	32	3,0	1,6	2,3	1264	0,60	938	0,51
1890	330	178	508	16	13	29	5,0	2,3	3,5	1837	0,92	1300	0,70
1891	303	170	473	10	10	20	4,4	2,1	3,1	1900	0,95	1407	0,76
1892	355	208	563	9	18	27	4,9	2,6	3,7	2070	1,03	1480	0,80
1893	278	229	507	12	15	27	3,8	2,6	3,2	1911	0,95	1377	0,74
1894	353	193	546	25	17	42	4,7	2,2	3,4	2100	1,03	1512	0,81
1895	518	206	724	26	14	40	6,5	2,2	4,2	2213	1,08	1549	0,82
1896	498	235	733	32	28	60	6,0	2,5	4,1	2083	0,99	1284	0,67
1897	450	233	683	25	25	50	5,1	2,4	3,6	1908	0,90	1175	0,61
1898	565	259	824	25	27	52	5,8	2,4	4,0	2301	1,08	1425	0,74
1899	543	221	764	35	34	69	5,5	2,1	3,7	2305	1,06	1472	0,76
1900	457	195	652	28	26	54	4,7	1,7	3,1	2171	0,99	1465	0,74
1901	432	208	640	23	17	40	4,5	1,8	3,0	2019	0,91	1439	0,71
1902	368	196	564	20	28	48	3,8	1,8	2,7	1716	0,77	1104	0,52
1903	431	183	614	24	20	44	4,5	1,6	2,9	2076	0,92	1418	0,69
1904	355	154	509	26	34	60	3,9	1,5	2,6	1491	0,66	922	0,45
1905	340	128	468	24	26	50	3,6	1,2	2,3	1639	0,72	1121	0,54
1906	302	129	431	19	16	35	3,1	1,1	2,1	1500	0,66	1034	0,50
1907	251	123	374	10	25	35	2,5	1,2	1,8	1530	0,66	1121	0,54
1908	278	134	412	24	26	50	2,9	1,2	2,0	1587	0,68	1125	0,54
1909	315	142	457	31	27	58	3,2	1,3	2,1	1661	0,71	1146	0,54
1910	332	141	473	27	13	40	3,3	1,1	2,1	1594	0,69	1081	0,51
1911	356	163	519	19	17	36	3,3	1,3	2,2	1655	0,69	1100	0,51
1912	372	164	536	22	18	40	3,5	1,3	2,3	1537	0,64	961	0,45
1913	404	169	573	27	25	52	3,8	1,4	2,5	1535	0,65	910	0,42
1914	411	145	556	24	14	38	3,8	1,2	2,4	1560	0,64	966	0,44
1915	407	178	585	31	16	47	3,8	1,4	2,5	1756	0,71	1124	0,50
1916	631	229	860	28	17	45	5,7	1,8	3,5	2136	0,85	1231	0,55
1917	600	266	866	19	18	37	5,3	2,0	3,5	2281	0,89	1378	0,59
1918	464	213	677	18	20	38	4,1	1,7	2,8				
1919	656	258	914	11	12	23	5,7	1,9	3,6				
1920	495	218	713	14	12	26	4,3	1,6	2,8				

Aus den Kurven ist ersichtlich, daß in den Jahren 1882, 1895, 1898 und 1916/17 Maxima und in den Jahren 1888 und 1889 und 1907 bzw. in der Zeit vorher für ganz Norwegen Minima sich finden.

Die Kurven der Syphilismorbidität in Kristiania, im übrigen Norwegen und in ganz Norwegen weisen also große Übereinstimmung auf.

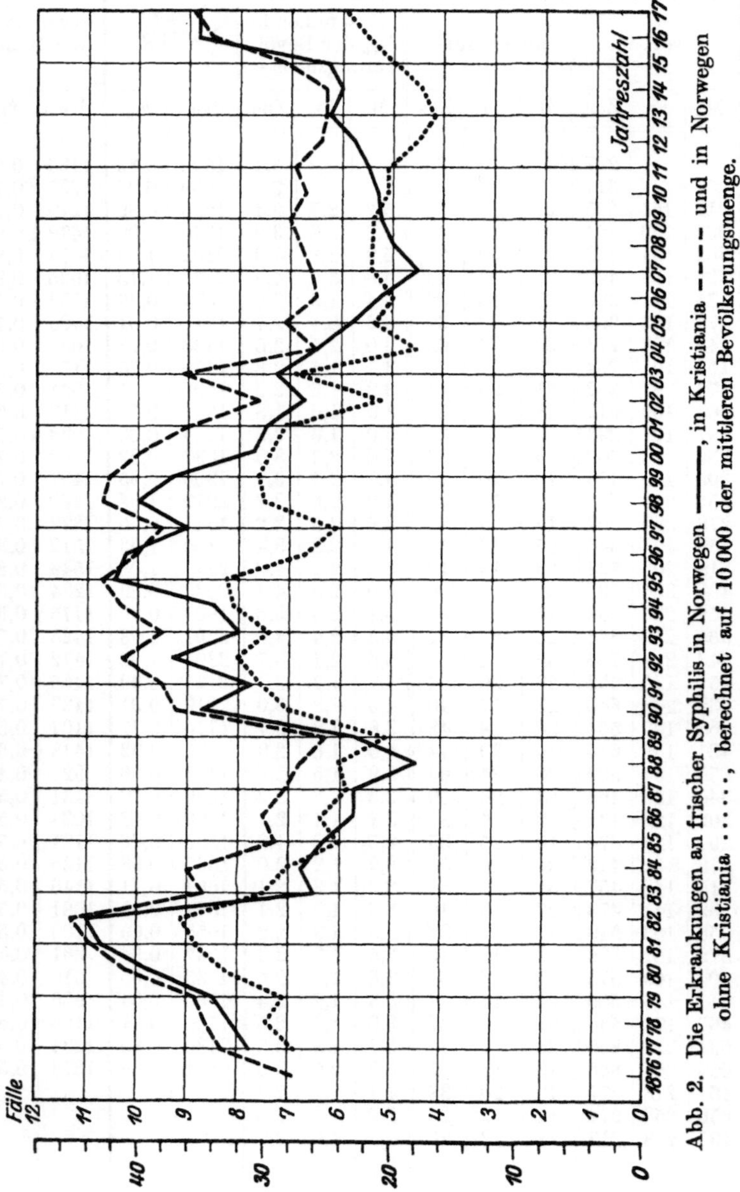

Abb. 2. Die Erkrankungen an frischer Syphilis in Norwegen ——, in Kristiania – – – und in Norwegen ohne Kristiania ·······, berechnet auf 10 000 der mittleren Bevölkerungsmenge.

Um Zufälligkeiten kann es sich dabei nicht handeln. Die Erklärung dafür ist in wirtschaftlichen Bedingtheiten zu finden, Bedingtheiten, die uns allen ja der Krieg vor Augen geführt hat. Eine wirtschaftliche Maximalkrise war 1882, desgleichen von 1895 an bis zu einem Höhepunkt 1899 und in den letzten Kriegsjahren. Minimalkrisen waren 1887/88, 1903—07. Seit 1920 zeigt sich ein merkliches wirtschaftliches Abflauen.

Der Einwand, daß als Folgeerscheinung guter Zeiten viele Frauen, an ein bequemes und leichtes Leben gewöhnt, in den Minimalzeiten versuchen, ihren Unterhalt durch Prostitution zu bestreiten, und sie damit die Erkrankungshäufigkeit vermehren müßten, läßt sich dadurch entkräften, daß in den europäischen Großstädten eine gewisse Saturierung des Prostitutionsmarktes besteht und dieser hauptsächlich durch die Kaufkraft der Männer bestimmt wird.

Daß zweifellos der Verlauf der Erkrankungskurve der Geschlechtskrankheiten sozial bedingt ist, erweist auch der gleiche Verlauf der Kurve der Vergehen, bei denen es sich in der Hauptsache um Trunkenheitsvergehen handelt und der der Verbrechen. Dies folgt auch daraus, daß in den Jahren, die sich durch hohen Alkoholkonsum und durch wenige Konkurse auszeichnen, die Zahl der venerischen Erkrankungen hoch ist und umgekehrt.

Schweden.

Die soziale Bedingtheit der Geschlechtskrankheiten läßt sich wie in Norwegen so auch in Schweden nachweisen. Ein Bild des Verlaufs der Syphilismorbidität geben die nachfolgenden Tabellen und Kurven.

Gemeldete Syphilis-Fälle in Stockholm, getrennt nach Geschlechtern und berechnet auf 10 000 der mittl. Bevölkerungsmenge.

Jahr	Männer		Frauen		Zusammen		Bemerkungen
	absol.	$^0/_{000}$	absol.	$^0/_{000}$	absol.	$^0/_{000}$	
1913	671	35,7	349	16,9	1025	27,1	1913—18 umfassen die Zahlen
1914	714	41,4	399	18,9	1113	29,0	aller in Stockholm in Be-
1915	792	45,3	454	21,2	1246	32,0	handlung gekommenen und
1916	720	39,8	419	18,8	1139	28,2	dort infizierten Patienten.
1917	751	40,8	341	15,0	1092	26,6	Von 1919 an nur die in
1918	1063	58,0	440	19,3	1503	36,6	Stockholm angesteckten
1919	1097	59,8	648	28,4	1745	42,2	Wohnhaften.
1920	631	33,9	379	16,4	1010	24,2	
1921	495	26,3	205	8,8	700	16,6	

Der Einfluß der Schieberzeit ist an den hohen Erkrankungsziffern an Lues in den Jahren 1918/19 deutlich erkennbar. Gegen Ende des Krieges war der Kulminationspunkt der Konjunktur, der sich wiederspiegelt in den hohen Erkrankungsziffern Stockholms im ersten Quartal

| Jahr | Gemeldete Syphilis recens-Fälle in | | | | | |
| | Stockholm | | ganz Schweden | | Schweden ohne Stockh. | |
	absol. Zahl	$^0/_{000}$	absol. Zahl	$^0/_{000}$	absol. Zahl	$^0/_{000}$
1913	880	23,2	1941	3,46	1061	2,03
1914	964	25,1	2171	3,87	1207	2,29
1915	1081	27,7	2457	4,32	1376	2,60
1916	1003	24,8	2549	4,46	1546	2,91
1917	952	23,1	2702	4,69	1750	3,26
1918	1330	33,7	4040	6,96	2710	5,02
1919	1825	44,3	5223	8,98	3398	6,29
1920	1053	25,2	3221	5,50	2168	3,99
1921	738	17,5	2232	3,77	1494	2.72
1922	526	12,4	1455	2.45	929	1,67

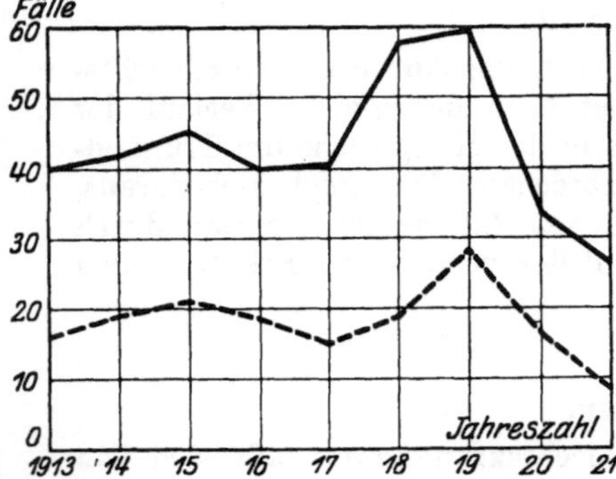

Abb. 3. Gemeldete Syphilisfälle in Stockholm auf 10000 berechnet: Männer ——
Frauen – – –.

1919. Die große Zahl der Infektionen, die zur Zeit des Weihnachts-
festes und zu Neujahr erfolgten,
zeigen sich in den Ziffern des
I. Quartals, da bei einer Betrachtung
der Syphilismorbidität ihre Incuba-
tionszeit berücksichtigt werden muß
und viele Patienten, insbesondere
die weiblichen, oft erst im sekundären Stadium in die Behandlung
kommen (Tab. S. 32).

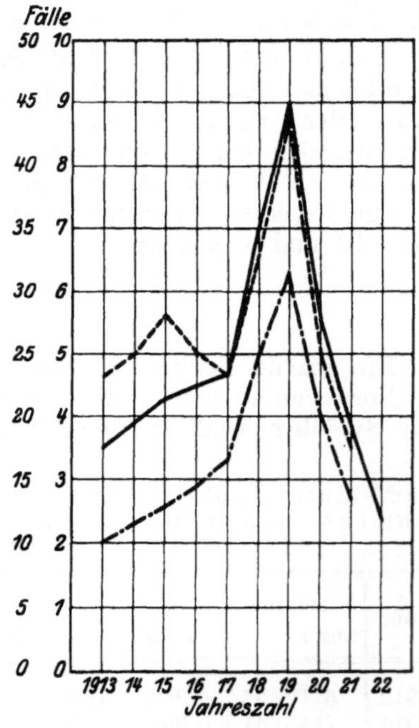

Abb. 4. Gemeldete Syphilis recens-
Fälle in ganz Schweden ——, in Stockholm – – – und in Schweden ohne
Stockholm —·—, berechnet auf 10 000
der mittleren Bevölkerungsmenge.

	I. Vierteljahr	II. Vierteljahr	III. Vierteljahr	IV. Vierteljahr	Zusammen
1918	326	340	371	438	1475
1919	661	483	435	399	1978
1920	370	245	268	246	1129
1921	201	165	212	224	802

Island.

Auch die isländischen Erfahrungen zeigen, daß die Verbreitung der Geschlechtskrankheiten wirtschaftlich sozial bedingt ist. Der Schifffahrtsverkehr und die Klippfischerei, die der Bevölkerung die Lebensmöglichkeiten geben, sind gleichzeitig die Quelle, die die venerischen Infektionen ins Land sickern läßt. Die Seeleute sind also die Zwischenträger zwischen Island und der übrigen Welt, ebenso wie einzelne Einheimische, die sich im Auslande angesteckt haben.

Nach 1890 erst hat die Syphilis in Island feste Wurzeln schlagen können. Die Verbreitung der Krankheit zeigen die durchschnittlich beobachteten frischen Fälle unter gleichzeitiger Angabe der gezählten Ausländer:

	Erkrankte	Bevölkerungs-zahl
1901/05	10,6	75 000
1906/10	14,2	
1911/15	23,0 (6)	
1916/20	22,3 (12)	95 000

Unter Berücksichtigung der behandelten Ausländer ist ein Zurückgehen der Erkrankungshäufigkeit während des Krieges unverkennbar infolge der Verminderung des Auslandsverkehrs einerseits und der starken Verringerung von anlegenden ausländischen Fischereischiffen andererseits.

Finnland.

Die Statistik für Helsingfors zeigt ein deutliches Minimum im Jahre 1900, einen Anstieg bis zu einem Maximum 1905/06, ein erneutes Minimum 1910, einen Anstieg bis 1913, dem ein leichtes Absinken bis 1914/15 folgte, das zwanglos durch die Einberufungen erklärt werden kann und von 1916 an erst ein leichtes, dann von 1917 bis 1919 ein starkes Ansteigen der Erkrankungsziffern (wie dies auch die Angaben für alle finnischen Städte erweisen), das von einem plötzlichen Absinken 1920 abgelöst wird.

1905 und 1906 sind durch hohe Erkrankungsziffern ausgezeichnet. Es sind die Jahre der russischen Revolution, die ihre Welle auch auf Finnland ausdehnte. Der Einfluß des Krieges bzw. der Revolution auf die Erkrankungsziffer kann dann vom Jahre 1917 an nachgewiesen werden, ein Befund, der zweifellos auch mit unseren eigenen Erfahrungen übereinstimmt, die wir jedoch ziffernmäßig nicht belegen können, mit Ausnahme der bereits angeführten Sterbewahrscheinlichkeit der Säuglinge in Berlin.

Welche Vermehrung der Geschlechtskrankheitenverbreitung, insbesondere der Syphilis, der Krieg nach sich zog, zeigt die Erhebung über die Zahl der in der Zeit vom 15. November bis 14. Dezember 1919

	Helsingfors		Finnische Städte	
	absolut	$^0/_{00}$	absolut	$^0/_{00}$
1897	190	2,4	480	1,6
1898	236	2,8	470	1,5
1899	166	1,9	353	1,1
1900	61	0,7	259	0,8
1901	198	2,1	468	1,3
1902	203	2,1	409	1,1
1903	283	2,8	503	1,4
1904	352	3,2	614	1,6
1905	479	4,2	678	1,7
1906	511	4,2	676	1,6
1907	302	2,4	414	1,1
1908	181	1,4	356	0,8
1909	179	1,3	445	1,0
1910	179	1,2	414	0,9
1911	286	1,9	614	1,3
1912	349	2,2	744	1,6
1913	471	2,9	881	1,9
1914	414	2,5	798	1,6
1915	423	2,4	670	1,3
1916	532	2,9	976	1,9
1917	858	4,6	1728	3,3
1918	864	4,8	1909	3,7
1919	1026	5,5	2427	4,6
1920	675	3,5	1768	3,3

Abb. 5. Die Erkrankungen an frischer Syphilis in Helsingfors und in den finnischen Städten berechnet auf 1000 der mittleren Bevölkerungsmenge.

in ärztlicher Behandlung stehenden venerisch Erkrankten der Stadt Hannover, die bei dieser Zählung besonders brauchbares Material lieferte.

Die in Hannover 1913 veranstaltete Erhebung war vollständig, die von 1919 fast vollständig. Beide erstreckten sich auf alle während eines Monats Behandelten, gleichgültig, ob die Behandlung erst im Laufe des Zählmonats begonnen oder fortgesetzt wurde.

Da bei beiden Aufnahmen die gleichzeitig an mehreren Krankheiten Leidenden nur ein mal gezählt wurden, so sind sie bei denselben Voraussetzungen miteinander vergleichbar.

Wegen frischer Syphilis wurden in Hannover ärztlich behandelt:

	Erkrankungen	auf 1000	Bevölkerungs-menge (Anf. Dez. 1913)	Erkrankungen	auf 1000	Bevölkerungs-menge (8. X. 19.)
Männer	279	2,99	93 300	398	4,05	98 100
Frauen	83	0,96	86 867	284	2,76	102 557

Danach findet sich der Friedenserfahrung gegenüber im Jahre 1919 eine sehr starke Zunahme der Erkrankungshäufigkeit an Syphilis bei den Frauen. Die Vermehrung der Erkrankungsziffer beträgt fast das Dreifache, während bei den Männern der Anstieg nur ein Drittel ausmacht.

Dies wirft ein Schlaglicht auf die Durchseuchung der Großstadt mit Geschlechtskrankheiten. Für die Männer scheint bereits eine Saturation mit venerischen Krankheiten zu bestehen. Die entsetzliche Höhe der männlichen Infektionen, die nachher noch festgestellt werden soll, zwingt jedenfalls zu der Annahme, daß sich die Gefahrenmöglichkeiten im Kreise der Gefährdeten erschöpft haben.

Andererseits kann die riesige Zunahme der Syphilisinfektionen der Frauen nicht überraschen. Besonders nicht die Tatsache, daß gerade die jungen und jüngsten Altersklassen am meisten befallen wurden (s. S. 32, 33). Die hohe Morbidität ist die Resultante der Geschehnisse der letzten Jahre, der Zeit seit Beginn des Krieges. Die Gefahr mußte sich noch potenzieren, als durch die sich überstürzende Demobilmachung ein sehr großer Teil der Geschlechtskranken sich der Weiterbehandlung entzog und, nach der Heimat zurückeilend, nur von dem einen Wunsche getrieben wurde, sich aus den Schrecknissen der letzten Jahre herauszuretten.

Rußland.

Von der russischen Medizinalstatistik zeichnete sich vor dem Kriege die Moskauer Semstwo-Gouvernementsstatistik durch ihr einwandfreies Material aus. Auf Grund der Jahre 1906—1908 war die Erkrankungshäufigkeit an Syphilis in diesem Gouvernement verteilt nach Altersklassen und Krankheitsform folgende:

Diese Zahlen geben ein ganz anderes Bild, als die bisher betrachteten, die ja aus uns gewohnten Verhältnissen stammen. In den europäischen Kulturländern wird die Lues hauptsächlich durch den Geschlechtsverkehr erworben. Ganz anders in Rußland; 4 $^0/_{00}$ der Säuglinge kommen bereits wegen frischer und rezidivierender Syphilis in ärztliche Behandlung, ebensoviel, wie mit kongenitaler im ersten Lebensjahre ärztlichen Rat fanden. Auch die Infektionen bis zum 14. Jahre weisen eine recht beträchtliche Höhe auf. Dieses findet seine Erklärung in der großen Zahl der erkrankten Frauen, besonders der wegen Lues tertiaria zur

Behandlung gekommenen. Letztere Ziffer macht es wahrscheinlich, daß ein großer Teil der Infektionen bis dahin überhaupt nicht oder ohne genügende Behandlung war, und daß demnach im Laufe der Jahre reichlich Gelegenheit sich bieten konnte zu einer Infektion der Kinder, wenn man die Lebensbedingungen der auf einen engen Wirkungskreis · eingestellten Existenz der Frauen in der Bauernfamilie in Betracht zieht. Die Frauen und Kinder werden fast immer in der Familie infiziert, während der Mann außerhalb der Familie sich ansteckt.

	Geschlecht	Zahl der an nebenstehenden Krankheiten erkrankten Personen auf je 1000 Personen des gleichen Alters und Geschlechts in den Jahresklassen											Absolut 1906—1908
		0—1	1—4	5—9	10—14	15—19	20—29	30—39	40—49	50—59	60 u. >	Zus.	
Syphilis	M.	9,2	3,5	1,4	1,8	4,1	8,7	8,3	7,9	6,6	4,2	5,7	13 843
überhaupt	W.	10,2	3,5	2,3	3,4	7,1	11,2	12,0	14,0	14,1	7,7	8,8	22 909
Syphilis	M.	4,0	2,3	0,7	0,6	1,6	4,1	2,9	1,7	0,9	0,4	2,0	4 979
I und II	W.	4,0	2,2	1,1	1,1	2,1	3,6	2,3	1,4	1,1	0,4	1,9	5 006
Syphilis	M.	0,3	0,3	0,4	0,7	1,7	3,3	4,1	4,9	4,7	3,3	2,5	6 386
III	W.	0,5	0,3	0,5	2,0	3,8	5,8	7,9	10,5	11,1	6,4	5,3	13 994
Syphilis	M.	4,0	0,5	0,2	0,1	0,1	0,1	—	—	—	—	0,2	566
congenita	W.	4,6	0,4	0,3	0,3	0,2	—	—	—	—	—	0,2	635

Der Indolenz der Bauernfrau gegenüber zeigt der Mann mit seiner höheren Erkrankungshäufigkeit an primären und sekundären Manifestationen der Lues eine viel geringere Erkrankungshäufigkeit an Tertiärerscheinungen. Dies ist dadurch bedingt, daß der Mann viel häufiger in den ersten Jahren seiner Erkrankung ärztliche Hilfe in Anspruch nimmt. Dazu hat er bei seinen Lebensnotwendigkeiten vielmehr Gelegenheit, muß er doch häufiger in die nächste Stadt, z. B. an Markttagen usw., und er kann so alle diese Gelegenheiten zu ärztlichen Besuchen benutzen.

B. Spezieller Teil.

Nach dieser allgemeinen Betrachtung der Statistik derjenigen Staaten, die die Zahl ihrer Geschlechtskranken bereits seit längerer Zeit fortlaufend festgestellt haben, sollen die spezielleren Fragen an dem gleichen wie auch an dem Material, das in Einzelerhebungen gewonnen worden ist, behandelt werden.

Die Verteilung der Erkrankungsziffer in Stadt und Land kann approximativ nach der dänischen Statistik berechnet werden. Bei der bäuerlichen Bevölkerung spielt aber eine große Rolle, daß sich ihre Geschlechtskranken nicht am Orte selbst, sondern in einer der nächstgrößeren· Städte behandeln lassen, genau wie viele Erkrankte der Provinzstädte es vorziehen, in Kopenhagen den Arzt zu suchen.

Folgende Übersichten sind an Hand der dänischen Statistik entworfen:

Die prozentuale Verteilung der Syphilisfälle und der Bevölkerung Dänemarks in Stadt und Land vor und nach dem Kriege.

	Kopenhagen	Provinzstädte	Land
Syphilisfälle (1905—1914) . .	78%	18%	4%
Bevölkerung (1911)	21%	19%	60%
Syphilisfälle (1915—1920) . .	67%	27%	6%
Bevölkerung (1921)	21%	22%	57%

Erkrankungshäufigkeit an frischer Syphilis auf 10 000.

	Kopenhagen	Provinzstädte	Land
1911	45	9	0,8
1920	38	14	1,2

Aus beiden Zahlenreihen geht das relative Freisein des platten Landes, die geringe Durchseuchung der Provinzstädte und die hohe Erkrankungshäufigkeit der Hauptstadt hervor. Die Provinzstädte zeigen eine rund 11 mal so große Syphilismorbidität als das Land — gleichermaßen vor wie nach dem Kriege. Kopenhagen hatte 1911 eine fünfmal höhere und 1920 eine dreimal höhere Erkrankungsziffer als die Provinzstädte. Wenn diese Zahlen auch nur ein annäherndes Bild von den wirklichen Verhältnissen geben können, so haben sie doch in ihrer Relativität viel Wahrscheinlichkeit für sich. Sie zeigen die große Bedeutung der sich durch starke Fluktuation auszeichnenden internationalen Hafen- und Handelsstadt.

Die auf Grund der Lex veneris in Schweden erfolgenden Meldungen der Erkrankungsfälle nach dem Infektionsorte geben eine weit genauere Einsicht in die verschiedene Gefährdung durch Syphilis in Stadt und Land, wie aus folgender Tabelle hervorgeht:

In den Jahren 1919 und 1920 in Schweden an Syphilis recens Infizierte, getrennt nach Ansteckungsort und Geschlecht.

1919

	Männer	%$_{00}$	Mittlere Bevölkerungsmenge in Tausenden	Frauen	%$_{00}$	Mittlere Bevölkerungsmenge in Tausenden
Stockholm	1 285	6,98	184	687	3,01	228
Göteborg	569	5,94	94	278	2,65	105
Malmö	245	4,71	52	149	2,52	59
Norrköping	60	2,31	26	50	1,61	31
Andere Städte	865	2,01	431	520	1,08	482
Land	347	0,16	2 072	344	0,16	2 067

1920

	Männer	°/₀₀	Mittlere Bevölkerungs- menge in Tausenden	Frauen	°/₀₀	Mittlere Bevölkerungs- menge in Tausenden
Stockholm	706	3,79	186	368	1,59	231
Göteborg	275	2,86	96	163	1,54	106
Malmö	113	·2,13	53	79	1,35	60
Norrköping	21	0,81	26	48	1,55	31
Andere Städte	497	1,11	444	226	0,47	495
Land	208	0,10	2079	190	0,09	2068

Die Gefährdung durch Syphilis ist demnach in Stockholm rund 40mal größer für die Männer und rund 20mal größer für die Frauen und in den Provinzstädten unter 50 000 Einwohnern für die Männer 12mal und für die Frauen 6mal größer als auf dem Lande. Interessant ist auch, daß die Gefährdung auf dem Lande für Männer wie Frauen gleich groß ist, während für die Frauen in den Städten die Erkrankungs- wahrscheinlichkeit nur halb so groß ist.

Den unheilvollen Einfluß der großen Städte zeigt die folgende kleine Übersicht, die die Syphilisinfektionen 1919—1921 in sieben schwedi- schen Provinzstädten, verteilt nach dem Orte der Ansteckung, verzeichnet. Besonders die Bedeutung Stockholms als venerisches Zentrum ist hier erkennbar.

	Im Orte selbst	Stockholm	Göteborg	Malmö	Sonstige Städte	Land	Ausland	Summe
Lund	23	4	—	3	—	1	2	33
Upsala	41	58	5	2	15	31	7	159
Eskilstuna	41	33	1	—	2	2	—	79
Linköping	52	5	—	—	2	6	2	67
Borås	64	1	5	—	3	5	2	80
Sundsvall	159	14	5	—	7	86	11	282
Norrköping	173	16	1	1	9	6	13	219

Der Einfluß, der durch die Größe der Stadt — richtiger ausgedrückt, durch die Größe des Prozentsatzes der ledigen, besonders aber der weiblichen Personen der einzelnen Stadt, ihre soziale Schichtung und die Höhe der Bevölkerungsfluktuation — Tatsachen, die ja nicht mit der Größe der Stadt parallel gehen — auf die Erkrankungshäufigkeit an Syphilis ausgeübt wird, geht auch aus den schon mehrfach veröffent- lichten Übersichten der deutschen Rekrutierungsstatistik hervor (s. f. Tafeln).

Aus beiden Tafeln folgt, daß die Groß-Städte — die Binnen- handelsstädte sind — wie Berlin, Leipzig, Köln und Frankfurt a. M. sehr hohe Erkrankungsziffern aufweisen, ebenso wie die Hafenstädte Hamburg, Stettin, Königsberg, Danzig und Kiel, in denen die Er- krankungsziffern sogar relativ zu der Größe der Stadt teilweise noch höher, demgegenüber in den Städten der Großindustrie, wie Elberfeld, Dortmund, Crefeld, Essen die Erkrankungsziffern viel geringer sind. Dagegen ist die Frequenz der unehelichen Geburten gering in den Binnenhandelsstädten und zum Teil in den Hafenstädten gegenüber der Höhe in den Industriezentren.

Dieser Unterschied würde noch schärfer hervortreten bei Berücksichtigung des hohen Anteils der unehelich geborenen Kinder auswärts wohnender Mütter, die allein zum Zweck der Entbindung in die Stadt kommen; betrug ihre Zahl doch 1913 unter den in Berliner Anstalten geborenen unehelichen Kindern 30%.

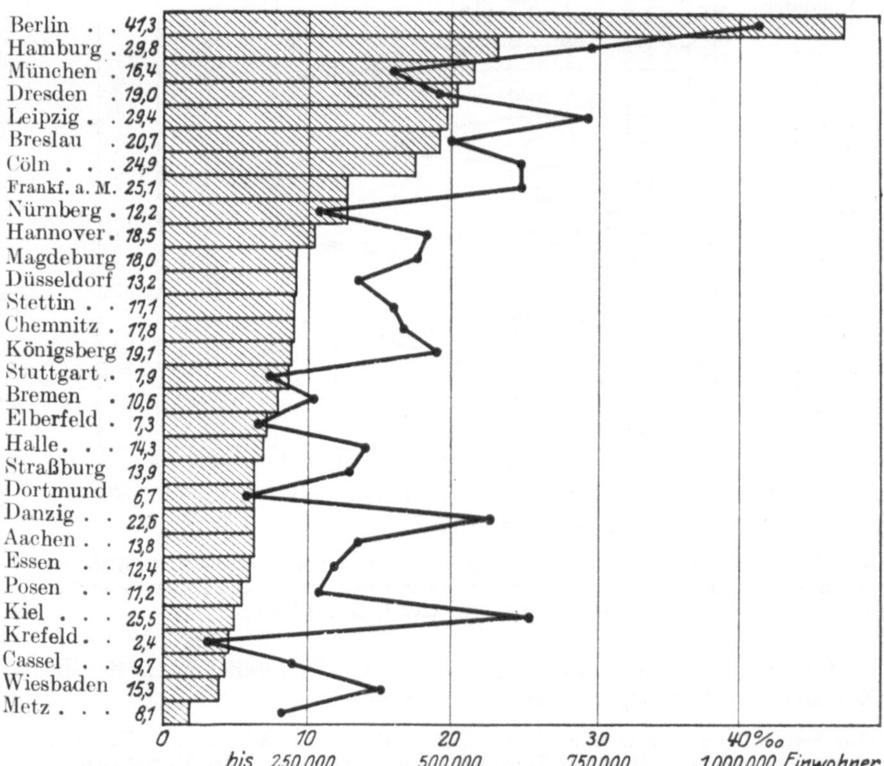

Abb. 6. Verbreitung der venerischen Krankheiten in 30 deutschen Großstädten auf Grund der Häufigkeit der venerischen Krankheiten unter den Rekruten auf je 1000 Mann der Kopfstärke 1903/05 (nach Schwiening).

Dies erklärt sich daraus, daß der uneheliche Verkehr als solcher nichts mit der Verbreitung der Geschlechtskrankheiten zu tun hat, solange er monogam ist. Und er ist im großen und ganzen monogam bei der Arbeiterbevölkerung und er stellt hier häufig die Vorstufe der Ehe dar, die erfolgt, sobald das Kind da ist oder erwartet wird. Dasselbe gilt auch für die süddeutschen Städte, wobei in Betracht zu ziehen ist, daß bei der in der Hauptsache katholischen Bevölkerung ein Abortus provocatus als schweres Verbrechen angesehen wird.

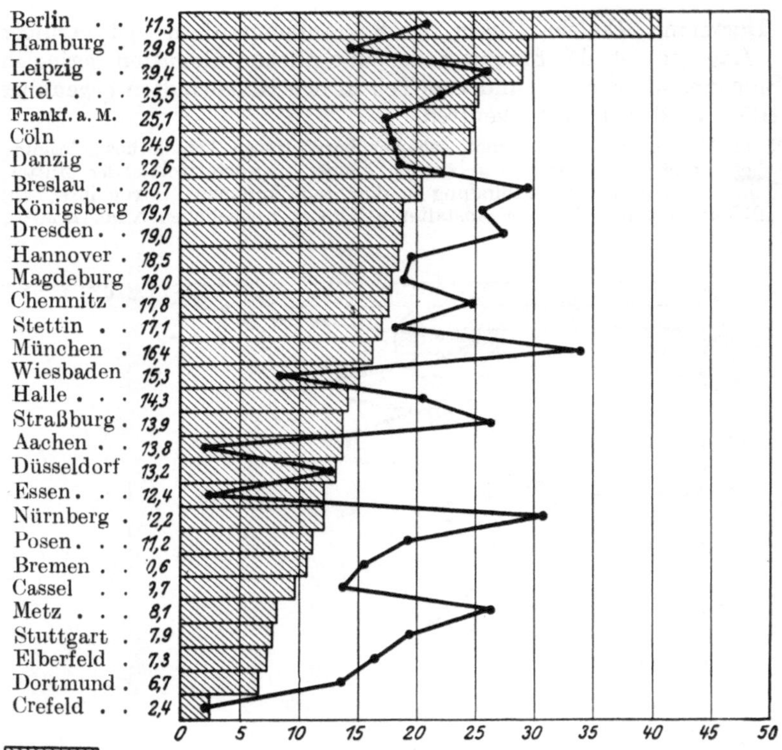

Abb. 7. Verbreitung der Geschlechtskrankheiten in den deutschen Großstädten der Häufigkeit nach gruppiert und mit der Frequenz der unehelichen Geburten in Beziehung gesetzt. (Nach Blaschko.)

Die Bedeutsamkeit des Prozentsatzes der Unverehelichten für die Erkrankungsziffer zeigen folgende Übersichten:

Die Verteilung der in Hamburg während des 20. XI. bis 20. XII. 1913 wegen frischer Syphilis Behandelten nach dem Familienstand.

Familienstand	Die Verteilung der über 15 Jahre alten Bevölkerung Hamburgs am 1. XII. 1913 nach dem Familienstand in Tausenden		Zahl der behandelten Fälle von frischer Syphilis bei der über 15 Jahre alten Bevölkerung Hamburgs während der Zeit vom 20. XI. 13 bis 20. XII. 13		Auf je 100 Lebende jeder Gruppe trafen behandelte Fälle von frischer Syphilis	
	männl.	weibl.	männl.	weibl.	männl.	weibl.
Ledige einschließl. der Verwitweten und Geschiedenen	169,8	182,3	552	247	0,32	0,13
Verheiratete	198,5	198,3	171	76	0,08	0,04
	368,3	380,6	723	323	0,19	0,08

Dabei muß aber für die Hamburger Zahlen beachtet werden, daß die Morbiditätsziffer für die Verehelichten zu ungünstig ist, weil die getrennt lebenden Verheirateten bei der Primäraufnahme nicht ausgesondert wurden. Aus dem Hamburger Ergebnis ist zu folgern, daß für diese Stadt die Erkrankungshäufigkeit in der Altersklasse von 15 bis 50 für die Unverheirateten viermal größer ist als unter den Verheirateten.

Hannover 1919.

	Über 15—21 J.		Über 21—25 Jahre				Über 25—30 Jahre			
	ledig		ledig		verheiratet		ledig		verheiratet	
	m.	w.	m.	w.	m.	w.	m.	w.	m.	w.
Frische Syphilis	1,9	2,8	6,7	6,6	3,7	4,0	8,9	6,4	1,0	2,1
Rezidivierende Syphilis . . .	0,2	0,8	3,2	3,3	1,2	2,5	8,6	3,3	2,2	2,0

	Über 30—40 Jahre								Über 40—50 Jahre							
	ledig		verh.		verw.		gesch.		ledig		verh.		verw.		gesch.	
	m.	w.	m.	w.	m.	w.	m.	w.	m	w.	m.	w.	m.	w.	m.	w.
Frische Syphilis .	7,8	1,3	2,0	0,9	4,7	3,5	—	—	3,7	0,3	1,5	0,3	—	—	—	—
Rezidivierende Syphilis	9,1	1,5	4,3	2,5	4,7	—	8,5	3,0	4,2	0,3	2,9	1,1	6,9	0,8	—	3,6

Für die einzelnen Altersklassen gibt die Statistik für Hannover (1919) ein anschauliches Bild. Der gefahrvermindernde Einfluß der Ehe zeigt sich in voller Deutlichkeit. Er ist in allen Altersklassen gleich klar ausgesprochen; ist aber erst größer für die Männer als für die Frauen, die während der Ehe der Ansteckungsgefahr durch den Ehemann ausgesetzt bleiben. Während für die Verheirateten die Altersklassen von 21—25 sowohl für die Männer als für die Frauen die höchsten Erkrankungsziffern aufweisen und für die übrigen Altersklassen die Erkrankungsziffern bedeutend niedriger sind, übersteigt die Morbiditätsziffer der ledigen Männer in der Altersklasse 25—30 noch um fast ein Drittel die der Altersklasse 21—25 und ist selbst in der von 30—40 noch um ein Fünftel höher. Bei den Frauen ist jedoch die Infektionsziffer in den Altersklassen 21—25 und 25—30 sehr erheblich, aber bleibt gleich hoch und nimmt dagegen in den späteren Altersklassen schnell ab. Auch die Zahl der verwitweten Männer wie Frauen in der Altersklasse von 30—40 zeigt, daß die Verwitwung die Gefahr, luetisch zu erkranken, wieder stark steigert.

Nach dem hannoverischen Zahlenmaterial wird die Bedeutung der frischen wie der rezidivierenden Syphilis für die ganz jungen wie für die Mädchen bis 25 klargestellt und es geht daraus hervor, welchen Nährboden sie für die Verbreitung der Lues bilden, die später dann von den Männern mit in die Ehe eingeschleppt wird.

Daß die Frauen überhaupt die größere Rolle für die Verbreitung der
Lues bilden, geht vor allem daraus hervor, daß der größere Teil der
frisch angesteckten weiblichen Personen erst mit sekundären Erscheinungen in die Behandlung kommt, was daran liegt, daß die Frauen
häufig ihren Primäraffekt nicht bemerken, ihn nicht beachten oder
aber als etwas Banales ansehen. Die Stockholmer Zahlen geben in
diese Frage einen guten Einblick.

Die Fälle von frischer Syphilis bei Männern und Frauen in Stockholm
geteilt nach primärer und sekundärer Lues.

Jahr	Männer:						Frauen:					
	prim.	%	sek.	%	zus.	%	prim.	%	sek.	%	zus.	%
1919	883	76,4	273	23,6	1156	100	241	36,0	428	64,0	669	100
1920	490	71,3	197	28,7	687	100	108	29,5	258	70,5	366	100
1921	438	79,7	111	20,3	549	100	64	33,8	125	66,2	189	100

Danach suchen erst beim Auftreten sekundärer Manifestationen zwei
Drittel aller Frauen gegenüber einem Viertel der frisch infizierten Männer
ärztliche Hilfe. Die Frauen geben also in bedeutend höherem Maße als
die Männer in dem so besonders infektiösen Primärstadium die Möglichkeit zur Ansteckung. Vielleicht erklärt dies neben der stärkeren
Promiskuität der Männer die Tatsache, daß noch einmal soviel Männer
als Frauen an Syphilis erkranken.

Daß vor dem Einsetzen der Kriegseinflüsse die jungen Mädchen
nicht diese überwiegend große Bedeutung für die Verbreitung der Lues
hatten, ist aus folgenden Tabellen ersichtlich, die die in den einzelnen
Altersklassen behandelten Erkrankungsfälle für Stockholm und Helsingfors verzeichnet (s. a. f. Hamburg-Tabelle).

Zahl der frischen Syphilisfälle in Stockholm bezogen auf 1000 der
nebenstehend angegebenen Altersklassen.

Männer.

	1915	1916	1917	1918	1919	1920	1921
15—20	1,3	1,6	2,0	2,4	9,2	4,6	3,5
20—25	11,3	7,8	8,2	11,2	20,8	12,7	9,0
25—30	10,7	11,5	10,6	16,7	17,3	9,3	8,4
30—35	6,9	5,4	6,5	8,4	} 8,4	} 5,3	} 4,0
35—40	3,3	3,2	3,1	5,3			
40—50	1,1	2,1	1,9	2,4	3,5	1,9	2,0
Alle Altersklassen	4,6	3,9	3,9	5,7	6,2	3,6	2,9

Frauen.

	1915	1916	1917	1918	1919	1920	1921
15—20	3,6	3,3	2,7	3,7	11,4	7,0	2,6
20—25	6,9	6,6	5,5	6,8	10,9	5,0	2,5
25—30	4,6	3,8	2,1	4,4	4,8	2,7	2,0
30—35	2,4	2,4	1,6	1,6	} 2,1	} 1,4	} 0,7
34—40	1,1	1,0	0,5	0,8			
40—50	0,5	0,4	0,5	0,3	1,1	0,5	0,4
Alle Altersklassen	2,2	1,8	1,6	2,0	2,9	1,5	0,8

Zahl der gemeldeten Syphilis recens-Fälle in Helsingfors bezogen
auf 1000 der nebenstehend angegebenen Altersklassen.

Männer.

	1910	1911	1912	1913	1914	1915	1916	1917	1918	1919	1920
15—20	1,5	4,4	2,1	2,0	2,9	4,4	3,5	6,0	5,9	7,3	4,8
20—25	} 4,1	} 7,9	} 9,1	11,7	10,8	12,3	13,8	19,5	32,0	25,9	15,5
25—30				12,8	7,5	11,0	13,0	21,0	16,9	17,9	12,6
30—35	} 2,3	} 2,5	} 2,3	4,8	3,2	4,2	4,2	9,7	9,4	11,4	5,0
35—40				2,2	1,8	2,7	2,3	4,0	4,1	5,0	3,4
über 40	0,4	0,5	0,5	0,8	0,8	0,7	0,9	1,5	1,8	1,9	1,4
Alle Altersklassen	1,5	2,7	2,8	3,8	3,0	3,8	4,3	6,6	7,0	7,0	4,4

Frauen.

	1910	1911	1912	1913	1914	1915	1916	1917	1918	1919	1920
15—20	2,9	3,1	5,0	6,1	7,2	3,8	4,5	7,7	8,8	7,9	5,3
20—25	} 1,8	} 2,9	} 4,1	6,3	5,6	4,3	7,5	8,4	11,2	15,8	9,3
25—30				3,6	3,2	1,8	2,0	3,1	3,7	5,9	3,9
30—35	} 1,1	} 0,6	} 1,0	1,9	1,8	0,3	1,5	1,9	1,5	3,4	2,1
35—40				1,0	1,1	1,1	0,8	1,3	1,0	1,3	1,7
über 40	0,3	0,2	0,2	0,3	0,2	0,1	0,3	0,5	0,3	0,6	0,5
Alle Altersklassen	1,0	1,2	1,7	2,1	2,0	1,3	1,9	2,5	2,5	3,5	2,3

Gleichzeitig geht für die Kriegsjahre daraus hervor, in wie erschreckend hoher Zahl — besonders gilt dies für Helsingfors — die Männer erkrankten, wie sie also in ganz besonderer Weise sich der Infektion ausgesetzt haben müssen. Die Kriegsindustrie, die zu einer größeren Promiskuität der Jugendlichen geführt hat, und die Steigerung der Löhne haben dabei sicherlich eine große Rolle gespielt.

Auffallend an den Zahlen in Helsingfors ist weiterhin die relative Größe der Infektionsziffer für die 15—20jährigen zu der der 20—25jährigen Mädchen. Dies hat seinen Grund in den besonderen demographischen Bedingungen Finnlands, das ein Auswandererland und demnach durch einen hohen Frauenüberschuß charakterisiert ist. Die große Zahl der Frauen, die rein zahlenmäßig ledig bleiben müssen, bedeutet eine Gefahr für die Verbreitung der Geschlechtskrankheiten. Hieraus ist die Wichtigkeit von Altersaufbau und Zahlenverhältnis der Geschlechter für das Problem der Geschlechtskrankheiten erkennbar. Für die deutschen Verhältnisse ist dies sehr zu beachten.

Vor dem Kriege (Volkszählung 1910) kamen in Deutschland auf 1000 Männer 1024 Frauen. Nach der Volkszählung vom 8. September 1919 betrug diese Zahl unter Hinzurechnung der zum Zeitpunkt der Volkszählung noch nicht heimgekehrten und deshalb nicht berücksichtigten rund 400 000 Kriegsgefangenen 1000 : 1084, und für die besonders wichtige Altersklasse von 15—50 sogar 1000 : 1116.

Diese Zahlen zeigen die Folgen, die der Krieg mit sich gebracht hat. Fast $2^1/_2$ Millionen Frauen sind zum Ledigsein verurteilt, und dadurch ist mit einem Anwachsen des außerehelichen Geschlechtsverkehrs und zugleich mit einer erhöhten Gefährdung der Volksgesundheit durch den Venerismus zu rechnen.

Eine weitere Betrachtung der vorstehenden Tabellen zeigt, daß die gefährdetste Altersklasse für beide Geschlechter das fünfte Jahrfünft darstellt, und daß sich im allgemeinen die meisten bis zum 30. Jahre infiziert haben. Dies geht auch daraus hervor, daß von 100 an Syphilis Leidenden in den Altersklassen von 15—50 sich befanden:

	Männer			Frauen		
	Hamburg (1913)	Stockholm (1919)	Helsingfors (1914)	Hamburg (1913)	Stockholm (1919)	Helsingfors (1914)
15—18	4	} 11	} 8	16	} 17	} 29
18—20	9			18		
20—25	31	30	39	35	36	32
25—30	24	27	28	15	17	19
30—40	25	24	16	11	12	13
40—50	5	6	(6)	3	4	(2)

Bis zum 30. Jahre infizieren sich demnach fast Dreiviertel der erkrankenden Männer und Vierfünftel der Frauen. 40 % der frisch infizierten Männer und über 60 % der Frauen sind unter 25 Jahren. Auf das so wichtige Jahrzehnt von 20—30 entfallen Dreifünftel aller Infektionen der Männer und die Hälfte bei den Frauen. Was die Verteilung der behandelten Syphilitiker auf beide Geschlechter betrifft, so wurden gefunden in Berlin (1913) 67 % Männer und 33 % Frauen, in Stockholm (1919) 63 % Männer und 37 % Frauen; auf eine erkrankte Frau kommen ungefähr zwei Männer. Dies entspricht auch der Allgemeinerfahrung. In Helsingfors (1914) war die Erkrankungsziffer der Frauen jedoch bedeutend ungünstiger. Sie betrug 45 % und es kamen demnach 5 Männer auf 4 Frauen.

Sind bis jetzt die Fragen, die sich aus den jährlich gemeldeten Erkrankungsziffern unmittelbar ergeben, behandelt worden, so ist vom sozialhygienischen Standpunkte aus vor allem wichtig die Kenntnis des Ausmaßes des von der Syphilis befallenen Teiles der Bevölkerung. Wenigstens für die Großstädte kann eine solche Berechnung angestellt werden, und gerade für die Syphilis ist im Gegensatz zur

Erkrankungsziffer an frischer Syphilis auf 10 000 jeder Altersklasse berechnet in

In den Alters- klassen	Hamburg (1913)		Stockholm (1915)		Helsingfors (1914)		Hannover (1919)	
	Männer	Frauen	Männer	Frauen	Männer	Frauen	Männer	Frauen
15—18	57	97	} 13	} 36	} 29	} 72	} 83	} 37
18—20	187	174						
20—25	248	127	113	69	108	56	182	322
25—30	172	57	107	46	75	32	156	77
30—35	} 108	} 24	69	24	32	18	136	40
35—40			33	11	18	11	106	—
40—50	29	10	11	5	(8)	(2)	73(40—45)	28(40—45)

Gonorrhöe ein Resultat zu erwarten, das den tatsächlichen Zuständen entspricht. Dies aus dem Grunde, weil bei der Syphilis wiederholte Infektionen selten sind und die zur Beobachtung kommenden Reinfektionen zweifellos von den Fällen aufgewogen werden, die der statistischen Aufnahme entgehen. Zugrundegelegt sind der Berechnung mit Ausnahme von Hannover Erkrankungsziffern aus Normaljahren, die auf 10 000 jeder Altersklasse bezogen, vorstehende Tabelle verzeichnet.

Unter Zuhilfenahme der Sterblichkeitstafel für die betreffenden Orte ergibt sich folgende Gesamtgefährdung einer das Leben hindurch beobachteten Personengruppe:

Erkrankungszahl an Syphilis auf 100 Lebendgeborene im Ablauf der Altersklassen

	Hamburg		Stockholm		Hannover	
	Männer	Frauen	Männer	Frauen	Männer	Frauen
15—18	1,3	2,3	} 0,5	1,4	3,7	1,7
18—20	2,8	2,7				
20—25	9,1	4,9	4,2	2,7	5,3	9,8
25—30	6,1	2,1	3,8	1,7	5,6	2,9
30—35	} 7,3	} 1,7	2,4	0,9	4,7	1,5
35—40			1,1	0,4	3,6	—
40—50	1,8	0,7	0,6	0,3	2,3	0,9
15—50	28,4	14,4	12,6	7,4	25,2	16,8

Der Umfang der Gefährdung durch Syphilis ist demnach: in Hamburg erkranken im Laufe des geschlechtsreifen Lebens von 100 männlichen Geborenen 28,4 und von 100 weiblichen 14,4; in Stockholm von 100 männlichen Geborenen 12,6 und von 100 weiblichen Geborenen 7,4; und nach der Kriegserfahrung in Hannover von 100 männlichen Geborenen 25,2 und von 100 weiblichen 16,8. Wenn die Zahlen für Hannover auch nicht als Norm für diese Stadt zu gelten haben, da sie aus einer Zeit mit gesteigerter Erkrankungshäufigkeit hergeleitet sind, so können sie doch als typische Großstadtziffern angesprochen werden.

Mit der Wahrscheinlichkeit einer luetischen Infektion hat also in Hamburg jeder 4. Mann und jede 7. Frau, in Stockholm jeder 8. Mann und jede 13. Frau, und in Hannover jeder 4. Mann und jede 6. Frau zu rechnen. Diese erschütternd hohe Erkrankungswahrscheinlichkeit gibt jedoch nur die durchschnittliche Gefährdung an, zieht also nicht den Unterschied der Infektionshäufigkeit zwischen Ledigen und Verheirateten in Betracht. Es müssen infolgedessen diejenigen, die ihre geschlechtsreife Periode ledig durchlaufen, noch bedeutend höhere Erkrankungsziffern aufweisen.

Für diese zeigt sich das ganze Geschlechtselend auf das krasseste, wie die durchgeführte Rechnung für die Männer, die das 50. Lebensjahr ledig erreichen, ergibt. Für Hannover ist das Ergebnis in folgendem zusammengefaßt:

Alter in Jahren	Von je 100 ledigen Männern, die das 50. Lebensjahr überleben, sind vom 15.—50. Lebensjahr an frischer Syphilis erkrankt:
über 15—21	4,98
„ 21—25	7,36
„ 25—30	12,50
„ 30—40	29,40
„ 40—50	6,30
Zusammen:	60,54

Daraus folgt, daß $60^0/_0$ der ledigen Männer, also mehr als jeder zweite Junggeselle, mit der Wahrscheinlichkeit einer Acquirierung der Lues in Ablauf ihrer geschlechtsreifen Periode zu rechnen haben. Diese Erkrankungswahrscheinlichkeit ist fast doppelt so groß wie die Gesamtgefährdung aller Männer von $35,9^0/_0$, die das 50. Lebensjahr überleben.

Noch deutlicher gestaltet sich das Bild von der Ausbreitung der Syphilis durch die Berechnung der Zahl der Syphilitiker, die sich unter den das 50. Lebensjahr Überlebenden finden. Ihr Prozentsatz beträgt in Hamburg für die Männer 40,15 und für die Frauen 20,99, in Hannover 25,9 und 22,4, in Stockholm 17,85 und 9,80, und in Helsingfors 12,5 und 9,45. Dabei ist allerdings die Übersterblichkeit der Syphilitiker nicht mitberücksichtigt, doch würde sie die Höhe dieser Ziffer in ihrer Größenordnung nicht erniedrigen.

Es handelt sich schließlich noch darum zu wissen, der wievielte Mann und die wievielte Frau, denen man in der Großstadt begegnet, syphilitisch sind. Hierüber belehren die Tabellen auf S. 37.

Danach sind fast ein Viertel der männlichen und ein Zehntel der weiblichen Hamburger, ein Fünftel der männlichen und ein Siebentel der weiblichen Hannoverschen und ein Zehntel der männlichen sowie ein Sechszehntel der weiblichen Stockholmer geschlechtsreifen Bevölkerung luetisch infiziert.

Von den während ihres Lebens syphilitisch Erkrankenden ausgehend kann der Versuch der Feststellung der Erkrankungshäufigkeit an Paralyse gemacht werden. Blaschko hatte an Hand der Berliner offiziellen Statistik unter Einbeziehung der an Paralyse in städtischen und privaten Irrenanstalten Gestorbenen die Gesamtzahl der Paralytiker in Berlin unter den während des Dezenniums 1905—1914 Verschiedenen mit rund $4^0/_0$ errechnet. Im Vergleich mit der für Hamburg gefundenen Gesamtmorbidität von rund $30^0/_0$ kann geschätzt werden, daß jeder 8. Luetiker die Aussicht hat, an Paralyse zu erkranken.

Diese erschreckend hohe Erkrankungsziffer hängt wohl damit zusammen, daß sich die meisten Luetiker nicht genügend behandeln lassen. Daß dies tatsächlich der Fall ist, zeigen die Berliner Zahlen vom Jahre 1913, denn es standen auf 1 frische Lues nur 1,1 Rezidivfälle in Behandlung und in Hannover kamen 1913 bei den Männern auf 1 frischen 1,3 rezidivierende Fälle, 1919 sogar nur 0,8. Bei den Frauen 1913 1,7 und 1919 0,7. Bei dem Zahlenverhältnis von 1919 spielte die erhöhte

Die Zahl der gleichzeitig lebenden männlichen Syphilitiker im Alter von 15—50 Jahren in:

Alters-klassen	Hamburg (1913)			Hannover (1919)			Stockholm (1915)			Helsingfors (1914)		
	Lebende Männer 1. XII. 1913	Davon sind erkrankt gewesen an frischer Syphilis in Proz.	Demnach Zahl der lebenden Syphilitiker	Lebende Männer 8. X. 1919	Davon sind erkrankt gewesen an frischer Syphilis in Proz.	Demnach Zahl der lebenden Syphilitiker	Lebende Männer 31. XII. 14	Davon sind erkrankt gewesen an frischer Syphilis in Proz.	Demnach Zahl der lebenden Syphilitiker	Lebende Männer 31. XII. 14	Davon sind erkrankt gewesen an frischer Syphilis in Proz.	Demnach Zahl der lebenden Syphilitiker
15—18	27 033	0,86	232	} 17 300	2,49	431	13 863	0,32	44	6 173	0,73	45
18—20	18 906	2,65	501									
20—25	48 819	11,65	5 687	11 230	8,62	968	19 051	3,47	661	8 224	4,15	340
25—30	54 729	22,15	12 122	13 088	16,16	2 115	20 002	9,01	1 802	8 564	8,73	750
30—35	} 89 393	} 31,85	} 28 472	12 332	23,46	2 893	17 719	13,40	2 374	8 049	11,40	912
35—40				11 310	29,51	3 338	14 269	15,95	2 276	6 192	12,65	784
40—45	} 63 962	} 38,70	} 24 753	11 503	33,99	3 910	} 19 482	17,05	3 322	8 541	13,50	1 147
45—50				20 104	35,81	3 618						
15—50	302 842		71 767 = 23,7%	86 867		17 273 = 19,7%	104 391		10 479 = 10,03%	45 743		3 978 = 9,14%

Die Zahl der gleichzeitig lebenden weiblichen Syphilitiker im Alter von 15—50 Jahren in:

Alters-klassen	Hamburg (1913)			Hannover (1919)			Stockholm (1915)			Helsingfors (1914)		
	Lebende Frauen 1. XII. 1913	Davon sind erkrankt gewesen an frischer Syphilis in Proz.	Demnach Zahl der lebenden Syphilitiker	Lebende Frauen 8. X. 1919	Davon sind erkrankt gewesen an frischer Syphilis in Proz.	Demnach Zahl der lebenden Syphilitiker	Lebende Frauen 31. XII. 14	Davon sind erkrankt gewesen an frischer Syphilis in Proz.	Demnach Zahl der lebenden Syphilitiker	Lebende Frauen 31. XII. 14	Davon sind erkrankt gewesen an frischer Syphilis in Proz.	Demnach Zahl der lebenden Syphilitiker
15—18	30 207	1,46	441	} 19 683	1,11	218	15 452	0,9	139	7 601	1,80	136
18—20	20 278	3,78	767									
20—25	52 788	9,57	5 032	14 897	8,66	1 290	23 337	3,53	824	10 869	5,0	545
25—30	49 442	14,17	7 006	17 244	17,03	2 937	24 181	6,40	1 448	11 047	7,20	799
30—35	} 84 663	} 16,79	} 14 215	15 035	19,95	2 999	19 718	8,05	1 587	9 228	8,45	777
35—40				12 501	20,95	2 619	16 630	9,03	1 501	7 124	9,18	651
40—45	} 60 781	} 18,49	} 11 238	12 887	21,65	2 790	} 25 611	9,43	2 415	10 204	9,55	974
45—50				10 220	22,35	2 284						
15—50	298 159		38 699 = 12,9%	102 467		15 137 = 14,8%	124 929		7 914 = 6,33%	56 073		3 882 = 6,92%

Ziffer der jugendlichen Erkrankten zweifellos eine entscheidende Rolle, und zwar besonders die der Mädchen; sie sind ein deutliches Zeugnis für die geringe Einsicht in ihre Krankheit und für das geringe Verständnis der Notwendigkeit intensiver Behandlung gerade der Jugendlichen.

Wenn die Zahl der Paralytiker nur einen sehr bedingten Wert hat, da sie auf ungenügenden Unterlagen aufgebaut ist, so ist sie hier trotzdem als ein Notbehelf gebracht worden, um sie später einmal durch eine besser fundierte Ziffer zu ersetzen.

Dies wird dann möglich sein, wenn bei künftigen Erhebungen über die Zahl der an Syphilis und ihren Folgekrankheiten Leidenden auch der einzelne Arzt tätig mitwirkt und Interesse für medizinalstatistische Fragestellungen und Tatsachen aufbringt. Müßte es doch für jeden Praktiker von Interesse sein zu wissen, wie die von ihm behandelten Erkrankungen zahlenmäßig sich darstellen, denn so allein kann er in der Lage sein, den Wert seiner Leistungen zu beurteilen.

Syphilis der Haut.

Von

F. Pinkus-Berlin.

Bei der Syphilis der Haut unterscheiden wir die drei Ricordschen Stadien, primäre Syphilis oder Stadium des Schankers, sekundäre Syphilis oder Stadium der Allgemeinexantheme, und tertiäre Syphilis oder Spätstadium.

I. Primäre Syphilis.

Die Syphilis entsteht durch das Eindringen der Spirochaeta pallida in die äußere Haut oder die Schleimhäute der Körperöffnungen, Mund, Vulva, Anus, Harnröhre. Das erste sichtbare Zeichen der Syphilis ist der Primäraffekt (die Initialsklerose, der harte Schanker). Er erscheint an der Stelle, wo die Spirochäten in den Körper eingedrungen sind. Er zeigt sich etwa 21 Tage nach der Infektion. Dieser Zeitraum bis zur Erscheinung der Sklerose heißt die erste Inkubationszeit der Syphilis. Aber schon lange vor dem Erscheinen des Primäraffekts sind, wie wir aus den Beweisen der Tierimpfungen schließen dürfen, die Syphiliserreger durch den ganzen Körper hin verbreitet. Der Primäraffekt ist also nicht der Beginn der Syphilis, sondern nur das erste Zeichen der syphilitischen Allergie, der Gewebsreaktion des Körpers auf das Syphilisvirus, oder, wie man früher sagte, das erste Zeichen der konstitutionellen Syphilis. Er ist das Zeichen, daß das Gewebe reagiert: ob im Sinne der Niederlage gegenüber der Spirochäte oder im Sinne des Selbstheilungsbeginns, läßt sich nach unserem heutigen Wissen nicht entscheiden, vielleicht beides. Jedenfalls aber ist der Primäraffekt der Beginn der Krankheit. Die Syphilisinfektion erfolgt in mehr als Neunzehntel aller Fälle, wenigstens in zivilisierten Ländern, durch den Geschlechtsverkehr. Infolgedessen sitzt die Initialsklerose am häufigsten genital. Dreiviertel der männlichen Sklerosen befinden sich unter dem Präputium, oder falls dieses fehlt, im Sulcus coronarius oder an der Glans penis. Seltener ist der Sitz am Penisschaft, im Winkel zwischen Scrotum oder Bauch und Penis, oder am Scrotum selbst. Recht häufig sind die Sklerosen am Orificium urethrae und den vordersten zwei Zentimetern der Urethralschleimhaut. Sie sind leicht fühlbar beim Drücken von oben und unten, schwerer fühlbar beim Druck von rechts nach links. Die weiblichen Sklerosen sind seltener zu finden. Ihr Hauptsitz ist die hintere Kommissur und die untere Hälfte der Labia majora. Bei der Frau werden viele Sklerosen innerhalb sitzen und auch aus diesem Grunde unentdeckt bleiben. Es ist wohl auch möglich, daß die erst an der Portio vaginalis uteri und im Cervikalkanal haftenden Spirochäten dort, wo sie eindringen, keine auffallende Veränderung erzeugen. Die analen Sklerosen sind nicht besonders häufig. Etwa ein Zehntel aller Sklerosen entsteht auch in zivilisierten Ländern durch extragenitale Übertragung. Die Sklerose kann an jeder Körperstelle vom Scheitel bis zur Zehe entstehen. Im Munde erzeugt die Spirochäte stets eine sehr deutliche Sklerose, die kaum übersehen werden kann. Der häufigste Sitz dieser extragenitalen Sklerosen ist Lippe und Tonsille, seltener Zahnfleisch und Zunge und die Finger. Aus großen Statistiken läßt sich errechnen, daß die prozentuale Häufigkeit der extragenitalen Sklerosen etwa folgende ist:

An den Lippen	33%
in der Mundhöhle, an den Tonsillen, der Zunge und dem Zahnfleisch, Nase, Rachen, Nasenhöhle . .	35%
an Brust und Mammillae	12%
an den Fingern und der übrigen Hand	7%
an Augen, Ohren, Kopfhaut, Stirn und Schläfen .	6%
an Hals, Kinn und Wangen	4%
an Armen und Beinen	2%
am Stamm	1%

Jede schwer heilende oder in ihrem Verlauf eigentümliche Wunde, Erosion, Ulceration muß zu dem Gedanken an syphilitische Infektion führen. Die Spirochäte dringt an der freien Körperoberfläche durch direkte Einimpfung in eine Kontinuitätstrennung. Sehr oft ist das Suchen nach der Infektionsart vergeblich oder es werden andere Berührungen als Infektionsgelegenheit bezeichnet als die wirkliche. Es ist zu berücksichtigen, daß die Zeit der Infektion drei Wochen vor dem ersten Bemerktwerden der Sklerose zurückliegt. In Taschen, also unter dem Präputium, vielleicht auch in der Vagina, am After und im Munde, braucht die Infektion nicht alsbald zu erfolgen. Die Spirochäten halten sich, ehe sie eine Gelegenheit finden, sich festzusetzen, an diesen Stellen offenbar längere Zeit lebend und gelangen erst nach einem gewissen Zeitraum in vorhandene Erosionen hinein. Bis dahin sind diese Personen gewissermaßen nur Spirochätenträger, können aber auch als solche bereits andere Menschen infizieren. Deshalb ist die Tonsille recht häufig der Sitz der Sklerosen, obgleich die Spirochäten dorthin nicht direkt übertragen, sondern nur auf Lippe oder Zunge abgesetzt sein können. Die Lippensklerose ist leicht zu erkennen, die Zungensklerose aber wird oft übersehen. Zungenriß und große Drüsen am Kieferwinkel in jugendlichem Alter sind frische Syphilis! An der Stelle, wo die Spirochäten das Epithel durchdringen, bildet sich drei Wochen nachher eine Erosion aus. Diese kann von vornherein sehr klein, kaum sichtbar und ganz uncharakteristisch sein, oder sie entsteht alsbald als eine scharf gerandete, runde oder ovale, rote bis rotbraune, spiegelnde, leicht nässende Fläche von Linsen- bis Fünfpfennigstückgröße. In der abgesonderten klaren, gelblichen oder leicht blutigen Flüssigkeit findet man Spirochaetae pallidae in wechselnd großer, meist sehr reichlicher Menge.

Die Erosion ist im Anfang kaum infiltriert. Unbehandelt wird ihr Grund und ihre Umgebung knorpelig hart, nach einigen Wochen oft bis daumennagelgroß. Ein tieferer Zerfall tritt nur durch Mischinfektion auf, falls es sich nicht um eine von vornherein ulcerös verlaufende Syphilis (Syphilis maligna) handelt. Die Überhäutung erfolgt bei Behandlung in 12—14 Tagen, ohne Behandlung erst im Beginn des Exanthems, d. h. nach 6—9 Wochen. Manche namentlich großen Sklerosen heilen mit lange oder immer nachbleibenden Knoten. Andere verschwinden in wenigen Wochen so vollkommen, daß keine Spur mehr ihren früheren Sitz anzeigt. Nur ulceriert gewesene Sklerosen hinterlassen wirkliche Narben. Die Reste von extragenitalen Sklerosen an der Haut des Körpers (Brust, Arme) erkennt man noch nach Jahren als runde feinknittrige zarte atrophische Stelle.

Die ganz frische Sklerose besteht mikroskopisch aus einem Granulom, dessen Zentrum ein Epitheldefekt einnimmt. Das Niveau der Oberfläche ist, falls die Sklerose nicht ulceriert war, nie. vertieft, meist sogar flach erhöht. Das Granulom besteht aus einem Knoten von Epithelioidzellen, durchsetzt und umgeben von rundzelleneingescheideten kleinen Gefäßen, Venen und Arterien. Dieses Infiltrat ist im Anfang fast ganz frei von polynucleären Leukocyten. Mit der Vergrößerung der Sklerose werden die anfangs fast ganz isoliert liegenden perivaskulären Infiltrate in das Granulom hineingezogen, während rund herum seitlich und darunter immer neue Gefäße eingescheidet werden und den Lymphocyten sich große schöne Plasmazellen zugesellen. Die Härte der Sklerose wird, ob mit Recht ist noch nicht entschieden, neuerdings auf eine starke Vermehrung der Gitterfasern zurückgeführt.

Differentialdiagnose. Jede Erosion am Genitale ist syphilisverdächtig. Wenn auch die typische, flach erodierte, runde Sklerose (der typische Huntersche Schanker), die wie ein Auge oder wie der Stein eines Siegelrings in der Haut liegt, ein recht charakteristisches, klinisches Bild darbietet, so darf doch niemals die einfache Betrachtung genügen, um die Diagnose zu sichern. Recht typische Erosionen können banaler Natur sein, und absolut uncharakteristische kleine Knötchen oder Risse können spirochätenhaltige Sklerosen darstellen; daher die Regeln:

1. Jede Erosion ist auf das gründlichste auf das Vorhandensein von Spirochaeta pallida zu untersuchen.

2. Vor dem Untersuchen darf keine Genitalerosion lokal behandelt werden.

Was für das Genitale gilt, gilt auch für Aftergegend, für Lippen und Mundhöhle. Jeder Herpes, jedes Ulcus molle, jede banale Erosion (Reste von Follikulitiden und Balanitis) und jeder Riß ist als verdächtig anzusehen und der Dunkelfelduntersuchung zuzuführen (Spezialarzt oder Beratungsstelle). In diesem Falle muß das klinische Bild vor der Laboratoriumsuntersuchung zurücktreten.

Abgesehen von nicht typischen Wunden des Genitales (Bißwunde, Risse) sind als typische Erkrankung zu beachten:

1. Die Balanitis: allgemeine Rötung der Glans. Rötung, Schwellung und Nässen des Vorhautinnenblattes oder kreisförmige bis serpiginöse, oberflächliche Rötungen, meist nässend mit scharf geschnittenem Schuppensaum. Mikroskopisch finden sich massenhaft Spirochäten, deren Unterscheidung von der Pallida sehr gewissenhaft bewerkstelligt werden muß. Die Balanitis kann zu einer Phimose, namentlich bei langem Präputium führen, die die Besichtigung der darunter liegenden Teile unmöglich macht. Das Tasten einer Härte durch das lang herunterhängende und geschwollene Präputium hindurch ist kein Beweis für das Vorhandensein einer Sklerose. Abheilung durch Borsäurewaschungen und Ausspritzungen nebst Talkum- und Xeroformbepuderung wird die unter dem Präputium liegenden Teile nach wenigen Tagen wieder sichtbar machen und genaue Untersuchung ermöglichen.

2. Molluscum contagiosum: am zentralen Pfropf erkennbar.

3. Furunkel mit Eiterpfropf.

4. Ulcus molle (häufig) und Ulcus simplex acutum, diphthericum, gonorrhoicum (selten): hier ist genau und wiederholt nach Spirochäten zu suchen. Wassermannsche Reaktion sofort und 8 bis 9 Wochen nach dem Infektionstermin anzustellen: der erste Wassermann scheidet alte Syphilis aus, der zweite gibt die Beruhigung, daß dieses Mal keine Syphilisinfektion erfolgt ist. Sind beide Infektionen in einem Geschwür vereinigt, was geschieht, wenn ein Ulcus molle sich drei Wochen nach der Infektion in einen gemischten Schanker (Chancre mixte) umwandelt, so ist die klinische Entscheidung schwer. Der Spirochätenfund ist nicht selten negativ, doch wird sich in dem unregelmäßigen Geschwür ein weniger eiterndes hartes, glänzendes und nicht so empfindliches Stückchen finden, welches eine saubere Spirochätenuntersuchung gestattet. Sind schon geschwollene Drüsen vorhanden, so kann aus ihnen meistens reines spirochätenhaltiges Material durch Punktion und Aspiration mit der Spritze erhalten werden.

5. Die manchmal zu erheblicher Größe anwachsenden Entzündungsknoten um Scabiesgänge.

6. Paraurethrale Abszesse, besonders neben dem Frenulum liegende.

Die syphilitische Sklerose kann Besonderheiten haben, die ihre Erkennung erschweren. Sie kann sehr klein und uncharakteristisch, sie kann auch sehr groß sein. Besonders große Sklerosen sind die des Penisschafts, der Finger, der Lippen. Wirkliche Riesenschanker sind diejenigen der unteren Bauchhaut. Hinzu kommen die großen Schwellungen des ganzen Präputiums und diejenigen der Labia majora (induratives Ödem), oft mit einer skleroseförmigen runden, aber oft auch nur oberflächlichen Erosion. Die Bemühung, eine recht frühe Syphilisdiagnose zu machen, veranlaßt, alle möglichen unschuldigen Wunden und Erosionen als verdächtig anzusehen. Trotzdem gibt es immer noch Sklerosen, die unerkannt bleiben und erst durch das Exanthem ihre Natur beweisen. Dies sind naturgemäß vor allem die extragenitalen Sklerosen. die auch sonst manche Abweichungen vom typischen Bilde zeigen. Die Fingersklerosen sind ganz außerordentlich schmerzhaft, manchmal verbunden mit sehr schmerzhaftem Achselbubo, also ganz wie ein Panaritium; die Tonsillensklerosen können durch die sie begleitende große Schwellung einen Erstickung drohenden Tonsillarabszeß vortäuschen, die Zungensklerose ein Karzinom. In all diesen Fällen achte man auf etwa vorhandene, auffallend große regionäre Lymphdrüsen, wo diese sich finden, ist es selten etwas anderes als Syphilis, namentlich bei jungen Menschen.

II. Übergang zum sekundären Stadium.

Die Zeit von der Entstehung der Sklerose bis zum Erscheinen des ersten syphilitischen Exanthems wird als die zweite Inkubationszeit der Syphilis bezeichnet.

Die erste Inkubationszeit ist die Zeit zwischen dem Datum der Ansteckung und dem Hervorkommen der Sklerose. Ist die erste Inkubation eine Zeit, in welcher der Kranke nichts von Erscheinungen merken kann, so ist dem ganz anders in der zweiten Inkubationszeit. Die Sklerose wächst, die sichtbare Körperreaktion schreitet bis zu den Drüsen vorwärts, diese schwellen erst regionär an, dann breitet die Körperreaktion sich über den ganzen Körper aus und plötzlich, meistens 9 Wochen nach der Infektion, erscheint das Exanthem. In dieser Zeit, die mindestens 3, meistens 6 und höchstens 9 Wochen beträgt, entwickelt sich dasjenige, was man als Prodrome der Syphilis bezeichnet.

Der Sklerose folgt in den nächsten drei Wochen die regionäre Drüsenschwellung. Zwischen der Sklerose und den dazu gehörigen Lymphdrüsen entsteht ein harter, meist drehrunder, selten mehr als strohhalmdicker Lymphstrang. Dieser ist am regelmäßigsten vorhanden bei männlichen Genitalsklerosen, recht selten bei weiblichen und fehlt fast immer bei extragenitalen Sklerosen, auch wenn sie recht zugänglich, z. B. an den Fingern sitzen. Andererseits ist nicht jeder Lymphstrang am Genitale ein syphilitischer. Es gibt auch längs- oder querverlaufende, geschlängelte und verzweigte Stränge in der Nähe der Glans, Lymphangitiden oder Phlebitiden, die als drehrunde, harte Stränge frei unter der Haut fühlbar sind. Sie sind einfach entzündlicher Natur. In Zweifelsfällen entscheidet der Wassermann. Die syphilitischen Lymphstränge kann man manchmal bis in die Drüsen hin verfolgen. Die Drüsen, von denen hier die Rede ist, sind die im Lymphstromgebiet dem Sklerosensitze nächsten Lymphdrüsen. Es schwillt meistens zunächst nur eine weich, oval, kaum empfindlich und scharf abgrenzbar an. Greift jetzt noch keine Behandlung ein, so entwickelt sich bei Genitalsklerosen inguinal auf beiden Seiten ein Paket großer, im Stehen äußerlich sichtbarer, druckunempfindlicher, prall elastischer Drüsen. Bei der Frau sind äußere Drüsen oft nicht nachweisbar. Sie sitzen vermutlich im Innern des Leibes, man kann sie aber meistens nicht fühlen, ebensowenig die Drüsen, die zu Sklerosen am Anus gehören. Bei Sklerosen an den Lippen und sonst im Bereich der Mundhöhle ist das Drüsenpaket meist auffallender als die Sklerose selbst, sehr groß auf der Seite, wo die Sklerose sich befindet, am Hals unter dem Unterkiefer. Auch in den Fällen, wo die Sklerose spurlos abheilt, ist das Drüsenpaket noch viele Wochen erkennbar und deutet als einziges Zeichen auf die Eingangspforte der Syphilis hin. Zu Sklerosen des vierten und fünften Fingers gehört die Cubitaldrüse im Sulcus bicipitalis internus dicht über dem Ellengelenk. Sklerosen der ersten drei Finger bilden in der Regel tief in der Achselhöhle liegende Drüsen, Sklerosen der Mamma haben ihre Drüsen außen neben der Brustdrüse, etwa handbreit unter der vorderen Achselfalte

Die regionären Drüsen entwickeln sich bis sechs Wochen nach dem Infektionstermin. Daß in der Zwischenzeit aber auch manches sonst im Körper vor sich gegangen ist, darauf deutet hin, daß um diese Zeit die Wassermannsche Reaktion positiv zu werden anfängt, häufiger noch der Wassermann mit aktivem Serum und die Flockungsreaktionen.

Im Laufe weiterer drei Wochen stellt sich eine allgemeine Schwellung der Lymphdrüsen ein, an allen Stellen, wo oberflächliche Lymphdrüsen vorhanden sind. Die Drüsen dieser allgemeinen Schwellung sind kleiner als die regionären Drüsen, als wenn das an vielen Stellen sich festsetzende syphilitische Virus keine so großen Reaktionen auslösen könnte, wie die lokal beschränkte Körperreaktion des Primärstadiums. Am häufigsten fühlt man die zervikalen und supraklavikularen Drüsen, selten die unter der Clavicula. Die vergrößerten Cubitaldrüsen sind bei Frauen und bei Männern, die keine schwere Handarbeit leisten, recht wichtig. Thorakaldrüsen wichtig aber selten. Die Drüsen sind multipel, aber in ihren Haufen isoliert als linsen- und mandelgroße verschiebliche Knötchen zu fühlen. Selten und nur unter bestimmten Bedingungen (z. B. die Halsdrüsen beim kleinpapulösen, follikulären Exanthem) werden die Drüsen bis taubeneigroß und erweichen.

Um diese Zeit kann bereits ein Exanthem herauskommen. Viel häufiger ist dies die Zeit der Prodrome. Diese Prodrome, in allgemeinen Krankheitsgefühlen mit einigen schon besonders verdächtigen Eigentümlichkeiten bestehend, fehlen zwar oft vollkommen oder bleiben unbemerkt. Die Kranken merken erst mitten in der Behandlung an der erfolgten Besserung, daß sie doch recht leidend und erschöpft waren. In anderen Fällen sind die Prodrome deutlich erkennbar, selten sind sie außerordentlich schwer. Es stellt sich häufig allgemeines Unwohlsein mit Fieber, Nachtschweiß, schlechtem Schlafe, Kopfschmerzen und Reißen in Armen und Beinen ein, seltener kommt unendliches Schlafbedürfnis vor. Schmerzen am Rippenbogen sind außerordentlich charakteristisch. Wird das Exanthem übersehen oder fehlt es, so bleiben diese Reizerscheinungen, namentlich Fieber und Kopfschmerz, wochen- und monatelang bestehen, bis jemand auf die Idee kommt, es könnte sich um Syphilis handeln und danach — mit zauberhaftem Erfolg — behandelt. In solchen Fällen entsteht nicht selten Icterus, der immer verdächtig ist, ferner Schmerzen im Rippenbogen vorn, manchmal einseitig, die Pleuritis vortäuschen können, aber ohne deren Befund. Manchmal zeigen die Prodrome sich in Gestalt langdauernden Fiebers, dessen Grund nicht aufzufinden ist. In besonders schlimmen Fällen tritt das Bild des Abdominaltyphus ein, ohne dessen biologische Reaktionen und erst am Ende der Continua als etwas anderes imponierend, indem die steilen Kurven des Typhus nicht eintreten. Diese langdauernden Fieberzustände haben sehr häufig mit Leberaffektionen zu tun, ja Zustände, die als akute gelbe Leberatrophie aufgefaßt werden müssen, und sogar tödlich enden, sind gar nicht so selten. Andere Formen der Prodrome können mehr auf dem Gebiete des Nervensystems liegen. Neigung zu Schweißen, Blässe, grünliche Gesichtsfarbe, matter Blick, dem man die Kopfschmerzen ansieht, mit halbgeschlossenen Augen deuten auf meningeale Reizungen hin.

Es gibt sogar Fälle mit halbseitiger Lähmung vor dem Ausbruch des Exanthems. Funktionelle Nervenreizungen lassen das Bild der Neurasthenie entstehen bis zum Übergang zu ausgeprägten Psychosen. In seltenen Fällen ist eine Nierenreizung vorhanden mit auffallend starkem Eiweißgehalt und Ödem. Dies ist die Zeit, in welcher die Syphilis eine große Reihe anderer Krankheiten nachzuahmen scheint, deren Symptome nicht so eindeutig sind, daß man aus ihnen eine völlig gesicherte Diagnose stellen kann. Wir haben deshalb das Recht, bei unklaren Krankheitserscheinungen irgendwelcher Art immer an Syphilis zu denken. Der Nachweis dieser Krankheit wird leicht sein, in dieser Zeit wird die Wassermannsche Reaktion positiv, davon gibt es nur wenige, 2—3 %, Ausnahmen. Dann kommt das Exanthem.

Von dieser Zeit an ist die Krankheit in voller klinischer Ausbildung zum Ausbruch gekommen, spielt sich in besonders eindrucksvoller Form an der Haut ab und tritt in einer Reihe von klinischen Bildern mit zwischenliegenden symptomlosen Pausen auf. Viele von diesen Bildern der Haut- und Schleimhautsyphilis sind einander nach der Richtung hin gleichwertig, daß jedes von ihnen der Erstausbruch sein, jedes von ihnen aber auch in genau derselben Gestalt einen Rückfall darstellen kann. Bei anderen Formen kann man mit größerer Bestimmtheit aus ihrem Aussehen schließen, welches Alter die Syphilis hat. Wir unterscheiden diese äußeren Ausbrüche nach der Intensität der Hautveränderungen als leichtere und schwere Eruptionen, ohne daß damit ausgedrückt werden soll, daß die sogenannten schweren Hauteruptionen nun auch ein Anzeichen für eine schlechte Prognose der gesamten Erkrankung gäben.

III. Sekundäre Syphilis.

Während der Zeit der Prodrome füllt sich der Körper mehr und mehr mit Spirochäten an. Ob die Spirochätenansammlung gleichmäßig und allgemein, oder vorzugsweise an den Stellen, die später erkranken, geschieht, ist noch unbekannt. Jedenfalls finden wir nach erfolgtem Hautausbruch die Spirochäten nur leicht an den erkrankt sichtbaren Stellen. Der Ausbruch erscheint entweder plötzlich, wie eine Explosion: gestern war nichts zu sehen, heute ist der Körper von Hals bis Fuß bedeckt mit dichter Roseola; oder er erscheint erst an einzelnen Stellen, dann täglich mehr, in einigen Wochen erst steht das Exanthem in voller Blüte. Aber auch hier ist es so, daß plötzlich über Nacht die einzelnen oder einige wenige Effloreszenzen hervortreten, und zwar entweder irgendwo am Rumpf, an den Handtellern und Fußsohlen oder häufiger in der Nähe der schon am längsten vorhandenen syphilitischen Stelle, des Primäraffekts (sog. regionäre Papeln).

Die Exantheme sind in ihrer Bedeutung für die Schwere der Syphilisinfektion alle einander gleich, wohl kaum abhängig von der Virulenz der Spirochäten, in hohem Grade abhängig von der Konstitution des befallenen Menschen und mehr noch von seinen Ernährungs- und Lebensbedingungen. Wir unterscheiden folgende Exantheme nach ihrem Aussehen.

1. Roseola oder makulöses Exanthem.

Die Roseola ist das Exanthem, bei dem die Haut am schwächsten, aber am diffusesten verändert ist. Sie gilt als der häufigste und typischste Beginn der sekundären Syphilis. Sie besteht, frisch hervorgetreten, aus rosa, so gut wie nie konfluierenden Flecken, die völlig im Hautniveau liegen, 5 bis 10 mm groß, rund, am Rande mehr oder weniger verwaschen, die Farbe wird deutlicher beim unbekleideten Aufenthalt im kühlen Raum; ihre Grundlage ist die Füllung der von wenig Rundzellen eingescheideten Blutgefäße. Die Roseola kann, namentlich in ihrem Beginn und im Stadium der Herxheimerschen Reaktion (z. B. von zwei Stunden nach der ersten Salvarsaneinspritzung an) leicht urtikariell anschwellen; auch die Formen, welche durch etwas stärkeres Infiltrat leicht erhaben sind, aber dabei die Rosafarbe der Roseola haben, rechnet man noch als maculopapulöses Exanthem in dies Gebiet. Die Roseola kommt plötzlich heraus, eines Morgens findet der Kranke sich mit ihr rot überschüttet. Bei längerem Bestehen kommen keine neuen Flecken hervor, die vorhandenen werden brauner, mit mehr verwaschenem Rosahof. Ringformen kommen bei einer Anfangsroseola wohl nicht vor, sie sind das Zeichen des Rezidivs. Die Roseola sitzt auf den Seitenteilen des Körpers, am Rücken, Bauch, Brust, Gesäß, Armen und Oberschenkeln, seltener am Hals, selten im Gesicht, auf Handflächen und Fußsohlen. Auch die Mundschleimhaut zeigt manchmal rote Flecke; es ist aber ratsam, sie diagnostisch nicht etwa eine entscheidende Rolle spielen zu lassen.

Die Roseola ist der erste Ausschlag wohlgenährter Menschen. Kommt sie bei schlaffen Kranken vor, so ist ihr Sitz meistens weniger typisch (besonders Befallensein der Stirn), und sie ist selber stärker papulös oder mit Papeln untermischt. Sehr oft sind mit der Roseola besonders starke depressive Prodromalerscheinungen verbunden, oft starke Cephalea, vermutlich als Ausdruck meningealer Reizung.

Die Roseola kann sehr flüchtig sein, in wenigen Flecken von wenigen Tagen Dauer bestehen, sie kann aber auch wochenlang bestehen. Beim Einsetzen der Behandlung weicht sie schnell, bei starkem therapeutischen Eingreifen einmal gewaltig aufflammend (Herxheimersche Reaktion) bis fast zur Konfluenz der Flecke und mit schweren allgemeinen Reizerscheinungen, hohem Fieber, Schüttelfrost, Kopfschmerzen, Schmerzen in den Rippenbögen und in den Gelenken.

Die rezidivierende Roseola kann der ersten vollkommen gleichen, aber häufiger kommen bei ihr ringförmige Effloreszenzen von 15—30 mm Durchmesser vor, oder sie ist sogar rein anulär (bei Frauen vorzugsweise auf der Brust, bei Männern auf dem Gesäß). Je älter die Lues ist, desto größere Ringe bildet die Rezidivroseola. An der Grenze des tertiären Stadiums (im zweiten bis vierten Jahre der Syphilis) erscheinen bis 4 cm große, ja noch größere Ringe, besonders an Brust, Gesäß, Vola der Arme. Die isolierten tertiären Roseolen können einen Ring oder ein Oval von 10 cm und mehr Durchmesser darstellen. Es gibt viel mehr Roseolen, namentlich anuläre, als man bei flüchtiger Besichtigung eines Kranken glauben sollte. Die Eruption wird oft erst nach 10 Minuten unbekleideten Verweilens deutlich.

Nach der Abheilung der ersten Roseola entsteht nicht selten das Leukoderm, universell (besonders beim Mann) oder nur um den Hals herum und an den vorderen Achselfalten (das gewöhnliche Verhalten bei der Frau). Es stellt im Niveau der Haut liegende oder kaum merklich vertiefte oberflächlich völlig unveränderte, runde, helle Flecke dar, die aber nie so hell sind, wie die Haut am übrigen Körper; es sind Atrophien nach sichtbaren Effloreszenzen oder unsichtbar gebliebenen Syphilisherden. Mit dem Leukoderm ist recht häufig der syphilitische, fleckweise Haarausfall verbunden, meistens am Kopf, seltener, aber diagnostisch sehr wichtig, an Augenbrauen, Oberlidern, Schnurrbart. Die Leukodermflecke sind selten kleiner als 5 mm, meistens 8—10 mm groß, doch können sie 20 mm Durchmesser erreichen und dann so konfluieren, daß kaum noch einige Zwickel pigmentierter Haut zwischen ihnen übrig bleiben. Das Leukoderm besteht meistens nur $1\frac{1}{2}$ Jahre, kann aber in seltenen Fällen auch viele Jahre bestehen bleiben. In Fällen von zweimaliger Infektion mit Syphilis kommt es nicht selten vor, daß sowohl die erste Syphilis als auch die zweite Syphilis ein Leukoderm entstehen lassen. Zwischen beiden liegt dann eine oft jahrelange leukodermfreie Pause. Das syphilitische Leukoderm ist eines der wichtigsten diagnostischen Zeichen.

2. Das papulöse Exanthem.

Die Roseola ist ein schwach infiltriertes Exanthem. Alle übrigen syphilitischen Exantheme der Sekundärperiode fallen unter den Begriff des papulösen Exanthems, entsprechend der starken Infiltration, welche einen derben Knoten in der Haut hervorbringt. Diese Infiltration, Papel genannt, erscheint im allgemeinen dem darüberstreichend tastenden Finger derber, als man dem Aussehen nach vermutete. Dieses Kriterium, bereits von Kaposi hervorgehoben, ist eines der wichtigsten Hilfsmittel der Luesdiagnose. Mikroskopisch besteht die Papel in einer starken Zellinfiltration, die aus wenigen Epitheloidzellen, vornehmlich Gefäßmänteln aus Rundzellen, die im Zentrum zu einem gemeinsamen Knoten verschmelzen, an der Peripherie ausgebildeten Plasmazellen, in einigen follikulären Formen auch Riesenzellen gebildet wird. Größe, Verhalten zu den Follikeln und Drüsen, mehr oder weniger seröse Exsudation oder mit Eiterdurchtränkung verbundener Zerfall bilden die Unterschiede der Papeln bei den verschiedenen papulösen Exanthemen. Klinisch stellen sich die verschiedensten wohl abgegrenzten Formen dar. Im allgemeinen ist die Papel ein scharf abgesetztes Gebilde im Bereich des starken Infiltrats, um dieses herum befindet sich noch eine Zone geringeren Infiltrats, welches klinisch als Roseolahof bei der

Herxheimerschen Reaktion oder bei langem Bestande des Exanthems sichtbar wird.

Das papulöse Exanthem kann ganz ebenso wie die Roseola mit einem Schlage von einem Tage zum anderen in ganzer Blüte hervortreten. Häufig ist der Beginn mehr allmählich; erst erscheinen einige Papeln ganz unregelmäßig, meist weit am Rumpf zerstreut, aber auch (viel seltener) im Gesicht oder an Handtellern und Fußsohlen. Die Oberfläche ist platt und mattglänzend, schuppt als dünne Lamelle nach einigen Tagen ab, erhält dann einen feinen Hornsaum am Rande und stärkeren Glanz an der Oberfläche. Die Papel gewöhnlicher Form ist kaum linsengroß und kann auf das Doppelte anwachsen.

a) Das gewöhnliche papulöse Exanthem. Von diesem ist die eben gegebene Beschreibung genommen. Im stärksten Falle erstreckt es sich vom Scheitel bis zur Sohle. Es erscheint bei längerem Bestand oder bei besonderer Heftigkeit der Eruption mit Roseola untermischt. Bei starker Exsudation von Serum oder serösem Eiter wird die Papel schnell krustös, so besonders am Kopf; nach Ablösung der Kruste entsteht starkes Nässen, in dieser Feuchtigkeit sind massenhaft Spirochäten. Das papulöse Exanthem **am Gesicht** ist selten. Entweder nimmt die Papel hier große Dimensionen an, dieses **großpapulöse Exanthem** stellt eine hohe, gewölbte, meist schnell mit einer Schuppe oder Kruste bedeckte Effloreszenz dar; in extremen Fällen kann die Kruste 1—2 cm hoch werden, mit vielen spitzen Zapfen in den papillär gewucherten „frambösiformen" Boden eingesenkt. Besonders an Kinn, Lippen, Wangen, Stirn; die sog. Corona veneris an der Stirnhaargrenze hat oft diese Form, wenn ihre Elemente nicht circinär sind. Zum großpapulösen Exanthem im Gesicht gehören die nicht so sehr seltenen Frührecidive während einer Salvarsankur. Oder die Papel ist flach, anulär oder circinär, manchmal sogar mit zwei konzentrischen Ringen (orbiculäre, kokardenförmige Papel). Oder es entstehen seborrhoisch schuppende, große, flache braune Elemente an Nasolabial-, Augen- und Unterlippenkinnfalten. Jede braune Schuppung an der Nasolabialfalte ist syphilisverdächtig.

Das papulöse Exanthem an den **Handtellern** ist sehr häufig, etwas seltener an den **Fußsohlen.** Es stellt meistens linsengroße, dunkelrotbraune Herde dar, die dicke Volar- und Plantarhaut schuppt darüber weißlich rund oder in den Hautrillen ab. Die Farbe zeigt besonders deutlich die für Lues charakteristische „Schinkenfarbe". An den Fußsohlen können die Elemente bis 10 mm groß werden, bleiben aber flach. In den Beugungsfalten der Hand und der Finger, an den Seitenteilen der Fersen und der Fußsohlen können tiefe Einrisse in den braunen Infiltraten entstehen. Um die Nägel herum bilden sich dicke braunrote Infiltrate, die vereitern und sehr schmerzhafte Panaritien bilden können. Sie gehörten vor der Anwendung des Salvarsans zu den schwer heilbaren Eruptionen. Salvarsan beseitigt sie so leicht, wie jedes andere syphilitische Zeichen. Manchmal sind alle 10 Fingernägel befallen; an den Zehen nur hier und da einer, aber es entstehen wuchernde, furchtbar stinkende Papeln nicht zu selten zwischen den Zehen. Die Papeln der

Handflächen sind ein absolut sicheres Syphiliszeichen, so sicher wie etwa das Leukoderm und der areoläre Haarausfall. Sie müssen gerade deshalb mit all ihren Einzelheiten um so gewissenhafter analysiert werden, damit keine unheilvollen Verwechslungen vorkommen. Nicht alles Rote und Schuppende in den Handflächen ist Syphilis. Hier gibt es noch viele andere Eruptionen:

1. Gewöhnliche Psoriasis, nicht selten, besonders als isolierte Psoriasis der Handfläche und Fußsohlen: meistens sind breite Flächen befallen, der Rand unter der Schuppe ist hellrot, bei längerem Bestande entstehen tiefe unregelmäßige Risse.

2. Parasitäre Affektionen, meist als Ekzem oder, wenn mit Bläschenbildung verbunden, als dyshidrotisches Ekzem bezeichnet (Trichophytie, Soormycosis, Primeldermatitis).

3. Warzen.

4. Alles andere ist viel seltener.

Am Rumpf hat das papulöse Exanthem außer seiner gewöhnlichen Form noch eine seltenere, mit massenhaften kleineren, flachen, braunen Effloreszenzen, die einzeln und nicht in Gruppen und nicht ausgeprägt um Follikel stehen.

Das gewöhnliche papulöse Exanthem heilt ohne narbige Spuren zu hinterlassen, manchmal tritt eine starke Pigmentierung an den Stellen der Papeln auf, oder es entwickelt sich an ihrer Stelle ein Leukoderm, dessen Flecke weit größer sind als die Papeln waren, oder um die braun abgeheilten Papeln entsteht ein Leukodermhof. Sehr selten kann an Stelle einzelner Papeln ein sehr großer (bis handtellergroß) Pigmentfleck von langem Bestande auftreten.

An den **Extremitäten** bevorzugt das papulöse Exanthem die Arme, und zwar deren Beugeseiten. Das papulöse Exanthem ist oft mit Papeln auf dem Kopfe, mit Plaques im Munde und mit Papeln am Genitale und After verbunden.

b) Das gruppierte papulöse Exanthem. Es tritt in typischer Form und am häufigsten als kleinpapulös-follikuläres Exanthem auf (corymbiformes Exanthem, Syphilis en grappe). Seine Elemente schwanken von hautfarbener, kaum sichtbarer Follikularerhebung bis zu linsengroßen, braunen Knötchen mit zentraler Kruste. Die Gruppen bestehen aus 2 bis über 20. Jede noch so kleine Gruppe von follikulären Auffälligkeiten bei einem Exanthemverdächtigen muß an dieses Exanthem denken lassen und zu weiterem Suchen nach klareren Herden veranlassen. Das follikulär gruppierte Exanthem kann alle Infiltrationsgrade von sogenannter granulierter Roseola an bis zu 2 mm hohen Knötchen bilden. Es wird, wohl durch Pigmentbildung, deutlicher mit der Dauer seines Bestandes, ist sogar gegen das Ende der Behandlung als abgeheilter Pigmentrest oft besser zu erkennen als im Beginn. Das Exanthem ist am Rumpf, seltener an den Extremitäten lokalisiert. Am ausgeprägtesten findet man es in der unteren Lendengegend, am Kreuz und in den oberen Gesäßpartien; die nächst stark befallene Stelle ist der seitliche Teil des Bauches. Mit ihm ist oft eine flächenhafte braune, seborrhoische Papeleruption in den Nasolabialfalten, in der Kinnlippenfurche, an den Schläfen und an den Augen verbunden, dagegen seltener Mund- und Genitalerscheinungen.

Das Exanthem tritt besonders bei schlecht genährten oder durch die Krankheit selbst heruntergekommenen Menschen auf. Kopf- und Gliederschmerzen sind häufig, aber erstere nicht so oft vorhanden, wie bei der Roseola. Starke Drüsenschwellungen sind häufig, besonders am Hals, zum Teil wie tuberkulöse Drüsen durchbrechend, bei weitem nicht immer spirochätenhaltig. In den Kriegsjahren und den zwei Jahren darnach und jetzt wieder, wo die Ernährung leidet, übertraf es an Häufigkeit die Roseola, während diese 1921 und 1922 wieder an Häufigkeit zunahm. Es ist also nicht abhängig vom Virus oder, wie behauptet wurde, von der Art der Behandlung, sondern nur von der Konstitution des Kranken. Sehr selten sind gewöhnliches papulöses Syphilid und gruppiertes follikuläres kleinpapulöses Syphilid während derselben Eruption miteinander an demselben Menschen gemischt. Dieser gegenseitige Anschluß ist bei den weiteren Formen nicht in so ausgesprochenem Maße der Fall. Sie kommen zwar auch als reine Eruption, alle Herde von derselben Art, vor, aber häufiger sind bei einer allgemeinen papulösen oder gruppiert follikulären Form eine oder mehrere oder viele der Herde in der Gestalt gebildet, wie wir sie jetzt beschreiben werden.

c) **Das um eine große zentrale Papel gruppierte Syphilid** (satellitiformes, planetiformes Syphilid, Bombensyphilid wegen der Ähnlichkeit mit einem zentralen Granateneinschlag mit Spritzern). Die zentrale Papel ist meistens größer als eine gewöhnliche Papel, doch kann sie auch sehr klein, ja schon abgeheilt, nur noch ein brauner Farbenfleck sein. Um sie herum gruppiert sieht man bei schöner Ausbildung eine große Anzahl nach außen immer kleinerer und in größeren Zwischenräumen stehender, dichtgestellter, manchmal einander berührender flacher, papulöser Elemente. Die Eruption kommt entweder im ganzen auf einmal heraus, oder die zentrale Papel gehört einer früheren Periode an (zentrale Narbe). Entsteht die ganze Eruption zu gleicher Zeit, so schließen die peripherischen Papeln sich den zentralen Elementen oft ganz dicht an. Kommen sie als Rückfall, so liegt zwischen der zentralen Papel und dem Papelhof meistens eine normalhautfarbene papelfreie („immune") Zone. Die Anzahl der Papeln um das Zentralgebilde kann sehr gering sein, aus einer, zwei, drei Papeln bestehen. Meist sind es weit mehr, 20—30. Ist die zentrale Papel sehr klein, so kann die Eruption einem kleinpapulösen gruppierten Syphilid gleichen. So gibt es Übergänge zwischen beiden Ausschlagsformen.

d) **Großpapulöses fortschreitendes Syphilid, Syphilis en nappe.** Ähnlich den kleinpapulös gruppierten Formen des Gesichts tritt in den Nasolabialfalten, Kinnfalten in und um die Ohren, in den inneren Augenwinkeln die bereits erwähnte flachere, meist kreisförmige (anuläre, circinäre, orbiculäre) Syphilisform auf. Sie ist oft bräunlich wie die seborrhoischen follikulären Syphilisformen dieser Gegend, oft hellrosa oder fast hautfarben. Die letztere Form findet sich auch auf den Wangen, den Lippen, dem Kinn, der Stirn und den Schläfen, sowie besonders als Corona veneris an der Stirnhaargrenze. Die anulären Papeln liegen in der Mitte fast im Hautniveau und sind von einem oft kaum 1 mm breiten feinen, leicht erhabenen Saum umgeben. Dieser Saum ist meistens fein radiär gefurcht. Die Größe beträgt 3, höchstens 15 mm. Diese Form ist nicht häufig.

Größer sind anuläre Papeln an anderen Körperstellen. Diese Papeln unterscheiden sich von den meisten anderen sekundären Formen dadurch, daß sie wachsen. Sie sind zuerst einfach papulös oder anulär, wachsen dann aber exzentrisch, wobei meistens ein nicht fortschreitendes Stück des erhabenen Randes abheilt und in das Niveau des Zentrums einrückt. Von ihm aus breitet die Papel sich fächerförmig aus und bildet dann eine braune, im Hautniveau liegende Scheibe, die von einem etwa 3 mm breiten, radiär gefurchten, ziemlich erhabenen, rötlichen, außen ziemlich steil, nach innen flach abfallenden Rand umgeben ist. Durch die Abheilung des ursprünglichen Teils bildet dieser Rand einen mondsichel- oder hufeisenförmigen, an einer Stelle offenen Ring, dessen Enden neben der Öffnung schärfer nach innen gebogen sind. Außer dieser gewöhnlichen fächerartigen Form der Syphilis en nappe kommen auch rein kreisförmige große Eruptionsformen vor. Diese bestehen aus flachem Zentrum und leicht erhabenen Rand, ähnlich den circinären Gesichtseruptionen, aber größer im Durchmesser. In der zentralen Fläche kann sich noch ein zweiter leicht erhabener Ring bilden, ja in diesem noch eine zentrale flache Erhebung (kokardenförmiges Syphilid). Das Syphilid en nappe ist nicht häufig, das kokardenförmige sehr selten. Es handelt sich hierbei meistens um spätere Eruptionen (vom Ende des ersten bis zum vierten Jahre der Syphilis), oder um Fälle von recht lange bestehender Hautsyphilis bei heruntergekommenen schlaffen Kranken.

Differentialdiagnostisch kommen Psoriasis, Trichophytie und seltener sarkoide Hauttumoren, auch einmal leukämische Tumoren in Betracht.

Die bisher beschriebenen papulösen Syphilide sind die Grundformen an der freien Körperhaut, welche keine weitere Höherentwicklung zeigen, monatelang sogar bestehen können, unbehandelt mehr oder weniger lange Zeit, unter der Behandlung schnell wieder sich zurückbilden. Ihnen gegenüber stehen die Formen, die zum Zerfall neigen (pustulöse und ulceröse Syphilide). Ehe wir zu diesen übergehen, ist es notwendig, allgemeiner als wir es bisher taten, auf die Differentialdiagnose zwischen papulösen Exanthemen und den nicht syphilitischen Hautkrankheiten einzugehen, dem wichtigsten Punkte der gesamten praktischen Dermatologie, deren Diagnostik vor allen Dingen in der Unterscheidung besteht, ob eine Eruption syphilitisch ist oder nicht.

Differentialdiagnostisch kommt beim papulösen Exanthem in Betracht:

1. Psoriasis, durch ihre dicke, silberglänzende Schuppung meist leicht zu unterscheiden, doch ist die Schuppung der syphilitischen Papel manchmal ebenso silberglänzend. Die Psoriasis ist in typischen und frischen Fällen hellrosa bis rein karminfarben, die Papel mehr bräunlich. Die Psoriasis hinterläßt nach schnellem

und vorsichtigem Abschaben der Schuppen kein Infiltrationsgefühl für den Finger, dagegen wohl ein solches bei längerem Herumkratzen (seröse Durchtränkung). Die Papel enthält aber stets Spirochäten. Psoriasis sitzt meist dorsal am Arm, besonders am Ellenbogen, aber nicht typisch bei frischer Eruption. Schwierigkeit macht die Diagnose durch das Vorkommen von Leukoderm, welches allerdings weit seltener ist, noch seltener am Hals lokalisiert.

2. Pityriasis lichenoides chronica (Parapsoriasis en gouttes). Wird am häufigsten mit Lues verwechselt; sie ist meist von langem Bestand, ihre Effloreszenz trägt eine einheitlich zigarettenpapierähnliche Schuppe (fast wie viele trockene Papeln), hinterläßt aber nach Ablösung der Schuppe keinen Schuppenring. Sie ist meistens viel flacher als die syphilitische Papel, sitzt aber ebenso wie diese volar und dorsal an den Extremitäten. Auch die Pityriasis lichenoides chronica kann wie Psoriasis und papulöses Exanthem Leukoderm hinterlassen. Oft hat hier erst die Erfolglosigkeit der antisyphilitischen Behandlung zu dem Fallenlassen der falschen Diagnose geführt.

3. Pityriasis rosea, besonders in den ersten Tagen; man findet aber wohl immer, manchmal erst nach Kratzen, eine Stelle mit der typischen zentralen Abschuppung, die so aussieht, wie mit einer Nadel abgehoben.

4. Lichen planus hat meistens kleinere Elemente mit Prädilektionsstellen an der Handgelenkvola, um die Taille, ringförmig am männlichen Genitale, feinstrichig trocken und weiß im Mund, perlmutterähnlicher Glanz, rosa in der Farbe und weiße Streifchen, starkes Jucken.

5. Urticaria pigmentosa, bei Erwachsenen bei frischer Eruption meist zunächst für Lues angesehen, Erkennung durch weiteren Verlauf; Entscheidung, daß Urticaria pigmentosa, oft nur durch mikroskopische Untersuchung.

6. Naevi cystepitheliomatosi (sog. Syringome): langer Bestand, keine Weiterentwicklung, keine Schuppenbildung, mikroskopischer Befund.

Ein sehr wichtiger differentialdiagnostischer Punkt ist es, daß bei allen diesen Eruptionen die nässenden Genitalpapeln und die feuchten Plaques an den Mundorganen fehlen.

7. Dem gruppierten kleinpapulösen Exanthem gegenüber kommt differentialdiagnostisch besonders der Lichen scrophulosorum in Betracht. Von diesem ist es aber leicht zu unterscheiden durch dessen fehlende Infiltration, kleiige Schuppung, gelbbraune Farbe. In Zweifelsfällen handelt es sich bei ausgeprägten, distinkten, „hübschen" follikulären Gruppen meistens um ein syphilitisches Exanthem.

8. Lichen planus follicularis (oder acuminatus) ist erkenntlich durch Rauheit der follikulären Papeln (dicke Hornpfröpfe), weniger deutliche Gruppierung.

9. Das sog. Eczema folliculare ist meist ebenso hornpfropfhaltig, es bildet große Plaques in Einzahl, oder wenigstens nur wenige und ist sehr selten!

Mit anderen Dermatosen ist dieses gruppierte Syphilid kaum zu verwechseln, höchstens könnte eine Pityriasis rosea ähnliche Gruppierungen gelegentlich erzeugen; doch ist dem gruppierten papulösen Syphilid manche Gruppe des tuberoserpiginösen Syphilids, das wir unter die tertiären Formen rechnen, sehr ähnlich.

3. Das pustulöse Exanthem und Lues maligna.

Das pustulöse Exanthem ist eine Weiterbildung des papulösen Exanthems und als solche nicht von diesem zu trennen. Doch ist eine gesonderte zusammenfassende Besprechung seines ganz verschiedenen Aussehens wegen von Wert. Es ist eine verschlimmerte Form des papulösen Syphilids. Es geht mit verstärkter serös-eitriger oder rein-eitriger Exsudation einher, diese Exsudation trocknet zu Krusten ein (krustöses Syphilid). Es kommt in allen beschriebenen Formen vor als intensiveres Stadium, aber auch als besondere Form, die von vornherein Zerstörung erzeugt.

Das gewöhnliche papulöse Syphilid nimmt oft mit längerem Bestande pustulöse und, unter Eintrocknung der Pusteln zu einer schwarzen blutigen Kruste, krustöse Formen an. Nach Ablösung der Kruste tritt ein scharf geschnittenes Ulcus zutage. Die Umwandlung geschieht bei einzelnen Pusteln schon vom ersten Entwicklungsstadium an. Ganz besonders die großen frambösiformen Papeln des Gesichts bedecken sich, wie wir bereits erwähnt haben, mit dicken festen Borken. Bei größeren Elementen können die Krusten vielschichtig sein und stellen zusammenhängende und als einheitliche Masse abhebbare harte Zylinder dar, bis $2^1/_2$ cm hoch, oben flach, außen rauh, wie ein Hauthorn. Nach Abnahme der Kruste zeigt sich der hochpapilläre „frambösiforme" Boden.

Das kleinpapulöse Exanthem zeigt sich oft untermischt mit kleinen pustulös umgewandelten und krustenbedeckten follikulären Knötchen, aber auch mit gewöhnlichen prallen kleinen Pusteln, die banalen Pyodermien und Acnepusteln ähnlich sind, daher stammt der veraltete und zu verwerfende Name Acne syphilitica.

Die krustösen Papeln, namentlich die des Kopfes, sind oft schwer von der dort so sehr häufigen Acne necrotica zu unterscheiden. Doch wird man bei dieser wohl immer die typischen Elemente an den Schläfen finden, mit scharf umschriebener in die Haut eingelagerter, von einem einzigen Haar durchbohrter bräunlicher Kruste. Da die Kopfpapeln sehr spirochätenhaltig sind, wird die stets vorzunehmende Dunkelfelduntersuchung eine sichere Entscheidung ergeben. Zur Unterscheidung der sehr seltenen Fälle von Acne necrotica am Körper werden alle modernen Mittel der Diagnostik (Spirochätenuntersuchung, Wassermannreaktion, eventuell mikroskopische Untersuchung mittels einer Biopsie) heranzuziehen sein. Die papulonekrotischen Tuberkulidformen bieten typische Unterschiede durch ihren Sitz an Finger, Zehen, Ellbogen, Knien, Armen und Unterschenkel.

Die zentrale Papel der satellitiformen Exantheme wird ebenfalls in höherem Stadium pustulös, krustig, heilt mit pigmentierter Narbe ab. Die kleinen Satellitenpapeln werden krustig wie das kleinpapulöse follikuläre Syphilid. An den Seiten der Nägel von Fingern und Zehen entstehen die schon beschriebenen, schlecht riechenden und vor allem sehr schmerzhaften, oberflächlichen Panaritien, meistens nicht so isoliert wie das gewöhnliche Panaritium subungue, sondern multipel.

4. Alle diese pustulösen Formen, deren Kruste auf einer geschwürigen oder einer frambösiformen Basis liegt, stellen einen höheren Intensitätsgrad der Hautreaktion auf das syphilitische Virus vor. Der höchste Grad dieser Hautsyphilisformen ist die Eruption der **frühulcerösen Lues,** die ihrer Zerstörungsfähigkeit und ihrer wenigstens früher gefürchteten Schwerheilbarkeit wegen auch als Lues maligna bezeichnet wird. Ihre Bedeutung ist so groß, wenn sie einmal — was in unseren Breiten nicht allzu häufig ist — eintritt, daß wir sie gesondert beschreiben müssen. Sie scheint die Hautlues der Länder zu sein, wo die Heilmittel gegen die Krankheit noch unbekannt sind. Vielleicht ist die alte Ansicht richtig, daß bei der Syphilisinvasion Europas im 15. Jahrhundert

eine größere Anzahl solcher schweren frühulcerösen Hautzerstörungen vorgekommen sei als heutzutage, und als ob bei jeder ersten Syphilisdurchdringung eines Landes stets eine besonders große Zahl von Lues maligna-Fällen, von „galoppierender Syphilis", aufträten. Wo man die Syphilis kennt, wird es besser; so sagt auch Ricord schon, daß diese Fälle in seiner Beobachtung selten geworden seien. In der Zeit vor der Entdeckung des Salvarsans war ein wirklich schwerer Fall von Lues maligna ein Fall von dubiöser Prognose. Furchtbare Schmerzen quälten den Kranken, kein Stillstand der entsetzlichen Zerstörung war zu erreichen, Quecksilber konnte bei der den Alten allein bekannten Schmierkur oder inneren Gaben, wenn es wirken sollte, nur mit großer Vorsicht angewandt werden, Jod wirkte besser als Quecksilber. Aber auch hier deutete eine Beobachtung, vor allem von Fournier immer wiederholt, darauf hin, daß unsere besonders beliebten mittelstarken Quecksilbermittel daran schuld wären, daß wir keinen Erfolg hätten: geradeso wie vorsichtigste Hg-Behandlung (Schmierkur mit 2,0 Ugt. cin.) wirkte nämlich auch die massivste damals bekannte Behandlung, die Scarenziosche Kalomelspritze. Jetzt ist unsere Not der frühulcerösen Lues gegenüber vergessen, das Salvarsan beseitigt so gut wie alle andere Hautsyphilis auch diese schwere Form ausnahmslos in schneller Heilwirkung.

Die frühulceröse oder maligne Syphilis entsteht mit Papeln, die alsbald zu Geschwüren zerfallen. Die Geschwüre sind scharf geschnitten, die Geschwürsdecke bildet eine runde Kruste. Das Geschwür schreitet in Tagen und Wochen konzentrisch oder nach einer Richtung langsamer, also serpiginös vorwärts. Bei konzentrischem Vorwärtsschreiten entsteht unter der zentralen kleinen Kruste, die der Anfangsgröße des Geschwürs entsprach, eine größere und immer wieder eine größere Kruste, so daß die Gesamtkruste austernschalenförmig und dick dem Geschwür aufliegt, mit flach ansteigenden Etagen, deren unterste die größte, die oberste die kleinste ist; auch die Farbe ist braunschwarz in verschiedenen Tönungen, gleich der Austernschale. Dieses Krankheitsbild wird auch heute noch mit dem alten Namen Rupia bezeichnet. Diese Effloreszenzen der malignen Syphilis sind im allgemeinen von ungeheurer Schmerzhaftigkeit. Die Geschwüre nach Ablösung der Krusten sind von schmierigem, gelben oder blutigen Eiter belegt. Nach der Reinigung entstehen schnell gute Granulationen und die Überheilung erfolgt mit scharfgeschnittener Narbenbildung.

Die maligne Lues beschränkt sich aber nicht auf die Haut allein. Auch die Mundschleimhaut wird ergriffen, ja gar nicht selten kommen Nekrosen der Oberkiefer- und Gaumenbeine, der Nasenknochen hinzu, so daß Bilder entstehen, wie wir sie im gewöhnlichen Verlauf schwer zerstörender tertiärer Syphilis sehen.

Die krustösen und ulcerösen Formen der Syphilis sind oft schwer zu erkennen. Bei ihnen müssen wir uns recht häufig auf die alte klinische Diagnostik verlassen, denn bei dieser Form versagen die modernen Hilfsmittel — aber auch ein Teil der alten. Es brauchen keine Drüsenschwellungen vorhanden zu sein, namentlich keine regionären in der

Gegend der Sklerose, Spirochätenfund ist recht unsicher, bisher nur selten gelungen, denn die Spirochäte findet sich da nur selten, wo Eiterung stattfindet; sie ist ein sehr empfindlicher Mikroorganismus, den die starke eitrige Exsudation stört. Die Wassermannsche Reaktion ist recht oft negativ. Wir dürfen die frühulceröse Syphilis nicht mit tuberkulösen Hautgeschwüren, nicht mit banalen, aus Kratzwunden entstehenden verwechseln, die auch oft schwere ausgedehnte Zerstörungen erzeugen. Schwere Krankheit, große körperliche Schwäche und Abmagerung kommen bei allen diesen drei Affektionen vor und bieten keine sicheren Unterscheidungsmerkmale. Da hilft uns für die Diagnose nur die zeitliche Analyse. Oft hilft uns der Primäraffekt oder seine Narbe, die deutlich sichtbar sein wird, wo bereits, wie es oft geschieht, der Primäraffekt ulcerös war, und es hilft uns das Aussehen der Ulceration, eventuell mit Zuhilfenahme des mikroskopischen Schnitts: es muß bedacht werden, daß die Grundlage der syphilitischen Affektion eine Papel ist, und es wird im allgemeinen am Rande der Ulcerationen sich eine derbe braune Infiltration der Haut finden. Nur bei der Leukämie sieht man dieselben braun infiltrierten Ränder. Die tuberkulöse Ulceration ist am Rande schlaff, blau rötlich, histologisch finden wir im excidierten Randteil Tuberkel mit Epitheloid- und Riesenzellen. Die banale Ulceration granuliert meistens gut unter der unregelmäßigen, der Rupia-Austernschale sehr unähnlichen Kruste. Es kommen aber noch einige seltene Ulcerationen differentialdiagnostisch in Betracht: die Ulcerationen der akuten Leukämie: Blutbefund, lymphatische Zellvermehrung; Infiltrate der chronischen lymphatischen Leukämie, Orientbeule, die meistens isoliert oder nur in wenigen Exemplaren besteht; phagedänisches Ulcus und Ecthyma terebrans, besonders beim Sitz der Ulcerationen am Genitale, und einige ganz seltene, ätiologisch noch unbekannte, ebenfalls nur in wenigen Herden bestehende Ulcerationen. Sporotrichose ist zu bedenken, sowie die Ulcerationen der Aktinomykose und einiger ihr nahestehenden Pilzerkrankungen. Der Pemphigus vegetans zeigt nach einiger Beobachtung doch einmal Blasenreste.

4. Die sekundäre Syphilis an Genitale, After und Mund.

Besonderer Besprechung bedürfen die sekundären syphilitischen Erscheinungen an den Geschlechtsteilen, am After und an den Mundorganen, sie sind die häufigsten Lokalisationen der Lues überhaupt. Wenn sie auch schon in den folgenden diese Organe betreffenden Kapiteln abgehandelt werden, erfordert es ihre Wichtigkeit für die Ausbreitung der Krankheit — sie sind die hauptsächlichsten Ursachen der syphilitischen Ansteckungen — und ihr gleichzeitiges Auftreten mit den Hauterscheinungen der Syphilis, zu denen sie ja sogar zum Teil gehören, sie hier nochmals aufzuzählen.

a) Am Genitale und am After tritt die sekundäre Syphilis vornehmlich in papulöser Form auf. Roseolen sieht man hier nie, oder wenigstens werden sie nicht beachtet. Leukoderm auf der Haut des Penis kommt vor. Die gewöhnlichen Formen des papulösen Exanthems in dieser Gegend sind trockene Papeln und feuchte (erodierte) Papeln. Die trockenen Papeln bilden am Präputium, Penisschaft, Scrotum, entweder linsengroße, glänzende, oft radiärgefaltete, flache Erhebungen oder 10—20 mm große oder noch größere Ringe mit 2—3 mm breitem radiär gefältelten Saum und glattem unveränderten Zentrum.

Erstere sind nicht zu verwechseln mit Psoriasis vulgaris, die an Präputium und Glans penis sehr häufig, ganz ohne andere Psoriasis sitzt, oft wenig schuppt, nicht immer mit Sicherheit vom syphilitischen Ausbruch zu unterscheiden ist (differentialdiagnostisches Hilfsmittel: Spirochätenfund, Wassermannreaktion, Beobachtung ohne Therapie, eventuell Wirkungslosigkeit der Therapie). Von weiteren leicht zu Verwechslungen führenden Affektionen seien genannt die Bowensche präcanceröse Affektion, Epitheliome, flache Papillome, Lichen chronicus; sehr häufig ist am Penis und Scrotum, seltener am Anus der Lichen planus, der wie die Syphilis oft anulär auftritt und nicht selten bei Syphilitischen mit anulären Rezidiven verwechselt worden ist. Der am Penis häufige Lichen nitidus entgeht sowieso meistens der Beachtung.

Trockene Papeln an den Labia minora der Frau sind auch zuweilen anulär. In den trockenen Papeln sind Spirochäten bei weitem nicht immer zu finden. Anuläre Papeln mit teilweiser Erosion des Ringes sind bei Mann und Frau häufig. Manchmal treten sie nur als Kreisteile (Halb- bis Dreiviertel-Kreise) auf. Diese Erosionen enthalten meistens massenhaft Spirochäten, falls die Lues nicht über drei Jahre alt ist.

Weit häufiger als die bisher genannten Genitalpapelformen sind die feuchten Formen, die als einfache runde Erosionen, dann oft sehr primäraffektähnlich, auftreten oder als hypertrophische Papeln (Condyloma latum), erhaben bis knopfförmig und oft sogar blumenkohlartig. Sie erinnern an die frambösiformen Papeln des Gesichts, sind aber stets frei von Krusten. Die Größe wechselt von linsengroß (selten) bis talergroß. Ihre Absonderung riecht oft entsetzlich durch Mischinfektion mit Spirochäten und anderen Bakterien. Ihr Sitz ist beim Mann in den Inguinalfalten, Gesäßfalten, am Scrotum, an der Unterseite des Penis unter dem Präputium oder an dessen Rande, also überall, wo Feuchtigkeit abgesondert wird und Maceration möglich ist. Bei der Frau sind Inguinal- und Afterfalten, sowie die ganzen Labia majora der Sitz. Starke Ausbildung spricht für langen Bestand, der von einer Woche bis drei Monate ohne wesentliche Veränderung wechseln kann. Einseitiger Sitz, vom Anus aus sich weit auf die Gesäßhaut hin erstreckend, deutet ein Syphilisalter von mehr als drei Jahren an. Ebenso wie in den von Beinen, Gesäßbacken und Genitale gebildeten Falten sitzen selten bei starker Eruption, aber noch mehr bei starker Vernachlässigung, wie man sie bei besonders jungen Infizierten antrifft, dieselben condylomartigen Umwandlungen der Papeln zwischen den Zehen, in den Achselhöhlen und unter den Mammae. Auch stark vernachlässigte Mundwinkel- und Mundschleimhautpapeln, namentlich bei Kindern, nehmen zuweilen die Form der breiten Condylome an.

Differentialdiagnostisch kommen große Beete von spitzen Kondylomen, namentlich am After in Betracht, wo sie, zwischen den Analpartien breitgedrückt, bei längerem Bestande derb und nicht so papillär erscheinen, wie anderswo und bei geringerer Ausbildung. **Pemphigus vegetans** hat ganz die Form der Condyloma lata, doch werden bei erfolgter Verwechslung anders lokalisierte Eruptionen bald auf die richtige Diagnose führen. Es genügt zu wissen, daß an diese schwere Affektion gedacht werden muß. Die hahnenkammartigen und manchmal erodierten **elephantiastischen Wucherungen** bei **Mastdarmgonorrhoe** kommen oft auch bei syphilitischen Frauen vor.

b) **An der Mundschleimhaut** kommen Rötungen, vielleicht der Roseola entsprechend, im Beginn des Sekundärstadiums vor. Sie sind diagnostisch ohne alle Bedeutung, zumal die Diagnose der Syphilis nie auf geringe oder gar unsichere Zeichen, sondern nur auf völlig eindeutige klare Erscheinungen hin gestellt werden darf. Zu den häufigsten und sichersten Erscheinungen der Syphilis gehören aber die papulösen Eruptionen, an dieser Stelle als **Plaques** (Plaques muqueuses, Plaques opalines) bezeichnet. Ihr häufigster Sitz sind die Tonsillen und Gaumenbögen (Angina specifica). Sie ziehen wie ein grauweißer erhabener, breiter, scharf abgesetzter, an der Oberfläche etwas rauher aber leicht glänzender Streifen von den vorderen Gaumenbögen herauf, eventuell bis auf die Uvula, den weichen Gaumen und auf die Tonsillen hinauf, je älter und je länger unbehandelt, desto ausgebreiteter und massiger. Sie verursachen kaum Halsschmerzen, die Schluckbeschwerden sind gering, doch fällt oft nasale Sprache dabei auf. Ihr Sitz ist an den Lippen und der Schleimhaut der Mundwinkel, hier meistens mit querer Spalte; an der Zunge, unter ihr, an der Spitze, an den Rändern, auf dem Zungenrücken. Dieser zeigt papilläre runde Erhebungen (Schokoladenplätzchen). Heiserkeit besteht oft, aber seltener durch Plaques am Kehlkopf als durch Rötung und Schwellung der hinteren Kehlkopfumgebung, ohne Veränderung der Oberfläche.

Bei der Differentialdiagnostik der Schleimhautplaques ist zu bedenken, daß im Munde der Spirochätennachweis schwer zu deuten ist wegen Ähnlichkeit unspezifischer, der Pallida ähnlicher Mundspirochäten.

In Betracht kommen: **Herpes des Gaumens,** meistens in Gruppen.
Aphthen: roter Hof um gelbe Effloreszenzen.
Erythema multiforme der Lippenschleimhaut (meist blasig, daher Schleimhautfetzen darauf), dabei ist an toxische, namentlich fixe Antipyrin-Exantheme zu denken.
Maul- und Klauenseuche des Mundes scheint selten zu sein; sie besteht mit schwerem Krankheitsgefühl und gleicht in den eventuell so aufzufassenden Fällen dem Erythema multiforme bullosum.
Lingua geographica bildet runde, schnell fortschreitende Herde mit weißlichem Saum, meist bei Lingua plicata!
Lichen planus = kreideweiße Punkte und Ringe der Wangenschleimhaut, nie erodiert, meistens (aber bei weitem nicht immer) daneben Lichen planus am übrigen Körper. Lichen planus der Zunge, namentlich wenn isoliert (d. h. ohne anderen Lichen planus der Haut- und Schleimhaut) kaum mit Sicherheit von Syphilis zu unterscheiden, das Aussehen ist aber trockener, milchweißer, solider als Plaques der Syphilis.
Auch an Selteneres ist zu denken:
Pemphigus: manchmal im Munde beginnend, stellt fast immer nur Erosionen dar, da die Blasen schon gleich nach dem Entstehen platzen.
Carcinom: (Zunge und seltener weicher Gaumen) ist manchmal ganz flach, weniger ulceriert und tumorartig als an anderen Lokalisationen.

Von anderen ulcerösen Affektionen ist die sehr seltene Leukämie nicht zu vergessen, die tiefe Zerstörungen, ähnlich der malignen Lues erzeugen kann, mit Durchbruch durch die Wange, Zerstörung der Kieferknochen.

. Angina follicularis: auf den Tonsillen gelbweiße dicke Beläge, sehr starke Schmerzen beim Schlucken, Fieber!

Angina Plaut-Vincent, oft recidivierend, ebenfalls sehr schmerzhaft, bildet meistens stark entzündliche Anschwellungen mit weißgelbem, dicken, nekrotischen Belag, Fieber!

Diphtherie erscheint als grauweißer oder als milchweißer, fleckweise oder den ganzen Schlund ausgießender Belag. Dabei schwere allgemeine fieberhafte Krankheit, bakteriologischer Nachweis der Löfflerschen Bazillen.

Gewöhnliche Stomatitis, namentlich in der nekrotischen Form heftig schmerzend.

Wenn wir den 2—4 Jahre ausfüllenden Ablauf der sekundären Syphilis an Haut und Schleimhäuten zu überblicken versuchen, so können wir einen recht regelmäßigen periodischen Ablauf konstruieren, der an die Entwicklungsperiode tierischer Parasiten, besonders der Trypanosomen erinnert. Wie die erste Eruption etwa ein Vierteljahr zur vollen Ausbildung braucht, so scheint es auch mit den Recidiven zu sein. Diese Erfahrung der alten Kliniker bildet die Grundlage der chronisch intermittierenden Quecksilberbehandlung. Alle drei Monate vermutete man die in ein Ruhestadium verfallenen Syphiliserreger, die von der vorigen Behandlung nicht erreicht worden waren, im neuen Anwachsen. Die Amplitude der Spirochätenentwicklung scheint drei Monate zu betragen, öfter aber an Höhe zu wechseln, so daß nicht immer ein dreimonatlicher, sondern nur ein sechsmonatlicher, auch einmal ein neunmonatlicher Rhythmus hervortritt. Er erscheint oft in reinster Form, wenn kein Eingriff der Behandlung die sichtbaren Erscheinungen beseitigt hat. In diesem Fall, wenn ein derberes Exanthem länger als drei Monate zur Selbstheilung braucht, sind zu gleicher Zeit alte Reste der einen mit frischen Erscheinungen der nächsten Eruption zusammen aufzufinden. Die im allgemeinen kürzere Zeit der Selbstheilung der Exantheme bringt aber meistens eine symptomlose Pause zwischen zwei Hauteruptionen hervor.

Auf diesen Rhythmus hat die Behandlung keinen nennenswerten Einfluß. Die chronisch intermittierende Behandlung zwar sorgt dafür, daß äußerlich überhaupt kein Anzeichen der Syphilis zutage tritt. Ist sie aber einmal nicht ganz geglückt, so kommen zu ihrer Zeit Roseolen und papulöse Exantheme zum Vorschein, während andere Perioden symptomlos verlaufen. Daß die Syphilis unter dieser Wellenbewegung, für welche die Hauterscheinungen die besten Kennzeichen sind, dauernd vorhanden ist, zeigt in schlecht- oder schwachbehandelten Fällen der unentwegt positive Ausfall der Wassermannreaktion. Was die Formen der syphilitischen Hauterscheinungen betrifft, so kann jede der beschriebenen Formen die erste Eruption darstellen, mit Ausnahme der anulären Roseolen. Dies ist eine nur bei Rezidiven beobachtete Erscheinungsform. So haben wir bereits ausgeführt, daß die Eruptionsform nur zum Teil von der Stärke des Virus abhängt. Wichtiger ist die Konstitution des Infizierten, von deren Komponenten wir freilich nur so viel in Betracht ziehen können, als allgemeiner Gesundheitszustand und die wechselnde Ernährungsgüte sie uns andeutet. Auch das Rezidiv kann in jeder der Formen auftreten, die geschildert worden sind; allerdings fehlen beim Rezidiv die Pródromalerscheinungen; diese Regel ist aber nicht ohne Ausnahme. Es ist wichtig, einige Regeln zu beobachten, welche die Feststellung des Alters der Syphilis ermöglichen. Einige Andeutungen dieser Art haben wir schon früher gemacht. Hier seien allgemeinere Regeln erwähnt.

1. Je mehr ein Exanthem in einzelne große Herde zusammengezogen ist, unter Freibleiben großer Strecken unbefallener Haut, desto älter ist es.

2. Leukoderm deutet auf die Zeit nach der Abheilung mindestens einer Eruption. Ein Hautexanthem bei einem Kranken mit Leukoderm gestattet deshalb den Infektionstermin auf mindestens sechs Monate zurückzudatieren.

3. Dasselbe gilt für die anuläre Roseola.

4. Negativer Spirochätenbefund in erodierten Papeln deutet auf mehrjähriges Alter der Syphilis.

5. Derbe, sehr weiße Zungenpapeln sind selten vor dem dritten Jahre der Syphilis anzutreffen.

Diese Zeitbestimmungen besitzen nicht dieselbe Bedeutung, wie die große Einteilung der Syphilis in ihre drei Hauptperioden, primäre — sekundäre — tertiäre, doch haben sie zur Klarstellung der Krankheitsfälle, vielfach sogar in forensischer Hinsicht, großen Wert. Sie gestatten die Periode der sekundären Syphilis mit Fournier mindestens in die früh- und die spätsekundäre Zeit einzuteilen.

6. Dagegen deutet einheitlicher, nicht aus Einzeleffloreszenzen zusammengesetzter Rand einer Eruption auf die Zugehörigkeit zur Sekundärperiode, wenn auch die ganze Erscheinungsform tertiär erscheint. Dies gilt besonders für halbkreisförmige, sich peripherisch ausbreitende. papulöse Syphilide und vor allem für die frühulceröse Syphilis.

7. Sehr spät (nach fünf und mehr Jahren) auftretende allgemeine Exantheme, namentlich wenn sie mit den Prodromalerscheinungen verbunden sind, die wir für den ersten Ausbruch geschildert haben, sollen den Gedanken an eine erneute Infektion mit Syphilis (Reinfektion) nahelegen.

IV. Tertiäre Syphilis.

Die Grenze der sekundären gegenüber den tertiären Formen ist an inneren Organen oft schwer zu ziehen, zuweilen künstlich der Zeit angepaßt. Auch an der Haut ist sie nicht selten fließend. In den meisten Fällen freilich ist die Trennung ganz streng. Etwa in den ersten zwei Jahren treten am ganzen Körper ausgebreitete Roseolen und papulöse Exantheme, Plaques im Mund, Papeln mit Spirochäten am Genitale auf. Dann tritt auch ohne Behandlung eine absolut symptomlose Pause von Jahren und Jahrzehnten ein. In ihr kann das Vorhandensein der

Erscheinungen nur an der Blutreaktion und eventuell am Rückenmarksliquor erkannt werden, eventuell sogar an diesen nicht einmal. Danach entsteht ein tertiäres Syphilid (in der Hg-Zeit nach meiner eigenen Statistik in 50—55% der Fälle). In anderen Fällen aber folgt den universell ausgebreiteten Exanthemen der frühsekundären Periode ein Stadium, wo die Exantheme zusammengedrängter, aber an Gesamtzahl der Herde geringer werden, etwa 6—10 Herde von gruppierten Papeln oder einige Syphilide en nappe am ganzen Körper gegenüber den Tausenden von Roseolen oder Papeln früherer Stadien. Diese Papeln, auch wenn sie am Genitale sitzen, zeigen nur spärliche Spirochäten, ja im vierten bis sechsten Jahre mißlingt der Spirochätennachweis vollkommen, auch wenn Papeln und Mundschleimhautplaques typische klinische Formen besitzen. Die Spirochätenlosigkeit deutet auf mehrjährigen Bestand der Lues hin. Hierher gehören die anulären Roseolen, namentlich die mit großen Ringen, die je nach der Zeit seit der Infektion als noch sekundäre oder schon als tertiäre bezeichnet werden. Letztere erreichen manchmal die Größe eines Handtellers im Umfang. Hierher gehören die in Gruppen von 10—50 vereinigten Papeln, meist weniger exsudativ, brauner und ruhiger, trockener aussehend als die frühen Papeln. Auch sie können schon zum tertiären Stadium gerechnet werden, da ihr spätes Erscheinen zur selben Zeit sich ereignen kann, wie frühauftretende tubero-serpiginöse Syphilide. Diese, bisher stets als tertiär angesehenen Eruptionen können andererseits wieder in so großer Zahl hervorkommen, daß sie fast den ganzen Körper bedecken, 10—20, aber oft, ja meist nur ein einziger Herd, und allmählicher Übergang in die völlig isolierte Form der tubero-serpiginösen ulcerierten Syphilis.

Der mikroskopische Bau des tubero-serpiginösen Syphilids ist in den oberflächlichen Schichten weit weniger kompakt als der Bau der Papel, reicht aber tiefer, die Infiltration besteht aus einem Granulationsgewebe, in welchem die Rundzellen bedeutend überwiegen. Epithelioidzellen, gelegentlich untermischt mit Riesenzellen, sind zwar hier ebenso wie bei der Tuberkulose das erkennbare und den Granulationstumor beweisende Zentrum; sie zeigen aber hier diffusere Ausbreitung, nicht das für die Tuberkulose charakteristische Zusammenballen in typisch geschichtete gefäßlose Einzelgebilde; im Gegenteil, es scheint oft, als ob der syphilitische Granulationstumor gerade an die Gefäße sich anschließt und ihnen folgt. Die Gefäße selbst sind vielfach endarteriitisch verengt. Bei eintretendem Zerfall wird die Tuberkuloseähnlichkeit oft sehr groß, indem um eine zentrale, hier „gummöse", wie bei der Tuberkulose „käsige" Nekrose, die mikroskopisch einander sehr ähnlich sind, der stark entzündlich gewordene Granulationstumor herumliegt, mit Epitheloid-, Riesenzellen, eitriger und je mehr nach innen desto mehr zerfallender Zelldurchwanderung, Lymphocyten- und Plasmazellenwall. Von differentialdiagnostischer Bedeutung bleiben hier stets die vorhandene Vascularisation und Veränderungen an diesen Gefäßen.

Die sekundären Haut- und Schleimhauterscheinungen treten so allgemein bei syphilitisch infizierten Menschen auf, daß wir da, wo wir sie bei Patienten mit Späterscheinungen nicht anamnestisch feststellen können, anzunehmen berechtigt sind, daß sie wegen Geringfügigkeit oder wegen unzureichender Aufmerksamkeit übersehen worden seien. Die tertiären Haut- und Schleimhauterscheinungen kommen dagegen nicht bei allen Kranken vor. Ihre Zahl läßt sich nur an einem Material errechnen, welches vom Anfang der Syphilis an in dauernder ärztlicher Behandlung gewesen ist und deshalb sind fast alle Statistiken unbrauchbar für die Feststellung ihrer Häufigkeit. Es gibt nur eine Art von guter Statistik, und das ist die der Privatpraxis, die meistens zu klein ist, die langjährigdienenden Militärs und die der alten Prostituierten-Stationen.

Ricord rechnete das Auftreten tertiärer Erscheinungen vom sechsten Monate der Erkrankung an, was wohl nur möglich ist, wenn wir die frühulceröse Syphilis mit zu den tertiären Formen rechnen würden. Fournier dagegen war geneigt, die gruppierten, anulären und serpiginösen Hautaffektionen, die papelähnlichen Bildungen des Genitale, die Plaques der Mundschleimhaut, die im 6. bis 10. Jahre noch nicht stark zerstörend auftreten, zur spätsekundären Syphilis zu rechnen. Es kommt auf die Eingruppierung nicht an, da ja sekundär und tertiär keine streng zeitlich, sondern auf pathologische Befunde hin eingeführte Begriffe sind, die bedeuten sollen, daß das sekundäre Stadium vor dem tertiären liegt, daß nach Auftreten einer tertiären Erscheinung keine Sekundäreruption mehr zu erwarten ist. Tritt nach einer anscheinend tertiären Hauteruption noch eine Papel auf, in der sich leicht und viel Spirochäten finden, so war jene anscheinend tertiäre Eruption weit eher als anulär, circinär oder frühulcerös, also ins sekundäre Stadium gehörend, anzusehen (falls keine neue Syphilis, eine Reinfektion vorliegt). Tritt im 5. bis 6. Jahre eine Genital- oder Mundpapel auf, die den Eruptionen der ersten Monate gleicht, so sind in ihr meistens keine Spirochäten zu finden, wie es auch in tertiären Eruptionen im 5. bis 6. Jahre der Syphilis der Fall wäre. Indessen mag es im dritten und vierten Jahre oft schwer sein, zu entscheiden, ob wir eine Haut- oder Mundschleimhauteruption der sekundären oder tertiären Periode zurechnen sollen.

Die tertiären Hauterscheinungen treten in denselben Formen auf wie die sekundären, als Flecke (Roseola), Knötchen, hier besser als „Tubera" bezeichnet, während die entsprechenden sekundären Knötchen „Papeln" heißen, und zerstörende Knoten (Gummata). Die tertiären Hauterscheinungen treten nie über den ganzen Körper als ein Exanthem auf, wenn auch oft zwei und mehr, ja sogar viele Eruptionen derselben Art zugleich vorhanden sind. Je kleiner die Eruptionen sind, desto eher treten sie multipel auf. Groß ausgedehnte Formen sind meistens nur in der Einzahl vorhanden.

Diese Eigentümlichkeit der syphilitischen Efflorescenzen, in geringerer Zahl hervorzutreten, wenn sie selbst sehr groß und individuell höher ausgebildet sind, haben wir bereits bei der sekundären Syphilis erkennen können (Syphilis en nappe, satellitiforme Syphilide), ebenso wie die Eigentümlichkeit des Wachstums der Effloreszenzen während ihres Bestehens. Diese Vorgänge deuten auf besondere noch nicht ganz verständliche Unempfindlichkeits- und Überempfindlichkeitsvorgänge hin, die die gesamte Haut und noch besonders die Umgebung der einzelnen Efflorescenz besitzt. Hierher gehört auch die Beobachtung, daß auf der Narbe tertiärer Syphilide sehr selten nochmals tertiäre Erscheinungen hervorkommen, so daß Fälle von multiplen abgeheilten tubero-serpiginösen Syphiliden bei einem multiplen Rezidiv ähnlicher Form so gut wie immer die Gegend der früheren Eruption aussparen, während umgekehrt in Fällen namentlich ulcerierter tubero-serpiginöser Herde gerade im Rande der Narbe der Rückfall auftritt.

Die tertiäre Hautsyphilis beginnt im dritten oder vierten Jahre nach der Infektion. Tertiäre Zerstörungen in der Mundschleimhaut treten bereits am Ende des zweiten Jahres nicht allzu selten ein. Ebensowenig wie bei der sekundären Syphilis ist es möglich, eine zeitliche Aufeinanderfolge der verschiedenen tertiären Folgen zu konstruieren. Ein großes, tiefes Gumma kann im Beginn des tertiären Stadiums ebensogut hervortreten wie im höchsten Alter, eine anuläre Roseola tertiärer Natur oder ein tubero-serpiginöses Syphilid so gut nach 3 wie nach 30 Jahren. Doch sind im allgemeinen die leichten Veränderungen auch die jüngeren.

a) Tertiäre Roseola. Ringe von 3 cm Durchmesser an und dann meistens multipel, vor allem an Rumpf, Armen, seltener den Beinen lokalisiert, sehr selten im Gesicht. Je größer die Ringe sind, desto spärlicher, so daß ein Ring von 20 cm Durchmesser meistens als einzelne Eruption auftritt. Diese Roseolen sind nicht immer im Niveau liegende Rosaflecke, sondern oft leicht erhaben oder mit leicht erhabenen Tubera im Roseolenring. Sie sind der Behandlung gegenüber recht flüchtig, verschwinden unter hellbräunlicher Färbung in 2—3 Wochen ohne Spur.

b) Das tubero-serpiginöse Syphilid. Es besteht aus meistens nicht mehr als 5 mm und fast stets gleichgroßen derben braunen, schwach erhabenen, trockenen Knötchen, die Einzelefflorescenz bedeckt sich mit einer Schuppe und heilt als flachvertiefte und braune Narbe ab, die im Laufe von Monaten oder 1—2 Jahren weiß und leicht knittrig, lange erkennbar bleibt. Nicht selten heilen die zentralen Tubera und neue kommen am Rande hervor, so daß bei dem meist exzentrischen Fortschreiten der einzelnen Gruppen serpiginöse Herde entstehen. Von Syphilide en nappe unterscheiden diese Formen sich durch den nicht aus einem Ring bestehenden, sondern uneinheitlichen, aus Knötchen zusammengesetzten Rand, auch wo die Tubera konfluierend dicht nebeneinander stehen. Große Eruptionen dieser Art stellen braune oder blaurote Flächen von oft sehr großer Ausdehnung dar, den ganzen Rücken, das ganze Gesicht bedeckend. Ein Zerfall der reinen Form dieser Syphilide ist äußerst selten, doch sind Zwischenstufen zu der nächsten Form vorhanden, die regelmäßig eine stellenweise Ulceration zeigen.

Differentialdiagnostisch kommen nur wenige Dermatosen mit gruppierter oder serpiginöser Anordnung ihrer Efflorescenzen in Betracht, vor allem der Lupus in seiner flachen, keine Verstümmelungen erzeugenden Form an den glatten Hautflächen der Wangen, des Halses, Rumpfes und der Extremitäten. Die Anordnung der Lupusknötchen unterscheidet sich von der des tubero-serpiginösen Syphilids durch ihre Unregelmäßigkeit und durch ihr Vorhandensein mitten in der Narbe. Ihr Aussehen ist meistens brauner, wichtig ist das Zurückbleiben eines braungelben Flecks, wenn durch ein Glas oder durch Ausspannen der Haut zwischen den Fingern die untersuchte Stelle anämisiert wird. Sie fühlen sich auffallend weich an, das tubero-serpiginöse Syphilid dagegen sehr hart. Wichtig ist vor allem das fast immer jahrelange Bestehen des Lupus, das höchstens Monate umfassende Alter des Syphilids. Die Psoriasis ist dem tubero-serpiginösen Syphilid oft außerordentlich ähnlich. Ihre gruppierten Formen alten Bestandes am Körper, kreisförmige Herde auf dem Kopf lassen sich oft nur durch die Wassermannreaktion und den Behandlungserfolg als nicht syphilitisch klarlegen. Wie die Psoriasis können impetiginöse Herde von Ekzem (Lichen chronicus) auf dem behaarten Kopf zu schweren diagnostischen Zweifeln Anlaß geben.

c) Das ulcerierende tubero-serpiginöse Exanthem besteht aus einer Gruppe größerer Elemente als das tubero-serpiginöse Syphilid aufweist. Sie sind in dem charakteristischsten Stadium 7—15 mm groß, rund, mit blutig durchtränkten Krusten besetzt. Im einzelnen Fall sind sie alle gleich groß. Man findet durcheinander gemischt in dem Stadium, in welchem man die Affektion zu Gesicht bekommt, meistens erst nach mehrmonatlichem Bestande, frisch vernarbte und frisch ulcerierte krustige Elemente. Sie schreiten nicht kontinuierlich vorwärts, sondern neue reihen sich an, während die inneren abheilen. Die alten Narben sind in der Mitte. Sie sind oft schon hautfarben geworden, und auch ihr brauner Rand hat sich schon verloren. Um sie herum befinden sich als ein nicht völlig geschlossener Kreis, also nieren- oder mondsichelförmig, neuere Narben, die auch schon weiß sein können, aber noch mit braunem, 1—2 mm breiten Saum oder in eine allgemeine Braunfärbung der Umgebung eingelassen; um diese herum weiter nach außen liegen, immer wieder exzentrisch nierenförmig, bläulich-rote oder schon bräunliche, zum Teil noch mit trockenen Krusten oder dicken Schuppen bedeckte Narben; darauf folgen die frischen Efflorescenzen nicht als gleichmäßiger Kreis, sondern hie und da eines, in dem Ringe scharfgeschnittene, meist flache Ulcera mit rotem oder schmierig graugelben Boden und fest anhaftender Kruste. Der Sitz ist am Rumpf, den Armen und Beinen, auch gelegentlich am Kopf und am seltensten im Gesicht. Von diesem ulcerierten tubero-serpiginösen Syphilid gibt es meistens nur eines oder ganz wenige an einem Menschen. Doch können auch sie außerordentliche Größe erreichen, z. B. einen ganzen Arm, den ganzen Rücken bedecken. Sie stellen dann narbige, weiße bis braune knittrige Flecke dar, deren Bedeutung manchmal nur am Rande deutlich ist. An den Lippen bildet diese Form große elephantiastische Schwellungen, durchsetzt von Narben und Geschwüren, und greift auf die Innenseite der Wangen über. Im Gesicht und auf dem behaarten Kopf kommt differentialdiagnostisch die Impetigo contagiosa in Betracht, da diese unschuldige, oberflächliche Affektion mit ihren dicken gelben Borken oft einen schreckenerregenden und Schlimmeres andeutenden Eindruck macht. Bei Erwachsenen findet man aber auch gelegentlich unter und zwischen den Krusten der anscheinenden Impetigo scharfumschnittene runde, weiße Narben, die zeigen, daß man es hier mit einer tieferen Affektion, dem ulcerösen, tubero-serpiginösen Syphilid zu tun hat. Für den ulcerierten Lupus gilt das oben vom flachen Lupus Gesagte; die dabei oft vorhandene Zerstörung der Nase gibt nicht einmal den Ausschlag, denn sie kommt in ähnlicher Form, nur rapide entstanden, auch durch gummöse Syphilis vor. Gewisse, langsam wachsende Epitheliome des Gesichts, ja auch schwerulcerierende, tiefere Carcinome sind oft schwer, und manchmal nur durch histologische Untersuchung exzidierter Randteile oder durch Mißerfolge der Therapie von der ulcerierten tertiären Syphilis zu unterscheiden.

d) Die Gummigeschwulst oder das Gumma ist der in eigentümlicher Weise zerfallene Knoten der tertiären Syphilis; es heißt wohl so wegen der halbflüssigen, gummiartig ziehenden Nekrose in diesen Knoten. Sämtliche Tubera der tertiären Syphilis gehören in das Gebiet der gummösen Affektionen. Indessen sind die kleinen so gut wie nie zerfallenden Tubera des tubero-serpiginösen Exanthems nur Miniaturformen von richtigen Gummata. Schon eher der richtigen Gummigeschwulst ähnlich sind die ulcerierenden tubero-serpiginösen Herde; namentlich ihre großen Formen, die auch schon tiefer in das Fettgewebe hineinreichen können, vor dem Durchbruch gelegentlich blaurote Abszesse bilden, gehen ohne scharfe Grenze in das isolierte Gumma über.

Dieses unterscheidet sich von allen anderen Hautsyphiliden dadurch, daß es nicht in der Haut allein, sondern auch in tieferen Schichten sich ausbilden kann und in diesem Falle allmählich bis zur Haut aufsteigt und sie durchbricht. Es kann im Knochen, im Periost, in der Muskulatur, im Unterhautgewebe und im Corium entstehen. Je tiefer es beginnt, desto größer wird es bis zum Durchbruch durch die Hautoberfläche anwachsen. Es stellt zuerst einen soliden oft schmerzhaften, aber auch nicht selten auffallend unempfindlichen Knoten aus Granulationsgewebe dar, der dann zentral erweicht und zum Schluß durchbricht. Dann ist ein gummöses Geschwür entstanden mit scharfen Rändern, schmierigem Grund, und so gut wie immer äußerst schmerzhaft. Die Größe kann die einer tüchtigen Faust erreichen, während die oberflächlichen Gummata meist nur haselnuß- bis kleinapfelgroß sind. Das Gumma hinterläßt eine tiefe Narbe, desto tiefer, je tiefer sein Ausgangspunkt lag. Die Heilung wird oft durch tiefe Knochennekrose sehr verzögert.

Das Gumma kann allerorts entstehen, am öfteren sieht man es in der Haut, über den Kopfknochen, im Gesicht, an der Claviculargegend, über dem Sternum und den Sternalenden, den Rippen, am Unterschenkel. Die Dauer des Gummas entspricht der diagnostischen Kunst der Medizin: früh erkannt und behandelt ist es harmlos, lange für Tuberkulose gehalten, führt es gelegentlich zu furchtbaren Zerstörungen, ganz besonders die Gummata der Nase und der Mundhöhle erzeugen schwere, entstellende und funktionsstörende Gewebsverluste, teils durch die von ihnen hervorgebrachte Zerstörung, teils auch noch durch die bei ihrer Heilung entstehende Narbenverziehung.

V. Interstitielle tertiäre Syphilis.

Der Begriff der tertiären Syphilis ist gleichbedeutend mit später Erscheinungsform der Syphilis. Was die Hauterscheinungen betrifft, so entsteht in einem noch für die Spirochätenimpfung sehr unempfänglichen Körper durch die auf dem Blutwege in die Haut gelangenden und dort die Reaktionsschwelle überwindenden Spirochäten eine Überempfindlichkeitsreaktion, deren Größe offenbar in besonders starkem Gegensatz zur Unfähigkeit der Haut, allgemeine Reaktionen zu erzeugen, steht, die die sekundäre Periode kennzeichnen: bei der sekundären Syphilis in der Fläche weit ausgebreitete geringe Reaktionshöhe mit scheinbar spurlosem Vergehen beim Zerfall des Reaktionsprodukts, bei der tertiären Syphilis in einem Punkt konzentrierte intensive Reaktion mit unvermeidlicher, schwerer Zerstörung bei der Rückbildung. Auch bei den meisten tertiären Erscheinungen tritt der schlimme zerstörende Ausgang des Gummas nicht ein, weil ihr Volumen dazu viel zu gering ist. Das haben wir beim einfachen tubero-serpiginösen Syphilid gesehen: es heilt ohne große Zerstörung, wenn auch nie ohne solche (Narbenbildung). Aber auch das sekundäre Syphilid dürfte in Wirklichkeit nie ganz spurlos verschwinden, wenn auch für das Auge des Arztes meist kein Rest späterhin zu erkennen ist. Darauf deuten, abgesehen von den Narben nach ulcerösen Efflorescenzen, die Atrophien nach kleinpapulös gruppiert-follikulären Exanthemen; darauf deutet das Leukoderm hin, dem meistens so geringe syphilitische Reaktionsherde zugrunde liegen, daß das Auge sie nicht wahrnehmen konnte. Auf die Atrophie nach Primäraffekten haben wir ebenfalls an seiner Stelle hingewiesen.

Als eine besondere Form der späten Syphilis kommt noch eine Veränderung zur Erscheinung, welche überhaupt erst als Narbe erkannt werden kann und bei der selten eine oberflächliche Veränderung als Vorläufer vorhanden ist. Entzündliche syphilitische Reaktion spielt sich diffus, nicht in umschriebenen Knoten, unter der Oberfläche ab, und wir erhalten als Endprodukte eine Atrophie oder narbige Einziehungen. Vielleicht gehört die Liodermia syphilitica in dieses Gebiet, ausgedehnte unregelmäßig gestaltete Narben oder Atrophieflächen; sicher aber die oft mit Leukoplakie oder mit oberflächlichen unregelmäßigen Erosionen verbundene interstitielle Entzündung der Zunge. Die Zungenoberfläche wird durch lange und tiefe unregelmäßige Einziehung in Knoten zertrennt, deren Oberfläche papillenlos glatt, hornschichtartig erscheint. Der Therapie gelingt es, den Fortschritt dieses Vorgangs zu hemmen, die meist als gummös bezeichneten, begleitenden Erosionen zu heilen, die entstandenen Narbenzüge und atrophischen Flächen bleiben aber als Reste zurück.

Diese tertiären, aber nicht aus circumscripten Gummen hervorgegangenen Narben sind für die Deutung vielfach anzutreffender Veränderungen an inneren Organen von größter Bedeutung, denn wir sehen hier unter unseren Augen Dinge entstehen, deren Endprodukte wir an Aorta, Herz, Leber, Nieren und anderen Organen erst bei der Obduktion finden, deren Vorhandensein aber Störungen dieser Organe während des Lebens andeuten. In der offenliegenden Sichtbarkeit der Haut- und Schleimhautveränderungen, die wir in gleicher Weise, nur unterschieden durch die Art des Grundgewebes, bei klinischer Veränderung innerer Organe vermuten, liegt die große Bedeutung der dermatologischen Kenntnis der Syphilis.

Syphilis der oberen Luftwege.

(Nase, Mundrachenhöhle und Kehlkopf.)

Von

A. Lieven-Aachen.

Neben den syphilitischen Erscheinungen an den Geschlechtsorganen und auf der Haut kommen solche in den oberen Luftwegen dem in der allgemeinen Praxis stehenden Arzte am häufigsten zu Gesicht. Ihre Kenntnis ist aus zwei Gründen von besonderer Wichtigkeit. Zunächst sind die Frühformen außerordentlich ansteckend, da sie alle von Spirochäten wimmeln und somit vom Arzte möglichst sofort erkannt werden müssen, um die Weiterverbreitung zu verhindern. Dann aber ziehen übersehene bzw. falsch gedeutete Späterscheinungen bei ihrer Neigung zur Destruktion nicht selten die schwersten Folgen für Form und Funktion des befallenen Abschnittes nach sich. Erste Regel sollte es daher sein, bei jeder Affektion in den oberen Luftwegen, bei der auch nur der kleinste Epitheldefekt oder Schwellungszustand besteht, besonders wenn sie durch Hartnäckigkeit gegenüber der symptomatischen Behandlung und ungewöhnlich lange Dauer auffällt, die Möglichkeit einer Lues in Betracht zu ziehen. Dann soll es weiterhin die zweite Regel sein, derartige Fälle wirklich eingehend zu untersuchen und nicht etwa nur die eine Stelle, welche schmerzhaft oder objektiv verändert ist, oberflächlich zu betrachten. Gerade ein unerwarteter Nebenbefund klärt oft die Diagnose. In der Nase beachte man vor allem das Vestibulum, ehe man mit dem eingeführten Spiegel sich diesen Teil verdeckt. Am besten verwendet man direktes oder reflektiertes Tageslicht, welches stets die so wichtigen Epitheltrübungen und oberflächliche Erosionen am sichersten erkennen läßt. In der Mundhöhle betrachtet man alle Umschlagstellen bei mit dem Spatel abgezogener Lippe oder Wange. Hierauf beleuchtet man mit dem Kehlkopfspiegel den inneren oberen Alveolarrand und greift wieder zum Spatel, um alle Teile der Zunge bis zur Epiglottis sowie weichen Gaumen und Tonsillen zu besichtigen. Bei letzteren soll man durch Vorziehen des vorderen Gaumenbogens den unteren und oberen Pol, als häufige Verstecke spezifischer Affektionen lüften. Hierauf folgt die Laryngoskopie und möglichst Rhinoscopia posterior. Selbst dem weniger Geübten gelingt wenigstens die Besichtigung der hinteren Velum- und laryngealen Epiglottisfläche, erstere bei gewissen Spätformen von besonderer Bedeutung. Zur sachgemäßen Untersuchung gehört ferner die Berücksichtigung aller Drüsen, welche mit unserem Gebiet in Beziehung stehen. Daß eine gründliche Anamnese und vor allem auch die Allgemeinuntersuchung dazu gehört, braucht nicht betont zu werden. Wie mancher Fall von Frühlues der Schleimhäute bleibt unerkannt, obwohl ein Blick auf Genitalien oder Haut zur Diagnose genügt hätte! Die serologischen und mikroskopischen Untersuchungen sind nie zu unterlassen. Die Methoden zur Entnahme des Materials werden an anderer Stelle dieses Buches geschildert.

Die drei klassischen Formen der Syphilis, das Ulcus durum (Primäraffekt), die irritative (sekundäre) und die gummöse bzw. neoplastische (tertiäre) Form werden an jedem Abschnitt der oberen Luftwege beobachtet.

Der **Primäraffekt** (P.A.) der oberen Luftwege ist in der Beobachtung des einzelnen Arztes selten; er wird daher mangels vorhandener Erinnerungsbilder leicht übersehen. Für seine Entstehung sind im wesentlichen drei Übertragungswege verantwortlich zu machen. Die direkte Anstekkung erfolgt in der Regel durch den Mund (Küssen, Saugen an der Brust einer Luetica, Aussaugen von Verletzungen) oder durch die Genitalien (perverser Geschlechtsverkehr, Cunnilinuus u. dgl.). Indirekt spielt der durch wollüstige Berührung der Genitalien infizierte Finger die Hauptrolle, wenn damit in der Nase gebohrt oder etwa an einer Herpes labialis-Kruste gekratzt wird. Mittelbar wird schließlich die Syphilis durch gemeinsame Benutzung von Trink- und Eßgeschirren, Schwämmen, Handtüchern, Musikinstrumenten oder Glasbläserrohren in einer Gemeinschaft, in der sich ein Syphiliskranker befindet, übertragen. Leider ist auch der Arzt gelegentlich der Verbreiter gewesen, indem er durch ein infiziertes Nasenspekulum, Ohrkatheter oder zahnärztliche Instrumente einen P.A. erzeugte. Am häufigsten ist der Lippenschanker, nächst häufig der P.A. an den Gaumenmandeln. In weiterer Reihe folgen als Lokalisationsstelle Mundhöhle, Zunge, Zahnfleisch und Nase. Ulcera dura der hinteren Rachenwand und des Kehlkopfes scheiden für die Praxis fast aus.

Der jeweilige Sitz des P.A. ist infolge der wechselnden histologischen Beschaffenheit der demselben als Unterlage dienenden Gewebe von Einfluß auf das klinische Bild desselben. Deswegen dürfen wir hier keine Kopie des uns vertrauteren Genitalschankers erwarten. Das Bestreben in einem Stratum homogener Beschaffenheit runde oder ovaläre Form anzunehmen, der neoplastische Charakter, der sich in der Induration des „harten" Schankers ausdrückt, der ulceröse Zerfall des Neoplasmas und die indolenten Drüsenschwellungen werden zwar auch auf unserem Gebiet nicht vermißt, aber je nach dem Sitze der Affektion oft sehr viel weniger deutlich zu erkennen sein.

Der Arzt ist heute mit dem Rüstzeuge des Spirochätennachweises und der Wassermannschen Reaktion viel leichter in der Lage, die richtige Diagnose zu stellen, aber es müssen ihm doch die klinischen Bilder der extragenitalen Syphilis so weit vertraut sein, daß er an Lues denkt und zu diesen Methoden greift. Nebenbei vergesse er nie, daß die Wassermannsche Reaktion bei Ulcus durum etwa 4—6 Wochen hindurch nach dem Infektionstage negativ sein kann und deshalb zu wiederholen ist. In praxi sieht man allerdings kaum einen seronegativen extragenitalen P.A.

An der äußeren Nase erscheint der P.A. wie auf der übrigen Haut rund, oft eleviert, in der Mitte der Verhärtung oberflächlich erodiert oder leicht ulceriert. Die Erosion sieht nach Abwischen des Sekretes wie rohes Fleisch aus mit zahlreichen Ekchymosen. Öfters ist der Schanker mit einer fast schwarzen Borke, aus eingetrocknetem blutigen Sekret entstanden, bedeckt, eine Eigenschaft der von der Kleidung nicht berührten Gesichtsschanker. Die Lokalisation am Rande eines Nasenflügels verwischt in verwirrender Weise die Kreisform, Borken haften nicht. Im Naseninneren sitzt der P.A. meist am Septum und hat die Neigung, fungöse Massen zu treiben. Er blutet leicht. An den Muscheln ist der Befund wenig charakteristisch: ein Geschwür auf der den Nasengang verlegenden mächtig geschwollenen Muschel. Die ulcerierte Stelle ist oft erst nach Abschwellen der Schleimhaut, herbeigeführt durch Einlegen eines Wattebausches mit 10%iger Cocainlösung, zu entdecken. Beim äußeren Nasenschanker schwellen Submaxillar- und Präaurikulardrüsen. Der P.A. im Naseninneren läßt Glandulae praepharyngeales und faciales profundae anschwellen.

Der äußere Nasalschanker macht außer Spannungsgefühl kaum Beschwerden, der innere stört durch Verlegung der Nasenatmung sowie nicht selten durch heftige halbseitige Kopfschmerzen das Befinden ziemlich erheblich.

Äußere Primäraffekte sind kaum zu verkennen. Bei älteren Leuten kann man an eine maligne Geschwulst denken, doch gibt für die Diagnose P.A. das frühzeitige Auftreten der massigen Drüsentumoren den Ausschlag. Dasselbe gilt für die Beurteilung der Prozesse im Naseninnern, bei denen man sich übrigens nach ärztlichen Eingriffen mit Spekulum oder Katheter erkundigen soll.

Die Erosion ist typisch für den auf das Lippenrot beschränkten Schanker. Er ist rund oder oval, von durchschnittlich Kleinfingernagelgröße. Die Farbe nähert sich dem Tone rohen frischen Fleisches. In den ersten Tagen seines Bestehens fehlt die Härte oder ist nur in Form einer lamellenartigen Schicht bei Rollen der Lippe zwischen Daumen und Zeigefinger zu fühlen. Greift das Ulcus auf die äußere Haut über, so entsteht ein charakteristisches Bild: Der eine Halbkreis auf der Lippe ist „nackt", erodiert, der andere unter schwarzer Kruste verborgen. Sehr bald stellt sich immer ein erhebliches Ödem ein, ebenso regelmäßig wie der unvermeidliche Satellit, der hier meist mächtige submaxilläre indolente Bubo, neben welchem auch nicht selten ein Drüsenpaket hinter dem M. sternocleidomastoideus gefunden wird. Da die Lippenschanker gelegentlich in wenigen Wochen abheilen, ohne eine nennenswerte Spur zu hinterlassen, so können die persistierenden Bubonen im Zweifelsfalle auf die Infektionsstelle hinweisen. Entstellungen bleiben deswegen sehr selten nach der Heilung zurück, weil selbst ein tiefgreifendes Geschwür sich auf Kosten des neugebildeten

Rundzellengewebes bildet und das eigentliche Lippengewebe unberührt
läßt. Übrigens verursacht der Lippenschanker während seines ganzen
Verlaufes kaum je besondere Beschwerden.

Krustöses Ekzem kann ebenso wie kleine Verletzungen (durch
Ankleben der Zigarette) oder Herpeserosionen kaum je mit dem P.A.
verwechselt werden. Ihnen fehlt die Kreis- oder ovale Form, der glatte
Rand ohne Zacken, vor allem aber Induration und Bubo. Mit der Lupe
sieht man bei Herpes den durch Platzen multipler Bläschen entstandenen
„mikrocyklischen" Rand. Tuberkulöse Geschwüre sowie Epitheliome
entwickeln sich nicht so schnell. Erstere sind an den Lippen fast immer
Begleiterscheinung einer fortgeschrittenen Lungentuberkulose, sitzen
auf blasser Schleimhaut, haben einen „wurmstichigen" Rand und
schlaffen schmierigen, von dem fleischroten des Schankers leicht zu
unterscheidenden Grund: bei Tuberkulose Destruktion, beim P.A.
Gewebsapposition. Das Carcinom ist dem höheren Alter eigen, das
Ulcus durum — natürlich mit Ausnahmen — häufiger bei jüngeren
Leuten. Ersteres wächst viel langsamer, Neubildung und Zerfall schreiten
gleichmäßig fort. Drüsentumoren erscheinen viel später als beim P.A.
und sind nicht so massig. Wie aber auch immer die klinische Diagnose
lauten mag, nie unterlasse man, auch bei der allerkleinsten Erosion
an den Lippen die Dunkelfelduntersuchung auf Spirochäten. Diese
Regel gilt hier ebenso streng wie bei den Erosionen am Genitale.

Auf der Wangenschleimhaut und am weichen Gaumen gibt es fast
nur erosive, wenig elevierte Schanker, während am Zahnfleisch und
harten Gaumen schnell erhebliche Induration eintritt. Schwellung der
Submentaldrüse folgt dem Wangenschanker ausnahmslos.

Auch an der Zunge wiegt der erosive Schanker vor. Er bevorzugt
das Dorsum, wo er sich zumeist als von Papillen entblößter, rundlicher,
roter, manchmal membranösen Belag tragender, auf langsam sich ent-
wickelnder lamellöser Härte aufsitzender Fleck darstellt. Ulceriert
er ausnahmsweise tiefer, so erhebt sich der Rand etwas über die Schleimhaut und die Oberfläche gleicht einer Mulde. Bei dieser Form findet
man dann wohl auch harte Lymphstrangslcerosen, auf dem Zungenrücken nach hinten verlaufend. Die Beschwerden der P.A. auf Mund-
und Zungenschleimhaut sind auffallend gering.

Einfache Geschwüre bei Glossitis superficialis können dem ulcerierten
P.A. ähnlich sehen. Die Berücksichtigung der übrigen Zunge zeigt
jedoch gleich, daß es sich um eine Läsion der auffallend dünnen, von
Papillen entblößten und deshalb sehr vulnerabelen Oberhaut handelt.
Ferner sind randständige Geschwüre, durch cariöse Zähne bedingt,
durch Besichtigung der letzteren vor Verwechslung mit P.A. geschützt.
Tuberkulöse Geschwüre bevorzugen den Zungenrand und die untere
Fläche, während Schanker fast immer auf dem Dorsum sitzen. Ebenso
verhalten sich Carcinome. Das Krebsgeschwür blutet leicht, ist sehr
schmerzhaft und veranlaßt nicht selten Neuralgien, alles Dinge, die
dem Zungenschanker fehlen. Das Carcinom entsteht oft auf dem Boden
einer Leukoplakie. Im übrigen verweise ich auf das beim Lippenschanker
Gesagte. Bezüglich der Untersuchung auf Spirochäten ist in Rechnung

zu ziehen, daß in der Mundhöhle Spirochäten vorkommen, die der Pallida außerordentlich ähnlich sind, so daß die Befunde mit großer Vorsicht gedeutet werden müssen. Der Schanker der Gaumenmandeln befällt so gut wie immer nur eine Tonsille. Zunächst verläuft er unter dem Bilde einer einfachen Angina. Man stellt tagelang nichts besonderes fest, bis es zu deutlicher Entwicklung der typischen Erosion oder in anderen Fällen eines tiefen kraterförmigen Geschwürs kommt. .Stärkere, dann aber auch sehr heftige Schmerzen setzen erst bei stärkerem Zerfall ein, besonders wenn sekundäre Infektion hinzutritt. Die Erosionen auf der vergrößerten Mandel haben meist eine grauliche Farbe, die Ulceration ist häufig mit dickem, schmierigem, auch fibrinösem Belag bedeckt. Die Schwellung kann so groß sein, daß Erstickungsgefahr droht. Der begleitende Bubo entwickelt sich zwischen Kieferwinkel und großem Zungenbeinhorn, ist hier infolge Mischinfektion nicht immer indolent, sondern oft äußerst schmerzhaft und bildet mit der Tonsille eine zusammenhängende harte Masse. Der Bubo überdauert lange Zeit den P.A., dessen Dauer, wenn unbehandelt, auf 2—3 Monate zu berechnen ist.

Solange keine Erosion und kein Bubo sichtbar ist — der P.A. beginnt häufig innerhalb einer Lakune —, ist eine Diagnose kaum möglich, obwohl längere Dauer einer einseitigen Tonsillitis ohne Pfröpfe doch Verdacht erregt. Die Angina Plaut-Vincent verläuft stürmischer, ulceriert in wenigen Tagen mit charakteristisch graugrünlichem Belag, dessen Charakter durch das Mikroskop unschwer zu erkennen ist. Diphtherie kann durch fibrinösen Belag vorgetäuscht werden. Neben der Temperatur und dem schweren Allgemeinbild klärt der Bacillenbefund schnell die Diagnose. Gummiknoten in der Tonsille sind sehr selten, trotz erheblicher Größe wenig schmerzhaft und es fehlt der Bubo (Anamnese!). Bei carcinomähnlichem Bild entscheidet die Wassermannsche Reaktion neben den mehrfach besprochenen Gesichtspunkten.

An der hinteren Rachenwand und besonders auf dem Arcus palatopharyngeus, an dessen oberem Abschnitte, wo die Katheterinfektionen ihre Prädilektionsstelle haben, erscheint der P.A. als scharfrandiges, gelbspeckiges und leicht blutendes Geschwür. Man kann den Befund meist ohne Rhinoscopia posterior durch Anheben des cocainisierten weichen Gaumens erheben. Verlauf und Nebenerscheinungen gleichen durchaus dem Bilde der Ulcera dura der glatten Mundschleimhaut.

Die irritative Syphilis der Schleimhäute (sekundäre Syphilis) tritt in zwei Formen auf: dem Erythem und der Papel.

Zuweilen bereits vor, in der Regel aber mit oder einige Wochen nach Ausbruch der Roseola stellt sich nicht selten ein Katarrh (besser Erythem) auf der Mucosa der oberen Luftwege ein, der das vielgestaltige Bild der Schleimhautsyphilis einleitet. Er bevorzugt den weichen Gaumen und das adenoide Gewebe, wenigstens macht er dort am ehesten Beschwerden und wird deshalb auch am häufigsten gesehen. Doch kann man bei regelmäßiger Untersuchung der Nase aller Patienten mit Frühsyphilis den syphilitischen Schnupfen auch oft genug feststellen. Am wenigsten häufig ist der spezifische Kehlkopfkatarrh.

In der Nase ist das Erythema syphiliticum oft auf eine Seite beschränkt und erscheint hier als dunkelrote Flecken auf hellerem Grunde. Solche Flecken sieht man auch an der Mundhöhlenschleimhaut, während die Röte im Rachen und Kehlkopf stets diffus ist. In der Nase ist sie meist auf das Septum beschränkt, die Sekretion ist mäßig und Nießreiz besteht kaum. Auf dem weichen Gaumen setzt sich die diffuse Röte gelegentlich scharf gegen den oberen Teil des Velums ab. Hier zeigt sich der höchste Grad der Entzündung im Entstehen kleiner Bläschen, die prall gefüllten Follikeln entsprechen und welche durch Platzen kleine Erosionen veranlassen können. Gaumen- und Rachenmandeln schwellen wie bei einfacher Angina. Durch Teilnahme des adenoiden Gewebes am Tubenostium kommt es gelegentlich zur Verlegung der Tube mit Schwerhörigkeit.

Die angeführten Symptome reichen allein kaum aus, um aus dem örtlichen Befund zur Diagnose zu gelangen oder auch nur Verdacht zu erwecken, daß es sich um Lues handeln könne. Das wichtigste Moment ist der chronische Verlauf der syphilitischen Erytheme, die wochenlang in unveränderter Weise fortdauern, was bei akuten Anginen anderer Ätiologie bekanntermaßen nie der Fall ist. Bei der Laryngitis erythematosa versagt auch dies Kriterium, da ja auch der einfache Kehlkopfkatarrh sich nicht selten über Wochen hinzieht. Meist bleiben allerdings andere aufklärende Erscheinungen (Papeln, Roseola usw.) nicht aus. Öfters haben allein Klagen über nächtliche Kopfschmerzen mich zur Anstellung der ja immer positiv ausfallenden Wassermannschen Reaktion veranlaßt.

Recidive des Erythema syphiliticum sind sehr selten. Nur im Kehlkopf ist nicht nur der einzelne Anfall sehr hartnäckig, sondern es besteht auch ausgesprochene Neigung zu Rückfällen.

Die syphilitische Papel (Schleimpapel, Plaque muqueuse) entsteht entweder auf dem Boden des Erythems oder als primäres Produkt auf unveränderter Schleimhaut. Selten bildet sie den einzigen Befund, sie tritt vielmehr meist mit den ersten Erscheinungen an der Haut auf. Nicht zeitig behandelte Fälle lassen selten Papeln der Mundrachenschleimhaut vermissen. Außerdem ist die Schleimpapel außerordentlich recidivfähig, besonders in den ersten zwei Jahren post infectionem. Ausnahmsweise wiederholen sich Recidive jahrelang.

Vor Entdeckung der Spirochäten und vor der Einführung des Salvarsans pflegten die meisten Ärzte im Interesse einer sicheren Diagnose und weil man sich einen „regulären Verlauf" der Krankheit davon versprach, bis zum Auftreten der Sekundärsyphilis mit der Allgemeinbehandlung zu warten. Auch kam es trotz guter Hg-Therapie fast immer zu einem oder mehreren Schleimhautrecidiven. Seit der Salvarsanära sind, da die Behandlung so früh als möglich einsetzt, Schleimpapeln seltene Ereignisse in der Sprechstunde geworden. Die Vertrautheit der Ärzte mit dem klinischen Befunde der Plaques muqueuses hat deshalb in der jüngeren Generation erheblich nachgelassen. Um so genauer sollte jeder Fall zur Einprägung dieses Bildes benutzt werden. Ist doch die Papel nicht selten die zuerst bemerkte Manifestation einer frischen Lues, besonders bei der Frau, die das spontan abgeheilte Ulcus durum vielleicht gar nicht bemerkt oder doch nicht gewürdigt hat, ist doch ferner die Schleimpapel für die meisten extragenitalen Infektionen verantwortlich zu machen.

Die Papel verdankt ihre Entstehung einer entzündlichen Infiltration des subepithelialen Stratums mit Wucherung des Epithels, das dadurch eine charakteristische Farbe annimmt. Die befallene Stelle hat zunächst nur einen matten, weißlichen Hauch; mit zunehmender Veränderung des Epithels wird dieser zum deutlich weißen oder graulich-, manchmal bläulich-weißen Fleck, der um so elevierter erscheint, je mehr das Epithel sich lockert. Immer ist dieser von einem mehr weniger deutlichen entzündlichen Rahmen eingefaßt. Geht unter Einfluß von Wärme und Durchfeuchtung seitens der Schleimdrüsen sowie durch mechanische Insulte (Kauen, Schlucken usw.) die Epithelschicht verloren, so haben wir es mit einer Erosion, der sog. erosiven Papel zu tun, an deren Rand häufig ein feiner weißer Rand persistiert. Confluieren rundliche derartige Schleimpapeln, so entsteht eine guirlandenförmige Figur. Relativ selten kommt es zu tieferem Zerfall, der ulcerierten Papel. Der gewöhnliche Ausgang der Papel ist Heilung ohne Narben. Nur auf den Tonsillen, wo die ulcerierte Papel besonders häufig ist, resultiert gelegentlich ein bläulich-weißer harter Überzug, als ob eine Tonsillotomie gemacht wäre (Plaquesnarben).

Im Vestibulum der Nase hat die Papel wegen des histologischen Baues der dieses auskleidenden Haut völlig den Charakter des so gut wie immer gleichzeitig bestehenden allgemeinen papulösen Exanthems. In der Nasolabialfalte treten bei ihrem Zerfall äußerst schmerzhafte Risse auf. Auf der eigentlichen Nasenschleimhaut gibt es keine weißen Plaques. Das Zylinderepithel geht hier sofort verloren und es entsteht sogleich eine erosive Papel.

Bei der Seltenheit erosiver und ulceröser Prozesse in der Nase werden voll entwickelte Papeln bei Berücksichtigung des oben geschilderten objektiven Befundes nicht verkannt werden können. Vielleicht kann man auf den ersten Blick an Diphtherie denken, wenn erosive Papeln sich mit fibrinösen Häuten bedecken, wie sie sich gelegentlich auf jeder von Epithel entblößten Stelle der Nasenschleimhaut, besonders auch nach Ätzungen entwickeln (Rhinitis fibrinosa). Das Allgemeinbefinden, die Gesamtuntersuchung und der bakteriologische Befund entscheiden schnell.

An Lippen und Wangenschleimhaut überwiegt die erosive Form, nur an den Mundwinkeln entstehen leicht Einrisse, welche nachträglich ulcerieren können. Diese Papeln breiten sich zuweilen auf die äußere Haut aus. Dort sind sie dann von einer gelblichen Kruste bedeckt. Öffnet der Patient den Mund, so entpuppt sich die kreisförmige Schleimpapel. An der Wangenschleimhaut stellen die Schleimpapeln nicht selten Abdrücke der Zahnreihe dar, während sie am Zahnfleische zumeist an der Umschlagfalte auf die Wange gefunden werden. An der Zunge bevorzugen sie den Rand, der manchmal in seinem ganzen Umfange mit confluierenden Plaques besetzt ist. In anderen Fällen kommt es

hier nur zu ganz feinen, oft übersehenen Fissuren. Das reine Bild einer
Papel sieht man am Zungenrande fast nie, weil die Ruhelosigkeit des
im harten Rahmen der Zähne liegenden Organes schnell zur Abstoßung
des Epithels, tiefen Fissuren und selbst Geschwüren Anlaß gibt. Nur
auf dem Zungenrücken findet man runde, erosive und etwas elevierte
Exemplare voll erhalten vor. Eine besondere Form ist die trockene
Papel des Zungenrückens (Plaque lisse); die Papillae filiformes sind auf
einer kreisrunden Stelle abgebrochen, die Schleimhaut selbst nicht
erodiert, das Niveau der Affektion nicht gehoben. Sie besteht neben
erosiven Papeln und verschwindet mit ihnen durch die Therapie.

Der weiche Gaumen und das adenoide Gewebe des Mundrachens
(Gaumen-, Rachen- und Zungentonsille) werden mit Vorliebe, die übrigen
Teile des Pharnyx fast nie von Plaques muqueuses heimgesucht. Auf
den Gaumentonsillen erscheinen weißgraue Stellen verschiedenster
Ausdehnung bis zur völligen Bedeckung derselben. Die Farbnüance
dieses Zustandes, der sich sehr oft auf das Velum ausbreitet, schwankt
zwischen einer bläulichen, hauchartigen Verfärbung bis zum dicken,
grauweißen, zuweilen fibrinösen Belag. Zungen- und Rachenmandel
erkranken in genau derselben Weise. Auf dem weichen Gaumen sieht
man häufig die erwähnten guirlandenförmigen, aus Epithelresten
bestehenden Randfiguren confluierter Papeln. Beide Organe, Tonsillen
und Velum, nehmen an Umfang zu und werden nach Einsetzen des
ulcerösen Stadiums arg mitgenommen: die Tonsillen erscheinen tief
zerklüftet, der Velumrand wie angefressen.

Beschwerden in stärkerem Maße (Schluckbeschwerden und heftige
Schmerzen) rufen nur ulcerierte Papeln, besonders am Zungenrande
und am Isthmus faucium, hervor.

Eine erosive Papel kann durch nichts von einem mechanisch oder
thermisch erzeugten Epitheldefekt klinisch zu unterscheiden sein. Es
bedarf dann des Rüstzeuges unserer mikroskopischen bzw. serologischen
Methoden. Herpes ist unter Lupe, wie beschrieben, als solcher zu
erkennen. Leukoplakie tritt nur in der Mundhöhle, zumeist bei Rauchern
auf, ist chronisch, unveränderlich, nie flächenhaft ulceriert.

Ihr perlmutterartiger Überzug läßt sich nicht wie der von Schleimpapeln abwischen, sondern haftet fest. Ist er stärker verhornt, so fehlen
selten feine Risse. Pinselt man eine Schleimpapel mit 20%iger Chromsäure, so entsteht ein tiefgelber Fleck, auf leukoplaktischen Stellen
sowie auf sog. Plaquesnarben haftet die gelbe Farbe nicht. Pemphigus
sowie Erythema exsudativum multiforme lassen beim Platzen der
Blasen dicke Fetzen zurück und entbehren selten einer erheblichen
Störung des Allgemeinbefindens. Aphthen, von vornherein sehr schmerzhaft, unterscheiden sich durch ihren gelblich-schmierigen Belag von
Schleimpapeln. Stomatitis ulcerosa ist eine das Zahnfleisch bevor-
zugende, mit Foetor einhergehende, universelle Schleimhautentzündung.
Lupus fast immer seit der Jugend bestehend, läßt selten Herde auf
der Haut vermissen. Lichen ruber planus, immer auf die Mundhöhle
beschränkt, bildet aus confluierenden Knötchen Plaques, die den Schleimpapeln täuschend ähnlich sein können. Sowohl isolierte Planusknötchen

in der Umgebung dieser Plaques als auch Lichen planus-Herde der Haut kommen der Diagnose fast stets zur Hilfe. Mercurielle Stomatitis, auf den Mund beschränkt, macht der Diagnose keine Schwierigkeit. Die Lockerung des Zahnfleisches, besonders hinter dem Weisheitszahn und den Schneidezähnen, der Foetor sowie die Abdruckgeschwüre an Zungenrand und Wangen führen auf dem rechten Wege. Hg-Geschwüre treten auch isoliert auf den Mandeln auf. Sie weichen sofort einigen Pinselungen mit 50%iger (!) Chromsäure. Arzneiexantheme werden nach Antipyrin und Phenacetin im Munde beobachtet. Sie können umschriebene Erosionen bedingen. Anamnese und Besichtigung der Haut vermitteln die richtige Beurteilung. Weiße Beläge lassen, wenn Fieber besteht, manchmal an Diphtherie denken. Man wird dann zur bakteriologischen Untersuchung seine Zuflucht nehmen.

Im Kehlkopf findet die Papel sich am häufigsten an der Epiglottis, den aryepiglottischen Falten und den Stimmbändern. Auf der roten Schleimhaut tragen sie erosiven, später ulcerösen Charakter. Der freie Rand der Epiglottis ulceriert schnell. An den Stimmbändern entstehen die Papeln als zweite Phase einer einleitenden Laryngitis entweder als oваläre weiße Fleckchen, zumeist symmetrisch auf dem vorderen Drittel beider Chordae oder als weißer länglicher Streifen entsprechend dem freien Rande des Stimmbandes, scharf sich absetzend gegen den lateralen geröteten Teil. Bei ausbleibender Behandlung geht die weiße Auflagerung verloren und der erosiv-ulcerös gewordene Prozeß führt zu sägezahnförmiger Zerklüftung des freien Stimmbandrandes.

Lediglich die einfache Laryngitis mit haftender Sekretauflagerung und durch Husten entstandenen Epitheldefekten kann differentialdiagnostisch in Frage kommen. Flache tuberkulöse Geschwüre sitzen fast immer an der hinteren Wand auf auffallend blasser Schleimhaut. Natürlich kann zu einer tuberkulösen Affektion sich eine Laryngitis specifica hinzugesellen; alsdann überdauert erstere das durch spezifische Therapie erzielte Verschwinden der Papeln.

Die älteren Statistiken über die relative Häufigkeit der **gummösen** bzw. tertiären Lues in den oberen Luftwegen haben heute keinen Wert mehr. Schon zur Zeit vor Einführung des Salvarsans waren diese Fälle unter dem Einfluß der chronisch intermittierenden Behandlung weit weniger häufig geworden, so daß sie selbst unter einem großen Krankenmaterial von Tertiärsyphilitischen kaum mit mehr als $1-2\%$ figurierten. Heute ist die Gelegenheit, sie zu sehen, noch geringer geworden.

Die tertiäre Syphilis tritt in zwei Formen auf, welche auch nebeneinander vorkommen können, nämlich dem häufigeren diffusen Infiltrat und dem selteneren umschriebenen Gumma. Unter dem Drucke des spezifischen Granuloms atrophiert die Drüsenschicht der Schleimhaut, die Arterien und Venen, welche sowohl an Adventitia als Intima Verdickung zeigen, obliterieren und die Folge davon ist mangelnde Ernährung sowie schleimige Erweichung der massigen Rundzellenanhäufung mit Entleerung des Erweichungsproduktes. Bei den Infiltraten entstehen dadurch flache, bei den umschriebenen Gummen tiefe, kraterförmige

Geschwüre. Infiltrate kommen jedoch nicht immer zur Geschwürsbildung. Manchmal wird aus dem Rundzellengewebe eine fibröse Schwiele; ohne Zerfall entsteht eine Art narbiger Schrumpfung oder Sklerose unter Vernichtung des befallenen Parenchyms. An der Nase kann die gummöse Erkrankung des Knochens das Primäre sein, häufiger aber erkrankt zuerst Haut- und Schleimhaut, um dann entweder zur Einschmelzung (Siebbein) oder zur Nekrose der darunter liegenden Knochen zu führen.

An der äußeren Nase werden gummöse Infiltrate von rötlicher Farbe sowohl am Nasenflügel als auch auf dem Nasenrücken gelegentlich dadurch bedenklich, daß sie, wegen ihrer Schmerzlosigkeit vernachlässigt, durch Einschmelzung die Nasenflügel vernichten oder das knöcherne Nasendach gefährden. Im Naseninneren tritt tertiäre Lues am häufigsten in den ersten drei Jahren nach der Infektion auf; bei Lues gravis oder maligna schließt sie sich oft an die ersten sekundären Erscheinungen an. Im übrigen scheint die zweite bevorzugte Periode etwa das 8.—12. Jahr post inf. zu sein.

Das Leiden beginnt mit reichlicher, wässeriger Sekretion, vielleicht mit Kopfschmerz, aber doch ohne große Beschwerden. Im Speculum sieht man in diesem Stadium am Septum oder Nasenboden meist eine umschriebene Vorwölbung, während an den Muscheln starke diffuse Schwellung mit kaum verändertem Farbenton vorwiegt. Mit einsetzendem Gewebszerfall wird das Sekret blutig, eitrig; es färbt das Taschentuch gelbbraun. Letzteres klebt in der Tasche durch die zähe Absonderung zusammen. Nach einiger Zeit wird dieselbe nur noch in austernschaleähnlichen Krusten unter heftigem Schnauben entleert. Der bekannte aashafte Geruch macht sich aber erst nach vollendeter Knochennekrose bemerkbar und bleibt vorhanden, bis auch das letzte Partikelchen toten Knochens ausgestoßen ist. Die tertiären Geschwüre sind am Septum meist „longitudinale Furchen“, an den Muscheln speckig belegte, tiefe, scharf ausgeschnittene Geschwüre. Sie können oft erst nach Einlegen eines Wattebausches mit 10%iger Cocainlösung nach Abschwellen der Schleimhaut gesehen werden. Mit der Sonde fühlt man alsdann öfters schon rauhen Knochen, wobei die Nekrose viel größer sein kann, als das Geschwür ahnen läßt. Gelegentlich werden die Nebenhöhlen in Mitleidenschaft gezogen, sei es, daß durch Verlegung der Kommunikationswege ein einfaches Empyem entsteht, sei es, daß die Wandungen spezifisch erkranken. Folgendes sind nun die hauptsächlichen dauernden Schädigungen der Nase, wie sie entweder durch Einschmelzung der weichen Gebilde oder durch Verlust von Knochen entstehen: Nach Verlust von häutigem und knorpeligem Septum sinkt die Nasenspitze herab, wodurch eine schauerliche Entstellung bedingt wird, während durch fibröse Metamorphose im Nasenflügelknorpel ohne vorhergegangene Erweichung tiefe Falze erzeugt werden können. In anderen Fällen bewirkt die Narbenbildung starke Verengerung des Introitus. Bei Retraktion des knorpelige und knöcherne Nase verbindenden Bindegewebes sehen wir den distalen Teil des Organes unter den knöchernen hineingezogen (Lorgnettennase). Am Septum

führen die Geschwüre zur Perforation, die mit Vorliebe auf den knöchernen
Teil beschränkt ist. Selbst nach Verlust des ganzen Vomer braucht
keine Entstellung zu folgen, so lange das häutige Septum erhalten ist.
Es greift die Destruktion jedoch gelegentlich vom Vomer auf den harten
Gaumen über und dann entsteht hier eine mehr weniger große Perforation
des Nasenbodens. Das bekannte Bild der Sattelnase (Einsinken des
Nasenrückens mit Aufrichtung der Spitze setzt den Verlust oder Lockerung der Nasenbeine voraus. Sinken letztere seitlich ein, so entsteht
die schmale sog. Kneifernase. Die Sequester bleiben, wenn nicht Kunst-
hilfe eintritt, in manchen Fällen monate-, ja jahrelang liegen, besonders
am Nasenboden, wo sich eine Totenlade um sie bilden kann. Nach
Verlust der Muscheln und des Septums bleibt eine mächtige Höhle
zurück, dessen Sekret, da es nur mit Mühe entleert wird, fauligen Charakter und ozänaartigen Geruch annimmt. War es nur zu oberflächlichen Geschwüren an Muscheln und Septum gekommen, so entstehen
bei ungenügender Lokalbehandlung nicht selten Synechien zwischen
denselben.

An Lippen- und Mundschleimhaut ist das diffuse Infiltrat häufiger
als das Gumma. Männer erkranken häufiger als Frauen. Die tertiäre
Lues erscheint hier selten vor dem 10. Krankheitsjahre, meist nach
anderen Rezidiven oder gleichzeitig mit solchen. Multiple Gummen
bevorzugen Oberlippe und Wange, während solitäre Knoten fast immer
in der Mitte der Oberlippe sitzen. Sie erweichen oft erst nach Monaten
und hinterlassen keine schweren dauernden Veränderungen. Das diffuse
Infiltrat, mit Vorliebe in der Unterlippe auftretend, ist exquisit chronisch,
wächst langsam aber stetig, bis die Lippe als mächtige Masse ektropio-
niert auf das Kinn herabsinkt. Dieser Zustand, zwar schmerzlos, aber
von quälendem Speichelfluß begleitet, kann jahrelang bestehen. Das
Organ wird immer härter und die Schleimhaut weniger widerstands-
fähig, dabei sehr trocken. Dadurch entstehen oberflächliche Defekte
und schmerzhafte Geschwüre. Durch Stränge neugebildeten Bindegewebes wird schließlich tiefe Furchenbildung herbeigeführt. Zerfallen
jetzt die oberflächlichen Ulcerationen nach der Tiefe hin, so entstehen
plötzlich große Substanzverluste bzw. Narben; geht das Lippengewebe
durch Schrumpfung zugrunde, so bleibt von den Lippen nur ein dünnes
unbewegliches Gebilde zurück. Verengerung und Verzerrung des Mundes
sind ebenfalls oft die Folgen dieser Veränderungen.

An der Zunge gehört die gummöse Syphilis zu den seltensten Befunden.
Sie wird kaum vor dem 4., andererseits aber bis zum 40. Jahre nach
der Ansteckung beobachtet. Hier ist das Gumma weit häufiger als
das diffuse Infiltrat. Beide Formen zeigen eine auffallende Neigung,
entweder nur die Zungenrinde oder nur die Muskulatur zu befallen.
Die oberflächlichen Gummen sind meist erbsen- bis bohnengroß und
fast immer multipel, die tiefe Form ist meist nur in 1—2 Exemplaren
vertreten. Nähert sich das Gumma der Oberfläche, so geht dem Durchbruch Verlust der Papillen und gelbliche Verfärbung voraus. Die
Erweichung tritt sehr langsam, im Durchschnitt etwa nach 8 Wochen
ein, ohne daß Beschwerden vorausgehen. Die oberflächlichen Geschwüre,

meist oval, konfluieren gerne zu absonderlichen Figuren, bei den tiefen kann ein Hohlraum mit fistelartiger Öffnung resultieren, meist aber entstehen scharfe, tief in die Muskulatur hineinreichende Geschwüre mit speckigem Grund. Das oberflächliche diffuse Infiltrat bildet glatte, etwas erhabene, hochrote, wie mit Firniß überzogene Flecken, während tiefe Infiltrate das Volumen der Zunge vergrößern. In schweren Fällen kann der Mund nicht mehr geschlossen werden. Im weiteren, sehr chronischen Verlauf geht das normale Gewebe wie bei der Lippe durch Schrumpfung zugrunde unter Bildung tiefer Furchen, so daß die Oberfläche dem Bilde der Großhirnrinde ähnelt. Die Zunge ist dann hart, kaum beweglich, die Oberfläche mit dünner vulnerabeler Schleimhaut überzogen. Zur Geschwürsbildung neigen beide Formen nicht, höchstens ulcerieren Defekte, welche in dem starren Überzuge mechanisch hervorgerufen sind. Dieser Zustand verursacht dann heftige Schmerzen.

Die Zungentonsille bleibt von den beschriebenen Affektionen ebenfalls nicht verschont, erkrankt jedoch gelegentlich an einer spezifischen Hypertrophie ohne regressive Prozesse. Das Gegenteil, die Atrophie der Zunge (Aplasia linguae) kann nicht als pathognomonisch angesehen werden.

Am harten Gaumen kommen meist kleinere Gummen vor, die sich schleichend entwickeln. Die erbsen- bis bohnengroßen Geschwülste sitzen zumeist nahe der Raphe und werden oft erst nach erfolgter Erweichung und Nekrotisierung des Knochens bemerkt. Nekrosen in der Mittellinie entstehen fast immer durch Fortleitung einer Nasenlues. Perforation nach der Nase ist die regelmäßige Folge. Das am Zahnfleisch sich entwickelnde Gumma, die Epulis syphilitica, führt schon frühzeitig zum Verlust der von ihm eingeschlossenen Zähne. Übrigens kann Ausfallen oder Lockerwerden einiger Zähne das erste Zeichen dafür sein, daß eine anscheinend kleine Nekrose des harten Gaumens sich bis in den Teil des Proc. alveolaris fortsetzt, der diesen Zähnen entspricht. Die Ulceration über der Nekrose läßt ja nie einen sicheren Schluß auf deren Umfang zu. Trophische, reaktionslose, perforierende Geschwüre werden am harten Gaumen auch bei Tabes beobachtet (Mal perforant buccal).

Die Speicheldrüsen ohne Ausnahme werden gelegentlich von gummösen Prozessen heimgesucht. Nach Parotitis gummosa ist Entstehung einer Ankylose des Kiefergelenks beobachtet worden.

Am Gaumensegel ist Gumma und Infiltrat relativ häufig, an den Tonsillen extrem selten. Noch seltener erkrankten beide gleichzeitig. Beide Formen beginnen fast immer auf der Hinterseite des Velums, das wegen seiner geringen Dicke leicht der partiellen oder totalen Einschmelzung anheimfällt, noch ehe der Kranke sich der Schwere seines Leidens bewußt ist. Der drohende Durchbruch kündet sich durch eine tiefblaurote Schwellung, hinter welcher das Geschwür sitzt, an. Die Folgezustände der Einschmelzung sind fast alle irreparabel: Das Verlorene läßt sich nicht ersetzen und das übrig gebliebene Gewebe wird noch durch narbige Schrumpfung und Zerrung weiter funktionsuntüchtig gemacht. Bald fehlt Uvula, der freie Rand oder gar das

ganze Segel, bald ist das in der Mitte geteilte Velum gardinenartig seitlich verzogen, bald wiederum ist es ein oder mehrere Male perforiert
oder schließlich das ganze Velum ist flächenhaft an der hinteren Rachenwand angewachsen, letzteres auch wohl mit gleichzeitiger Perforation.

Die Folgen dieser verschiedenen Zustände sind Veränderung der
Sprache (Rhinolalia clausa oder aperta), Verschlucken nach der Nase
hin, bei totaler Adhäsion auch Störungen in den unteren Luftwegen,
weil die Atemluft ohne durch die Nase zu passieren direkt in die Luftwege gelangt. Begünstigt werden die Verwachsungen durch gleichzeitige spezifische Prozesse im Rachen- und Nasenrachenraum, woselbst
auch isolierte Herde beobachtet werden.

Gummata der hinteren Rachenwand gefährden die Wirbelkörper (Spondylitis gummosa) und können durch Arrosion großer
Arterien (A. vertebralis) einen plötzlichen Exitus verschulden. In der
Nähe der Tubenostien gefährden sie die „Lüftung“ des Mittelohrs und
bedrohen so das Gehör.

Gummata der Gaumen- und Rachentonsille fangen als diffuse
oder mehrknotige Schwellung, die wochenlang unverändert bleiben
kann, an. Schmerzen stellen sich erst mit eintretendem Zerfall ein.
Bei größerem Geschwür ist die Möglichkeit schwerer Blutung aus der
A. tonsillaris im Auge zu behalten.

Die Diagnose der tertiären Schleimhauterscheinungen wird dadurch
erschwert, daß die Untersuchung auf Spirochäten wegen deren Spärlichkeit in diesen Produkten praktisch nicht in Frage kommt und weil
die Wassermannsche Reaktion in etwa 20 $^0/_0$ klinisch sicher tertiärsyphilitischer Erscheinungen negativ ausfällt. Auch auf die histologische
Untersuchung ist kein Verlaß, da nicht selten trotz der Versicherung
des Pathologen, daß ein Tonsillentumor Carcinom sei, eine antiluetische
Kur den Fall als syphilitisch aufgeklärt und den Kranken vor einer
lebensgefährlichen Operation bewahrt hat. Demnach gilt es, der Anamnese,
der allgemeinen körperlichen Untersuchung und sorgfältiger Bewertung
des klinischen Bildes volle Aufmerksamkeit zu schenken. Bei der Möglichkeit des Nebeneinanderbestehens klinischer oder latenter tertiärer
Lues mit Carcinom oder Tuberkulose hat die + Wassermannsche
Reaktion lediglich den Wert einer positiven Anamnese.

Die Unterscheidung, ob Carcinom oder gummöse Schleimhautsyphilis vorliegt, wird dadurch erschwert, daß beiden die neoplastische
Tendenz und Neigung zum Zerfall der neugebildeten Gewebe eigen ist.
Dieser Zerfall ist aber doch verschieden, je nachdem es sich um Gumma
oder Carcinom handelt. Nach raschem Wachstum erweicht ersteres
rapide. Das resultierende Geschwür ist scharf ausgeschnitten, tief und
speckig belegt. Das Carcinomgeschwür ist flacher; wird dasselbe
größer, so ist inzwischen die Geschwulst auch ausgedehnter geworden.
Das Krebsgeschwür sitzt auf der Neubildung, beim Gumma sitzt das
Geschwür an Stelle der vergehenden Substanz. Bei Carcinom verjaucht
sehr bald der Grund und wird fleischrot, warzig. Es ist ferner sehr
schmerzhaft. Gummöse Prozesse fallen dagegen meist durch die verhältnismäßig geringen Beschwerden auf. Blutungen aus Krebsgeschwül-

sten pflegen parenchymatös zu sein, während bei tertiärer Lues das Blut aus arrodierten Gefäßen kommt. Ferner pflegt das Carcinom in einem einzigen Herd zu entstehen; solitäre Gummen sind dagegen sehr selten. Drüsentumoren sind Begleiter des Carcinoms, bei tertiärer Lues fehlen sie. Schließlich ist das Alter des Kranken von Bedeutung, ebenso wie die Tatsache, daß auf dem Boden eines gummösen Prozesses sich Carcinom entwickeln kann.

An den Lippen entwickelt der Krebs sich auf den lateralen Teilen, das solitäre Gumma entsteht fast immer in der Mitte. An der Zunge bevorzugt das Carcinom den Rand, Lues den Rücken des Organes. Pilzförmige Gebilde sind besonders dem Krebs eigen, der sich auf dem Boden einer Leukoplakie entwickelt. Eine besondere Eigentümlichkeit des Carcinoms ist das Hineinwuchern ins sublinguale Gewebe, während gummöse Prozesse der Zungenoberfläche entgegen zu wachsen pflegen.

Die Epulis luetica kann nicht von der gewöhnlichen zu differenzieren sein und erfordert dann sofortige Entscheidung durch die Therapie. Zu demselben Schritt muß man sich gelegentlich bei Tumoren der Tonsillen entschließen. Freilich werden größere maligne Schwellungen bereits durch starke submaxillare Drüsen kompliziert. Hier muß aber der therapeutische Erfolg ein vollständiger sein, um für tertiäre Lues beweisend zu sein, denn auch bei malignen Tumoren erzielt besonders K.J. gelegentlich vorübergehend ganz erhebliche Besserung des Zustandes.

Die Tuberkulose manifestiert sich als typischer Schleimhautlupus oder als das eigentliche tuberkulöse Geschwür. Für Lupus vulgaris spricht gegenüber oberflächlichen, aus diffusen Infiltraten entstandenen spezifischen Geschwüren die lange Dauer des Leidens, das meist schon in der Pubertätsperiode angefangen hat und viele Jahre lang in ulceriertem Zustande bestehen geblieben ist. Strahlige Narben abgeheilter Stellen, multiple Knötchen in der Umgebung, Herde an der Gesichtshaut fehlen selten. Zwischen weichem Gaumen und Pharynx können wie bei Lues Adhäsionen des Segels durch Lupus erzeugt werden. Die echten tuberkulösen Geschwüre entstehen fast nur bei vorgeschrittener Lungenphthise. Sie sitzen auf anämischer Schleimhaut auf, haben unregelmäßigen, „geographischen" Rand und einen charakteristischen körnigen aus miliaren Knötchen bestehenden Grund. Dabei sind sie exquisit schmerzhaft. Dies unterscheidet sie von den scharf geschnittenen, speckig belegten syphilitischen Geschwüren. Große tuberkulöse Längsgeschwüre der Zunge gleichen aufs Haar den gummösen Ulcerationen. Der weiche, matschige Grund, in den die Sonde tief eindringt, enthüllt jedoch den tuberkulösen Charakter des Leidens. Am weichen und harten Gaumen tritt Tuberkulose nicht selten als lokale Tuberkulose auf: Es fehlen sonstige Anzeichen der Krankheit. Aber hier ist der leichte Wall um das Geschwür und dessen rot- oder gelbkörnige Beschaffenheit absolut charakteristisch.

Von benignen Geschwülsten sind Lipome und Fibrome dadurch von Gummen zu unterscheiden, daß sie fast stets solitär, scharf abgegrenzt, elastisch und verschiebbar sind.

Dasselbe klinische Bild wird sowohl durch die sog. Myxadenitis labialis, eine harte Hypertrophie der Lippen infolge tumorartiger Zunahme der Schleimdrüsen als auch von der syphilitischen Infiltration der Lippenschleimdrüsen hervorgerufen. Es ist der therapeutische Versuch einzuleiten! Der P.A. kann, wie am Penis, einem Gumma täuschend ähnlich sehen. Spirochätenuntersuchung, Bubonen und das Umschlagen der anfänglich negativen Wassermannschen Reaktion führen auf den richtigen Weg. Aktinomykose, besonders gerne an Zunge und Parotis auftretend, wird durch mikroskopische Untersuchung des aus den eigenartigen Fisteln stammenden Eiters erkannt. Die Lingua plicata, jedem Praktiker bekannt, entbehrt der Härte des oberflächlichen diffusen Infiltrates. Von destruierenden, harmlosen Prozessen wird zunächst das Ulcus septi perforans nicht selten für Lues gehalten. Dasselbe ist jedoch stets auf das knorpelige Septum beschränkt, kreisrund und entsteht durch Kratzen an der infolge abnormer Trockenheit der Schleimhaut mit Krusten bedeckten Scheidewand. Das sog. benigne Pharynxgeschwür Heryngs sitzt immer mundwärts auf einem vorderen Gaumenbogen, ist solitär, kreisrund, schmerzlos und verschwindet spontan in 8—10 Tagen. Die Angina Plaut-Vincent ist bei Besprechung des Tonsillarschankers charakterisiert worden. Erweichte, aber noch nicht perforierte Gummen der hinteren Rachenwand sind mit Retropharyngealabsceß mehrfach verwechselt worden. Schließlich bleiben zu nennen Lepra, Rhinosklerom und Rotz. Während erstere beiden nur der Vollständigkeit halber genannt seien, da sie in unseren Gegenden kaum vorkommen, kann der Malleus jedem Arzte einmal zu Gesicht kommen. Er tritt meist bei Stalleuten auf, die wechselndes Pferdematerial pflegen. Die schweren destruktiven Prozesse ahmen die tertiäre Lues in verblüffender Weise nach. Die Diagnose ist durch Bacillennachweis leicht zu erbringen, wird aber meist erst nach Versagen der spezifischen Therapie gestellt.

Während im Kehlkopfe das Gumma überall zu finden ist, werden Stimmbänder, hintere Larynxwand und Epiglottis besonders gerne Sitz des diffusen Infiltrates. Letzteres verläuft, bevor seine Oberfläche ulceriert, unter dem Bilde einer tiefroten, bedeutenden, aber doch uncharakteristischen Schwellung des befallenen Abschnittes, wogegen Gummata, eher als solche anzusprechen, bald als multiple, halbmondförmig angeordnete, rote oder bereits gelblich durchschimmernde Knötchen, bald als solitärer Tumor bis zu Taubeneigröße auftreten. Beide Formen zerfallen meist schnell, wobei das tiefe Gumma sehr schnell den Knorpel anzugreifen pflegt (Perichondritis, Nekrose und Sequesterbildung). Auch der Knorpel kann primär erkranken, so daß die Schleimhaut erst erweicht, wenn der fertige Sequester schon in der Tiefe liegt. So kann die ganze Epiglottis, die ganze Cartilago thyreoidea bzw. Stücke von ihr und besonders auch der Stellknorpel verloren gehen. Übrigens wird, wie an den Lippen, gelegentlich eine fibröse Umwandlung der Infiltrate ohne Geschwürsbildung mit starker, das Organ arg in Mitleidenschaft ziehender Gewebsschrumpfung gesehen. Häufiger ist aber richtige, oft strahlenförmige Narbenbildung aus Geschwüren, welche bald wichtige Abschnitte zerstört, ein ander Mal solche derart fixiert, so daß sie funktionell ausfallen. Es entstehen denn auch hier leicht Verwachsungen: Bald ist die Epiglottis, über einen Teil des Kehlkopfeinganges hinübergebogen, fixiert, bald sind wahre oder falsche Stimmbänder in wechselnder Ausdehnung zusammengelötet oder durch ein sehniges Diaphragma verbunden. Durch Fixierung des Cricoarytänoidalgelenkes resultiert Unbeweglichkeit des Stimmbandes. In den Narben entwickeln sich gelegentlich kleine Geschwülstchen, aus abgeschnürten Resten normalen Gewebes entstanden. Auf sie hat spezifische Behandlung natürlich keinen Einfluß. In besonders schweren Fällen ist es unmöglich, von den einzelnen Kehlkopfabschnitten noch etwas wiederzuerkennen: Ein starres narbiges, bis zu einem Bruchteil des normalen Kalibers stenosiertes Rohr ersetzt Larynx und den oberen Teil der Trachea! Tragen einer Tracheotomiekanüle ist für den armen Kranken sein lebenslängliches Los.

Nur durch die Schmerzlosigkeit der luetischen Prozesse kann man es sich erklären, daß die Kranken gelegentlich erst zum Arzt kommen, wenn sie ein Stück Knorpel ausgehustet haben oder das unausbleibliche Ödem bzw. ein dislozierter Knorpel plötzlich die Tracheotomie erfordern. Sonderbarerweise husten die Patienten kaum, wenn nicht die hintere Larynxwand ergriffen ist.

Die Prognose der tertiären Kehlkopfsyphilis ist somit, wenn nicht schnell eingegriffen wird, zum mindesten für die Funktion eine sehr zweifelhafte.

Tuberkulöse Geschwüre werden nach besprochenen Grundsätzen von den luetischen unterschieden. Nur ist zu bedenken, daß beide kombiniert auftreten können. Auch ist beobachtet, daß bereits durch die Therapie vernarbte Stellen plötzlich wieder ulcerierten, das Aussehen von Tuberkulose annahmen und der Patient an Phthise zugrunde ging. Auch betreffs des Carcinoms verweise ich auf meine früheren Ausführungen; nur die starke Beteiligung der Cervicaldrüsen ist hier besonders zu beachten.

Der gummösen Syphilis ähnliche Zerstörungen treten in den oberen Luftwegen in glücklicherweise seltenen Fällen bereits in den ersten Monaten nach der Ansteckung unter ganz besonders schwerer Form auf. Man sieht dabei meistens, wie die Frühformen, ohne zu verschwinden, rapide tertiären Charakter annehmen. Hg-Behandlung bessert den Zustand nicht, sondern verschlimmert ihn. Diese Form der Syphilis bezeichnen wir als Lues maligna. Bei nicht zeitig einsetzender Therapie zerstört sie unaufhaltsam fortschreitend das Gesichtsskelett und die bedeckende Haut, so daß manchmal nur eine furchtbare Höhle aus Nase und Mundrachenhöhle resultiert. Seit der Salvarsantherapie hat die Lues maligna ihre Schrecken verloren; sie wird mit großer Sicherheit zum Stehen gebracht.

Auch von der kongenitalen, intrauterin erworbenen Syphilis wird besonders gern Nase und Mundrachenhöhle, weniger häufig der Larynx befallen. Am bekanntesten ist die Coryza specifica der Säuglinge, ein das Leben bedrohender Zustand, weil die Kinder durch

Erschwerung des Saugens an Entkräftung zugrunde gehen. Nicht immer bleibt es hier beim sekundär-irritativen Prozeß. Einsinken des Nasenrückens beweist, daß schwerere Veränderungen am Knochen vor sich gegangen sein müssen. Im 2.—3. Monat nach der Geburt treten meist die Schleimpapeln an den Mundwinkeln und auf dem Velum auf. Recht häufig bleiben um die Mundwinkel herum radiär gestellte Fältchen für Lebenszeit als untrügerische Zeichen der hereditären Lues zurück. Seltener sind in dieser Frühperiode gummöse Prozesse mit Perforation des Palatum durum.

Die Lues congenita tarda dagegen, etwa um die Pubertätszeit, oft mit gleichzeitiger Keratitis parenchymatosa, aber auch noch im späteren Leben auftretend, gleicht dem gummösen Stadium der erworbenen Syphilis. Sämtliche besprochenen Erscheinungen und deren Folgen werden beobachtet, aber leider nicht so leicht beeinflußt wie bei Lues aquisita. Auch Salvarsan versagt gelegentlich nach anfänglicher guter Wirkung. Besonders häufig sind totale Verwachsungen des Gaumensegels mit der hinteren Rachenwand, die im Nasenrachen und Nase Ansammlung fötiden Sekrets und dadurch Tubenkatarrhe sowie schwere Erkrankungen des Mittelohrs und Taubheit veranlassen, nicht zu verwechseln mit der durch spezifische Labyrintherkrankung bedingten hereditären Ertaubung (Hutchinson).

Über die Allgemeinbehandlung der hier behandelten Lueserscheinungen lese man das betreffende Kapitel nach, nur ist hervorzuheben, daß für alle Formen der Schleimhautsyphilis die Salvarsantherapie von ganz besonders zuverlässiger Wirkung ist und Versager kaum beobachtet werden. Zur Lokalbehandlung gehört zunächst das Verhalten gegenüber dem P. A. Ist der verdächtige Lippen- oder Nasenaffekt von anderer Seite bereits mit Salbe oder Ätzung behandelt, so reinigt man die Stelle und läßt mit abgekochtem Wasser Umschläge machen, ehe man den Patienten am nächsten oder übernächsten Tage zur Untersuchung auf Spirochäten schickt. Jede, auch die allergeringste differente therapeutische Maßnahme macht nämlich die Untersuchung durch Vernichtung der Oberflächenspirochäten illusorisch. Ist die Diagnose gestellt, dann genügt Aufstreichen einer $2^0/_0$igen weißen Präcipitatsalbe aus diesem Grunde, um die Affektion steril zu machen und das ominöse graue Pflaster zu vermeiden. Die sicherste Sterilisation gelingt aber durch sofortige Einleitung der Salvarsanbehandlung. Angehörige von Berufen, die in mittelbarer Weise (siehe Abschnitt über die Infektionswege für extragenitale Sklerosen in diesem Kapitel) die Syphilis zu übertragen geeignet sind, wie Dienstmädchen, Kellner, zahnärztliches Personal, Musiker usw., sind zu isolieren (Krankenhaus!). Andere Kranke instruiere man genau über die Notwendigkeit, Trink- und Eßgeschirr, vor allem auch das Bett mit niemandem gemeinsam zu benutzen. Papeln behandle man immer lokal mit $50^0/_0$iger (!) Chromsäurelösung mittels gut ausgedrückten Wattebäuschchens und lasse gut mit Wasser nachspülen. Bei schmerzhaften Fissuren (Mundwinkel, Zungenrand) pinselt man etwas $5^0/_0$ige Arg. nitr.-Lösung über den Chromsäureschorf. Derselbe, alsdann hochrot gefärbt, wird dadurch fester und es tritt fast momentane Erleichterung der Schmerzen ein. Im Larynx sind sowohl Papeln als einfaches Erythem mit $1-2\%$iger Arg. nitr.-Lösung zu pinseln, da sonst ein einfacher Katarrh das Abklingen der spezifischen Erscheinungen lange überdauern kann.

Geschwürige Prozesse in der Nase werden durch Spülungen (ohne Druck!) gereinigt und dann dünne Gazetampons mit 2%iger weißer Präcipitatsalbe eingelegt. Gegenüberliegende Geschwürsflächen sind während des Heilungsprozesses durch eingelegte Kartonstückchen zu isolieren, sonst gibt es Synechien. Gelockerte Sequester entfernt man sofort mit der Kornzange, wenn sie per vias naturales herauskönnen. Sonst zerschneidet man sie bzw. wenn sie am Nasenboden fest eingekeilt sind, bohrt man mit der Trephine Leisten heraus, worauf sie sich fassen lassen. Bei Perforationen am harten Gaumen erhalte man jeden Millimeter Schleimhaut wegen der Wichtigkeit, die diese für den späteren operativen Verschluß des Loches hat. Man versuche also nie einen größeren Sequester nach dem Munde zu zu entfernen. Dies soll durch die Nase geschehen. Der Rand der Perforation wird sauber gehalten und der etwaige Raum zwischen Schleimhaut und Sequester alle Tage mit der feinen wattearmierten Sonde und etwas Tct. jodi ausgewischt. Die Perforation wird später operativ oder durch eine Prothese geschlossen.

Die Nebenhöhlen sind nach allgemein gültigen Regeln auszuspülen, bei Verdacht auf Sequester breit zu eröffnen. Beseitigung von Deformitäten der Nase durch Knochen- und Hautplastiken ist ein Spezialgebiet der Chirurgie geworden.

Ob man totale Adhäsionen des Velums an der hinteren Rachenwand operieren soll, richtet sich nach dem Zustande des Gaumensegels. Ist die Muskulatur vernichtet, so kann mit dem abgelösten Velum kein willkürlicher Abschluß des Nasopharynx mehr erzielt werden. Es resultiert vielmehr eine große offene Verbindung, die weit qualvoller als der vorherige Zustand ist: Die Rhinolalie hat lediglich ihren Charakter geändert, aber die Nahrungsaufnahme leidet durch das Regurgitieren der Speisen nach oben. Der Tracheotomie bei Lues laryngis ist bereits gedacht. Stenosen werden am besten mit den Schrötterschen Bougies oder nach anderen Methoden dilatiert. Verwachsungen der wahren oder falschen Stimmbänder sowie Diaphragmen zwischen diesen kann man trennen. Der Erfolg wird jedoch durch die Neigung zu erneuter Verwachsung oft in Frage gestellt. Es bleibt dann nichts übrig, als die Operationsflächen durch Plastiken von außen her zu decken.

Syphilis der Brustorgane.

Von

A. Fraenkel-Heidelberg.

Mit 7 Abbildungen.

Einleitung. Die ältere Klinik kannte von den syphilitischen Erkrankungen der Brustorgane im wesentlichen nur das Aneurysma aortae in seiner vollen Ausbildung. Die Feststellbarkeit weiterer tertiärsyphilitischer Veränderungen an Herz und Aorta einerseits, und an Lunge andererseits, wie sie in den folgenden Kapiteln besprochen werden, ist ein Ruhmestitel der modernen Medizin.

Anatomische Untersuchungen und die Entdeckung des Syphiliserregers gingen voran. Die Ausbildung serologischer Methodik und des Röntgenverfahrens ermöglichten es dann, die Erkrankung der Aorta und der Lunge in frühen der Therapie zugänglichen Phasen zu erkennen. Das gleiche gilt von der feineren Analyse der Herzrhythmusstörungen für die syphilitischen Veränderungen im Hisschen Bündel.

Dazu kam der therapeutische Fortschritt. Auf keinem Gebiete der inneren Medizin brachte das Salvarsan größere Erfolge als bei der Syphilis der Brustorgane.

Ätiologie, Diagnose, Prognose und Therapie sind daher auf diesem Gebiet nicht mehr allein auf empirische Erfahrung angewiesen, sie stehen vielmehr auf dem gesicherteren Boden experimenteller Untersuchungen und quantitativer ätiotroper Therapie.

I. Syphilis der Lungen.

Pathologische Anatomie. Für Lungenlues am charakteristischsten ist die schon von Virchow beschriebene Pneumonia alba der Neugeborenen. Sie ist in ihren extremen Formen makroskopisch gekennzeichnet durch eine zähe, auf dem Schnitt gleichmäßig glatte, rötlichweiß bis weiß aussehende Infiltration. Mikroskopisch ist vorwiegend das interstitielle Bindegewebe befallen und oft mächtig verdickt. Daneben finden sich in den ausgeprägten Fällen auch alveolär-katarrhalische Veränderungen. Viel seltener sind umschriebene Gummabildungen.

Überleben die Neugeborenen, so können sich ebenso wie bei der Syphilis tarda anatomische Prozesse entwickeln, welche Ähnlichkeit gewinnen mit den (s. unten) pathologischen Veränderungen bei der erworbenen Lungenlues.

Diese wurde bisher im Gegensatz zu der Lungenlues der Neugeborenen (und Früchte) als recht selten angesehen. Erst in neuerer Zeit wird ihr von den Anatomen größeres Interesse zugewandt. Man hat den Eindruck, daß die Fälle noch vielfach irrtümlich als atypische Tuberkulose, als chronische Pneumonien und Bronchiektasen angesehen werden. Wegweisend wird auch für die Anatomen die häufigere Anstellung der Wassermannschen Reaktion mit dem Leichenblut aller zweifelhaften Fälle von Lungenkrankheiten werden.

Es steht schon jetzt fest, daß die erworbene Lungensyphilis besonders häufig an der Lungenwurzel ihren Sitz hat und außerdem daß sie die funktionell am meisten in Anspruch genommenen Teile der Lunge, die mittleren und unteren Partien bevorzugt. Der Form nach ist am häufigsten die sog. interstitielle Pneumonie, die ebenso wie bei der Pneumonia alba hauptsächlich die bindegewebige Zwischensubstanz befällt (luetische Lungensklerose). Dazu gesellt sich zellige Infiltration der Alveolarwände, häufig kombiniert mit miliaren Gummen. Bei Ausheilungstendenz bilden sich auffallend helle, pigmentlose Narbenzüge mit Exsudation in die Alveolen und Carnifikation; dabei kann es auch zu Bronchiektasenbildung kommen. Seltener und von Prozessen anderer Art schwerer zu unterscheiden sind die grobknotig-gummösen Formen, die Neigung zur Kavernenbildung haben. Bei narbiger Umwandlung kann der Pulmo lobatus Virchows entstehen. Während diese hilöspneumonischen und kavernösen Formen oft als einzige anatomische Manifestationen der tertiären Lues auftreten und gerade deshalb mit anderen Krankheitsbildern verwechselt werden können, ist dies bei der zweiten typischen Form der Lungenlues, dem solitären Gumma, nicht leicht möglich; es ist meist ein Nebenbefund bei luetischen Affektionen des Nervensystems oder der Eingeweide und kann bei der üblichen Sektion der Lungen leicht übersehen werden. Auch ist die Unterscheidung von Tuberkulose sowohl bei der Erweichung des Gummas als bei seinem Übergang in Verschwielung oft nur mikroskopisch möglich.

Die hilös-pneumonische Form der Lungenlues kann auch auf die Bronchien übergreifen. Andererseits gibt es aber auch eine primäre, tertiär-syphilitische Erkrankung der großen Luftwege. Diese chronische, ulcerös-syphilitische Bronchitis kann in die Nachbarorgane durchbrechen und in der Lunge oder dem Mediastinum Abscesse bilden. Kommt es zur Ausheilung, so entstehen die bekannten ringförmigen Narbenstenosen in Trachea oder Bronchien. Ebenso können umgekehrt syphilitische Affektionen der großen Gefäße und des Herzens auf die Luftröhre und ihre Verzweigungen übergreifen. Bei Aneurysmen kann es dabei zu einer Art Klappenbildung kommen.

Entsprechend dem hilusnahen Sitz der meisten syphilitischen Lungenerkrankungen ist die sekundäre Beteiligung der Pleura relativ selten. Noch seltener ist die primäre gummöse Pleuritis mit Exsudat und

Schwartenbildung. In diesen Fällen kann die Wassermannsche Reaktion im Exsudat die Ätiologie sichern; sie soll dann stärker sein als im Blut.

Klinische Bilder der Lungensyphilis. Die Lungensyphilis der Säuglinge gehört in das Gesamtbild der angeborenen Syphilis. Sie findet sich nie ohne die bekannten Zeichen derselben (Syphilide der Oberhaut, Venenerweiterungen an der Stirn, Anämie, Neigung zu Blutungen, Drüsen und Milzschwellung). Sie hat nur diagnostische und kaum therapeutische Bedeutung.

Die Lungensyphilis bei den Spätformen kongenitaler Erkrankung ist eine Rarität. Sie unterscheidet sich in den klinischen Erscheinungen nicht von den Formen der erworbenen Lungenlues.

Die erworbene Lungensyphilis gehört zu den Späterscheinungen der tertiären Syphilis. Es handelt sich meistens um Menschen im mittleren Lebensalter. Am häufigsten ist die vom Hilus nach unten sich ausbreitende interstitielle Pneumonie. Bis zur Einführung des serologischen Syphilisnachweises galt sie als eine äußerst seltene Erkrankung. Seither mehren sich die Mitteilungen einwandfreier, auch anatomisch sicher gestellter Fälle. Bei der planmäßigen Durchführung der Wassermannschen und Sachs-Georgi-Reaktion in Kliniken, Krankenhäusern und besonders in Heilstätten, würde man erst eine genauere Vorstellung von der Häufigkeit dieser Erkrankung gewinnen, die sicher oft mit Tuberkulose und den Neubildungen der Lunge verwechselt wird. Hat doch neuerdings Roeßle in rascher Folge nicht weniger als 25 Fälle von Lungenlues obduziert, von denen nicht einer im Leben erkannt war!

Einen charakteristischen physikalischen Befund (im engeren Sinne des Wortes) gibt es nicht. Wegen der pleurafernen Lokalisation an der Lungenwurzel ist der Klopf- und Horchbefund selbst bei ausgedehntem Krankheitsprozeß oft sehr gering. Im wesentlichen handelt es sich um Verdichtungen in den unteren Partien der Lunge, während die Spitzen meist frei sind; das klinische Bild unterscheidet sich oft kaum von Tuberkulose oder Bronchiektasien.

Im Gegensatz zu geringem physikalischem Befund steht oft ein starker und quälender Husten. Auswurf kann fehlen, schleimig-eitrig und eitrig sein und unterscheidet sich mikroskopisch nicht von dem Auswurf Phthisischer. Charakteristisch ist in den mit Tuberkulose nicht komplizierten Fällen das dauernde Fehlen von Tuberkelbacillen im Lungensputum. Der Auswurf kann zeitweise blutig tingiert sein, es kann sogar zu Hämoptoen kommen. Lungenbluten bei sicherer tertiärer Lues ist an sich noch kein Beweis für das Bestehen einer Lungensyphilis; das ausgehustete Blut kann auch aus einem in die Luftwege durchgebrochenen Aneurysma stammen. Die Kranken pflegen meist zu fiebern; der Fieberverlauf hat aber nichts Charakteristisches und unterscheidet sich in nichts von dem bei Tuberkulose oder septischem Fieber. Charakteristisch ist nur seine Beeinflußbarkeit durch spezifische Behandlung.

Bei dieser großen Unsicherheit der älteren diagnostischen Methoden bedeutet es daher einen großen Fortschritt, daß es in letzter Zeit gelingen will, die Fälle röntgenologisch von anderen Lungenerkrankungen abzugrenzen. Schatten von mehr weniger dreieckiger Form, mit der Basis am Hilus aufsitzend, entsenden gegen das mittlere, besonders aber gegen das untere Lungenfeld zu ausstrahlende, scharf begrenzte Schattenstreifen; dabei fehlen die für Tuberkulose charakteristischen Herd- und Fleckschatten (s. Abb. 1, Diapositiv I). So wertvoll die Röntgenaufnahme in diesen Fällen ist, sie bleibt auch hier selbstverständlich nur ein Hilfsmittel im Rahmen der klinischen Diagnostik.

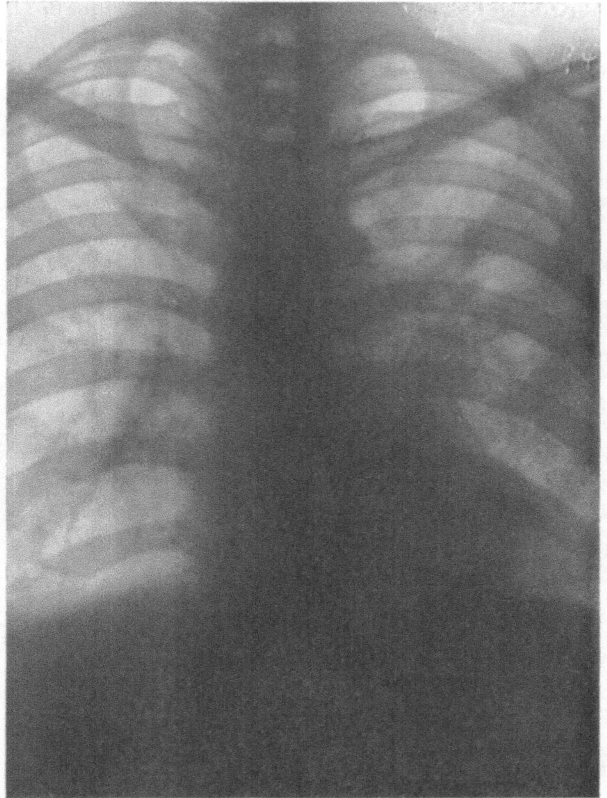

Abb. 1. Lungensyphilis, hilöse Form.

Eine sichere Abgrenzung von Tuberkulose oder Tumor gestattet sie derzeit noch nicht. Ihre Bedeutung wächst in Verbindung mit der Wassermannschen Reaktion. Dabei ist allerdings zu berücksichtigen, daß auch exsudative Formen der Tuberkulose und daß Tumoren eine Komplementablenkung des Blutes herbeiführen können; ferner gibt es sichere Fälle von Lungenlues, bei denen wie auch sonst bei tertiärer Lues die serologischen Methoden gelegentlich versagen. Man muß sich dann auf die anamnestischen Angaben verlassen. Fallen auch sie

negativ aus, so steht die Diagnose einer Lungenlues auf schwachen
Füßen. Die differentialdiagnostische Unterscheidung von Tuberkulose
wird um so schwieriger, je mehr die Lungensyphilis mit Erweichung
verläuft. Sie bietet dann klinisch ganz das Bild einer kavernösen
Phthise. Auch können einmal beide Erkrankungen der Lunge nebeneinander vorkommen.

Das Solitärgumma der Lunge entzieht sich meist dem klinischen
Nachweis, es pflegt symptomlos zu verlaufen. Mit Sicherheit ist es
im Leben nur röntgenologisch nachweisbar (s. Abb. 2 und 3, Diapositiv II
und III). Man wird es, wenn mehr darauf geachtet wird, wahrscheinlich häufiger als Nebenbefund bei anderen tertiär-luetischen Erkran-

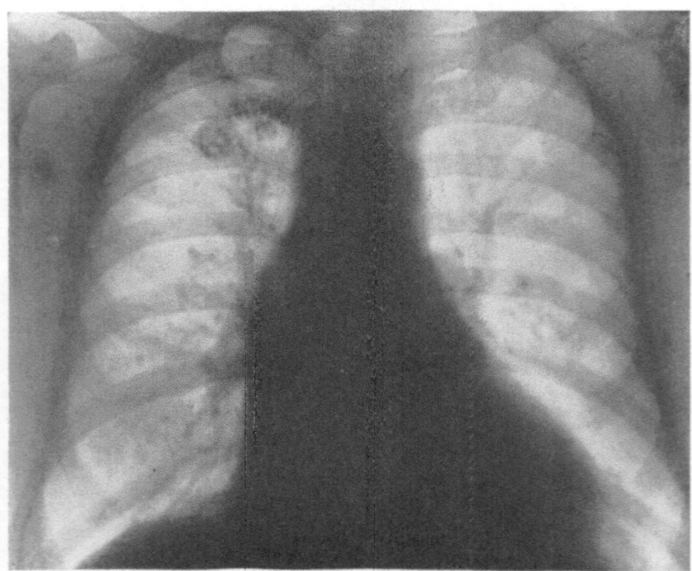

Abb. 2. Gumma im rechten Oberfeld bei Aneurysma.

kungen finden, in Form von nicht für Tuberkulose charakteristischen,
runden Schattenflecken, vorwiegend im Ober- und Mittelfeld. Auch
hier wird in den nicht tödlich verlaufenden Fällen die Rückbildung
der Schattenflecke unter den entsprechenden therapeutischen Maßnahmen die Diagnose sichern.

Nach dem heutigen Stande unserer Kenntnisse muß man demnach
in jedem Falle abacillärer und atypischer Lungenerkrankung bei Menschen in mittlerem Lebensalter auch die Möglichkeit einer luetischen
Ätiologie in Erwägung ziehen. Bei einwandfreier Anamnese oder noch
besser positiver Wassermannscher Reaktion kann die Diagnose durch
charakteristische Röntgenbilder, wie oben, sicheren Boden gewinnen.

Syphilis kann in ihren verschiedenen Phasen die Trachea und die
Bronchien befallen. Es gibt eine subakute Bronchitis im Sekundär-

stadium, die sich selbst oder unter dem Einfluß der Behandlung zurückbildet. Ebenso wird im Tertiärstadium eine mit quälendem Hustenreiz und mit Asthma verlaufende hartnäckige Tracheobronchitis
beobachtet. Es kann nicht genug empfohlen werden, auch in solchen
Fällen, besonders wenn es sich um Männer oder Frauen zwischen 40 und
60 Jahren handelt, und andere konstitutionelle Momente oder exogene
Schädlichkeiten fehlen, durch Röntgenaufnahme und Wassermannsche
Reaktion die luetische Ätiologie aufzuklären oder auszuschließen. Man

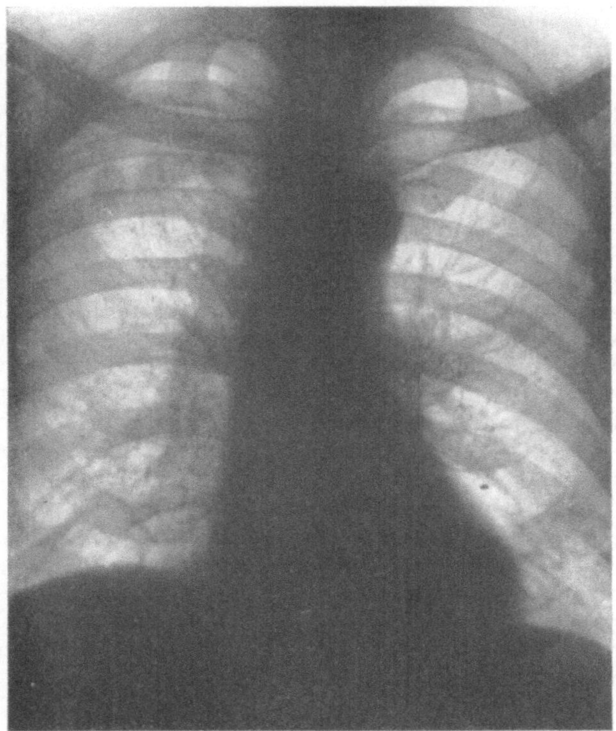

Abb. 3. Gumma im rechten Oberfeld bei Aortitis syphilitica.

wird in einer Anzahl von Fällen bereits die bekannten hilösen Veränderungen auf der Platte finden, aber auch ohne röntgenologische Anhaltspunkte bei positiv ausfallender Wassermannscher Reaktion den einzig
zum Ziele führenden therapeutischen Weg beschreiten. Fälle von Bron-
chialasthma auf luetischer Basis, die durch spezifische Kuren geheilt
werden, gehören zu den befriedigendsten therapeutischen Erfolgen.

Die anatomisch weiter vorgeschrittenen syphilitischen Prozesse in
den Luftröhren, die Geschwüre, sind, wenn sie kehlkopfnahe sitzen,
meist mit Larynxsyphilis vergesellschaftet und werden häufiger, als
von dem Internen, vom Laryngologen gesehen. Seine Hilfe (Broncho-

skopie) kann auch zur Feststellung tiefer sitzender Ulcerationen und ihrer narbigen Folgezustände nicht entbehrt werden. In der Tat ist der überwiegende Teil aller Broncho- und Tracheostenosen syphilitischen Ursprungs. Man unterscheidet bei ihrer Entwicklung auch heute noch am besten mit C. Gerhardt:

1. Irritatives Stadium: Anfallsweise starker Husten, geringer Auswurf, gelegentliches Aushusten von Knorpelstückchen.

2. Stadium der dauernden Dyspnoe: Stridor, Cyanose, verminderte Herzleistung, Neigung zu Bronchiektasenbildung und Emphysem, abgeschwächtes Atmen hinter der stenosierten Stelle.

3. Suffokarotisches Stadium: Anfälle lebensbedrohender und schließlich tödlicher Atemnot.

Tiefer sitzende Stenosen sind weniger gefährlich, da sie nur einen Teil der Lunge ausschalten; sie führen aber leichter als höher sitzende zur Bronchiektasenbildung. Jedenfalls ist auch in allen Fällen von Bronchiektasenbildung, die im späteren Leben eingetreten ist, ohne daß Pneumonie oder Pleuritis voranging, die Wassermannsche Reaktion angezeigt.

Therapie. Es gibt nur eine erfolgversprechende Behandlungsweise: die spezifische. Da es sich meist um schwere Krankheitszustände handelt, hat eine ausgiebige Neo-Salvarsanbehandlung den Vorzug vor einer angreifenderen Quecksilberkur. Nach Tastdosen von 0,15 und 0,3 im Zwischenraum von 4—5 Tagen folgen Dosen von 0,45 in gleichem Intervall bis zur Gesamtmenge von 5—6 Gramm. Die Wiederholung solcher Kuren hat nach 1—2 Jahren stattzufinden; in der Zwischenzeit ist, wenn bei irgendeiner Form der Erkrankung von Lungen und Bronchien, Jodkali oder eines seiner Ersatzpräparate angezeigt, aber nicht in den kleinen Dosen von 0,5 bis 0,75, wie bei Bronchitis, sondern in den großen Dosen von 2—6 Gramm täglich, wie bei Lues anderer Organe.

Die symptomatische Behandlung ist die bei Lungen- und Bronchialerkrankung übliche. Codein in Dosen von 0,05 g ist das wirksamste Hustenmittel und, mehrmals am Tag angewandt, imstande, den quälendsten Hustenreiz zu stillen, ohne Angewöhnung zu machen.

II. Syphilis der Aorta und des Herzens.

A. Syphilis der Aorta.

Von der Syphilis der Organe im Brustkorb ist die der Aorta die häufigste und wichtigste. Ihr extremster Grad, das Aortenaneurysma, war schon der alten Klinik bekannt (1557 Vesal). Die Sicherstellung seiner Ätiologie gelang aber erst durch die Entdeckung des Syphiliserregers und der Wassermannschen Reaktion. Auch die Erkenntnis derjenigen Formen der Erkrankung, welche ohne oder mit geringgradigeren Formveränderungen der Aorta einhergehen und die lange Zeit der Arteriosklerose zugerechnet wurden, ist ein Verdienst der Anatomen (Doehle-Heller). Aber erst die röntgenologischen Fortschritte haben die Klinik in den Stand gesetzt, die Krankheit auch im Leben von anderen Erkrankungen der Aorta zu trennen. So stellt sich die Aortenlues heute dar als ein anatomisch wohl charakterisiertes, durch experimentelle Untersuchungsmethoden sicher nachweisbares Krankheitsbild von allergrößter Bedeutung — eine wirkliche Errungenschaft der modernen Medizin, der trotz Zunahme der Syphilis das Seltenerwerden einer der quälendsten und gefährlichsten Krankheiten, des Aneurysmas, zu danken ist.

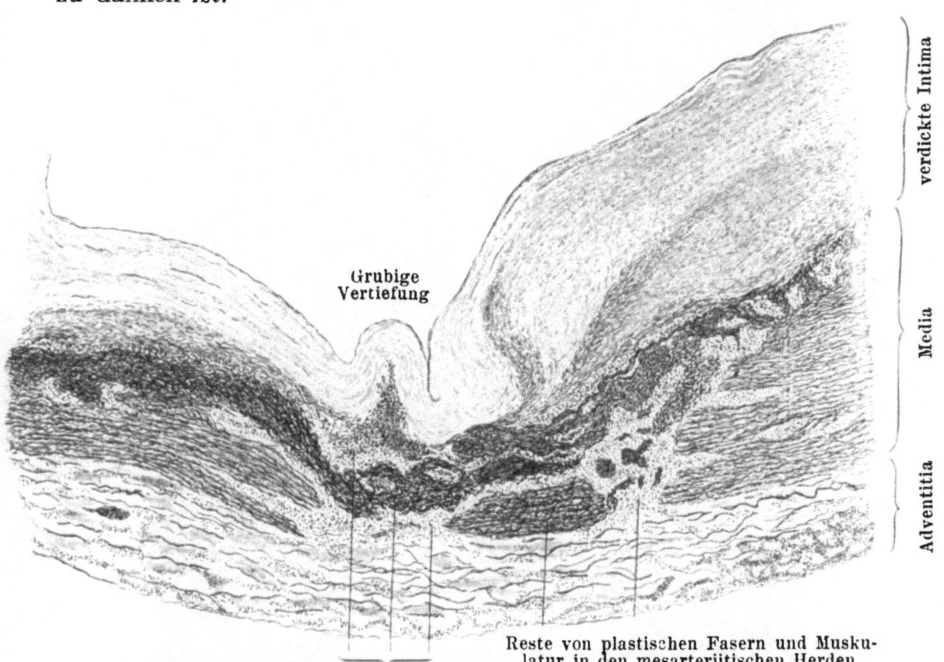

Abb. 4. Aortitis syphilitica. (Aus Jores „Anatomische Grundlagen wichtiger Krankheiten".)

Anatomisches. Die Aortitis syphilitica ist eine Erkrankung der Media (Mesaortitis). Mikroskopisch findet man in der Media zellige Infiltration, Bindegewebsbildung und vor allem als charakteristisch: Aufsplitterung des elastischen Faserbandes und der Muskelelemente bis zu ihrem Untergang (Abb. 4). Daneben kommen aber auch miliare Gummata vor mit den typischen Merkmalen der Anhäufung von lymphoiden Zellelementen und Riesenzellen und mit der Neigung zu zentraler Nekrose. Die Intima und Adventitia werden sekundär in Mitleidenschaft gezogen. An der Intima kommt es unter dem Einfluß der Mediaerkrankung zu degenerativen und reparatorischen Prozessen am Bindegewebe, „die bald mehr zum Bilde einer schwieligen Endaortitis, bald zu deformierender, geschwüriger Atheromatose und Verkalkung führen" (Gruber).

Auch die Adventitia nimmt an dem Krankheitsprozeß teil. An ihr entstehen, entsprechend der Neigung der Syphilis, sich an das Bindegewebe zu halten, schwielige Verdickungen oft erheblichen Grades. Schließlich können Intima und Adventitia unter völligem Schwund der Media miteinander verschmelzen.

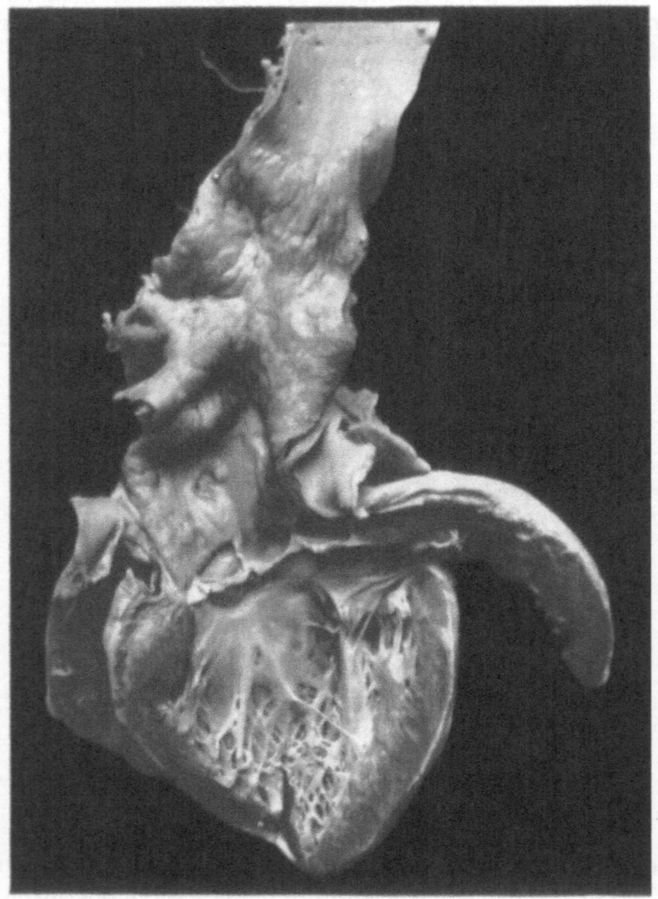

Abb. 5. Luetische Aortenerkrankung. (Aus Gruber: Döhle-Hellersche Aortitis. Jena 1914.)

Die Vasa vasorum sind in allen Fällen beteiligt. Es spielen sich in ihnen Prozesse ab, die prinzipiell von der Erkrankung der Aortenwand nicht verschieden sind, aber bei der Enge des Lumens leichter zur Obliteration führen.

Den mikroskopischen Veränderungen entsprechen charakteristische makroskopische Bilder. Die reine Aortitis befällt den Anfangsteil der Aorta. Sie beginnt am häufigsten einige Zentimeter über dem Klappenring und dehnt sich von dort bis zum Abgang der großen Halsgefäße, seltener bis zum Zwerchfelleintritt aus. Der abdominelle Teil der Aorta ist ganz selten befallen. Auf diesem Wege kann die Erkrankung an jeder Stelle Halt machen; sie tut dies durch eine markante, strichförmige Abgrenzung der anatomisch veränderten von der gesunden Gefäßwand. Dieser spezifischen Lokalisation und Begrenzung (Abb. 5) entspricht auch ein charakteristisches Aussehen. Die Aortenwand ist diffus verdickt und zeigt Runzelung mit Rillen- und Furchenbildung sowie buckelige und warzenähnliche Auftreibungen neben Ausstanzungen und Einsenkungen. Die Gruben sehen blaßgrau aus; die Höcker haben porzellanartig weißgraue und gelbliche bis graue und rotbraune Töne, letztere besonders an den Stellen, wo die Intima usuriert ist.

Schreitet der aortitische Krankheitsprozeß proximal weiter fort, so sind die Coronarien und der Aortenklappenring bedroht. Selbst bei den leichteren Formen können die Abgangsstellen der Kranzarterien in Mitleidenschaft gezogen werden. Es kommt dort durch schwielige Verdickungen, die klappenartig wirken können, zur Einengung und Verlegung des Lumens. Im Verlauf solcher luetischer Kranzarterienerkrankung kann es zu Myomalacie, Schwielenbildung und selbst zu Aneurysmenbildung am Herzmuskel kommen.

Greift der Prozeß auf die Aortenklappen über, so spielt er sich besonders an den Klappenrändern ab. Sie verdicken, schrumpfen und nehmen die Form narbiger, unbeweglicher Wülste an. Es kommt dadurch zur Erweiterung des Klappenringes mit seinen Folgezuständen für das Herz. So entsteht die luetische Aorteninsuffizienz.

Bei Fortschreiten des Prozesses in distaler Richtung verliert der befallene Aortenteil durch Schwund des elastischen Gewebes der Media seine Form. Er gibt dem Druck der Blutsäule nach, ohne daß dieser erhöht zu sein braucht. Die Folge ist diffuse gleichmäßige Erweiterung der erkrankten Aorta oder circumscripte Ausbuchtungen im Sinne des sackförmigen Aneurysmas.

Die syphilitische Natur aller sackförmigen Aneurysmen steht jetzt endgültig fest, auch daß sie nicht eine Komplikation, sondern den extremsten Grad der Aortitis luetica darstellen. Sie sind in luesdurchseuchten Ländern dort am häufigsten, wo die Erkrankung therapeutisch am meisten vernachlässigt wird. Das spindelförmige Aneurysma braucht nicht in allen Fällen syphilitisch zu sein.

Die Pathogenese der Aneurysmabildung ist noch umstritten. Für das Aortenaneurysma galt die Annahme, daß es infolge der Gefäßwandschädigung durch Dehnung und Ausbuchtung der gesamten Gefäßwände entstehe, daß also auch das Aortenaneurysma ein sog. Aneurysma verum ist. Für kleinere, vor allem für die diffusen und spindelförmigen Aneurysmen ist dieser Entstehungsmodus nicht zu bestreiten. Bei den sackförmigen Aneurysmen, jedenfalls bei ihren extremen Graden, wäre aber eine enorme Dehnbarkeit des narbigen Bindegewebes der erkrankten Wand Voraussetzung. Es wird deshalb angenommen, daß die sklerotischen Gefäßwandstellen rigide und zerreißbar werden und daß das Aneurysma durch eine Usurierung zustande käme, bei der das

Blut in die bindegewebige Gefäßscheide dringt und diese sackförmig ausbuchtet (Aneurysma falsum). Das den Aneurysmasack auskleidende Endothel würde dann erst sekundär entstehen.

Die experimentellen Feststellungen sprechen ebenfalls mehr für die Theorie der Entstehung durch Gefäßwandzerreißung. Eine einfache Schädigung oder Verletzung der Gefäßwand führt nur zu Narbenbildung, nicht zu Ausbuchtung. Nur denjenigen Experimentatoren ist es gelungen, aneurysmaartige Ausbuchtungen zu erzielen, welche durch Ätzmittel die gesamte Gefäßwand zur Nekrose brachten und gleichzeitig Stoffe in die Blutbahn injizierten, die blutdrucksteigernd wirken (Adrenalin).

Die Größe der sackförmigen Aneurysmen variiert ebenso wie ihre Form. Die spindelförmigen und diffusen halten sich in engeren Grenzen als die sackförmigen, die bis zu Mannskopfgröße anwachsen und eine Thoraxhälfte nahezu ausfüllen können. Ebenso wie die Aneurysmen selbst variieren auch ihre Eingangsöffnungen in die Aorta, die meist scharf umrandet sind und oft im Mißverhältnis stehen zu der Größe des Sackes, in den sie führen. Im Aneurysmasack bilden sich infolge der Wandveränderung und Stromverlangsamung Thromben, die schließlich den ganzen Sack ausfüllen können: eine Art von Spontanheilung. Wo dies nicht der Fall ist, vergrößert sich der Sack fortschreitend.

Der wachsende Sack verschafft sich unter Schädigung der Nachbarorgane Raum. Es kann, je nach dem Sitz, zu Kompressionen der Trachea, der Bronchien, besonders des rechten Hauptbronchus, des Oesophagus und der großen Gefäße kommen. Ebenso kann der rechte Vorhof und die Vena cava inferior komprimiert werden. Von den Nerven ist vor allem der linke Ramus recurrens des Nervus vagus, der sich um den Aortenbogen schlingt, gefährdet. Auch die Lunge kann ganz oder teilweise komprimiert werden und ebenso kommt es in nicht seltenen Fällen zu Druckatrophie und Druckusur an den Rippen, am Sternum und an der Wirbelsäule.

Schließlich kann beim Platzen der Aneurysmenwand eine tödliche Blutung in das hintere Mediastinum, den Herzbeutel oder in die Lunge die Szene beenden; häufiger ist der Tod durch Herzschwäche.

Die Erkrankung der Aorta bis zur Aneurysmabildung braucht an und für sich noch keine Folgen für das Herz und den Kreislauf zu haben. Die Dehnung der Aorta gleicht den Verlust der Elastizität wieder aus, so daß keine Mehrleistung des Herzens nötig wird. Es bietet ein überraschendes anatomisches Gesamtbild, wenn an den hochgradig veränderten Gefäßstämmen ein kleines Herz anhängt. Kommt es bei den syphilitischen Aortenerkrankungen zu Herzhypertrophie, so sind entweder die Aortenklappen erkrankt (Aorteninsuffizienz), oder es bestehen gleichzeitig syphilitische oder andere Erkrankungen des Herzmuskels oder der kleinen Gefäße. Besonders häufig scheint die Kombination von Arteriosklerose mit syphilitischen Aortenerkrankungen zu sein.

Die reinen Prozesse sind gut differenziert. Die Arteriosklerose läßt die strichförmige Begrenzung des Prozesses vermissen, zeigt schon makroskopisch die bekannte Kalkeinlagerung und bevorzugt im Gegensatz zu der produktiv luetischen Mesaortitis die peripheren Abschnitte der Aorta. Mikroskopisch ist bei geringer Beteiligung der Media vor allem die

Intima verändert. Gesellen sich aber arteriosklerotische Veränderungen zu den luetischen, so ist es schwer, sie auseinander zu halten, denn gerade diese Mischformen haben die Erkennung der syphilitischen Prozesse an der Aorta bis zu den verdienstvollen Untersuchungen der Kieler Anatomen solange erschwert.

Wie in der Aorta im engeren Sinne, so kommen Mischformen auch beim Sitz der Erkrankung an den Coronarien und an den Aortenklappen vor. Der nichtsyphilitische Anteil der Coronarerkrankung ist dann gekennzeichnet durch streckenweise Intimaverdickungen und Verkalkungen bis zur Umwandlung dieser Gefäße in starre Rohre. Daneben ist die Ursprungsstelle der Coronaria durch Lues schwielig verdickt oder verlegt.

Findet man an den Aortenklappen neben den wulstigen Verdickungen der Klappenränder, die allein für Lues charakteristisch sind, noch degenerative Prozesse an den Vereinigungsstellen der Klappen und an ihrer Basis, so sind die letzteren rein arteriosklerotischer Natur. Überwiegen sie, kommt es zur Stenose; überwiegt der luetische Schrumpfungsprozeß an den Klappenrändern, zur Insuffizienz.

Klinisches Bild. Die Bereicherung der klinischen Untersuchungsmethoden durch das Röntgenverfahren und die Wassermannsche und Sachs-Georgische Reaktion ist nicht nur von eminent wichtiger Bedeutung für die Erkennung der syphilitischen Aortenerkrankungen, sondern auch für richtige Vorstellungen von ihrer Häufigkeit. Feststellungen in den Kliniken und Krankenhäusern haben gezeigt, daß in den verschiedensten Gegenden Deutschlands mindestens 20% aller Kranken mit luetischen Prozessen innerer Organe an Gefäß- und Herzlues leiden und mindestens der vierte Teil aller Herz- und Gefäßkranken an den verschiedenen Formen der luetischen Aortitis! Kommt es erst zu allgemeinerer Anwendung der Wassermannschen Reaktion, so werden zweifellos die Zahlen noch wachsen.

Abgesehen von seltenen Ausnahmefällen, in denen die Erkrankung schon in den ersten Jahren nach der Infektion aufgetreten sein soll, ist die Aortenlues eine späte, wahrscheinlich überhaupt die späteste Form der tertiär-syphilitischen Erscheinungen. Sie stellt sich ca. 20 Jahre nach der Infektion ein, manchmal sogar erst nach 30—40 Jahren, wobei allerdings zu berücksichtigen ist, daß sie jahrelang bestehen kann, ohne Erscheinungen zu machen. Demnach tritt sie bei kongenitalsyphilitischen etwa im 20. Lebensjahre, bei den Kranken mit erworbener Lues gegen Ende des vierten Dezenniums auf. Bei Frauen ist sie naturgemäß seltener, nicht nur wegen der selteneren Infektion, sondern wohl auch wegen der geringeren funktionellen Beanspruchung der Aorta. Sie wird aber auch bei ihnen, ebenso wie bei Männern, im höchsten Lebensalter oft zur größten Überraschung festgestellt, häufiger gewiß noch übersehen.

Die Anamnese versagt nur zu häufig bei einer Erkrankung, deren Anfänge um fast ein Menschenalter zurückliegen; dazu kommt, daß eine syphilitische Infektion in früheren Zeiten vom Laien vielfach weniger ernst genommen wurde, als es unter der volkshygienischen Beeinflussung der letzten Jahre der Fall ist und daß daher die auf der Höhe oder am Ende ihrer Lebenslaufbahn stehenden Kranken von der syphilitischen Natur ihres Leidens entweder nichts wissen oder nichts wissen wollen — oder nichts wissen sollen. Es gehört zu den verantwortungsvollsten Aufgaben des Arztes, bei älteren Leuten und besonders bei Gefäß- und Herzkranken die Frage nach der Infektion zu stellen. Er kann durch ungeschicktes Fragen bei Kranken mit nur subjektiven, psychogenen Herzbeschwerden (Herzneurosen) wie bei prognostisch infausten organisch Kranken großes seelisches Unheil anrichten. Hier zeigt sich der ärztliche Takt. In vielen Fällen wird besser auf die Exploration nach dieser Richtung verzichtet. Man kommt oft doch damit nicht zum Ziel. Unter 100 Kranken mit sicherer alter Lues erhielt Romberg in der Klinik nur von 40, in der Privatpraxis nur von 65 bestätigende Angaben. Man geht in den entsprechenden Fällen am besten so vor, daß man die anderen schädigenden Einflüsse, die eher eingestanden werden (rheumatische Erkrankungen, Alkohol- und Tabakabusus) auszuschließen sucht und dann gegebenenfalls, ohne viel zu fragen, Blut zur Anstellung der Wassermannschen Reaktion entnimmt. Romberg fordert mit Recht die obligatorische Einführung der Wassermannschen Reaktion für Kliniken und Krankenhäuser. Auch der Praktiker soll sich ihrer noch häufiger, als bisher, bei der Untersuchung Herzkranker bedienen. Die Krankenkassen handeln nicht nur gegen das Interesse der Versicherten, sondern auch gegen ihr eigenes, wenn sie sich weigern, Kostenträger dieser diagnostischen Untersuchungsmethode zu sein.

Der positive Ausfall der Wassermannschen Reaktion ist an sich selbstverständlich noch nicht ein Beweis dafür, daß eine Aortenerkrankung syphilitisch ist. Es können auch Kranke mit Aortensklerosen, Coronarsklerosen oder mit endocarditischen Herzfehlern tertiär Lues haben. Und umgekehrt kann die positive Wassermannsche Reaktion im Blut und Liquor fehlen, obgleich bei der Sektion die syphilitische Ätiologie des Leidens aufgedeckt wird. All dies verkleinert aber nicht den besonderen Wert dieser Methode für die Klinik der Krankheiten des Gefäßstammes und des Herzens.

Die bei Lues sich ändernde Senkungsgeschwindigkeit der roten Blutkörperchen im Citratblut hat zwar keinen spezifischen Charakter, verläuft aber parallel mit der Komplementablenkung und der Flockungsmethode. Sie kann daher, wenn auch nicht als Ersatz dieser Methoden, so doch als eine wertvolle Wegweisung dienen. Wenn Tuberkulose, Carcinom, Gravidität, die gleichsinnig auf das Blutplasma wirken, sicher auszuschließen sind, stützt eine pathologisch beschleunigte Blutkörperchensenkungszeit (S.Z.) von etwa 10—30 Minuten nach Linsenmeier den Verdacht auf Lues so, daß es dann ein Fehler wäre, auf die Anstellung der Wassermannschen Reaktion zu verzichten.

Auch das Röntgenverfahren hat trotz seiner großen Bedeutung für die Erkennung der ersten Anfänge von Aortitis Grenzen der Leistungsfähigkeit. Trotzdem gehört es zu den unentbehrlichen diagnostischen Hilfsmitteln. Bei der Beschränkung, die die Not der Zeit den deutschen Ärzten und

Kranken auferlegt, ist es noch ein Glück, daß auf diesem Gebiete die billigere Durchleuchtung der teureren Platte überlegen ist. Sie muß aber, um grobe Täuschungen zu vermeiden, fachmännisch ausgeführt werden.

Von allgemein diagnostischer Bedeutung für die syphilitische Erkrankung des zentralen Gefäßapparates und des Herzens ist auch der Aspekt des Kranken. Dabei ist nicht gedacht an spezifische Veränderungen der Haut und der Drüsen, die gerade bei diesen Spätformen der Lues meist nicht mehr nachzuweisen sind, sondern an den in seinem Extrem als luetische Kachexie imponierenden Zustand: Abmagerung, verlebte Gesichtszüge, fahl-graue Farbe, anämisches Aussehen ohne Herabsetzung des Hämoglobins.

Nach diesen mehr weniger für alle Formen und Stadien der syphilitischen Aortitis maßgebenden diagnostischen Vorbemerkungen wenden wir uns den Krankheitstypen zu, wie sie sich ohne Zwang nach Sitz und Ausbreitung des anatomischen Prozesses klinisch differenzieren lassen. Es erübrigt fast der Hinweis, daß nicht jeder einzelne Fall einen reinen Typus darstellt. In jeder Phase können Mischformen auftreten.

Die Aortitis syphilitica als Krankheitsbild sui generis trägt die verschiedensten Namen: Mesaortitis syphilitica, luetische oder schwielige Aortensklerose. Es bestände ein gutes Recht, sie nach dem pathologischen Anatomen und seinem Schüler, die sie zuerst erkannt haben, als Heller-Doehlesche Krankheit zu bezeichnen, womit die Ärzte nicht nur eine Dankespflicht erfüllen, sondern sich auch eine Verständigungsmöglichkeit verschaffen würden, um in gewissen Fällen den Kranken und seine Umgebung zu schonen.

Wir müssen daran festhalten, daß diese Erkrankung nicht etwa, wie es fälschlicherweise lange Zeit für das Aneurysma angenommen wurde, eine Folge und Nachwirkung abgelaufener Syphilis (Metalues) ist, oder etwa im neueren Sinne eine Toxinwirkung. Sie wird vielmehr durch die in der Media der Aorta während Dezennien lebensfähig gebliebene Spirochaeta pallida hervorgerufen.

Die syphilitischen Aortenerkrankungen finden sich nicht selten als Begleiterscheinungen anderer tertiär-luetischer Manifestationen, besonders bei der Syphilis des Zentralnervensystems bei der Paralyse und Tabes. Es ist auch bei diesen Krankheiten die Heller-Doehlesche anatomische Feststellung zuerst klinisch bestätigt worden.

Wichtiger sind die reinen Fälle von Heller-Doehlescher Krankheit und am wichtigsten deren Frühstadien. Ihrer Erkennung steht im Wege, daß sie lange Zeit keine oder nur geringe subjektive Beschwerden verursachen. Ganz allmählich stellen sich bei der Bewegung zunehmende, meist aber auch in der Ruhe vorhandene Empfindungen von Druck, Spannungsgefühl und Schmerz hinter dem Brustbein ein. Man führt diese Schmerzen, die häufig mit nervösen Beschwerden verwechselt werden, direkt auf Schädigungen größerer und kleinerer Nervenstämme und der sensiblen Pacinischen Körperchen in der Aortenwand zurück. Die Schmerzen können mit der Zeit, auch ohne daß die Coronarien beteiligt zu sein brauchen, Angina pectoris-ähnlichen Charakter annehmen und mit Irradiationen verbunden sein. Die Kranken sind meist noch in weitem Grade bewegungssuffizient. Zuweilen werden die Schmerzen, wie häufig Herzbeschwerden, in den Magen verlegt und die Kranken suchen Fachärzte für dieses Organ auf. Beschwerden können aber auch ganz fehlen oder verdeckt werden durch quälenden Hustenreiz oder unbestimmte Klagen aller Art. Auch Rhythmusstörungen, besonders Anfälle von paroxysmalen Tachycardie, werden als Frühsymptome beobachtet.

Stößt man bei einem Mann oder einer Frau im mittleren oder höheren Lebensalter auf derartige Beschwerden, so muß man, auch beim Fehlen jeglichen physikalischen Befundes, wenigstens an die Aortitis denken, besonders wenn das Herz normal erscheint. Einen sicheren Klopfbefund gibt es nicht. Auch auscultatorisch sind die Untersuchungsbefunde meist nicht ergiebig. Ein leises, weiches, systolisches Geräusch kann vorhanden sein oder fehlen. Der 2. Aortenton ist oft klingend. Es wird sogar diesem Phänomen vielfach eine pathognomonische Bedeutung beigemessen. Es findet sich aber auch bei der zentralen Arteriosklerose, ohne daß Blutdrucksteigerung vorhanden zu sein braucht. Über die Entstehung dieses klingenden Charakters des 2. Aortentones sind die Akten noch nicht geschlossen. Am wahrscheinlichsten hängt er mit der Einwirkung des normalen Blutdruckes auf die in ihrer Elastizität veränderte Aortenwand zusammen.

Selbst bei ausgesprochenem Krankheitsbild kann die Herzaktion ganz regelmäßig bleiben. Andererseits gehören auch zuweilen Extrasystolien und sogar paroxysmale Tachykardien zu den Frühsymptomen der Aortenlues.

Ist dieser diagnostische Weg zurückgelegt, so darf mit der Heranziehung der Wassermannschen Reaktion und Röntgendurchleuchtung nicht gezögert werden.

Der positive und negative Ausfall der Wassermannschen Reaktion findet erst die richtige Deutung durch das Röntgenverfahren, und zwar kann man sich, wenn es nicht auf die Festhaltung eines bemerkenswerten Befundes ankommt, auf die Durchleuchtung beschränken; sie ermöglicht, die Aorta in ihrem ganzen Verlauf zu verfolgen.

Die namentlich von französischen Autoren nach Analogie der Herzmessung empfohlene Weitenbestimmung der Aorta fand in Deutschland eine kritische Aufnahme. Die Breite der Aorta soll aus dem medialen Abstand nach rechts und links an den Stellen der größten Breite berechnet werden. Dies ist aber nicht in einer Ebene möglich, da der größte Abstand nach rechts tiefer liegt als der nach links. Daraus ergeben sich, erst recht bei abnormer Konfiguration der Aorta, unkontrollierbare Fehler. Auch dem Versuch, den Abstand zwischen dem höchsten Punkte des Arcus aortae und dem linken Sterno-Clavic_largelenk zahlenmäßig festzulegen, kann nicht zugestimmt werden, da diese sog. Scheitelhöhe abhängig ist von dem Bau des Brustkorbes und sich außerdem noch bei der Atmung verändert. Am unsichersten von den Meßmethoden der Aorta ist nach dem Zeugnis der Franzosen selbst die Bestimmung der sog. Aortensehne, d. h. der Sehne des Aortenvorsprungs. Sie schwankt nach dem individuell verschiedenen Verlaufe der Aorta descendens.

Bei der Durchleuchtung ist zu beachten: Die Breite des Aortenbandes im frontalen Durchmesser, seine Schattentiefe und Pulsation und die Konturen der Aorta im sog. ersten schrägen Durchmesser, d. h. in der Stellung, bei der die rechte Schulter bzw. der Körper so gedreht wird, daß die Strahlen von der linken Rückenseite nach der rechten Brustseite ihren Weg nehmen. Eine bei der Durchleuchtung von vorn als breit erscheinende Aorta mit sichtbaren Kalkplatten braucht nicht syphilitisch, kann auch arteriosklerotisch sein, dagegen

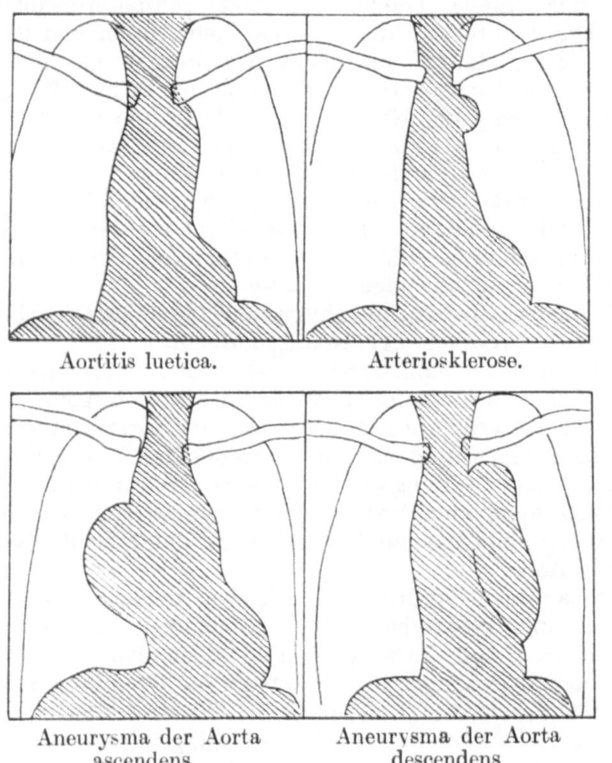

Abb. 6. Schema zur Röntgendiagnose der Aortenveränderungen.

spricht ein stark vorgewölbter Aortenbogen, sog. Aortenknopf, namentlich wenn an seinem Rande scharfe Schatten mit Kalkplatten nachweisbar sind, mehr für Arteriosklerose (Abb. 6). Die Beurteilung der Schattentiefe setzt besondere Erfahrung voraus; auch ist die Entscheidung oft nicht leicht, ob eine Pulsation noch normal oder zu schwach oder zu stark ist.

Die ersten Konfigurationsveränderungen, namentlich beginnende Aneurysmabildung, pflegt im sog. ersten schrägen Durchmesser hervorzutreten. Deshalb wird seit langem dem Retrovasalraum (sog. Holzknechtschen Raum) die größte Beachtung geschenkt. Die Auffassung

7*

war bisher geläufig, daß dieser Raum ventralwärts begrenzt wird von dem Herzen, der Aorta ascendens und Teilen der Descendens und dorsalwärts von der Wirbelsäule. Neuere, wie uns scheint, sehr bedeutungsvolle Untersuchungen (Frick) haben aber überzeugend dargetan, daß der Aortenbogen den Holzknechtschen Raum überbrückt und die Aorta descendens direkt vor die Wirbelsäule führt. Die bisherige Annahme eines breiten Retrovasalraums kam dadurch zustande, daß die Überbrückung des Raumes durch den Bogen häufig weggeleuchtet wird, weil lufthaltige Organe (Trachea und linker Stammbronchus, auf dem der Aortenbogen reitet) an der gleichen Stelle liegen und daß die den „Holzknechtschen Raum" unterhalb des Bogens ausfüllende Aorta descendens wegen der größeren Entfernung vom Schirm für gewöhnlich der Beobachtung entgeht. Nur bei jedesmal auszuprobierender Drehung des Körpers gelingt es, zwischen Herz und Aorta ascendens einerseits und Aorta descendens andererseits einen schmalen, hellen Streifen sichtbar zu machen, dem, intravasal gelegen, der Name Retrovasalraum nicht mehr zukommt. Trotzdem bleibt die Bedeutung dès sog. Holzknechtschen Raumes für die Erkenntnis von Formveränderungen, wenigstens der Aorta ascendens, erhalten.

Es sind demnach die folgenden Symptome, auf denen sich die Diagnose der Heller-Doehleschen Erkrankung aufbaut:

1. Die geschilderten subjektiven Beschwerden, von denen konstanter Druck und Schmerz hinter dem Brustbein die wichtigsten sind.

2. Ohne Herzvergrößerung und ohne Blutdrucksteigerung ein klingender zweiter Aortenton und ein leises, systolisches Basisgeräusch.

3. Beschleunigte Senkungsgeschwindigkeit der roten Blutkörperchen, positive Wassermannsche Reaktion oder anamnestisch sichere Lues.

4. Im Röntgenbild besonders im aufsteigenden Schenkel verbreiterte schattentiefe Aorta.

Mindestens zwei oder drei dieser Zeichen müssen vereint sein, um eine Aortitis mit Wahrscheinlichkeit annehmen zu können. Sicher wird die Diagnose nur durch das Zusammentreffen aller Symptome.

Die größten Schwierigkeiten macht oft die Trennung von der sog. zentralen Arteriosklerose, weil auch bei ihr eine Verbreiterung der Aorta, die systolischen Geräusche, der klingende zweite Aortenton vorkommen und weil ein Arteriosklerotiker auch tertiär syphilitisch sein kann, ohne daß sein Gefäßapparat durch die Syphilis geschädigt ist. Oft muß man sich daran halten, daß bei Arteriosklerose die subjektiven Beschwerden geringer zu sein pflegen und daß das Herz öfters in Mitleidenschaft gezogen, d. h. vergrößert ist. Auch tritt sie meist um ein oder zwei Dezennien später in Erscheinung als die syphilitische Erkrankung.

Seltener sind Verwechslungen mit dem Römheldschen Symptomenkomplex, bei dem der abnorme Zwerchfellhochstand ähnliche subjektive Beschwerden verursachen und eine Verbreiterung der Aorta vortäuschen kann.

Nehmen bei der echten syphilitischen Aortitis die subjektiven Beschwerden zu und treten sie nicht nur bei Bewegung, sondern auch in der Ruhe und anfallsweise auf, so kann man auf eine Mitbeteiligung der Kranzgefäße schließen. Es handelt sich dann um echte Angina pectoris bei der syphilitischen Coronarsklerose. Sie unterscheidet sich nicht von der arteriosklerotischer Ätiologie. Sie führt zu den schmerzhaftesten und bedrohlichsten Zuständen und kann sich, wenn nicht schon die ersten Anfälle den Tod im Gefolge haben, zu dem tragischen Krankheitsbild des Status anginosus ausbilden, in dem der Kranke während Tagen und Wochen von einem Anfall in den anderen verfällt.

Nur in den leichteren Formen ist eine Verwechslung mit den Herzbeschwerden des Neuropathen möglich. Während aber für diesen Zeichen allgemeiner Neurasthenie, Angstvorstellungen und übertriebene Betonung der Beschwerden charakteristisch sind, neigt der Kranke mit echter Angina pectoris mehr zu Dissimulation. Er fürchtet den Anfall so, daß er am liebsten nicht davon spricht.

Vielfach wird auch das Asthma kardiale, das sich bei Coronarsklerose luetischen Ursprungs zu den Anfällen von Angina pectoris hinzugesellen kann, namentlich in seinen leichteren Formen mit anginösen Zuständen verwechselt. Beim Asthma kardiale fehlt aber der charakteristische Schmerz, das Vernichtungsgefühl und es sind Zeichen akuter Atemnot und pulmonaler Stase vorhanden, die dem Anginaanfall nicht eigentümlich sind.

Als syphilitisch erkannt kann die Coronarsklerose nur werden nach den für die Aortitis dargelegten diagnostischen Prinzipien. Echte stenokardische Anfälle bei Gefäßlues ergeben jedesmal den charakteristischen Sektionsbefund an den Ursprungsstellen der Coronarien. Es können aber auch erhebliche Veränderungen vom Anatomen gefunden werden, ohne daß im Leben Anginaanfälle beobachtet wurden. Ein Teil dieser Kranken starb wahrscheinlich im ersten Anfall, wie überhaupt der plötzliche Tod für die luetische Coronaritis charakteristisch ist.

Praktisch wichtiger, weil häufiger, ist das Übergreifen des syphilitischen Prozesses auf die Aortenklappen. Eine Rarität ist der Durchbruch eines erweichten gummösen Herdes an einem Klappensegel. Pathognomonisch dafür ist das plötzliche Auftreten eines lauten diastolischen Distanzgeräusches, das von den Befallenen unangenehm empfunden wird.

Das Übliche ist die Schrumpfung der Klappen mit ihrem Folgezustand der Aorteninsuffizienz. Diese ist nach Klopf- und Horchbefund vom gleichen Klappenfehler anderer Ätiologie nicht zu unterscheiden. Die besonders von den Franzosen geübte Differenzierung nach dem Charakter des diastolischen Geräusches, welches bei endokarditischen Klappenfehlern weich, bei aortitischen rauh und reibend sein soll, ist recht unsicher.

Noch ehe auscultatorische Phänomene dieser Art nachweisbar sind und der Puls den Charakter des Pulsus celer angenommen hat, wird der Arzt, der gewohnt ist, außer dem Maximal- auch den Minimalblutdruck festzustellen, bei Kranken mit Aortitis häufig eine prämonitorische Vergrößerung der Pulsamplitude finden. Er wird dann nicht fehlgehen, wenn er daraus auf eine beginnende Aorteninsuffizienz schließt.

Aber nicht ein einziges dieser physikalischen Symptome ist etwa typisch für die syphilitische Aorteninsuffizienz. Ihr ist klinisch nur eigentümlich, daß sie meist erst nach dem 40. Lebensjahre auftritt. Da zwei Drittel aller Aortenfehler syphilitischen Ursprungs sind, ist bei allen nicht ganz sicher rheumatischen Aortenvitien die Wassermannsche Reaktion Pflichtuntersuchung.

Sichere physikalische Nachweise im engeren Sinne sind für kleinere sackförmige Aneurysmen kaum vorhanden. Erst wenn der Sack zu intrathorakalen Raumverengerungen höheren Grades führt und die Nachbarorgane in Mitleidenschaft zieht, kommt es zu den bekannten Krankheitsbildern. Entsprechend dem Sitze im aufsteigenden oder absteigenden Ast (Abb. 6) oder am Bogen und je nach der Größe des Sackes bildet sich Dyspnoe mit oder ohne Cyanose, Stridor, Dysphagie, Recurrensparese aus oder läßt sich an dem mit dem Finger gehobenen Kehlkopf eine Pulsation feststellen (Oliver-Cardarelli). Erst im späteren Verlauf pflegen Dämpfungszonen, systolisches und diastolisches Basisgeräusch, Venektasien der vorderen Brustwand oder gar circumscripte pulsierende Vorwölbung derselben aufzutreten. Aber auch in diesen extremen Fällen ist die früher übermäßig bewertete Pulsdifferenz zwischen den beiden Radialarterien ein seltener Befund; ist sie vorhanden, so zeigt sie der Blutdruckapparat bzw. die Amplitude besser an, als der tastende Finger.

Souverän ist in diesen Fällen die Durchleuchtung; sie sichert nicht nur die Diagnose, sondern gibt auch klare Vorstellungen über die anatomischen Veränderungen, die vielfach erheblich stärker sind, als es nach den anderen klinischen Erscheinungen vermutet wurde.

So eindeutig die Röntgendurchleuchtung oft sein kann und so wertvoll nicht nur in diagnostischer, sondern auch in prognostischer Hinsicht — denn die Gefahr wächst mit der Größe des Sackes —, so gibt es doch Durchleuchtungsbefunde, deren Deutung selbst dem geübten Röntgenologen Schwierigkeiten macht. Thrombengefüllte Aneurysmen können mangels Pulsation Tumoren des Mediastinums vortäuschen und umgekehrt kommt es vor, daß glattwandige, solide Tumoren zu pulsieren scheinen, während in Wirklichkeit die Pulsation nur fortgeleitet ist. Besonders bei Lungentumoren entwirrt die Wassermannsche Reaktion die Lage nicht, weil sie bekanntlich auch bei Carcinom und Sarkom positiv sein kann. Auch abgesackte Abscesse der Wirbelsäule können aneurysmenähnliche Bilder ergeben. In der überwiegenden Mehrzahl der Fälle aber stellt die Röntgendurchleuchtung die Diagnose auf sichere Füße.

Ohne die neueren Behandlungsmethoden ist der Verlauf des Aneurysmas ein absolut ungünstiger. Durch Thrombenbildung kann es zu einer Art ,,Spontanheilung'' kommen. Man hat in der ,,Vorröntgenzeit'' durch Einstiche mit glühenden Nadeln, später durch Galvanopunktur künstlich Thrombosierung des Sackes zu erreichen gesucht. Wie oft man bei dieser heroischen Methode das Glück hatte, den Sack nicht zu treffen, steht dahin. Ohnehin zählt das Leben der Kranken mit großen Säcken nur nach Monaten oder höchstens Jahren.

Nach einem qualvollen Leiden schließt in einem Teil der Fälle (10—20%) das Bersten des Aneurysmas die Szene plötzlich ab. Das Blut kann sich in das Mediastinum, das Perikard, in die Pleura, den Oesophagus oder in die Luftröhre ergießen. Der tödlichen Blutung beim Durchbruch in die Luftröhre gehen manchmal „prämonitorische Hämoptysen" (Hampeln) voran, die Lungentuberkulose vortäuschen können. Der größere Teil der Kranken erliegt interkurrierenden Krankheiten. Es stellt sich zuweilen Lungentuberkulose ein, auch Bronchopneumonien; vielfach wirkt die Kompression anderer lebenswichtiger Organe tödlich oder es kommt zu Embolien. Besonders wenn das Aneurysma mit Aorteninsuffizienz vergesellschaftet ist oder gleichzeitig eine Myokarderkrankung besteht, kann es zu einer finalen Herzschwäche kommen.

Überhaupt kann bei allen Formen und Stadien der Aortenlues das klinische Bild völlig beherrscht sein von der Herzschwäche. Sie kann auf begleitenden spezifischen oder unspezifischen Herzkrankheiten beruhen. Die Aortenlues kann vergesellschaftet sein mit Herzlues, mit Schwielen- und Aneurysmabildung im Herzmuskel durch Coronarsklerose oder mit Aorteninsuffizienz; diese können ebenso gut zur Hypertrophie und dilativen Schwäche des Herzens führen wie etwa eine hypertonische Arteriosklerose mit schwerer kardialer Insuffizienz. In diesen Fällen lenkt zuweilen erst die Wassermannsche Reaktion die Aufmerksamkeit auf eine gleichzeitig bestehende luetische Aortitis.

Der Zustand des Herzens ist von größter Bedeutung für die Prognose der Aortenlues. Versagt das Herz bei großem Aneurysma oder bei syphilitischer Aorteninsuffizienz, so ist nicht mehr viel zu hoffen und nicht mehr viel zu erreichen. Bei nicht zu weit fortgeschrittenen und auf die Aorta beschränkten Prozessen ist die Vorhersage günstiger, vorausgesetzt, daß die Erkrankung frühzeitig erkannt und rationell behandelt wird. Wenn selbst bei schweren anatomischen Veränderungen an den Coronareingängen und kleineren Aneurysmen die Therapie notorisch noch Erfolge erzielt, um wieviel mehr wird bei der unkomplizierten Aortitis im Anfangsstadium in Zukunft erreicht werden. Jeder erfahrene Arzt hat jetzt schon Gelegenheit, sich von der klinischen Heilbarkeit solcher Fälle zu überzeugen.

Das derzeit beste Mittel der Wahl zur Behandlung der Aortenlues ist das Salvarsan. Entgegen der vorsichtigen Indikationsstellung seines unsterblichen Entdeckers ist es bei syphilitischen Erkrankungen der Kreislauforgane nicht kontraindiziert, es zeitigt vielmehr gerade hier seine glänzendsten Erfolge. Die bei ungenügend behandelter Frühsyphilis auftretenden Nebenwirkungen sind in späteren Stadien kaum zu fürchten. Allerdings gibt es auch in dieser Phase einen Erfolg nur bei genügender Behandlung. Man hat jetzt nach dem Spirochätennachweis in der Aorta allen Grund zur Annahme, daß es sich dabei um dieselbe ätiotrope Wirkung handelt wie bei der frischen Lues. Daneben geht die roborierende Wirkung des Mittels. Salvarsan ist eines der besten Arsenpräparate. Damit und nicht allein mit der günstigen spezifischen Wirkung dürfte es auch zusammenhängen, wenn die Kranken schon nach den ersten Dosen ihr verfallenes Aussehen verlieren und neu aufzublühen scheinen.

Die früher ausschließlich geübte Quecksilber-Inunktionskur leistet weniger als das Salvarsan, ist angreifender und für seelisch feiner gestimmte Naturen als tägliche Erinnerung an „Jugendsünden" oft ein Greuel. Auch auf Kombination der Salvarsantherapie mit intramuskulären Injektionen entweder der älteren, schwer löslichen oder der neueren, zu rasch ausgeschiedenen Präparate kann verzichtet werden.

Das Salvarsan selbst ist verlassen. Es war wegen seiner Schwerlöslichkeit für Herz- und Gefäßkranke nicht geeignet, die überdies unter den unvermeidlichen Frösten und Fieber (Wasserfehler) oft schwer litten. Den neueren Präparaten, dem Neo-Salvarsan, auch dem Silbersalvarsan, haften diese Fehler nicht an. Bei den richtigen Dosen und Abständen, über die jetzt eine Meinungsverschiedenheit kaum mehr besteht, bleiben Nebenwirkungen vollständig aus. Sie können deshalb ausnahmslos in jedem Falle sicherer Gefäßlues angewandt werden, aber auch in diagnostisch zweifelhaften Fällen, wo ihnen die Bedeutung einer ex juvantibus-Diagnose zukommt, keinen Schaden stiften.

In nicht vorbehandelten Fällen beginnt man mit einer tastenden Anfangsdosis von 0,15 g Neo-Salvarsan (Dosis I), der man nach 4 Tagen die Dosis II von 0,3 g folgen lassen kann. Werden diese Dosen gut ertragen, so kann man nach weiteren 5 Tagen und von nun an in dem gleichen Intervall Dosis III (0,45 g) so lange folgen lassen, bis die Gesamtmenge von 5—6 g erreicht ist. Diese Behandlung nimmt etwa 2 Monate in Anspruch. Bei widerstandsfähigen Kranken kann man die Zeit dadurch abkürzen, daß man nach der fünften oder sechsten Injektion von 0,45 zur Dosis IV (0,6 g) übergeht. Man wird schon nach der letzten 0,45 Dose einen Tag länger warten und von der ersten 0,6 Dosis an nur jeden siebenten Tag injizieren. Die selteneren und größeren Dosen eignen sich für die ambulante Behandlung besser.

Im allgemeinen wird man in allen prognostisch noch aussichtsreichen Fällen sich nicht mit einem Turnus begnügen dürfen, ihm vielmehr, selbst wenn eine anfangs positive Wassermannsche Reaktion verschwindet, nach einem halben Jahr eine zweite und nach einem weiteren Jahr eine dritte gleiche Serie von Einspritzungen folgen lassen. Es wird sogar von maßgebender Seite empfohlen, statt in Intervallen fortlaufend zu behandeln und der ersten Injektionsserie jahrelang alle vier Wochen Injektionen von 0,45—0,6 g anzureihen (Schottmüller). Diese Dauerbehandlung hat den Vorzug, daß die Kranke in ärztlicher Kontrolle bleibt, und daß so etwa eintretende Komplikationen rechtzeitig erkannt werden. Ob es dabei nötig werden kann, die Zwischenräume zu kürzen, d. h. von Zeit zu Zeit mehr Salvarsan einzuverleiben, muß erst die Erfahrung lehren.

Voraussetzung für die ungestörte Durchführung jeder Salvarsantherapie ist einwandfreie Technik, die wesentlich erleichtert wird, wenn man den Vorteil der hohen Wasserlöslichkeit der neuen Präparate voll ausnützt und konzentrierte Lösungen in handlichen Spritzen injiziert. Auch 0,6 g Neo-Salvarsan löst sich leicht in $1-1^1/_2$ ccm Wasser.

Aus dem alten Arzneischatz kommt noch Jodkali in Betracht. Es kann und darf die Salvarsantherapie nicht ersetzen, sollte aber, wenn keine Kontraindikationen bestehen, in der salvarsanfreien Periode verordnet werden (1—3 g Kal. jodat. täglich, am besten in genügend Wasser gelöst, mit Milch zu nehmen). Es ist ohne Zweifel gerade für diese Form der tertiären Lues ein vortreffliches Mittel von mehr als symptomatischer Bedeutung; ja, die Vermutung liegt nahe, daß das hohe Ansehen, welches das Jodkalium für die Behandlung der Arteriosklerose in der Ärztewelt noch heute zu Unrecht genießt, aus der Zeit stammt, in der man die Aortenlues noch nicht kannte, sie als Arteriosklerose ansprach und durch Jodkalium die überraschenden Erfolge erzielte. Freilich ist auch dieses altbewährte Mittel heute für breite Kreise der Bevölkerung unerschwinglich geworden.

Der symptomatischen Behandlung kann man vor allen Dingen bei Angina pectoris nicht entraten, obwohl es theoretisch recht fraglich ist, ob man durch irgendein gefäßerweiterndes Mittel auf so schwere Veränderungen an den Coronarien, wie sie bei der Lues vorzuliegen pflegen, noch einwirken kann. Aber der Kranke will Hilfe und der Arzt darf nichts unversucht lassen. Weitaus am wirksamsten ist Nitroglycerin; es muß nur rasch zur Hand sein. Tropfen, die der Kranke oder seine Umgebung erst abzählen müssen, kommen meist zu spät. Einzig richtig sind komprimierte Tabletten, die in der Tasche mitgeführt werden können. Voraussetzung ist nur, daß sie von guter Qualität, d. h. leicht wasserlöslich sind. Die übliche Apothekerware ist meist unbrauchbar. Die Merckschen Kompretten dagegen sind leicht löslich. In Amerika, wo das Nitroglycerin noch viel höher geschätzt wird als bei uns, hat man von jeher auf die Erfüllung dieser psychologischen und pharmazeutischen Forderungen geachtet. Von den Kompretten von $^1/_2$ mg können 1—3 im Anfall unbeschadet genommen werden. Vielfach fühlen sich auch nicht suggestible Kranke unmittelbar nach Einnahme des Mittels erleichtert.

Über die Behandlung komplizierender Herzinsuffizienz wird auf die Therapie der Herzschwäche bei Herzsyphilis verwiesen. Alles dort zu Sagende gilt auch hier.

Neben der spezifischen und symptomatischen Therapie wird der Arzt die Allgemeinbehandlung nicht vernachlässigen dürfen. Nicht nur bei komplizierender Herzschwäche oder bei schweren Anginaanfällen oder Raumverengerungen des Thorax durch Aneurysmen, wo sie sich von selbst gebietet, ist Ruhe angezeigt; auch bei unkomplizierter Aortitis sollten die Kranken die ersten Wochen mit Bettruhe behandelt werden. Wer noch so sehr bestrebt ist, chronisch Kranke im Rahmen ihrer Leistungsfähigkeit arbeiten zu lassen, wird doch bei den Kranken dieser Gruppe darauf halten, daß sie so viele Stunden als möglich zur Schonung ihres Kreislaufes liegend zubringen und nur wenig und langsam gehen. Auch muß auf Alkohol und Tabak, namentlich wenn vorher Mißbrauch getrieben wurde, am besten ganz verzichtet oder der Genuß so eingeengt werden, daß das Gewohnheitsmäßige wegfällt. Ebenso ist Mäßigkeit im Essen angezeigt, namentlich bei Aneurysmakranken.

B. Syphilis des Herzens.

Anatomie. Es liegt kein anatomisches Material vor, welches für das Vorkommen von syphilitischen Erkrankungen des Herzens im sekundären Stadium beweisend wäre. Dagegen sind die anatomischen Bilder der tertiären Herzlues wohlbekannt.

Man kann nach Analogie der syphilitischen Veränderungen in anderen parenchymatösen Organen zwischen gummösen und interstitiellen Prozessen unterscheiden. Der Spirochätennachweis scheint bisher nur bei der Herzlues der Säuglinge geglückt zu sein. Eindeutiger sind die Befunde bei der gummösen Form, ob es sich um die größeren Solitärknoten oder um diffuse Aussaat miliarer Herde handelt. Eine starke Neigung zur Bindegewebsbildung ist beiden Formen eigentümlich.

Besondere Bedeutung haben Gummen oder Schwielen im Septum. Ihr Nachweis im Hisschen Bündel gibt die anatomische Erklärung für das schwere Krankheitsbild der Unterbrechung der Reizleitung.

Die rein interstitielle Form hat nichts ihr allein Eigentümliches; man findet ähnliche Bilder nach anderen Infektionskrankheiten, wie Typhus und Diphtherie. Affektionen des Endo- und Perikards kommen isoliert offenbar nicht vor, sind aber als Begleiterscheinung der interstitiellen wie der gummösen Form nichts Außergewöhnliches.

Bemerkenswert ist, daß Herzlues im Gegensatz zu der Aortitis auch bei Säuglingen gefunden wird. Bei Erwachsenen und in der Tertiärperiode tritt sie im Vergleich zur Heller-Doehleschen Krankheit vielfach früher auf, schon 5—12 Jahre nach dem Infekt.

Klinisches Bild. Herzlues in Verbindung mit den verschiedenen Formen der Aortenlues ist häufiger als reine Herzlues, die zu den selteneren Herzkrankheiten gehört.

Als Krankheitsbild sui generis kann sie analog den verschiedenen anatomischen ·Vorgängen entweder als eine Erkrankung des gesamten Herzmuskels oder als eine lokale Störung des Reizleitungssystems auftreten. Beide Formen der Herzlues führen zur chronischen Insuffizienz des Herzmuskels.

Die syphilitische Myokarditis unterscheidet sich klinisch nicht prinzipiell von der Myokarditis nach anderen Infektionen. Sie macht Sensationen in der Herzgegend, Gefühl des Schwindels und des schwankenden Bodens. Es können Herzvergrößerung und Herzgeräusche nachweisbar sein. Sie können aber auch fehlen. Das gleiche gilt von Rhythmusstörungen: Extrasystolien, Bigeminien, Anfällen von Sinustachyarrhythmie und Vorhofsflimmern. Relativ häufig wird gerade bei syphilitischer Myokarditis die Vorhofskontraktion im sog. Galopprhythmus hörbar. Meist besteht ausgesprochene Hypotonie. Niederer Maximaldruck und verkleinerte Amplitude scheinen überhaupt syphilitischen Erkrankungen der Kreislauforgane eigen zu sein. Auch ohne daß die Zeichen ungleicher Blutverteilung vorhanden zu sein brauchen, pflegt die Leistungsfähigkeit des Herzens erheblich vermindert zu sein. Die Kranken können oft kaum mehr gehen, ja sich nicht einmal mehr im Bett aufrichten („trockene Herzschwäche"). In diesem Stadium kann der Tod eintreten. Häufiger ist allerdings das Auftreten von Stauungsbronchitis, Leberschwellung und Wassersucht.

Jedenfalls muß bei myokarditischen Symptomen dieser Art und unklarer Ätiologie bei Kranken in mittlerem Lebensalter an Herzlues gedacht werden. Anamnese oder serologische Methodik oder therapeutischer Versuch bringen häufig erst die Entscheidung.

Demnach kann die chronische Myokarditis syphilitisch sein, der Herzblock ist es fast immer. Der Arzt darf sich heute nicht mehr mit der Feststellung eines exzessiv-bradykardischen Pulses begnügen. Bei einer Pulszahl unter 40 wird er durch Beobachtung des Halsvenenpulses festzustellen versuchen, ob es sich nur um eine echte Verlangsamung der Herzfrequenz handelt; andernfalls ist klinische Beobachtung nötig, die durch Aufnahme einer Venenpulskurve oder auf elektrokardiographischem Wege die Bradykardie analysiert. Wird eine partiell vorübergehende oder totale und dauernde Dissoziation zwischen frequent schlagenden Vorhöfen und langsam, aber regelmäßig arbeitenden Ventrikeln festgestellt (Herzblock), so ist bei positiver Wassermannscher Reaktion oder sicherer Anamnese alle Wahrscheinlichkeit für die luetische Natur des Leidens vorhanden. Das gleiche gilt, wenn sich zu diesen Herzerscheinungen vorübergehende Trübungen des Bewußtseins oder gar epileptoide Krämpfe mit Atemstörungen hinzugesellen (Adams-Stokesscher Symptomenkomplex).

Die prognostische Beurteilung der Herzlues ist nicht einfach. Isolierte Gummen, die nicht an funktionell hochwertigen Stellen sitzen, können symptomlos verlaufen. Die interstitielle Myokarditis, die miliare gummöse Aussaat, Gummen und Schwielen im Hisschen Bündel führen zu lebensbedrohenden Zuständen. Das anatomische Substrat, das oft im Leben nicht erkennbar ist, entscheidet.

Abgewendet oder gemindert kann die Gefahr nur werden durch Salvarsanbehandlung. Selbstverständlich ist sie, wie jede aktive Therapie bei schweren Krankheitszuständen, mit einem gewissen Risiko belastet, dem sich allzu vorsichtige Ärzte gern entziehen. Indessen ist die Befürchtung, durch die auch hier in Betracht kommende Neosalvarsan- oder Silbersalvarsanbehandlung schaden zu können, ebenso grundlos wie bei der Aortenlues. Um starke Reaktion im Herzmuskel zu vermeiden, wird man kleinere Anfangsdosen wählen, also statt einmal zwei- oder dreimal die Dosis I in 5tägigen Intervallen anwenden und dann erst langsam zu größeren Dosen übergehen, ohne Dosis III zu überschreiten.

Viel gefährlicher ist die Anwendung von Digitalispräparaten, solange nur Debilitas cordis ohne Stauungen oder schwere Überleitungsstörungen oder Vorhofsflimmern ohne Herzinsuffizienz bestehen. Sie beheben diese „trockene" Form der Herzschwäche nicht und beeinflussen die Rhythmusstörungen ungünstig.

Anders, wenn es im Verlauf der Erkrankung, zur Herzschwäche auf der Basis myogener Dilatation kommt, die zu pulmonalen, hepatischen oder peripheren Stauungen führt. In dieser Phase vertragen die Kranken Digitalis und haben großen Nutzen davon, auch, worauf ausdrücklich hingewiesen wird, beim Herzblock mit oder ohne cerebrale Erscheinungen. Die Insuffizienz des Herzmuskels kann derart im Vordergrund stehen, daß ihre symptomatische Behandlung zunächst wichtiger ist als die spezifische des Grundleidens. Oft brauchen die Kranken viel Digitalis, um die Kompensation herzustellen und zu erhalten.

Bei solchen Zuständen bewährt sich die intravenöse Strophanthintherapie, ebenso wie bei den die schweren Formen der Aortitis, besonders die syphilitische Aorteninsuffizienz begleitenden Dekompensationszuständen. Strophanthin belästigt den Kranken am wenigsten, ist am wirksamsten und kann nach gelungener Entwässerung mit der dann

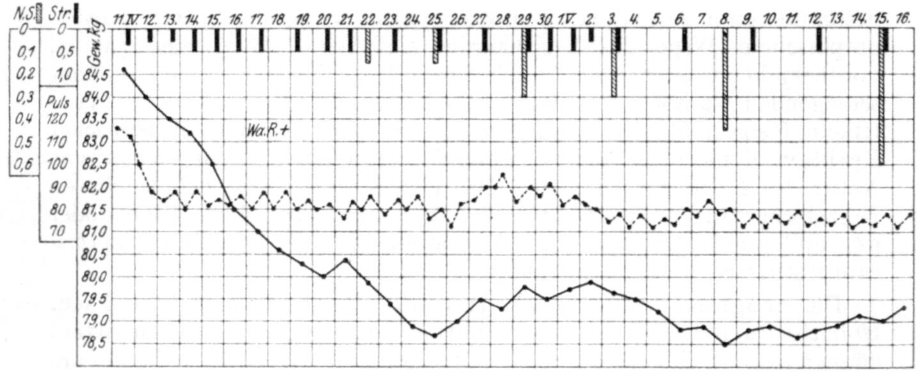

Abb. 7. Erfolgreiche kombinierte intravenöse Strophanthin- [I] und Neosalvarsan [‖] Behandlung bei schwerer Herzinsuffizienz auf luetischer Basis.

einzuleitenden Salvarsanbehandlung bequem kombiniert werden. Die intravenösen Strophanthininjektionen wechseln mit den Salvarsaneinspritzungen ab; beide Mittel können aber auch gleichzeitig in der gleichen Spritze einverleibt werden.

Obenstehende Kurve (Abb. 7) illustriert dieses Vorgehen. Bei einem Kranken mit hochgradiger Herzinsuffizienz wird erst durch eine Serie von intravenösen Strophanthininjektionen das Asthma cardiale beseitigt und die Entwässerung erzwungen. Nach abgewandter Gefahr gelingt es, eine unbewußte oder nicht eingestandene Lues durch die Wassermannche Reaktion als Ätiologie einer chronischen Myokarditis festzustellen. Danach werden die Strophanthininjektionen in größeren Intervallen fortgesetzt und gleichzeitig eine Neo-Salvarsankur durchgeführt.

Es gelingt auf diese Weise, noch überraschende Besserungen und Lebensverlängerungen herbeizuführen. Sind auch die schwieligen Prozesse selbst nicht mehr zu beeinflussen, so können doch Gummen und syphilitische Infiltrationen zur Heilung kommen oder kann jedenfalls ihr Fortschreiten aufgehalten werden. Nur wo trotz sachgemäßer Anwendung von intravenöser Strophanthintherapie die Herzschwäche nicht zu beseitigen ist, kann auch von einer spezifischen Behandlung nichts mehr erwartet werden.

Nur der Vollständigkeit halber sei darauf verwiesen, daß noch andere intrathorakale luetische Gefäßerkrankungen vorkommen: Die Erkrankung der Pulmonalarterie bis zur Aneurysmabildung und die Erkrankung der Vena cava, die zur Obliteration führen kann. Das alles sind aber Raritäten, die sich der diagnostischen Erkenntnis meist entziehen.

Syphilis der Eingeweideorgane.

Von

G. Hubert-Bad Nauheim-München.

Mit 2 Abbildungen.

I. Syphilis des Magens.

Syphilitische Magenerkrankungen sind im allgemeinen selten und machen nur einen geringen Bruchteil der visceralen Lues überhaupt aus.

Chiari fand unter 243 Autopsien bei Luetikern nur zweimal eine Magensyphilis, Stolper unter 86 nur einmal. Nach klinischen Autoren (Einhorn, Dieulafoy, Th. Hausmann u. a.) ist sie nicht so selten. Daß im Gegensatz zu klinischen Beobachtungen von pathologisch-anatomischer Seite so wenig positive Befunde erhoben werden, ist an sich kein Widerspruch. Verschiedene syphilitische Veränderungen können sich bekanntlich spontan zurückbilden oder durch die spezifische Behandlung völlig ausgeheilt werden, so daß bei der Autopsie keinerlei Residuen mehr zu sehen sind. Abschließendes über die Häufigkeit der Magensyphilis läßt sich aber zur Zeit noch nicht sagen. Seit der Einführung der Wassermannreaktion haben wir die syphilitischen Ursachen für viele innere Erkrankungen überhaupt erst kennen gelernt, und so besonders auch für manche Magenerkrankungen. Sicher wird sich die Statistik im Sinne einer Häufung der Magensyphilis ändern, je öfter die Möglichkeit der syphilitischen Grundlage einer Magenerkrankung überhaupt in den Bereich der Überlegung gezogen und je tiefer in die Symptomatologie und Diagnostik eingedrungen wird. Beides ist mit allem Nachdruck zu fordern. Erst dann werden wir in gegebenen Fällen zweckmäßig behandeln und prognostisch richtig urteilen. Wie wir bei der besonderen Besprechung näher sehen werden, kann die Unkenntnis des ursächlichen Zusammenhanges mit Syphilis zu unnötigen Operationen führen, ja sogar den Tod des Patienten verschulden, wo er sich hätte vermeiden lassen. Beweise dafür sind in der Literatur zur Genüge niedergelegt. Trotz zahlreicher autoptisch und histologisch erwiesener syphilitischer Magenerkrankungen ist ihr Vorkommen aber bis heute nur einem Bruchteil der Ärzte bekannt.

Wir unterscheiden vom klinischen Gesichtspunkte folgende Formen von syphilitischer Magenerkrankung:

1. Die Gastritis syphilitica acuta und chronica.
2. Die Gummenbildung des Magens, und zwar das Ulcus specificum und die Magentumoren.
3. Die Scirrhosis ventriculi syphilitica.

1. Die Gastritis syphilitica.

Die akute Gastritis luetica tritt meistens sehr zeitig nach der Infektion auf; mitunter wird sie andeutungsweise schon im Primärstadium beobachtet. Meistens allerdings begleitet sie sekundäre syphilitische Haut- und Schleimhauterkrankungen oder folgt ihnen unmittelbar. Gerade dieser Umstand hat indirekt meist zur richtigen Behandlung der Erkrankung geführt, noch ehe man ihre Ursache kannte, andererseits aber immer wieder auf den ursächlichen Zusammenhang mit der spezifischen Infektion hingewiesen.

Die **Symptome** können mitunter sehr wenig ausgeprägt sein. Der Patient, den vor allem die alarmierenden Haut- und Schleimhauterkrankungen beunruhigen, legt ihnen oft wenig Beachtung bei. In vielen Fällen stört aber die Beteiligung der Magenschleimhaut das Allgemeinbefinden beträchtlich. Häufig werden die Patienten, die früher keinerlei Magenbeschwerden kannten, plötzlich appetitlos, sie haben auch nach kleinen Mahlzeiten ein lästiges Vollgefühl in der Magengegend, leiden an Aufstoßen von fadem Geschmack. Wenn sie sich in der Nahrungsaufnahme nicht vorsichtig beschränken, tritt Übelkeit, Brechreiz und sogar Erbrechen auf. In manchen Fällen, allerdings nicht in allen, klagen die Patienten über dumpfe Schmerzen in der ganzen Magengegend; zeitweise steigern sich die Schmerzen zur Nachtzeit oder sind überhaupt nur in der Nacht vorhanden. Von mehreren, namentlich französischen Beobachtern, wird den nächtlichen Schmerzen besondere diagnostische Bedeutung beigemessen.

Objektiv lassen sich nur sehr wenig Abweichungen von der Norm nachweisen. In der überwiegenden Mehrzahl besteht eine Schleimvermehrung und charakteristische Störungen in den Säureverhältnissen des Magensaftes. Der Magensaft ist subacid, die freie Salzsäure ist vermindert oder kann ganz fehlen. Neubauer fand bei 200 frisch Infizierten Subacidität in 62%, Fehlen der freien Salzsäure in 18% und nur in 17% eine Hyperacidität. Der Grad der Sekretionsanomalie hängt offenbar mit der Intensität und der Ausdehnung des krankhaften Prozesses zusammen.

Wird die akute Gastritis nicht spezifisch behandelt, dann kommt es zum Bilde der chronischen syphilitischen Gastritis. Diese kann sich aber auch unmerklich erst in der Tertiärperiode selbständig entwickeln und im Verein mit anderen spezifischen Organerkrankungen zur Beobachtung kommen.

Während pathologisch-anatomische Befunde für die akute Gastritis syphilitica noch nicht nachgewiesen sind, ist das anatomische Substrat der chronischen Gastritis wohl bekannt. Die Schleimhaut ist verdickt, von glasigem leukocytenhaltigem Schleim bedeckt. Als Reste alter kleiner Blutaustritte sieht man in einigen Fällen verstreute Pigmentanhäufungen. Selten erstreckt sich die Veränderung auf die ganze Magenschleimhaut; häufiger ist nur die Regio pylorica ergriffen. Die Pylorusdrüsen sind vergrößert, zellig infiltriert, das interstitielle Gewebe der Submucosa ist vermehrt. Durch lebhafte Wucherungen des submucösen Bindegewebes und Umwandlung in straffe Narben kann die Pylorusgegend bis zur Stenose verdickt erscheinen. Durch regionäre Vernarbung des frischen Infiltrationsgewebes werden inselförmige Schleimhautbezirke voneinander abgetrennt. Die Schleimhaut bekommt dadurch ein körniges Aussehen. Orth nannte das Krankheitsbild daher **Gastritis chronica granularis.**

Nach Spirochäten in der erkrankten Magenwand ist bisher vergeblich gesucht worden.

In der Symptomatologie besteht kein Unterschied gegenüber der akuten Gastritis. Bei ausgedehnter Ausbreitung und genügend langer Dauer kommt es mitunter zu völliger Achylia gastrica, worauf besonders Matthes hingewiesen hat. Offenbar werden die Drüsen durch lebhafte Bindegewebswucherungen komprimiert oder durch entarteriitische Prozesse in der Ernährung gefährdet und dadurch funktionsuntüchtig.

Ist die Pylorusgegend stark verdickt, dann entstehen die bekannten Symptome der Pylorusstenose, ein Krankheitsbild, das gegenüber anderen gutartigen Pylorusstenosen unter Umständen nur schwer oder gar nicht abzugrenzen ist. Bei Entwicklung dieses Zustandes kann höchstens eine sehr genaue Anamnese den Arzt auf den Zusammenhang mit Lues bringen.

Die **Diagnose** der Gastritis luetica acuta ist schwer und mit genügender Sicherheit kaum je zu stellen. Wohl ist die Gastritis als solche leicht zu erkennen, für die Diagnose der syphilitischen Ätiologie fehlt aber jegliches klinische Unterscheidungsmerkmal. Die syphilitische Grundlage läßt sich nur erschließen: erstens müssen andere Ursachen für eine Gastritis ausgeschlossen werden können, zweitens gewinnt die Annahme der syphilitischen Ursache an Wahrscheinlichkeit, wenn der Krankheitsbeginn bei einem bis dahin gesunden Menschen mit dem primären oder sekundären Stadium der Lues zusammentrifft. Noch schwerer ist die Diagnose der chronischen Gastritis im Tertiärstadium. Die positive Wassermannreaktion sagt an sich nichts über die ätiologische Grundlage der Magenstörung aus. Ähnliche Erkrankungen können einen Syphilitiker auch befallen, ohne daß die Erkrankung syphilitischer Natur ist. Tritt aber bei einem Syphilitiker ohne erkennbaren Grund eine Gastritis auf, dann wird eine eventuelle positive Wassermannreaktion den Arzt auf den rechten ätiologischen Weg führen und zur zweckmäßigen Behandlung auffordern, besonders in Fällen, in denen die Infektion dem Träger unbekannt ist oder dem Arzt verschwiegen wird. Die letzte Sicherheit in der ätiologischen Diagnose ergibt aber erst der Erfolg einer antiluetischen Behandlung. Ist eine Gastritis acuta oder chronica bei einer Syphilis durch andere Maßnahmen unbeeinflußt geblieben, durch eine energische antisyphilitische Behandlung aber in kurzer Zeit gänzlich beseitigt worden, dann ist an dem ursächlichen Zusammenhang mit der Infektion nicht mehr zu zweifeln.

Die **Prognose** der akuten Gastritis ist eine absolut günstige. Gourot hat 7 Fälle von Gastritis luetica beobachtet und alle durch spezifische Behandlung geheilt. Ähnliche Beispiele ließen sich noch vermehren. Wird rechtzeitig und richtig, d. h. spezifisch behandelt, dann bilden sich meist alle Erscheinungen zurück, und der Patient verliert alle seine Beschwerden. Immerhin neigt auch die Gastritis luetica, wie überhaupt alle syphilitischen Erkrankungen, zu Rückfällen, die aber bei erneuter Behandlung wieder zum Schwinden gebracht werden können. Schwerer zu beseitigen ist die chronische Gastritis. Auch hier ist Besserung auf antiluetische Behandlung zu erwarten, aber doch nicht so augenfällig wie bei der akuten. Das ist leicht verständlich; ist nämlich das submucöse Infiltrationsgewebe bereits vernarbt, sind die Drüsen am Pylorus durch Kompression schon verändert, dann kann der Prozeß nicht mehr behoben werden, dann ist die Zeit für eine Wiederherstellung bereits verstrichen.

Differentialdiagnostisch ist vor allem die chronische Gastritis der Alkoholiker und starken Raucher auszuschließen. Man wird um so häufiger diese Erkrankung abzutrennen haben, weil eine große Reihe syphilitisch Erkrankter meist gleichzeitig dem chronischen Alkoholismus und Nicotinismus ergeben sind. Eine sehr ausgiebige und sorgfältig abgewogene Vorgeschichte ist hier von größtem diagnostischem und differentialdiagnostischem Wert.

Ist die chronische Gastritis mit Schmerzen verbunden, die nur zur Nachtzeit auftreten, dann rückt der Verdacht auf Ulcus duodeni in die Nähe. Stuhluntersuchung auf okkultes Blut, Röntgenuntersuchung und die bei Duodenalulcus charakteristischen Druckpunkte werden eine Differenzierung aber leicht ermöglichen. Gegen echte luetische Gastritis ist ferner die Gastritis bei hochgradigen Anämien abzutrennen, besonders bei Anaemia perniciosa, die häufig mit einer chronischen Gastritis verbunden ist. Findet man bei einem Syphilitiker eine perniziöse Anämie, wie ich das zweimal selbst beobachtet habe, dann wird es kaum möglich sein zu entscheiden, ob die Lues oder die Anämie zur Magenstörung geführt hat. Ich selbst habe zwei Fälle von Achylia gastrica gesehen, die zugleich an einer perniziösen Anämie litten und ihr später erlagen. In solchen Fällen ist aber die Abgrenzung nicht so wichtig, weil für beide Krankheiten gerade das Salvarsan das Mittel der Wahl ist.

Die symptomatische **Behandlung** der Gastritis luetica führt nicht zum Ziele. Manche Beschwerden werden durch eine entsprechende Diät, Magenspülungen und medikamentöse Beeinflussung der Säureverhältnisse zwar gemildert aber nicht beseitigt und vor allem nicht für immer behoben. Hier hilft nur eine energische spezifische Behandlung. Fast ausnahmslos wird die akute Gastritis dann beseitigt. Gerade der entscheidende Erfolg der Behandlung spricht nach meiner Auffassung für eine echte syphilitische Schädigung der Magenwand. Die Art der antiluetischen Behandlung unterscheidet sich in nichts von der der visceralen Lues überhaupt. Die symptomatische Behandlung muß selbstverständlich unterstützend durchgeführt werden. Vermeidung reizender, blähender Speisen, Vermeidung kohlensäurehaltiger und alkoholischer Getränke, Rauchverbot, Umstellung der Sekretionsanomalie durch Salzsäure und Aromatica sind hier durchaus notwendig. Man vergesse jedoch nie, daß damit die Wurzel des Übels aber nicht beseitigt ist.

2. Die Gummenbildung des Magens.

Die Gummenbildung des Magens kann unter dem Bilde des syphilitischen Magengeschwürs oder unter dem Bilde eines soliden Tumors verlaufen. Mitunter sind beide Prozesse gleichzeitig vorhanden.

Pathogenetisch sind noch manche Fragen über die Entstehung des **syphilitischen Magengeschwürs** ungelöst. In den meisten Fällen kommt es durch nekrotischen Zerfall eines in der Submucosa gelegenen Gummiknotens zustande. Der anatomische Beweis dafür ist von vielen Seiten erbracht (Dieulafoy, Andrae, Kuzmik, Fränkel, Hausmann, Tilke). Von anderer Seite wird an entarteriitische Prozesse und dadurch bedingte lokale Ernährungsstörungen der Schleimhaut gedacht. Sichere Beweise für diese Auffassung stehen aber noch aus. Nach Neumann können auch die submucösen hämorrhagischen Erosionen der spezifischen Gastritis gelegentlich zur Geschwürsbildung führen. In einem Falle von Capozzi fanden sich solche Schleimhautdefekte bei Erosionen, die von der Cardia bis zum Pylorus reichten. Nur in ganz seltenen Fällen folgt ein Ulcus syphiliticum rasch auf die Infektion. Im allgemeinen ist das syphilitische Magengeschwür eine Spätfolge in der Tertiärperiode.

Die **Gummen im Magen,** von Chiari, Birch-Hirschfeld, Wagner u. a. beschrieben, treten wie auch in anderen Organen meist multipel auf, sind verschieden groß und scharf umgrenzt. Die frischen Syphilome sind rot, ältere graurötlich bis blaßgelb. Abb. 1 zeigt eine typische gummöse Erkrankung des Magens mit geschwürigem Zerfall der Gummata. Die Magengummen sitzen primär in der Submucosa, eine Tatsache, die auch für die klinische Symptomatologie von großer Wichtigkeit ist.

Wie in allen anderen Organen, so können die Gummen auch im Magen in einem Bruchteil der Fälle resorbiert und durch strahlige feste Bindegewebszüge ersetzt werden. Handelt es sich um Vernarbung eines solitären größeren Gummiknotens, dann kann durch strahlige Retraktionen ein Sanduhrmagen entstehen. In der überwiegenden Mehrzahl zeigen sie mehr nekrotisierende Tendenz und neigen zur Geschwürsbildung. Klinisch entsteht dann das Bild des spezifischen Ulcus ventriculi. Das Ulcus ventriculi lueticum unterscheidet sich pathologisch-anatomisch vom Ulcus rotundum ganz unverkennbar. Das Ulcus rotundum liegt in der Schleimhaut, hat flache scharfe Ränder; die Oberfläche ist ausgedehnter als der Geschwürsgrund, weil der Defekt von der Schleimhaut ausgeht und nach der Submucosa und Muscularis hin abnimmt. Im Gegensatz dazu hat das Ulcus lueticum harte, stark aufgeworfene, unregelmäßig gezackte Ränder. Da das intramural gelegene Gumma zuerst im Zentrum zerfällt, ist der Defekt in der Submucosa am größten und nimmt gegen die Schleimhaut wie gegen die Muscularis hin ab. Infolgedessen sieht das spezifische Ulcus von der Schleimhaut des Magens aus betrachtet wie eine unterminierte kraterförmige Höhle aus. Der Geschwürsgrund des Ulcus specificum ist speckig belegt. In der unmittelbaren Umgebung des Geschwürs finden sich zahlreiche lymphocytäre Infiltrationen, die Zeichen einer regionären Entzündung. Liegen mehrere Gummen dicht nebeneinander, dann entstehen kon-

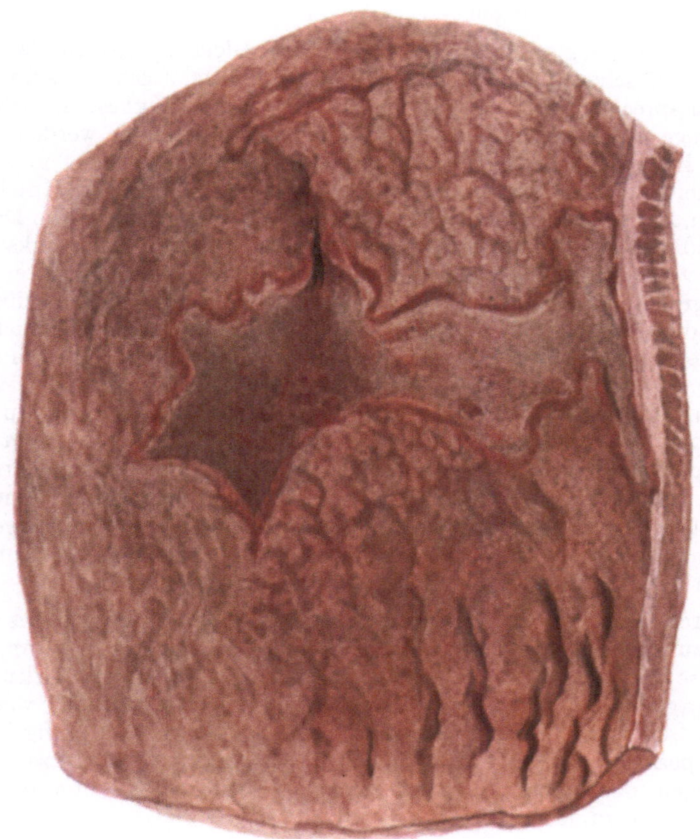

Abb. 1. Gummös-ulceröse Magensyphilis aus der Sammlung von Professor L. Pick - Berlin.

fluierende Geschwüre, die beträchtliche Größe annehmen können. So ist von Lanceraux ein 30 cm großes syphilitisches Magengeschwür beschrieben worden. Nur selten kommt es bei syphilitischen Magengeschwüren zur Perforation. Offenbar gehen, wie auch sonst bei gummösen Prozessen mit dem geschwürigen Zerfall gleichzeitig lebhafte proliferative Neubildungen einher, die die Serosa vor der Zerstörung schützen und dadurch eine Perforation verhüten.

Über die Häufigkeit des luetischen Magengeschwürs gilt das gleiche wie über die syphilitischen Magenerkrankungen überhaupt. Erst muß die Aufmerksamkeit geschärft und die Erkenntnis der Krankheit vertieft werden, bis Endgültiges darüber gesagt werden kann. Lang hält das syphilitische Magengeschwür für sehr häufig. Nach seiner Zusammenstellung sind 20% aller Uclusfälle luetisch, seine Angabe steht allerdings im Gegensatz zu allen sonstigen klinischen und pathologisch anatomischen Erfahrungen.

Symptomatologie: Subjektiv macht das Ulcus specificum fast die gleichen Beschwerden wie das Ulcus rotundum. Eine ausführliche Einzelbesprechung erübrigt sich im Rahmen dieses Werkes. Es soll nur auf einige objektive Unterschiede besonders hingewiesen werden. Objektiv finden wir genau wie beim nicht spezifischen Ulcus in einem Bruchteil von Fällen eine scharf umschriebene Druckempfindlichkeit in der Mittellinie des Epigastriums. Manchmal ist die Druckempfindlichkeit aber nicht in der Mitte, sondern mehr nach links oder rechts verlagert, je nach der Lokalisation des Gummas. Mitunter sind sogar größere Bezirke des Epigastriums oder der ganze Magen schmerzempfindlich. In solchen Fällen bestehen mit größter Wahrscheinlichkeit ausgedehnte ulcerative Prozesse, die durch konfluierende Nekrose zahlreicher Gummen entstanden sind. Von großer Wichtigkeit für die Diagnose ist der Nachweis einer festen respiratorisch unverschieblichen Resistenz im Bereich des Schmerzes, ein Befund, der beim Ulcus rotundum nie vorkommt. Solche tumorartigen Resistenzen sind dann zu fühlen, wenn es sich um größere ältere Gummata handelt, in deren Umgebung bereits feste Infiltrationen und bindegewebige Narbenzüge zur Ausbildung gekommen sind. Bei miliaren Gummiknoten läßt dieses wichtige Symptom allerdings im Stich.

Durch Arrosion von Gefäßen im Geschwürsgrund kommt es mitunter zu ergiebigem und hartnäckigem Blutbrechen oder, bei geringerem Kaliber des ergriffenen Gefäßes, zu okkulten Blutungen, die durch die bekannte Reaktion nachweisbar werden. Da die Gefäßarrosion in echt ulcerösem Gewebe liegt, und häufig in der Tertiärperiode die Gefäßwand an sich bereits erkrankt ist, setzen diese Blutungen der Behandlung hartnäckigen Widerstand entgegen und neigen leicht zu Rückfällen.

Von allen Autoren übereinstimmend (Th. Hausmann, Boas, Einhorn u. a.) wird auf typische Sekretionsanomalien bei Ulcus syphiliticum hingewiesen, die beim Ulcus rotundum so gut wie nie angetroffen werden. In der überwiegenden Mehrzahl der Fälle von unspezifischem Magengeschwür erwarten und finden wir als Kardinalsymptom eine Superacidität. Beim Ulcus specificum liegen die Verhältnisse gerade umgekehrt. Wir können in den meisten Fällen eine Subacidität, Mangel an freier Salzsäure, ja sogar ein Salzsäuredefizit feststellen. Gerade dieser typische Befund hat die um die Erforschung der Magensyphilis bemühten Autoren zu zwei Leitsätzen veranlaßt.

1. Symptome von Ulcus ventriculi und andauernde Subacidität weisen mit Wahrscheinlichkeit auf luetische Ätiologie hin.
2. Symptome von Ulcus ventriculi mit konstanter Superacidität und Überwerten freier Salzsäure bei Syphilitikern schließen eine spezifische Ursache der Magenerkrankung aus.

Die typische Veränderung der Zusammensetzung des Magensaftes weist auf die das Ulcus syphiliticum begleitende mehr oder weniger ausgedehnte Gastritis und die dadurch geschädigte Drüsenfunktion hin. In vereinzelten Fällen lassen sich neben der Subacidität sogar Milchsäurebacillen im Magensaft nachweisen. Ihr Vorkommen deutet immer auf hochgradige geschwürige Zerstörung hin, wie das ja auch für die ulcerierende Carcinomatose des Magens bekannt ist.

Ein wichtiges allerdings nicht sehr häufiges Symptom ist die unregelmäßige Temperaturerhöhung, das Begleitsymptom gummöser Erkrankung in allen Organen.

Sitzt ein Gumma in der Pylorusgegend, dann verläuft die Erkrankung bis zum ausgedehnten geschwürigen Zerfall unter dem Bilde der Pylorusstenose. Klinisch und röntgenologisch lassen sich dann alle Symptome nachweisen, die wir auch sonst bei Pylorusstenose gewöhnt sind.

Die **Diagnose** des syphilitischen Magengeschwürs kann mit relativer Sicherheit gestellt werden. Finden wir bei einem Luetiker typische subjektive Beschwerden, die auf Ulcus ventriculi hindeuten, außerdem im Bereich des Druckschmerzes eine umschriebene Resistenz im Epigastrium, finden wir Blut im Stuhl nach fleischfreier Kost, bei einer Ausheberung eine dauernde Subacidität mit Unterwerten von freier Salzsäure, dann ist der Verdacht auf gummöses Ulcus bis zur Sicherheit erhärtet, vorausgesetzt, daß eine maligne Neubildung ausgeschlossen werden kann. Die positive Wassermannreaktion stützt die Diagnose, die negative erschüttert sie aber nicht. Unter allen Symptomen verdient die Subacidität und die fühlbare schmerzhafte Resistenz im Zusammenhang mit einer luetischen Anamnese oder einer positiven Wassermannreaktion die größte Beachtung. Sind aber nicht alle Symptome in klassischer Form entwickelt, dann ist die Diagnose schwierig. So bei den Fällen, bei denen ein kleines solitäres Gumma nekrotisiert. Hier fehlt der Palpationsbefund. Oder in anderen Fällen, die neben der gummösen Erkrankung nicht zu ausgedehnter infiltrativer Gastritis geführt haben. Die Sekretionsanomalien sind dann nicht so eindeutig. In so gelagerten Fällen geht die Diagnose nicht über die Vermutung oder über eine Wahrscheinlichkeitsdiagnose hinaus, selbst wenn die Wassermannreaktion positiv ist, denn es ist wohl möglich, daß es sich hier bei einem Syphilitiker um ein nicht spezifisches Ulcus ventriculi handelt. Aber es ist auch in einem solchen Falle für den Patienten viel gewonnen, wenn der Zusammenhang der Erkrankung mit Lues in den Bereich der Möglichkeit gezogen und zum Ausgang therapeutischer Richtlinien genommen wird. Man bediene sich jedenfalls in allen Fällen von Ulcus ventriculi, die von den typischen Formen irgendwie abweichen, stets der Wassermannreaktion. Besonders gilt das für Fälle, bei denen die gewöhnliche Behandlung nicht zum Ziele führt. In der Literatur sind Fälle bekannt, bei denen nach Versagen kunstgerechter Ulcusbehandlung erst durch die antiluetische Behandlung die Magenstörung beseitigt wurde.

Positive Anamnese wird in vielen Fällen vorhanden sein. Auch hilft zur Sicherung der Diagnose manchmal die Auffindung anderer luetischer Organveränderungen. Eine gründliche Untersuchung des ganzen Menschen ist hier absolute Voraussetzung. Ein Milztumor, eine höckerige Leber oder typische luetische Aortenveränderungen stärken den Verdacht auf luetische Ursache der Magenerkrankung.

Differentialdiagnostisch sind mehrere Krankheiten abzugrenzen. Die Aufgabe kann unter Umständen unmöglich werden. Zunächst ist das Ulcus rotundum abzutrennen. Für Ulcus rotundum spricht eine scharf umschriebene Druckempfindlichkeit ohne Resistenz mit Superacidität und Erhöhung der freien Salzsäure bei längerer Dauer der Erkrankung. Wohl können auch im Beginn einer spezifischen Geschwürsbildung die Säureverhältnisse im Sinne einer Superacidität verändert sein. Nach längerem Bestehen ändert sich aber der Befund, so daß die Differentialdiagnose im Lauf der Beobachtung noch möglich wird. Gegen gastrische Krisen spricht einmal die Abhängigkeit der subjektiven Beschwerden von der Nahrungsaufnahme, die Regelmäßigkeit des Schmerzes etwa eine Stunde nach dem Essen und der Nachweis einer fühlbaren Resistenz.

Ist es zur Stenose am Pylorus gekommen, und der Arzt bekommt den Patienten erst dann zu Gesicht, dann ist die Entscheidung über die Ätiologie der voraufgegangenen Ulceration fast unmöglich. Immerhin wird eine Subacidität bei positiver Wassermannreaktion den Gedanken an luetische Narbenbildung rechtfertigen. In diesem Zustande hat übrigens die Differentialdiagnose keinen besonderen Wert, weil es in jedem Falle bei Zunahme der Beschwerden nur eine Behandlung gibt, nämlich die Operation. Sitzt das Ulcus am Pylorus, ohne daß damit eine nennenswerte Stenose verbunden ist, dann kommt die Ausschließung eines Ulcus duodeni in Frage. Auch hier wird die Untersuchung des Magensaftes die gleichen Anhaltspunkte liefern wie beim Ulcus ventriculi. Eine fühlbare Resistenz spricht gegen Ulcus duodeni.

Am schwierigsten und wichtigsten zugleich ist die Abtrennung maligner Tumoren. Das Alter kann nichts entscheiden. Beide Erkrankungen kommen in den gleichen Jahren vor. Die Kachexie kann bei beiden Erkrankungen so hochgradig werden, daß ihr eine entscheidende Verwertung diagnostisch nicht zukommt. Ich habe eine große Anzahl Luetiker in Erinnerung, deren Aussehen zuerst den Verdacht auf maligne Tumorenbildung aufkommen ließ, bis durch genaues Untersuchen eine luetische Organerkrankung festgestellt und durch antiluetische Kur ein Aufblühen des Patienten herbeigeführt wurde. Fühlt man bei einem Luetiker eine Resistenz, stellt Blutungen im Magen fest, findet Anacidität und eine positive Wassermannreaktion in verhältnismäßig jungen Jahren, dann ist jedenfalls zunächst an syphilitische Erkrankung zu denken und entsprechend zu behandeln, ehe man operiert. Aus der Literatur sind eine Anzahl Fälle bekannt, in denen ein Carcinom aus berechtigten Gründen angenommen, der Patient operiert und bei der histologischen Untersuchung ein luetisches Granulom festgestellt wurde, das erfahrungsgemäß durch antiluetische Behandlung zu beseitigen gewesen wäre. Man kann solche Vorkommnisse vermeiden, wenn öfter als bisher an die Möglichkeit luetischer Magentumoren gedacht und vor allem von der Wassermannreaktion bei carcinomverdächtigen Fällen reichlicher Gebrauch gemacht wird. Positive Wassermannreaktion soll allerdings auch bei malignen Tumoren mitunter positiv ausfallen. Vielleicht gehört aber eine Reihe dieser Beobachtungen unter die syphilitischen Neubildungen, denn die Diagnose einer syphilitischen Veränderung kann mitunter dem Chirurgen, ja sogar dem pathologischen Anatomen die größte Schwierigkeit bereiten.

Ein Fall dieser Art ist der folgende (Haas):

30 jährige Patientin klagt über rasch eintretendes Sättigungsgefühl, Druck und Aufblähung der Magengegend nach der Mahlzeit.

Objektiv läßt sich Druckempfindlichkeit und Plätschern im Epigastrium nachweisen, später kommt es zu kolikartigen Anfällen. Der Magensaft ist anacid. Blut im Stuhl negativ. Im Verlauf der Krankheit Fieber bis 39,5, die Leber ist geschwollen, die Schmerzen nehmen immer mehr zu. Eines Tages tritt Hämatemese auf. Es wird operiert. Der Operateur diagnostiziert ein Carcinom der hinteren Magenwand bis zur Cardia reichend. Da die Wassermannreaktion positiv war, wird nach der Operation antiluetisch behandelt und damit sofortige Beseitigung aller Beschwerden herbeigeführt.

Ähnlich liegt ein Fall von Lignac, der klinisch als Carcinoma ventriculi imponiert. Die histologische Untersuchung des operierten Magens ergibt chronische Gastritis, Gummata und luetische Geschwüre.

Läßt sich eine exakte Differentialdiagnose nicht stellen, dann sollte jedenfalls vor der Operation der Versuch energischer antiluetischer Behandlung durchgeführt werden. Handelt es sich um einen gummösen Prozeß, dann wird in kürzester Zeit ein Umschwung stattfinden, der die Zweifel zerstreut. Bleibt der Prozeß bei spezifischer Behandlung allerdings unbeeinflußt oder schreitet er gar fort, dann ist keine Zeit zu verlieren, um mit dem operativen Eingriff noch rechtzeitig zu kommen.

Schließlich noch ein Wort zur Differentialdiagnose gegenüber nervösen Magenstörungen. Die subjektiven Beschwerden, Appetitlosigkeit, Aufstoßen, Erbrechen, Schmerzen nach dem Essen und Subacidität sind beiden Erkrankungen eigen. Zudem zeigen viele Luetiker Symptome von visceralen Neurosen. Absolut gegen nervöse Störungen spricht aber eine fühlbare Resistenz und okkultes Blut im Stuhle. Auch der Nachweis von Milchsäurebacillen schließt eine reine neurogene oder psychogene Magenerkrankung aus. Klagt ein Syphilitiker über Magenbeschwerden erheblicher Art, dann begnüge man sich nicht mit der Diagnose einer Magenneurose, sondern gehe mit dem Rüstzeug der modernen Methoden vor. Man wird dann rechtzeitig helfen können, ehe feste Narben eine Änderung nicht mehr ermöglichen.

Die **Prognose** des syphilitischen Magenulcus ist ziemlich ernst. Wesentlich hängt sie von der richtigen und rechtzeitigen Erkennung des Leidens ab. Sind die Gummata und die aus ihnen entstehenden Ulcerationen frisch, dann lassen sie sich beseitigen, sind sie alt, dann ist in der Umgebung schon straffes Narbengewebe entstanden, das therapeutisch nicht mehr anzugehen ist. Auch die komplizierende, meist chronische Gastritis nimmt bei längerer Dauer der Erkrankung zu und trübt die Prognose. Die Aussicht auf Wiederherstellung ist besonders dann gering, wenn ergiebige Hämatemesen bestehen. Einmal wird der an sich durch die Infektion geschädigte Patient durch die Blutung sehr geschwächt, außerdem setzen die luetisch affizierten Gefäße der Blutstillung und der Ausheilung großen Widerstand entgegen.

Bei rechtzeitiger Erkennung und energischer Behandlung kann aber eine klinische Heilung immerhin herbeigeführt werden.

So berichtet Dühne über einen Fall, 11 Jahre nach der Infektion, der in dieser Weise geheilt wurde. Einhorn hat 2 Fälle durch antiluetische Behandlung geheilt, in einem trat der Tumor 2 Jahre, im zweiten 20 Jahre nach der Infektion in die Erscheinung.

Cronquist berichtet über einen Fall, der 3 Jahre Schlingbeschwerden hatte, daneben cerebral-luetische Erscheinungen aufwies. Er nahm daher einen luetischen Tumor an der Cardia mit Oesophagusstriktur an, behandelte antiluetisch und beseitigte alle Beschwerden.

Pylorusstenose infolge von gummöser Tumor- und Geschwürsbildung ist in jedem Falle eine sehr ernste Erkrankung. Entweder führt der nekrotisierende Zerfall zu fortschreitender Kachexie, oder die einsetzende Vernarbung macht die partielle Stenose zu einer totalen und die Passage für die Nahrung vollkommen unmöglich. Die antiluetische Behandlung kann hier keine Wandlung mehr herbeiführen. Wenn durch operative Eingriffe keine Heilung mehr erzielt werden kann, sind die Patienten rettungslos dem Tode verfallen. Bei der Prognose der syphilitischen Magenerkrankung der Tertiärperiode darf nicht übersehen werden, daß bei ungünstigem Sitz eines ulcerierenden Gummiknotens durch die Behandlung dieser zwar beseitigt werden, dafür aber gerade durch die Behandlung die narbige Striktur begünstigt werden kann. Immerhin sind das im Verhältnis so seltene Möglichkeiten, daß die spezifische Behandlung nicht aufgeschoben oder unterlassen werden darf.

Die Behandlung luetischer Magentumoren und der daraus entstehenden Geschwüre unterscheidet sich nicht von der Behandlung der visceralen Lues überhaupt. Gummen werden meist schon durch Jod beseitigt. Quecksilber und Salvarsan muß außerdem aber unbedingt in den üblichen Serientouren gegeben werden, um Rezidiven vorzubeugen. Wird nach dem klinischen Befund der Sitz der Erkrankung im Pylorus angenommen, dann ist die Kur mit kleineren Dosen zu empfehlen, um eine zu ausgiebige Narbenbildung zu verhüten und nicht unnötigerweise statt einer Heilung eine neue Komplikation zu setzen. Neben der antiluetischen kommt natürlich die bewährte diätetische Behandlung wie beim nicht spezifischen Magengeschwür unterstützend zu Hilfe und muß möglichst lange fortgesetzt werden, um die angegriffene Schleimhaut zu schonen. Bei sehr ausgiebigen und häufig wiederkehrenden Blutungen ist eine Operation unvermeidlich. Wenn man sich dafür entscheiden muß, darf man die Prognose nicht so günstig stellen, wie beim gewöhnlichen runden Magengeschwür, weil die Erkrankung der Magenwand durch begleitende chronische infiltrative Prozesse oder durch Schädigung der kleinen Magenarterien der endgültigen Heilung hinderlich im Wege steht, und trotz chirurgischer Behandlung ein Rezidiv immerhin möglich ist.

3. Die Scirrhosis ventriculi syphilitica.

Die syphilitische Magenschrumpfung, die sogenannte **Linitis plastica syphilitica** ist immer eine Spätfolge der Lues und kommt nur sehr selten zur Beobachtung und wird noch seltener richtig erkannt. Fezer hat 14 Fälle von Linitis plastica gesammelt, unter denen 3mal nur Lues, 8mal Lues und Alkohol als ursächliches Moment in Frage kam.

Pathologisch-anatomisch besteht die Erkrankung in einer starken Verdickung der Magenwand vor allem in der Regio pylorica, seltener über den ganzen Magen ausgedehnt. Die Konsistenz der Wandung kann bis zu knorpelartiger Härte gesteigert werden.

Mikroskopisch besteht eine bindegewebige Proliferation der Submucosa und Muscularis, während die Schleimhaut in den meisten Fällen relativ intakt ist. In einigen Fällen ist die Serosa mit ergriffen und liefert dann das Bild der Perigastritis proliferativa. Häufig ist die Muscularis infolge der starren Submucosa und der dadurch bedingten gesteigerten Arbeit hypertrophiert. Bei sehr langem Bestehen kann es zur gänzlichen narbigen Umwandlung des anfangs zellreichen Bindegewebes und zur völligen Verödung der ganzen Magenwand kommen. In diesem Falle schwindet wahrscheinlich sekundär durch Ernährungsstörungen die Schleimhaut, wie Zimdras in einem autoptischen Befund nachweisen konnte.

Die klinischen **Symptome** sind im Anfang sehr gering und wenig charakteristisch. Bei oberflächlicher Untersuchung wird man höchstens zur Diagnose einer Dyspepsie oder eines Magenkatarrhs kommen. Ist die Krankheit aber weiter fortgeschritten, dann treten ganz eindeutige Symptome in den Vordergrund. Der Patient klagt über die Unfähigkeit, größere Nahrungsmengen zu sich zu nehmen. Trotz besten Appetits und großer Eßlust — ein sehr wichtiges Symptom — ist der Kranke nach wenigen Bissen übervoll, übersättigt und klagt über starken Druck in der Magengegend. Fährt er in der Nahrungszufuhr fort, dann muß er sofort, noch während des Essens, explosivartig erbrechen. Ohne voraufgegangene Übelkeit werden die Speisen geradezu herausgeschleudert. Ist der Magen entleert, dann tritt sofort das alte Wohlbefinden wieder ein. Das Erbrochene enthält nie Blut. Bei der Untersuchung findet man oft schon bei der Inspektion die Konturen des Magens deutlich hervortretend, ähnlich wie bei einer lange bestehenden Pylorusstenose. Im Gegensatz zu der bei Pylorusstenose bestehenden starken Magenerweiterung ist der Magen dagegen in seiner Ausdehnung normal groß, oder sogar deutlich verkleinert.

Perkutorisch ist der Schall über dem erkrankten Magen infolge der Wandverdickung gedämpfter, als über dem normalen oder gar erweiterten, häufig von Gasen stark aufgeblähten Magen. Bei der Palpation wird die vermehrte Konsistenz der gesamten Magenwand, vor allem in der Pylorusgegend außerordentlich deutlich.

Künstliche Aufblähung des Magens gelingt nicht. Prüfung der Magenkapazität durch Eingießen von Wasser ergibt vermindertes Volumen. Es sind Fälle bekannt, bei denen nur $^1/_2$ l Wasser in den Magen eingefüllt werden konnte. Versucht man weiter zu füllen, dann tritt eine explosive Entleerung ein. Auch bei der Magenschrumpfung findet man häufig die Werte der Gesamtacidität und der freien Salzsäure herabgesetzt.

Röntgenologisch sieht man einen kleinen geschrumpften Magen wie beim echten carcinomatösen Scirrhus. Ist die Schrumpfung in der Pylorusgegend besonders ausgiebig, dann können auch dadurch Stenoseerscheinungen hervorgerufen werden, ähnlich wie durch ein im Pylorus sitzendes Gumma.

Die **Diagnose** der Magenschrumpfung ist nach den geschilderten Symptomen leicht. Die luetische Ätiologie muß durch eine gute Anamnese, eine evtl. positive Wassermannreaktion und das Vorhandensein anderer luetischer Organschädigungen bewiesen werden. Vor allem ist hier wieder auf einen begleitenden Milztumor als wichtiges differentialdiagnostisches Moment gegenüber dem malignen Scirrhus hinzuweisen. Im Einzelfalle wird man bei einmaliger Untersuchung eine maligne Veränderung nicht sicher ausschließen können. Längere Beobachtung führt in solchen Fällen einzig und allein zur richtigen Diagnose.

Die **Prognose** der luetischen Magenschrumpfung ist im allgemeinen sehr schlecht. Es ist im Vorhinein nicht leicht, die ersten Anfänge der Krankheit zu erkennen, weil sie ganz symptomlos beginnen kann. Bei längerem Bestehen, wenn alle Symptome schon erkennbar sind, ist es meist schon zu starkem Umbau in Submucosa und Muscularis gekommen, so daß nur ein Teil der Veränderung, nämlich die frischen zelligen Hyperplasien beseitigt, und der Prozeß höchstens zum Stillstand gebracht werden kann. Bleibt die Krankheit unbehandelt, dann führt sie unrettbar, meistens allerdings sehr langsam, zum Tode. Je später die Behandlung einsetzt, um so trüber sind die Aussichten quoad restitutionem und damit auch quoad vitam. Die sklerosierenden Narben können nicht mehr verschwinden. **Differentialdiagnostisch** gilt es nur den malignen Scirrhus abzutrennen. Ein Syphilitiker kann selbstverständlich auch an einer carcinomatösen Magenschrumpfung erkranken. Die Unterscheidung beider Erkrankungen ist aber auch in vivo schon zu treffen. Positive Wassermannreaktion, andere luetische Organveränderungen, vor allem eine genaue Größenbestimmung der Milz lenken auf den rechten Weg, sind allerdings nicht ausschlaggebend. Der objektive Befund ist bei beiden Erkrankungen der gleiche. Das wichtigste für die Differentialdiagnose ist eine gründliche Anamnese. Stellen wir objektiv eine Magenschrumpfung fest, und hören von dem Patienten, daß er stets bei gutem Appetit ist und Lust hat alles zu essen, wenn es ihm nur möglich wäre, dann liegt ein carcinomatöser Scirrhus nicht vor. Bei carcinomatösem Scirrhus hört der Appetit schon auf, noch ehe der objektive Befund deutlich wird.

Die **Behandlung** muß in jedem Falle eine antiluetische, und zwar eine recht energische sein. Quecksilber und Salvarsan haben bei

allen interstitiellen luetischen Veränderungen den Vorzug. Bei der
Skizzierung der pathologisch-anatomischen Verhältnisse haben wir gesehen, daß die Erkrankung im ersten Beginn eine zellreiche Hyperplasie
darstellt. In diesem Stadium kann die antiluetische Behandlung noch
zur Heilung führen. Dem einzelnen klinischen Falle können wir aber
nicht ansehen, wie weit bereits fibröse Prozesse bestehen. Daher ist in
jedem Falle und in jedem Stadium der luetischen Magenschrumpfung der
Versuch einer energischen Behandlung immer gerechtfertigt und immer
erforderlich. Bleibt der Erfolg aus, dann sind wir zu spät gekommen,
haben aber vielleicht wenigstens dem weiteren Fortschritt gesteuert.

II. Die Syphilis des Darmes.

Die syphilitische Darmerkrankung beruht häufiger auf kongenitaler
als auf erworbener Syphilis. Aber auch bei Lues acquisita können verschiedene Krankheitsbilder unterschieden werden, deren richtige Erkennung für den Kranken von größter Bedeutung sind.
1. Die Enteritis luetica.
2. Das syphilitische Darmgeschwür und die daraus entstehende
   Stenose.

1. Die Enteritis luetica.

Zuweilen entwickelt sich bereits im Sekundärstadium zugleich mit
dem Auftreten anderer Haut- und Schleimhautsymptome das Bild des
akuten Darmkatarrhs. Pathogenetisch wird diese Erkrankung von den
meisten Autoren als echte Schleimhauteruption oder als lymphocytäre
Infiltration der Darmwand gedeutet. Nur eine Minderheit sieht in der
Darmaffektion eine anaphylaktische Reaktion, lehnt also eine echte
syphilitische Schädigung ab. Die Darmschleimhaut kann entweder in
allen Abschnitten ergriffen werden, oder es erkranken nur umgrenzte
Bezirke; das klinische Bild wechselt je nach Ausdehnung, Stärke und
Sitz der Schleimhautaffektion. Ist die Erkrankung wenig ausgedehnt,
dann kann sie überhaupt ohne jedes Symptom verlaufen; bei großer
Ausbreitung führt sie zu leichter von der Nahrungszufuhr
oft ganz unabhängiger anhaltender Schmerzhaftigkeit im
Leib. Mitunter kann sich der Schmerz aber auch anfallsweise sehr
erheblich steigern. Es entstehen dann Krankheitsbilder, die an Koliken
verschiedenster Organe erinnern und leicht zu diagnostischen Irrtümern
führen.

Nur wenn der Dickdarm mitbeteiligt, ist die Stuhlentleerung mit
Schmerzen verbunden. Der Stuhl ist fast immer diarrhoisch und kann
durch Adstringentien oder andere Antidiarrhoica nicht beeinflußt werden.
Bei längerer Dauer der Erkrankung kommt es, allerdings sehr selten, zu
einer zelligen Hyperplasie der ganzen Darmwand mit Umwandlung in
fibröses zellarmes Narbengewebe, zur syphilitischen Hyperplasie des
Darmes mit Verengerung des Lumens, einem Krankheitsbild, das den
scirrhösen Erkrankungen des Magens gleichzusetzen ist.

2. Das syphilitische Darmgeschwür.

Wichtiger als die Enteritis des Sekundärstadiums ist die schwere syphilitische Erkrankung des Darmes in der Tertiärperiode. Wir unterscheiden zweierlei Formen.

  a) Die gummösen Infiltrate, die submucös liegen, ringförmig angeordnet sind und keine Beziehung zu dem Peyerschen Plaques haben.

  b) Infiltrativ zellige Wucherungen in den Peyerschen Plaques mit deutlicher Längsstellung in der Verlaufsrichtung des Darmes.

Wie im Magen führen diese Veränderungen auch im Darm je nach der Tendenz der Erkrankung zu geschwürigem Zerfall oder zur Narbenbildung und Stenose.

Die **Symptomatologie** ist sehr mannigfaltig und wenig eindeutig je nach Sitz und Alter der Erkrankung. Das hervorstechendste Symptom ist der mit heftigen Schmerzen verbundene unstillbare Durchfall. Der Stuhl ist dünnflüssig, bei Geschwürsbildung mit Blut und Eiter vermischt. Besonders reich an Eiter ist der Stuhlgang dann, wenn zum spezifischen Prozeß eine sekundäre Mischinfektion hinzugekommen ist. Sind die Ulcerationen klein, dann deckt erst die genaue chemische und mikroskopische Stuhluntersuchung die okkulten Blut- und Eitermengen auf. In anderen Fällen kann die Blutung sehr ergiebig und das erste Symptom sein, das den Patienten auf seine Erkrankung aufmerksam macht. Die Patienten magern ab und sehen elend und verfallen aus; je nach dem Sitz des Geschwürs kann das klinische Bild einem Ulcus duodeni, einer Darmtuberkulose oder einer Appendicitis ähnlich sehen. Diagnostischen Irrtümern ist dadurch besonderer Vorschub geleistet. Gehen die geschwürigen Prozesse von den Peyerschen Plaques aus, dann schreitet die Infektion häufig auf dem Lymphwege weiter und führt zur Schwellung oder zur gummösen Infiltration der Mesenterialdrüsen. Man kann dann häufig rundliche unverschiebliche Tumoren in den verschiedensten Stellen der Bauchhöhle tasten und bei diesem Befund ebenfalls zu falscher Diagnose verleitet werden. Auf die Differentialdiagnose kommen wir später zu sprechen. Kommt der geschwürige Prozeß zum Stillstand, dann führt er in sehr vielen Fällen zur Verengerung des Darmlumens und zur Darmstriktur. Von diesem Augenblick ändert sich das klinische Bild. Die Durchfälle hören ganz auf oder wechseln mit Zeiten hartnäckiger Verstopfung ab; die Schmerzen lassen meist nach einer ausgiebigen Stuhlentleerung nach, der Stuhl ist nicht mehr mit Blut und Eiter vermischt. Proximal von der Verengerung fühlt man den Darm abnorm erweitert, bei längerer Dauer der Erkrankung in seiner Muskulatur verdickt. Mitunter lassen sich bei hochgradigen Stenosen auch Darmsteifungen erkennen. Eine syphilitische Darmstriktur kann mitunter eine nur vorübergehende Phase im Bilde der Darmsyphilis sein. In solchen Fällen ist man zur Annahme eines frischen in Resorption befindlichen Gummas berechtigt. Rechtzeitige Behandlung oder ausgedehnter geschwüriger Zerfall stellen die zeitweise behinderte Darmpassage wieder her. **Die dauernde Striktur hat verschiedene Ursachen:**

1. Das außerhalb der Peyerschen Plaques gelegene Gumma kann mit einer festen strikturierenden Narbe ausheilen.

2. Die zellige Infiltration der Lymphknoten wird in fibröses Gewebe umgewandelt und dadurch das Darmlumen verengert.

Da beide Erkrankungsarten nur selten solitär auftreten, kommt es meist zu gleichzeitiger Stenosierung des Darmes an verschiedenen Stellen, ein Symptom, das für die luetische Genese der Erkrankung im Gegensatz zu malignen Tumoren eine besondere Bedeutung hat. Die Symptomatologie der Darmstenose im einzelnen weist keine besonderen Merkmale gegenüber anderen Stenosen auf und kann hier übergangen werden.

Die **Diagnose** der syphilitischen Darmerkrankungen ist außerordentlich schwer, meist wird überhaupt an die Möglichkeit einer solchen Erkrankung nicht gedacht. Die Diagnose der akuten Enteritis ist bei den klinischen Erscheinungen leicht zu stellen. Daß sie syphilitischer Natur ist, geht über eine Wahrscheinlichkeitsdiagnose nicht hinaus. Und doch dürfen wir in manchen Fällen die luetische Ätiologie postulieren. Tritt in der Frühperiode gleichzeitig mit Sekundärerscheinungen an der Haut oder an der Schleimhaut ein akuter Darmkatarrh auf, dann ist die Einheit der Ursache für beide Erkrankungen zweifellos gegeben, besonders dann, wenn andere Ursachen für die Darmerkrankung nicht in Frage kommen. Die von manchen Autoren geforderte autoptische Beweisführung für die klinische Diagnose wird kaum zu erbringen sein, weil die Krankheit unter der spezifischen Behandlung, ja in vielen Fällen auch ohne sie, wieder abheilt und keinerlei Rückstände zurückläßt. Ausschlaggebend für die Diagnose ist die Wirkung der Behandlung. Beseitigt antiluetische Behandlung einen akuten Darmkatarrh in der Sekundärperiode, dann kann die ätiologische Diagnose oft noch ex juvantibus gestellt werden.

Noch schwieriger ist die Diagnose des luetischen Darmgeschwürs und der syphilitischen Stenose. Die Zeit des Auftretens in der Tertiärperiode und das eventuelle Fehlen anderer luetischer Organveränderungen lenkt den Verdacht schwer auf den Zusammenhang mit der syphilitischen Infektion, vor allem dann, wenn die luetische Infektion nicht bekannt ist oder vom Patienten verschwiegen wird. Hier heißt es vor allem bei Feststellung geschwüriger Prozesse im Darm auch an die Möglichkeit einer Syphilis denken. Einen weiteren Schritt vorwärts bringt die genaue Untersuchung des ganzen Körpers. Namentlich wenig auffallende Erscheinungsformen der Syphilis können in dieser Richtung Klärung schaffen, z. B. Drüsenschwellung oder Periostitiden. Ist die Ursache für die Erkrankung nicht über allen Zweifel erhaben, dann muß in jedem Falle eine Blutuntersuchung gemacht werden. Der positive Ausfall der Wassermannreaktion berechtigt wenigstens zur Durchführung der spezifischen Behandlung, wenn er für sich allein auch nicht ausschlaggebend ist. Weitere Stützen für die Diagnose liefern etwaige luetische Organveränderungen. Da syphilitische Darmgeschwüre eine spätluetische Erkrankung sind, so ist vor allem das Nervensystem, die

Aorta, Leber und Milz genau zu untersuchen. Gerade die Vergrößerung der Milz hat auch hier wieder hohe diagnostische Bedeutung; denn wir kennen keine chronische Darmerkrankung mit geschwürigen Prozessen, bei der gleichzeitig ein Milztumor feststellbar ist.

Die Reihe **differentialdiagnostischer Überlegungen** ist groß. Beim allerdings sehr seltenen Sitz im Zwölffingerdarm ist das nicht spezifische Ulcus duodeni abzutrennen. Die Abgrenzung kann unüberwindliche Schwierigkeiten bieten. Positiver Wassermann und Milztumor berechtigt zur spezifischen Behandlung, rechtfertigt aber noch nicht die ätiologische Diagnose; denn ein Syphilitiker mit positivem Wassermann kann natürlich auch an einem gewöhnlichen Ulcus duodeni erkranken. Am meisten Wert hat hier eine Untersuchung des Mageninhalts. Andauernde Subacidität, Unterwerte von freier Salzsäure weisen mit größter Wahrscheinlichkeit auf syphilitische Prozesse hin. Auch hier spielt der Erfolg der antiluetischen Behandlung eine wichtige Rolle für die Diagnose des zugrunde liegenden Prozesses.

Typhöse, tuberkulöse und dysenterische Geschwüre lassen sich durch den typischen Verlauf der zugrunde liegenden Erkrankung, eventuell durch bakteriologische Stuhluntersuchung und durch die Serumreaktionen abgrenzen. Am wichtigsten ist die Unterscheidung von typhösen Geschwüren gerade deswegen, weil bei Typhus bekanntlich auch die Milzschwellung vorhanden ist. Immerhin liegt auch in dem Unterschied der Konsistenz des Milztumors ein verwertbares differentialdiagnostisches Moment. Der spätluetische Milztumor ist viel härter als der typhöse.

Ist es zur Stenose gekommen, dann gilt es gegen maligne Neubildung zu entscheiden. Die starke Abmagerung, das kachektische Aussehen eignet beiden Erkrankungen. Der Palpationsbefund liefert keine Unterscheidungsmerkmale. Beide Erkrankungen kommen im gleichen Alter vor. Ist nun durch die Anamnese, die Allgemeinuntersuchung oder die Wassermannreaktion Lues nachgewiesen, dann spricht jugendliches Alter eher für luetische Ätiologie und gegen Carcinom oder Sarkom. Nachweis eines Milztumors deutet in der gleichen Richtung. Unregelmäßiges Fieber kommt eher bei gummöser Lues als bei Carcinom vor und ist bei luetischen Strikturen ein Frühsymptom, bei Carcinomatose das Finale. Meist besteht im Fieberstadium der Darmcarcinose bereits eine diffuse Beteiligung des Bauchfells mit Ascites, ein Bild, das bei der Darmsyphilis nicht beobachtet wird. Multiple Tumoren mit Stenose sprechen gleichfalls gegen maligne Neubildung, Carcinome und Sarkome sind fast immer solitär. Ausschlaggebend ist oft die Dauer des Prozesses. Der an maligner Stenose leidende Patient erliegt seiner Erkrankung in relativ kurzer Zeit, wenn keine operative Beseitigung möglich ist. Der Luetiker kann, falls die Striktur nicht vollständig ist, mit seiner Erkrankung sehr lange, wenn auch qualvoll leben. Spontane Rückbildung der Stenose, eine nicht so seltene Beobachtung im Verlauf der syphilitischen Darmstenose, kommt bei maligner Neubildung nicht vor. Endlich hat auch die antiluetische Behandlung differentialdiagnostischen, allerdings nur eingeschränkten Wert. Stenosen,

die durch Gummen oder durch Druck einer gummös erkrankten Mesenterialdrüse entstanden sind, verschwinden durch antiluetische Behandlung.
Gelingt es also bei einem Syphilitiker durch spezifische Behandlung die
Stenose zu beseitigen, dann war sie luetisch. Leider bleiben aber alle
die Stenosen unbeeinflußt, die auf narbiger Umbildung der spezifischen
Darmerkrankung entstanden sind, und das wird in vielen Fällen so sein.
Wissen wir doch, wie unbestimmt und unscheinbar die ersten Beschwerden
bis zur Ausbildung der Striktur sein können. In solchen Fällen spricht
die Unwirksamkeit nicht gegen die luetische Ursache.

Tuberkulöse Darmstrikturen lassen sich nur durch eine
gute Anamnese und durch den Nachweis anderer tuberkulöser Veränderungen abtrennen. Die dysenterische Narbenstriktur läßt sich gleichfalls anamnestisch erkennen und ist immer auf
den Dickdarm beschränkt, während die luetischen Strikturen besonders
häufig im Dünndarm sitzen.

Die **Prognose** der syphilitischen Darmerkrankung ist verschieden je nach der Art und der Dauer der Erkrankung. Die frühsyphilitische Schleimhauterkrankung heilt in den meisten Fällen restlos
ab, wenn rechtzeitig spezifisch behandelt wird. Sie kann sogar auch
spontan zurückgehen, ebenso wie die syphilitische Haut- und Schleimhautaffektion überhaupt. Trüber ist die Prognose, wenn es bereits
zur allerdings sehr seltenen zelligen Hyperplasie ausgedehnter Darmabschnitte gekommen ist. In solchen Fällen haben wir keinen klinischen
Anhalt dafür, ob es sich noch um frisches, zellreiches, rückbildungsfähiges Bindegewebe oder bereits um starre Narben handelt. Der Erfolg der spezifischen Behandlung klärt die Aussicht für die Zukunft.

Gummöse Prozesse mit und ohne geschwürigen Zerfall können durch
entsprechende Behandlung zum Schwinden gebracht werden. Die
Prognose ist aber stets mit Vorsicht zu stellen. Die Behandlung ist in
diesem Falle überhaupt ein zweischneidiges Schwert. Je energischer
sie durchgeführt wird, um so eher wird das Gumma beseitigt, aber im
gleichen Maße wächst die Gefahr, daß gerade durch die Behandlung
gummöse Gewebe in eine feste, straffe strikturierende Narbe gewandelt
werden. Immerhin sind das nur verhältnismäßig seltene Vorkommnisse,
so daß wir auf die Behandlung nicht verzichten dürfen.

Ganz ungünstig ist die Prognose älterer syphilitischer
Stenosen; das feste Narbengewebe ist einer internen Behandlung überhaupt nicht mehr zugänglich, der klinische Befund also irreparabel. In
solchen Fällen hilft nur noch ein chirurgischer Eingriff. Auch er nicht
immer, denn

1. ist die Operation wegen der oft ausgedehnten Schädigung der
   Gefäße sehr schwer,
2. ist die Darmwand häufig auf weite Strecken hin vernarbt, so daß
   ganz ausgedehnte Resektionen nötig wären, die die Patienten bei
   ihrem geschädigten Allgemeinzustand schwer überstehen.

Bei Besprechung der Prognose ist die Art der **Behandlung**
bereits gestreift. In jedem Falle von Darmsyphilis in der Früh- und

Spätperiode muß die antiluetische Behandlung versucht werden. Gummöse Prozesse werden zuerst durch Jod vorbehandelt, erst später kommen Quecksilber und Salvarsan an die Reihe. Gibt man schon im Beginn bereits hohe Quecksilber- und Salvarsandosen, dann kann man die intensive Vernarbung zu sehr begünstigen und statt einer Heilung eine unerwünschte Komplikation setzen. Da wir im Einzelfalle nicht über die zugrunde liegenden anatomischen Verhältnisse einer Darmstenose Bescheid wissen können, muß auch vor einer Operation ein letzter Versuch mit Antilueticis gemacht werden. Erst wenn bei dieser Behandlung die Erscheinungen der Stenose nicht nachlassen, soll der Patient dem Chirurgen übergeben werden. Die Methode der Operation bleibt dem Fachurteil des Chirurgen überlassen. Je nach der Lage des Falles kommt die Resektion oder die Anlegung eines Anus praeternaturalis in Frage.

3. Die Syphilis des Mastdarms.

Die Mastdarmsyphilis nimmt wegen ihrer besonderen Pathogenese und der charakteristischen Komplikationen eine gewisse Sonderstellung unter den syphilitischen Darmerkrankungen ein und muß daher besonders besprochen werden.

Nach früheren Mitteilungen der Literatur schien die syphilitische Mastdarmerkrankung bei weitem häufiger zu sein, als die des übrigen Darmes gegenwärtig scheint sie entweder bedeutend an Häufigkeit abgenommen zu haben oder die als syphilitische Mastdarmerkrankung angesprochene Affektion wird jetzt anders aufgefaßt. Während z. B. Lang noch im Jahre 1885 unter 110 Luetikern 14mal eine Mastdarmlues fand, konnte ich an der Rombergschen Klinik in einem Zeitraum von 7 Jahren unter 1485 Fällen nur einmal eine spezifische Erkrankung des Mastdarmes feststellen. Andererseits scheinen nicht alle von Lang veröffentlichten Fälle luetisch zu sein. Es ist eigentümlich, daß nach übereinstimmenden Feststellungen aller Beobachter hauptsächlich das weibliche Geschlecht erkranken soll, während sie bei Männern eine Ausnahme darstellt. Allingham fand unter 52 syphilitischen Mastdarmstrikturen 42 Frauen und nur 10 Männer; andere statistische Angaben geben ähnliche Resultate.

Zur Erklärung für diese auffallende Tatsache liegen zwei Deutungen vor: Nach der einen Ansicht liegt es in den anatomischen Verhältnissen der weiblichen Geschlechtsorgane begründet. Das infektiöse Material kann leicht aus der Vagina in den eng benachbarten Anus gelangen und dort zur Haut- und Schleimhauterkrankung führen. Andere machen die eigentümliche venöse Gefäßverteilung bei der Frau verantwortlich. Tatsächlich kommunizieren die Venen der hinteren Vulvacommissur mit den Venen des Anus. Man erklärt sich von diesem Standpunkt aus die Erkrankung durch hämatogene Implantation des Erregers im Mastdarm. Die erste Auffassung ist sehr schwer mit unserer Kenntnis von der Entstehung syphilitischer Lokalisationen in Zusammenhang zu bringen. Denn nie setzt die Syphilis sich gerade da fest, wo bei einem syphilitisch infizierten die spirochätenhaltigen Sekrete hinfließen. Gerade diese Idee, daß der weibliche Mastdarm erkrankt, weil Vulvasekrete in ihn hineinfließen, spricht mehr für eine andere, modernere Auffassung dieser Erkrankung, nämlich daß sie nicht als syphilitisch, sondern als gonorrhoisch anzusehen sei. Das würde auch die angeführte Beobachtung erklären, daß der männliche Mastdarm so selten, besonders aber bei passiven Päderasten erkrankt ist.

Der Mastdarm kann in allen Phasen der Syphilis ergriffen werden. Wir kennen einen analen Primäraffekt. Wir kennen außerdem in der Sekundärperiode Schleimhautaffektionen am Anus oder in der Ampulle, die häufig nur unbestimmte Symptome hervorrufen und den Patienten manchmal zum praktischen Arzt führen, der mit diesen Erkrankungen wohl vertraut sein muß, wenn er zweckmäßig behandeln will.

Solange die Schleimhauterkrankung, die entweder als Erythem oder als echte syphilitische Papel imponiert, nicht geschwürig zerfällt, sind die Beschwerden gering oder fehlen ganz. Die Schleimhauterkrankung kann übrigens auch ohne ärztliche Behandlung vollkommen abheilen.

Die **Symptome** werden aber deutlicher, sobald durch begleitende Geschwürsbildung und die damit verbundene sekundäre Mischinfektion eine Proktitis zur Entwicklung kommt. Indessen ist dies selten. Die Patienten klagen dann über heftiges Jucken, Hitze- und Völlegefühl im After. Die Stuhlentleerung kann nur unter großen Schmerzen erfolgen, mitunter ist dem Kot ein wenig Blut, Schleim oder bei ausgedehntem Prozeß auch Eiter beigemengt. Nimmt die sekundäre Mischinfektion überhand, dann werden die Patienten durch Abfluß von übelriechendem Sekret aufs äußerste belästigt.

Die **Diagnose** der frühsyphilitischen Mastdarmerkrankungen ist nur dann möglich, wenn überhaupt genügend Symptome vorhanden sind. Der Zusammenhang der Mastdarmerkrankung mit der syphilitischen Infektion ist gerechtfertigt, wenn vorher keine Zeichen einer Mastdarmentzündung bestanden haben, wenn gleichzeitig andere Sekundärerscheinungen bestehen und wenn die Wassermannreaktion positiv ist. Die Diagnose ist gesichert, wenn im Reizserum Spirochäten nachweisbar sind und die antiluetische Behandlung die Erkrankung zum Schwinden bringt.

Prognostisch ist die Frühlues des Mastdarms absolut günstig bei genügender spezifischer Behandlung. Falls noch kein stärkerer geschwüriger Zerfall eingetreten ist, heilt die Erkrankung vollständig und, was besonders wichtig ist, ohne strikturierende Narbe ab.

Differentialdiagnostisch ist die an sich häufigere Gonorrhoe und die Proktitis haemorrhagica oder ulcerosa abzutrennen. Bei Verdacht auf gonorrhoische Proktitis wird man sich zunächst durch genaue Vorgeschichte und durch die mikroskopische Untersuchung auf Gonokokken über eine voraufgegangene diesbezügliche Erkrankung der Sexualorgane unterrichten. Die gonorrhoische Mastdarmerkrankung ist im Gegensatz zur luetischen von vornherein schon im ersten Beginn mit großen Schmerzen verbunden. Ist die Wassermannreaktion negativ, so kann man Syphilis in diesem Stadium mit ziemlicher Sicherheit ausschließen. Bei gonorrhoischer Erkrankung findet man bei endoskopischer Untersuchung die Schleimhaut stark gerötet und mit rahmigem Eiter bedeckt. Gegen Gonorrhoe spricht der Nachweis echter syphilitischer Papeln und der Spirochätenbefund. Der positive Ausfall der Wassermannreaktion ist nicht so eindeutig; wissen wir doch, wie häufig Lues mit Gonorrhoe verbunden ist. Wir könnten demnach auch im Rectum beide Erkrankungen gleichzeitig antreffen.

Die einfache oder ulceröse Proktitis als alleinige Ursache kommt nicht in Frage, wenn die Mastdarmerkrankung zugleich mit anderen Sekundärerscheinungen auftritt, wenn die Wassermannreaktion positiv ist oder wenn Spirochäten nachzuweisen sind.

Die **Behandlung** hat 2 Aufgaben zu erfüllen. Zunächst muß durch antiluetische, sehr energische Behandlung (Hg und Salvarsan) die Wurzel des Übels beseitigt werden. Und das gelingt in diesem Stadium meist vollständig. In zweiter Linie darf die symptomatische Behandlung der Mischinfektion nicht versäumt werden (über die Art der unspezifischen Behandlung s. S. 135). Sonst kann es wohl zur Ausheilung der syphilitischen Herde kommen, der Mastdarm bleibt aber weiter im entzündlichen Reizzustand, und die Patienten werden nie ganz beschwerdefrei.

Gänzlich verschieden von der Mastdarmsyphilis der Frühperiode ist **die spätluetische Mastdarmerkrankung.** Hier handelt es sich in der überwiegenden Mehrzahl der Fälle um Gummenbildung in der Submucosa. Seltener kommt es zur zelligen Infiltration der ganzen Darmwand mit starrer Erweiterung des Lumens.

Die gummöse Mastdarmlues ist eine Spätfolge der syphilitischen Infektion. Durchschnittlich 8—20 Jahre, in vereinzelten Fällen auch noch später nach der Infektion treten die ersten Erscheinungen auf. Der Sitz der Erkrankung ist stets zwischen äußerem und innerem Sphincter gelegen, etwa 4—8 cm über dem Anus. Die Prädilektionsstelle ist der Ansatz des Levator ani.

Die auch hier submucös gelegenen Gummen neigen gerade im Mastdarm, wahrscheinlich wegen der starken mechanischen Irritation bei der Stuhlentleerung, sehr häufig zu ringförmig angeordneten Ulcerationen. Mitunter sind multiple Gummen von verschiedener Größe in die Submucosa eingelagert. Zerfallen sie in ihrer Gesamtheit, dann entstehen große kraterförmige Ulcerationen mit aufgeworfenen unterminierten Rändern und speckigem Grunde. Da zwischen den einzelnen Geschwürszentren die Schleimhaut noch erhalten bleiben kann, fühlt oder sieht man mitunter den ganzen Defekt durch leistenförmig vorspringende Brücken in verschiedene Bezirke geteilt. Der geschwürige Prozeß kann manchmal sogar Teile der Muscularis zerstören; die Folge ist die von Neumann beschriebene spezifische Myositis mit Insufficientia alvi.

Gleichzeitig mit der destruktiven Veränderung geht bei der unkomplizierten Mastdarmlues eine lebhafte bindegewebige Neubildung einher und verhindert die Perforation ins periproktale Gewebe. Bei Überhandnehmen der bindegewebigen Proliferation entsteht aber im Laufe der Erkrankung das gefürchtete Bild der **Mastdarmstriktur.**

Weitaus die Mehrzahl aller gutartiger Mastdarmverengerungen ist nach der Auffassung mancher Autoren sicher syphilitisch. Ruge konnte unter 75 Strikturen 59mal anamnestisch oder klinisch eine Lues nachweisen, Gant unter 25 Fällen 13mal, Dorsemagen fand bei 13 Strikturen 9mal eine positive Wassermannreaktion. Besondere Beweiskraft für die ursächliche Bedeutung der Syphilis beim Zustandekommen der Mastdarmstrikturen haben die histologischen Befunde Ruges. Er konnte unter 18 Fällen 12mal im erkrankten Mastdarmabschnitt perivasculäre lymphocytäre Infiltrationen und Gummata, also echte syphilitische Gewebsveränderungen, nachweisen. Von anderen Autoren, namentlich von dermatologischer Seite wird die Häufigkeit der luetischen Mastdarmstriktur nicht anerkannt. Nach ihrer Ansicht ist die Verengerung fast ausschließlich auf Gonorrhöe und die mit ihr verbundene Proktitis zurückzuführen. Eine einheitliche Auffassung über die ätiologischen Faktoren ist bis heute noch nicht erzielt.

Die **Symptomatologie** der gummösen Mastdarmerkrankung wechselt je nach dem Stadium. Im Beginn kann sie sich ohne alle Symptome entwickeln oder so unbedeutende Beschwerden machen, daß sie der Patient gar nicht oder nicht genügend achtet. Abgesehen von leichtem Tenesmus, einem manchmal konstanten Druck in der Aftergegend, wechselnder Konsistenz des Stuhles ist das Wohlbefinden nicht gestört. Das Gumma kann sogar schon eine ziemliche Größe erreichen, ehe stärkere Beeinträchtigung des Allgemeinbefindens eintritt. Diese relative Harmlosigkeit wird dem Patienten oft zum Verhängnis, weil kostbare Zeit für die Behandlung vergeht in einem Stadium, in dem ein energisches Eingreifen noch sehr viel bessern könnte. Erst wenn das Gumma in größerem Ausmaß ulceriert und zur Strikturierung neigt, treten die charakteristischen Symptome auf, die den Patienten und den Arzt auf eine ernste Mastdarmerkrankung hinlenken.

Die Stuhlentleerung ist jetzt aufs äußerste erschwert und gelingt nur unter größten Anstrengungen. Trotz anhaltenden Stuhldranges entleeren die Patienten nur selten genügende Kotmengen. Die Form des entleerten Stuhles ist entweder bleistiftartig oder bandförmig und deutet auf eine ringförmige oder schlitzartige Behinderung im Darme hin. Sind Tage ohne Stuhlentleerung vergangen, dann hat sich der Kot durch abnorme Zersetzung oberhalb der Stenose verflüssigt und wird dann in diarrhoische Form „spritzerartig" entleert. Der Wechsel zwischen hartnäckiger Verstopfung und explosiver Diarrhoe ist ein wichtiges Symptom für eine bestehende Mastdarmstriktur. Beimengungen von Blut und Eiter sind ein Zeichen für ausgedehnten geschwürigen Zerfall oder für die Entwicklung einer sekundären unspezifischen Proktitis. Die unspezifische Sekundärinfektion der Schleimhaut ist die häufigste Komplikation der schweren syphilitischen Erkrankung und führt den ganzen Zustand in ein neues Stadium. Mit Entwicklung der Sekundärproktitis werden die Beschwerden durch tiefgreifenden Zerfall der entzündeten Schleimhaut und der ganzen Darmwand bedeutend stärker. Jeder Versuch zur Stuhlentleerung und diese selbst sind mit unerträglichen Schmerzen verbunden. Der Patient wird durch ständiges Abfließen von jauchigeitrigem Sekret aus dem After qualvoll belästigt und deprimiert. Bei großer Ausdehnung wird schließlich die Muscularis und Serosa ergriffen, es kommt zur Perforation in den hinteren oder vorderen Douglas, zur Ausbildung periproktitischer Abscesse, die mit hohen mitunter septischen Temperaturen einhergehen. Schließlich entwickelt sich das Bild der Allgemeinsepsis oder es kommt durch äußere und innere Fistelbildung in Blase, Uterus oder Vagina zu weiteren Komplikationen.

Im Gegensatz zu den Beschwerden bei stärkerer Destruktion sind die Klagen des Patienten bei zunehmender narbiger Striktur stets ganz gleichartig und beschränken sich auf langsam sich steigernde Erschwerung bei der Defäkation. Bei langem Bestehen der Mastdarmstriktur wird die Darmmuskulatur über der erkrankten Partie hypertrophisch und ist von außen her deutlich zu fühlen.

Für die Erkennung der Krankheit überhaupt und für die Feststellung ihrer jeweiligen Entwicklung und Ausdehnung sind vor allem drei Untersuchungsmethoden dringend erforderlich:

1. Die digitale Untersuchung des Mastdarms;
2. die Röntgen-Untersuchung;
3. die Proktoskopie.

Die **digitale Untersuchung** führt allerdings nur in einem Bruchteil der Fälle zum Ziel. Sind die Gummata sehr klein, wenig gegen das Darmlumen hervorspringend, dann ist der Fingerbefund uncharakteristisch und meist irreführend. Die kleinen nicht schmerzhaften Prominenzen werden leicht als innere Hämorrhoiden oder als eine Proktitis granularis gedeutet. Es ist in diesen Fällen unumgänglich nötig, die manchmal sehr geringe Menge Sekret mit stumpfem Untersuchungslöffel herauszuholen und mikroskopisch auf Gonokokken zu untersuchen, denn die chronische Gonorrhoe mit Gewebsveränderungen ist eine sehr häufige Erkrankung des Mastdarms.

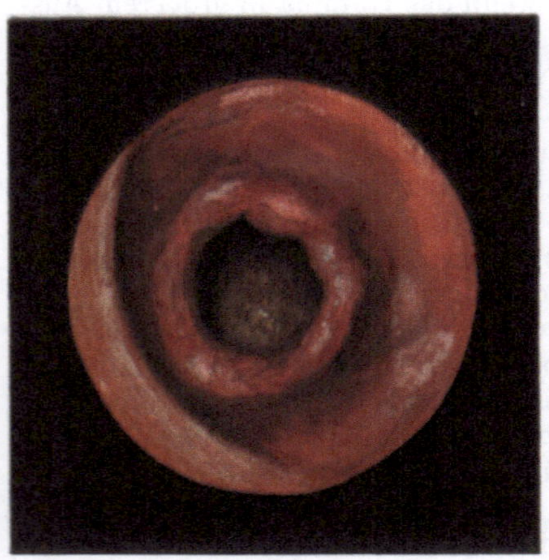

Abb. 2.   Syphilitische Mastdarmstriktur.

Erst wenn im Spätstadium eine echt syphilitische Mastdarmstriktur zustande gekommen ist, ist der Fingerbefund eindeutig. Man fühlt dann 4—8 cm über dem Anus eine nach oben sich trichterförmig zuspitzende, ringförmig ins Darmlumen vorspringende Narbe (diesem Befund entspricht das in Abb. 2 wiedergegebene endoskopische Bild). Die loch- oder schlitzförmige Öffnung ist meist für den Finger nicht durchgängig. Die Narbe ist glatt und von fester Konsistenz. Der Mastdarm ist gegen seine Umgebung frei verschieblich, das periproktale Gewebe nicht infiltriert, außer wenn es zur Ausbildung unspezifischer periproktaler Abscesse gekommen ist, die sich durch große Schmerzen, Fieber oder Fistelbildung verraten und immer erst das Finale der ganzen Erkrankung darstellen.

Die **Röntgenuntersuchung** kommt auch nur für die Fälle in Frage, die bereits eine Striktur erkennen lassen. In diesen Fällen hat sie aber hervorragende diagnostische Bedeutung; denn sie allein zeigt bei hochgradiger Verengerung die Länge und den Grad der Striktur an und unterrichtet außerdem über den Zustand des Darmes oberhalb der Stenose. Bei der Frage über die Notwendigkeit oder die Möglichkeit einer eventuellen Operation ist die Röntgenuntersuchung unentbehrlich.

Das Meiste für die Einzelheiten der Diagnose leistet die Endoskopie. Wo irgend möglich, darf sie nicht versäumt werden; auch in den Fällen nicht, in denen durch die Vorgeschichte, Wassermannreaktion und die digitale Untersuchung der Beweis einer schweren Mastdarmerkrankung bereits erbracht ist. Denn die endoskopische Untersuchung allein enthüllt erst das ganze Krankheitsbild direkt vor unseren Augen. Mit ihrer Hilfe können wir das frische Geschwür von einer stenosierenden Narbe unterscheiden. Wir unterrichten uns ferner genau über den Sitz und den Grad der Verengerung, wir stellen direkt die Tiefe und Ausdehnung etwaiger geschwüriger Prozesse fest. Durch genaue Inspektion des Geschwürsrandes und -grundes können wir spezifische Ulcera von anderen unterscheiden. Das spezifische Ulcus hat aufgeworfene harte Ränder, das unspezifische eine flache schlaffe Umgebung. Der syphilitische Geschwürsgrund ist speckig, der unspezifische mit dünnem seröseitrigem Sekret bedeckt, der frische gonorrhoische mit dickrahmigem Eiter überzogen.

Mit vollem Recht macht Strauß auf einen weiteren Vorteil der Endoskopie aufmerksam. Mit Hilfe des Endoskops können wir in unklaren differentialdiagnostisch nicht genügend abgrenzbaren Fällen histologisches Material durch Probeexcision oder bakteriologisches Material aus dem Reizserum unter Kontrolle des Auges gewinnen.

Die Diagnose der Mastdarmlues ist im Beginn sehr schwer. Die geringfügigen Frühsymptome können eine beginnende luetische Erkrankung wohl vermuten lassen, aber auch lediglich Zeichen einer harmlosen Proktitis sein. Genaue Vorgeschichte, positive Wassermannreaktion verdichten den Verdacht. Manchmal deckt schon in dieser Zeit die Endoskopie ein deutliches Gumma auf. Fehlen aber echte syphilitische Neubildungen, dann sollte man trotz einer stattgehabten luetischen Allgemeininfektion mit der Annahme einer syphilitischen Mastdarmerkrankung zurückhalten und eher an die Folgen einer alten Mastdarmgonorrhoe denken. Bei Entwicklung der typischen Stenoseerscheinung ohne voraufgegangene schwere Proktitis ist die Diagnose leichter. Ist eine maligne Neubildung ausgeschlossen, dann drängt sich der Verdacht auf Lues von selbst in den Vordergrund.

Der Verlauf der Erkrankung ist sehr langwierig und bei der jederzeit möglichen Komplikation durch unspezifische Entzündung nie vorauszusehen. Meist schreitet die Zerstörung und Narbenbildung langsam, aber unentwegt vorwärts, bis sich durch Ausbildung unbeeinflußbarer Strikturen das tragische Ende der Kranken vorbereitet.

Die Prognose der spätluetischen Mastdarmerkrankung ist demnach in allen Stadien sehr ernst. Wenn nicht relativ frühzeitig eine zweckmäßige Behandlung einsetzt, die viel Geduld von Arzt und Patienten erfordert, wird die Struktur für die Kotpassage ein unüberwindbares Hindernis. Die Patienten leiden unter hartnäckigster Stuhlverhaltung, die bis zum Ileus führen und das Leben unmittelbar bedrohen kann, oder die Patienten gehen an schweren Periproktitiden unter dem

Bilde der Pelveoperitonitis oder dem der allgemeinen Sepsis elend zugrunde.

Differentialdiagnostisch kommt vor allem der Mastdarmkrebs in Frage. Die Abgrenzung beider Erkrankungen ist in typischen Fällen leicht, in anderen fast unmöglich. Handelt es sich um eine ausgebildete unkomplizierte Striktur, dann ist schon der digitale Befund und vor allem das endoskopische Bild eindeutig. Die ringförmig angeordnete, straffe glatte Narbe mit der lochartigen Öffnung, die mangelnde ·Infiltration des Nachbargebietes, die freie Beweglichkeit des Rectums, eine evtl. positive Anamnese, positive Wassermannreaktion, andere luetische Organveränderungen, weibliches Geschlecht des Patienten sprechen gegen eine bösartige Neubildung.

Anders liegen die Verhältnisse bei einem noch relativ frischen Gummiknoten. Hier ist eine Verwechslung leicht möglich und die Differenzierung oft sehr schwer. Für Carcinom spricht höherer Sitz, sehr rascher Verlauf und rapide Abmagerung in kurzer Zeit. Das Carcinom ist im Beginn wandständig, unsere Erkrankung von Anfang an zirkulär angeordnet. Die Oberfläche des noch nicht ulcerierten Carcinoms fühlt sich knollig an, während die Gummioberfläche vollständig glatt ist. Beim Carcinom ist die Rectalwand schon im frühen Stadium infiltriert und unverschieblich. Durch Metastasen in der Umgebung kann das ganze kleine Becken mit Geschwulstmassen ausgegossen sein. In manchen Fällen muß die Probeexcision entscheiden, die dann stets angezeigt ist, wenn sonst keine eindeutigen Befunde für die Abgrenzung vorhanden sind.

Neben Carcinom kommt noch die gonorrhoische Striktur in Betracht. Sie ist wie oben erwähnt, ziemlich häufig. Von der luetischen unterscheidet sie sich durch die intensive Röte des Narbengewebes. Im Gegensatz dazu ist die luetische Narbe ganz blaß, die Schleimhaut unter der Narbe dagegen durch entzündliche Reize stark gerötet oder geschwürig zerfallen. In einer Reihe von Fällen ist die exakte Differenzierung überhaupt nicht möglich.

Die **Behandlung** der Mastdarmsyphilis gestaltet sich außerordentlich schwierig und verfolgt verschiedene Ziele. Sie strebt die Beseitigung des syphilitischen Prozesses an und soll die Entwicklung sekundärer Mischinfektion verhüten oder eine bestehende zurückbilden.

Die spezifische Behandlung erfüllt gerade bei der Mastdarmsyphilis oft nicht die in sie gesetzten Erwartungen. Gerade dieser Umstand hat viele Autoren zur Ablehnung der luetischen Ätiologie bei Mastdarmstrikturen veranlaßt. Die Mastdarmsyphilome verhalten sich vor allem gegen Quecksilber und Salvarsan ziemlich refraktär. Wahrscheinlich liegt das an der meist zu späten Anwendung. Die Zeit für eine radikale Beseitigung ist beim Einsetzen der Behandlung fast immer schon vorüber. Die Ausbildung der Frühdiagnose und die gründliche vollständige Untersuchung des Mastdarms bei scheinbar unbedeutenden Beschwerden sind die besten Voraussetzungen für die endgültige Klärung der Ätiologie und für eine wirksame Behandlung.

Das Mittel der Wahl ist wie bei allen gummösen Prozessen auch hier das Jod. Durch energische Joddosen, die eventuell auch intravenös gegeben werden, wird die Resorption der Gummata noch am ehesten erreicht und im Gegensatz zur Nebenwirkung einer Quecksilber- und Salvarsanbehandlung eine zu intensive Narbenbildung verhütet. Gerade bei der Mastdarmsyphilis ist nach einer Jodkur, sofern sie überhaupt eine Besserung herbeigeführt hat, später eine kombinierte antisyphilitische Behandlung über mindestens 2—3 Jahre in 4—5monatlichen Intervallen fortzusetzen, um Rückfälle so gut wie irgend möglich zu verhüten. Findet man bei endoskopischer Untersuchung eine glatte reizlose syphilitische Narbe, dann ist eine spezifische Behandlung nicht mehr rationell. Die glatte Narbe ist ja keine luetische Erkrankung mehr, sondern deren letzte Folge. Eine Beseitigung der Narbe auf diesem Wege ist unmöglich, wir können die Striktur höchstens noch verstärken und handeln dann gegen den obersten Grundsatz ärztlicher Kunst, nicht zu schaden.

Größere Bedeutung als die spezifische Behandlung hat die symptomatische. In der ersten Zeit der Erkrankung muß sie gleichzeitig mit der antiluetischen durchgeführt werden, um die Entwicklung von Mischinfektionen hintanzuhalten. Hier spielt die geregelte Diät (schlackenarme, leicht verdauliche, nicht stopfende Kost, Vermeidung von Gewürzen) sowie die Regelung des Stuhlganges die Hauptrolle. Klagen die Patienten trotz zweckmäßiger Ernährung über Obstipation, so sind nur die mildesten Abführmittel erlaubt, z. B. Cascara sagrada, Rhabarber oder Regulin. Diese sollten aber öfter gereicht werden, um Kotstauungen zu verhüten. Nach der erschwerten Entleerung bei leicht stenosierenden gummösen Prozessen sind Reinigungsklistiere von Kamillenaufguß sehr zweckmäßig. Auch vorsichtige Waschungen des Afters nach dem Stuhlgang mit Borwasser oder Wasserstoffsuperoxyd begegnen einer aufsteigenden Infizierung der sehr vulnerablen Darmschleimhaut.

Ist es trotz aller Vorsicht zur Sekundär-Proktitis gekommen, dann sind Einläufe mit leicht adstringierenden Lösungen am Platze (3%ige Borsäure, 0,1—0,2%ige Tanninlösung oder 0,1%ₒₒige Argentum nitricumlösung). Auch Trockenbehandlung der Geschwüre mit Dermatol oder Bolus alba mit Tierkohle wirken gut und schmerzlindernd. Handelt es sich um stärkere Blutungen, dann empfiehlt Strauß:

<pre>
          Suprarenin 1:1000   1,0
          Protargol   0,6
          Aq. dest. ad 30,0
          M. D. S. 2 ccm als Mikroklysma
oder
          Anästhesin   1,0
          Extr. Belladonn.   0,3
          Ammon. sulfo-ichthyol Aq. dest. āā 5,0
          M. D. S. 1 ccm als Mikroklysma.
</pre>

Besteht neben ausgedehnter Mischinfektion bereits eine deutliche Darmverengerung, dann ist es ratsam, den Darm für einige Tage durch Opium gänzlich ruhig zu stellen und nur etwa 2mal wöchentlich durch Ricinus gründlich zu entleeren. Der Stuhlentleerung folgt dann sofort die oben angegebene lokale Reinigung der untersten Darmpartien und evtl. Trockenbehandlung geschwüriger Schleimhautbezirke.

Schließlich erfordert die zunehmende Darmstenose an sich besondere Maßnahmen. Am besten versucht man die Dehnung der Striktur mit dem Finger. Bei tiefsitzender Stenose gelingt es, bis zur Öffnung zu kommen und unter größter Vorsicht langsam eine Dehnung zu erzielen, falls die Weite der Öffnung das Eindringen des Fingers überhaupt zuläßt (Gefahr der evtl. tödlichen Blutung!). Kommt man mit dieser Methode nicht zum Ziele, erst dann ist es erlaubt, zum Bougieren ein Instrument zu benutzen. Am besten eignet sich das Credé-Köstersche Modell. Das Bougie bleibt anfangs 10, später 15—20 Minuten liegen.

Bringen alle diese konservativen Methoden nicht vorwärts, dann muß operiert werden, falls das Allgemeinbefinden des Patienten es gestattet. Als Operationsmethoden kommen die Kolostomie, die Rectotomie und die Exstirpation des Rectums in Frage. Nach der umfangreichen Statistik Ruges bietet die Exstirpation die besten Heilaussichten. Sie scheint also die Operation der Wahl zu sein. Bei großem Kräfteverfall ist sie allerdings nicht immer möglich; in diesen Fällen kann die Anlegung eines Anus praeternaturalis lebensrettend wirken.

III. Die Syphilis der Bauchspeicheldrüse.

Während die spezifische Erkrankung des Pankreas bei angeborener Lues ziemlich häufig ist (nach Hecker in $22^0/_0$, nach Birch-Hirschfeld in $23^0/_0$) gehört sie bei der erworbenen Syphilis zu den selteneren Erkrankungen und ist dann fast ausnahmslos eine Spätfolge in der Tertiärperiode. Nur ganz selten scheint eine syphilitische Schädigung des Organs bereits im Frühstadium vorzukommen, die wohl als toxische Gewebsschädigung zu erklären ist und dann zu vorübergehender Glykosurie führt (Umber, Citron). Interessant ist der günstige Einfluß spezifischer Behandlung auf die Zuckerausscheidung. In der Tertiärperiode lassen sich pathologisch-anatomisch zwei Formen auseinanderhalten, die klinisch aber vollständig gleiche Symptome hervorrufen:

1. Die häufigere interstitielle,
2. die sehr seltene gummöse Pankreaserkrankung.

Das Organ ist nur in einzelnen Fällen in toto affiziert. Der Lieblingssitz ist der Pankreaskopf. Bei der interstitiellen Form kommt es im Anfang zu zellreicher Hyperplasie des interacinösen Gewebes, erst im Verlauf wandelt dieses sich wie auch in anderen Organen in fibröses Narbengewebe um. Bei fortschreitender Fibrose dringt das Bindegewebe auch in die Parenchymzellen ein und führt sie der sekundären Atrophie entgegen. Von Wichtigkeit für die Funktion der Drüse ist das Intaktbleiben der Langerhansschen Inseln. Schrumpft das Narbengewebe im Kopf, dann werden die Ausführungsgänge stenosiert. Mitunter greift der luetische Prozeß auch auf die Oberfläche des Organs und in die unmittelbare Nachbarschaft über. Es entstehen dann lokale Peritonitiden auf der Vorderfläche oder retroperitoneale Verwachsungen und Infiltrationen der Drüsen, die durch ihre Nachbarschaft zum Plexus solaris für die klinische Symptomatologie von Wichtigkeit sind. Neben den Veränderungen des interstitiellen Gewebes lassen sich fast ausnahmslos auch echte syphilitische Gefäßveränderungen nachweisen.

Gummata liegen meist auch im Kopfteil der Drüse. Sie können verschiedene Größe haben, einzeln oder multipel auftreten, verkäsen oder durch strahlige Narben ersetzt werden. Das Organ erhält dann ein gelapptes Aussehen.

Im allgemeinen tritt die Pankreassyphilis erst etwa 10—20 Jahre nach der Infektion auf. Eine Seltenheit ist der von Umber beschriebene Fall, der ein halbes Jahr nach der Ansteckung eine syphilitische Pankreatitis mit Diabetes mellitus aufwies.

Die **Symptomatologie** der syphilitischen Pankreaserkrankung liefert kein für Lues charakteristisches Merkmal. Die Krankheitszeichen ermöglichen demnach an sich nur die Diagnose der chronischen Entzündung. Im Beginn klagen die Patienten über allgemeine, langsam zunehmende Mattigkeit, Leistungsunfähigkeit, Appetitmangel, Aufstoßen oder sonstige unbestimmte dyspeptische Beschwerden. Zuweilen bestehen unbestimmte Schmerzen im Epigastrium, die ab und an kolikartig gesteigert sind. Die Patienten geben dann einen anfallsweise auftretenden heftigen Schmerz an, der quer durch die ganze Oberbauchgegend zieht, nach beiden Seiten in den Rücken ausstrahlt und wieder völlig verschwindet. Die Schmerzen werden durch Irritationen des Plexus solaris oder durch Perineuritis chronica infolge von Schrumpfung der zelligen Wucherungen erklärt.

Andere subjektive Symptome werden vermißt. Objektiv findet man zuweilen eine sehr starke Druckempfindlichkeit vom linken bis zum rechten Rippenbogen in gleichmäßiger Heftigkeit ausgedehnt. Namentlich bei sehr tiefer Palpation ist das erkrankte Organ außerordentlich schmerzempfindlich. In gewissen Fällen läßt sich die durch Narbengewebe zerklüftete Drüse bei genügender Muskelentspannung als höckriger Tumor deutlich fühlen. Für die Lokalisationsdiagnose von größter Wichtigkeit ist das Verschwinden des Tumors bei Aufblähung des Magens oder des Kolons. Da fast nie das ganze Organ ergriffen ist, bleibt die Pankreasfunktion in den meisten Fällen ungestört. Der negative Ausfall der **Funktionsprüfung** spricht also nicht gegen eine Pankreassyphilis. Bei positivem Ergebnis ist aber für die Diagnose vieles gewonnen. Durch Kompression des Ausführungsganges wird die Fettresorption der Nahrung gestört. Wir finden dann den voluminösen, durch unverseifte Fette seidenglänzenden, salbigen Fettstuhl, der bei mikroskopischer Untersuchung zahlreiche unverdaute Muskelfasern enthält und sich mit Sudan III schön rot färbt.

Genaue Stoffwechseluntersuchungen lassen sich durch Verabreichung einer Standardkost feststellen. Man gibt 3 Tage lang 1—2 Eier, 100 bis 200 g Weißbrot, 50 g Butter und bestimmt die Resorptionsgröße von Fett- und Stickstoff. Beim Normalen lassen sich etwa 10% Fett und 7—8% Stickstoff im Stuhl nachweisen. Bei Schädigung der Pankreasfunktion sind die gefundenen Zahlen ganz erheblich größer. Vor und nach dem Versuch gibt man zur Abgrenzung des zu untersuchenden Kotes 0,3 Carmin in Oblaten. Über die Anwesenheit von Trypsin im Darm unterrichtet die Stuhluntersuchung nach Schmidtscher Probekost oder die Anstellung der Sahlischen Glutoidprobe.

Die **Diagnose** der Pancreatitis syphilitica ist dann leicht, wenn gleichzeitig Störungen in der äußeren Sekretion vorhanden sind. Die Stoffwechseluntersuchungen schaffen dann mit einem Schlage völlige Klarheit über die Erkrankung des Organs. Ist die Funktion des Organs, wie meistens, vollkommen erhalten, dann ist die Erkennung der Erkrankung außerordentlich schwierig. Die unbestimmten subjektiven Allgemeinsymptome führen an sich nur selten auf den rechten Weg. Den meisten diagnostischen Wert hat noch der quer über das ganze Epigastrium hinziehende Schmerz, besonders wenn er in Form von kolikartigen Anfällen auftritt und in beide Rückenseiten gleichmäßig ausstrahlt. Bei weitem mehr bedeutet die objektive Untersuchung. Stellt man neben dem ziemlich charakteristischen Schmerz eine gleichmäßige Druckempfindlichkeit der ganzen Oberbauchgegend im Schmerzbereich fest oder fühlt man gar in der Tiefe eine respiratorisch und passiv unverschiebliche Resistenz von höckriger Beschaffenheit, dann ist die Diagnose schon einigermaßen gesichert. Die Wahrscheinlichkeit wächst, wenn der Tumor bei Magenaufblähung verschwindet.

Die klinische Symptomatologie liefert aber auch bei Entwicklung aller Symptome niemals eine sichere Handhabe für die syphilitische Ursache der Erkrankung. Diese läßt sich nur aus einer positiven Angabe über eine stattgehabte Infektion, aus dem positiven Ausfall der Wassermannreaktion und aus dem Nachweis anderer luetischer Organerkrankungen schließen. Man wird besonders auf spezifische Aorten, Leber- oder Nervenerkrankungen fahnden.

Differentialdiagnostisch kommt bei kolikartigen Schmerzen im Epigastrium zunächst die Cholelithiasis in Frage, besonders wenn bei der Pankreatitis durch Druck auf das Duodenum gleichzeitig ein Ikterus besteht. Gegen Cholelithiasis spricht das Fehlen der Ausstrahlung der Schmerzen lediglich in die rechte Schultergegend und das Fehlen einer auf die Gallenblase beschränkten Druckempfindlichkeit sowie der Nachweis einer gestörten Pankreasfunktion.

Anfallsweise auftretende heftige Schmerzen können auch gastrische Krisen vortäuschen. Gegen diese Annahme spricht verminderte Resorption der Nahrung oder der Nachweis einer höckrigen Resistenz im Epigastrium. Bei gastrischen Krisen fehlt übrigens meist der Druckschmerz, selbst bei kräftiger Palpation der Oberbauchgegend. Zudem ist das Wohlbefinden bei gastrischen Krisen kurze Zeit nach dem Anfall wieder vollkommen hergestellt, während der Patient bei chronischer Pankreatitis auch im Intervall sich krank fühlt und über mannigfache dyspeptische Beschwerden klagt.

Die maligne Neubildung des Pankreas ist nur durch den Nachweis eines primären Leber- oder Gallenblasentumors mit Sicherheit abgrenzbar. Positiver Wassermann, sehr langwieriger Krankheitsverlauf und günstiger Einfluß der spezifischen Behandlung sprechen eher für Lues.

Die **Prognose** der Erkrankung ist von dem Sitz und der Ausdehnung des Prozesses abhängig. Sind größere Bezirke des Drüsengewebes verschont geblieben, dann verträgt sich der fibröse Umbau des Interstitiums mit dem Leben. Die Krankheit kommt zum Stillstand. Bei stärkerem Funktionsausfall siechen die Patienten aber langsam dahin und gehen an allgemeiner Entkräftung oder, infolge der herabgesetzten Widerstandskraft, an interkurrenten Erkrankungen zugrunde.

Die einzig erfolgreiche Behandlung ist die antiluetische, wenn sie rechtzeitig kommt. Die toxisch bedingte Glykosurie in der Frühperiode verschwindet auf energische antiluetische Behandlung in kurzer Zeit. Auch in der Spätperiode werden frische zellige Hyperplasien oder Gummata beseitigt. Die in diesem Stadium bereits geschädigte Funktion kann wiederhergestellt werden und zum Wiederaufblühen des elenden abgemagerten Patienten führen. Alte Narben bleiben natürlich unbeeinflußt.

Neben der spezifischen Behandlung verdient die symptomatische, diätetische gebührende Beachtung. Das erkrankte Organ erfordert Schonung. Man schränkt daher die Fettzufuhr auf ein nötiges Minimum ein. Nach Umber werden emulgierte Fette, vor allem Milch und Butter noch verhältnismäßig gut vertragen. Ebenso muß die Eiweißzufuhr herabgesetzt werden. Die Hauptnahrung wird also, vorausgesetzt, daß keine Glykosurie besteht, aus Kohlehydraten bestehen müssen. Außerdem empfiehlt sich Pankreon in großen Mengen, bis zu 2 g vor dem Essen.

IV. Die Syphilis der Leber.

Häufiger als alle übrigen Bauchorgane wird die Leber durch das syphilitische Gift geschädigt. Man kann die Lebersyphilis neben der Aortensyphilis wohl auch heute noch als die häufigste luetische Visceralerkrankung überhaupt ansprechen. Kurz nach der Einschleppung der Syphilis in Europa am Ende des 15. Jahrhunderts hat die Leberlues noch mehr im Vordergrund gestanden. Infolgedessen hat man damals lange Zeit hindurch den primären Sitz der Syphilis überhaupt in die Leber gelegt.

Die physiologischen Forschungen der letzten Jahre haben den engen Zusammenhang und zahlreiche funktionelle Wechselbeziehungen zwischen Leber und Milz aufgedeckt. Bei infektiösen oder toxischen Schädigungen erkranken beide Organe meist zusammen, so auch bei der Syphilis. Wir sprechen in Anlehnung an die modernen Forschungsergebnisse daher besser von einer hepato-lienalen Syphilis als von einer Lebersyphilis. Die näheren Ausführungen werden die Berechtigung dieser Auffassung ergeben.

Das hepato-lienale System kann sehr frühzeitig oder auch erst recht spät nach der Infektion erkranken. Eine schon in früheren Zeiten wohl bekannte aber in der Gegenwart auffallend gehäufte Erkrankung der Frühperiode ist der sogenannte

Icterus syphiliticus praecox.

Über die Pathogenese dieser Erkrankung gab und gibt es noch heute mehrere Theorien. Eine Anzahl von Autoren tritt für eine mechanische

Behinderung des Gallenabflusses ein und erklärt den Ikterus als reine
Stauung. Entweder entsteht die Kompression der Gallengänge von
außen her durch syphilitische Drüsenschwellungen an der Leberpforte
oder durch spezifische Enantheme und stenosierende Efflorescenzen im
Innern der Gallengänge (Quinke, Engel-Reimers, Jullien, Citron,
Hausmann u. a.). Andere Autoren nehmen neben der mechanischen
Behinderung eine primäre Leberschädigung an und erklären den Ikterus
als Folge paradoxer Tätigkeit der toxisch geschädigten Leberzellen, so
vor allem Herxheimer, Minkowski. Sicher mag es Fälle geben, die
sich vor allem durch Kompression der Gallengänge von außen her erklären lassen, für sekundäre Enantheme im Innern der Gallengänge
fehlen bis heute alle anatomischen Belege, die meisten Ikterusfälle entstehen jedenfalls durch infektiös-toxische Erkrankung des hepato-
lienalen Systems, vor allem durch primäre Leberschädigung. Bei genauer
Analyse der Krankheitsbilder und dem engen Zusammenhang des frühsyphilitischen Ikterus mit der akuten gelben Leberatrophie stellt sich
der syphilitische Ikterus meist als ein Icterus catarrhalis, in seltenen
Fällen als Icterus haemolyticus dar.

Gerade in den letzten Jahren wird allenthalben, namentlich in Deutschland, eine ganz auffallende Zunahme der
syphilitischen Leberkrankheiten und des syphilitischen
Ikterus vor allem im Gefolge der Salvarsanbehandlung beobachtet. Schon mit Rücksicht auf therapeutische Überlegungen muß
im Rahmen dieses Werkes zu dieser Tatsache kurz Stellung genommen
werden. Vielleicht werden sich im Laufe weniger Jahre die hier niedergelegten Ansichten klären oder eine Änderung erfahren. Verfolgt man
die Literatur über diesen Gegenstand, so fällt zunächst auf, daß die
Häufung der Lebererkrankungen und vor allem die des luetischen Ikterus
erst mit dem Jahre 1917 ziemlich plötzlich eingesetzt hat. So hat z. B.
Umber an seinem großen Krankenhausmaterial im Jahre 1920 eine
Zunahme der Lebererkrankungen um 50% gegenüber dem Jahre 1913
feststellen können. Die mit Ikterus einhergehenden Fälle sind im Jahre
1921 von 19% auf 39% gegen das Jahr 1913 gestiegen. Im Jahre 1913
hat Umber unter 84 Lebererkrankungen keine einzige Leberatrophie
gesehen, im Jahre 1921 dagegen unter 149 nicht weniger als 11 Fälle
feststellen können. Ähnliche Beobachtungen veröffentlichten Benda,
Lubarsch, Strauß, Kuttner, Minkowski, Strümpell u. a.

Die Lues und die Salvarsanbehandlung hängen mit der Entstehung
beider Krankheiten ohne Zweifel in engstem Zusammenhang. Diese
auffallende Erscheinung hat nun manche Autoren zum Schluß verleitet,
die Lues und mehr noch die Salvarsanbehandlung sei die alleinige
Ursache. Nimmt man auch mit vollem Recht eine stärkere luetische
Verseuchung der Bevölkerung während des Krieges und nach seiner Beendigung an, so läßt sich gleichwohl damit die Zunahme der Lebererkrankungen sicher nicht allein erklären, sonst hätten wir in früheren
Jahren wenigstens prozentual ebenso viele Leberschädigungen unter
den Syphilitikern sehen müssen, das ist aber sicher nicht der Fall gewesen.

Andere sehen in dem Salvarsan das Gift, das zu syphilitischem Ikterus oder zu akuter gelber Leberatrophie führt. Daß in den letzten Jahren durch Salvarsan diese beiden Krankheiten ausgelöst wurden, ist allerdings eine unumstößliche Tatsache. Es ist aber ein falscher und nicht bindender Schluß, lediglich das Salvarsan für die Zunahme der Lebererkrankungen verantwortlich zu machen. Salvarsan wurde vor der Häufung schon überall in reichlichem Ausmaß gegeben. Ich selbst habe viele Tausende von Injektionen, sogar bei syphilitischen Lebererkrankungen gemacht, habe bis zum Jahre 1917 wohl zweimal ein Neurorezidiv und zweimal eine Dermatitis gesehen, aber nie eine Leberschädigung.

Die Ursache für die Häufung der syphilitischen Lebererkrankungen liegt auf anderem Gebiet. Nicht durch Zunahme der Syphilis und nicht durch das Salvarsan ist es zu der erschreckenden Zunahme gekommen, sondern durch die Veränderung der Leber infolge der jahrelang vorher durchgemachten schweren Unterernährung der Bevölkerung und der Fütterung mit zum Teil für den Stoffwechsel sicher nicht gleichgültigen Ersatzpräparaten. Die Leber war und ist auch heute noch infolge der fortdauernden Unterernährung glykogenverarmt und infolgedessen gegen die Toxine des Syphiliserregers widerstandsloser geworden, zweitens schädigt das Salvarsan, ein für die Leber immer differentes Schwermetall, gegenwärtig die an sich geschädigte Leber bedeutend intensiver als in früheren Zeiten.

Für die hier niedergelegte Anschauung dienen folgende Stützpunkte:

1. Wir kennen genügend Fälle von luetischem Ikterus und akuter gelber Leberatrophie schon aus der Zeit lange vor Einführung des Salvarsans.

2. Die Häufung ist erst seit 1917, der Zeit akutester Verschlechterung der Volksernährung aufgetreten und kommt auch heute noch häufiger bei der unbemittelten Bevölkerungsschicht vor.

3. In Ländern, die unter den Kriegsfolgen nicht so schwer gelitten haben, ist die Zunahme trotz ausgedehnter luetischer Verseuchung und reichlicher Salvarsanbehandlung auch heute nicht annähernd so stark, wie in Deutschland und Österreich.

4. Man hat experimentell bei Glykogenverarmung der Leberzelle eine gesteigerte Krankheitsbereitschaft für hepatrotrope Gifte nachweisen können. Die Spirochaeta pallida und das Salvarsan stellen aber zwei hepatrotrope Gifte $\varkappa\alpha\tau'\ \dot{\varepsilon}\xi o\chi\dot{\eta}\nu$ dar.

5. Daß bei akuter gelber Leberatrophie eine hochgradige Glykogenverarmung der Leber vorhanden ist, wurde autoptisch festgestellt (Kimura, Versé).

Der Ikterus syphiliticus ist eine Erkrankung der Frühperiode. Mitunter kann er dem Auftreten des Exanthems voraufgehen, mitunter begleitet er die Haut- und Schleimhauterkrankung, in einigen Fällen entsteht er erst kurz nach dem Abklingen. Tritt zugleich mit der ikterischen Verfärbung der Haut Bilirubin im Harn auf, und schwindet die normale Farbe des Stuhles, dann ist die Annahme eines mechanischen Ikterus berechtigt. Neben der Kompression durch exogene Drüsenschwellung kann der mechanische Ikterus in ganz seltenen Fällen auch durch Verschluß der Papilla vateri bei spezifischer Duodenalerkrankung zustande kommen. Weit öfter besteht ein deutlicher Ikterus bei ungehindertem Abfluß der Galle. Bilirubin fehlt im Harn, der Stuhlgang hat normale Farbe. Diese Fälle lassen sich nur durch eine Schädigung des hepatolienalen Systems erklären. Dafür sprechen die mit dem Ikterus verbundene schmerzhafte Leberschwellung und der Nachweis von Urobilin im Harn. Besteht der Ikterus lange Zeit, dann wird die Parenchymschädigung noch deutlicher. So konnte Géronne in 36 Fällen von luetischem Ikterus 11 mal Tyrosin und Leucin im Harn nachweisen und damit den eindeutigsten Beweis für autolytische Prozesse in der Leber erbringen. **Ein konstantes Begleitsymptom des syphilitischen Ikterus ist der Milztumor.** Die Milzschwellung läßt sich unmöglich durch Stauung erklären. Wir müssen die Vergrößerung vielmehr als eine Reaktion auf das gleiche schädigende Agens auffassen, das auch zur Erkrankung der Leber geführt hat. Eine Stütze für diese Auffassung finden wir in der gleichzeitig auftretenden Anämie. Rote Blutkörperchen und Hämoglobin werden oft bis auf 50% der Normalwerte gesenkt.

Zur Klärung der Artdiagnose des syphilitischen Ikterus ist die Resistenzbestimmung der roten Blutkörperchen von größter Wichtigkeit geworden.

Die physiologische Hämolyse beginnt durchschnittlich zwischen $0{,}48\%$ und $0{,}44\%$ NaCl, sie wird vollständig bei $0{,}30\%$. Bei pathologischer Resistenzverminderung beginnt sie bereits bei weit höheren Konzentrationen und wird sehr schnell bei nur geringer Verdünnung der Kochsalzlösung vollständig. Beim mechanischen und beim katarrhalischen Ikterus lassen sich keine Abweichungen von der Norm finden. In Fällen von hämolytischem Ikterus ist die Resistenz dagegen in hohem Maße vermindert. Findet sich also eine Herabsetzung der Resistenz, dann ist die Diagnose eines hämolytischen Ikterus gerechtfertigt. Nach der Beobachtung mancher Autoren läßt sich dieses Symptom bei luetischem Ikterus öfter feststellen, während Eppinger eine verminderte Resistenz nie gefunden hat und den syphilitischen Ikterus deshalb nicht zum hämolytischen, sondern zum katarrhalischen rechnet.

In engstem Zusammenhang mit dem frühsyphilitischen Ikterus steht der Ikterus nach Salvarsanbehandlung. Selten tritt er schon während der Behandlung in Erscheinung, meist folgt er ihr erst in einem gewissen Zeitraum. 4—6—8 Wochen oder noch etwas später nach beendeter Behandlung fällt dem Patienten eine manchmal leichte, manchmal sehr intensive ikterische Verfärbung der Haut auf. Gleichzeitig damit oder schon vorher ist das Allgemeinbefinden gestört. Die Kranken sind appetitlos, klagen über Druck im Magen und Aufstoßen nach dem Essen. Allgemeine Müdigkeit macht sie leistungsunfähig. Bei der schweren Form des Salvarsanikterus ähnelt die Erkrankung in hohem Maße der akuten gelben Leberatrophie und kann sogar in diese übergehen.

Die **Diagnose** des syphilitischen Ikterus ist leicht. Schon das zeitliche Zusammenfallen mit der Entwicklung der Sekundärerscheinungen lenkt den Verdacht auf luetische Genese. Fast ausnahmslos ist die Wassermannreaktion positiv. Den Zusammenhang mit einer Salvarsanschädigung deckt eine genaue Vorgeschichte über eventuell voraufgegangene Behandlung auf. Man vergesse dabei nicht, daß auch das Quecksilber, allerdings verschwindend selten, einen Spätikterus auslösen kann.

Differentialdiagnostisch kommt der gewöhnliche Ikterus catarrhalis durch Infektion der Gallenwege in Frage. Bei diesem fehlt aber immer der Milztumor. Eine Schwellung der Milz spricht in gleichem Sinne bei positiver Wassermannreaktion gegen einen mechanischen, unspezifischen Ikterus, z. B. bei Gallensteinen. Die Abgrenzung gegen akute gelbe Leberatrophie ist in ausgesprochenen Fällen leicht, in anderen aber nicht so wichtig; denn wir werden im nächsten Abschnitt sehen, daß zwischen beiden Erkrankungen nur graduelle Unterschiede bestehen.

Der **Verlauf** des frühsyphilitischen- und des Salvarsanikterus ist sehr verschieden. Die leichten Formen heilen ohne Folgen ab. Mitunter nimmt die Krankheit aber an Intensität zu. An der Vermehrung des Urobilins im Harn, am Erscheinen von Tyrosin und Leucin im Harn (nachweisbar durch die Methode von Heffter und Huppert) und stärkere Gelbfärbung der Haut erkennt man die fortschreitende Parenchymschädigung der Leber. Größere Teile des Organs fallen der Zerstörung anheim. Gleichzeitig damit kommt es aber zur lebhaften kompensatorischen Regeneration von Lebergewebe. Das zugrunde gegangene Parenchym wird durch bindegewebige Narben ersetzt. So heilt die Krankheit manchmal unter Entwicklung einer Lebercirrhose aus. Das Schicksal des Patienten hängt bei schweren Formen lediglich vom Verhältnis zwischen Untergang und Neubildung ab. Bei Überwiegen der toxischen Zerstörung entsteht das Bild der

akuten gelben Leberatrophie.

Die akute gelbe Leberatrophie ist der Ausdruck der schwersten Parenchymschädigung mit fermentativer Autolyse des Organs. Neben anderen toxischen Schädigungen (Wurst- und Pilzgifte, Phosphor, Streptocokken, Autointoxikation bei Schwangerschaft) kommt hauptsächlich die Syphilis als Ursache in Frage. Ob es die Spirochäten selbst oder deren Toxine sind, ist noch eine offene Frage. Das Salvarsan wirkt gleichfalls, namentlich in den letzten Jahren, als auslösender Faktor, es scheint aber nur dann zur Atrophie zu führen, wenn die durch die luetische Infektion und durch anhaltende Unterernährung glykogenarme Leber bereits in erhöhte Krankheitsbereitschaft versetzt ist. Die akute gelbe Leberatrophie kann — wir haben das im vorigen Abschnitt näher erörtert — das Finale des frühsyphilitischen Ikterus darstellen, sie kann sich aber auch selbständig ganz akut entwickeln. Auch die primäre akute gelbe Leberatrophie ist meistens eine Früherscheinung der Syphilis. In der überwiegenden Mehrzahl der Fälle tritt sie schon ein Jahr nach der Infektion, selten später auf.

Pathologisch-anatomisch beherrscht der Schwund der Leberzellen das Bild. Zuerst weisen die Zellen die Zeichen der trüben Schwellung auf und werden fettig infiltriert, mit Gallenfarbstoff angehäuft, schließlich kommt es zum vollständigen Untergang der Zelle. Das Aussehen der Leber ist gelb, die zwischen dem zugrunde gegangenen Parenchym gelegenen Bindegewebsgefäße treten deutlich als rote Inseln hervor. Bei längerem Verlauf setzt eine kompensatorische Regeneration ein, die ihren Ausgang von Parenchymresten und Gallengängen nimmt. An Stelle des zugrunde gegangenen Parenchyms tritt festes Bindegewebe, die Folge ist die Entwicklung einer **Lebercirrhose.**

Die **Klinik** der akuten gelben Leberatrophie soll in aller Kürze skizziert werden. Die Erkrankung setzt stets plötzlich, aus bestem Wohlbefinden ein. Im ersten Stadium beobachtet man nur einen leichten Ikterus, der aber in kürzester Zeit hochgradige Stärke annimmt. Im Gegensatz zum gewöhnlichen Ikterus ist der Puls nicht verlangsamt, sondern durch die toxische Allgemeinschädigung beschleunigt. Kurze Zeit nach Krankheitsbeginn nimmt die Leber an Umfang ab. Bei häufiger Untersuchung kann man die fortschreitende Verkleinerung fast von Tag zu Tag nachweisen, ein pathognomonisches Symptom, das wir sonst bei keiner ähnlichen Erkrankung finden. Im Verlauf von 2—3 Tagen läßt sich manchmal eine Leberdämpfung überhaupt nicht mehr feststellen. Ist der Parenchymschwund nicht so lebhaft oder die Regeneration überwiegend, wie in den subakut verlaufenden Fällen, dann kann die Größe des Organs ziemlich konstant bleiben und von der richtigen Diagnose ablenken.

Gleichzeitig mit dem Auftreten der ersten Symptome, manchmal schon vorher, ist eine mäßige Vergrößerung der Milz nachweisbar.

Als Folge des autolytischen Zerfallsprozesses treten allgemein-toxische Schädigungen im Organismus auf. Die Patienten klagen über hochgradige Apathie und Prostration. Im Vordergrund stehen nervöspsychische Störungen. Auf dem Gebiet des motorischen Nervensystems kommt es zu Reizerscheinungen, Zuckungen und allgemeiner motorischer Unruhe. Psychisch entwickelt sich eine zunehmende Desorientierung über Raum und Zeit. Der Kranke wird somnolent, schließlich — ein signum pessimum — komatös. Nach Eintreten des Komas läßt der Tod nicht mehr lange auf sich warten. Das die Krankheit begleitende unregelmäßige, manchmal sehr hochgradige Fieber ist auf toxische Schädigung des Wärmezentrums zurückzuführen.

Im Verlauf der Erkrankung treten manchmal, wahrscheinlich durch Spannung der Glissonschen Kapsel, heftige Schmerzen auf, die an sich zur Verwechselung mit Gallensteinen Anlaß geben können. Toxische Gefäßwandschädigungen führen zu Blutungen per diapedesin. In einem Bruchteil der Fälle entwickelt sich eine ausgesprochene hämorrhagische Diathese. Umber macht auf den eigentümlichen süßlich-aromatischen Foetor hepaticus aufmerksam, der auf den Parenchymzerfall und die toxischen Stoffwechselstörungen hinweist.

Von größter Bedeutung für die **Diagnose** ist die chemische Harnanalyse, die schon beim Verdacht auf Leberatrophie unbedingt erforderlich ist. Die Störung in der Synthese des Eiweißes und der gesteigerte Zerfall läßt sich durch den Nachweis von Tyrosin und Leucin feststellen. Erscheinen beide Körper gleichzeitig im Harn, dann ist eine Parenchymschädigung der Leber sicher. Der Nachweis von Leucin allein hat keine pathognomonische Bedeutung. Mitunter kann auch der Kohlehydratstoffwechsel gestört sein. Es läßt sich dann meist ante mortem eine Glykosurie nachweisen.

Die Widalsche hämoklasische Krise, der digestive Leukocytensturz, ist bei Leberatrophie, soweit bisher untersucht, nicht verwendbar.

Die Resistenz der roten Blutkörperchen ist im Gegensatz zum hämolytischen Ikterus nicht herabgesetzt. Auch das histologische Blutbild weist keine gesetzmäßigen Abweichungen von der Norm auf.

Die **Diagnose** der akuten gelben Leberatrophie ist im allerersten Beginn schwer. Zeigt der Patient in dieser Zeit nur die Zeichen ikterischer Hautverfärbung, dann wird der Arzt häufig verleitet, eine harmlose Gelbsucht anzunehmen. Durch genaue Untersuchung des ganzen Menschen läßt sich aber bereits in diesem Stadium eine Vergrößerung der Milz feststellen. Damit wird der Verdacht auf tiefergreifende Schädigung wachgerufen. Die allernächste Zeit klärt das Krankheitsbild. Im Gegensatz zu anderen mit Ikterus einhergehenden Veränderungen ist das Allgemeinbefinden aufs schwerste geschädigt. Das wichtigste Symptom für die Erkennung der Krankheit ist die von Tag zu Tag fortschreitende Verkleinerung der Leber. Mit der Feststellung dieses Befundes ist die Diagnose gesichert. Tyrosin und Leucin im Harn, die psychischen Störungen liefern dann die weiteren Bausteine für die Vervollständigung der Diagnose.

Zur ätiologischen Diagnose dient die Anstellung der Wassermannreaktion und eine sorgfältige Vorgeschichte. Jede akute gelbe Leberatrophie muß von vornherein den Gedanken an Syphilis aufkommen lassen. Liegt die Infektion erst verhältnismäßig kurze Zeit zurück, oder ist die Leberschädigung im Anschluß an eine Salvarsanbehandlung entstanden, dann steht der Zusammenhang mit Syphilis fest. Die andern auf Seite 143 angegebenen ätiologischen Faktoren lassen sich immer leicht ausschließen.

Differentialdiagnostisch ist bei voller Entwicklung der Krankheit eine Verwechslung unmöglich. Gegenüber dem syphilitischen Ikterus abzugrenzen ist nur im ersten Beginn möglich. Beide Krankheiten haben, wie schon des öfteren betont, sehr nahe Beziehungen zueinander.

Die Schmerzattacken im Verlauf der Erkrankung können zur Annahme einer Cholelithiasis verführen. Gefärbter Stuhl, Tyrosin und Leucin im Harn, Verkleinerung der Leber, Milztumor und psychische Ausfallserscheinungen sprechen gegen diese Annahme.

Bei subakutem Verlauf kann die Krankheit mit der Weilschen Krankheit verwechselt werden. Beide haben den schweren Ikterus, Fiebersteigerung, Milztumor und hämorrhagische Diathese gemein. Immerhin läßt sich die Weilsche Krankheit meist mit genügender Sicherheit abgrenzen. Der infektiöse Charakter der Erkrankung läßt sich durch epidemieartiges Auftreten erkennen. Die Weilsche Krankheit ist zudem auf Meerschweinchen übertragbar. Wir finden bei ihr meist einen Herpes labialis, die mit Schmerzen verbundene Degeneration der Wadenmuskulatur und erhebliche Nierenschädigung. Das Hauptunterscheidungsmerkmal gegen gelbe Leberatrophie. liegt in der Art des Fiebers. Die Weilsche Krankheit beginnt mit Schüttelfrost und hat eine typische Fieberkurve: Das Fieber dauert 5 Tage an, dann kommt eine 9tägige fieberfreie Periode, die wieder von einigen Fiebertagen abgelöst wird. Das entscheidende Symptom der akuten gelben Leberatrophie, die Verkleinerung der Leber, ist der Weilschen Krankheit fremd. Man darf aber nicht vergessen, daß in seltenen Fällen aus der Weilschen Krankheit eine akute gelbe Leberatrophie entstehen kann.

Die **Prognose** der akuten gelben Leberatrophie ist in der überwiegenden Mehrzahl der Fälle absolut ungünstig. Meist führt die Krankheit in 3—5 Tagen unrettbar zum Tode. Die Leber schwindet sichtbar von Tag zu Tag. Die Autolyse läßt kein genügend funktionstüchtiges Gewebe mehr übrig. Die toxischen Stoffwechselstörungen nehmen von Stunde zu Stunde zu und vernichten die Lebensmöglichkeit des Kranken. Im allgemeinen hat der Satz berechtigte Gültigkeit: Je akuter der Prozeß, um so schlechter die Prognose. Immerhin gibt es einige Fälle, die zur klinischen Ausheilung kommen. Alles hängt von dem Grad der mit der Autolyse einhergehenden Regeneration ab. Bei subakutem Verlauf kann ein Stillstand des destruktiven Prozesses eintreten, das zugrunde gegangene Gewebe wird durch bindegewebige Narben ersetzt, das erhaltene und neugebildete Parenchym genügt, um den gestörten Stoffwechsel wieder herzustellen. So sah Umber in den letzten Jahren unter 19 Fällen nicht weniger als 7 von subakuter Leberatrophie in klinische Heilung übergehen. Diese bedeutet aber nicht immer einen Dauerzustand. Rückfälle sind möglich und bekannt.

Die **Behandlung** des luetischen Ikterus und der akuten gelben Leberatrophie wird hier gemeinsam besprochen. Wir gehen dabei von der oben dargelegten Anschauung über die nahe Verwandtschaft beider Erkrankungen aus. Jeder in der Frühperiode der Syphilis auftretende Ikterus bedeutet demnach eine sehr verhängnisvolle Komplikation und erfordert große ärztliche Sorge. Zunächst gehört jeder ikterische Syphilitiker ins Bett. Die Bettruhe ist unbedingt bis zum Abklingen der Erkrankung einzuhalten. Durch diätetische Maßnahmen, vor allem durch Einschränkung der Fettzufuhr muß das Organ längere Zeit hindurch geschont werden.

Wie steht es nun mit der Anwendung der Antiluetica? Syphilitischer Ikterus und gelbe Leberatrophie treten auch ohne Behandlung mit Quecksilber oder Salvarsan auf. Andererseits teilt Umber eine klinische Heilung einer subakuten Leberatrophie durch eine einzige Salvarsaneinspritzung mit. Dem stehen aber sehr beachtenswerte zahlreiche Mitteilungen gegenüber, wonach beide Erkrankungen im Anschluß an eine Salvarsanbehandlung auftraten. Es ist daher durchaus berechtigt, vor der Anwendung des Salvarsans beim Ikterus syphiliticus und der akuten gelben Leberatrophie in der Gegenwart zu warnen. Ich rate dazu, beide Erkrankungen nur mit energischen Joddosen zu behandeln, wenigstens in den folgenden Jahren, bis wir durch sorgfältige Beobachtungen festgestellt haben, daß die erhöhte Krankheitsbereitschaft der Leber wieder geschwunden ist und Leberatrophien oder syphilitische Ikterusfälle wieder Seltenheiten geworden sind, wie vor dem Kriege.

Quecksilber scheint nicht so verderblich zu wirken wie Salvarsan. Eine Schmierkur kann daher bei intakter Niere eher versucht werden.

Bei der vollen Entwicklung der akuten gelben Leberatrophie ist unsere Therapie vorderhand machtlos. Wegen der bei der Autolyse des Organs festgestellten Glykogenverarmung der Leber ist die überreichliche Ernährung mit Kohlehydraten (Mehl- und Grießbrei, Zwieback, Milch, Kakao) zweckmäßig. Von großem Interesse ist die von Umber angeregte Behandlung mit intravenösen Lävuloseinfusionen (50:1000 Wasser). Wir üben mit dieser Behandlung sicher eine sehr rationelle Ernährungstherapie des glykogenarmen Organs.

Die syphilitische Hepatitis und ihr Folgezustand, die syphilitische Lebercirrhose.

Neben den eben beschriebenen degenerativen Schädigungen der Leber, die Géronne als Hepatose bezeichnet, treten im Gefolge der luetischen Infektion auch echt entzündliche spezifische Veränderungen auf. Wir unterscheiden die Hepatitis interstitialis und die Hepatitis gummosa.

Die interstitielle Hepatitis kommt bei der angeborenen und bei der erworbenen Lues vor. Bei der kongenitalen ist sie über das ganze Organ gleichmäßig ausgebreitet, bei der erworbenen stets nur auf bestimmte Teile beschränkt. In der Frühperiode wird sie nur sehr selten, in späteren Jahren dagegen sehr häufig angetroffen.

Pathologisch-anatomisch besteht zunächst eine lebhafte zellreiche Hyperplasie. Es kommt dadurch im Anfang zu einer deutlichen Vergrößerung des Organs. Bei der unregelmäßigen Ausbreitung des pathologischen Prozesses und der Beschränkung auf einen Lappen, namentlich den linken, ist die Vergrößerung in der Mehrzahl eine ungleichmäßige. Die Konsistenz des Organs ist in den erkrankten Partien vermehrt. Durch Umwandlung des zellreichen Bindegewebes in feste strahlige Narben entstehen mehr oder weniger tiefe Einziehungen. Die Oberfläche wird dadurch leicht höckerig, oder das ganze Organ erscheint durch tiefe Furchen in einzelne Bezirke geteilt. Es entsteht das Bild der syphilitischen Lebercirrhose. Die cirrhotische Umwandlung kann in jedem Stadium der Erkrankung eintreten. Die Leber kann dabei vergrößert, normal groß oder verkleinert sein. Die Trennung in hypertrophische und atrophische Cirrhosen ist vor allem für die luetische Lebercirrhose nicht haltbar. Durch Übergreifen des Prozesses auf die Leberkapsel entsteht das bekannte Bild der Perihepatitis luetica. Bei frischer Kapselentzündung verklebt das Organ manchmal mit der Umgebung, vor allem mit dem Zwerchfell und dem Pylorus.

Mikroskopisch geht die Neubildung vom interlobären Bindegewebe aus und geht schleichend auf das interacinöse über. Die Folge der starken

Proliferation ist eine Kompression der Leberzellen. Neben den Bindegewebsveränderungen lassen sich zuweilen auch echte entarteriitische Prozesse, vor allem in den kleinsten portalen Ästen nachweisen.

Gleichzeitig mit der Veränderung der Leber schwillt die Milz. Manchmal besteht die Milzschwellung sogar schon vorher. Die Milzveränderung ist durch den gleichen infektiös-toxischen Reiz bedingt wie die der Leber und nicht als Stauungsmilz anzusprechen.

Die interstitielle Hepatitis folgt der Infektion erst viele Jahre nach. Zwischen Infektion und der Vollentwicklung des Krankheitsbildes kann ein Zeitraum von 20—40 Jahren liegen.

Das Symptombild der interstitiellen Lebersyphilis ist äußerst mannigfaltig und weitgehend abhängig von der Ausdehnung und dem Sitz der Erkrankung. Die ersten Anfänge sind klinisch kaum erkennbar. Die leichte Vergrößerung des Organs und der Milz machen dem Patienten keine Beschwerden und können dem Arzt bei flüchtiger Untersuchung entgehen. Etwaige subjektive Beschwerden sind ganz allgemeiner Natur und bestehen höchstens im Gefühl von Völle und Druck in der Oberbauchgegend vereint mit leichten dyspeptischen Beschwerden. Mitunter kann der überaus schleichende Verlauf schon zu ausgedehnten Umbildungen geführt haben, ehe die Krankheit erkannt wird.

Ist es bereits zu stärkeren Narbeneinziehungen gekommen, dann fühlt man die Oberfläche der Leber leicht höckerig und — was für Lues besonders charakteristisch ist — die Veränderung auf einen Lappen beschränkt. Von den meisten Beobachtern wird auf die besondere Beteiligung des linken Lappens hingewiesen, ich habe aber auch eine Reihe Fälle gesehen, bei denen die Vergrößerung lediglich auf den rechten beschränkt war. Bei der Palpation fühlt man den erkrankten Lappen vergrößert, deutlich härter als normal, den Rand im Gegensatz zur Stauungsleber scharf. Druck auf das Organ ist nicht schmerzhaft.

Geht der entzündliche Prozeß auf die Oberfläche über, dann treten durch Entwicklung der Perihepatitis neue Symptome auf. Die Patienten klagen über teilweise sehr heftige Schmerzen in der Lebergegend, die sich beim Husten, Niesen oder bei brüsken Bewegungen steigern. Durch Verwachsung des Organs mit der vorderen Bauchwand und dem Zwerchfell wird die respiratorische Verschieblichkeit eingeschränkt oder ganz aufgehoben. Dann steht die rechte hintere Lungengrenze höher als die linke und rückt bei tiefer Atmung nur undeutlich nach unten. In frischen Fällen von Perihepatitis oder bei rezidivierenden Schüben hört man über der Leber bei tiefer Atmung dem Ohre sehr nahe, dichtgestellte Reibegeräusche. Die Leber ist in dieser Zeit sehr druckempfindlich, später lassen die Schmerzen wieder nach und erscheinen erst bei frischen Rückfällen wieder. Ein wichtiges Begleitsymptom der Perihepatitis ist das unregelmäßige meist intermittierende Fieber. Das Fieber kann aber auch ohne Perihepatitis vorhanden und manchmal das einzige Symptom der bestehenden Leberentzündung sein. Der intermittierende Charakter und der atypische Verlauf läßt aber an alle anderen Krankheiten eher denken als an Syphilis.

Die schwerste Komplikation der interstitiellen Hepatitis ist die Stauung im portalen Kreislauf. Durch starke Narbenschrumpfung an der Porta hepatis wird die Vena portae komprimiert und führt zur Entwicklung einer starken Erweiterung des kollateralen venösen Kreislaufs. In der Hauptsache werden die ösophagealen, die gastrischen und die Hautvenen des Bauches für die Wiederherstellung des gestörten Kreislaufs benutzt. Bei geringfügiger Erweiterung der Magenvenen kommt es zu einem deutlichen Stauungskatarrh im Magen mit zunehmenden dyspeptischen Beschwerden und Erbrechen. Durch geringfügige Blutungen aus den überfüllten Gefäßen läßt sich im Stuhlgang Blut chemisch nachweisen. Ist die Venenwand der Überlastung nicht mehr gewachsen, dann reißen die Gefäße ein. Der Patient wird durch eine starke Magenblutung überrascht und erschreckt. Nicht selten ist dieses Symptom das erste, das ihn überhaupt zum Arzt führt. Durch Erweiterung der Hautvenen entsteht das bei Lebercirrhose jeder Herkunft feststellbare Caput medusae. Genügt der Kollateralkreislauf zum Ausgleich der behinderten Zirkulation nicht mehr, dann entsteht der bei luetischer Lebercirrhose bekannte Ascites, der mitunter sehr hohe Grade erreichen kann. Bei interstitieller Hepatitis deutet ein starker Ascites immer auf bereits weit fortgeschrittene Schrumpfungsprozesse hin. Bei starker Zunahme der Wasseransammlung wird die Atmung durch Zwerchfellhochstand behindert, die untersten Lungenpartien werden luftleer und für Ansiedelung bronchitischer Prozesse disponiert, um so mehr als der gesamte Kreislauf verlangsamt wird, und eine sekundäre Herzinsuffizienz zur Entwicklung kommt.

Durch Druck der großen Wassermengen auf die Vena cava inferior und die Vena iliaca werden schließlich die unteren Extremitäten stark ödematös. Die Anordnung der Wasserretention weist den Arzt schon bei der ersten Untersuchung mit einem Blick auf eine Behinderung im portalen Kreislauf hin. Namentlich wenn in der ersten Zeit die obere Körperhälfte und die Beine noch ganz frei von Ödemen sind und im Gegensatz dazu ein mächtiger Ascites nachweisbar ist, läßt sich eine andere Erklärung gar nicht finden. Leber- und Milzveränderungen sind bei starkem Ascites der Untersuchung allerdings nicht zugänglich, man sieht aber sofort klar, wenn man eine ausgiebige Punktion vornimmt. Dann wird man ausnahmslos einen Milztumor und einen vergrößerten oder verkleinerten, vielleicht stark höckrigen Leberlappen tasten können. Ist es bereits zu sekundären Ödemen der unteren Extremitäten gekommen, dann kann allerdings die Annahme einer Herzinsuffizienz zur Fehldiagnose verleiten. Eine genaue Vorgeschichte über die Entstehung der Erkrankung, Mitteilung über etwa voraufgegangenes Blutbrechen oder der Nachweis eines Caput medusae lenken aber unschwer auf den rechten Weg.

Ikterus gehört nicht unbedingt zum Bild der interstitiellen Hepatitis und der aus ihr entstehenden luetischen Lebercirrhose. Ist er vorhanden, dann ist er meist geringgradig und dürfte entweder durch leichte Kompression der Gallencapillaren, also mechanisch, oder durch gleichzeitige toxische Schädigung des Lebergewebes bedingt sein. Für die letztere

Annahme spricht der hohe Urobilingehalt des Harns, der in den meisten Fällen festzustellen ist. Mit Hilfe dieser Untersuchung können wir gegen mechanischen Ikterus abgrenzen und davon unser therapeutisches Handeln abhängig machen.

Die Leberfunktionsprüfungen, vor allem die Belastung mit Lävulose liefern für die Erkennung der Erkrankung kein eindeutiges Resultat. In einem gewissen Prozentsatz läßt sich nach Verabreichung von 100 g Lävulose eine alimentäre Lävulosurie durch die Salivanoffsche Probe nachweisen. Der positive Ausfall zeigt wohl eine Schädigung der Leberfunktion an, beweist aber nichts über die Art der Erkrankung. Daß wir in der Mehrzahl der Fälle überhaupt keinen Funktionsausfall finden können, ist leicht begreiflich. Das Charakteristische der luetischen Hepatitis im Gegensatz zu anderen cirrhotischen Prozessen ist ja die ungleichmäßige, meist auf einen Lappen beschränkte Veränderung. Der gesunde Rest genügt, um die funktionellen Aufgaben zu erfüllen.

Für die luetische Ätiologie der Cirrhose ist die serologische Blutuntersuchung von großer Bedeutung. In etwa 70% der Fälle ist die Wassermannreaktion im Blute positiv, vereinzelt findet man auch in der Ascitesflüssigkeit eine positive Reaktion. Der negative Ausfall der Wassermannreaktion berechtigt an sich aber niemals zur Ablehnung der Diagnose.

Seltener als die interstitielle Hepatitis ist die **Hepatitis gummosa.** Namentlich in den letzten Jahren gehört die gummöse Lebererkrankung zu den größten Seltenheiten. In früheren Zeiten war sie sicher häufiger. Neumann, der um die Erkennung der visceralen Lues hochverdiente Forscher, erklärt sie noch 1897 für häufiger als die interstitielle. Die gummöse Hepatitis ist fast ausnahmslos eine Spätfolge der Infektion. Vereinzelte Beobachtungen über Frühfälle (Biermer, Drühe u. a.) bestätigen nur die Regel.

Gummen in der Leber treten stets multipel auf und können sehr verschiedene Größe annehmen. Vom miliaren Granulom bis zum Gumma von Apfelgröße bestehen alle Übergänge. Meist liegen sie an der Oberfläche des Organs, bevorzugen die Leberpforte und die Gegend des Ligamentum suspensorium. Wie in allen anderen Organen neigen auch die Lebergummata zur zentralen Nekrose und Verkäsung oder zur Resorption mit Ersatz durch fibröses Narbengewebe. Das Narbengewebe zeigt gerade in der Leber die stärkste Neigung zur Schrumpfung. Die Folge davon ist eine mächtige schwielige Durchfurchung des Organs, die zum bekannten Bild der luetischen Lappenbildung (Hepar lobatum) führt. Durch hochgradige Abschnürung werden einzelne Leberteile scheinbar gänzlich abgetrennt und täuschen freibewegliche Tumoren vor. Nur die pathologisch-anatomische Untersuchung läßt später den Zusammenhang mit der Leber erkennen.

Die **klinische Symptomatologie** weist weitgehende Übereinstimmung mit dem Bilde der interstitiellen Hepatitis auf. Es sollen daher nur die von der interstitiellen Hepatitis abweichenden Erscheinungen kurz besprochen werden. Der Krankheitsbeginn läßt sich meist nicht mit genügender Sicherheit feststellen, dafür sind die

Symptome am Anfang zu gering. Nur selten lassen sich, dann aber relativ früh, deutliche Höcker auf der Oberfläche der Leber nachweisen. Die Gummata sind namentlich im frischen Stadium, wenn die derbe bindegewebige Umgrenzung noch nicht sehr beträchtlich ist, als ziemlich weiche kugelige Tumoren zu fühlen. Nach Matthes kann der Palpationsbefund geradezu den Eindruck einer cystischen Geschwulst machen, offenbar besonders dann, wenn die Granulome der zentralen Nekrose oder der käsigen Erweichung verfallen. Die Tumoren sind bei Druck leicht schmerzhaft. Mitunter treten aber auch spontan Schmerzanfälle auf. Die Schmerzen steigern sich meist in der Nacht und strahlen ähnlich wie bei Gallensteinen in die rechte Schulter aus. Wahrscheinlich sind sie auf regionäre perihepatitische Entzündung zurückzuführen. Ebenso wie bei der interstitiellen Hepatitis findet man die Gummibildung meist auf einen Lappen beschränkt. Ein bei gummöser Lebererkrankung häufiges Begleitsymptom ist das Fieber. Es beginnt nicht selten mit Schüttelfrost und erreicht oft die Höhe von 40⁰ C. Treten diese Schüttelfröste in regelmäßigen Zwischenräumen auf, dann ist eine Verwechslung mit Malaria, bei täglichem Schüttelfrost eine Verwechslung mit Leberabsceß möglich. Mitunter besteht eine Continua, die bei Resorption der Gummata oder nach spezifischer Behandlung absinkt und bei Rezidiven wieder in Erscheinung tritt. Auch bei gummöser Hepatitis ist das Fieber manchmal das einzige Symptom, besonders dann, wenn die Gummen klein und deshalb der Palpation nicht zugänglich sind.

Ascites ist bei gummöser Hepatitis seltener als bei interstitieller. Es können sehr zahlreiche Gummata in die Leber eingelagert sein und eine Stauung im portalen Kreislauf ausbleiben. Der Symptomenkomplex der portalen Stauung tritt nur dann auf, wenn das Gumma direkt an der Leberpforte sitzt. Andererseits kann aber gerade bei gummöser Hepatitis die Stauung im Pfortaderkreislauf ein Frühsymptom, ja sogar das erste klinische Symptom sein. Patient und Arzt wissen von der schweren Erkrankung noch nichts, bis eines Tages eine heftige Hämatemese und die Entwicklung eines Ascites die Krankheit aufdeckt.

Die **Diagnose** der interstitiellen und gummösen Hepatitis und der aus beiden Krankheiten entstehenden Lebercirrhose kann unüberwindliche Schwierigkeiten machen. Mit Recht hält Pel die „Erkennung der Lebersyphilis in ihren verschiedenen Formen für die schwersten Probleme der internen Klinik". Im ersten Beginn ist die Diagnose fast unmöglich, weil oft gar keine Symptome vorhanden oder die bestehenden nicht charakteristisch genug sind. Zu den für die Diagnose wichtigsten Feststellungen gehört der manchmal schon vor der Lebervergrößerung nachweisbare Milztumor. Im Verlauf der Erkrankung führt die Vergrößerung und Konsistenzvermehrung der Leber, besonders wenn sie auf einen Lappen beschränkt ist, einen Schritt vorwärts. Die Diagnose wird sicherer beim Nachweis einer Verkleinerung des anfänglich vergrößerten Lappens und beim Auftreten von Höckerbildung auf der Leberoberfläche. Von größter Bedeutung ist das mit der Erkrankung einhergehende Fieber und der Nachweis einer Perihepatitis.

Ist die Wassermannreaktion gleichzeitig positiv, dann steht die Diagnose über jeden Zweifel fest.

Wird die Krankheit durch Ikterus begleitet und Urobilin im Harn nachweisbar, dann ist die Annahme einer interstitiellen Erkrankung berechtigter als die einer gummösen. Bei reiner gummöser Erkrankung ist der Ikterus immer durch mechanische Behinderung im Gallenabfluß bedingt, Urobilin fehlt also im Harn. Gesellt sich im Verlauf der Erkrankung zu den eben angeführten Symptomen noch das Bild der Pfortaderstauung, dann macht die Diagnose keine Schwierigkeiten mehr.

Für die luetische Ätiologie der Lebererkrankung spricht eine genaue Vorgeschichte, die positive Wassermannreaktion, der Nachweis einer ungleichmäßigen Erkrankung beider Lappen, die Perihepatitis und eine sorgfältige Differentialdiagnose.

Differentialdiagnostisch ist zunächst die unspezifische Lebercirrhose abzutrennen. Beide Krankheiten haben eine Reihe gemeinsamer Symptome. Für unspezifische Lebercirrhose spricht reichlicher Alkohol- namentlich Schnapsgenuß. Zuviel Bedeutung darf diesem Moment aber nicht beigemessen werden, denn gerade die Syphilitiker sind häufig auch übermäßigem Alkoholgenuß ergeben. Bei beiden Krankheiten besteht außerdem ein Milztumor, eine Vergrößerung oder Verkleinerung der Leber. Im fortgeschrittenen Stadium kommt es hier wie dort zur Pfortaderstauung, Hämatemese und Ascites. Der positive Wassermann entscheidet differentialdiagnostisch allein nichts, denn ein Syphilitiker kann ebenso wie jeder andere, vielleicht noch eher, an einer gewöhnlichen Lebercirrhose erkranken. Positive Lävulosurie ist bei beiden Krankheiten inkonstant, kommt andererseits aber bei Lebercirrhose jeder Ätiologie vor.

Gegen unspezifische Lebercirrhose und für syphilitische spricht aber zweifellos die ungleichmäßige Beteiligung des Organs, die mit Schmerzen und Fieber einhergehende Perihepatitis und der Nachweis großer Gummata. Dabei darf man nicht vergessen, daß mitunter die zwischen starken narbigen Einziehungen kompensatorisch hypertrophierten Leberreste irrtümlich als Gummen gedeutet werden können. Differentialdiagnostisch ist die Schmerzhaftigkeit bei stärkerem Druck verwertbar. Die Gummata sind fast ausnahmslos druckempfindlich, während der Druck auf nicht erkrankte Leberpartien keine Schmerzen auslöst.

Von großer Wichtigkeit ist die Differenzierung gegen Lebercarcinom. Sie kommt vor allem bei großknotigen Gummen in Betracht. Der Allgemeinzustand kann bei beiden Krankheiten zu hochgradiger Kachexie führen und den Arzt eher an maligne Neubildung als an Lebersyphilis denken lassen. Manchmal spricht schon das Alter gegen Carcinom. Wir können schon bei Patienten im Alter von 30 bis 35 Jahren eine hochentwickelte gummöse Hepatitis antreffen, während das Lebercarcinom im allgemeinen bedeutend später auftritt. Sicher entscheidet das Alter aber nicht. Das wichtigste Unterscheidungsmerkmal ist der Milztumor. Bei Carcinom wird er stets vermißt, bei der Lebersyphilis ist er konstant nachweisbar. Perihepatitis spricht für

luetische Lebererkrankung und gleichfalls gegen Carcinom. Von großer
Bedeutung ist die klinische Beobachtung. Läßt sich ein rapides Wachstum der Lebertumoren feststellen, dann ist die Diagnose auf Carcinom
gesichert, besonders wenn der Milztumor fehlt. Sichtbarer Rückgang
früher festgestellter Lebertumoren spricht andererseits absolut gegen
Carcinom und für gummöse Lebererkrankung im Stadium der Resorption.
In unklaren Fällen kann schließlich der günstige Erfolg der antiluetischen
Behandlung entscheiden. Gerade die frischen Lebergummata sind das
dankbarste Objekt für antisyphilitisches Vorgehen.

Kommt der Patient erst im Stadium der vollentwickelten Pfortaderstauung in die Behandlung, dann ist zwischen Lebercirrhose
und cardialer Insuffizienz zu entscheiden. Genaue anamnestische
Angaben über die Krankheitsentwicklung und Entstehung der Ödeme
bringen oft schon eine gewisse differentialdiagnostische Klärung. Meist
fällt bei der Untersuchung trotz der hochgradigen Wasserretention das
Fehlen anderer Insuffizienzerscheinungen auf. Die oft gänzlich un-
beweglichen Patienten sind nicht cyanotisch und nicht dyspnoisch. Der
Puls ist voll, kräftig und regelmäßig. Bei längerer Dauer der schweren
Erkrankung entsteht aber schließlich doch eine sekundäre Insuffizienz
und erschwert die Entscheidung. In diesem Falle läßt sich jedoch die
Grundkrankheit nach einer Bauchpunktion leicht erkennen. Die deutliche Veränderung der Leber, die Vergrößerung der Milz, das deutliche
Hervortreten des Caput medusae nach Entspannung der Bauchwand
zerstreuen alle diagnostischen Zweifel.

Mitunter kommen die Patienten zum Arzt mit der Angabe über eine
ausgiebige Hämatemese. Der erste Gedanke des Arztes ist die Vermutung eines Magengeschwürs. Gegen diese Diagnose spricht der
Nachweis eines Milztumors, eventuelle Veränderung der Leber, die meist
schon sichtbare Erweiterung der Venen der Bauchwand und das Fehlen
der ein Ulcus ventriculi begleitenden Symptome. Die Patienten haben
vor allem keine Schmerzen nach der Nahrungsaufnahme, der lokalisierte
Druckschmerz im Epigastrium fehlt.

Der **Verlauf** der interstitiellen und gummösen Hepatitis ist
schleichend und kann sich auf mehrere Jahrzehnte erstrecken. Im
Anfang macht die Erkrankung dem Patienten kaum Beschwerden. In
jedem Stadium kann sie zum Stillstand kommen, jederzeit aber neu auf-
flackern. Das Leben wird am meisten durch die Pfortaderstauung gefährdet. Durch häufige Blutungen aus den Kollateralvenen schreitet
die Entkräftung weiter fort, durch Entwicklung eines hochgradigen
Ascites wird der Kranke unbeweglich und bettlägerig, schließlich herz-
insuffizient. Meistens gehen die Patienten an dieser oder an interkurrenten
infektiösen Erkrankungen zugrunde.

Die **Prognose** ist nur im Anfang gut. Mit fortschreitender Schrumpf-
fung und Entwicklung der Pfortaderstauung wird sie schlechter. In
dieser Zeit ist sie meist schon absolut ungünstig, wenngleich auch dann
noch durch entsprechende Behandlung manchmal eine entscheidende
Besserung möglich ist.

Die **Behandlung** der Lebersyphilis ist ein für den Arzt außerordentlich dankbares Gebiet, besonders bei rechtzeitiger und energischer Durchführung. Im Frühstadium ist unter allen Umständen spezifisch vorzugehen. Steht die Diagnose auf gummöse Erkrankung sicher, dann beginnt man mit kräftigen Joddosen. Die Gummen, das mit ihnen häufig verbundene Fieber und die Perihepatitis bilden sich in kürzester Zeit zurück. Sitzt ein frisches Gumma an der Leberpforte und hat zur Entwicklung eines Ascites geführt, ·dann kann durch antiluetische Behandlung das Hindernis beseitigt und der sonst jeglicher Behandlung trotzende Ascites zum Schwinden gebracht werden.

Bei interstitieller Hepatitis genügt die Jodbehandlung allein nicht. Hier haben Quecksilber und Salvarsan den Vorzug. In relativ frischen Fällen gelingt es dadurch, den Prozeß ganz zu beseitigen oder wenigstens zum klinischen Stillstand zu bringen. Gegenwärtig ist aber mit diesen Mitteln eine gewisse Vorsicht geboten (vgl. dazu S. 146). Ehe man sich gegenwärtig zur Quecksilber- und namentlich zur Salvarsanbehandlung bei Lebererkrankung entschließt, scheint mir eine Leberfunktionsprüfung unerläßlich. Positive Lävulosurie und mehr noch deutliche Urobilinurie beweisen eine geschädigte Leberfunktion. Nach den Erfahrungen der letzten Jahre wirkt das Salvarsan zur Zeit in solchen Fällen schwer toxisch und kann auf einmal eine akute gelbe Leberatrophie auslösen. Ich halte daher eine Salvarsanbehandlung bis auf weiteres für kontraindiziert, falls Zeichen einer Parenchymschädigung neben der Cirrhose erkennbar sind. Fehlen sie aber, dann ist die Behandlung mit Quecksilber und Salvarsan gerechtfertigt und unbedingt erforderlich. Man fängt zweckmäßig mit kleinsten Dosen an und steigert in 3—4tägigen Intervallen bis zu 0,45 g pro Dosi. Im ganzen führt man in einer Serientour 3,5—4,0 g zu. Während der Behandlung ist der Urin öfter auf Urobilin zu untersuchen. Die spezifische Behandlung der Lebersyphilis ist in jedem Stadium zu versuchen. Denn neben straffen Narbengewebe können manche Bezirke noch relativ frische Hyperplasien oder Gummiknoten aufweisen, und wenigstens diese Partien vor weiterer Zerstörung bewahrt werden. Ist die Leber aber schon durch zellarme Narben verändert, dann ist die spezifische Behandlung machtlos und der Tod des Kranken bei weiterem Fortschreiten nicht mehr abzuwenden. Die traurige Lage läßt sich dann nur durch häufige Punktionen vorübergehend mildern. Diuretica haben niemals einen erkennbaren Nutzen.

Die splenomegalische Form der Lebercirrhose.
(Luetischer Pseudobanti.)

Die splenomegalische Form der Lebercirrhose ist eine Abart der syphilitischen Hepatitis und muß besonders besprochen werden. Sie kommt nicht so selten vor und steht im engsten Zusammenhang mit der luetischen Infektion, wie zahlreiche Autoren nachgewiesen haben.

Die Pathogenese ist noch eine ungelöste Frage. In einzelnen Fällen liegt wahrscheinlich eine primäre luetische Erkrankung der Vena lienalis vor, die zuerst zum thrombophlebitischen Milztumor führt. In anderen Fällen läßt sich vielleicht an besondere lienotrope Eigenschaften des Syphiliserregers denken. Andere Autoren halten die Erkrankung für einen echten durch Syphilis hervorgerufenen Morbus Banti. Im klinischen Verlauf bestehen allerdings weitgehende Übereinstimmungen mit dem von Banti 1894 aufgestellten Krankheitsbilde. Mit zunehmender Erkenntnis der pathologisch-anatomischen Grundlagen wird dieser Krankheit jedoch die von Banti verteidigte Sonderstellung immer mehr entzogen. Wir sehen in der splenomegalischen Form mit Naunyn eine atypische Lebercirrhose.

Das klinische Bild wird von der mächtigen Vergrößerung der Milz beherrscht. Die Milz überragt als glatter, derber Tumor deutlich den Rippenbogen und kann sogar rechts bis über die Mittellinie hinausragen. In diesem ersten Stadium läßt sich eine Veränderung der Leber klinisch noch nicht nachweisen. Subjektiv klagen die Patienten lediglich über eine lästige Völle oder leichtes Druckgefühl in der linken Bauchseite. Gleichzeitig besteht im Gegensatz zum früheren Wohlbefinden eine stärkere Mattigkeit und übermäßige Ermüdbarkeit, selbst bei geringfügigen Anstrengungen. Die Gesichtsfarbe ist blaß und, wie bei Luetikern so häufig, eigentümlich graugelblich, ton- oder lehmfarben. Nicht selten beginnt die Krankheit mit leichter Temperatursteigerung, die durch die entzündliche Thrombose der Milzvene erklärt wird.

Ein wichtiges und fast konstantes Symptom ist die Veränderung des Blutbildes. Wir können fast ausnahmslos eine Verminderung sämtlicher Blutelemente, also eine totale Anämie feststellen. Die roten Blutkörperchen sind deutlich herabgesetzt, der Hämoglobingehalt sinkt der Verminderung parallel, der Färbeindex liegt demnach meist um 1. Gleichzeitig besteht immer die für Banti und splenomegalische Lebercirrhose charakteristische Leukopenie. Die Gesamtzahl der Leukocyten kann bis unter 2000 im Kubikmillimeter herabsinken. Eine Resistenzverminderung der roten Blutkörperchen wird stets vermißt.

Die Dauer dieses ersten Stadiums zu bestimmen, hält schwer, weil die ersten Anfänge meist nicht sicher festgestellt werden können. Aus zwei eigenen Beobachtungen in den letzten Jahren scheint es aber nicht länger als etwa 1 Jahr anzudauern. Nach Ablauf dieser Zeit entwickelt sich verhältnismäßig rasch der Symptomenkomplex der Pfortaderstauung genau wie bei der typischen syphilitischen Lebercirrhose (s. S. 149). Die Pfortaderstauung kann die höchsten Grade erreichen. Hämatemesen aus den überfüllten Venen der Speiseröhre oder des Magens treten manchmal schon vor der Entwicklung des Ascites auf und führen den Patienten erstmals zum Arzt. Jetzt läßt sich auch bereits die Mitbeteiligung der Leber deutlich erkennen. Nach einer Bauchpunktion fällt die mächtig vergrößerte harte Milz auf, während die Leber bei normaler Größe eine höckrige Oberfläche zeigt oder bereits deutlich verkleinert ist. Mit zunehmender cirrhotischer Leberveränderung entwickelt sich ein allmählich stärker werdender Ikterus. Der Stuhl bleibt meist normal gefärbt, dagegen wird Urobilin im Harn nachweisbar. Der Ikterus ist demnach die sekundäre Folge der Leberschädigung und nicht mechanisch zu erklären. Das Endstadium unterscheidet sich klinisch nicht mehr von der typischen syphilitischen Lebercirrhose.

Differentialdiagnostisch kommt im ersten Stadium die myeloische Leukämie in Frage. Der große glatte Milztumor wird zunächst immer an Leukämie denken lassen. Eine morphologische Blutuntersuchung wird aber den Verdacht sofort erschüttern. Daß eine luetische hepato-lienale Erkrankung vorliegt, muß durch andere diagnostische Hilfsmittel gesichert werden. Genaue Vorgeschichte über voraufgegangene syphilitische Infektion, die Anstellung der Wassermannreaktion und der Nachweis anderer luetischer Organveränderungen, vor allem an der Aorta und dem Nervensystem können den ursächlichen Zusammenhang aufdecken und die richtige Diagnose schon in diesem Stadium ermöglichen.

Prognostisch erscheint die Erkrankung günstiger als die typische namentlich die auf interstitieller Hepatitis beruhende Lebercirrhose. Jedenfalls habe ich mich bei meinen beiden letzten Fällen davon überzeugen können. Auch bei schon voll entwickelten Stauungssymptomen kann die antiluetische Behandlung noch eine entscheidende Besserung bzw. eine klinische Heilung herbeiführen.

In dem einen Fall begann die Erkrankung für den Patienten mit einer erheblichen Magenblutung und Auftreibung des Leibes. Es wurde von anderer Seite ein Magengeschwür angenommen, obwohl schon damals ein Ascites unverkennbar war. Nach der Bauchpunktion lag das Bild einer hepatolienalen Erkrankung klar zutage. Die Milz überragte handbreit den Rippenbogen, die Leber war normal groß. Eine luetische Infektion wurde negiert, die Wassermannreaktion im Blut und in der Ascitesflüssigkeit war negativ. Ein systolisches Geräusch über der Aorta ohne sonstige charakteristische Symptome konnte bei dem 52 jährigen Patienten ebenso sklerotisch wie luetisch bedingt sein. Ein Anhalt für Lues fehlte demnach. Wegen der ausgesprochenen Leukopenie dachten wir damals an Morbus Banti. Drei Monate lang konnte durch allwöchentlich vorgenommene Bauchpunktionen von 6—8 l lediglich eine vorübergehende subjektive Erleichterung erzielt werden. Da die bisher geübte Behandlung keinen Schritt vorwärts brachte, machten wir einen Versuch mit einer Salvarsannatriumbehandlung. Der Erfolg war überraschend. Schon nach 3 Wochen brauchte nicht mehr punktiert zu werden. Im Verlauf von 2 Monaten war die Pfortaderstauung beseitigt. Nach 6 Monaten nahm der Patient seine Berufstätigkeit wieder auf und blieb 2 Jahre voll erwerbsfähig. Dann flackerte die Erkrankung von neuem wieder auf. Es trat eine starke Darmblutung ein, der Prozeß schritt schnell vorwärts, die Leber und Milz verkleinerten sich in kurzer Zeit zusehends, im Harn wurde Tyrosin nachweisbar. Der Exitus erfolgte im Koma.

Unsere Vermutung einer splenomegalischen Form der Lebercirrhose wurde durch die Sektion bestätigt. Es findet sich eine typische Mesaortitis syphilitica, eine fortgeschrittene Lebercirrhose und eine erhebliche Schwellung und Konsistenzvermehrung der Milz. Als Ursache für die rasche Verschlechterung des Zustandes und den tödlichen Ausgang ließ sich eine frische Thrombose der Pfortader nachweisen, die sich bis in die Milzvene fortsetzte.

Der zweite Fall kam gleichfalls im ascitischen Stadium vor jetzt 2 Jahren in meine Behandlung. Von anderer Seite war eine Herzinsuffizienz angenommen worden. Die mächtig vergrößerte Milz und Leber, die Verminderung der Leukocyten auf 1400, die positive Angabe über eine vor 20 Jahren durchgemachte syphilitische Infektion und die positive Wassermannreaktion ließen an der Diagnose einer splenomegalischen Form der Lebercirrhose keinen Zweifel. Durch eine Salvarsanbehandlung von im ganzen 3 g wurden auch in diesem Falle alle Stauungssymptome beseitigt. Der damals schwer kranke Patient steht auch heute noch in meiner Behandlung und kann seinem Beruf ununterbrochen nachgehen. Auch den Anstrengungen der Jagd im hügeligen Gelände ist der leidenschaftliche Jäger gewachsen. Bis heute ist der Prozeß stationär.

Gerade diese beiden Beobachtungen scheinen mir die Bedeutung energischer antiluetischer Behandlung einwandfrei zu erweisen. Wahrscheinlich führen doch in den meisten Fällen frische spezifische thrombotische Entzündungen zur Vollentwicklung des Krankheitsbildes. Solche frische Gefäßerkrankungen bilden sich offenbar durch Antiluetica wieder rasch und vielleicht endgültig zurück. Daß Rückfälle möglich sind, ist bei der Annahme einer geschädigten Gefäßwand leicht verständlich und nach Mitteilung des ersten Falles erwiesen. Auf alle Fälle kommt die antiluetische Behandlung vor einer eventuellen Splenektomie in Frage. Letztere ist nur dann angezeigt, wenn die spezifische Behandlung nutzlos ist, oder trotz der Behandlung häufige, das Leben bedrohende Blutungen wiederkehren.

IV. Die Syphilis der Milz.

Die Milz wird in einem Teil der Fälle bereits in der Frühperiode, häufiger allerdings erst im Tertiärstadium durch die syphilitische Infektion geschädigt. Wegen der geringfügigen klinischen Erscheinungen ist die Wichtigkeit der Milzsyphilis bei der Beschreibung der visceralen Lues fast immer unterschätzt worden. Nur ganz vereinzelte Autoren haben sie genügend gewürdigt. Die Bedeutung der Erkrankung liegt vor allem darin, daß wir durch den Nachweis eines Milztumors eine ganze Reihe anderer innerer Organerkrankungen erst als luetisch erkennen können, während wir sonst über die Ursache der Erkrankung im Unklaren blieben.

Die syphilitische Milzschwellung kommt bei kongenitaler wie bei erworbener Syphilis zur Beobachtung. Haslund fand unter 154 kongenital luetischen in 31%, unter 44 Fällen von erworbener Syphilis in 61,3% eine Veränderung des Organs. Nach Hausmann besteht bei 20% in der Sekundärperiode und bei 60% in der Tertiärperiode eine Milzschwellung.

Klinisch unterscheiden wir bei erworbener Syphilis die akute Milzschwellung der Frühperiode und den chronischen Milztumor im Tertiärstadium. Die frühsyphilitische Milzschwellung wurde früher als toxisch erklärt. Heute sieht man in der Volumenvermehrung eine geschädigte Funktion des Organs. Man nimmt zunächst eine Hyperämie und eine Hyperplasie des Parenchyms als Reaktion auf den Infektionserreger an. Durch diesen Reizzustand wird die normale hämolytische Tätigkeit der Milz gesteigert. Infolge davon kommt es zur übermäßigen Zerstörung der roten Blutkörperchen und dadurch wieder zu vermehrter Urobilinurie. Klinisch drückt sich die Schädigung in der Entwicklung eines Milztumors aus. Subjektiv macht die Veränderung dem Patienten keinerlei Beschwerden. Die Klagen über Mattigkeit, Ermüdung und allgemeine Widerstandslosigkeit sind nur indirekte

Folgen der Anämie, aber nicht charakteristisch für die Schädigung der Milz. Nur die objektive Untersuchung deckt eine stets geringfügige Vergrößerung des Organs auf. Die Dämpfungszone geht etwas über die neunte und unter die elfte Rippe hinaus, die Milzspitze erreicht in manchen Fällen eben den Rippenbogen, überschreitet ihn jedenfalls nicht wesentlich. Oft ist die Flächenausdehnung überhaupt nicht vermehrt, dagegen fällt die Intensität der Dämpfung bei mittelstarker Perkussion ganz unzweifelhaft auf. Man darf dann auf eine Vermehrung des Tiefendurchmessers des Organs schließen. In rechter Seitenlage läßt sich die Milz als leicht in der Konsistenz vermehrter Tumor fühlen. Die Betastung des Organs ist nicht schmerzhaft.

Die **Diagnose** ist in der Frühperiode einfach. Das Organ schwillt zugleich mit dem Auftreten anderer Sekundärerscheinungen an und geht nach Abklingen der Haut- und Schleimhauterscheinungen oder nach antiluetischer Behandlung nach einigen Wochen zur Normalgröße wieder zurück.

Die **Prognose** ist absolut günstig.

Auch die spätluetische Milzschwellung macht keine oder nur geringfügige Symptome. Sie verdient aber ganz besondere Beachtung als differentialdiagnostisches Hilfsmittel bei der Erkennung anderer innerer Erkrankungen, worauf besonders Romberg, Hubert und in letzter Zeit L. Heinemann hingewiesen haben.

Die Spätsyphilis der Milz ist entweder eine chronisch-interstitielle Veränderung oder eine gummöse Erkrankung des Organs. Die Splenitis interstitialis kann sich pathologisch-anatomisch in zweierlei Formen entwickeln. Virchow unterschied eine weiche Form, die in einer zelligen Hyperplasie der Pulpazellen besteht. Im weiteren Krankheitsverlauf verwandelt sich die zellige Hyperplasie in festeres, zellarmes Narbengewebe, der Endzustand ist die hyaline Degeneration des ganzen Organs. Im Gegensatz dazu geht die an sich häufigere fibröse Induration primär von den Gefäßwänden aus. Anfangs findet man rote, hyperämische Herde, die im Verlaufe derber und heller werden. Durch lebhafte Bindegewebsneubildung und Vernarbung wird dadurch das Parenchym immer mehr eingeengt, die Pulpa reduziert und die Konsistenz der Milz vermehrt. Gleichzeitig mit den Veränderungen im Organ selbst entsteht eine Verdickung der Kapsel, die mit der Umgebung verwächst. So entsteht die Perisplenitis, eine für luetische Schädigung typische pathologisch-anatomische Komplikation.

Nur ganz selten finden sich in der Milz echte Gummata. Namentlich das großknotige Gumma gehört zur Zeit zu den größten Seltenheiten. Auch in der Milz sind die Gummen scharf umgrenzt, liegen meist an der Oberfläche und geben dem Organ ein höckriges Aussehen. Meistens bestehen neben den gummösen Prozessen gleichzeitig interstitielle fibröse Veränderungen. Kommen die Gummen zur Resorption, dann entstehen strahlige Narben, die das Organ in verschiedene Lappen teilen können.

Klinisch löst auch die spätluetische Milzveränderung kaum je subjektive charakteristische Symptome aus. Die Patienten wissen von der Milzerkrankung nur dann etwas, wenn eine Perisple-

nitis hinzukommt. Dann klagen sie über Schmerzen in der linken
Oberbauchseite. Die Schmerzen können sich durch Druck des gefüllten
Magens oder der durch Gase geblähten Flexura lienalis erheblich steigern.
Besonders bei raschem Gehen haben die Patienten Stiche in der linken
Seite. Die Schmerzen verschwinden oft für Wochen und Monate, bis sie
eines Tages ohne erkennbare Ursache wieder auftreten und manchmal
nur als unangenehmes Ziehen die Patienten belästigen. Mitunter sind
die entzündlichen Veränderungen der Kapsel mit subfebrilen Temperaturen verbunden. Im übrigen ist die Erkennung der Organschädigung
lediglich der objektiven Untersuchung zugänglich. Genau wie bei der
frühsyphilitischen Milzschwellung findet man eine mäßige Vergrößerung
des Organs nach allen Seiten. Die Dämpfung ist in jedem Fall intensiver
als über der normalen Milz. Der vordere Pol erreicht oder überragt einige
Zentimeter den Rippenbogen. Bei der Palpation fällt die vermehrte
Konsistenz auf. In rechter Seitenlage läßt sich die Milz bei tiefer Atmung
eben gerade fühlen. Man hat, abgesehen von der seltenen Gummenbildung, den Eindruck einer glatten Oberfläche. Der palpatorische
Nachweis von Einkerbungen gelingt nur selten. Druck auf das vergrößerte Organ ist nicht schmerzhaft, außer wenn eine komplizierende
Perisplenitis vorhanden ist.

Eine indirekte Folge der syphilitischen Milzerkrankung
ist die in einem Bruchteil der Fälle nachweisbare sekundäre Anämie.
Sie braucht aber nicht notwendig die chronische Milzschwellung zu begleiten. Ich erinnere mich an eine ziemlich beträchtliche Anzahl von
Syphilitikern, bei denen ein Milztumor vorhanden war und das für
Syphilis charakteristische blaßgraue Aussehen auffiel. Trotzdem wies
die Blutuntersuchung normale Hämoglobin- und Erythrocytenwerte auf.
Man wird also nicht immer eine gesteigerte hämolytische Tätigkeit des
erkrankten Organs annehmen dürfen. Dagegen besteht fast ausnahmslos
eine Lymphocytose, die sicher auf eine gesteigerte Tätigkeit anderer
lymphatischer Organsysteme als Kompensation für das zugrunde
gegangene Milzparenchym schließen läßt.

Die **Diagnose** der spätluetischen Milzerkrankung ist mitunter schwierig. Schon der Nachweis des Milztumors erfordert eine
sorgfältige, kunstgerechte Untersuchung, denn die Schwellung ist nie
sehr hochgradig. Die luetische Natur des Milztumors läßt sich nur erschließen. Tritt er in Begleitung mit anderen sicher luetischen Organveränderungen auf, dann ist die Diagnose leicht. So in Fällen von
syphilitischer Leberererkrankung, bei Aneurysma der Aorta thoracica
oder der unkomplizierten Aortitis syphilitica. Auch luetische Nervenerkrankungen können die Ätiologie klären. Umgekehrt ist es von größter
Bedeutung, eine Milzschwellung als luetisch zu erkennen, um unklare
andere Systemerkrankungen in den rechten Zusammenhang mit Syphilis
zu bringen. Wir wissen, daß für die Differenzierung der Aortenlues, für
die oben beschriebenen syphilitischen Magen-Darmerkrankungen, für die
Pankreas- und Leberschädigungen der Nachweis eines luetischen Milztumors oft entscheidend werden kann. Charakteristisch für die syphilitische Ursache ist nur der Nachweis einer Perisplenitis. Eine gewisse

Bedeutung hat außerdem die positive Anamnese. Leider läßt sie gerade sehr häufig im Stich; fällt sie negativ aus, dann bedeutet das nichts für die Diagnose. Absolut notwendig ist endlich die Anstellung der Wassermannreaktion bei jeder Milzschwellung, die durch andere Ursachen nicht sicher und einwandsfrei erklärt werden kann. Der positive Ausfall macht die luetische Ätiologie so gut wie sicher.

Differentialdiagnostisch kommen verschiedene Erkrankungen in Betracht. Amyloidose bei chronischen Eiterungen und chronischer Lungentuberkulose lassen sich durch die stets weit fortgeschrittene Grundkrankheit leicht erkennen. Milzvergrößerung bei Beginn der Lebercirrhose ist oft sehr schwer abzugrenzen. Negativer Wassermann, Anhaltspunkte über Alkoholmißbrauch und der die Krankheit begleitende Meteorismus sprechen für eine beginnende Cirrhose, schließen aber eine luetische Milzschädigung nicht sicher aus, denn eine Kombination beider Erkrankungen kommt nicht ganz selten vor.

Milztumoren bei verschiedenen akuten Infektionskrankheiten, vor allem bei Typhus, Recurrens, bei Flecktyphus und anderen sind durch den Verlauf der zugrunde liegenden Infektion leicht zu differenzieren. Im übrigen ist der Tumor bei all diesen Erkrankungen viel weicher und kaum fühlbar. Hart ist die Milzschwellung nur bei Malaria. Eine Verwechslung mit akuter Malaria ist kaum denkbar, da in diesem Stadium Plasmodien bei morphologischer Blutuntersuchung nie vermißt werden. Eher ist eine Verwechslung mit chronischer Malaria leicht möglich, um so mehr als bei Malaria die Wassermannreaktion öfter positiv ausfällt. Besondere Schwierigkeiten bestehen, wenn die Zeit des für Malaria typischen Fiebers vorüber ist. Eine sehr genaue Vorgeschichte zerstreut aber meist den Zweifel. Der Patient wird sich auf genaues Befragen hin ausnahmslos an frühere Fieberperioden mit Schüttelfrösten erinnern.

Leicht ist die Abgrenzung der myeloischen Leukämie. Schon im Beginn der Erkrankung lassen sich bei morphologischer Blutuntersuchung eine Vermehrung der weißen Blutelemente und später pathologische Leukocytenformen nachweisen. Besteht die Leukämie einigermaßen lange, dann ist der Milztumor bedeutend größer als bei Syphilis und nimmt ständig an Größe zu, eine Erscheinung, die bei Milzsyphilis nie beobachtet wird. Leukämische Patienten sind in ihrem Allgemeinbefinden in hohem Maße gestört, in ihrem Kräftezustand sehr reduziert, widerstandslos und schließlich den geringsten Anstrengungen nicht mehr gewachsen. Alle diese schweren Allgemeinerscheinungen gehören nicht zum Bilde des syphilitischen Milztumors.

Der Verlauf der Erkrankung ist langwierig, aber meist völlig stationär. Die einmal festgestellte Vergrößerung nimmt nicht augenfällig zu, nach einem gewissen Zeitraum scheint der Prozeß abzuklingen, ohne je das Leben des Patienten zu gefährden. Das Allgemeinbefinden ist nur verübergehend dann gestört, wenn eine Perisplenitis zur Entwicklung kommt oder eine bestehende akut rezidiviert.

Die Behandlung des spätluetischen Milztumors erfordert nur im Beginn eine antiluetische Behandlung. Meist wird sie aber in dieser Zeit nicht durchgeführt werden können; denn im Krankheitsbeginn bestehen keine Symptome, die den Kranken zum Arzt führen. Vielleicht sucht aber der Patient ärztliche Hilfe auf, wenn er durch perisplenitische Prozesse über Stiche in der linken Seite zu klagen hat. In diesem Stadium kann durch Antiluetica jedenfalls die Komplikation beseitigt und der Parenchymprozeß zum Stillstand gebracht werden. In sehr alten Fällen ist es zum narbigen Umbau und damit zu unveränderlichen Prozessen gekommen.

Über Milzveränderungen bei syphilitischer Lebercirrhose und bei syphilitischem Ikterus siehe näheres im vorigen Abschnitt.

V. Die Syphilis des Bauchfells und der retroperitonealen Drüsen.

Eine primäre diffuse syphilitische Peritonitis kommt bei erworbener Syphilis niemals vor. Die Beteiligung des Bauchfells ist immer sekundär und stets auf abgegrenzte Teile beschränkt. Wir sehen entzündliche Veränderungen des Bauchfells vor allem bei Perisplenitis und Perihepatitis und können sie nur im Zusammenhang mit diesen Erkrankungen feststellen. Außerdem kann die Darmserosa besonders bei syphilitischer Infiltration in den Peyerschen Plaques miterkranken und zur Verklebung mit dem Bauchfell, also zur circumscripten Peritonitis führen. Peritonitische Entzündungen bei Mastdarmsyphilis entstehen nur bei unspezifischer Mischinfektion und Ausbildung periproktaler Abscesse, sie sind also keine syphilitische Erkrankung im engeren Sinne. Bei stärkerer Vereiterung solcher Abscesse kann es zu einer purulenten Pelveoperitonitis kommen.

In vereinzelten Fällen kann auch durch Übergreifen syphilitischer Darmprozesse eine Gummenentwicklung im Peritoneum und namentlich in den retroperitonealen Lymphdrüsen entstehen. Je nach dem Sitz der Gummiknoten verläuft die Erkrankung manchmal ganz symptomlos. In anderen Fällen entstehen durch enge Nachbarschaft mit lebenswichtigen Organen verschiedenartigste Krankheitsbilder oder Komplikationen bereits vorhandener luetischer Organerkrankungen. So kann eine gummöse Infiltration der Drüsen an der Leberpforte zu mechanischem Ikterus oder zur Ausbildung von Pfortaderstauungen führen. Komprimiert die erkrankte Drüse den Pylorus, dann entsteht das Bild der Pylorusstenose und ist vom syphilitischen Magentumor kaum sicher abzutrennen. Gummöse Mesenterialdrüsen können auch circumscripte Darmpartien komprimieren und eine parenterale Darmstriktur herbeiführen. Meist handelt es sich dabei um Dünndarmstenosen. Durch Kompression des Ureters entsteht mitunter eine Hydronephrose.

Die syphilitischen Drüsentumoren sind je nach ihrer Lage passiv mehr oder weniger verschieblich. Die Beweglichkeit nimmt ab, je näher sie dem Mesenterialansatz liegen. Ihre Größe ist sehr verschieden. Charakteristisch ist die wechselnde Größe der Tumoren. Spontaner Rückgang auch ohne Behandlung gehört nicht zu den Seltenheiten und unterscheidet sie von carcinomatösen und sarkomatösen Neubildungen.

Durch die wechselnde Gestalt und Größe können auch die Komplikationen an der Pfortader, am Pylorus und Dünndarm zeitweise verschieden stark in Erscheinung treten und Krankheitsbilder von passagerem Charakter hervorrufen, eine Beobachtung, die für die luetische
Ätiologie von unschätzbarem Wert ist und in unklaren Fällen die Diagnose sichert. Durch die Anstellung der Wassermannreaktion und den
Nachweis anderer luetischer Organveränderungen, die niemals fehlen,
wird man eine weitere Stütze für die Beurteilung der Erkrankung gewinnen.

Die Behandlung der Wahl ist eine antiluetische. Neben Quecksilber
und Salvarsan hat vor allem das auf Gummata vorzüglich wirkende
Jod besonderen Wert.

Syphilis der Nieren und des männlichen Urogenitalsystems.

Von

H. Rubritius-Wien.

Einleitung. Von den Organen des männlichen Urogenitalapparates werden verhältnismäßig häufig die Nieren und die Hoden, bzw. Nebenhoden von der Syphilis ergriffen. Viel seltener erkranken die mit Schleimhaut ausgekleideten Abflußwege für den Harn, also Ureter, Blase und Harnröhre. In den Nieren verursacht die Syphilis, abgesehen von der Bildung von Gummen, degenerative Prozesse, namentlich der Harnkanälchen, von verschiedener Intensität und Ausdehnung. Sie befällt dabei anscheinend in gleicher Weise gesunde und durch frühere Krankheitsinsulte geschädigte Nieren. Auffallend ist das Verhalten der Blase der Syphilis gegenüber. Die Blasensyphilis ist eigentlich als sehr selten zu bezeichnen, wobei betont werden muß, daß wir heute bei der so hoch ausgebildeten Cystoskopiertechnik ein Mittel in der Hand haben, welches uns einen genauen Überblick über das ganze Blaseninnere gewährt und welches außerdem in der Handhabung so einfach, für den Patienten in keiner Weise eingreifend und schmerzhaft ist, daß es heutigen Tages überaus oft, auch schon bei den geringsten Symptomen seitens der Blase in Anwendung gebracht wird. Trotzdem sehen wir Veränderungen der Blasenschleimhaut, die wir als syphilitische ansehen müssen, gar nicht häufig im cystoskopischen Bilde, auch dann nicht, wenn wir ganze Reihen von Harnblasen Luetischer einer cystoskopischen Untersuchung unterziehen. Es ist dies um so merkwürdiger, als gerade im sekundärstadium der Syphilis andere Schleimhäute, z. B. die des Mundes, so häufig Sitz von allen möglichen syphilitischen Eruptionen sind. Vielleicht ließe sich diese Diskrepanz zwischen dem so häufigen Befallensein der Mundschleimhaut und dem viel selteneren Auftreten von Syphilis auf der Blasenschleimhaut durch die geschützte Lage der Harnblase erklären, welche kleine Traumen und äußere Reize aller Art sicher ausschließt, während der ursächliche Zusammenhang von Reiz und Syphilis für die Mucosa der Mundhöhle doch sicher besteht. Die Harnröhre ist in ihrem Anfangsteil ab und zu einmal von einer Initialsklerose befallen, sonst aber sind syphilitische Prozesse in ihr auch höchst selten lokalisiert. Unter den Genitalorganen sind es, wie bereits erwähnt, vor allem Hoden und Nebenhoden, welche häufig an Syphilis erkranken. Hier hat es auch den Anschein, als ob die schon vorher durch Gonorrhoe, Traumen oder sonstige Ursachen geschädigten Drüsen mit Vorliebe befallen würden. Neben der Gonorrhoe, der Tuberkulose und den malignen Tumoren stellt die Syphilis eine ziemlich oft vorkommende Erkrankung von Hoden und Nebenhoden dar, deren differentialdiagnostische Auseinanderhaltung gar häufig auf die größten Schwierigkeiten stößt. In solchen zweifelhaften Fällen kann uns oft nur der therapeutische Erfolg, bzw. Mißerfolg Aufklärung bringen und es werden oft sehr ausgedehnte, das gewöhnliche Maß weit übersteigende antisyphilitische Kuren erforderlich sein, bevor man zu dem Entschluß kommt, die Diagnose Syphilis fallen zu lassen, auch auf die Gefahr hin, daß man auf diese Weise bei einem malignen

Tumor zu viel Zeit verstreichen läßt und so die Chancen einer erfolgreichen Operation etwas verschlechtert. Syphilitische Erkrankungen der Cowperschen Drüsen sind meines Erachtens niemals beobachtet worden. Auch bezüglich der Samenblasen kann man nur vermutungsweise das Vorkommen syphilitischer Veränderungen annehmen, insoferne als in einigen äußerst spärlichen Fällen „Verdickungen" der Samenblasen bei bestehender syphilitischer Lokalisation in Hoden und Nebenhoden beschrieben wurden. Etwas Ähnliches gilt von der Prostata. Auch da beschränken sich unsere Erfahrungen nur auf Vermutungen, die bei einer unklaren Affektion dieser Drüse aus dem Erfolg einer antiluetischen Behandlung abgeleitet sind.

I. Die Syphilis der Nieren.

Über die **Häufigkeit** syphilitischer Nierenerkrankungen finden sich in der Literatur ganz verschiedenartige Angaben. Während die praktischen Syphilidologen die Fälle von Nierensyphilis als sehr selten bezeichnen, kommt der Syphilis nach den in der neueren Literatur, namentlich von internistischer Seite niedergelegten Ansichten, in der Pathologie der Nierenerkrankungen doch eine größere Rolle zu, als bisher angenommen wurde.

Die **Diagnose** der luetischen Nierenerkrankungen begegnet beinahe immer gewissen Schwierigkeiten, insoferne als es manchmal sehr schwer ist, andere Nephritisursachen auszuschließen und die Syphilis allein mit der Nierenaffektion in ursächlichen Zusammenhang zu bringen. Jedenfalls besteht ein gewisser Parallelismus zwischen dem ersten Auftreten der Lues bzw. deren Rezidiven und den Erscheinungen von seiten der Nieren. Der Wassermann-Reaktion des Blutserums kommt hinsichtlich ihrer Verwertung für die Diagnose nur eine untergeordnete Bedeutung zu, da ja bei ihrem positiven Ausfall noch immer nicht feststeht, daß die Nierenerkrankung allein durch die Syphilis hervorgerufen ist. Ebensowenig ist die mit dem Harn angestellte Wassermann-Reaktion beweisend, denn auch normale Harne, namentlich solche von Luetikern, die aber keine Nephritis haben, geben manchmal eine positive Reaktion. R. Bauer hat die Vermutung ausgesprochen, daß pathologische Harne nur bei sehr hohem Eiweißgehalt komplementablenkend zu wirken scheinen. Und dies trifft bei dem typischen Krankheitsbilde der luetischen Nephrose allerdings meistens zu, wie noch ausgeführt werden soll. Der Spirochätennachweis im Harn ist nur in einigen vereinzelten Fällen gelungen. Ein charakteristischer Befund für die vollausgebildete luetische Nephrose sind die doppeltbrechenden Lipoide im Harnsediment, deren Nachweis mit dem Polarisationsmikroskop leicht gelingt. Diese doppeltbrechenden Lipoidsubstanzen ermöglichen nicht nur die Diagnose einer luetischen Nephrose, sie versetzen uns auch in die Lage, eine bei einer bestehenden Syphilis durch andere Ursachen bedingte Nephritis als solche richtig zu deuten und z. B. eine durch Quecksilberwirkung hervorgerufene Nierenreizung auszuschließen. Auch der Wirksamkeit bzw. Erfolglosigkeit einer antisyphilitischen Behandlung kommt für die Diagnose große Bedeutung zu.

1. Die syphilitische Nephrose.

Die moderne Nierenpathologie hat das Vorkommen einer akuten und chronischen syphilitischen Nephritis vollkommen in Frage gestellt und läßt die Syphilis nur als Ursache einer Parenchymdegeneration der Nieren gelten, welche als syphilitische Nephrose benannt in klinischer Hinsicht ein ganz typisches Krankheitsbild darstellt, aber in der Intensität der Erscheinungen so verschiedenartig zur Beobachtung gelangt, daß wir berechtigt sind, auch da wieder verschiedene Formen abzugrenzen.

Ältere Autoren sprechen von einer akuten syphilitischen Nephritis und charakterisieren dieses Krankheitsbild dahin, daß bei schleichendem Beginn, gewöhnlich gegen Ende des zweiten Inkubationsstadiums, zugleich oder bald nach der Roseola, mäßige Ödeme auftreten und die Harnmenge abnimmt. Der Harn enthält dabei viel Eiweiß und im Sediment neben roten Blutkörperchen verschiedenartige Cylinder. Die Prognose wird im allgemeinen als günstig bezeichnet. Eben diese Autoren grenzen von dieser akuten die chronische Form der syphilitischen Nierenentzündung ab, welche sie die diffuse, chronische, nicht indurative Nephritis nennen. Hochgradige Ödeme, bedeutende Eiweißausscheidung mit starker Oligurie, ein Harnsediment mit Fettcylindern und verfetteten Nierenepithelien stehen im Vordergrund der klinischen Zeichen. Was von Sektionsergebnissen vorliegt, ist wenig verwertbar; doch sprechen diese auch bei der akuten Form größtenteils nur von „parenchymatösen Veränderungen“ und äußerst selten von einer Beteiligung der Glomeruli. Volhard leugnet es daher, daß die Syphilis allein die Ursache einer akuten Glomerulonephritis sein könne. Ebensowenig kann bei der chronischen Form von einer chronischen Nephritis gesprochen werden, da schon das Vorkommen von Fettcylindern und verfetteten Epithelien das Vorwiegen von Parenchymdegenerationen beweist. Wir müssen also beide Formen, sowohl die akute als auch die chronische, als syphilitische Nephrosen verschiedener Stadien und verschiedener Intensität auffassen und die Syphilis in der Nierenpathologie einzig und allein für das Zustandekommen von Parenchymdegenerationen verantwortlich machen. Auch von einer syphilitischen Sklerose wird vielfach gesprochen. Die Syphilis kommt natürlich als wichtiger Faktor für die frühzeitige Entstehung einer Arteriosklerose, Arteriolosklerose bzw. Endarteritis in Betracht. Es geht aber doch nicht an, eine durch einen dieser Prozesse hervorgerufene Nierensklerose als eine syphilitische Nierenerkrankung hinzustellen. Denn die genannten Gefäßveränderungen sind zwar das Produkt einer jahrzehntelang bestehenden luetischen Infektion, zu ihrem Zustandekommen tragen aber auch noch Hereditätsverhältnisse und vielleicht die Art der Behandlung der Syphilis bei. Es kann freilich nicht in Abrede gestellt werden, daß bei einer sehr lang bestehenden syphilitischen Nephrose schließlich auch die Nierengefäße ergriffen werden. So entwickelt sich aus der Nephrose eine Sklerose. Dieser sklerotische Einschlag einer Nephrose kommt klinisch durch Hypertonie und Mitbeteiligung des Herzens zum Ausdruck.

Das **klinische Bild** der syphilitischen Nephrose ist im allgemeinen wohl charakterisiert und bietet, wenn es einmal voll ausgebildet ist, keine besonderen diagnostischen Schwierigkeiten. Die Krankheit setzt oft gleich in den ersten Wochen nach erfolgter Infektion ein oder aber erst in späteren Stadien. Zu den ersten Symptomen gehören nebst Störungen des Allgemeinbefindens ein blasses, mehr oder weniger gedunsenes Aussehen, verbunden mit großer Mattigkeit und Appetitlosigkeit. Sehr bald treten Ödeme auf, zuerst nur an den Augenlidern und Knöcheln, später breiten sie sich immer mehr aus. Bei starker Zunahme der Ödeme setzen Atembeschwerden und Kopfschmerzen ein. Die Harnmenge, die schon vor dem Ödemstadium verringert ist, nimmt mit dem Auftreten der Ödeme rapid ab, der Harn setzt einen flockigen Satz ab und zeigt üblen Geruch. Sein Eiweißgehalt ist groß, manchmal erschreckend hoch, in manchen Fällen steigt er bis 2 und 3 $^0/_0$ an. Im Harnsediment finden sich zahlreiche Leukocyten und viele Cylinder. Bei der Untersuchung mit dem Polarisationsmikroskop sieht man teils frei, teils den Formelementen aufgelagert Fetttröpfchen, welche sich beinahe alle als doppeltbrechend erweisen, auch in Cylinderform sind sie angeordnet. Unter den Allgemeinsymptomen wäre noch die Neigung zu wässerigen Durchfällen anzuführen. Der Blutdruck ist niemals erhöht, das Herz zeigt auch bei sehr langem Bestehen der Erkrankung keine oder nur eine ganz unwesentliche Vergrößerung. Das Fehlen der Blutdrucksteigerung und der Herzhypertrophie sind mit die wichtigsten Kriterien der luetischen Nephrose. Die Nierenfunktion ist, namentlich hinsichtlich der Wasser- und Kochsalzausscheidung, sehr wechselnd. Im Stadium der hochgradigen Oligurie besteht starke Retention, dann aber ganz plötzlich, wenn die Ödeme die Tendenz zum Schwinden zeigen, setzt eine Harnflut mit starker Kochsalzausschwemmung ein, ein Beweis dafür, daß für die Wasserretention nicht eine mangelhafte Nierenarbeit, sondern eine besondere Beschaffenheit der Gewebe verantwortlich zu machen ist. Die Stickstoffausscheidung ist im allgemeinen ungestört.

Der **Verlauf** gestaltet sich ganz verschiedenartig, bald kommt nur ein leichteres Stadium zur Entwicklung, mit mäßigen Ödemen und mittlerem Eiweißgehalt, und dieses geht in kurzer Zeit in Heilung über, bald aber wird das Krankheitsbild durch hochgradige Ödeme beherrscht und dieser Zustand kann sich wochen- und monatelang, ja auch jahrelang hinziehen. Zu den komplizierenden Erkrankungen gehören in erster Linie schwere Bronchitiden und septische Allgemeininfektionen, namentlich Peritonitiden.

Die **Prognose** ist ernst, aber im allgemeinen doch nicht als ungünstig zu bezeichnen, indem die meisten Kranken, auch bei einem sehr bedrohlich aussehenden hydropischen Stadium, ihre Krankheit überstehen.

Die **Behandlung** besteht in erster Linie in Bettruhe und zweckmäßiger Ernährung; als solche kommt eine reizlose, salzarme, aber kräftige gemischte Kost in Betracht, welche den gewöhnlich sehr darniederliegenden Appetit des Kranken berücksichtigen muß. Ganz milde harntreibende Mittel, pflanzliche Diuretica, müssen verabreicht werden. Schließlich ist möglichst bald mit der Einleitung einer spezifischen Behandlung zu beginnen; als solche hat sich in den Anfangsstadien am besten die Verabreichung von Jodkali in kleinen Dosen (0,5 g pro die) bewährt. Später kommt dann eine ganz vorsichtige Quecksilbereinreibungskur in Frage, sobald der Zustand der Ödeme und der Haut dies zulassen. Auch Salvarsan kann in Anwendung gebracht werden, wie überhaupt der Behandlung des syphilitischen Grundleidens das Hauptaugenmerk zuzuwenden ist.

Die **pathologisch-anatomische Grundlage** für die syphilitische Nephrose ist eine lipoide Degeneration der Epithelien der Harnkanälchen mit Freibleiben der Glomeruli und des interstitiellen Gewebes. Die erkrankten Organe zeigen das Bild der großen weißen Niere.

Wie bereits erwähnt, muß dieses klinische Krankheitsbild nicht immer voll und in seiner ganzen Intensität zur Ausbildung kommen. So ist es ziemlich häufig, daß sich die Erscheinungen von seiten der Nieren auf eine Eiweißausscheidung beschränken. Diese kann ohne subjektive und objektive Symptome im Stadium der ersten Eruption, während der Rezidiven und auch in späteren Stadien auftreten. Wir haben dann das vor uns, was man früher als syphilitische Albuminurie bezeichnet hat. Die Ursache für diese Albuminurie ist ebenfalls in Entartungsveränderungen der Epithelien der Harnkanälchen zu suchen; wir haben es also mit dem Anfangsstadium einer luetischen Nephrose zu tun. Die Quantität des ausgeschiedenen Eiweißes ist nie sehr groß, beträgt höchstens $1^0/_{00}$, dabei findet man gar kein oder nur ein sehr spärliches Sediment, einige hyaline oder körnige Cylinder. Die Ausscheidung dauert nur wenige Tage, ausnahmsweise etwas länger. Sie darf nicht mit den Albuminurien verwechselt werden, wie sie im Verlaufe einer Quecksilber- oder Salvarsankur auftreten. Wenn diese syphilitische Albuminurie bereits vor Einleitung einer antiluetischen Kur einsetzt, so wird man zunächst trotzdem mit Quecksilber oder Salvarsan behandeln. Kommt es erst nach dem Beginn der Quecksilberbehandlung zur Albuminurie, so kann angenommen werden, daß das Quecksilber die Ursache der Eiweißausscheidung ist. Eine solche gleich in den ersten Monaten der syphilitischen Infektion einsetzende Albuminurie richtig ätiologisch zu beurteilen, ist oft sehr schwierig. Wir werden noch auf diese Frage zu sprechen kommen.

Unter den Komplikationen der syphilitischen Nephrose wäre zunächst die Amyloiddegeneration der Nieren anzuführen. Besonders schwere Formen von luetischer Nephrose gehen oft, und zwar dann, wenn sich die Erkrankung sehr lange hinzieht, in Amyloidentartung über. Letztere kommt aber auch primär, allerdings überaus selten, bei Syphilis vor. Gewöhnlich stellt sie sich bei vorgeschrittener Syphilis ein, vornehmlich dann, wenn schwere syphilitische ulceröse Haut- und Knochenprozesse ein schweres Siechtum bedingen. Zu den degenerativen Prozessen am Nierenepithel gesellen sich noch amyloide Degeneration der Gefäße im allgemeinen und auch der Nierengefäße. Das klinische Bild ändert sich nur wenig, es gleicht dem der Nephrose. Wenn die Amyloiderkrankung der Gefäße zunimmt, so kommt der Symptomenkomplex der Amyloidschrumpfniere zustande, also Polyurie, hoher Eiweißgehalt, erhöhter Blutdruck und Vergrößerung des Herzens. Das Sediment zeigt nichts Charakteristisches. Sehr oft werden Erscheinungen von Amyloid in anderen Organen (Leber, Milz) die Diagnose sichern. Die Prognose ist bei Amyloidentartung der Nieren sehr ungünstig.

Eine weitere Komplikation der syphilitischen Nephrose ist die **Nierensklerose.** Wie schon oben erwähnt, kann durch Mitbeteiligung der Nierengefäße eine syphilitische Nephrose einen **sklerotischen Einschlag** erhalten. Solange nur eine Arteriosklerose der Nierengefäße besteht, wird zu den nephrotischen Symptomen das der **Blutdrucksteigerung** hinzutreten, was die Diagnose eines solchen Falles nicht gerade erleichtert und die Prognose ungünstig gestaltet. Die **Nierensklerose als Folgezustand einer syphilitischen Nephrose** befällt verhältnismäßig jugendliche Menschen, bei denen die Entwicklung einer allgemeinen Arteriosklerose aus anderen Ursachen oder auf Grund der Heredität ziemlich unwahrscheinlich erscheint. Um zu einer Diagnose zu gelangen, welche auch die Ätiologie aufklärt, muß man in erster Linie die syphilitische Infektion sicherzustellen und eine etwa vorangegangene Nephritis (Scharlach usw.) mit Sicherheit auszuschließen trachten. Außer der Blutdrucksteigerung besteht eine deutliche Vergrößerung des Herzens. Die Harnmenge ist nicht vermehrt, der Eiweißgehalt gering, das Sediment enthält nur wenige Cylinder. Die Prognose ist ganz ungünstig.

Daneben beschreiben **Neumann, Fürbringer** und **Munk** noch eine andere indurative Form syphilitischer Nierenerkrankung, welche sie als die **syphilitische Schrumpfniere** bezeichnen. Sie nimmt einen milderen Verlauf, der Ausgang ist nach Angabe der genannten Autoren bei jugendlichen Menschen günstig, bei älteren droht die Gefahr des Überganges in maligne Sklerose. Gegenüber der genuinen Schrumpfniere weist diese syphilitische Schrumpfniere einige Unterschiede in der Symptomatologie auf. So ist die Polyurie eine nur mäßige, die Albuminurie geringfügig, das Sediment spärlich. Letzteres enthält Lipoidtröpfchen vereinzelt und in Drusen oder an Leukocyten angeordnet. Von Allgemeinsymptomen seien angeführt eine echte oder Scheinanämie, Vergrößerungen der Leber und Milz. Gegenüber der genuinen Schrumpfniere besteht dann noch ein wesentlicher Unterschied darin, daß die **Blutdrucksteigerung fehlt** und das Herz **seine normale Größe behält.** Dagegen konnte **Munk** bei der syphilitischen Schrumpfniere sehr häufig eine Mesaortitis syphilitica feststellen.

2. Nierenschädigungen durch Quecksilber und Salvarsan.

Jede Art der Quecksilber-Verabreichung zum Zwecke einer antisyphilitischen Behandlung kann zur Folge haben, daß eine Reizwir-

kung oder gröbere Läsion des Nierenparenchyms zustande
kommt, welche sehr bald klinisch in Erscheinung tritt. Das Quecksilber wird in ziemlich bedeutender Menge in den Nieren abgelagert
und von diesen rasch ausgeschieden, es hat also reichlich Gelegenheit,
seine toxische Wirkung zu entfalten. Man hat Nierenschädigungen
nicht nur nach zu großer Dosierung des Quecksilbers beobachtet, sondern
auch bei verhältnismäßig kleinen Dosen, wenn die Nieren eine besondere
Empfindlichkeit aufwiesen, namentlich bei schwächlichen Individuen,
neugeborenen Kindern, Greisen. Der Symptomenkomplex, wie er
durch solche Nierenläsionen zustande kommt, ähnelt sehr
dem Krankheitsbild einer Nephrose mit verschiedenen Abstu-
fungen in der Intensität der klinischen Erscheinungen. Bei der leichtesten
Form kommt es zunächst zu einer mäßigen Polyurie ohne Eiweißausscheidung, welche sehr leicht übersehen werden kann. Bei weiteren
Quecksilbergaben setzt dann eine Albuminurie nicht allzu heftigen
Grades ein, im Harnsediment treten rote Blutkörperchen, vereinzelte
Cylinder, Epitheltrümmer und verfettete Epithelien auf. Mit dem Aussetzen des Quecksilbers verschwinden alle diese Erscheinungen wieder.
Man könnte bei diesen geringgradigen Erscheinungen mit Munk am
besten von einer leichten Quecksilbernephrose sprechen. Es ist
daher bei allen Quecksilberbehandlungen Vorsicht geboten und immer
eine genaue Kontrolle des Harnbefundes angezeigt.

Die Symptome können aber auch viel stürmischer auftreten. Dies
wird besonders dann der Fall sein, wenn entweder zu große Einzeldosen gegeben oder durch die Art der Applikation große Mengen von
Quecksilber im Organismus angehäuft wurden, wie dies bei der Injektionsbehandlung mit schwerlöslichen Quecksilbersalzen geschieht (Kalomel,
Salicylquecksilber). In besonders schweren Fällen dieser Art kommt
es zu Vergiftungserscheinungen, Stomatitis, Enteritis, zu denen
sich die Symptome schwerster Nierenläsion gesellen. Letztere
ist gekennzeichnet durch starke und anhaltende Albuminurie und
Oligurie; das Harnsediment enthält zahlreiche rote Blutkörperchen,
Leukocyten, nekrotische und verfettete Epithelien, hyaline, granulierte
und Epithelcylinder. Doppeltbrechende Lipoide kommen bei
diesen schweren Quecksilberschädigungen nicht vor, diese
deuten immer auf eine Nierenaffektion, welche durch die
Syphilis allein bedingt ist. Das Fehlen der Lipoide kann in dieser
Hinsicht auch als differentialdiagnostisches Moment in Anspruch genommen werden. Weiterhin kommt es, wenn die Quecksilberverabrei-
chung nicht sistiert wird, oder wegen der Art der Einverleibung (Queck-
silberdepots durch intramuskuläre Injektion von Kalomel oder grauem
Öl) nicht eingestellt werden kann, zur Ausbildung schwerer Ödeme,
zu Anurie und Urämie mit letalem Ausgang.

Wir haben das Krankheitsbild der nekrotisierenden Nephrose
vor uns. Diese ist pathologisch-anatomisch charakterisiert durch degenerative Vorgänge, Quellung und Nekrose der Epithelien der gewundenen Kanäl-
chen, Blutaustritte, zellige Infiltration des Stützgewebes, daneben lebhafte Regenerationserscheinungen und Kalkeinlagerungen der Epithelien.

Fälle von derart schwerer Schädigung sind überaus selten und gehören größtenteils der Vergangenheit an. Leichte Nierenläsionen mit Polyurie oder Albuminurie sind auch nicht allzu häufig, werden aber doch noch ab und zu beobachtet.

Die Literatur über Nierenschädigungen durch Salvarsan erscheint auf den ersten Blick recht reichhaltig, was zu der unrichtigen Vorstellung führen könnte, als wäre dieses Mittel für die Nieren sehr gefährlich. Es muß aber erstens berücksichtigt werden, daß die Berichte über Salvarsanschäden aus den ersten Jahren der Salvarsanära stammen, und daß bei der ungeheuren Anzahl der Salvarsanbehandlungen, die schon in dieser Anfangszeit und noch in viel umfangreicherem Maße später überall durchgeführt wurden, die Zahl der Nierenschädigungen doch relativ recht klein ist. Unter heutigen Verhältnissen kann man sie geradezu als seltene Ausnahmen hinstellen. Die große Bedeutung der Nieren in der Salvarsanfrage liegt darin begründet, daß das Salvarsan ebenso wie das Quecksilber den Körper größtenteils durch die Niere verläßt. Diese kann also unter gewissen Umständen durch den ihre Gefäße und Epithelzellen durchfließenden Arsenstrom geschädigt werden. Eine weitere Folge davon ist aber dann eine zu langsame oder auch ganz aufgehobene Ausscheidung des restlichen oder später noch eingeführten Salvarsans aus dem Körper, was zu schweren Schädigungen anderer Organe führen kann. Infolgedessen begegnete die Ausscheidung des Salvarsans durch die Nieren immer einem besonderen Interesse.

Bei intravenöser Injektion ist die Ausscheidung durch den Harn in 4 Tagen beendet. Bei subcutaner Darreichung dauert die Arsenausscheidung im Harn 5—18 Tage. Sie beginnt bereits eine halbe Stunde nach der subcutanen Injektion. Die Ausscheidung erfolgt nicht gleichmäßig, sondern in Schüben und kann sich in einzelnen Fällen, offenbar durch Nierenstörungen, ganz bedeutend verzögern. Neben der Ausscheidung ist auch die verschieden starke Ablagerung ein wichtiger Faktor für die Schädigung einzelner Organe durch das Salvarsan.

Durch Tierexperimente hat man nachgewiesen, daß die Niere viel weniger Arsen speichert als die Leber. Die Niere steht also in der Mitte zwischen Leber und Milz bezüglich der Speicherung. Durch Anwendung hoher Salvarsandosen hat man bei Tieren nephritische und nephrotische Veränderungen, aber auch Funktionsstörungen verschiedensten Grades bis zur Anurie erzeugt, ohne daß dabei in jedem Falle eine Albuminurie aufgetreten wäre.

Die **Nierenschädigungen,** welche **nach Salvarsanbehandlung** auftreten, können verschiedener Art sein, von dem leichtesten bis zum schwersten Grade. Im wesentlichen kann man sie in folgende Gruppen zusammenfassen:

1. Leichte vorübergehende Schädigungen. a) Cylindrurie (ohne Albuminurie). Dies ist die mildeste Form der Nierenreizung. Manche halten sie für bedeutungslos, andere aber legen ihr doch Gewicht bei, da sich sehr häufig hyaline und auch granulierte Cylinder, selbst in großer Anzahl finden. Bei kombinierter Quecksilber-Salvarsan-

behandlung ist diese Reizung der Nieren manchmal stärker, was sich durch viel zahlreichere hyaline und granulierte Cylinder kundgibt.

b) Oligurie findet sich sehr häufig und kann auch ohne sonstige Erscheinungen ziemlich hohe Grade erreichen, so war die tägliche Harnmenge in einigen Fällen bis auf 300 ccm durch zwei Tage herabgesetzt. Dies stimmt auch mit den Untersuchungen überein, die man während der Salvarsanbehandlung zum Zwecke der Nierenfunktionsprüfung mit dem Volhardschen Verdünnungs- und Konzentrationsversuch angestellt hat, bei welchen sich immer eine erhebliche Störung der Wasserausscheidung zeigte.

c) Albuminurie von längerer oder kürzerer Dauer. Sie kann manchmal sehr hochgradig sein, bis 8 °/₀₀. Dabei finden sich meist auch hyaline und körnige Cylinder.

2. Schädigungen, die durch einige Zeit das Bild einer Nephritis oder Nephrose darbieten, aber in Heilung übergehen. Es wurden verschiedene Fälle dieser Art mit mehrtägiger bis mehrmonatlicher Albuminurie, mit hyalinen, körnigen Erythrocyten- und Epithelcylindern, roten und weißen Blutkörperchen im Harn beschrieben. Mitunter können solche Fälle sehr ernst aussehen. Auch heftige, ganz akute, hämorrhagische Nephritis wurde beobachtet.

3. Todesfälle, welche ausschließlich oder hauptsächlich Nierenschädigungen durch Salvarsan zur Last fallen. Hierbei kommt es zu Oligurie, Anurie, vermehrtem Reststickstoff im Blut, eklamptisch-urämischen Erscheinungen (Bewußtlosigkeit, Krämpfe, Delirien). Bei der Sektion wurden schwere Veränderungen des Epithels der Tubuli (fettige Degeneration, Nekrose und Kernverlust) gefunden. Auch bei Fällen, die aus anderen Ursachen, wie z. B. hämorrhagische Encephalitis, plötzlich nach Salvarsanbehandlung ad exitum kamen, fand man häufig sehr schwere Nierenveränderungen.

Erwähnt sei noch die besondere Neigung durch Salvarsan geschädigter Nieren zu Blutungen. Solchen begegnen wir bei Fällen aller vorstehend genannter Gruppen in entsprechend geringerem oder höherem Grade. Auch bei den Fällen leichter Nierenreizung fand man wiederholt rote Blutkörperchen im Sediment. Bei schweren Läsionen sah man des öfteren starke, schon makroskopisch nachweisbare Hämaturien. Ebenso konnte man pathologisch-anatomisch in den Nieren Hyperämien, stark dilatierte Gefäße oder feine punktförmige Blutungen nachweisen.

Es muß aber auch hervorgehoben werden, daß man in der Literatur auch viele Fälle beschrieben findet, bei denen eine bestehende Albuminurie oder eine Nephritis durch Salvarsan nicht verschlimmert, ja sogar deutlich gebessert und geheilt wurde. Nach dem heutigen Stand unserer Erfahrungen dürfte es sich um luetische Nephrosen gehandelt haben.

Wir müssen annehmen, daß auch diese durch Salvarsan hervorgerufenen, anatomischen und funktionellen Nierenschädigungen auf toxischer Wirkung beruhen. Munk beschreibt auch eine Salvarsannephrose und charakterisiert sie u. a. durch ihre Neigung zu Blutungen.

Die Nierenschädigungen durch Salvarsan können durch verschiedenerlei Ursachen bedingt sein. Allzugroße Dosen wurden namentlich im Beginn der Salvarsanära in Anwendung gebracht, in manchen Fällen hat man das Mittel auch in zu kleinen Zwischenräumen gegeben.

Bei manchen Menschen besteht sicherlich eine gewisse besondere Empfindlichkeit gegenüber dem Salvarsan nach Art einer Organidiosynkrasie.

Ferner ist bekannt, daß die gesetzten Salvarsandepots gewisse Veränderungen erleiden können. Dies beobachtet man natürlich nur bei subcutaner und intramuskulärer Verabreichung. Ehrlich selbst hat auf die Verwandlung des auf diese Weise deponierten Salvarsans in viel giftigere Arsenverbindungen hingewiesen und aus diesem Grunde ausschließlich die intravenöse Anwendung empfohlen.

Eine besondere disponierende Rolle für Salvarsan-Unglücksfälle nimmt die Schwangerschaft ein. Wechselmann hat darauf hingewiesen, daß sich unter den Salvarsan-Todesfällen bei Frauen auffallend viele Schwangere befinden. Er erklärt dies damit, daß die Nierenfunktion bei den meisten Schwangeren weit von der Norm abweicht, selbst wenn man keine pathologischen Harnbestandteile feststellen kann.

Wenn wir diese ursächlichen Momente für die Salvarsanschäden der Niere berücksichtigen, so ergeben sich daraus wertvolle Hinweise darauf, wie wir die Verhütung derselben bewerkstelligen können.

Zunächst ist eine entsprechende, vorsichtige Dosierung notwendig, wobei auch darauf zu achten ist, daß zwischen den Einzeldosen genügend große Zwischenräume eingeschaltet werden; auch das Alter und das Geschlecht der Kranken muß in Rechnung gezogen werden.

Besondere Vorsichtsmaßregeln sind bei der Salvarsanbehandlung Schwangerer am Platz. Bei diesen genügt es nicht, den Harn auf Eiweiß zu untersuchen, es muß auch das Sediment ständig beobachtet werden, und sehr wichtig ist es, sich von der Arbeitsleistung der Nieren zu überzeugen.

Bezüglich der kombinierten Behandlung wäre zu bemerken, daß eine allzu energische oder gleichzeitige Quecksilbertherapie vor oder neben der Salvarsanverabreichung zu vermeiden ist. Dabei muß allerdings hervorgehoben werden, daß zur Vermeidung stärkerer Herxheimer-Reaktionen, besonders im floriden Sekundärstadium, heute allgemein die kombinierte Behandlung gefordert wird.

Bei allen klinisch nachweisbaren Nierenschädigungen durch Salvarsan muß sehr rasch und energisch eingegriffen werden, vor allem bei den eklamptisch-urämischen Formen. Als therapeutische Maßnahmen kommen in erster Linie der ausgiebige Aderlaß und die subcutane Kochsalzinfusion in Betracht. Sehr bewährt hat sich das Adrenalin, da es die allgemeine Capillarlähmung und Blutdrucksenkung wirksam bekämpft und somit geeignet ist, die Diurese wieder

in Gang zu bringen. Demselben Zweck dienen verschiedene Diuretica
und eine entsprechende symptomatische Behandlung. Schließlich ist
es angezeigt, viel Magnesium per os zu geben, um eine weitere Schädigung der Niere durch aus dem Darm rückresorbiertes Arsen zu verhüten.

3. Das Nierengumma.

Die Gummigeschwülste treten in der Niere als miliare bis haselnußgroße Knoten auf, aber auch walnußgroße und solche von der Größe
einer Mandarine sind beschrieben. Sie liegen entweder isoliert, aus-
gestreut oder sternförmig angeordnet, oder fließen ineinander über. Ihr
Sitz ist meistens die Rindensubstanz, aber auch im Mark und in den
Pyramiden kommen sie vor. Sehr selten ist nur eine Niere von diesen
Geschwülsten durchsetzt, in der Mehrzahl der Fälle sind beide Nieren
befallen. An der Oberfläche der Niere sieht man bald nur graue Flecken,
bald prominente, gelbe bis gelblichgraue Knoten. Größere Gummen
können ganze Partien der Niere, z. B. die eine Hälfte oder einen Pol
einnehmen. Die Knoten sind von fester Konsistenz, im Zentrum erweicht.
Makroskopisch haben sie große Ähnlichkeit mit tuberkulösen Herden.
Auf dem Durchschnitt sind sie von gelber Farbe. Das Parenchym
zwischen den Knoten zeigt meistens sklerotische Veränderungen oder
amyloide Degeneration. Der Harn enthält daher häufig Eiweiß. Die
befallene Niere zeigt zunächst regelmäßig eine Vergrößerung, welche
sich in späteren Stadien durch Schrumpfung zurückbilden kann. Sehr
oft entwickeln sich Infiltrate der Kapsel mit derber Schwartenbildung.
Legrain beobachtete in einem Falle neben einer deutlich vergrößerten
linken Niere eine schmerzhafte Varicocele derselben Seite. Beides,
sowohl der Nierentumor als auch die Varicocele bildete sich nach durch-
geführter antisyphilitischer Behandlung zurück. Die Varicocelen-
bildung, welche wir auch bei sehr rasch wachsenden Hypernephromen
beobachten können, kommt durch Druck des Nierentumors auf die
Venae spermaticae zustande und ist wohl auch in dem beschriebenen
Falle so zu erklären.

Die Gummen nehmen ihren Ausgang vom interstitiellen Gewebe
und zeigen mikroskopisch zahlreiche runde, verfettete Zellen, dazwischen
Detritus und Trümmer von Glomeruli und Harnkanälchen. Die Gefäße
lassen Veränderungen im Sinne einer Endarteriitis erkennen.

Die **Diagnose** stützt sich in erster Linie auf die Feststellung eines
höckerigen, schmerzhaften Nierentumors, der zunächst den Eindruck
einer malignen Geschwulst erweckt, aber durch Anamnese, das Vorhandensein von Gummen in anderen Organen, eine positive Wassermann-
reaktion und schließlich nach dem Effekt einer antiluetischen Behandlung als Nierengumma angesprochen werden kann.

Der Harn zeigt außer der erwähnten Albuminurie keine Veränderungen. Der Durchbruch der Geschwülste in die Harnwege muß als
ein überaus seltenes Ereignis bezeichnet werden, ist aber in wenigen
Fällen beobachtet worden.

Die **Differentialdiagnose** hat vor allem die malignen Tumoren und die Nierentuberkulose zu berücksichtigen. Erstere sind beinahe immer von schweren Hämaturien begleitet. Die Nierentuberkulose ist durch den Nachweis von Tuberkelbacillen und den cystoskopischen Befund genügend charakterisiert, da Geschwürsbildung in der Blase oder auch nur geringe Veränderungen an der Uretermündung der kranken Niere selten einmal bei einer Nierentuberkulose fehlen.

Die Behandlung muß nach gestellter Diagnose oder auch schon bei dem bloßen Verdacht auf Nierengumma sofort mit einer antisyphilitischen Kur beginnen. Quecksilber kann versucht werden, besser hat sich aber das Jodkali bewährt. Kleinere Gummen können sich nach einer spezifischen Behandlung vollständig zurückbilden und mit Zurücklassung einer Narbe ausheilen. Ist der Prozeß nur auf eine Niere beschränkt und daselbst so ausgebreitet, daß die ganze Niere zerstört ist, so kann ein chirurgischer Eingriff, die Nephrektomie, in Erwägung gezogen werden. Da aber meistens beide Nieren befallen sind, wird man nur selten in die Lage kommen, eine Niere wegen Gummibildung zu entfernen.

Trotzdem sind einige wenige Fälle Gegenstand chirurgischen Eingreifens gewesen, welche ihrer großen Seltenheit wegen hier besprochen werden müssen. Von den beiden Fällen Israels lag eigentlich nur in dem einen ein Nierengumma vor. Dieses hatte zu Fistelbildung geführt. Durch die Operation wurde eine kleine, atrophische, gummöse Niere entfernt, welche in knorpelharte, paranephritische Schwarten eingebettet war. Die Niere war von zahlreichen konsistenten, nirgends erweichten, gelben Herden durchsetzt.

Im zweiten Falle bestand ein großer harter Nierentumor, der sich im Verlauf der Beobachtung etwas verkleinerte und bei bimanueller Untersuchung eingedrückt werden konnte. Dabei war die Harnmenge erheblich vergrößert, der Harn hatte niedriges spezifisches Gewicht, also ganz die Erscheinungen einer Schrumpfniere. Bei der Operation kam man zunächst auf eine außerordentlich verdickte Fettkapsel, welche stark ödematös durchtränkt war. Die fibröse Kapsel war in dicke Schwarten umgewandelt, stellenweise zu Knoten und Platten verdickt. Die exstirpierte Niere hart, ihre Oberfläche uneben. Ihre mikroskopische Untersuchung zeigte starke Verbreiterung des interstitiellen Gewebes mit dichter Rundzelleninfiltration und Neigung zu Nekrobiose. Das Epithel der Harnkanälchen degeneriert und verfettet.

Bei dem von v. Margulies mitgeteilten Falle handelte es sich um einen großen, höckerigen Nierentumor bei einer luetischen Frau. Bei der Operation erwiesen sich die Nierenhüllen sehr verdickt und teilweise in gelatinöse Massen umgewandelt, die von festen Bindegewebslagen eingeschlossen waren. Beim Einschneiden der Capsula propria entleerte sich grauweißes, eiterähnliches Sekret. Der chirurgische Eingriff beschränkte sich auf eine Probeincision der Niere, welche histologisch das Bild einer chronischen, fibrösen Nephritis bot. Durch energische Quecksilberbehandlung wurde vollständige Heilung erzielt.

Niosi beschreibt einen Fall, welcher alle Zeichen eines Nierentumors bot. Die exstirpierte Niere wog 650 g und zeigte mikroskopisch keinerlei Elemente, welche einer Neubildung entsprachen, sondern eine diffuse, fibröse Substanz ohne Bacillen mit kleinzelliger Infiltration und Nekrose, wie bei Gummigeschwülsten. Die Wassermann-Reaktion war positiv, ebenso war die syphilitische Infektion festgestellt worden.

Diese vier Fälle zeigen uns, daß die Syphilis imstande ist, auch streng einseitige Nierenerkrankungen hervorzurufen, welche klinisch als Nierentumoren imponieren. Zur Tumorbildung tragen außer einer mächtigen Sklerosierung und Infiltration des Nierenzwischengewebes die gummösen Durchsetzungen der Nierenhüllen bei, sowohl der Fettkapsel, als auch der Capsula fibrosa. Diese Tumorbildungen der Niere auf syphilitischer Grundlage geben bei intakter und funktionstüchtiger anderer Niere die strenge Indikation zur Entfernung der befallenen Organe, da bei ihnen die Zerstörung in den allermeisten Fällen schon so weit vorgeschritten ist, daß auch durch die intensivsten spezifischen Kuren keine Heilung im Sinne einer Wiederherstellung der Funktion zu erwarten ist.

Die **Prognose** richtet sich beim Nierengumma nach dem Zustande des Nierenparenchyms bzw. der Ausbreitung und dem Grade der sklerotischen Veränderungen, die beinahe immer bei der Gummabildung vorhanden sind.

4. Die Syphilis des Nierenbeckens und Harnleiters.

Über syphilitische Erkrankungen dieser Teile des Harntraktes existieren nur ganz spärliche Mitteilungen, die auch nur darauf basieren, daß überaus hartnäckige Affektionen erst durch eine antisyphilitische Behandlung eine erhebliche Besserung erfuhren oder gänzlich in Heilung übergingen. So beschreibt Welz zwei Fälle, die mit Schmerzen in der Nierengegend und Fieber einhergingen. Der trübe Harn aus der kranken Niere enthielt Blut, Eiweiß und zahlreiche Leukocyten, keine Tuberkelbacillen. Die Wassermann-Reaktion war in beiden Fällen positiv, der eine wies außerdem ein papulöses Exanthem auf. Die üblichen Behandlungsmethoden versagten alle. Erst eine kombinierte Behandlung mit Jodkali, Quecksilber und Salvarsan brachte Heilung. Nun aber steht das Salvarsan seit der Mitteilung von Groß ziemlich allgemein als bewährtes Mittel bei der Behandlung von Pyelitisformen aller Art in Gebrauch. Es muß also dahingestellt bleiben, inwieweit in der Beurteilung der beiden Fälle von Welz nicht das Salvarsan allein als ausschlaggebender Heilfaktor in Betracht zu ziehen ist.

Ein Fall von Gottfried scheint wegen des einzig und allein durch Quecksilber erzielten Heilungserfolges beweisender dafür zu sein, daß es wirklich syphilitische Nierenbeckenaffektionen gibt. Ein junger Mann hatte sich zum Zwecke der Militärbefreiung vor $3^1/_2$ Monaten Harn eines kranken Menschen in die Blase spritzen lassen. Er kam mit den stark ausgeprägten Erscheinungen einer beiderseitigen Pyelitis und Cystitis in Behandlung. Die Ätiologie des Leidens war trotz wiederholter bakteriologischer Untersuchungen des Harns unklar; es fanden sich weder Gonokokken noch Tuberkelbacillen, noch Bacterium coli. Die Wassermann-Reaktion wurde positiv befunden, es bestanden aber keine Zeichen einer Syphilis. Durch Nierenbecken- und Blasenspülungen konnte keine Besserung erzielt werden. Erst eine Quecksilberbehandlung brachte vollständige Heilung. Der Harn wurde klar und blieb es auch, das Allgemeinbefinden besserte sich rasch. Dieser Heilerfolg wurde nur mit Quecksilber (Injektionen mit Hydrargyrum salicylicum) erzielt.

Jedenfalls stellt diese Krankenbeobachtung eine überaus seltene, durch eine eigenartige Entstehungsursache bedingte Form von syphilitischer Infektion der Blase und des Nierenbeckens dar. Für die Syphilisätiologie spricht allerdings nur der positive Wassermann und der nur mit Quecksilber erzielte günstige Erfolg der Behandlung.

Über Syphilis der Harnleiter sind zwar vereinzelte Angaben in der älteren Literatur vorhanden, die aber nur von Erweiterung, Entzündung und Geschwürsbildung der Harnleiter sprechen. Eine Beobachtung von Hadden berichtet über eine Erweiterung des rechten Ureters durch den Druck eines an der Bifurkation der Art. iliaca comm. sitzenden Gummas. Doch fehlen bei allen diesen Angaben sonstige Kriterien einer syphilitischen Infektion und deswegen müssen sie wohl berechtigtem Zweifel begegnen.

Unsere Erfahrungen über syphilitische Erkrankungen des Nierenbeckens und der Harnleiter müssen wir also als sehr spärliche bezeichnen, zum mindesten scheint die Syphilis in diesen Partien der Harnwege keine solchen Erkrankungen hervorzurufen, welche klinisch irgendwie charakterisiert sind und dadurch von anderen viel häufiger vorkommenden Affektionen sicher differenziert werden können, wie sie z. B. durch Bacterium coli, Tuberkulose oder Gonorrhoe verursacht werden.

II. Die Syphilis der Blase.

Das Vorkommen syphilitischer Blasenerkrankungen muß ebenfalls als sehr selten bezeichnet werden. In manchen Hand- und Lehrbüchern der Urologie ist der Blasensyphilis gar nicht Erwähnung getan. Auch die Vertreter der pathologischen Anatomie kennen sie wenig und betonen außerdem, daß ihnen so gut wie niemals gelegentlich einer Obduktion Narbenbildungen im Bereiche der Blase unterkommen, welche man als Residuen eines syphilitischen Prozesses deuten könnte. In der älteren Literatur finden sich zwar verschiedene Mitteilungen, welche über syphilitische Blasenerkrankungen auf Grund von Sektionsbefunden handeln. Diese Berichte sind aber nicht alle als einwandfrei zu betrachten, wie dies einige Autoren in neuerer Zeit in kritischer Weise dargetan haben. Die wenigen Fälle der älteren Literatur, welche schwere Veränderungen des tertiären Stadiums, also Gummen und schwere ulceröse Prozesse betreffen, sind meistens unbehandelt oder zum mindesten mangelhaft behandelt gewesen. Dies muß besonders hervorgehoben werden. Viele andere Berichte sprechen von

schwer beeinflußbaren und lange Zeit ohne Erfolg behandelten Blasenerkrankungen, bei denen die vermutungsweise gestellte Diagnose durch
den Erfolg einer antisyphilitischen Behandlung Bestätigung fand.

Mit der Einführung der Cystoskopie in die Untersuchungsmethoden
der modernen Urologie häufen sich die Berichte über Blasensyphilis.
Aber auch allen diesen Berichten über cystoskopisch diagnostizierte
Fälle wird man, wenn sie nicht auch durch andere diagnostische Momente
gestützt sind, mit einer gewissen Reserve begegnen müssen.

Heute haben wir in der Cystoskopie und der Wassermann-Reaktion
wertvolle Untersuchungsbehelfe für die Erkennung syphilitischer Blasenaffektionen. Dazu kommt noch die größere Erfahrung in der Deutung
cystoskopischer Bilder und verschiedene Möglichkeiten, die Differentialdiagnose gegenüber Tuberkulose und malignen Tumoren auf eine sichere
Grundlage zu stellen. Alle diese Momente erleichtern uns die Diagnose
syphilitischer Prozesse in der Blase in hohem Maße. Trotzdem müssen
wir daran festhalten, daß die Syphilis der Blase ein selten zu
beobachtendes Krankheitsbild ist.

Dies erhellt auch aus folgenden Erwägungen: Man müßte doch
annehmen, daß syphilitische Veränderungen in der Blase durch die
Cystoskopie gerade im exanthematischen Stadium häufig zu sehen
wären, also zu einer Zeit, in der die Haut alle möglichen Krankheitserscheinungen aufweist. Dies ist aber nicht der Fall. Es wurde vielfach der Versuch unternommen, ganze Reihen von Patienten, welche
sekundäre Veränderungen an der Haut darboten, einer cystoskopischen
Untersuchung zu unterziehen, um zu sehen, ob parallel mit den Hauterscheinungen Schleimhautprozesse bestehen. Diese Versuche verliefen
alle resultatlos. Man konnte so gut wie niemals krankhafte Veränderungen an der Blasenschleimhaut feststellen.

Auch der Spirochätennachweis im Harn bei cystoskopisch festgestellter Blasensyphilis ist bisher niemals gelungen, während man bei
Harnröhrensyphilis im Harn einige Male Spirochäten nachgewiesen hat.

Die syphilitischen Blasenerkrankungen gehören entweder dem
Sekundärstadium an oder handelt es sich um Tertiärlues. Primäraffekte in der Blase wurden bisher niemals einwandfrei beobachtet.
Die sekundären Veränderungen trifft man gewöhnlich bei jüngeren
Individuen an, welche bisher unbehandelt waren und Erscheinungen
sekundärer Art auch an anderen Körperstellen aufweisen. Klinisch
besteht ein Blasenkatarrh mit starker Trübung des Harns, reichlichen
Leukocyten und roten Blutkörperchen im Sediment. Dabei sind die
Beschwerden seitens der Blase von verschiedener Intensität. Mäßiger
Harndrang, gesteigerte Miktionsfrequenz, Schmerzen, terminale Hämaturie, ja selbst vollkommene Retention können bestehen. Das cystoskopische Bild zeigt neben geringerer oder stärkerer Gefäßinjektion
oberflächliche Schleimhautdefekte mit infiltrierten, hyperämischen
Rändern, welche große Ähnlichkeit mit den syphilitischen Schleimhautplaques in der Mundhöhle haben. In manchen Fällen wurden mohnkornbis kleinlinsengroße, nicht ulcerierte Knötchen beobachtet, von grauer
Farbe und von einem roten Hof umgeben, leicht über das Niveau der

Schleimhaut erhaben. Wenn bei einer so charakterisierten Blasenaffektion der Verdacht auf Syphilis aufkommt, sei es durch die Anamnese oder durch Erscheinungen syphilitischer Natur an anderen Organen, so wird uns die Wassermannsche Reaktion die Diagnose sichern helfen.

Gut beobachtete und beschriebene Fälle von tertiärer Blasensyphilis sind in größerer Anzahl in der älteren Literatur niedergelegt. Die klinischen Symptome sind ähnlich wie bei der sekundären Form, nur noch erheblich gesteigert. Vor allem tritt die Hämaturie, so gut wie immer, in Erscheinung, entweder als terminale oder als makroskopisch sichtbare, indem der entleerte Harn stark mit Blut vermischt ist, so daß das Krankheitsbild einer schweren, hämorrhagischen Cystitis vorliegt. Auch ist die Eiterabsonderung mit dem Harn gewöhnlich eine viel stärkere.

Die cystoskopische Untersuchung zeigt uns neben schweren cystitischen Veränderungen, wie Auflockerung der Schleimhaut und verwaschene Gefäßzeichnung, bald Geschwüre, bald tumorartige Gebilde, welche ihrerseits auch wieder durch Zerfall Geschwürsbildung aufweisen können. Die Geschwüre sind auf ihrem Grunde grau verfärbt und von stark infiltrierten, zerklüfteten, hyperämischen Rändern umgeben. Sie von vornherein als syphilitische Geschwüre anzusprechen und von tuberkulösen oder anderen Geschwüren zu unterscheiden, ist überaus schwierig und erfordert große Erfahrung. Die tumorartigen Gebilde, sind entweder papillomartige Geschwülste oder solide Tumoren (Gummen). Erstere sehen ganz so wie Papillome gutoder bösartiger Natur aus, oft sitzen sie auch neben Geschwüren auf den infiltrierten Geschwürsrändern. Die soliden Gummen sind bohnenbis walnußgroß, prominent, von glatter oder eitrig belegter Oberfläche, manchmal höckrig. Vielfach gehen sie infolge zentralen Zerfalls in Geschwüre über. Auch da macht die richtige Deutung der cystoskopischen Bilder mitunter große Schwierigkeiten. Die Unterscheidung von echten Papillomen, bzw. der Gummen von Carcinomknoten, dürfte sich oftmals als unmöglich erweisen, so daß wieder nur die Serumreaktion und der Erfolg einer antisyphilitischen Behandlung die Diagnose stützen können.

Es sei noch besonders bemerkt, daß Mitteilungen über die tertiären Formen der Blasensyphilis in der neueren Literatur so gut wie vollständig fehlen, nur über die Sekundärerscheinungen liegen einige Berichte, auch aus jüngster Zeit vor. Von allen Autoren wird aber übereinstimmend darauf hingewiesen, daß alle syphilitischen Blasenerkrankungen sich unter dem Einfluß einer antiluetischen Behandlung unter Ausschluß jedweder Lokaltherapie überraschend schnell zurückbilden. Es schwinden nicht nur die subjektiven Symptome, sondern auch die im Cystoskop festgestellten Veränderungen heilen in kürzester Zeit ohne Zurücklassung von Narben aus. Dieses rasche Schwinden der subjektiven und objektiven Krankheitszeichen wird immer wieder hervorgehoben und mit als ein Kriterium für die syphilitische Ätiologie des Krankheitsprozesses angesehen.

Die Behandlung wird am besten kombiniert mit Quecksilber und Salvarsan durchgeführt.

Von Neumann wurde die syphilitische Pericystitis beschrieben, bei der die Blase von syphilitischen Herden der Nachbarorgane aus erkrankt. Ulceröse oder gummöse Prozesse des Rectums und der Vagina können auf die Blase übergreifen und zu ausgedehnten Wucherungen und Schwielenbildungen der Blasenwand Veranlassung geben. Dieser Prozeß kann sich auch auf den Serosaüberzug der Blase ausbreiten. In weiterer Folge bilden sich Eiterherde in dem schwartigen Gewebe, durch deren weitere Ausbreitung die Blase durchbrechen kann; so kommen Fistelbildungen, am häufigsten Vesico-Vaginalfisteln zustande.

Außer den eben geschilderten Blasenerkrankungen, bei denen die Blasenschleimhaut, bzw. die Blasenwand von dem syphilitischen Krankheitsprozeß direkt ergriffen ist, gibt es dann noch eine Reihe von krankhaften Störungen der Blasenfunktion, die durch syphilitische Erkrankungen des Zentralnervensystems hervorgerufen werden. Es handelt sich um Störungen und Anomalien im Mechanismus der Blasenentleerung, die sich in verschiedenen Stadien der syphilitischen Affektionen des Zentralnervensystems einstellen und namentlich bei bestimmten Systemerkrankungen wohlcharakterisierte und wohlstudierte Krankheitsbilder darbieten. Hauptsächlich sind es Erkrankungen des Rückenmarks, bei denen die Syphilis gummöse, myelitische, meningitische oder endarteritische Prozesse hervorruft, oder aber Kombinationsformen unter diesen. Oft sind die Blasenstörungen das erste Symptom einer solchen Erkrankung, welches den Patienten zum Arzt führt, es gehen also die Miktionsbeschwerden anderen, durch die spinale Erkrankung bedingten Sensationen voraus. Dann geben diese Störungen der Blasenfunktion Veranlassung zu einer neurologischen Untersuchung und sind im Zusammenhang mit dem Ergebnisse der Wassermann-Reaktion imstande, eine folgerichtige Diagnosenstellung und Behandlung in die Wege zu leiten.

Zu den Blasensymptomen, wie sie im Verlauf einer syphilitischen Spinalerkrankung beobachtet werden, gehören vor allem verschiedenartige Schmerzen. Schneidende Schmerzen beim Urinieren, solche in der Blasengegend, aber auch Schmerzattacken in den Nieren gehören hierher. In vielen Fällen besteht eine Steigerung des Harndranges, die sog. nervöse Pollakisurie, die aber als Symptom sehr vorsichtig zu werten ist, da man vor allem alle in der Blase selbst gelegenen Krankheitsursachen für den gesteigerten Harndrang ausschließen muß. Anders verhält es sich mit dem Verlust des Harndranges, wobei die richtige Empfindung für den Füllungsgrad der Blase verloren gegangen ist. Die Kranken sind oft erstaunt, daß sie so lange Zeit nicht urinieren müssen und entleeren ihre Blase „par raison" einmal im Tag. Ein häufig auftretendes Symptom ist die nervöse Dysurie, die Erschwerung der Miktion, ohne daß ein mechanisches Hindernis für die Blasenentleerung vorhanden ist, welche den Kranken zwingt, die Miktion durch heftiges Pressen herbeizuführen oder zum Zwecke des Harnlassens die sonderbarsten Positionen einzunehmen. Zur Dysurie gesellt sich der Zustand der inkompletten oder kompletten Retention mit Restharn. Endlich alle Formen der Inkontinenz, Harnträufeln und unfreiwilliger Abgang größerer Mengen im Strahl.

Von objektiven, auf cystoskopischem Wege nachweisbaren Veränderungen wäre vor allem die sog. Trabekelblase anzuführen, als Ausdruck einer Hypertrophie des Musc. detrusor mit stark in das Blaseninnere vorspringenden Muskelbalken und ein Symptom, auf· welches Asch hingewiesen hat, eine gewisse Rötung und Schwellung der Blasenschleimhaut, als Folge der ständig wiederkehrenden Blutüberfüllung bei dem häufigen angestrengten Pressen. Inwieweit dabei nicht bereits eine beginnende Cystitis mit im Spiele ist, soll hier nicht erörtert werden.

Bei längere Zeit bestehender kompletter Retention wird die Blase in ihrer Wand vollkommen schlaff und erweist sich als kolossal überdehnt. In solchen Fällen ist der regelmäßige Katheterismus notwendig, der, wenn er auch mit größter Vorsicht und unter allen Kautelen der Aseptik vorgenommen wird, doch früher oder später zur Infektion der Blase führt. Es hat den Anschein, als ob eine solche gelähmte Blase einer Infektion leichter zugänglich wäre, als z. B. die Blase eines Prostatikers. Ist die Infektion einmal da, so können sich in ganz kurzer Zeit die schwersten Grade und Formen der chronischen Cystitis entwickeln. Die Infektion schreitet dann weiter und geht auch auf Ureteren und Nierenbecken und von da auf das Nierenparenchym selbst über. Dort kommt es zur Bildung von anfangs kleinsten pyelonephritischen Herden, die miteinander konfluieren und eitrig einschmelzen. So wird immer mehr funktionstüchtiges Parenchym in den Krankheitsprozeß einbezogen, bis endlich die Nieren ganz zerstört sind. Der Kranke geht urämisch zugrunde. Dieser Ausgang einer durch Syphilis hervorgerufenen Erkrankung des Zentralnervensystems ist sogar als recht häufig zu bezeichnen.

Welche Erkrankungen des Rückenmarks luetischer Natur sind es nun, die Blasenstörungen hervorrufen können?

Ich folge bei der Aufzählung dieser Affektionen einem Referate, welches Ledermann über dieses Thema erstattet hat. Die Myelomeningitis specifica ist bei entsprechender Lokalisation oft von Harnträufeln begleitet, bedingt aber auch Retentionen. Eine besondere Form dieser, die Myelomeningitis postsyphilitica, auch Pseudotabes genannt, ruft oft ähnliche Blasenstörungen wie die Tabes hervor, die aber einer Behandlung leichter zugänglich sind, als bei der echten Tabes. Bei der Myelitis, ob sie durch isolierte Gefäßerkrankungen mit folgenden Erweichungsherden oder durch gummöse Prozesse bedingt ist, kommt es häufig zu Retentionen. Schmerzen mit Ausstrahlung in die Blase und mit Sphincterlähmung werden bei gummöser Erkrankung der Cauda equina beobachtet.

Am allerhäufigsten kommt es zu Blasenstörungen bei der Tabes. Das gesamte klinische Bild der Tabes ist manchmal, wenigstens was die subjektiven Krankheitserscheinungen betrifft, von den Blasenstörungen beherrscht. Die Tabes kann alle die oben genannten Symptome seitens der Blase hervorrufen, welche entweder einzeln oder in verschiedenen Kombinationen in Erscheinung treten. Ferner muß bemerkt werden, daß die Tabes die Blasenstörungen in allen ihren Stadien hervorbringt, oft als erstes Symptom, oft erst bei schon weit vorgeschrittener Erkrankung. Wir beobachten also Schmerzen, von einem einfachen schneidenden Schmerz beim Harnlassen bis zu den schwersten Blasenkrisen; Inkontinenz; Retentionen aller Art, inkomplette mit wenigen Kubikzentimetern Restharn und hochgradigste komplette Retentionen mit Ischuria paradoxa; schwerste Dysurien, welche dem Patienten das Urinieren zur Qual machen. Dabei müssen wir uns eingestehen, daß wir über die Pathogenese dieser Blasenstörungen bei der Tabes noch recht wenig wissen. Der ganze Symptomenkomplex der Blasenstörungen ähnelt sehr demjenigen, wie wir ihn bei der Prostatahypertrophie klinisch verfolgen können. Doch müssen wir besonders zwei Komplexe von Erscheinungen herausheben. Zunächst die sog. **ausdrückbare Blase**, bei der sowohl Detrusor als auch der innere Blasensphincter vollständig gelähmt zu sein scheinen, dann den Zustand **kompletter Retention mit Ischuria paradoxa**, als dessen Ursache man vielfach eine Lähmung des Detrusor annimmt. Diese Ansicht erscheint aber unhaltbar, wie später noch ausgeführt werden soll. Es ist selbstverständlich, daß wir bei der letzteren Form durch die urologische Untersuchung zunächst festzustellen haben, ob die Retention nicht etwa durch ein mechanisches Hindernis bedingt ist, z. B. eine Prostatahypertrophie oder eine Striktur. Aber auch, wenn wir ein derartiges Hindernis ausschließen, so muß erst die neurologische Untersuchung im Zusammenhang mit der Wassermann-Reaktion des Blutes und des Liquors uns die Diagnose Tabes sichern, da auch noch andere, früher unter dem Sammelnamen „Prostatisme sans prostate" zusammengefaßte Erkrankungen vorliegen können, auf die hier der Kürze halber nicht eingegangen werden kann.

Freudenberg spricht sich gegen die Annahme aus, daß es sich bei der tabischen Retentionsblase um eine Detrusorlähmung handle; er glaubt vielmehr, daß eine **Koordinationsstörung zwischen Detrusor und Sphincter int.** vorliege, in der Weise, daß bei dem Versuche der Blasenentleerung, also bei der Contractur des Detrusors, der Sphincter statt zu erschlaffen, sich ebenfalls kontrahiere. Daß zwischen diesen beiden Muskeln ein inniger Zusammenhang besteht, daß sie auch anatomisch ineinander übergehen, das geht auch aus einigen Arbeiten der neueren anatomischen Literatur hervor. Als Beweis für diese Erklärung führt er an, daß diese Art der Blasenstörung bei der Tabes vielfach ein Frühsymptom ist, also zu einer Zeit beobachtet wird, in der sich noch nicht eine so hochgradige Muskellähmung mit degenerativen Veränderungen entwickelt haben kann. Man kann ferner bei allen diesen Fällen cystoskopisch hochgradige Trabekelbildung in der Blase feststellen. Die Trabekelblase müssen wir aber als das Produkt einer Mehrleistung des Detrusors auffassen, der gegen ein bestehendes Hindernis ankämpft und in diesem Kampfe hypertrophiert ist. Der eklatanteste Beweis für die Richtigkeit dieser Auffassung scheint mir aber der Erfolg zu sein, den Freudenberg mit seinem aus dieser Erwägung abgeleiteten Operationsverfahren aufzuweisen hat. Er durchtrennt den kontrahierten Sphincter auf endovesicalem Wege mit dem Bottini-Incisor und hat in einigen Fällen vollständige Behebung der Retention erzielt. In jüngster Zeit wurde diese Sphincterdurchtrennung bei der tabischen Retentionsblase auch als offene Durchschneidung des Sphincters von der geöffneten Blase aus in einigen Fällen mit gutem Erfolge angewandt.

Bei der Paralyse sind Blasenstörungen paretischer Natur selten, nur bei der·Taboparalyse kommen sie natürlich ebenso wie bei der Tabes vor. Doch führt die Paralyse oft zu einer hochgradigen Atrophie der Blasenwand, wobei die Muskulatur des Detrusor größtenteils durch Bindegewebe substituiert wird, so daß nur einige Muskelstränge übrig bleiben, die in die Blase vorspringen. Eine solche Blasenwand kann papierdünn werden und neigt zu spontanen Rupturen bei geringfügigen Anlässen durch heftige Bewegungen, Pressen usw.

Die Frage, ob alle diese durch syphilitische Erkrankungen des Zentralnervensystems bedingten Blasenstörungen uns veranlassen sollen, eine antisyphilitische Behandlung einzuleiten, muß ganz entschieden bejaht werden. Namentlich bei den myelitischen und meningitischen Prozessen hat man die Blasenstörungen durch spezifische Kuren sich vollständig zurückbilden gesehen. Aber auch bei der Tabes. Freilich ist es gerade bei dieser Krankheit bekannt, daß sie zu spontanen Remissionen führt, in deren Verlauf auch die Blasenstörungen eine erhebliche Besserung erfahren können. Man darf sich also bei einem durch spezifische Behandlung erzielten Erfolg keinen Täuschungen hingeben. Die Behandlung besteht in einer kombinierten Quecksilber-Salvarsan-Therapie, die namentlich bei Initialsymptomen seitens der Blase sofort in Anwendung gebracht werden muß.

III. Die Syphilis der Harnröhre.

Primäraffekte haben, wenn sie in der Harnröhre auftreten, ihren Sitz immer in der Nähe der äußeren Harnröhrenmündung und nehmen dort entweder die ganze Zirkumferenz ᐸder Schleimhaut hinter der Penisspitze ein oder sind nur auf eine Lippe des Orificiums beschränkt. Sie treten als harte, nicht sehr schmerzhafte Infiltrate in Erscheinung und verursachen einen serös-eitrigen oder fleischwasserähnlichen Ausfluß, der 10 bis 30 Tage nach dem infizierenden Coitus auftritt. Durch die Palpation kann man einen isolierten Knoten oder ein ringförmiges Infiltrat feststellen, durch Auseinanderziehen der Meatuslippen kann man die Geschwüre ansichtig machen. Die Endoskopie leistet hier gar nichts, weil die starren Infiltrate das Eindringen auch der schwächsten Tuben verbieten. Subjektiv verursachen sie oft nur ein unbedeutendes Kitzeln und Brennen beim Urinieren, in manchen Fällen aber, namentlich dann, wenn sie mit einer Gonorrhoe kompliziert sind, können sie auch zu heftigen Schmerzen Veranlassung geben. Bei einer zirkulären

Sklerose kommt es öfter zu Verengerungen der Harnröhre, welche sich zu einem mechanischen Hindernis für die Harnentleerung steigern können, so daß sich der Katheterismus als notwendig erweist.

Die **Diagnose** ergibt sich aus der Härte des Infiltrates, aus den verhältnismäßig geringen katarrhalischen Erscheinungen seitens der Schleimhaut und dem Nachweis von Spirochäten, der nach Abschaben des Geschwürs in dem so erhaltenen Material oft leicht gelingt. Außerdem fehlt bei der initialen Sklerose fast niemals die Schwellung der regionären Lymphdrüsen in der charakteristischen, torpiden Form.

Differentialdiagnostisch kommen in Frage: der weiche Schanker der Harnröhrenschleimhaut, der durch reichlichen eitrigen Belag, geringe Härte des Infiltrats und den Nachweis der Ducrey-Kreftingschen Bacillen ausgezeichnet ist; ferner die akute Gonorrhoe; bei dieser ist das Sekret viel reichlicher, rein eitrig und enthält Gonokokken in überaus großer Menge. Die gonorrhoische Periurethritis an der Spitze des Penis ist durch größere Schmerzhaftigkeit und langsame Entstehung gekennzeichnet, während sich die Primäraffekte in der Urethra ziemlich rasch entwickeln.

Wenn gleichzeitig die Infektion mit Gonorrhoe und Syphilis erfolgt ist, so können kleinere Primäraffekte auf der Harnröhrenschleimhaut ganz übersehen werden, namentlich, wenn die Sekretion sehr hochgradig ist oder es zur Bildung periurethraler Infiltrate gekommen ist.

Die Primäraffekte der Urethra heilen gewöhnlich rasch aus, auch ohne Lokalbehandlung. Letztere muß sich nur auf Quecksilberapplikation beschränken, entweder in Form von Pflasterröllchen in die Harnröhre oder Pflasterkappen auf die ganze Eichel. In seltenen Fällen entwickeln sich nach solchen Initialsklerosen Narbenstrikturen der Urethra, welche dann eine entsprechende Behandlung erheischen.

Von Sekundärerscheinungen im Bereiche der Harnröhre sind leichte Katarrhe der Schleimhaut beschrieben mit Absonderung eines schleimigen Sekrets, der sog. „syphilitische Tripper". Die richtige ätiologische Deutung solcher Katarrhe ist nur durch Ausschließen anderer Krankheitsursachen, durch den Krankheitsverlauf und den Spirochätennachweis möglich. Papeln der Harnröhre sind sehr selten beobachtet worden. Dagegen wird über makulöse Syphilide berichtet, welche Kitzeln in der Harnröhre und Ausfluß verursachen. Friedländer untersuchte Patienten mit sekundären Erscheinungen der Mundschleimhaut endoskopisch und fand unter 7 Fällen fünfmal weißlich graue, wenig vorspringende Stellen mit einer hyperämischen Randzone. Auch Spirochäten konnte er in dem Material, das diesen Efflorescenzen entnommen wurde, nachweisen.

Im tertiären Stadium der Syphilis hat man in der Harnröhre Gummen, primäre Geschwürsbildungen und ausgedehnte Infiltrate beobachtet. Die Gummen sind erbsen- bis haselnußgroß, treten einzeln oder multipel in allen Partien der Urethra auf, meistens aber in der Pars pendula. Sie können leicht getastet werden, führen zu oberflächlichen Ulcerationen und damit zu einer Absonderung aus der Urethra. Geschwüre kommen im Glansteil, aber auch weiter rückwärts vor und können auf endoskopischem Wege ansichtig gemacht werden, was bisher vielfach gelungen ist. Die ausgedehnten Infiltrate nehmen die ganze Wand der Harnröhre zirkulär ein und können sich auf verschieden lange Stellen ausdehnen. Deshalb wurden sie auch von Fournier „cylindroide Syphilome“ benannt. Durch besondere Härte und Unempfindlichkeit ausgezeichnet tastet man sie „pfeifenrohrartig“ in der Ausdehnung von mehreren Zentimetern, in manchen exzessiven Fällen in der ganzen Länge der Urethra bis zum Perineum. Alle diese Formen der tertiären Syphilis können in die Harnröhre durchbrechen und dort zur Bildung ausgedehnter Geschwüre Veranlassung geben, wodurch ein blutig-eitriger Ausfluß entsteht. Sie können sich aber auch nach außen ausbreiten, zum teilweisen oder gänzlichen Verlust der Glans penis führen, wenn sie im Anfangsteil der Harnröhre lokalisiert waren, oder durch die Haut durchbrechen, wodurch Fisteln entstehen. Auch Übergreifen auf die Corpora cavernosa hat man beobachtet, was Knickungen des Penis hervorruft. Sehr oft geben sie Veranlassung zur Bildung von Harnröhrenstrikturen.

Der **Verlauf** ist ein äußerst chronischer. Diese tertiären Harnröhrenprozesse können mehrere Jahre dauern. Die Tumoren und Infiltrate nehmen langsam an Größe zu, zeigen andererseits wieder starke Neigung zum Gewebszerfall. Dieser schleichende Verlauf im Verein mit der Anamnese und dem Bestehen anderer syphilitischer Affektionen, die Härte der Knoten und Infiltrate sind Momente, welche uns die Diagnosenstellung ermöglichen. In differentialdiagnostischer Hinsicht kommt eigentlich nur das primäre Harnröhrencarcinom in Frage. Dieses tritt gewöhnlich im höheren Alter auf, zeigt starke Tendenz zu Blutungen (z. B. bei Sondierung und endoskopischer Untersuchung) und greift rascher um sich als die gummösen Erkrankungen, nicht nur lokal, sondern auch hinsichtlich der Infiltration der benachbarten Drüsen. Endlich ermöglicht die auf endoskopischem Wege vorgenommene Probeexcision und histologische Untersuchung der entnommenen Gewebsstückchen eine genaue Feststellung der Ätiologie des Geschwürsprozesses. Freilich ist auch hier wieder zu bemerken, daß die Harnröhre nur selten Sitz von Tertiärerscheinungen der Syphilis ist und daß alle oder wenigstens die meisten beschriebenen Fälle in der Zeit beobachtet wurden, als man die Wassermann-Reaktion noch nicht kannte.

Durch lokale und allgemeine antisyphilitische **Behandlung** kann vollständige Rückbildung erzielt werden. Vielfach geben aber die trotz energischer Behandlung zurückbleibenden Infiltrate, Fisteln und Strikturen Veranlassung zu chirurgischer Behandlung. Die syphilitischen Strikturen leisten der gewöhnlichen unblutigen Dilatationsbehandlung oft viel größeren Widerstand als die gonorrhoischen. Man muß daher oft zu einem blutigen Verfahren greifen.

Im Anschluß an die Syphilis der Harnröhre seien gleich die syphilitischen Erkrankungen der Corpora cavernosa erörtert. Diese können sicher sekundär im Anschluß an Gummen der Glans, des Sulcus und der Harnröhre ergriffen werden, d. h. der gummöse Prozeß kann sich auf die Corpora cavernosa ausbreiten, was des öfteren beobachtet wurde. Von da ausgehend sah man knorpelharte Infiltrate in der Längsrichtung des Penis sich entwickeln.

Daß Gummen in den Corpora cavernosa primär auftreten, ist noch nicht sicher erwiesen. Das Krankheitsbild der Induratio penis plastica mit seinen derben Knotenbildungen, die von der Tunica albuginea ausgehend auf die Corpora cavernosa übergehen, welche ferner vollkommen unempfindlich eine Knickung oder Krümmung des erigierten Penis hervorrufen, hat man auch bei Syphilitischen beobachtet. So konnte O. Sachs bei 187 Fällen von Induratio penis plastica 22 mal, also in 11,7 %, die Verbindung mit Syphilis nachweisen. In einigen wenigen Fällen dieser Art hat man auch von einer antiluetischen Behandlung deutliche Besserung gesehen. Über die Ätiologie der Induratio penis plastica wissen wir bisher nichts Positives. Es erscheint auch sehr zweifelhaft, ob wir berechtigt sind, in manchen Fällen dieser Art die Lues in ätiologischer Beziehung heranzuziehen.

IV. Die Syphilis des Hodens und Nebenhodens[1]).

A. Klinik der Hodensyphilis.

Die Hodensyphilis ist verhältnismäßig häufig und kommt sowohl bei hereditärer als auch bei erworbener Syphilis vor. Wir finden sie also, allerdings selten, auch im frühesten Kindesalter. Die Entstehungszeit für ihr Auftreten bei erworbener Syphilis ist in vereinzelten Fällen die frühe Sekundärperiode; so sind schon Fälle im ersten Jahr nach der Infektion beobachtet, viel häufiger aber treten syphilitische Hodenerkrankungen im 4. bis 10. Jahr der Krankheit auf. Im Gegensatz zur Tuberkulose erkrankt bei der Hodensyphilis meistens zuerst der Hoden, erst im weiteren Verlaufe kann der Nebenhoden in den Prozeß mit einbezogen werden. Allerdings gibt es auch, wie wir später hören werden, eine ohne Orchitis oder vor ihr entstehende syphilitische Epididymitis. Auch beide Hoden können gleichzeitig oder nacheinander erkranken. Die Syphilis befällt zwar auch vorher ganz gesunde Hoden, doch etabliert sie sich gern in einem Organ, welches Schädigungen verschiedener Art aufweist. In dieser Hinsicht spielen namentlich Traumen, geschlechtliche Exzesse und Entzündungen anderer Art, wie Tuberkulose und Gonorrhoe, eine gewisse disponierende Rolle.

Wir unterscheiden sowohl klinisch als auch pathologisch-anatomisch zwei Erscheinungsformen der Hodensyphilis, die fibröse und die gummöse Orchitis. Beiden Formen gemeinsam ist der langsam schleichende Beginn des Leidens. Oft merken die Kranken erst eine Veränderung, wenn die Hodengeschwulst schon zu beträchtlicher Größe herangewachsen ist. Dabei ist die Schmerzhaftigkeit äußerst gering und beschränkt

---

[1]) Vgl. die Schilderung der Hodensyphilis im Kapitel „innere Sekretion".

sich häufig auf das unangenehme und spannende Gefühl, welches durch den Zug des stark geschwollenen Hodens am Samenstrang ausgelöst wird. In ganz vereinzelten Fällen wurde auch akuter Beginn mit Fieber und Schmerzen beobachtet. Diese akuten Erscheinungen dauern aber dann nur so lange, bis der Hoden eine gewisse Größe erreicht hat, dann tritt ein Stillstand im klinischen Verlauf ein.

a) Die **Orchitis fibrosa (Sarcocele syphilitica)** befällt entweder einen oder beide Hoden gleichzeitig. Die Vergrößerung des Organs· nimmt langsam zu und erreicht oft bedeutende Dimensionen bis zur Größe einer Männerfaust. Charakteristisch ist die Birnenform des befallenen Hodens mit der Spitze gegen die Leistengegend gerichtet. Die Konsistenz ist sehr derb, hart wie Holz, der Nebenhoden wird an der Hinterfläche der Geschwulst getastet. Dabei besteht keinerlei Schmerzhaftigkeit, weder eine spontane, noch eine solche auf Druck. Oft entwickelt sich neben der Hodengeschwulst eine Hydrocele, welche sich meist als prall-elastische Geschwulst von dem vergrößerten Hoden abgrenzen läßt. Der Verlauf richtet sich danach, ob rechtzeitig eine antisyphilitische Behandlung einsetzt oder nicht. Bei der Rückbildung, welche auch spontan erfolgen kann, kommt es zu einer beträchtlichen Verkleinerung und Schrumpfung, die so weit gehen kann, daß man einen Hoden von der Beschaffenheit einer kleinen, elfenbeinharten Kugel, oft nur einige derbe Stränge im Scrotalfach tasten kann. Ja, nur bohnengroße Reste sind beschrieben!

b) Bei der **Orchitis gummosa** kann man in einem mäßig vergrößerten Hoden kleinere bis haselnußgroße, runde, wenig konsistente Herde durch die Palpation nachweisen, die einzeln oder in größerer Zahl vorhanden sind. Mit der Größe und Zahl der Herde wächst die Hodengeschwulst immer mehr und zeigt dann eine knollige, höckerige Oberfläche. Auch diese Form ist oft, noch häufiger als die Sarcocele, mit Hydrocelenbildung kompliziert. Im weiteren Verlauf werden auch die Hodenhüllen und die Haut des Scrotums in die Geschwulst einbezogen. Letztere zeigt dann livid verfärbte, vorgewölbte Stellen, welche durchzubrechen drohen, doch muß der Durchbruch nicht erfolgen. Durch eine spezifische Behandlung können sich diese Erscheinungen alle zurückbilden. Wenn der Durchbruch an der Scrotalhaut erfolgt, so entwickelt sich der sog. **Fungus syphiliticus benignus.** Es entsteht zunächst eine kraterförmige Öffnung, aus welcher sich eine schleimig-eitrige Flüssigkeit mit graugelben, nekrotischen Fetzen absondert. Durch Einschmelzung der Perforationsränder bilden sich große, jauchende Geschwüre mit scharfen, unterminierten Rändern. Das Geschwür bedeckt sich dann allmählich mit fleischroten, kolossal wuchernden Granulationen. So kann es auch zur gänzlichen oder teilweisen Abstoßung des nekrotischen Hodens kommen. Der Nebenhoden ist bei der gummösen Orchitis manchmal mitergriffen und ebenfalls Sitz von Gummen. Der Verlauf ist, so wie bei der fibrösen Orchitis, überaus langwierig. Ohne Behandlung dauert die Abstoßung der gummösen Massen Monate, ja auch jahrelang. Bei rechtzeitiger Behandlung kann auch ein Fungus ausheilen. Aber auch bei behandelten Fällen sehen wir so gut wie nie-

mals eine Restitutio ad integrum. Der Hoden weist narbige Einziehungen
auf oder es bleiben an seiner Stelle nur derbe Knoten zurück. Bei doppelseitiger Erkrankung hat der Ausgang mit Hodenatrophie Azoospermie
und Impotentia generandi zur Folge.

Die **Diagnose** bietet manchmal recht erhebliche Schwierigkeiten. Neben dem Vorhandensein anderer Lueszeichen und einer
positiven Blutserumreaktion nach Wassermann ist das klinische Bild
zwar ziemlich eindeutig. Die Derbheit und Größe der Hodengeschwulst,
das Fehlen der Schmerzen, der Umstand, daß sehr oft beide Hoden
ergriffen sind und daß primär der Hoden erkrankt — dies alles sind
Kriterien, welche uns die richtige Erkennung der Hodensyphilis in den
meisten Fällen ermöglichen. Dennoch ergeben sich manchmal Zweifel
in der Deutung der Symptome und schon mancher syphilitisch erkrankte
Hoden verfiel der Kastration! Wir müssen in differentialdiagnostischer
Hinsicht die Gonorrhoe, die Tuberkulose und die Hodentumoren
ins Auge fassen! Bei der Gonorrhoe ist die akute Orchitis überaus
selten; die akute, gonorrhoische Epididymitis ist durch den Beginn
mit Schmerzen heftigster Art, Fieber und strenge Lokalisation im Nebenhoden wohl meistens nicht zu verkennen. Auch bei der Tuberkulose
ist, zunächst wenigstens, immer der Nebenhoden erkrankt. Auch fehlt
niemals die Schmerzhaftigkeit, zum mindesten auf Druck. Die Tuberkulose neigt ferner zum Zerfall, indem sich sehr bald Eiterung mit
Fistelbildung einstellt. Das Sekret ist eitrig-krümelig. Die Mitbeteiligung der Samenbläschen, der Prostata und manchmal auch der Blase
sind zusammen mit dem positiven Tuberkelbacillenbefund wichtige, die
Diagnose stützende Momente. Das Carcinom zeichnet sich durch
rasches Wachstum, grobhöckerige Beschaffenheit und frühzeitiges Ergriffensein der regionären Drüsen aus. Ebenso beobachten wir beim
Sarkom rasches Anwachsen zu bedeutender Größe. Trotzdem werden
sich in manchen Fällen große Schwierigkeiten für die richtige Deutung
von Hodentumoren ergeben, namentlich was die Hodentuberkulose und
die malignen Hodentumoren einerseits und die syphilitische Hodenerkrankung andererseits betrifft. In solchen Fällen wird in letzter Linie
nur der Erfolg bzw. Mißerfolg, den wir mit einer antisyphilitischen
Behandlung erzielen, Klarheit bringen.

Die **Behandlung** der syphilitischen Hodenerkrankungen muß eine
sehr energische sein, in den meisten Fällen werden sich kombinierte
Kuren mit Quecksilber, Salvarsan und Jodkali als notwendig erweisen,
die örtliche Applikation von Quecksilberpflaster und grauer Salbe wird
sich empfehlen. Auch eine chirurgische Behandlung kommt mitunter
in Frage; so wird die Entfernung eines Hodens angezeigt sein, wenn dieser
durch ausgebreitete Verkäsung vollständig zerstört ist und eine Wiederherstellung seiner Funktion aussichtslos erscheint. In besonders schweren
und langwierigen Fällen wird auch durch eine rechtzeitig einsetzende
und gründliche antisyphilitische Behandlung die Zerstörung und Atrophie
des Hodens nicht mehr verhütet werden können.

B. Pathologisch-anatomische Veränderungen bei der Hodensyphilis.

a) Bei der Orchitis fibrosa s. interstitialis hat die Albuginea ihre natürliche Glätte verloren und zeigt verschiedenartig angeordnete Rauhigkeiten. Das Hodenparenchym erscheint von radiär verlaufenden Faserzügen durchsetzt, welche sich als weißlich-graue Stränge zwischen die braunen Läppchen der Samenkanälchen einschieben und weiter verästeln. Diese Bindegewebssepten werden immer breiter und derber, so daß nur geringe Reste von Hodengewebe übrig bleiben, bis zu dem höchsten Grade, der diffusen Sklerose, mit vollkommener Substituierung des Parenchyms durch Bindegewebe, so daß die gesamte Schnittfläche in eine schwielige, weiße Masse verwandelt ist.

Im histologischen Bilde sieht man lockeres, junges Bindegewebe in großer Menge mit zelligen Infiltrationen. Dazu gesellt sich Verdickung und hyaline Entartung der Wände der Samenkanälchen mit fortschreitender Verengerung ihres Lumens bis zur vollkommenen Verödung. Von einigen Autoren (Chiari, Ponfick, Lubarsch, E. und M. Fränkel, Simmonds) wird die ausschließlich syphilitische Ätiologie der Orchitis fibrosa in Frage gestellt. Nur die derbe Fibrose wird als syphilitischen Ursprungs angesehen, während man für das Zustandekommen der weichen Fibrose neben der Syphilis auch andere Vorgänge, wie Ernährungsstörungen, Tuberkulose und Gonorrhoe in ursächlichen Zusammenhang bringt.

b) Die Orchitis gummosa ist charakterisiert durch die in das Parenchym eingestreuten Gummiknoten, welche stecknadelkopf- bis hühnereigroß sein können. Die Herde sind meist in den oberen und vorderen Partien des Hodens lokalisiert, während die rückwärtigen, an den Nebenhoden angrenzenden, freibleiben (zum Unterschied von der Tuberkulose!). Die Gummen sind rund oder unregelmäßig geformt, von grauer oder gelber Farbe und springen auf dem Durchschnitt etwas vor. Das umliegende Gewebe ist gelblich oder graurötlich verfärbt. Die einzelnen Knoten können sich vergrößern und fließen dann zusammen, wodurch der ganze Hoden von einer gleichmäßigen, gelben Masse eingenommen erscheint. Die Samenkanälchen obliterieren und gehen zugrunde. Die Unterscheidung von größeren Tuberkeln bereitet oft erhebliche Schwierigkeiten.

C. Die syphilitische Epididymitis.

Es gibt auch eine isolierte syphilitische Epididymitis, welche aber im allgemeinen als selten zu bezeichnen ist. Die Erkrankung des Nebenhodens stellt sich in allen Phasen der Syphilis ein, bald sehr früh, schon in den ersten Monaten, bald viel später, im tertiären Stadium. In der Sekundärzeit tritt sie oft doppelseitig auf; im Tertiärstadium zumeist einseitig. Sie entwickelt sich langsam, ohne Schmerzen, oder es sind solche nur von äußerst geringer Intensität. Vielfach besteht eine dumpfe Schmerzempfindung, welche hauptsächlich beim Gehen auftritt, in die Leistengegend ausstrahlt und das Gefühl der Schwere im Hodensack verursacht. Gewöhnlich erkrankt nicht der ganze Nebenhoden, sondern meistens nur der Kopf, in zweiter Linie der Schwanz, der Körper bleibt beinahe immer frei. Im Kopf entwickeln sich erbsen- bis kirschgroße, nur ganz wenig druckschmerzhafte Knoten, die aber nur in geringer Zahl, höchstens 1 bis 2, auftreten und in ihrer Größe sehr variieren. Der gewöhnlich nicht miterkrankte Hoden läßt sich gut von der Nebenhodengeschwulst abgrenzen. Manchmal sitzt dem Hoden rückwärts ein schalenförmiges Infiltrat auf. Besteht auch eine Hydrocele, was ziemlich häufig ist, so kann der Hoden gänzlich in der Geschwulstmasse verschwinden, so daß man nicht beurteilen kann, ob er miterkrankt ist oder nicht. Der Verlauf zieht sich, wie bei der Orchitis, lange hin, eine Heilung ist möglich, doch bleiben sehr oft derbe, kleine Knoten im Nebenhoden zurück. In vielen Fällen wird dadurch die Durchgängigkeit des Nebenhodens und des Vas deferens für die Spermatozoenpassage aufgehoben sein. Nur sehr selten kommt es bei der syphilitischen Epididymitis zur Geschwür- und Fistelbildung.

Die **Diagnose** wird bei Luessymptomen in anderen Organen keine besonderen Schwierigkeiten bereiten. Die schmerzlosen Infiltrate im Nebenhoden, die Doppelseitigkeit bzw. Einseitigkeit bei tertiären Formen, sind charakteristische Zeichen. Gegenüber der syphilitischen tritt die gonorrhoische Epididymitis akut, unter starken Schmerzen und Fieber, meist einseitig und so gut wie immer im Schwanz des Nebenhodens auf. Handelt es sich darum, kleine derbe Knoten, wie sie nach einer gonorrhoischen Epididymitis zurückbleiben, von syphilitischen Nebenhodeninfiltraten zu unterscheiden, so wird uns in manchen Fällen die provokatorische Impfung mit einer polyvalenten Gonokokkenvaccine Aufklärung bringen. Auf diese pflegen die gonorrhoischen Infiltrate mit stärkerer Empfindlichkeit und Schwellung zu reagieren. Bei der Tuberkulose ist der Nebenhoden druckempfindlich, höckerig, mit der Scrotalhaut verlötet und oft dem Durchbruche nahe. Das Vas deferens ist bei der Tuberkulose immer mitgegriffen und als harter, federkielartiger Strang zu tasten. Die letzte Entscheidung in differentialdiagnostischen Zweifeln bringt uns auch hier der Erfolg bzw. das Versagen der antisyphilitischen Behandlung.

Mit den pathologisch-anatomischen Veränderungen der syphilitischen Epididymitis verhält es sich ebenso wie bei den Hodenerkrankungen, es handelt sich teils um Bindegewebswucherungen, teils um Gummenbildung.

Auch für die Therapie gilt dasselbe, was bei den syphilitischen Hodenerkrankungen gesagt wurde.

Das Vas deferens ist nur äußerst selten bei einer bestehenden Syphilis der Hoden und Nebenhoden beteiligt. Dagegen wurden in einigen spärlichen Fällen Verdickungen und Gummen im Samenstrang beschrieben, multiple, derbe Knoten im Bereiche der Gefäße des Samenstranges neben syphilitisch erkrankten Hoden, in einem Falle eine gänseeigroße Flüssigkeitsansammlung im Processus vaginalis bei einer Orchitis und Epididymitis syphilitica.

V. Die Syphilis der Prostata.

In allen Fällen von Syphilis der Prostata, die in der Literatur niedergelegt sind, stützt sich die Diagnose eigentlich immer nur auf die Behebung der Symptome durch eine antiluetische Behandlung. ·Die geschilderten Symptome — vom Mastdarm aus palpable Vergrößerung der Drüse, Harndrang, bräunliches Sekret (Blut), Hämospermie — passen natürlich alle auch auf die chronische Prostatitis, wie sie am häufigsten durch die Gonorrhoe hervorgerufen wird. Wir müssen daher alle diese Fälle mit größter Vorsicht beurteilen. Nur dann, wenn wir Gonorrhoe, Tuberkulose und Prostatahypertrophie mit Sicherheit ausschließen können — und das ist namentlich bezüglich der Gonorrhoe geradezu unmöglich —, wenn die Wassermann-Reaktion positiv ist und eine antisyphilitische Behandlung Erfolg bringt, in dem Sinne, daß die nachgewiesene Geschwulst zum Schwinden gebracht wurde —, nur dann wären wir berechtigt, die Diagnose auf Syphilis der Prostata zu stellen. Fälle, welche dieser rigorosen Kritik standhalten, gibt es aber nur sehr wenige. Von den wenigen Fällen der älteren Literatur verdienen nur diejenigen Beachtung, bei welchen sich eine sehr harte, indolente Infiltration der Prostata neben syphilitischen Erkrankungen in anderen Organen des Urogenitalsystems (in einem Falle: Hoden, Nebenhoden und Samenstrang, in einem anderen Falle: Geschwüre in der Blase) fanden und bei denen eine vollständige Rückbildung sowohl der Prostataaffektion, als auch der krankhaften Erscheinungen in den übrigen Organen durch antisyphilitische Behandlung beobachtet wurde.

Ein Fall der neuesten amerikanischen Literatur erscheint dem Autor (Warthin) als vollkommen einwandfrei sichergestellt. Ein 19jähriger Mann, vor zwei Jahren an Syphilis erkrankt, starb an den Folgen eines erlittenen Unfalls. Bei der Sektion fand man die Prostata makro- skopisch normal, das histologische Bild zeigte aber Veränderungen, welche dem Autor als durch Syphilis bedingte erscheinen. Er konnte in den Schnitten auch Spirochäten nachweisen. Hier haben wir es mit einem zufälligen Sektionsbefund zu tun, der uns beweist, daß man bei einer verhältnismäßig frischen syphilitischen Infektion Spirochäten neben leichten histologischen Veränderungen in verschiedenen Organen finden kann. Darüber aber, ob dieser Mann Beschwerden von seiner Prostata hatte, ist in dem Bericht nichts erwähnt. Der Fall beweist also noch nicht, daß eine Prostataerkrankung im klinischen Sinne vorlag.

Syphilis des weiblichen Genitales.

Von

H. Thaler-Wien.

I. Über die durch Syphilis hervorgerufenen Veränderungen an den einzelnen Teilen des weiblichen Genitales.

Im Bereiche der weiblichen Geschlechtsteile sind es hauptsächlich die äußeren Geschlechtsorgane, sodann auch die Scheide und die Portio, wo syphilitische Manifestationen aller Stadien angetroffen werden können. Häufig kommt es auch im graviden Uterus bzw. in seinem Inhalte zur Lokalisation syphilitischer Prozesse. In Anbetracht der Wichtigkeit dieser Lokalisation soll deren Besprechung in einem besonderen Abschnitte erfolgen. Ungleich seltener werden der nichtgravide Uterus und die Adnexe des Uterus von der Syphilis ergriffen. Es ist wohl denkbar, daß die Syphilis des nichtgraviden Uterus und der Adnexe häufiger vorkommt als auf Grund der vorliegenden Beobachtungen angenommen werden kann. Aber auch die in neuerer Zeit in Zusammenhang mit der Entwicklung der operativen Gynäkologie so häufig vorgenommenen Untersuchungen bei Operationen entfernter Teile des inneren Genitales haben keinerlei Anhaltspunkte für die Annahme einer größeren Häufigkeit syphilitischer Manifestationen an höher gelegenen Abschnitten des weiblichen Genitales ergeben.

Äußere Geschlechtsteile.

a) Primärstadium. Die Primärerscheinungen der Syphilis am äußeren weiblichen Genitale kommen in verschiedenen Formen zur Beobachtung. An der Stelle der Inokulation der Spirochäte erscheint nach Ablauf der Inkubation meist als erste klinische Erscheinung der erfolgten Infektion die **Initialpapel** in Form eines bis erbsengroßen Infiltrates von derber Konsistenz, leicht über die Oberfläche der umgebenden Haut prominierend. Sehr bald erfolgt die Umwandlung dieser Initialpapel zur **schankriformen Erosion** oder zu einer typischen **Sklerose.** Der erst-erwähnte Umwandlungsvorgang ist am weiblichen Genitale ungleich häufiger zu beobachten als die Ausbildung einer typischen Sklerose.

Bei der Entwicklung zur schankriformen Erosion handelt es sich um frühzeitige Entstehung eines Epitheldefektes an der Oberfläche der Initialpapel. Es resultiert damit ein scheibenförmiges Gebilde mit einem Breitendurchmesser von 1—2 cm. Der Epitheldefekt ist bei der schankriformen Erosion meist nur oberflächlich, der Rand der Erosion gewöhnlich nur wenig scharf von der übrigen gesunden Umgebung abgesetzt. Die Konsistenz der Erosion ist gleichmäßig derbe. Die Überhäutung kann rasch erfolgen, so daß das Gebilde häufig nicht zur Beobachtung des Arztes gelangt. Nicht selten zeigen sich Initialpapel und schankriforme Erosion multipel. Die Multiplizität dieser Gebilde wird dadurch ermöglicht, daß die Spirochäte gleichzeitig an mehreren Stellen des äußeren Genitales zur Inokulation gelangt, oder aber dadurch, daß von der Stelle der ersten Inokulation aus, noch vor der Entwicklung der Primärmanifestation, Spirochäten in der Umgebung der zuerst befallenen Hautstelle inokuliert werden. Hierzu ergibt sich aus der häufig vorhandenen Maceration der Haut am äußeren Genitale infolge abnormer Genitalsekretion, insbesondere auch an einander gegenüberliegenden Hautstellen, leicht Gelegenheit. — Größere Sklerosen, ausgezeichnet durch knotige Form, Knorpelhärte und braunrote Farbe sind, wie hervorgehoben, am äußeren weiblichen Genitale wesentlich seltener anzutreffen. Wenn sie vorkommen, finden sie sich gewöhnlich einzeln. Auch der tiefer reichende Zerfall einer Sklerose und die Entwicklung eines typischen Ulcus durum mit seiner charakteristischen Indurationszone und dem speckig belegten, seröse Flüssigkeit absondernden Geschwürsgrunde sind bei der Frau seltener vorzufinden als die erwähnten, oberflächlich exulcerierten, schankriformen Erosionen. — Sobald der Infektion die Entwicklung nachweisbarer Gewebsreaktionen zu folgen beginnt, erscheint sowohl bei der oberflächlichen exulcerierten Erosion, wie auch bei der erodierten oder ulcerierten typischen Sklerose die Möglichkeit einer weiteren Autoinokulation aufgehoben. Die Rückbildung der Primärmanifestationen erfolgt nicht immer gleichartig. Schankriforme Erosionen und kleinere exulcerierte Sklerosen können schon in 3—4 Wochen zurückgebildet sein. Eine größere Sklerose bedarf zu ihrer Rückbildung etwas längere Zeit. Die Ausheilung erfolgt entweder ohne jegliches Zurückbleiben eines Residuums an der Stelle des Primäraffektes, oder es kommt zur Bildung einer von einer pigmentarmen Haut bedeckten, von einer Pigmentzone umgebenen. Narbe. Diese Narbenbildung zeigt sich gewöhnlich bei etwas tiefer gehenden Ulcerationen, bei deren Zustandekommen wohl auch Mischinfektionen mit Eitererregern mitbeteiligt sind.

Wesentlich häufiger als beim Manne kommt es bei der Frau in der Umgebung des Primäraffektes zur Entwicklung des sogenannten **indurativen Ödems,** das in mindestens 5% der primären und sekundären syphilitischen Genitalgeschwüre beobachtet werden kann. Es findet sich oft auch in weiterer Umgebung des Geschwürs und kann das ganze äußere Genitale bis in das Gebiet des Mons veneris einnehmen. Bei großen Schwellungen sieht man nicht selten den kleinen, leicht zu übersehenden Primäraffekt in der Mitte und auf der Höhe der ödematösen Haut. Lymphstauung und perivasculäre Infiltration bilden die Grundlage des indurativen Ödems, das somit als eine echte syphilitische Bildung betrachtet werden kann.

Am häufigsten finden sich die syphilitischen Primäraffekte an den großen Labien, und hier wieder besonders bei nulliparen Frauen mit geschlossener Vulva an den sich berührenden Rändern der großen Labien, sodann an den kleinen Labien, an der hinteren Commissur und an den seitlichen Teilen des Perineum. Jedes Ulcus der hinteren Commissur ist als sclerosenverdächtig anzusehen und wiederholt auf Spirochätengehalt zu untersuchen. Seltener sind die Primäraffekte in der Umgebung des Uterus, am Hymenalrande und an der vorderen Commissur anzutreffen.

Eine für die Diagnose überaus wichtige Veränderung besteht darin, daß schon sehr bald nach dem Auftreten der Primärmanifestation die den Primäraffekten zunächst gelegenen **inguinalen Lymphdrüsen** und später auch die entfernter liegenden inguinalen Lymphdrüsen erkranken. Die derbe Beschaffenheit dieser durch Syphilis veränderten Drüsen, ihre Indolenz, Verschieblichkeit, ihre länglichrunde Form bei einer auf Bohnen- bis Pflaumengröße eintretenden Vergrößerung, ihre geringe Neigung zur Vereiterung sind überaus charakteristisch für den syphilitischen Charakter einer auf Syphilis verdächtigen, am äußeren Genitale vorgefundenen Veränderung. Wenn die Lymphdrüsen Unterschiede in ihrer Vergrößerung aufweisen, so gelingt es oft, aus der Lokalisation der zuerst aufgetretenen und demgemäß vorgeschrittensten Drüsenveränderung einen Schluß auf die Lokalisation des Primäraffektes zu ziehen, womit sich gelegentlich für den Nachweis eines kleinen, singulären, versteckten Primäraffektes eine Erleichterung ergibt.

Für die Diagnose der Primärsyphilis am äußeren weiblichen Genitale ist, wie auch sonst, in zweifelhaften Fällen der Nachweis der Spirochäte in dem an der Stelle einer verdächtigen Affektion gewonnenen Reizserum von allergrößter Bedeutung, während die Wassermannsche Reaktion in Frühfällen meist nicht verwertbar ist, da sie frühestens von der sechsten Woche nach der Infektion ab positiv ausfällt. Von großer Wichtigkeit erscheint weiterhin die Beachtung der erwähnten Drüsenveränderungen. Für die Differentialdiagnose wichtige Erkrankungen bilden das Ulcus molle, die aphthösen akuten Vulvargeschwüre und die auf herpetischer Basis entstehenden Ulcerationen. Gegenüber dem Ulcus molle sind das Fehlen der für das weiche Ulcus charakteristischen morphologischen Eigentümlichkeiten, das Fehlen Ducreyscher Bacillen im Geschwürsabstriche, das Fehlen schmerzhafter Lymphdrüsenschwellungen, die Unmöglichkeit der Autoinokulation und die längere Inkubation beim syphilitischen Affekte zu berücksichtigen. Bei einer Mischinfektion mit Spirochäte Schaudinn und Ducreyschem Bacillus kann die Untersuchung des Reizserums die Sachlage schon frühzeitig klären. Pseudovenerische aphthöse Vulvargeschwüre sind durch begleitendes Fieber und intensive örtliche Entzündungserscheinungen gegenüber der Syphilis charakterisiert. Bezüglich der herpetischen Exulcerationen ist das für sie charakteristische Auftreten neuralgischer Schmerzen vor und bei Ausbruch der Efflorescenzen und ihre meist baldige Abheilung charakteristisch. Die beim Herpes vorkommenden Drüsenschwellungen sind meist schmerzhaft, wenig umfänglich und gewöhnlich nur von kurzer Dauer. Alle klinischen Erscheinungen entbinden aber nicht von der Pflicht, jede, auch die unverdächtigste Erosion, mit dem Mikroskop auf das Vorhandensein von Spirochaeta pallida wiederholt zu untersuchen. Das indurative Ödem bei Lues ist dadurch ausgezeichnet, daß es sich bretthart anfühlt und der Fingerdruck keine oder zumindest keine so deutliche Impression, wie es beim entzündlichen oder extragenital verursachten Ödem der Fall ist, hinterläßt. Gelegentlich kommt es bei der Bartholinitis auf gonorrhoischer Grundlage, wenn sich die Infektion in der Umgebung der Drüse nach Art einer Phlegmone ausbreitet, manchmal auch bei tiefliegenden Furunkeln, zu ausgedehnten Schwellungen. Derartige Schwellungen sind gegenüber dem indurativen syphilitischen Ödem durch das Fehlen einer Ulceration und ihre Schmerzhaftigkeit ausgezeichnet.

Bezüglich der Differentialdiagnose der Primäraffekte gegenüber den Sekundär- und Tertiärmanifestationen der Syphilis sei auf die folgenden Abschnitte verwiesen.

b) Sekundärstadium. Das Auftreten der Sekundärerscheinungen erfolgt **frühestens** sechs Wochen nach stattgehabter Infektion. Entsprechend dem allgemeinen morphologischen Verhalten der Sekundärsyphilis zeigt sie sich am äußeren Genitale entweder als makulöse oder als papulöse Veränderung. — Während die **Maculae** im Bereich der mit Haut bedeckten Teile des äußeren Genitales keine Besonderheiten darbieten, erscheint es uns wichtig, auf die Möglichkeit makulöser Veränderungen an den kleinen Labien, insbesondere an ihrer Innenfläche zu verweisen. Es können sich hier schon im Beginne der Sekundärperiode oberflächliche, konfluierende Maculae entwickeln, die sehr leicht übersehen werden können, da sie sich manchmal ganz konform den Schleimhautveränderungen bei einer einfachen katarrhalischen oder traumatischen Vulvitis verhalten. Ihre Diagnose erscheint aber wichtig, da bei okkult gebliebenem, nicht diagnostiziertem Primäraffekte von diesen Maculae der kleinen Labien aus sehr leicht Übertragung der Syphilis stattfinden kann, da das Epithel im Bereich der Maculae Macerationserscheinungen nicht selten zeigt, woraus eine lebhafte seröse oder seröseitrige Sekretion resultiert. Dieses Sekret enthält sodann Spirochäten in großer Zahl. Auf eine derartige Lokalisation makulöser Veränderungen ist demnach, besonders bei der Prostituierten-Untersuchung, zu achten. Erleichtert wird die Diagnose, wenn noch die Residuen des Primäraffektes oder ein sonst bei harmlosen Vulvitiden nicht vorkommendes derbes Ödem in der Umgebung des Introitus nachweisbar ist.

Sehr häufig kommt es bei der Frau im Sekundärstadium zur Entwicklung **papulöser Efflorescenzen** am äußeren Genitale — ungefähr achtmal häufiger als bei Männern. Die Papeln finden sich in Form der breiten Condylome, seltener als kleinere lentikuläre Papeln. Typisch ist für diese Papeln ihre Neigung zum geschwürigen Zerfalle der zentralen Partien. Das Sekret der Papeln enthält massenhaft Spirochäten, woraus sich die große Bedeutung dieser Manifestation für die Weiterverbreitung der Syphilis ergibt. Am häufigsten finden sich die Papeln an den einander berührenden Flächen der großen Labien und nach hinten gegen die Genitocruralfalten lokalisiert. Nicht selten sind sie in Form einer Reihe angeordnet. Durch Konfluenz zerfallender Papeln können ausgedehntere Exulcerationen entstehen. Induratives Ödem kann auch in der Umgebung der Sekundärpapeln zur Entwicklung kommen. Aber auch unspezifische Hautveränderungen, sogar in Form des Erysipels, können die Papeln begleiten. Auch in den Spätstadien der Sekundärsyphilis ist die Entwicklung syphilitischer papelähnlicher Erosionen am äußeren Genitale möglich, wobei diese Papeln dann häufig ziemlich klein, mehr trocken und oberflächlich schuppend sind, während die Papeln der frühen Sekundärsyphilis größere Succulenz und starke Sekretion auszeichnet. Die Eruption der Papeln am äußeren Genitale der Frau wird häufig durch Reizzustände in der Haut im Zusammenhang mit pathologischer Vaginalsekretion, mangelhafter Hautpflege usw. begünstigt.

Für die **Diagnose** der sekundären Syphilis am äußeren Genitale ist die Wassermannsche Reaktion, die bei einer noch völlig unbehandelten Syphilis konstant positiv ausfällt, von großer Bedeutung, desgleichen der **Spirochätennachweis** im Papelsekrete. Für die Differentialdiagnose gegenüber dem Ulcus molle und den anderen oben bei der Primärsyphilis genannten Erkrankungen bestehen meist keine Schwierigkeiten. Die Unterscheidung gegenüber der Primärsyphilis kann dagegen gelegentlich, wenn es sich um das erste Auftreten sekundärer Papeln handelt, oder wenn, was vorkommen kann, die Primäraffekte sich in Sekundärpapeln umbilden, auf Grund der morphologischen Eigentümlichkeiten der Affekte allein Schwierigkeiten unterworfen sein. Positiver Ausfall der Wassermannschen Reaktion entscheidet dann für den Übergang der Erkrankung in das Sekundärstadium.

Die allgemeine und örtliche Behandlung der Syphilis hat meist rasches Verschwinden der Sekundärpapeln zur Folge. Mit den Papeln vorhandenes induratives Ödem bleibt häufig auch nach Rückbildung der Papeln noch längere Zeit bestehen. Ausnahmsweise kommt es zu dauernder elephantiastischer Verdickung der Haut oder auch zu umschriebener schlaffer Atrophie der Haut an der Stelle der zurückgebildeten Papeln. Keinesfalls darf die Lokalbehandlung der Genitalpapeln vernachlässigt werden, da mit der Beseitigung der massenhaft Spirochäten abscheidenden Herde die Übertragungsmöglichkeit der Syphilis zweifellos eine wesentliche Einschränkung erfährt.

c) Tertiärstadium. Tertiäre Syphiliserscheinungen am äußeren Genitale sind bei der Frau seltener als beim Manne vorzufinden. Sie treten entweder als oberflächliche Ulcerationen (tubero-ulceröses Syphilid) oder als typische Gummen des subcutanen Bindegewebes auf. Die **tertiären Ulcerationen** zeigen sich als multiple, scharf begrenzte Defekte von rundlicher Form mit einem mäßig tiefen, eitrig belegten Geschwürsgrunde. Die **Gummen** finden sich einzeln oder multipel als Infiltrate

13*

im subcutanen Gewebe von Erbsen- bis Bohnengröße. Sowohl Ulcerationen als auch Gummen zeigen Neigung zur Konfluenz, dadurch kann es zu umfangreicheren Bildungen kommen, deren Zerfall schwere Entstellungen des äußeren Genitales und später die Entwicklung hochgradiger Strikturen hervorrufen kann. Für die Diagnose der tertiären Syphilis am äußeren Genitale ist in Zweifelsfällen, wenn die vorgefundenen Veränderungen nicht die typischen Zeichen der tertiären Syphilis aufweisen, das Verhalten der Wassermannschen Reaktion zu berücksichtigen, die bei der Tertiärsyphilis — besonders in noch unbehandelten Fällen — meist positiv ausfällt. Gegenüber tuberkulösen Geschwüren oder einem zerfallenden Epitheliom kann gelegentlich die mikroskopische Untersuchung eines dem Geschwürsrande entnommenen Gewebsstückchens in Betracht kommen. Tuberkulöse Geschwüre und Epitheliome sind schon auf Grund ihres morphologischen Verhaltens oft leicht erkennbar. Das unspezifische chronische Vulvargeschwür ist durch äußerst chronischen Verlauf und durch elephantiastische Veränderungen der gesamten Vulvarhaut charakterisiert.

Scheide.

a) Primärstadium. Primäraffekte sind in der Scheide nicht häufig anzutreffen. Sie sind gewöhnlich von gleichzeitig am äußeren Genitale oder an der Portio vorkommenden Primäraffekten begleitet. Noch am häufigsten finden sich die Primäraffekte in der Scheide in der Gegend des hinteren Scheidengewölbes, am seltensten im Bereiche des mittleren Scheidendrittels und der seitlichen Wände der Scheide. Sie zeigen sich gewöhnlich als kleine, derbe, erodierte oder nur wenig tief exulcerierte Knötchen. Größere Sklerosen wurden nur selten in der Scheide beobachtet. Inguinaldrüsenschwellungen finden sich nur dann, wenn der vaginale Primäraffekt im äußeren Drittel der Scheide lokalisiert ist, oder wenn bei höherem Sitze der vaginalen Primäraffekte auch am äußeren Genitale Primäraffekte zur Entwicklung kommen. Hinsichtlich der Differentialdiagnose kommen neben den bei der Syphilis des äußeren Genitales genannten Veränderungen auch kleine, in der Submucosa der Scheide manchmal vorkommende Cystchen und Myome in Betracht. Bei der Speculumuntersuchung zeigt sich die Schleimhaut über derartigen Veränderungen meist völlig normal. Handelt es sich um ein entzündetes Scheidencystchen, so kann die Differentialdiagnose schwieriger sein. In einem derartigen Falle hat eine Excision des Gebildes zu erfolgen. Schon dabei wird der Sachverhalt oft geklärt.

b) Sekundärstadium. Innerhalb der Scheide kann sekundäre Syphilis gelegentlich in Form von Maculae oder exulcerierten Papeln angetroffen werden. Am häufigsten sind Papeln im äußeren Drittel der Scheide bei gleichzeitig vorhandener papulöser sekundärer Syphilis des äußeren Genitales.

c) Tertiärstadium. Tertiäre Syphilis der Vagina ist nur selten beobachtet worden. Sie fand sich besonders im äußeren Drittel der Scheide im Zusammenhang mit tertiärer Syphilis am Introitus und der Urethra vor; als Folgen resultierten gelegentlich hochgradige Strikturierungen des Vaginalrohrs und Fistelbildungen.

Portio.

a) Primärstadium. An der Portio wurden Primäraffekte oftmals vorgefunden. Die meisten Autoren sprechen sich dahin aus, daß 8 bis 10% der bei der Frau vorkommenden Primäraffekte im Bereiche der Portio lokalisiert sind. Diese relative Häufigkeit des Vorkommens der syphilitischen Primärmanifestationen an der Portio erscheint durch die Häufigkeit der Erosionen in der Umgebung des äußeren Muttermundes und die dadurch bedingte Inokulationsmöglichkeit verständlich. An der Portio ist der Primäraffekt gewöhnlich in Einzahl an der vorderen Muttermundslippe, seltener an der hinteren Muttermundslippe oder an der ganzen Circumferenz des Muttermundes entwickelt. Ausnahmsweise kann auch etwas tiefer in der Cervix ein Primäraffekt zur Entwicklung gelangen. Derartige Primäraffekte veranlassen manchmal nach ihrer Abheilung eine bleibende starre Rigidität der gesamten Cervix. Zumeist fehlen charakteristische klinische Erscheinungen beim Primäraffekt an der Portio. Leistendrüsenschwellung tritt erst später als Teilerscheinung der allgemeinen Drüsenschwellung des Sekundärstadiums auf. Die Diagnose des Primäraffektes an der Portio wird durch digitale Untersuchung, Inspektion und in jedem Falle durch Untersuchung des Sekretes der auf Syphilis verdächtigen Veränderung auf Spirochäten ermöglicht. Bei der digitalen Untersuchung findet der untersuchende Finger zumeist eine knorpelharte Verdickung eines Teiles der Portio oder eine Vergrößerung und Konsistenzzunahme der gesamten Portio, gelegentlich auch eine ödematöse Schwellung der Schleimhaut des Scheidengewölbes. Die Spiegeluntersuchung deckt in typischen Fällen ein scharf begrenztes, rundliches, meist ganz oberflächliches Ulcus mit rotem Hofe oder braunrotglänzender Umgebung auf. Der Geschwürsgrund ist ausgezeichnet durch Knorpelhärte, so daß sich für die das Ulcus berührende Sonde im Gegensatz zum Carcinom oder der seltenen Tuberkulose der Portio ein großer Widerstand ergibt. — Die rechtzeitige Diagnose des Primäraffektes erfordert, wie aus dem soeben Gesagten hervorgeht, exakte Aufnahme des Genitalbefundes. Die Unterlassung der Diagnose stellt unter Umständen eine folgenschwere Fahrlässigkeit dar, da sich Übertragungen der Syphilis von einem unerkannt gebliebenen Primäraffekte der Portio aus durch den untersuchenden Finger und bei mangelhafter Asepsis durch Irrigatorrohre und Untersuchungsinstrumente ereignen können. In Zweifelsfällen muß bei suspekten Veränderungen an der Portio Probeexcision und Spirochätenuntersuchung herangezogen werden.

b) Sekundärstadium. Sekundärsyphilis der Portio ist selten. Sie zeigt sich in Form fleckenförmiger oder papulöser Syphilide. Wie am äußeren Genitale können auch an der Portio Sekundärpapeln auf Basis eines vorhanden gewesenen Primäraffektes zur Entwicklung kommen. Für die Diagnose der Sekundärpapeln an der Portio ist zu betonen, daß sie meist multipel auftreten, weicher als der Primäraffekt sind und Neigung zur Konfluenz aufweisen.

c) **Tertiärstadium. Gummen** an der Portio wurden als kugelige, mit glatter Schleimhaut bekleidete. Vorwölbungen mehrmals beobachtet. Etwas häufiger fanden sich **gummöse Geschwüre** als rundliche, ovale oder nierenförmige Ulcerationen mit eitrig-speckig belegtem Grunde und wallartig erhobenem scharfen Rande Da bei allen derartigen Anomalien in erster Linie das Carcinom in Frage kommt, soll auch dann, wenn der Sondenversuch eine besondere, für das Carcinom typische Brüchigkeit des Geschwürsgrundes nicht ergibt, **Probeexcision** und mikroskopische Untersuchung des excidierten Gewebsstückes zunächst vorgenommen werden.

Uteruskörper.

Primäraffekte im Uteruskörper sind zwar bisher nicht nachgewiesen worden, doch ist es infolge der Eigenbewegung der Spirochäte möglich, daß auch im Uteruskörper ein Primäraffekt zur Entwicklung kommt, jedoch okkult bleibt. Für die Annahme einer derartigen Möglichkeit kann angeführt werden, daß bei der Frau, wenn Syphilis vorliegt, so überaus häufig über die Lokalisation ihrer Primärmanifestation keine Aussage gemacht werden kann. Erwähnenswert ist der Fund von Spirochäten im Cervixsekret ohne Anwesenheit klinischer Veränderungen (Dora Fuchs). Von vielen Autoren wird auch angenommen, daß in die Uterushöhle gelangende Spirochäten vom Uterus aus ihren Weg in den Gesamtorganismus nehmen, ohne an der Stelle der Invasion einen Primäraffekt zu setzen. Irgendwelche Beweise für die Möglichkeit eines derartigen Invasionsmodus liegen nicht vor.

Alle als Zeichen einer **sekundären** oder **tertiären Uterussyphilis** in der älteren Literatur öfters angeführten Symptome, wie Fluor, Empfindlichkeit des Uterus, spontane Schmerzen und Blutungen, sind durchaus uncharakteristisch. Unregelmäßige Uterusblutungen bei syphilitischen Frauen sind häufig durch gleichzeitig vorkommende Oophoritiden auf gonorrhoischer Basis bedingt. Es ist aber denkbar, daß auch im Sekundär- und Tertiärstadium der Syphilis der Uterus spezifisch in Mitleidenschaft gezogen wird. Für das Vorhandensein einer Sekundärsyphilis des Uterus könnten systematische Untersuchungen des Uterussekretes auf Spirochäten, besonders im floriden Sekundärstadium, einen Aufschluß geben. Derartige Untersuchungen wären auch noch von einem anderen Gesichtspu kte aus wichtig. Es ist denkbar, daß bei einer Frau, die an ihrem Genitale bis zur Portio syphilisfrei befunden wird, das Uterussekret, wenn es Spirochäten führt, eine Infektionsquelle bildet. Als mögliche Folgen einer Uterussyphilis wurden mehrmals chronische Metritis und präklimakterische Atrophie des Uterus angenommen. Es liegen aber keine Anhaltspunkte dafür vor, daß beim Zustandekommen derartiger Veränderungen einer vorhergegangenen Syphilis eine wesentliche Bedeutung zukommt. Sichergestellt ist eine gummöse Endometritis und Metritis bisher nur in wenigen Fällen, darunter zweimal (Virchow, Pick) erst bei der Obduktion und im

Verhältnis zu den tödlichen übrigen Syphiliserscheinungen ohne klinische Wahrnehmbarkeit und Bedeutung.

Für die Praxis kann der Rat gegeben werden, bei unregelmäßigen Uterusblutungen syphilitischer Frauen die Möglichkeit einer uterinen Syphilis als Ursache der Blutung nicht ganz außer acht zu lassen. Desgleichen möge bei Uterusblutungen unbekannter Genese, wenn etwa die Probeabrasio ein entzündlich verändertes Endometrium ergibt und entzündliche Veränderungen an den Adnexen nicht nachweisbar sind, die Wassermannsche Probe angestellt werden. Bei positivem Ausfall der Reaktion könnte die antiluetische Behandlung auch auf die Blutungen günstig einwirken.

Über die Syphilis des graviden Uterus wird im folgenden Abschnitte abgehandelt werden.

Eileiter und Eierstock.

Sichergestellt erscheint eine Syphilis der Eileiter in Form miliarer bis haselnußgroßer Gummen oder runzeliger Infiltration der Tubenwand bisher nur in ganz wenigen Fällen kongenitaler Syphilis bei Neugeborenen und in einem eine Erwachsene betreffenden Falle, in dem gummöse Veränderungen in den Eileitern und Eierstöcken vorgefunden wurden. In einem zweiten Falle wurden Gummen in den Ovarien mit positivem Spirochätenbefund aufgedeckt. Syphilis der Eileiter und Eierstöcke scheint in der Tat ganz besonders selten vorzukommen. Möglich ist wohl, daß sich im Sekundärstadium der Syphilis, besonders bei Reizzuständen im Zusammenhange mit gleichzeitig vorhandener Gonorrhoe syphilitische Veränderungen im Bereich der Adnexe einstellen, doch entziehen sie sich der Diagnose. Daß sich fibröse und skleröse Veränderungen der Ovarien und im Zusammenhang damit vorzeitiger Funktionsstillstand der Ovarien im Gefolge einer Ovarialsyphilis zeigen können, wurde mehrmals angenommen, doch nicht bewiesen. Spirochäten wurden einige Male bei kongenitaler Syphilis in den Ovarien Neugeborener vorgefunden. Die Spirochäte wurde nicht nur im Bindegewebe des Ovarium, sondern auch innerhalb der Follikel und sogar im Protoplasmakörper des Eies angetroffen. Eine Entwicklungsfähigkeit dürfte einer von einer Spirochäte befallenen Eizelle nicht mehr zukommen.

Brustdrüse.

a) Primärstadium. Die Entwicklung der an der Brustdrüse nicht selten zu beobachtenden **Primäraffekte** wird meist durch das Stillen infizierter Säuglinge vermittelt. Die Affekte sind entweder indurierte Fissuren oder multiple, papelförmige, leicht erodierte Infiltrate oder auch typische größere Sklerosen. Die Inokulation der Spirochäte kann gleichzeitig auch an beiden Brustdrüsen erfolgen. Meist sind die Primäraffekte an der Mamilla oder in ihrer unmittelbaren Umgebung anzutreffen. Im Gefolge des Primäraffektes können phlegmonös entzündliche oder erysipelatöse Reaktionen im Bereiche der gesamten Brustdrüse auftreten.

b) Sekundärstadium. Sekundärpapeln zeigen sich häufiger bei stillenden als bei nichtstillenden Frauen. Bei stillenden Frauen sind die Papeln gewöhnlich in der Nähe der Mamilla oder bei Hängebrüsten an der Unterfläche der Mammae lokalisiert. Während die Sekundärpapeln der stillenden Frau meist succulente, stark nässende und lividrot verfärbte Efflorescenzen sind, sind die Papeln der Nichtstillenden meist von mehr trockener Beschaffenheit, klein und eleviert. In den Spätstadien der Sekundärsyphilis kann es im Bereich der Mammae auch zur Entwicklung gruppierter papulöser Syphilide kommen. — Als eine im Sekundärstadium der Syphilis gelegentlich auftretende spezifische Erkrankung des Parenchyms der Mamma ist die **syphilitische Mastitis** des Sekundärstadiums zu erwähnen. Die Brustdrüse zeigt sich dabei meist in größerer Ausdehnung mäßig hart, aber ziemlich schmerzlos infiltriert. Die Haut über der Infiltration ist oft leicht diffus gerötet. Das Leiden tritt häufiger ein- als doppelseitig auf. Die axillare Drüsenschwellung unterscheidet sich nicht wesentlich von der allgemeinen Drüsenschwellung des Sekundärstadiums, in dem sich die Frauen befinden. Charakteristisch für diese nicht seltene syphilitische Mastitis sind im Gegensatze zur gewöhnlichen Mastitis ihre geringe Neigung zur Bildung von Eiterherden, ihre Fieber- und relative Schmerzlosigkeit, sowie ihre meist rasche Rückbildung unter spezifischer Behandlung.

c) Tertiärstadium. Nicht so selten wird die Mamma auch im Tertiärstadium durch Syphilis in Mitleidenschaft gezogen. Die tertiäre Syphilis zeigt sich dann im Bereich der Mamma in Form schmerzloser, kleiner, kugeliger Gummen innerhalb des Mammaparenchyms oder ganz oberflächlich unter der Haut der Brust. Ausnahmsweise erfolgt auch die Entwicklung eigroßer oder noch größerer Gummen. Auch beide Brustdrüsen können tertiäre Syphiliserscheinungen aufweisen. Durch Zerfall der Gummen entstehen tiefergreifende Geschwüre von charakteristischem Verhalten. In der Umgebung der Gummen ist die Entwicklung diffuser Infiltrate möglich, die sich durch Schmerzlosigkeit auszeichnen. Die axillaren Drüsen sind dabei nicht wesentlich vergrößert, innerhalb der Infiltrate sind knotige Resistenzen tastbar. Meist zeigt sich die tertiäre Syphilis der Mamma erst nach jahrelangem Bestehen der Syphilis. Gummöse Mastitis wurde auch bei kongenitalsyphilitischen Kindern beobachtet. Ulcerierte Gummen der Mamma bereiten der Diagnose, besonders wenn die Krankengeschichte Syphilis aufweist, meist keine erheblichen Schwierigkeiten. Tiefer gelegene Gummen sind von malignen oder benignen Mammatumoren oft nicht zu unterscheiden. Auch dann, wenn die Anamnese Syphilis aufweist, muß zunächst die Excision eines in der Mamma vorgefundenen Tumors mit nachfolgender histologischer Untersuchung vorgenommen werden. Die Unterscheidung zwischen der sekundären Mastitis und den auch bei tertiärer Syphilis vorkommenden Infiltrationen des Mammaparenchyms wird ermöglicht durch die Berücksichtigung des Alters der Infektion. Auch zeigt die Mastitis des Sekundärstadiums gewöhnlich rasche Entwicklung und auf Behandlung rasche Rückbildung, während den tertiären Infiltraten in der Brustdrüse größere Stabilität zukommt.

II. Über die Beziehungen der Syphilis zu Schwangerschaft, Geburt und Wochenbett.

Die Syphilis wird dadurch eine so überaus folgenschwere Erkrankung, daß sie sehr häufig den Fötus befällt, ihn entweder noch im Uterus zum Absterben bringt oder ihn dermaßen krank macht, daß das lebend geborene Kind syphilitischer Eltern eine sehr verringerte Lebenskraft aufweist. Die Folgen der Syphilis für die Nachkommenschaft werden dadurch um so bedeutsamer, daß mehrere Früchte einer Frau von Syphilis befallen werden können, und vor allem dadurch, daß die Syphilis der Mutter auch heute noch oft erst mit der Geburt der als syphilitisch erkannten Leibesfrucht zur Manifestation gelangt. Es ist aber den Fortschritten in der Diagnostik und in der Behandlung der Syphilis zu danken, daß die Gefahren der Syphilis für die Nachkommenschaft doch einigermaßen eine Minderung erfahren haben. Insbesondere haben aber die Serodiagnostik und die Möglichkeit des Nachweises des Syphiliserregers Klarheit hinsichtlich der Wege, auf denen die Übertragung der Syphilis auf den Fötus erfolgt, gezeitigt. Damit haben viele Jahrzehnte hindurch als richtig geltende Anschauungen und Lehren, die sich ausschließlich auf die klinische Beobachtung stützten, eine nicht unwesentliche Korrektur erhalten. Die Einführung neuer Medikamente in die Therapeutik der Syphilis hat es endlich ermöglicht, schon in relativ kurzer Zeit Heilwirkungen zu erzielen, womit sich insbesonders auch für die Behandlung der Syphilis der Schwangeren und des Neugeborenen nicht zu unterschätzende Fortschritte ergaben.

Häufigkeit der Syphilis bei Schwangeren. Die Bedeutung der Syphilis als fruchtschädigender Faktor wird dadurch erhöht, daß die Syphilis bei Schwangeren keine seltene Erkrankung ist. Untersuchungen der Schwangeren mit Hilfe der **Wassermannschen Reaktion** zeigten in ungefähr $2-5^0/_0$ der Schwangeren, in syphilisdurchseuchten Städten bis in ungefähr $10^0/_0$ der Schwangeren Syphilis an. Bei einer an der I. Frauenklinik in Wien während der letzten drei Jahre vorgenommenen Untersuchung wurde in $4,7^0/_0$ der Hausschwangeren positive Wassermann-Reaktion angetroffen. Dabei möge schon jetzt Erwähnung finden, daß die Wassermann-Reaktion im allgemeinen auch bei der Schwangeren einen ausgezeichneten Indicator frischer und latenter Syphilis abgibt.

Ablauf der Schwangerschaft bei Syphilis. Wird die Schwangerschaft durch Syphilis kompliziert und der Fötus von der Spirochäte ergriffen, so kommt es in ungefähr $82^0/_0$ der Fälle zur Unterbrechung der Schwangerschaft während ihrer letzten vier Monate. Nur in $15^0/_0$ der Fälle wird die kongenital-luetische Frucht ausgetragen oder nahezu ausgetragen. In der großen Mehrzahl der Fälle ist der Fötus zur Zeit seiner Ausstoßung bereits abgestorben und im Zustande mehr minder vorgeschrittener Maceration. Der primäre Fruchttod bildet in diesen Fällen den ersten der zur Schwangerschaftsbeendigung führenden Vorgänge. Sicherlich in $80^0/_0$ der Geburten macerierter Früchte ist, wie die Untersuchungen mit Hilfe der Wassermann-Reaktion zeigten, Syphilis der ursächliche Faktor des Ereignisses. Unter den rechtzeitig geborenen Kindern finden sich in der größeren Mehrzahl Kinder, die schon zur Zeit der Geburt Syphilis aufweisen, in ungleich geringerer Zahl Kinder, die zur Zeit der Geburt frei von äußeren Zeichen der Syphilis sind und erst später an luetischen Erscheinungen erkranken.

Vielfach wurde in früherer Zeit angenommen, daß die Syphilis oft auch den Spontanabortus während der ersten Schwangerschaftsmonate verschuldet. Es zeigten jedoch die von einer Reihe von Autoren an verschiedenen Kliniken unternommenen serologischen Untersuchungen, daß beim Frühabortus die Wassermann-Reaktion nicht in einer erheblich großen Zahl der Fälle positiv ausfällt. Die Untersuchungen der Eiteile beim Frühabortus ergaben überdies fast ausnahmslos negative Spirochätenbefunde in den Placentar- und Fötalteilen, so daß angenommen werden kann, daß der Syphilis beim Frühabortus eine wesentliche ätiologische Rolle nicht zukommt. Auch beim habituellen Abortus scheint die Syphilis nur in einer Minderzahl von Fällen beteiligt zu sein. Im allgemeinen wurde beim habituellen Abortus die Wassermann-Reaktion in ungefähr einem Fünftel der Fälle positiv angetroffen. Es geht daraus hervor, daß der Syphilis bei den sich wiederholenden Aborten zwar keine ausschlaggebende Bedeutung zukommt, daß aber doch in jedem Falle von habituellem Abortus die Wassermann-Reaktion angestellt werden muß.

Es ist aus den Anamnesen syphilitischer Frauen häufig zu entnehmen, daß der deletäre Einfluß der Syphilis auf die Schwangerschaftsprodukte mit der Dauer der Erkrankung, selbst in unbehandelten Fällen, eine Minderung erfährt. Doch ist diese Erscheinung oftmals auch Ausnahmen unterworfen. So wurde gelegentlich sogar das regellose Alternieren von Geburten gesunder, scheinbar gesunder und syphilitischmacerierter oder syphilitischer lebender Kinder beobachtet. — Daß von einer noch syphilitischen Mutter ein wirklich gesundes Kind geboren wird, ist ein selteneres Ereignis; es kann ermöglicht werden, wenn es sich um eine alte, im Latenzstadium befindliche, besonders durch Behandlung abgeschwächte Syphilis handelt, oder wenn die mütterliche Syphilis erst während der letzten sechs Schwangerschaftswochen erworben wurde. In solchen Fällen kann zur Zeit der Geburt noch keine Generalisation der Syphilis stattgehabt haben und das Kind vom Syphiliserreger frei geblieben sein. Ausnahmsweise wurden gesunde Kinder auch bei Frauen beobachtet, die während der letzten drei bis vier Monate vor der Geburt infiziert wurden und bei denen aus irgend einem Grunde eine verzögerte Generalisation der Infektion stattgefunden hat. Das zur Zeit der Geburt noch gesunde Kind einer während der letzten Wochen vor der Geburt infizierten Frau kann aber, wie vereinzelte Beobachtungen zeigen, beim Durchtritt durch den Geburtsschlauch von den syphilitischen Efflorescenzen her infiziert werden. Eine auf diesem Wege entstandene kindliche Syphilis ist als früherworbene, aber nicht mehr als kongenitale Syphilis zu betrachten.

Pathologische Anatomie der fötalen Syphilis. Die Syphilis verursacht in den Anhangsgebilden des Fötus und im fötalen Körper selbst zumeist recht typische Veränderungen.

a) Placenta, Nabelschnur und Eihäute. Als eine makroskopisch erkennbare Eigentümlichkeit der syphilitischen **Placenta** ist ihre nicht seltene besondere Größe und Schwere hervorzuheben. Während die Placenta in den letzten Monaten der Schwangerschaft und am Ende derselben normalerweise den fünften· bis sechsten Teil des Gewichtes des Fötus aufweist, ist sie bei Syphilis des Eies häufig wesentlich schwerer, so daß sie mit ihrem Gewichte fast an das Gewicht des Fötus heranreichen kann. Weiterhin ist die Placenta, wenn sie durch Syphilis erkrankt ist, oft durch eine wesentlich derbere Konsistenz und blaßrote Farbe ausgezeichnet. Werden Stückchen solcher syphilitischer Placenten mit Wasser bespült, so fehlt dabei das für die normale Placenta so charakteristische Flottieren der Zotten. Bei der mikroskopischen Untersuchung der syphilitischen Placenta finden sich nicht selten die Zotten durch Wucherung und Ödem ihres Bindegewebes stark verbreitert. Die Gefäße der Zotten sind in typischen Fällen stellenweise obliteriert, und in unmittelbarer Umgebung besonders größerer Gefäße der Haft- und Stammzotten finden sich Rundzelleninfiltrate. Das Epithel der Zotten ist oftmals defekt, stellenweise gelegentlich auch gewuchert. Vielfach sind die Zotten zu größeren Komplexen untereinander verwachsen oder durch ganz schmale, wenig blutführende intervillöse Räume getrennt. Rundzelleninfiltrate in der Decidua, Ansammlungen fragmentierter Leukocyten und nekrotische Herde in der Decidua sind als durchaus unspezifisch zu bezeichnen. Aber auch hinsichtlich der beschriebenen Placentarveränderung muß betont werden, daß derartige Veränderungen wohl einen wichtigen Fingerzeig für den Nachweis der fötalen Syphilis abgeben können, daß sie aber auch in gleicher oder ähnlicher Form bei sicher nichtsyphilitischen Frauen — besonders im Zusammenhange mit Nephritis — vorkommen können. Bei sorgfältiger Untersuchung zahlreicher Schnitte syphilitischer Placenten konnten in den syphilitischen Placenten auch Spirochäten, meist nur sehr spärlich, nachgewiesen werden. Es scheint im Gegensatze zu anderen fötalen Organen die Placenta kein für die Vegetation der Spirochäte günstiger Boden zu sein. Einige Male fanden sich bei Syphilis auch in histologisch normalen oder nahezu normalen Placenten Spirochäten. Spirochäten wurden auch innerhalb der intervillösen Räume und, was hervorgehoben zu werden verdient, innerhalb scheinbar normalen Zottenepithels gerade beim Durchtritt durch dasselbe gelegentlich nachgewiesen. Es kann aus derartigen Beobachtungen geschlossen werden, daß die gesunde Placenta kein für die Spirochäte undurchlässiges Filter bildet. — In der **Nabelschnur** syphilitischer Föten sind bei der histologischen Untersuchung in ungefähr der Hälfte der Fälle Gefäßwandungsveränderungen in Form kleinzelliger Infiltrationen, insbesondere in der Nähe des fötalen Endes der Nabelschnur, anzutreffen. Hauptsächlich sind Media und Intima der Nabelschnurvene von derartigen Infiltraten durchsetzt. Man hat sie bisher nur im Zusammenhange mit Syphilis beobachtet. Es kommt demnach in der histologischen Untersuchung der Nabelschnur, im besonderen ihres fötalen Endes, für die Diagnose der Syphilis eine gewisse Bedeutung zu, um so mehr, als das Material für eine derartige Untersuchung (Konservierung in 10%igem Formalin) leicht zu gewinnen ist. — In den **Eihäuten** sind für Syphilis charakteristische Veränderungen bei Syphilis des Fötus nicht festzustellen.

b) Fötus. Von dem durch Syphilis im fötalen Körper hervorgerufenen Veränderungen sind für den Praktiker besonders die äußerlich am syphilitischen Fötus und Neugeborenen sichtbaren, durch Syphilis hervorgerufenen Anomalien wichtig. Schon der macerierte Zustand einer totgeborenen Frucht spricht, wie bereits hervorgehoben, mit einer nicht geringen Wahrscheinlichkeit für das Vorhandensein einer mütterlichen Syphilis, weshalb in jedem Falle nach der Geburt einer macerierten Frucht, wenn in der Anamnese Syphilis nicht erwähnt wurde, die Wassermannsche Probe bei der Mutter angestellt werden muß. Die Wahrscheinlichkeit, daß Syphilis vorliegt, wird gesteigert, wenn beim tot oder lebend geborenen Fötus bzw. Neugeborenen eine Vergrößerung des Bauchumfanges in die Augen fällt. Sie erscheint bedingt durch die so häufigen Vergrößerungen der Leber, der Milz und durch Flüssigkeitsansammlungen im Abdomen bei fötaler Syphilis.

Ein recht sicheres pathognostisches Kriterium für Syphilis der Frucht bildet der Befund einer für Syphilis charakteristischen Hautveränderung, die etwas seltener beim totgeborenen syphilitischen Fötus, häufiger beim ausgetragenen lebenden oder toten syphilitischen Neugeborenen vorgefunden wird. Diese Veränderung ist der syphilitische Pemphigus des Neugeborenen. Die Prädilektionsstelle seiner Lokalisation bildet die Haut der Handteller und der Fußsohlen. Die einzelnen Efflorescenzen sind in typischer Entwicklung linsen- bis kirschengroße Blasen mit serös-hämorrhagischem oder auch eitrigem Inhalte, in dem gewöhnlich massenhaft Spirochäten nachweisbar sind. Sind die Blasen geplatzt, so liegt hochrot das Corium bloß. Charakteristisch für den luetischen Pemphigus ist überdies, daß die einzelnen Efflorescenzen meist von bräunlichen oder braunroten Höfen umgeben sind. Die Beachtung dieser Eigentümlichkeit erlaubt es auch, den luetischen Pemphigus als solchen zu identifizieren, wenn er ausnahmsweise einmal nur am Stamme oder am Kopfe lokalisiert ist. Ein wichtiger Unterschied zwischen dem syphilitischen Pemphigus und den häufigen, durch Staphylokokken hervorgerufenen pemphigusartigen Erkrankungen der Neugeborenen besteht endlich darin, daß der syphilitische Pemphigus in der Regel schon zur Zeit der Geburt nachweisbar ist, während die Impetigines der Neugeborenen frühestens mehrere Tage nach der Geburt aufschießen. Seltenere, durch Syphilis hervorgerufene Hauterkrankungen des Neugeborenen sind maculo-papulöse, papulopustulöse oder hämorrhagische Exantheme. Auch sie sind häufig begleitet von typischem Pemphigus an Handtellern und Fußsohlen, so daß sie der Diagnose meist keine Schwierigkeiten bereiten. Drüsenschwellungen sind beim syphilitischen Neugeborenen häufig überhaupt nicht oder nur wenig entwickelt nachweisbar. — Bezüglich der hauptsächlich den pathologischen Anatomen interessierenden Veränderungen der inneren Organe bei Syphilis sei kurz verwiesen auf die so häufig vorkommende sypbilitische Leberschwellung (Feuersteinleber), den syphilitischen Milztumor, die indurative (weiße) Pneumonie und insbesonders die Wegnersche Osteochondritis luetica, ausgezeichnet dadurch, daß die Grenze zwischen Dia- und Epiphyse — vor allem am Femur und an der Tibia — nicht eine einfache weiße Linie bildet, sondern wellig und gezackt (im Röntgenbild charakteristisch verdoppelt, cf. Abb. 2, S. 366) verläuft. Es findet sich dieses Zeichen in der Hälfte der syphilitischen Föten. Sein Vorhandensein ist durchaus pathognomonisch für Syphilis. Innerhalb des syphilitischen Fötus ist die Spirochäte meist in der Leber, in den Lungen, im Pankreas und insbesonders, oft in ungeheurer Menge, in den Nebennieren angesammelt. Seltener sind die Spirochäten in den Ovarien, Hoden und Nebenhoden anzutreffen. — Zusammenhänge zwischen kongenitaler Syphilis und Entstehung von Mißbildungen sind nicht zu erweisen. Eine gewisse Bedeutung kann der Syphilis jedoch nicht hinsichtlich der Entstehung von Entwicklungshemmungen im Bereiche einzelner Organe, sowie des Gesamtorganismus abgesprochen werden. Das Syphilisgift zeigt sich gelegentlich als wachstumsschädigender Faktor, der die Entwicklungsgeschwindigkeit einzelner Organe oder Organkomponenten hemmt. Auch bei der Konstitutionsanomalie des Infantilismus kann der Syphilis der Eltern eine Bedeutung zukommen.

Die Übertragung der Syphilis auf den Fötus. Die Übertragung der Syphilis auf den Fötus erfolgt, wie die neueren Untersuchungen ergaben, ausschließlich vom infizierten mütterlichen Körper aus. Die Mutter kann zur Zeit der Konzeption bereits syphilitisch sein. Nicht selten handelt es sich dabei um eine latente Syphilis, für deren Vorhandensein während der ganzen Schwangerschaft keinerlei sichtbare Veränderungen am Körper der Mutter und keine anamnestischen Angaben sprechen. Die Syphilis der Mutter kann weiterhin gleichzeitig mit dem befruchtenden Coitus erworben werden, oder es erfolgt die Infektion erst im Verlauf der Schwangerschaft. Die Infektion des Fötus wird durch Überwanderung der Spirochäte von den intervillösen Räumen aus auf die fötale Placenta vermittelt. Wurde die Syphilis erst während der Schwangerschaft erworben und wird diese Schwangerschaft durch die Geburt eines syphilitischen Kindes beendigt, so mußte noch während der Schwangerschaft die Generalisation der Erkrankung stattgefunden haben.

Die fötale Syphilis entwickelt sich, wie bereits gesagt, nur auf Grundlage der Syphilis der Mutter. Die Möglichkeit besteht zwar, daß in das Ei zur Zeit der Befruchtung eine Spirochäte eindringt, aber einem derartig infizierten Ei kommt wohl kaum eine Entwicklungsmöglichkeit zu. Es ist überaus wahrscheinlich, daß die fötale Syphilis immer eine postkonzeptionell entstandene Syphilis ist, indem der Übergang der Spirochäte auf den Fötus erst dann erfolgt, wenn sich nach Ablauf der ersten Entwicklungsstadien des Eies ein Kontakt des Eies mit den mütterlichen Blutgefäßen eingestellt hat. Die Erkenntnis, daß der fötalen Syphilis immer die materne Infektion vorhergeht, wurde erst in den letzten Jahren durch das Studium der Wassermannschen Reaktion bei den Müttern syphilitischer Früchte gesichert. Es zeigte sich, daß in der großen Mehrzahl der Fälle von fötaler Syphilis bei der Mutter selbst dann, wenn klinische Zeichen von Syphilis bei ihr völlig fehlen, die Wassermannsche Reaktion positiv ausfällt. Der einfach positive Ausfall dieser Reaktion hätte freilich die Vermutung offen lassen müssen, daß nur vorübergehend, durch Übergang von Reaktionskörpern vom kranken Fötus her auf die Mutter der positive Ausfall begründet sein könne. Durch Weiterbeobachtung der positiv reagierenden Mütter luetischer Föten und spätere Wiederholungen der serologischen Untersuchung wurde aber erwiesen, daß es sich bei den zur Zeit der Geburt positiv reagierenden Mütter luetischer Föten tatsächlich immer auch um syphiliskranke Frauen handle.

Neuerdings ist behauptet worden, daß positive Wassermannsche Reaktion auch bei syphilisfreien schwangeren Frauen gefunden werden könne, was die Frage allerdings sehr komplizieren dürfte. Wiederholung der Blutuntersuchung wird aber wohl stets zur Klarheit führen, denn auch in der Schwangerschaft dürfte es bei gesunden Frauen kaum je der Fall sein, dauernd positive Wassermannsche Reaktion zu finden.

Mit all diesen Feststellungen wurde der in früherer Zeit geltenden Lehre, daß es auch eine rein paterne Vererbung der Syphilis gebe, wohl jeglicher Boden entzogen. Deshalb erscheint heutigentags das unter der Annahme einer paternen Vererbung aufgestellte Colles-Baumesche Gesetz nicht mehr haltbar. Dieses Gesetz besagte, daß die Mutter eines vom Vater her direkt infizierten Fötus eine Immunisierung gegen Syphilis erfahren könne, ohne selbst syphilitisch zu sein. Wir wissen heute, daß diese scheinbare Immunität der Mütter syphilitischer Kinder auf die vorhandene Syphilis der Mutter zu beziehen ist. Es erscheint sogar durchaus gerechtfertigt, die Mütter syphilitischer Kinder selbst dann als latent syphilitisch zu betrachten, wenn sie eine negative Wassermannsche Reaktion aufweisen, was übrigens nur ausnahmsweise vorkommt. — Daß nicht notwendigerweise von der syphilitischen Mutter eine Infektion des Fötus stattfinden muß, hat bereits Erwähnung gefunden. Nicht selten sind aber die von syphilitischen Müttern geborenen Kinder, wenn sie zur Zeit der Geburt keine klinischen Zeichen einer Syphilis aufweisen, nur scheinbar gesunde Kinder, indem sie später doch an syphilitischen Erscheinungen erkranken. Solche Kinder können während der Zeit der Latenz ihrer Syphilis negative Wassermannsche Reaktion zeigen, die erst beim Ausbruche der syphilitischen Manifestationen in Positivreaktion umschlägt. Daß Kinder syphilitischer Mütter syphilisfrei sind, aber eine Immunität gegen Syphilis empfangen (Profetasches Gesetz), kann auf Grund der Resultate der serologischen Untersuchungen ebenfalls nicht mehr aufrecht erhalten werden. Es besteht tatsächlich auf Grund aller neueren Erfahrungen die größte Wahrscheinlichkeit, daß das Kind einer syphilitischen Mutter, auch dann, wenn das Kind keine klinischen Erscheinungen von Syphilis zeigt, syphilitisch ist und spätere Immunität eben eine Folge der vorhandenen Infektion bildet; wird aber ausnahmsweise von einer noch syphilitischen Mutter ein wirklich gesundes Kind geboren, so ist es zur Erwerbung der Syphilis in gleicher Weise wie sonst ein syphilisfreies Individuum disponiert.

Zur Verwertbarkeit der Wassermannschen Reaktion für die Diagnose der Syphilis bei Mutter und Kind. Zur Erkennung der mütterlichen Syphilis stellt die Wassermannsche Reaktion ein ausgezeichnetes Hilfsmittel dar. Positiver Wassermann bei Schwangeren und Wöchnerinnen spricht, wenn Anamnese und klinischer Befund auch sonst auf Syphilis hinweisen, mit allergrößter Wahrscheinlichkeit für noch vorhandene Syphilis. Negativer Wassermann läßt Syphilis nicht mit Sicherheit ausschließen, macht aber ihr Vorhandensein, besonders wenn in der Anamnese und im klinischen Befunde keinerlei Hinweise auf eine stattgefundene Infektion vorfindbar sind, sehr unwahrscheinlich. Auch bei der latenten, der Frau unbekannten und demgemäß auch unbehandelten

Syphilis ist die Wassermannsche Reaktion in der großen Mehrzahl der Fälle positiv.

Es ist aber zu betonen, daß die in der Schwangerschaft sich ereignenden Änderungen in der chemischen Beschaffenheit des Blutserums, wie Zunahme des Lipoidgehaltes, Veränderungen im Alkalescenzgrade und im Salzgehalte des Serums gelegentlich doch auf den Ablauf der Wassermannschen Reaktion einigen Einfluß nehmen können. Meist handelt es sich dabei um unwesentliche Intensitätsschwankungen im Ausfalle der Reaktion, in dem Sinne, daß die Reaktion etwas stärker oder etwas schwächer ausfällt, als es dem tatsächlichen Bestande an Reaktionskörpern, die im Zusammenhang mit der Syphilis gebildet wurden, zukommen würde (Plus-Minusschwankung). — Wie eine Reihe neuer Untersuchungen zeigte, darf aber auch die erwähnte Möglichkeit eines unspezifischen positiven Ausfalles der Wassermann-Reaktion bei Schwangeren, Kreißenden und Wöchnerinnen nicht außer acht gelassen werden. Die Autoren, die darüber berichteten, nehmen an, daß in derartigen Fällen die erwähnten Serumveränderungen die Grundlage für den unspezifischen, positiven Ausfall der Reaktion abgeben. Um nun Irrtümern auf Grund der Möglichkeit eines unspezifischen positiven Ausfalles der serologischen Untersuchung aus dem Wege zu gehen, ist es ratsam, die serologische Untersuchung jedenfalls mehrmals vorzunehmen. Wenn bei wiederholter Untersuchung übereinstimmende Ergebnisse gewonnen werden, so muß dem immer positiven serologischen Befunde auch bei Nichtübereinstimmung mit dem klinischen Befunde eine hohe diagnostische Bedeutung zuerkannt werden. Die den positiven Ausfall der Wassermannschen Reaktion gelegentlich bedingenden unspezifischen Faktoren scheinen bezüglich ihrer Wirksamkeit durch eine gewisse Labilität ausgezeichnet zu sein. Um möglichst zuverlässige Resultate bei der serologischen Untersuchung zu erhalten, ist es weiters zu empfehlen, eine Untersuchung um die Zeit der Geburt herum und im Wochenbette bis zum 6. Tage post partum, in welcher Zeit die Veränderungen der chemischen Beschaffenheit des Blutserums die größten Ausschläge aufzuweisen pflegen, zu unterlassen. Außerdem ist besonders bei den Schwangeren und Wöchnerinnen die Original-Wassermann-Methode als brauchbarstes Verfahren zu empfehlen, während beispielsweise die sonst gut verwendbare Sachs-Georgische Reaktion zur Zeit der Schwangerschaft und Geburt in größerer Zahl unspezifische positive Ausfälle zu geben scheint. Dagegen verhält sich unter den Ersatz-Reaktionen die Meinickesche Reaktion (Modifikation III und Trübungsreaktion) auch zur Zeit der Gestation recht zuverlässig, so daß ihr vielleicht in Hinkunft bei der Diagnose der maternen Syphilis eine größere Bedeutung zukommen dürfte. — Den Liquoruntersuchungen kann bezüglich der Diagnose der mütterlichen Syphilis eine erhebliche Bedeutung nicht zugemessen werden.

Ist die Wassermannsche Reaktion für die Diagnose der mütterlichen Syphilis ein überaus wertvolles Hilfsmittel, so ist sie beim neugeborenen Kinde von geringerer Zuverlässigkeit. Meist zeigen die Kinder, die bei der Geburt nach Wassermann positiv reagieren, klinische Zeichen von Syphilis. Sind die nach der Geburt positiv reagierenden Neugeborenen frei von nachweisbaren Syphiliserscheinungen, so erkranken sie in der größeren Zahl der Fälle später an syphilitischen Manifestationen. Diese Kinder waren also zur Zeit der Geburt latent syphilitisch. Es kann sich aber auch ereignen, daß bei einem Kinde mit einem zur Zeit der Geburt positiven Blutbefunde Syphiliserscheinungen nicht nachweisbar sind und eine nach einiger Zeit neuerlich vorgenommene Untersuchung nun negativen Wassermann ergibt. Solche Kinder haben sich auch durch lange fortgesetzte Nachbeobachtungen hindurch syphilisfrei erwiesen. Derartige Fälle werden mit dem Übergange von Reaktionsstoffen vom mütterlichen Körper auf den Fötus während des Fötallebens erklärt. Nach Ausscheidung oder Abbau dieser Stoffe wird die Wassermannsche Reaktion negativ und das Kind kann nun tatsächlich vollkommen frei von Syphilis und ihren Reaktionskörpern sein, ohne dabei etwa im Sinne des Profetaschen Gesetzes eine Immunität zu besitzen. Ist umgekehrt die Wassermannsche Reaktion beim Neugeborenen negativ, so handelt es sich in der Mehrzahl der Fälle um wirklich gesunde Kinder. In einer aber nicht allzu kleinen Minderzahl von Fällen besteht negativer Wassermann bei nur scheinbarer Gesundheit, wie das spätere Auftreten luetischer Erscheinungen und der damit meist erfolgende Umschlag der serologischen Reaktion in das positive Stadium darlegt. Hinsichtlich des negativen Ausfalls der Reaktion bei den zur Zeit der Geburt latentsyphilitischen Kindern wird vermutet, daß der Organismus der Neugeborenen nicht immer imstande ist, die Bildung der für den positiven Ausfall der Wassermann-Probe notwendigen Reaktionskörper zu veranlassen. Für die Richtigkeit dieser Vermutung scheint auch das gelegentliche Vorkommen einer negativen Wassermannschen Reaktion bei manifest-luetischen Neugeborenen zu sprechen. — Im Hinblick auf die aus Obigem hervorgehende geringere Zuverlässigkeit der Wassermannschen Probe für die Diagnose der Syphilis des Neugeborenen kann auch heute noch der histologischen Untersuchung der Placenta und der Nabelschnur — insbesonders des in der Nähe des Nabels befindlichen Teiles der Nabelschnur — für die Diagnostik der Syphilis des Neugeborenen in unklaren Fällen eine gewisse Bedeutung beigemessen werden.

Der für den positiven Ausfall der Wassermann-Probe notwendige Reaktionskörper geht auch während der ersten Tage des Wochenbettes von der positiv reagierenden syphilitischen Mutter auf das Sekret der Brustdrüse über. Später schwindet die positive Reaktion in der Milch. Ein Übertritt von Spirochäten in die Milch luetischer Mütter ist bisher nicht beobachtet worden.

Die einfachste Methode der Blutgewinnung beim Neugeborenen für die Zwecke der Wassermannschen Reaktion besteht darin, daß man aus dem placentaren Teile der Nabelschnur gleich nach der Abnabelung Blut in ein bereit gehaltenes, steriles Gefäß fließen läßt. Dieses kindliche venöse Blut darf jedoch nicht durch entlang der Nabelschnur herunterlaufendes Retroplacentarblut verunreinigt sein. War zur Zeit der Geburt Syphilisverdacht nicht gegeben oder ist später eine Untersuchung zu wiederholen, so wird das kindliche Blut einfach und schonend durch Punktion der Cubitalvene oder der seitlichen Temporalvene oder auch durch mehrere Einstiche in die gereinigte Haut der Ferse mit der Frankeschen Punktionsnadel gewonnen.

Prophylaxe und Therapie der Syphilis in Beziehung zu den Gestationsvorgängen. Der kongenitalen Syphilis wird hauptsächlich dadurch vorgebeugt, daß die Konzeption bei einer syphilitischen Frau bzw. die Befruchtung einer gesunden Frau durch einen syphilitisch infizierten, infektionsfähigen Mann verhütet wird. Es gilt als allgemein angenommene Regel, daß bis zur Eheschließung mindestens fünf Jahre seit dem Primäraffekte vergangen sein müssen, und daß während der letzten drei Jahre keinerlei luetische Manifestationen mehr aufgetreten sind.

Die Wassermann-Reaktion soll bei wiederholter Untersuchung mindestens seit einem Jahre negativ befunden worden sein. Außerdem müssen wiederholte energische Kuren vorgenommen worden sein. Auch danach soll noch unmittelbar vor der Eheschließung dringend zu einer Sicherheitskur geraten werden. Keinesfalls kann der einfache Übergang einer zunächst positiven Wassermann-Reaktion in eine negative Reaktion allein die Erlaubnis zur Eheschließung rechtfertigen. Sogar bei genauester Beobachtung all dieser Vorsichtsmaßnahmen ist es nicht ausgeschlossen, daß die Syphilis ihren unheilvollen Einfluß trotzdem noch auf die Nachkommenschaft geltend macht. Der Arzt soll sich deshalb hüten, auch bei Erfüllung aller oben angegebenen Vorsichtsmaßnahmen für ein Freibleiben der in der Ehe später erzeugten Kinder eine Verantwortung zu übernehmen. Wenn die Syphilis erst nach der Geburt eines syphilitischen Kindes bei der Mutter offenbar wird, so sind beide Eltern antiluetisch zu behandeln. Den Eheleuten möge geraten werden, die Zeugung eines Kindes so lange zu verhüten, solange die Wassermannsche Reaktion bei beiden Ehepartnern bei wiederholten Untersuchungen nicht durch mindestens ein Jahr nach ihrem Negativwerden andauernd negativ geblieben ist. Als infektionsfähig muß jede Frau angesehen werden, die überhaupt einmal Syphilis durchgemacht hat. Es ist deshalb dringend geboten, in jedem Falle von Schwangerschaft bei einer derartigen Frau, selbst dann, wenn vorher wiederholt antiluetisch behandelt und die Wassermannsche Reaktion seit langer Zeit negativ befunden worden war, eine nochmalige Kur möglichst bald nach Eintritt der Schwangerschaft durchzuführen. — Selbstverständlich ist eine derartige Behandlung unbedingt nötig in all jenen Fällen, wo bei der graviden Frau noch Zeichen florider Syphilis vorliegen oder erst in der Schwangerschaft die Infektion erfolgte. Selbst in diesen Fällen sind die Aussichten der Behandlung für das Kind gegenwärtig nicht mehr absolut ungünstig. — Eine Unterbrechung der Schwangerschaft wegen Syphilis der Mutter kommt mit Rücksicht auf die gebesserten Aussichten der Behandlung im allgemeinen nicht mehr in Frage. Ausnahmsweise kann die Unterbrechung der Schwangerschaft erwogen werden bei ganz schweren Verlaufsformen der Syphilis Gravider.

Was die Methodik der **Behandlung der Syphilis** der Graviden anlangt, so sei erwähnt, daß die Einführung des Salvarsans in die Behandlung der Syphilis besonders in jenen Fällen, die erst in vorgeschritteneren Stadien der Schwangerschaft die Inangriffnahme der Behandlung erlauben, eine Besserung der Resultate für das Kind bedingte. Die Schwangeren vertragen die Salvarsanbehandlung meist sehr gut. Eine Schädigung der Frucht durch das Salvarsan oder eine besondere Begünstigung der Schwangerschaftsunterbrechung durch die Salvarsanmedikation (etwa durch Provokation von Vorgängen im Uterus nach Art der Herxheimer-Reaktion) scheinen nicht stattzuhaben. Wie die Erfahrungen eines deutschen Klinikers (Seitz) zeigen, sind in 144 Fällen von Syphilis Gravider, die während der Schwangerschaft mit Salvarsan behandelt worden waren, 121 mal, das ist 83%, gesunde Kinder geboren werden. Die besten Resultate scheint auch bei der Schwangeren-Behandlung die Kombination von Salvarsan mit Quecksilber zu zeitigen. — Nach der Geburt kann schon im Wochenbette die Salvarsanbehandlung begonnen werden, soferne nicht fieberhaftes Wochenbett vorliegt. In diesem Falle empfiehlt es sich, mit der Behandlung erst nach Eintritt normaler Körpertemperatur einzusetzen. Der Einfluß der Behandlung der latenten Syphilis auf die Nachkommenschaft ergibt sich aus der wiederholt in der Literatur niedergelegten Erfahrung, daß die latente, niemals behandelte Syphilis auf die Kinder einen ungleich schlimmeren Einfluß ausübt, als die latente, vorher behandelte Syphilis. Im Laufe der letzten zwei Jahre wurden an der I. Frauen-Klinik in Wien 86 Gebärende mit latenter Syphilis beobachtet. Hierunter fanden sich 22 vorher behandelte und 64 gänzlich unbehandelte Frauen. Während von den 22 behandelten Frauen nicht weniger als 18 Kinder = 82,5% ohne klinische Zeichen von Syphilis geboren wurden, konnte die Geburt solcher Kinder bei den 64 unbehandelten Fällen nur in 21 = 32,8% Fällen vermerkt werden.

Zur Behandlung des neugeborenen Kindes, das mit Syphiliserscheinungen behaftet ist oder, scheinbar gesund, von einer syphilitischen Mutter stammt, sei hier nur so viel angeführt, als an Maßnahmen während der ersten Wochenbettstage in Betracht kommt. Neugeborene mit Syphiliserscheinungen sollen, wenn überhaupt Lebensfähigkeit erwartet werden kann, möglichst bald einer antiluetischen Kur unterworfen werden. Es empfehlen sich hierzu die inneren Quecksilbergaben und Sublimatbäder, sowie insbesonders auch das Neosalvarsan (0,05—0,1, einmal wöchentlich durch mehrere Wochen), das subcutan oder intramuskulär angewendet werden kann.

Auch das klinisch noch syphilisfreie Kind einer erst während der letzten Schwangerschaftsmonate infizierten Mutter möge einer (prophylaktischen) Behandlung unterworfen werden.

Stillfrage. Zeigt das Kind bei der Geburt Zeichen einer Syphilis, so soll es von der eigenen Mutter gestillt werden, da die Mütter solcher Kinder syphilitisch sind. Die syphilitische Mutter kann auch dann, wenn sie sich im Stadium einer Salvarsanbehandlung befindet, ihr Kind stillen, da eine Schädigung des Kindes durch den Übergang von freigewordenen Spirochätenendotoxinen auf die Milch wohl nicht zu befürchten ist. Keinesfalls darf ein syphilitisches Kind einer gesunden Amme angelegt werden. Wird Ammenernährung durchgeführt, so kommt für ein syphilitisches Kind oder ein von einer syphilitischen Mutter stammendes, klinisch von Syphilis scheinbar freies, aber stark suspektes Kind ausschließlich eine syphilitische Amme in Betracht. Wenn die Syphilis von der Mutter erst in der zweiten Hälfte der Schwangerschaft, besonders gegen Ende derselben erworben wurde, so kann, wie oben dargelegt wurde, zur Zeit der Geburt eine Generalisation der Syphilis noch nicht vorhanden und das Kind zur Zeit der Geburt noch nicht infiziert sein. Wenn auch Spirochäten in der Milch bisher nicht nachgewiesen wurden, so erscheint es doch in Fällen von spät in der Schwangerschaft akquirierter Syphilis geboten, auf die Möglichkeit einer postnatalen Infektion des Kindes von der Mutter her Rücksicht zu nehmen und das Stillen des Kindes durch die Mutter zu verbieten. Es darf aber dann auch die Ammenernährung nicht durchgeführt werden, da für eine gesunde Amme von dem möglicherweise syphilitischen Kinde und seitens einer kranken Amme für das möglicherweise doch gesunde Kind Gefahr besteht. Es handelt sich demnach hier um einen der Ausnahmefälle, in denen künstliche Ernährung allein in Frage kommt. Diese Vorsicht erscheint um so mehr geraten, als wir ja gesehen haben, daß auch die Wassermann-Reaktion beim Neugeborenen für die Diagnose der Syphilis des Neugeborenen keinen sehr zuverlässigen Indicator abgibt. Wenn bei der Mutter eine alte, überdies vielleicht schon mehrmals behandelte Syphilis vorliegt, so kann das Kind vollkommen syphilisfrei sein. Solche Kinder können aber wohl ohne Bedenken durch die Mütter (nicht durch Ammen) gestillt werden, da eine Übertragung der Syphilis auf ein tatsächlich syphilisfreies Kind durch das Stillen in derartigen Fällen nicht befürchtet werden muß.

Beeinflussung von Geburt und Wochenbett durch Syphilis. Der bei syphilitischen Frauen so häufig eintretende Fruchttod und die so häufig erfolgende, zur Maceration der Frucht führende Retention der Frucht bedingen, wenn es zu Wehen kommt, manchmal einen sehr rasch erfolgenden Geburtsverlauf (Sturzgeburten). Oft befinden sich die macerierten Früchte in Beckenendlage. — Eine Beeinflussung des Geburtsverlaufes bei syphilitischen Frauen durch die Erkrankung kann erfolgen, wenn Strikturierungen in der Cervix als Residuen luetischer Indurationen sich eingestellt haben. Geburtserschwerungen können sich auch aus Stenosierungen im Bereiche der Vulva auf syphilitischer Basis ergeben. Einige Male wurde auch über Uterusrupturen berichtet, deren Zustandekommen auf Narben nach Syphilis des Uterus bezogen wurde. Sehr selten haben große Primäraffekte an der Portio Geburtsbehinderungen bedingt. Anomalien in der Insertion der Placenta und ihres Ablösungsmechanismus scheinen sich kaum je in Zusammenhang mit Syphilis des Uterus und deren Folgen eingestellt zu haben. Eher scheinen durch Syphilis hervorgerufene Veränderungen der Uterusmuskulatur manchmal schlechte Wehentätigkeit und mangelhafte Kontraktionsfähigkeit des Uterus nach der Geburt (atonische Nachblutungen) verursacht zu haben.

Häufiger als der Geburtsvorgang erfährt das Wochenbett bei syphilitischen Frauen eine Störung. Ihre Morbidität im Wochenbett wird allgemein als ziemlich hoch bezeichnet, ungefähr 20% der syphilitischen Wöchnerinnen zeigen im Wochenbett Temperatursteigerungen. Soferne bei ihnen eine floride Syphilis am äußeren Genitale und im Bereich der Geburtswege vorliegt, sind diese Temperatursteigerungen leicht verständlich, da von den keimbedeckten, nässenden Efflorescenzen sehr leicht ein Ascendieren von Infektionserregern auf die puerperalen Wunden stattfinden kann. Auf diese Möglichkeit muß auch die Geburtsleitung Rücksicht nehmen, indem bei Gebärenden mit einer floriden Genitalsyphilis innere Untersuchungen und intrauterine Manipulationen nur ganz ausnahmsweise, nur wenn dringende Notwendigkeit dazu vorliegt, in Anwendung kommen sollen. — Aber auch bei latenter Syphilis ist die Morbidität im Wochenbette erhöht. Der nicht selten auch schleppende Geburtsverlauf bei syphilitischen Frauen, eine gewisse Neigung zum vorzeitigen Blasensprung und vor allem auch die herabgesetzte Widerstandsfähigkeit des mütterlichen Organismus gegenüber der physiologischen puerperalen Wundinfektion scheinen diese Neigung latentsyphilitischer Frauen zu Temperatursteigerungen im Wochenbett zu bedingen. Im Spätwochenbette sind bei syphilitischen Frauen häufig mangelhafte Rückbildung des Uterus mit dadurch hervorgerufenen Blutungen, sowie verzögerte Erholung, besonders nach operativen Entbindungen, zu sehen.

Beeinflussung der Syphilis durch die Schwangerschaft. Daß auch der Verlauf der Syphilis durch die Gestationsvorgänge eine Beeinflussung erfahren kann, verdient endlich noch kurze Erwähnung. Primäraffekte bei graviden Frauen zeichnen sich meist durch besondere Succulenz und Massigkeit ihrer Entwicklung aus. Desgleichen auch die Sekundärpapeln, die bei graviden Frauen besonders auch starke Sekretion aufweisen. Das primäre Syphilisstadium ist bei Akquisition der Syphilis während der Schwangerschaft oder bei Hinzutritt einer Schwangerschaft nach dem Ausbruche des Infektes oftmals verkürzt; die den Ausbruch des Sekundärstadiums so häufig begleitenden Erscheinungen, wie Temperatursteigerungen, Pharyngitis, Tonsillitis, rheumatoide Schmerzen, Haarausfall, Schlaflosigkeit, Anämie, sind, wenn die Frau gleichzeitig gravid ist, oft besonders intensiv. Ist die Frau zu Beginn der Schwangerschaft bereits syphilitisch, so kann der Eintritt der Schwangerschaft die Eruption von Sekundärrezidiven begünstigen. Luetische Ulcerationen zeigen bei Graviden oftmals besonders intensive Verfärbung und größere Neigung zum gangränösen Zerfalle. Am häufigsten sind bei Graviden im Sekundärstadium breite Condylome am äußeren Genitale neben der Eruptionsroseola zu beobachten.

Syphilis der Knochen und Gelenke.

Von

E. Liek-Danzig.

Mit 9 Abbildungen.

Die Syphilis der Knochen.

Vorbemerkungen. Syphilitische Erkrankungen des Knochensystems sind schon in den ersten ärztlichen Berichten aus dem Anfang des 16. Jahrhunderts sehr anschaulich beschrieben worden. Um so mehr nimmt es wunder, daß später die Behauptung aufgestellt wurde, syphilitische Knochenerkrankungen kämen nicht vor, eine Auffassung, der selbst Männer wie Hunter sich anschlossen. Wir wollen uns hier nicht auf geschichtliche Erörterungen einlassen, um so weniger, als für uns diese Frage längst entschieden ist. Uns würde es völlig unverständlich erscheinen, wenn die Syphilis als eine bakterielle, allgemeine Blutinfektion (Spirochätensepsis) einzelne Organe oder Organsysteme des menschlichen Körpers verschonen würde. Dank sorgfältiger klinischer Beobachtungen, dank verfeinerter Untersuchungsverfahren — ich nenne hier nur den Spirochätennachweis, die Wassermannsche Probe, die Röntgenphotographie — weiter an der Hand zahlreicher Sektionen sowie pathologisch-anatomischer Untersuchungen gelegentlich operativer Eingriffe, haben wir die syphilitischen Erkrankungen der Knochen und Gelenke besser kennen gelernt. Wir wissen, daß diese Organe weit häufiger befallen werden, als man früher annahm.

Das anatomische wie klinische Bild der luetischen Knochenerkrankungen ist außerordentlich mannigfaltig und wechselnd. Auch das ist nach unsern jetzigen Erkenntnissen leicht verständlich. Zwei Dinge sind es, die bei der Syphilis wie bei jeder andern Infektionskrankheit Art und Dauer der Erkrankung bestimmen. Einmal der Infektionserreger, hier Zahl und Virulenz der in den Körper eingedrungenen Spirochäten, zweitens die Reaktion des angegriffenen Körpers. Der Kampf gegen die Spirochäten wird in den Geweben ausgefochten. Die dadurch bedingten Veränderungen der Gewebe werden sehr verschieden sein, je nach Alter, Kräftezustand, Art und Menge der vorhandenen Abwehrstoffe, allgemeiner und örtlicher Anlage (Krankheitsbereitschaft). Man tut gut, dabei immer an andere Infektionskrankheiten zu denken, insbesondere an die Tuberkulose und die Staphylokokkenosteomyelitis. Der

wachsende gefäßreiche Knochen des Kindes wird auf die Spirochäten-
überschwemmung anders antworten, als der gefäßarme Knochen des
Erwachsenen.

Die Lues kann alle Teile des Skeletts ohne jede Ausnahme
befallen. Wenn man früher glaubte, daß z. B. das Schläfenbein, die
Schädelbasis, die Wirbelkörper, die kurzen Knochen (Phalangen) immun
gegen eine syphilitische Infektion wären, so ist das durch genaue Beobachtungen, Röntgenbilder, Sektionsbefunde inzwischen als irrig
erwiesen. Ähnlich wie bei der Osteomyelitis sehen wir aber trotz allgemeiner Blutinfektion einzelne Knochen mit Vorliebe erkranken.

Der gleiche pathologische Vorgang wird freilich an einem platten
Knochen ganz andere Erscheinungen auslösen, als an einem Röhrenknochen. Andererseits wieder können Veränderungen verschiedener
Gewebe, z. B. die gummöse Periostitis und die gummöse Osteomyelitis,
zu den gleichen Veränderungen (z. B. Schädelperforation) führen.

Zur Infektion und zur allgemeinen wie örtlichen Krankheitsbereitschaft kommt nun noch ein Drittes hinzu, der Einfluß unserer Behandlung. So erklärt sich die außerordentliche Mannigfaltigkeit des anatomischen und klinischen Bildes. In vielen Fällen von syphilitischer Infektion bleibt das Knochensystem überhaupt frei von krankhaften Veränderungen, oder richtiger gesagt, diese krankhaften Veränderungen,
z. B. eine leichte Gefäßinjektion, umschriebene kleinzellige Infiltration
u. dgl. entziehen sich unserm klinischen Nachweis. Daran schließen sich
die Fälle mit ausgesprochenen Knochen- oder Gelenkerkrankungen; sie
heilen aus, ganz schnell oder nach jahrelangem Verlauf, teils von selbst,
teils durch unsere Behandlung. Wieder andere Kranke verfolgen wir
jahre- und jahrzehntelang; die Veränderungen der Knochen trotzen jeder
Behandlung oder werden immer wieder rückfällig, oder es werden immer
wieder neue Knochen befallen. In sehr schweren Krankheitsformen
(Fehlen von Abwehrkräften des Körpers) sehen wir fortschreitenden
Verfall (Syphiliskachexie) und schließlich den Tod.

Will man in diese überaus wechselnden Krankheitsbilder einige
Klarheit und Übersicht bringen, so erscheint es zweckmäßig, an der
üblichen Einteilung der Krankheitsformen, je nach dem befallenen
Gewebe, festzuhalten. Wir werden also weiter sprechen von einer syphilitischen Periostitis, Ostitis, Osteomyelitis. Dabei bleiben wir uns aber
stets bewußt, daß es sich nur um ein Schema handelt, das wir der besseren
Übersicht halber wählen, das aber in den tatsächlichen Verhältnissen
nur eine ungefähre Stütze findet. So wird eine ausgesprochene Peri-
ostitis immer Veränderungen in dem darunter liegenden Knochen setzen
und umgekehrt. Weiter, eine Periostitis kann durch unmittelbare
Infektion des Periostgewebes selbst entstehen, aber ebensogut durch
Fortleitung von innen (Ostitis, Osteomyelitis) und durch Fortleitung
von außen (z. B. von zerfallenen Hautgummen). Die verschiedenen
Gewebe des Knochens können gleichzeitig oder nacheinander erkranken.
Nehmen wir noch hinzu die verschiedene Menge und Giftigkeit der
Spirochäten, die Abwehr des Körpers und der befallenen Organe, den

Einfluß unserer Behandlung, so werden wir uns über die Mannigfaltigkeit der uns erscheinenden Krankheitsbilder nicht weiter wundern.

Eins freilich werden wir fallen lassen müssen. Die noch von Ricord vertretene Ansicht, Knochenerkrankungen kämen nur im dritten Stadium der Syphilis vor (man wollte danach überhaupt den Beginn des tertiären Stadiums bestimmen), ist ganz sicher falsch. Wir wissen heute, daß Knochenerkrankungen im sogenannten sekundären Stadium häufig beobachtet werden, ja gelegentlich sogar vor den Erscheinungen der Syphilis auf Haut und Schleimhäuten auftreten.

Im allgemeinen werden wir zu unterscheiden haben zwischen den entzündlichen Veränderungen der frühen Perioden und den gummösen der späteren Zeit. Eine genaue Umgrenzung des zeitlichen Verlaufs ist damit nicht beabsichtigt und auch nicht möglich. Wir sehen gelegentlich den gummösen ähnliche Erkrankungen schon 2—3 Monate nach erfolgter Infektion, und umgekehrt entzündliche Erscheinungen, wie sie meistens nur dem Frühstadium angehören, sich über viele Jahre hinziehen. Ebenso kommen Mischformen vor. Wir verbinden aber mit den Begriffen sekundäre und tertiäre Veränderungen wohlbekannte und umrissene pathologisch-anatomische Befunde, die entzündliche kleinzellige, spirochätenreiche Gewebsinfiltration einerseits, das spirochätenarme Gumma andererseits. Die Worte „frühe“ und „späte“ Stadien beziehen sich also weniger auf das zeitliche Auftreten der Erkrankungsformen, als auf die Veränderungen, denen die Wirkung der Spirochätengenerationen im Körper des Wirtes unterliegt. Die biologischen Änderungen der Infektionserreger neben der wechselnden Zahl (abnehmend mit der Zeit) bedingen die verschiedene Reaktion des befallenen Gewebes (zunächst entzündliche, später gummöse Prozesse). Wir haben damit einen wertvollen Anhalt für Erkennung, Voraussage, Behandlung. Aber nichts wäre verkehrter, als starr an einem Schema festzuhalten, gerade bei den syphilitischen Knochenerkrankungen. Fast jeder Fall bietet hier dem Forscher wie dem Praktiker eine neue Aufgabe. Die großen Gesichtspunkte gelten nur der Auffassung der Syphilis und ihrer gewöhnlichen Erscheinungen. Im übrigen sind aber Diagnose und Therapie sorgsamst auf den einzelnen Fall hin auszuarbeiten.

Wie ich schon sagte, wollen wir auf den Wandel, den die ärztlichen Anschauungen über Knochensyphilis im Laufe der Jahrhunderte durchgemacht haben, hier nicht eingehen. Nur einer irrtümlichen Auffassung muß entgegengetreten werden, auf die man trotz bündigster Widerlegung immer wieder stößt. Ich meine die Behauptung der Quecksilbergegner, es seien die bei Syphilitikern gefundenen Knochenveränderungen nicht Folgen der Lues, sondern des Quecksilbers. Hermann wollte bei einem bestimmten Prozentsatz von Arbeitern in Quecksilberbergwerken Knochenveränderungen der Art gefunden haben, wie man sie bislang der Lues zuschrieb. Es sind über diese Fragen eine außerordentlich große Anzahl von Arbeiten erschienen, als deren Ergebnis wir eine völlige Widerlegung der Anschauungen Hermanns vor uns haben. Den Hauptbeweis gegen Hermann bilden jene zahlreichen Fälle, bei denen syphilitische Knochenerkrankungen bei Leuten auftreten, die niemals mit Quecksilber behandelt worden sind, sei es nun, daß die Knochenveränderungen in sehr früher Zeit auftraten, noch vor gestellter Diagnose, sei es, daß bei feststehender Diagnose aus irgendeinem Grunde Quecksilber nicht angewandt worden ist. Auch Tierversuche an Hunden und Katzen haben niemals die kennzeichnenden Veränderungen ergeben, selbst wenn man den Tieren sehr lange Quecksilber zuführte, oder in Dosen, die den Tod durch Vergiftung herbeiführten. Die Knochenerkrankungen, die bei Quecksilberarbeitern beobachtet sind, finden ihre Erklärung in anderweitigen Infektionen, besonders Tuberkulose, gegen die natürlich ein derartiger Beruf nicht schützt. Arbeiter der Spiegelindustrie, die ja auch viel mit Quecksilber zu tun haben, sind, falls sie sich mit Syphilis infizieren, nicht stärker oder häufiger von syphilitischen Knochenerkrankungen heimgesucht als Arbeiter anderer Berufe.

Damit soll nicht gesagt sein, daß das Quecksilber gelegentlich nicht auch einmal schädliche Folgen für den Körper, hier für das Knochensystem, haben kann. Jedes Arzneimittel, im Übermaß oder an falscher Stelle angewandt, kann unerwünschte Folgen auslösen. Wie ein Quecksilbermißbrauch zu schwerer Stomatitis, zu tödlicher Enteritis, zu bedrohlicher Kachexie führen kann, so wird auch einmal das Knochensystem durch Quecksilber geschädigt werden, z. B. im Sinne einer allgemeinen Atrophie. Das ist aber auch alles. Örtlich umgrenzte und pathologisch-anatomisch faßbare merkurielle Knochenerkrankungen kennen wir nicht. Eine Eiterung oder Nekrose des Unterkiefers tritt im Anschluß an eine schwere Quecksilberstomatitis in seltenen Fällen einmal auf; diese Nekrose ist aber in allen Fällen einer mißbräuchlichen Anwendung des Mittels und einer außerordentlichen Nachlässigkeit des Kranken zur Last zu legen.

Eine ganz andere Frage, auf die wir auch hier schon kurz eingehen wollen, ist die, ob man auf Grund unserer jetzigen Kenntnisse luetische Knochenerkrankungen überhaupt spezifisch behandeln soll. Wir fassen heute die syphilitischen Gewebsveränderungen auf als heilsame Abwehrerscheinungen des Körpers, mit dem Ziel der Vernichtung eingedrungener Spirochäten. Daß der Körper in vielen Fällen das Ziel erreicht, wohlgemerkt ohne jede ärztliche Behandlung erreicht, steht außer Zweifel. Ebenso sicher ist, daß Quecksilber und Jod nicht die Spirochäten abtöten, sondern nur das syphilitische Gewebsprodukt zur Auflösung und zum Verschwinden bringen. Ob dies im Hinblick auf die späteren, lebensbedrohenden Organerkrankungen (Aneurysma, Tabes, Paralyse) immer erstrebenswert ist, kann fraglich erscheinen.

Die Syphilis hat im Laufe der Jahrhunderte ohne Zweifel sich wesentlich geändert. Als sie Ende des 15. Jahrhunderts als akute Seuche Europa überfiel, waren schwere Zerstörungen der Haut und der Knochen die Regel. Dann sehen wir den Verlauf der Syphilis allmählich milder werden. Fassen wir auch nur das nächstliegende Jahrhundert, das 19., ins Auge, so werden von Jahrzehnt zu Jahrzehnt die Beobachtungen über schwere Knochenlues spärlicher, und heute sind selbst in der Sprechstunde des vielbeschäftigten Syphilidologen jene Zerstörungen und Verstümmelungen der Knochen, die unseren ärztlichen Vorfahren so wohlbekannt waren, äußerst selten. Dafür fehlten aber auch früher Tabes und Paralyse und werden jetzt, bei sichtlich milderem Verlauf der Lues, immer häufiger. In späten Stadien der Syphilis sehen wir oft Knochen- und Gelenklues als einzige Erscheinung, ohne die geringste Beteiligung innerer Organe.

Luetiker mit schweren, rückfälligen Knochenleiden erkranken fast niemals an Tabo-Paralyse. Man könnte dies durch die wiederholte Behandlung erklären; aus vielen Gründen aber liegt es näher, die Abwehrkräfte des Körpers, die immer erneut mobilisiert werden, für die schließliche Vernichtung der Spirochäten verantwortlich zu machen. Ist es nun zweckmäßig, in diesen natürlichen Heilungsverlauf einzugreifen, die positive Wassermannsche Reaktion, die uns doch das Vorhandensein der Abwehrkräfte anzeigt, negativ zu machen, Rückfällen, d. h. erneuter Mobilisierung der Heilkräfte des Körpers vorzubeugen? Die eingehende Antwort auf diese Fragen muß im Abschnitt über die allgemeine Therapie nachgelesen werden. Hier nur soviel, wie die Behandlung der Knochensyphilis angeht. Unter allen Umständen müssen wir die neueren Kenntnisse uns und unsern Kranken zu Nutzen machen, auch wenn jahrhundertelang eingewurzelte ärztliche Vorstellungen dabei aufgegeben werden. Die stärkere Bewertung und Verwendung der natürlichen Heilkräfte steht dabei in erster Reihe. Wie haben sich nicht unsere Anschauungen über die Behandlung der Tuberkulose der Knochen und Gelenke — auch einer chronischen Infektionskrankheit — gerade in den letzten Jahren durchgreifend geändert? Hier wissen wir schon, daß Sonne, Luft und Licht weit bessere Heilmittel sind als Messer, Meißel, Säge. Sehen wir doch selbst schwerste Fälle von Knochen- und Gelenktuberkulose mit sekundärer Eiterinfektion und großen Sequestern, bei denen die Operation der einzige Weg zur Rettung schien, oft genug unter alleiniger Freiluftbehandlung ausheilen. Sollte es nicht so ähnlich auch mit der Syphilis sein? Vieles spricht dafür. Wir sehen oft genug auch schwere Fälle der Knochen- und Gelenklues ganz von selbst heilen. Wir wissen jetzt, daß viele Kinder, die am Meere, im Gebirge usw. wegen angeblicher Tuberkulose der Sonnenbehandlung unterzogen werden, nicht an Tuberkulose, sondern an intrauterin erworbener Lues leiden und doch zur Schar der Geheilten erheblich beitragen.

Gewiß, die Abwehrkräfte des Körpers können die Syphilis und auch die Knochensyphilis heilen. Und es ist selbstverständlich unsere Aufgabe, diese natürlichen Heilbestrebungen in jeder Richtung und weit mehr, als dies bisher geschah, zu unterstützen. Also kräftige Ernährung unsrer Kranken, viel Aufenthalt im Freien, Gymnastik, Sonnen- und Luftbäder, Schwitzbäder, Massage usw. Es bleiben aber doch sehr viele Fälle übrig, in denen die Abwehrkräfte des Körpers nicht ausreichen. Jeder von uns kennt jene schweren Formen von Knochen- und Gelenklues, die jahrelang unter richtiger, meist freilich unter falscher Diagnose in Bädern, Kurorten, Naturheilanstalten ohne jeden Erfolg behandelt werden und bei denen dann oft eine einzige Salvarsaninjektion Wunder wirkt. Wir kennen die schweren gummösen Erkrankungen, die unaufhaltsam Knochen und bedeckende Weichteile zerstören, bis dann Jodkali dem Gewebszerfall schnell ein Ende macht und die Heilung herbeiführt. Ich erinnere an die vielen „Sarkome" der Knochen, bei denen nur die rechtzeitig eingeleitete Quecksilberkur den Kranken vor einer verstümmelnden Operation bewahrt. Es wäre unverantwortlich, wenn der Arzt hier auf Grund theoretisch richtiger Anschauungen ruhig zusehen wollte, wie im Kampfe des Körpers gegen die Spirochäten das befallene Organ oder sogar der Organismus selbst unterliegt. Seien wir froh, daß wir gegen eine so schwere und so ausdauernde Krankheit über kräftige Mittel verfügen, von denen die einen (Quecksilber und Jod) die syphilitischen Gewebsveränderungen rückbilden, das andere (Salvarsan) die Infektionserreger selbst abzutöten imstande ist.

Aber nicht das Versagen der Abwehrkräfte allein wird den Arzt zu aktivem Handeln zwingen, sondern auch andere Umstände mannigfacher Art. Ein sonst gewichtiger Grund, die möglichst rasche Beseitigung der Ansteckungsgefahr, spielt hier, bei der Knochensyphilis, freilich keine Rolle. Wohl aber kommen in Betracht heftige Schmerzen, z. B. bei syphilitischer Periostitis knöcherner Nervenkanäle, drohende oder bereits eingetretene Funktionsstörungen (Verbiegung oder Spontanfraktur syphilitisch erkrankter Knochen, Versteifung von Gelenken u. dgl.), ferner Entstellungen, Verstümmelungen, oder für jedes Auge sichtbare Erscheinungen der Lues, wie Periostitis und Gumma der Schädelknochen. Mit anderen Worten, wie in anderen Zweigen der Heilkunde, so muß es auch hier Aufgabe des Arztes sein, zu starke Abwehrvorgänge des Körpers zu dämpfen, zu schwache anzuregen. Damit bleibt für die spezifische Behandlung ein weites Feld.

Auf Einzelheiten werden wir bei der Besprechung der verschiedenen Formen der Knochensyphilis zurückkommen. Zunächst sollen die entzündlichen Erkrankungen des Periosts und des eigentlichen Knochengewebes behandelt werden, dann die gummösen Erkrankungen. Bei den entzündlichen Erkrankungen ist der Lues congenita ein besonderer Abschnitt gewidmet.

Die Veränderungen, die die Syphilis am Knorpel setzt, gleichen völlig denen des Knochens. So beobachten wir, um nur ein Beispiel zu nennen, auch am Rippenknorpel eine Perichondritis und eine Chondritis. Um Wiederholungen zu vermeiden, ist von einer besonderen Besprechung der luetischen Knorpelerkrankungen abgesehen.

I. Die entzündlichen syphilitischen Erkrankungen der Knochen.

A. Die entzündliche syphilitische Periostitis.

Die Periostitis in den frühen Stadien der Syphilis ist eine der häufigsten Erscheinungen. Wenn man die ganz leichten Formen mitberücksichtigt, wird es, entsprechend der Überschwemmung des gesamten Körpers mit Spirochäten auf dem Blutwege, wohl kaum eine Lues ohne Periostitis geben.

Anatomischer Befund. Augenscheinsbefunde, die uns über die geweblichen Veränderungen genauer aufklären können, sind sehr selten. Einmal sind es offene Knochenbrüche, die dem Arzt eine Gelegenheit zum Einblick verschaffen, oder es sind Operationen, die auf Grund einer Fehldiagnose unternommen werden. Noch seltener haben wir Sektionsbefunde bei Syphilitikern, die bald nach der Infektion durch Unfall, Selbstmord, anderweitige Erkrankungen zu Tode gekommen sind. Wir finden in diesen Frühfällen eine Auflockerung und seröse Durchtränkung der Knochenhaut, die dadurch gegen den Knochen leichter verschieblich wird, ferner eine stärkere Gefäßinjektion; mikroskopisch Aufquellung des Gewebes, Vermehrung der Bindegewebskerne, kleinzellige Infiltration. Die Veränderungen sind herdförmig oder erstrecken sich auf weite Teile des Periosts. Zuweilen ist die Periostitis nur die Teilerscheinung einer Panostitis.

Hat die Periostitis längere Zeit und in erheblichem Ausmaße bestanden, so kommt es zu stärkerer Tätigkeit der Osteoblasten auf der Innenseite der Knochenhaut (**Periostitis ossificans**): Bildung periostaler Auswüchse (Osteophyten) oder (häufiger) ausgedehnter lamellenartiger Knochenneubildung. Nachträglich kann dieser neugebildete Knochen mit der darunterliegenden alten Compacta verwachsen.

Erscheinungen. Leichte Periostitiden bleiben ohne Zweifel häufig ganz unbeachtet oder werden nur zufällig entdeckt. Es können Allgemeinerscheinungen, wie Fieber und Schmerzen, völlig fehlen. Aber auch bei stärkeren Entzündungen vermissen wir oft genug den Schmerz, so daß nur eine sehr gründliche Untersuchung den Krankheitsherd aufdeckt. Wir finden dann eine umschriebene oder über eine größere Strecke ausgedehnte teigige Schwellung ohne Rötung der Haut. Druckschmerz ist meist vorhanden, kann aber auch fehlen. Dem Ausbruch der Allgemeininfektion entsprechend, wird die Temperatur oft erhöht sein. Kennzeichnend ist ein unregelmäßig intermittierendes Fieber; jedem neuen Schube entspricht ein Fieberanstieg. In anderen Fällen klagen die Kranken über heftige, unerträgliche Schmerzen, die sich nachts steigern (Dolores osteocopi nocturni). Die Schmerzen werden besonders dann stark sein, wenn die Periostitis in einem knöchernen Kanal sich abspielt, den ein Nerv durchzieht, z. B. der Trigeminus.

Die Erkrankung des Periosts kann ganz akut eintreten, kann aber auch schleichend beginnen.

Es gibt keine Stelle des Knochensystems, die nicht erkranken kann, aber die Erfahrung hat gelehrt, daß bestimmte Knochen vorzugsweise befallen werden. Es sind dies einmal das Schädeldach, insbesondere Stirn- und Scheitelbeine, ferner Schienbein, Rippen, Brustbein, Schlüsselbein. Alle Erklärungsversuche, weshalb gerade diese Knochen am häufigsten ergriffen sind, befriedigen nicht. Meist wird das Trauma angeschuldigt. Es handle sich immer um Knochen, die dicht unter der Haut, nicht geschützt durch Muskulatur, lägen und so Unfällen besonders ausgesetzt wären. Aber ist dem wirklich so, stößt man so häufig mit der Stirn, mit den Rippen irgendwo auf? Die Frage durchdenken heißt sie verneinen. Auch bei Bettlägerigen sehen wir die genannten Knochen vorzugsweise befallen.

Wir haben ganz ähnliche Verhältnisse bei der akuten Osteomyelitis der Jugendlichen vor uns. Auch hier eine Allgemeininfektion (Staphylokokkensepsis), und doch bestimmte Knochen (Tibia, Femur, Radius) mit besonderer Vorliebe befallen. Die bekannten Injektionsversuche Lexers (Quecksilberinjektion der Gefäße mit nachfolgender Röntgenphotographie) haben es wahrscheinlich gemacht, daß bestimmte Circulationsverhältnisse als reichere Gefäßversorgung des jugendlichen Knochens, Bildung ausgedehnter Capillarnetze und weiter Markräume, dadurch Verlangsamung des Blutkreislaufs, das Haften der im Blute befindlichen Staphylokokken an bestimmten Stellen begünstigen. Es liegt nahe, diese Anschauungen auch auf die Syphilisinfektion zu übertragen. Die klinischen Beobachtungen zwingen jedenfalls zur Annahme, daß es an gewissen Stellen des Knochensystems leichter und häufiger zu Spirochätenansiedlungen kommt.

Diagnose. Die Knochenhautentzündungen als solche spezifischer Natur zu erkennen, wird leicht sein, wenn andere Zeichen der Syphilis, insbesondere Erkrankungen der Haut, vorliegen oder wenn die Vorgeschichte eindeutig ist. In unklaren Fällen — ich erinnere an die Häufigkeit extragenitaler Infektionen — ist schon viel gewonnen, wenn der Arzt überhaupt an die Möglichkeit einer Syphilis denkt.

Wie oft sieht man nicht in der Sprechstunde jene akuten, durch die gebräuchliche Medikation nicht zu beeinflussenden Neuralgien im Bereich des Trigeminus, bei denen eine geringe teigige Schwellung, z. B. des Supraorbitalrandes, den Verdacht auf Syphilis erweckt, einen Verdacht, den die nachfolgende genaue Untersuchung meist bestätigt.

Häufig ist auch die luetische Periostitis der Scheitelbeine. Überhaupt ist jeder Kopfschmerz, der mit einer entzündlichen Veränderung der Knochenhaut einhergeht, auf Lues verdächtig. Fehldiagnosen sind recht häufig. In einem mir bekannten Falle sollte ein junger Mensch, der an starken Kopfschmerzen litt, wegen Hirntumors operiert werden; als der Arzt unmittelbar vor Beginn des Eingriffs das Herz untersuchen wollte, entdeckte er auf der Brust des Kranken einen Ausschlag. Erst jetzt wurde die richtige Diagnose auf Syphilis gestellt, die Schmerzen durch eine spezifische Kur beseitigt.

Ganz ähnlich sind die Erscheinungen an den Rippen und am Schienbein: umschriebene oder ausgedehnte teigige Schwellung, meist druckempfindlich. Aber auch an jedem anderen Knochen, wie an den Metacarpen, Phalangen, Wirbeln usw., kann eine Periostitis sich entwickeln.

Schwieriger wird die Diagnose, wenn die Periostitis, was gar nicht so selten vorkommt, schon vor den Haut- und Schleimhauterscheinungen auftritt, also am Ende des Primärstadiums. Hier ist die Wassermannsche Blutprobe eine sehr wertvolle Unterstützung für die Diagnose. Sie ist, da die Knochenhautentzündung die Überschwemmung des ganzen

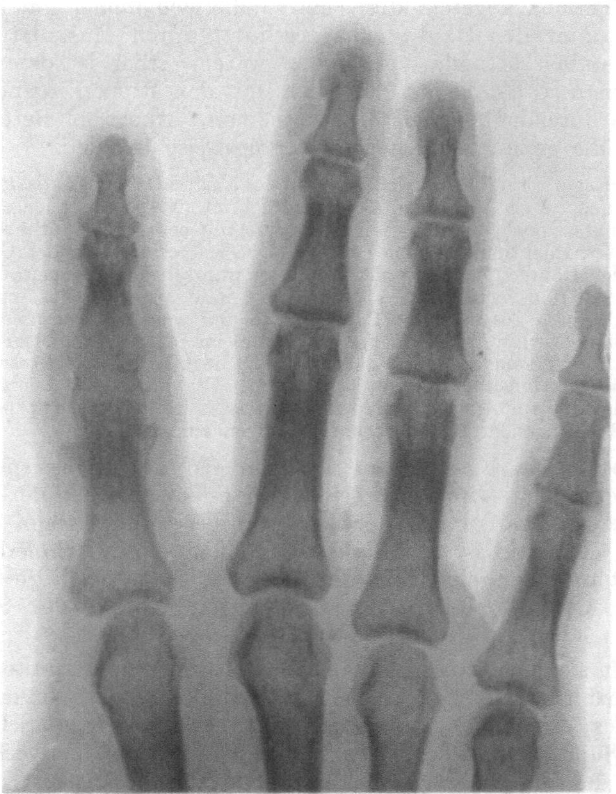

Abb. 1. Periostitis syphilitica der Grundphalanx des zweiten Fingers.

Körpers mit Spirochäten beweist, in diesen Fällen sehr oft schon positiv.

Das Röntgenbild ist bei ganz frischen Erkrankungen negativ. Anders, sobald es zur Knochenneubildung gekommen ist. Man sieht dann entweder umschriebene, spornartige Verknöcherungen (Stalaktiten) oder, was häufiger ist, ausgedehnte, strukturlose Knochenlamellen, parallel der Corticalis des Knochens, aber durch einen schmalen Spalt von ihr getrennt. Gelegentlich sind mehrere Schichten von neugebildetem Knochen sichtbar. Die Begrenzung nach den Weichteilen hin ist oft unscharf, wie angenagt. Abb. 1 zeigt eine beginnende Periostitis lueica der Grundphalanx des zweiten Fingers, Abb. 2 eine Periostitis der Unterschenkelknochen mit ausgedehnten, massigen, strukturlosen Auflagerungen. Das Röntgenbild entscheidet oft genug die Frage, ob bei vorhandener Schwellung überhaupt eine Knochenerkrankung vorliegt, oder nur eine Veränderung der Weichteile.

Differentialdiagnostisch kommen in Frage vor allen die traumatische Periostitis und das periostale Sarkom. Vorgeschichte (Bluterguß, Funktionsstörungen), negativer Ausfall der Wassermannschen Reaktion werden die traumatische Periostitis abgrenzen lassen.

Schwieriger kann die Unterscheidung gegen das periostale Sarkom sein. Bei letzterem finden wir auch eine wenig schmerzhafte, zunehmende Schwellung, ferner einen Röntgenbefund (schalenartige Knochenbildung), der dem einer luetischen Periostitis gleicht. Die Struktur des Knochens wird beim periostalen Sarkom erst sehr spät angegriffen und im Centrum der Erkrankung. Die Möglichkeit der Unterscheidung liegt einmal im Ausfall der Wassermannschen Blutprobe (beim Sarkom negativ). Ferner wird bei bösartiger Geschwulst selten eine Schwellung der zugehörigen Lymphdrüsen vermißt. Auch die Erweiterung der

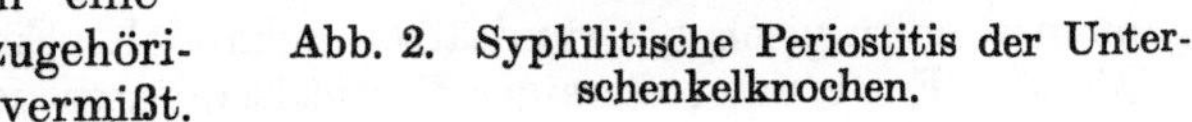

Abb. 2. Syphilitische Periostitis der Unterschenkelknochen.

Hautvenen tritt nur bei Sarkom auf, nicht bei luetischer Periostitis. Die mikroskopische Untersuchung (Probeexcision) ist leider oft unsicher.

Eine ossifizierende Periostitis ist an sich nicht für Syphilis kennzeichnend. Sie kommt auch bei anderen entzündlichen Erkrankungen vor, so bei Osteomyelitis,

Tuberkulose, Typhus, ferner im Bereich eines Ulcus cruris. Die frühere Annahme, daß eine den Knochen völlig umgreifende Periostitis für Lues kennzeichnend sei, die hat sich als irrig erwiesen. In unsicheren Fällen, in denen eine Entscheidung durch das Röntgenbild allein nicht möglich ist, werden andere Hilfsmittel die Diagnose stützen, insbesondere die Wassermannsche Blutprobe.

Die **Voraussage** der syphilitischen Periostitis ist im allgemeinen günstig. Leichte Formen heilen von selbst, wenn auch manchmal nicht ganz schnell. Das Infiltrat und Exsudat wird aufgesaugt, schließlich erinnert nichts mehr an die überstandene Erkrankung. Das gleiche erzielt mit weit größerer Sicherheit unsere Behandlung.

In schweren und lange dauernden Erkrankungen ist eine völlige Wiederherstellung der normalen Verhältnisse nicht zu erreichen. Es bleiben umschriebene oder ausgedehnte Verdickungen an der Oberfläche des Knochens zurück. Solche elfenbeinharte, verdickte Stellen treffen wir häufig an den Schädelknochen (Knochenschwielen, Tophi), mehr ausgedehnte Veränderungen am Schienbein; Verdickung und Abrundung der scharfen vorderen Schienbeinkante. Ist die Corticalis des Knochens mitbeteiligt gewesen, so erscheint im Röntgenbild die Oberfläche des Knochens unregelmäßig; dellenartige Vertiefungen wechseln mit buckelförmigen Verdickungen des Knochens ab. Alle diese Veränderungen sind für den Träger in der überwiegenden Mehrzahl der Fälle belanglos.

Sehr selten sind Vereiterungen des erkrankten Periosts. Da die Spirochäten an sich keine Eiterung hervorrufen, so liegt immer eine Mischinfektion vor, sei es von außen her (Verletzung, luetische Geschwüre der Haut und Schleimhäute), sei es von innen her durch Bakterien, die im Blute kreisen. Es kann infolge dieser Eiterung zur Nekrose des Periosts und des darunter liegenden Knochens kommen und zur Bildung von Sequestern.

Die **Behandlung** der syphilitischen Periostitis deckt sich mit der allgemeinen Behandlung der Grundkrankheit. Die Hauptmittel werden Quecksilber und Salvarsan sein. Das Jod ist in diesen frühen Fällen von geringer Wirkung, leistet aber oft gegen die Schmerzen ausgezeichnete Dienste. Tagesdosis 3—4 g Jodnatrium oder Jodkalium. Gegen die Schmerzen sind weiter Antipyrin, Aspirin, Salipyrin zu empfehlen, 4—6 mal täglich 0,5 g. Es gibt aber auch Fälle, bei denen wegen sehr starker Schmerzen eine Morphiuminjektion nicht zu umgehen ist.

Örtliche Maßnahmen kommen erst an zweiter Stelle in Frage: bei starken Schmerzen feuchtwarme Umschläge oder Verbände mit grauer Salbe bzw. Quecksilberpflastermull. Bei erheblicher Schwellung an den langen Röhrenknochen empfiehlt sich die Einwicklung des Gliedes mit elastischen Binden.

Die seltenen Fälle von sekundärer Infektion (Eiterung) werden nach allgemeinen chirurgischen Grundsätzen behandelt: Einschnitt, Drainage der Wunde, Entfernung etwaiger Corticalsequester usw.

B. Die entzündliche syphilitische Ostitis und Osteomyelitis.

Es handelt sich, im Gegensatz zu der eben besprochenen luetischen Periostitis, um eine Erkrankung des eigentlichen Knochengewebes. Eine

Trennung zwischen syphilitischer Ostitis und Osteomyelitis läßt sich klinisch gar nicht, anatomisch nicht immer durchführen. Wir haben allen Grund anzunehmen, daß die Erkrankung in den meisten Fällen gleichzeitig den kompakten wie den spongiösen Knochenanteil befällt.

Die entzündliche luetische Ostitis und Osteomyelitis ist, bei Erwachsenen wenigstens und in schwerer Form, sehr viel seltener als die gummöse. Aber der praktische Arzt muß auch sie kennen, um folgenschwere Verwechslungen, insbesondere mit Tuberkulose oder bösartiger Geschwulst, zu vermeiden.

Pathologisch-anatomisch müssen wir daran festhalten, daß wie bei andern Infektionen so auch hier die krankhaften Vorgänge sich im Bindegewebe des Knochens (z. B. in den Haversschen Kanälen) abspielen, daß das Knochengewebe selbst aber sich passiv verhält. Operationen, auf eine Fehldiagnose hin unternommen, haben in frühen Stadien die bekannten Erscheinungen einer akuten Entzündung gezeigt: stärkere Füllung der Gefäße, Auflockerung des Bindegewebes, seröse Durchtränkung in den spongiösen Teilen des Knochens. Später sehen wir, wie bei allen Knochenerkrankungen zwei Vorgänge sich auswirken: Knochenabbau und Knochenanbau.

Virchow: „Gegenüber anderen Formen der Ostitis ist die zeitliche und räumliche Vereinigung der beiden entgegengesetzten Vorgänge (Destruktion der Tela ossea, Caries oder Nekrosis einerseits und Exostosen, Hyperostosen sowie Osteosklerose andererseits) für Syphilis geradezu entscheidend."

Stärke und Ausmaß dieser beiden scharf auseinanderzuhaltenden Prozesse bestimmen die Mannigfaltigkeit des klinischen Bildes.

Der Abbau von Knochensubstanz ist teils mechanisch bedingt (Druck des entzündlich geschwellten Bindegewebes, Absterben des Knochens durch Gefäßverschluß), teils auf eine direkte Giftwirkung des syphilitischen Virus zurückzuführen. Der Knochen wird kalkärmer (an luetisch erkrankten Knochen ist auffallend geringer Gehalt an Fluorcalcium nachgewiesen), die Struktur geht allmählich verloren.

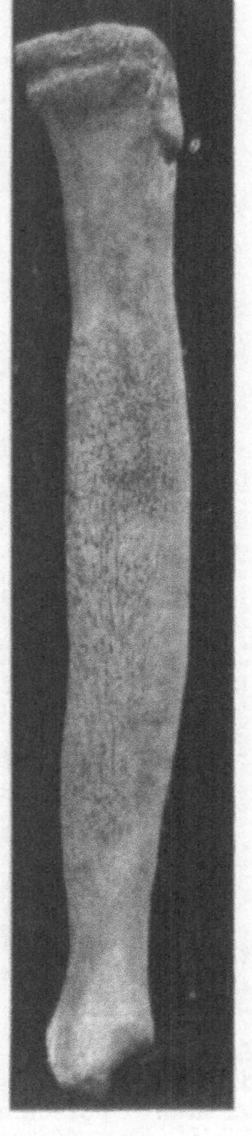

Abb. 3. Tibia eines 23 Jährigen. Knochen porös, bimssteinartig.
(Sammlung Professor L. Pick-Berlin.)

Der Abbau kann sehr hohe Grade annehmen; der macerierte Knochen erscheint dann völlig porös, schwammartig durchlöchert, bimssteinartig (s. Abb. 3). Die Festigkeit des Knochens kann so erheblich leiden, daß schon geringfügige Unfälle zu Brüchen führen (Spontanfrakturen). Am erkrankten Wirbel genügt schon die alltägliche Belastung, um einen Zusammenbruch und damit eine Buckelbildung (Malum Pottii) herbeizuführen.

Der jugendliche, kranke Knochen bricht weniger leicht, gibt aber unter stärkerer Belastung nach. Es kommt an den Schienbeinen z. B. zu einer Verbiegung des Knochens nach vorne (Säbelscheidenbeine). Auch andere Knochen, wie Femur, Radius, Humerus, Rippen zeigen solche Formveränderungen. Im übrigen soll die entzündliche Syphilis des kindlichen Knochens in einem besonderen Abschnitt besprochen werden.

Der Zerstörung des Knochengewebes arbeiten die Vorgänge des Aufbaus entgegen. Gerade diese führen zu typischen klinischen Bildern. Der Knochen nimmt an Masse zu (gelegentlich auch gesteigertes Längenwachstum) und wird ferner dichter und härter (Sklerose). Je nach dem Sitz und der Ausdehnung der Erkrankung werden wir diese Veränderungen bald an umschriebenen Stellen, bald an größeren Strecken antreffen. Abb. 4 zeigt die stark verdickte und mit Stalaktiten bedeckte Tibia eines 53jährigen Mannes. In unseren anatomischen Sammlungen stehen Skelette, an denen kaum ein einziger Knochen frei von syphilitischen Veränderungen ist. Die Knochen sind teils porös durchlöchert, teils erheblich verdickt. Doch sind diese Vorkommnisse selten.

Häufiger beherrscht die Neubildung von Knochen das Krankheitsbild. Sie kann so hohe Grade annehmen, daß man von einer tumorbildenden Form der Knochensyphilis gesprochen hat. Mikroskopische Untersuchungen haben gelehrt, daß es dabei im Knochen zu ausgedehnten Nekrosen kommt. Diese Nekrosen werden allmählich von der Umgebung aus aufgelöst und durch lebenden Knochen ersetzt, ganz ähnlich, wie wir es bei der Einheilung eines transplantierten Knochens beobachten. Man kann sich leicht vorstellen, daß solche abgestorbenen Knochenbezirke einen mächtigen Anreiz setzen zur Knochenneubildung, in der wir einen Regenerationsvorgang zu erblicken haben. Die Nekrosen brauchen durchaus nicht immer zur Sequesterbildung zu führen. Es handelt sich dabei um einen aseptischen Vorgang, wenigstens insoweit, als die Spirochäten allein keine Eiterung herbeiführen. Erst bei hinzutretender Mischinfektion werden die Nekrosen zu Sequestern.

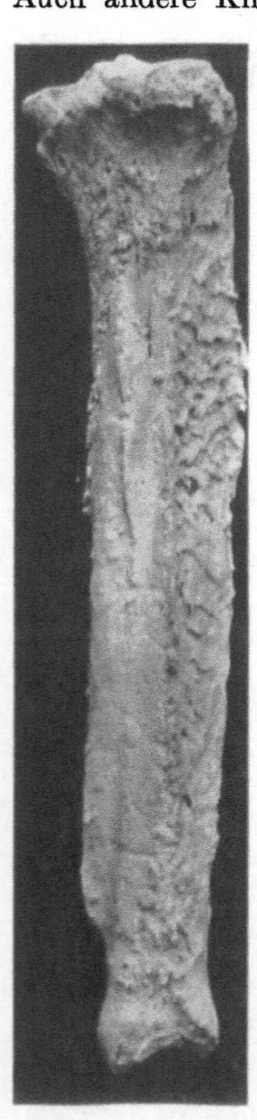

Abb. 4. Stark verdickte und mit Stalaktiten bedeckte Tibia eines 53jährigen Mannes.
(Sammlung Professor L. Pick-Berlin.)

Ähnlich wie bei der entzündlichen Periostitis sehen wir auch hier bestimmte Knochen wie das Schädeldach und die langen Röhrenknochen mit Vorliebe erkranken. Festzuhalten aber ist, daß jeder Teil des Skeletts ergriffen sein kann, wenn auch eine luetische Ostitis, z. B. des Schläfenbeins, des Beckens, der Phalangen, der Wirbel zu den Seltenheiten gehören.

Erscheinungen. Leichte Formen der syphilitischen Ostitis und Osteomyelitis sind in den frühen Stadien recht häufig, wie die kaum je fehlenden Knochenschmerzen beim Ausbruch der allgemeinen Infektion beweisen. Schwere Formen sind selten; zu beachten ist, daß die syphilitische Ostitis gelegentlich vor der Roseola auftritt.

Mäßiges Fieber von intermittierendem Verlauf ist in frischen Fällen meist vorhanden. Die Schmerzen wechseln; sie können ganz fehlen und in andern Fällen wieder sehr heftig auftreten, besonders nachts. Dasselbe gilt von der Druckempfindlichkeit des Knochens. Nicht zu übersehen ist, daß neben der Ostitis oft genug eine Periostitis besteht. Der Knochen kann, besonders nach längerem Verlauf, verdickt sein. Nimmt die Auftreibung stärkere Grade an, besteht eine gleichzeitige Erkrankung der umgebenden Muskulatur, so liegt die Verwechslung mit einer bösartigen Knochengeschwulst nahe.

Die **Diagnose** wird leicht sein, sobald andere Zeichen der Syphilis vorhanden sind, vor allem Veränderungen der Haut und Schleimhäute. Fehlen diese und erscheint die Knochenkrankheit als ein selbständiges Leiden, wie häufig im späten sekundären Stadium, so müssen wir uns nach weiteren diagnostischen Hilfsmitteln umschauen. Von der Vorgeschichte, die nicht selten im Stiche läßt, abgesehen, wird der Ausfall der Wassermannschen Reaktion oft ausschlaggebend werden. Aber die Probe kann negativ sein. Dann haben wir weiter einen guten Anhalt in der örtlichen Reaktion auf eine spezifische Behandlung: objektive wie subjektive Erscheinungen werden im Beginn der Therapie stärker, ja manchmal wird auch die vorher negative Wassermannsche Reaktion wieder positiv.

Eine wertvolle Unterstützung gibt das Röntgenbild. Es zeigt oft Veränderungen, die für die syphilitische Natur der Erkrankungen kennzeichnend sind. Zunächst eine mehr oder weniger ausgesprochene Auftreibung des Knochens. Ein Röhrenknochen z. B. erscheint unförmlich, plump. Die Struktur ist wolkig getrübt, die scharfen Grenzen zwischen Corticalis und Spongiosa werden verwaschen. Schließlich geht die normale Zeichnung völlig verloren. Compacta, Spongiosa, Markhöhle sind nicht mehr zu trennen. Aufgehellte, kalkarme Stellen wechseln mit kalkhaltigen neugebildeten Knochenzügen ab, die Anordnung der Knochenbälkchen ist willkürlich, unregelmäßig. Hellere oder dunklere Streifen, in der Längsachse des Knochens verlaufend, entsprechen erweiterten Haversschen Kanälen. Häufig sind auch periostitische Knochenlamellen, wie sie im vorigen Abschnitt geschildert, sichtbar.

Bei der **Differentialdiagnose** kommen vor allem Tuberkulose, Staphylokokken-Osteomyelitis, Tumor (Sarkom), Ostitis fibrosa in Frage.

Die Tuberkulose befällt mit Vorliebe die kleinen und kurzen Knochen, an den langen Knochen die Gegend der Epiphysen, die Lues die Diaphysen. Am Schädel sind Lieblingsstellen der Tuberkulose Schläfenbein und Jochbein, der Lues Stirnbein, Scheitelbein, Nasengerüst. Tuberkulöse Erkrankungen der Knochen neigen zum Aufbruch nach außen und Fistelbildung; die Weichteile in der Umgebung solcher Fisteln sind erheblich geschwollen. Umgekehrt bei der Syphilis: selten Durchbruch nach außen; bei Fistelbildung Weichteile der Umgebung kaum verändert. Die Röntgenbilder zeigen viele gemeinsame Züge.

Das ist ohne weiteres verständlich. Der Knochen spricht auf Schädlichkeiten aller Art, hier auf Infektion, immer in gleicher Weise an: Nekrose, Caries, Ossifikation, Hyperostose, Sklerose, Periostitis ossificans. Bei der Tuberkulose stehen, ganz allgemein gesprochen, die Vorgänge der Knochenzerstörung im Vordergrund, der Knochenanbau ist gering. So nimmt auch eine gleichzeitige, ossifizierende tuberkulöse Periostitis selten so hohe Grade an wie bei der Syphilis. Ein sehr wichtiges Zeichen ist die Atrophie und Kalkverarmung der Knochen in der Umgebung des tuberkulösen Herdes (Sudecksche Atrophie). Bei der Syphilis treffen wir diese Atrophie nur ganz ausnahmsweise an.

Wir werden weiter achten auf einen phthisischen Habitus, ferner auf das Allgemeinbefinden, das bei Tuberkulose sehr bald gestört ist, bei Syphilis auch in schweren Fällen oft lange Zeit unbeeinträchtigt bleibt.

Der Ausfall der Pirquetschen Impfung einerseits, der Wassermannschen Reaktion andererseits werden häufig ausschlaggebend sein. Leiten wir in unsicheren Fällen eine spezifische Behandlung ein, so haben wir einen weiteren diagnostischen Anhalt, einmal in der Herdreaktion (Zunahme der entzündlichen Erscheinungen), sodann im Heilerfolg; letzterer kann allerdings gerade bei der Knochensyphilis zuweilen lange auf sich warten lassen.

Schwieriger ist oft die Unterscheidung der Knochensyphilis von einer Staphylokokken-Osteomyelitis. Bei letzterer können Auftreibung und Verdickung des Knochens sehr beträchtliche Grade erreichen. Das Röntgenbild zeigt uns als Ausgang auch hier eine außerordentliche Hyperostose und Sklerose. Die Markhöhle ist stark eingeengt oder auch ganz verschwunden. Das Periost kann bei beiden Krankheiten stark beteiligt sein (ossifizierende Periostitis). Die Differentialdiagnose wird ermöglicht einmal durch die Vorgeschichte (bei der Osteomyelitis ganz akuter Beginn, stets im jugendlichen Alter), sodann durch den Ausfall der Wassermannschen Reaktion und den Erfolg oder Nichterfolg einer spezifischen Behandlung. Das Erkranktsein vieler Knochen spricht für Lues; bei der Osteomyelitis sind meistens nur ein oder wenige Knochen befallen.

Beim Tumor — es kommen nur zentral gelegene Geschwülste in Frage, wie medullare Sarkome, Krebsmetastasen — wird oft das Röntgenbild entscheiden: beim Tumor Überwiegen des Knochenabbaues, ferner fortschreitende Infiltration der Weichteile. Im Zweifelsfalle sind Wassermannsche Blutprobe, Nachweis von Lymphdrüsenschwellung (bei Tumoren), mikroskopische Untersuchung (Probeexcision) von ausschlaggebender Bedeutung. Erweiterte Hautvenen finden wir nur bei malignem Tumor.

Am schwierigsten kann die Differentialdiagnose bei der Ostitis fibrosa sein. Das Röntgenbild läßt manchmal im Stich. Auch bei der Ostitis fibrosa sehen wir ausgedehnte Knochenneubildung und Sklerose. Hier sind die eben erwähnten diagnostischen Hilfsmittel heranzuziehen, in erster Reihe die Wassermannsche Probe. Ferner ist der negative Ausfall einer antiluetischen Behandlung zu verwerten.

Andere Knochenerkrankungen, die noch in Frage kommen, wie Cysten, Echinokokkus, sind so selten, daß eine besondere Besprechung an dieser Stelle sich erübrigt. Bezüglich der Differentialdiagnose kann ich auf das eben Gesagte verweisen.

Die **Voraussage** der syphilitischen Ostitis und Osteomyelitis ist im allgemeinen günstig. Entweder von selbst oder infolge unserer Behandlung schwinden die subjektiven und objektiven Erscheinungen oft genug vollständig. Es bleibt bei einem Schube, völlige und dauernde Wiederherstellung ist der Ausgang. Das kann auch bei schweren Formen der Ostitis der Fall sein. Sehr schön läßt sich die fortschreitende Heilung im Röntgenbilde verfolgen: die Auftreibung des Knochens nimmt ab, die Struktur wird immer deutlicher, Compacta und Spongiosa sind wieder voneinander abzugrenzen. Eine Verdickung und Verhärtung des Knochens (Sklerose) mit Einengung der Markhöhle sind dann die Reste der überstandenen Erkrankung.

Solche Verdickungen (Knochenschwielen, Tophi) sehen wir besonders häufig am Schädeldach. An den Röhrenknochen kann die Hyperostose ganz außerordentlich stark sein, der Knochen, z. B. das Schienbein, bleibt dann plump und schwer. Auf die Wachstumsstörungen jugendlicher Knochen kommen wir noch zurück.

Selten ist ein Aufbruch des Krankheitsherdes nach außen. Am ehesten finden wir diesen Vorgang (Nekrose, Perforation, Sequesterbildung) noch an platten Knochen wie am Schädeldach, Schulterblatt, Brustbein. Auch hier kann eine spezifische Behandlung, wenn notwendig unterstützt durch operative Eingriffe, zu voller Heilung führen. Allerdings bleiben dann derbe, mit dem Knochen verwachsene Narben zurück, die eine überstandene Knochensyphilis kennzeichnen.

Leider verlaufen nicht alle Fälle so günstig. Auch bei einer Behandlung, die nach unserm heutigen Wissen ausreichend erscheint, können Jahre, ja Jahrzehnte hindurch immer wieder Rückfälle auftreten. Wir müssen uns vorstellen, daß hier Spirochätenherde im Knochen sitzen, die, unbeeinflußt oder nicht genügend beeinflußt durch unsere Therapie, von Zeit zu Zeit erneute Krankheitserscheinungen auslösen. Entweder ist es immer der gleiche Knochen, oder es werden nach und nach verschiedene Teile des Skeletts befallen. Das Allgemeinbefinden braucht dabei nicht wesentlich beeinträchtigt zu sein. Die Kranken können arbeitsfähig bleiben und ein hohes Alter erreichen, ohne von ihrer Knochensyphilis befreit zu sein. Und selbst bei maligner Syphilis mit sehr langsamem Verlaufe sehen wir schließlich doch einen guten Ausgang. Ein Trost für diese Bedauernswerten liegt weiter in der schon erwähnten Tatsache, daß in solchen Fällen eine Paralyse oder Tabes nur ganz ausnahmsweise auftritt.

Behandlung. Die Knochenerscheinungen können nach kurzer Zeit von selbst schwinden. Anders bei den schweren Formen der luetischen Ostitis und Osteomyelitis, die zu den geschilderten Strukturveränderungen des Knochens führen. Bei diesen reichen die Heilkräfte des Körpers nicht aus. Die Knochensyphilis spricht bald auf Quecksilber, bald auf Salvarsan besser an. Letzteres bringt gelegentlich noch Fälle zur Ausheilung, die durch Quecksilberkuren nicht zu beeinflussen waren.

Ähnliches gilt vom Jod. Wenn auch die Hauptwirkung des Jods auf dem Gebiet der gummösen Knochenerkrankungen liegt, so leistet es zuweilen auch bei den entzündlichen Formen recht Gutes, besonders gegen die Schmerzen. 3—4 g Jodkalium oder Jodnatrium täglich, etwa einen Monat hindurch, sind die durchschnittliche Dosis. Bei sehr erheblichen Beschwerden können auch höhere Mengen und weit länger verabreicht werden. Von einzelnen Syphilidologen sind Dosen von 10—15, ja 20 g täglich verordnet worden, ohne daß dem Kranken ein Schaden erwuchs. Wenn die üblichen Mittel versagen, ist oft noch eine Zittmannkur von überraschend guter Wirkung.

Spontanfrakturen werden nach chirurgischen Grundsätzen behandelt. Während die Heilung von Brüchen gesunder Knochen durch eine Syphilisinfektion nicht oder kaum beeinträchtigt wird, zeigen Brüche erkrankter Knochen oft eine auffallend langsame Heilung und Neigung zur Bildung von Pseudarthrosen. In jedem Falle muß eine spezifische Behandlung helfend eingreifen.

Operationen werden nur selten in Frage kommen, so in den Fällen von Sekundärinfektion mit Caries und Sequesterbildung. Osteophyten sind nur dann zu entfernen, wenn sie die Beweglichkeit des benachbarten Gelenks stören, oder wenn sie, wie am Stirnbein, eine Entstellung verursachen. Einfache Hyperostosen dürfen ohne zwingenden Grund nicht operiert werden (Gefahr langwieriger Meißelnekrosen). Im übrigen soll die Chirurgie der Knochensyphilis im Abschnitt über die gummösen Erkrankungen ausführlicher besprochen werden.

C. Die entzündlichen syphilitischen Erkrankungen im Kindesalter (Lues congenita).

Die besonderen Eigentümlichkeiten des kindlichen Knochens (anatomischer Aufbau, Gefäßreichtum, Wachstum) lassen es verständlich erscheinen, daß hier die syphilitische Infektion Gewebsveränderungen setzt, die von denen der Syphilis der Erwachsenen wesentlich abweichen. In welche Zeit des intrauterinen Lebens die Infektion fällt, spielt dabei eine untergeordnete Rolle. Immer lassen sich zwei große Gruppen der kindlichen Knochensyphilis unterscheiden, nämlich die Syphilis des Säuglings und die späteren Formen der intrauterin erworbenen Lues. Zeitlich schließt die erste Gruppe mit der Vollendung des ersten Lebensjahres ab. Es folgt dann eine Latenzperiode, die mit dem 5. bis 6. Lebensjahre endet; von dann ab sprechen wir von den späten Formen der kindlichen Syphilis (Lues congenita tarda).

1. Die Knochensyphilis der Säuglingszeit.

a) Die wichtigste Form ist hier die **Osteochondritis der Epiphysen.** Weder beim vorzeitig ausgestoßenen toten Foetus noch beim kranken Neugeborenen wird die Osteochondritis je vermißt. Es handelt sich um eine schwere Störung des Knochenwachstums in der Epiphysenfuge. Am häufigsten ist die distale Femurepiphyse erkrankt, es folgen die distalen Epiphysen am Unterschenkel und Unterarm, die proximalen von Tibia und Humerus, Radius und Ulna. Am seltensten ist die distale Humerusepiphyse betroffen. Die am stärksten wachsenden Epiphysen sind auch am meisten befallen. Ferner finden wir osteochondritische Veränderungen an den Rippen, an der Wirbelsäule, am Darmbein, am Schulterblatt. (Vgl. die Abhandlung der kongenital-syphilitischen Knochenerkrankungen im Abschnitt über Lues congenita.)

Anatomischer Befund. Am durchschnittenen Knochen erscheint die Verkalkungszone der Epiphysen nicht wie beim gesunden Kinde als scharfe, dünne Linie, sondern als breiter, nach beiden Seiten hin unregelmäßig ausgezackter Streifen. Mikroskopisch finden wir schwere Störungen der Knorpelknochenumbildung in der provisorischen Verkalkungszone, verzögerte Kalkresorption, verlangsamte Bildung jungen Knochens. Im späteren Verlauf tritt Granulationsgewebe auf, das den minderwertigen Knochen in weitem Umfang zerstört. Die beschriebenen Veränderungen greifen oft weit in die Diaphyse hinein. Im letzten Stadium kann es zur Lösung der Epiphysen kommen. Die Lösung erfolgt freilich anatomisch nicht in der Epiphysenfuge, sondern im distalen Teile des Schaftes. Das knorplige Gelenkende kann mehr oder weniger ausgedehnt zerstört werden. Das Gelenk selbst ist selten miterkrankt (Gefahr der späteren Versteifung).

Ähnliche Störungen wie das Epiphysenwachstum zeigt auch die enchondrale Verknöcherung z. B. in den kurzen und platten Knochen.

Erscheinungen. Die Gegend der erkrankten Epiphyse ist teigigelastisch geschwollen und stark druckempfindlich. Der Knochen selbst erscheint spindlig aufgetrieben. Das befallene Glied wird der Schmerzen wegen nicht bewegt (Parrotsche Scheinlähmung, Pseudoparalyse). Bei eingetretener Fraktur ist zuweilen Crepitation nachzuweisen. Die Knochenerkrankung tritt klinisch gelegentlich schon in den ersten Lebenstagen hervor und vor Ausbruch des Exanthems.

Diagnose. Neben dem Augenscheins- und Tastbefund ist das Röntgenbild der luetischen Osteochondritis kennzeichnend. Im frühesten Stadium ist die Epiphysenlinie (beim Gesunden eine zarte Linie) in einen breiten, hellen, zackigen, strukturlosen Streifen umgewandelt; der Streifen entspricht der provisorischen Verkalkungszone. Im folgenden Stadium erscheinen in diesem breiten homogenen Streifen ein oder mehrere dunkle Querstreifen, entsprechend dem Kalkschwund und der Zerfaserung der Knorpelgrundsubstanz. Im letzten Stadium sehen wir diaphysenwärts von der eben beschriebenen Querstreifung eine transparente, breite oder schmale Zone, entsprechend dem Granulationsgewebe. Die Diaphyse selbst zeigt keine Struktur, sondern unregelmäßige Aufhellung. Es bestehen weiter Formveränderungen verschiedenen Grades, von einfacher Einknickung der Epiphyse bis zu völliger Lösung mit Verschiebung der Bruchenden. Eine gleichzeitige ossifizierende Periostitis der Diaphyse wird nur in vereinzelten Fällen beobachtet.

Differentialdiagnostisch kommen vor allem Rachitis und kindlicher Skorbut in Frage. Zunächst entscheidet hier das Alter. Die

Osteochondritis ist angeboren, Rachitis und Skorbut treten nicht vor dem 3. bis 4. Lebensmonat auf. Um diese Zeit ist die Osteochondritis entweder geheilt oder hat zur Epiphysentrennung geführt.

Die Rachitis befällt alle Knochen, in der ersten Zeit hauptsächlich Schädeldach und Rippen. Die Lues macht oft nur an einem oder wenigen Knochen klinisch nachweisbare Erscheinungen.

Das Röntgenbild der Röhrenknochen zeigt bei Rachitis auch eine Verbreiterung der Epiphysenlinie, Auffaserung und Strukturverlust des Diaphysenendes, Periostitis ossificans an der Diaphyse. Jedoch beginnt die Rachitis stets mit einer Abnahme, einem Schwunde des Kalkes, während für Lues die übermäßige Kalkablagerung (verzögerte Kalkresorption) das hervorstechendste Zeichen ist. Weiter ist auf anderweitige Zeichen der Syphilis zu achten (Exanthem, Rhagaden oder Narben am Mundwinkel, Labyrinthtaubheit usw.). Häufig findet man bei kongenital-luetischen Kindern neben Anämie eine Schwellung der Milz. Die Wassermannsche Reaktion und der Einfluß einer spezifischen Behandlung werden im Zweifelsfalle die Diagnose entscheiden.

Natürlich können auch beide Erkrankungen, Syphilis und Rachitis, nebeneinander bestehen. Von manchen Ärzten wird, wohl übertriebenerweise, die Syphilis als die häufigste Ursache der Rachitis angesehen.

Der kindliche Skorbut (Barlowsche Krankheit) tritt, wie gesagt, nicht vor dem 3. bis 4. Monat auf. Das Röntgenbild der Röhrenknochen ergibt auch hier einen verbreiteten Epiphysenstreifen, doch ist dieser nicht zackig begrenzt, wie bei der Lues, sondern wellenförmig, ferner in der Mitte dicker als am Rande. Für Skorbut sprechen weiter subperiostale Blutungen, Entzündung und Geschwüre des Zahnfleisches, Infraktionen der Diaphysen.

Die **Voraussage** der Osteochondritis ist im allgemeinen gut. Bei geeigneter Behandlung sind die krankhaften Veränderungen meistens in wenigen Wochen geschwunden. Bei schweren Erkrankungen der Epiphyse können Wachstumsstörungen zurückbleiben: partieller Riesenwuchs infolge erhöhten Wachstumsreizes, Verbreiterung und Verkürzung der Gliedmaßen (bei Epiphysenlösung), geringeres Wachstum infolge vorzeitiger Verknöcherung der Epiphysenfuge. In seltenen Fällen wird die Epiphyse völlig zerstört, z. B. an den Metacarpen. Die Folge ist eine erhebliche Verkürzung des Gliedes. Noch seltener ist die Vereiterung des Gelenks infolge sekundärer Infektion. Dabei kann die Epiphyse teilweise oder ganz nekrotisch werden und zur Ausstoßung gelangen.

Die **Behandlung** deckt sich mit der allgemeinen Therapie der kongenitalen Lues. Bei schwerer, sehr schmerzhafter Osteochondritis sind ruhigstellende Verbände und feuchte Umschläge zweckmäßig. Epiphysenlösungen werden nach chirurgischen Grundsätzen behandelt (Streckverband, später fixierender Verband).

b) Eine weitere Form, in der die Syphilis des Säuglings am Knochensystem sich geltend macht, ist die **ossifizierende Periostitis.** Wir finden sie, wie bei der luetischen Periostitis der Erwachsenen ausführlich geschildert, an den Diaphysen der Röhrenknochen, am häufigsten am unteren Ende der Humerusdiaphyse (selten in der Nachbarschaft einer Osteochondritis), aber auch an platten Knochen, wie Schulterblatt und Darmbein. Ebenso können Rippen, Schlüsselbeine und Unterkiefer erkrankt sein. Besonders häufig befallen ist der Schädel. An den Tubera parietalia und frontalia bildet die ossifizierende Periostitis buckelartige Verdickungen.

c) Die dritte wichtige Form der syphilitischen Knochenerkrankungen beim Säugling ist die **Osteoporose.** Es handelt sich um eine Rarefizierung und Resorption von Knochengewebe einerseits, um Hyperostose und Sklerose andererseits, wie wir sie bei der entzündlichen Ostitis des Erwachsenen besprochen haben. Nur treten beim Säugling die Vorgänge des Knochenanbaus gegenüber dem Abbau mehr zurück. Wir treffen die rarefizierende Ostitis besonders an den kurzen Knochen (Metacarpen, Metatarsen, Phalangen), ferner an Rippen und Schlüsselbeinen. An der Hand ist fast immer die Grundphalanx der Finger ergriffen. Es kommt bei dieser Dactylitis luetica zu flaschen- oder kegelförmiger Auftreibung des Knochens. Das Röntgenbild zeigt eine plumpe Knochenform, verwaschene Struktur, gelegentlich auch periostale Anlagerungen, kurz ein Bild, das an die Spina ventosa tuberculosa erinnert. Bei der luetischen Dactylitis bleiben (im Gegensatz zur tuberkulösen) die Gelenke frei.

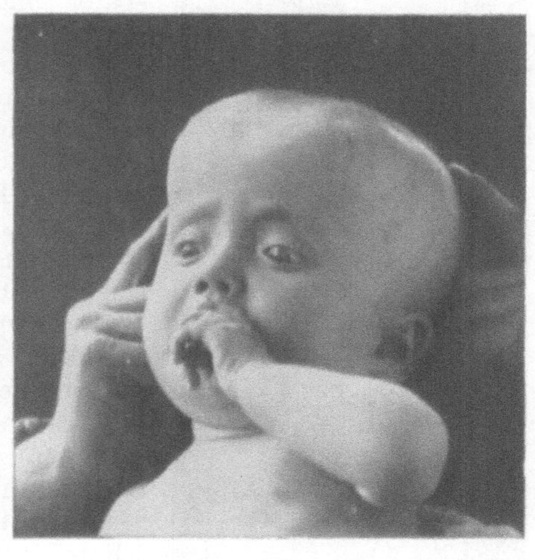

Abb. 5. Caput natiforme. (Aus Feer, Diagnostik der Kinderkrankheiten, 2. Aufl.)

Am Schädel führt die verminderte Festigkeit der Knochen, sowie Störungen in der Verknöcherung der Nähte zu bestimmten Formveränderungen: Ausweitung des Schädels (Hydrocephalus), Vorwölbung der Stirn und der Scheitelbeine. Verstärkt wird letztere Erscheinung noch durch die schon erwähnte Verdickung der Tubera frontalia und parietalia (infolge ossifizierender Periostitis). Sind die Scheitelbeine sehr stark vorgewölbt, so kann das Schädeldach in sagittaler Richtung gefurcht erscheinen (Caput natiforme [s. Abb. 5]). Dem erweiterten Hirnschädel gegenüber erscheint der Gesichtsschädel verkümmert.

Neben übermäßig langem Offenbleiben der Nähte und Fontanellen wird gelegentlich auch ein vorzeitiger Schluß beobachtet.

2. Die entzündliche Knochensyphilis der späten Kindheit
(Syphilis congenita tarda).

Während die Latenzzeit der kongenitalen Syphilis (2. bis 4. Lebensjahr) arm an klinischen Erscheinungen ist, auch in bezug auf das Knochensystem, treten vom 5. bis 6. Lebensjahr ab, am häufigsten um das 12. Lebensjahr, wieder sehr kennzeichnende Veränderungen auf. Nächst dem Auge (Keratitis parenchymatosa) finden wir den Knochen am stärksten beteiligt. So zeigten von 212 Kindern mit kongenitaler Lues, die Fournier behandelte, 82 Knochenerkrankungen.

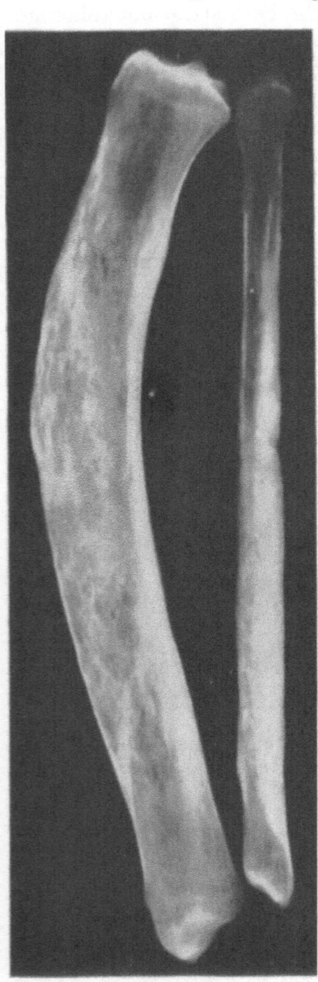

Abb. 6. Säbelscheidenförmige Tibia, Röntgenbild.
(Sammlung Professor L. Pick-Berlin.)

Hier sollen nur die entzündlichen, luetischen Knochenerkrankungen besprochen werden, da die gummösen Formen, die an sich im Kindesalter selten sind, keine Abweichungen von der gummösen Knochensyphilis der Erwachsenen zeigen und daher später mit diesen zusammen behandelt werden.

Die kongenitale Syphilis schädigt in diesem Stadium einmal die allgemeine Entwicklung des Skeletts: schwächlicher, asthenischer Bau; kümmernder Hochwuchs; verminderte Festigkeit der Knochen (Osteopsathyrosis). Ferner verursacht sie örtliche Erkrankungen. Unter diesen steht die entzündliche Osteoperiostitis an erster Stelle.

Die Hyperostose kann an allen Knochen auftreten, am häufigsten und bekanntesten sind die Veränderungen am Schienbein und am Schädel. Die Tibia erkrankt fünfmal so oft wie alle andern Knochen zusammen. Die Erkrankung fällt in die Zeit vom Ende des ersten bis Ende des zweiten Lebensjahrzehnts. In ausgesprochenen Fällen erscheint das Schienbein unförmlich verdickt, seitlich zusammengepreßt und nach vorn zu verkrümmt (Säbelscheidenbein). Dicke und Schwere können das Doppelte einer gesunden Tibia erreichen, ebenso ist der erkrankte Knochen länger als der gesunde (bis zu 5 cm).

Die **Röntgenphotographie** (Abb. 6) zeigt eine sehr starke Knochenanbildung und Sklerose, namentlich an der vorderen Tibiakante, die dadurch plump und abgerundet wird. Diese Knochenneubildung würde aber nur eine scheinbare Krümmung des Knochens herbeiführen. Es tritt daneben auch ein stärkeres Längenwachstum des Knochens ein, der sich nun im Verhältnis zur gesunden Fibula wie ein Bogen zur Sehne krümmt. Nicht immer handelt es sich bei diesem so kennzeichnenden Vorgang um entzündliche Vorgänge, sondern häufig auch um gummöse Prozesse.

In ähnlicher Weise wie die Tibia können andere Röhrenknochen
(Fibula, Femur, Humerus, Radius, Ulna, Schlüsselbein und Rippen)

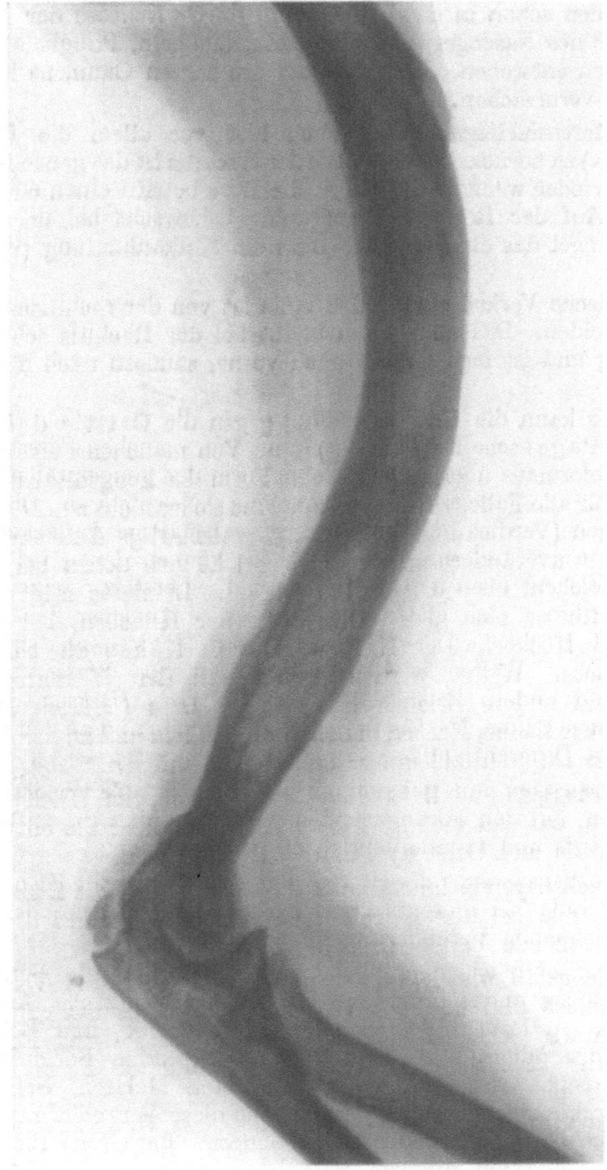

Abb. 7. Verkrümmter Humerus.

erkranken. Abb. 7 zeigt die Röntgenphotographie eines in dieser Weise
deformierten Oberarmknochens.

Am Schädel führt die entzündliche Ostitis zu umschriebener oder weit ausgebreiteter Verdickung des Knochens. Caries und Nekrose sind im Gegensatz zur gummösen Syphilis selten. Am Gesichtsschädel freilich können schon in diesem Stadium durch Nekrose der Knochen, insbesondere des Nasengerüsts (Nasenbein, Siebbein, Pflugbein) schwere Entstellungen entstehen. Eine Nekrose des harten Gaumens kann eine Perforation verursachen.

Die **Differentialdiagnose** hat auch hier vor allem die Rachitis (Spätrachitis) zu berücksichtigen. Bei der Rachitis ist das ganze Knochensystem mehr oder weniger verändert, die Lues betrifft einen oder wenige Knochen. Auf der Röntgenphotographie beherrscht bei der Rachitis der Kalkmangel das Bild, bei der Lues die Kalkanhäufung (verzögerte Resorption).

Die luetische Verkrümmung der Tibia ist von der rachitischen leicht zu unterscheiden. Das Schienbein bleibt bei der Rachitis schlank und scharfkantig und ist ferner nicht nach vorne, sondern nach außen verbogen.

Schwierig kann die Unterscheidung gegen die Ostitis deformans s. fibrosa (Pagetsche Erkrankung) sein. Von manchen Forschern wird die Ostitis deformans überhaupt für eine Form der kongenitalen Spätlues gehalten. Für alle Fälle trifft diese Annahme sicher nicht zu. Die äußeren Erscheinungen (Verdickung, Verhärtung, wabenartige Auflockerung der Corticalis, Formveränderung der Knochen) können denen bei Spätlues durchaus gleichen, ebenso das Röntgenbild. Letzteres zeigt aber bei der Ostitis fibrosa eine glatte Oberfläche der Knochen, bei Lues oft Zacken und Höcker. Der Nachweis von Nekrosen sichert die Diagnose Lues. Weiter werden der Ausfall der Wassermannschen Reaktion und andere Zeichen kongenitaler Lues (Drüsen, Keratitis, Hutchinsonsche Zähne, Narben in den Mundwinkeln und an den Gaumenmandeln) die Differentialdiagnose entscheiden müssen.

Über **Voraussage** und **Behandlung** verweise ich, um Wiederholungen zu vermeiden, auf den vorangehenden Abschnitt über die entzündliche luetische Ostitis und Osteomyelitis der Erwachsenen.

Dem Knochensystem im weiteren Sinne sind auch die Zähne zuzurechnen. Gerade bei diesen treffen wir bei der Spätlues der Kinder sehr kennzeichnende Veränderungen.

Dem Milchgebiß wie dem bleibenden gemeinsam sind Verzögerung des Durchbruchs und häufig ein gewisser Infantilismus. Am Milchgebiß finden wir ferner Erosionen an den Schneide- und Eckzähnen, Verbleiben der Milchzähne, Hypertrophie, abnorme Form und Verlagerung, Atrophie der Kauflächen der ersten Molaren, Neigung der Zähne zu rasch fortschreitender Caries. Alle diese Veränderungen finden wir aber auch bei nichtsyphilitischen Kindern. Beweisend für die kongenitale Lues sind nur die von Hutchinson beschriebenen Veränderungen: an den beiden mittleren, oberen Schneidezähnen des bleibenden Gebisses halbmondförmige, nach dem Kiefer hin konvexe Auskerbungen; im späteren Leben können diese Auskerbungen abgeschliffen sein.

II. Die gummösen Erkrankungen der Knochen.

Wie ich schon eingangs erwähnte, waren unsere ärztlichen Vorfahren der Ansicht, daß nur im dritten Stadium der Lues Knochenerkrankungen vorkommen; ja man glaubte an ihnen den besten Anhalt für den Beginn des tertiären Stadiums der Syphilis überhaupt zu haben. Heute wissen wir, daß Knochenerkrankungen im ganzen Verlauf der Lues, vom Eintritt der allgemeinen Infektion ab, vorkommen können. Wir sehen gelegentlich ein Gumma schon wenige Monate nach der Infektion, ein andermal wieder 3—4 Jahrzehnte später.

Nicht die Zeit des Auftretens der Erscheinungen, sondern allein der pathologisch-anatomische Befund ist für die Einteilung der Knochensyphilis in verschiedene Gruppen bestimmend.

Der **histologische Aufbau** des Knochengummas unterscheidet sich nicht von dem des Gummas anderer Organe: Granulationsgewebe mit mononucleären Lymphocyten, epitheloiden und Plasmazellen, vereinzelt auch Riesenzellen. Stets geht die Bildung des Gummaknotens von den Gefäßwänden (Adventitia) aus. Das Knochengumma ist meistens auffallend gelb gefärbt. Es besteht Neigung zu fettiger Degeneration, Erweichung, zentraler Nekrose bzw. Verkäsung. Spirochäten werden gelegentlich gefunden, immer aber nur in geringen Mengen.

Die gummöse Gewebsveränderung tritt am Knochen entweder in Form umschriebener Knoten oder als weit ausgedehnte Infiltration auf. Was die Häufigkeit der gummösen Knochenerkrankung anlangt, so verhält sich die Zahl der Knochengummen zu der der Hautgummen wie 7 zu 18. In sehr spätem Stadium der Lues ist oft das Knochensystem ausschließlich befallen. Sämtliche Knochen des Skeletts können gummös erkranken. Ebenso finden wir Gummen an allen Geweben des Knochens, im Periost, in der Corticalis und Spongiosa, im Mark. Der Knochen des Kindes wird in gleicher Weise befallen wie der des Erwachsenen.

A. Die gummöse Periostitis.

Im Periost tritt die gummöse Lues fast immer in Knotenform auf. Bevorzugte Stellen sind auch hier die Schädelknochen, insbesondere Stirnbein und Scheitelbein, ferner Schienbein, Oberschenkelknochen, Oberarmknochen, Unterarmknochen, Rippen, Brustbein, Schlüsselbein. Schmerzlos entstehen erbsen- bis walnußgroße, flache bis halbkugelförmige Geschwülste von eigentümlichem, festweichen Bau, gegen die Umgebung gut abgegrenzt.

Das Periostgumma geht meistens von der Innenseite der Knochenhaut aus. Entweder ist die Knochenhaut primär erkrankt, oder es geht ein Gumma der Haut oder auch des eigentlichen Knochens auf das Periost über. Umgekehrt kann ein Gummiknoten des Periosts bei langem Bestehen die darunterliegende Corticalis ergreifen. Der Knochen zeigt dann auf dem Röntgenbilde eine immer mehr sich ausbreitende

Aufhellung (s. Abb. 8). Es entsteht durch die Zerstörung des Knochengewebes eine mehr oder weniger tiefe Delle. In der Umgebung dieser
Delle sehen wir wieder die Vorgänge des Knochenanbaus: Ossification
und Sklerose. Ein dicker, harter Knochenwall umgibt den erkrankten
Herd. Das Gumma selbst ossifiziert nicht, übt aber einen Reiz auf die
dazu fähige Umgebung aus. Durch das Zusammenfließen mehrerer

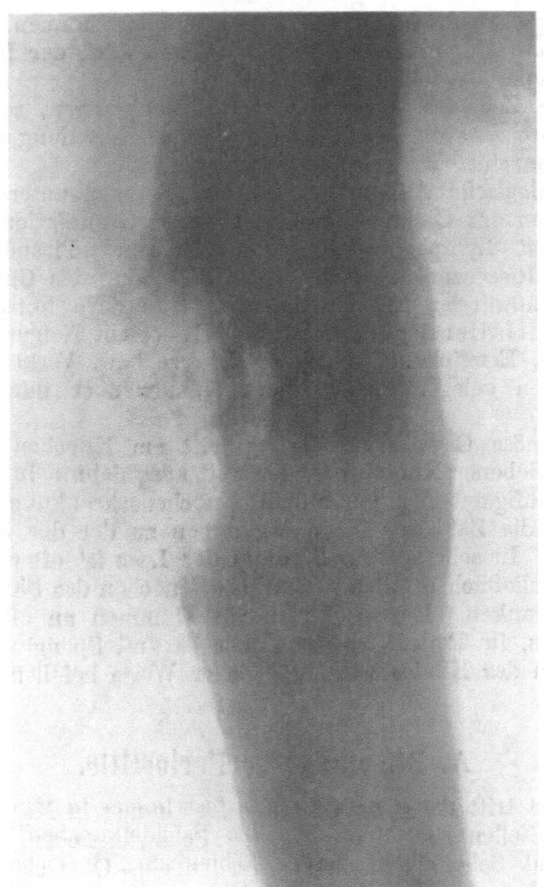

Abb. 8. Periostgumma, das auf den Knochen übergegriffen hat.

Dellen kann es zu ausgedehnten Zerstörungen der Knochensubstanz
kommen. An platten Knochen, wie Schädeldach und Schulterblatt, sind
Durchlöcherungen nicht selten, besonders wenn die gummöse Periostitis
sich an beiden Seiten des Knochens abspielt.

Bei der mehr ausgebreiteten Form der gummösen Periostitis kann
es zu lamellenartiger Knochenneubildung kommen. Die neugebildete
Knochenschale ist zuweilen $^{1}/_{2}$—1 cm dick. Die Unterscheidung gegen-

über einer entzündlichen Periostitis kann dabei schwierig sein. Allerdings ist ein Übergreifen der periostalen Erkrankung auf die kompakte Knochensubstanz beim Gumma häufiger und stärker als bei der entzündlichen Periostitis.

Diagnose. Eine schmerzlos entstehende, langsam wachsende, teigigelastische, dem Knochen aufsitzende Geschwulst wird, auch bei negativer Vorgeschichte, immer an Gumma denken lassen. Schwieriger kann die Diagnose werden, sobald das Gumma aufbricht. Aber auch dann sind der mißfarbige Untergrund, die bogen- oder girlandenförmige Umrandung, die dünnen, oft unterhöhlten Wundsäume ein guter Anhalt für die syphilitische Natur der Geschwüre. Wassermannsche Blutprobe und zuletzt die Wirkung einer spezifischen Behandlung werden die Entscheidung sichern.

Die Differentialdiagnose gegenüber anderen Erkrankungen, insbesondere Osteomyelitis, Tuberkulose, Tumor, sollen im nächsten Abschnitt ausführlich behandelt werden.

Die Röntgenphotographie ist auch hier vielfach unentbehrlich. Sie wird uns vor allem darüber aufklären, ob der Knochen überhaupt beteiligt ist oder ob nur eine Schwellung der Weichteile vorliegt.

Voraussage und Verlauf. Auch das Gumma der Knochenhaut kann von selbst oder durch unsere Behandlung spurlos schwinden. In anderen Fällen trotzt das Gumma jeder Behandlung oder wird nach kurzer Zeit rückfällig. Bei längerem Bestehen bleiben Vertiefungen im Knochen und Knochenwülste zurück.

Das periostale Gumma kann schleimig erweichen und nach außen aufbrechen. Es kommt zu sekundärer Infektion, zu Nekrosen, Bildung von oberflächlichen Sequestern, Fistelgängen. Heilen diese Gummen ab, so entstehen strahlige, weiße, derbe Narben, die mit der Unterlage verwachsen sind.

In der **Behandlung** der gummösen Knochenerkrankungen spielt das Jod eine große und wirksame Rolle. Es soll nicht in zu kleinen Mengen gegeben werden, wenn man auch gelegentlich schon nach geringen Dosen gute Erfolge sieht. 3—4 g täglich, 4 Wochen hindurch, wird die gewöhnliche Verordnung sein. Geht das Gumma darauf nicht schnell zurück, so ist eine Quecksilber- bzw. Salvarsankur einzuleiten. Örtlich ist das Auflegen von grauer Salbe zu empfehlen.

B. Die gummöse Ostitis und Osteomyelitis.

Beide Erkrankungen müssen gemeinsam abgehandelt werden. Klinisch ist eine Unterscheidung kaum möglich, und auch anatomisch finden wir meistens beide Teile des Knochens ergriffen. Wohl sind, und zwar bei Kindern, Fälle bekannt, bei denen die Gummiknoten ausschließlich im Knochenmark saßen, aber gewöhnlich gehen die Erkrankungen der Corticalis, der Spongiosa und des Marks ineinander über. Wir unterscheiden auch hier eine knotige und eine ausgebreitete Form der gummösen Erkrankung.

Anatomisch ist weiter zu beachten, daß das Gumma ausgeht von der Wand der kleinen Gefäße, die, in Bindegewebszüge gebettet, in den Knochen eindringen. Die Gummen sind, wie schon erwähnt, nicht immer von kugliger Gestalt, sondern infiltrieren oft unregelmäßig den Knochen auf weite Strecken hin. Wir finden einmal zahllose kleinste (miliare) Gummen, ein andermal vereinzelte große, den ganzen Knochen durchsetzende Knoten. Das wachsende Gumma zerstört allmählich den Knochen. Diese Zerstörung kann bei einem zentral gelegenen Gumma eines Röhrenknochens so weit gehen, daß der Knochen bei dem geringfügigsten Anlaß bricht (Spontanfraktur). Bei vielfachen kleinen Knoten oder bei ausgedehnter gummöser Infiltration tritt die uns schon bekannte Osteoporose, die schwammartige Umwandlung des Knochengewebes, auf. Die Struktur kann dabei völlig verloren gehen.

Den zerstörenden Kräften treten aufbauende entgegen, einmal als Neubildung und Verdichtung (Hyperostose und Sklerose) um den Krankheitsherd, zweitens als ossifizierende Periostitis. Die Knochenneubildung kann einen sehr erheblichen Umfang annehmen. Infolge Ernährungsstörungen entstehen mehr oder weniger ausgedehnte Nekrosen, bei kleinen Knochen oft Totalnekrosen. An platten Knochen, wie an oberflächlich liegenden langen Knochen, kommt es häufig zum Durchbruch des erweichten Gummas nach außen. Sekundäre Infektion, Bildung von Sequestern, Eitersenkungen, Fistelgänge können das klinische Bild in mannigfacher Richtung ändern.

Erscheinungen. Schmerzlos tritt eine umschriebene oder mehr ausgedehnte Schwellung des Knochens ein, an Röhrenknochen meist in Form einer spindelförmigen Auftreibung. Die Symptome können so gering sein, daß die Kranken zunächst wegen „rheumatoider" oder gar „hysterischer" Beschwerden behandelt werden. Selbst Spontanfrakturen sind verhältnismäßig schmerzlos. Die Knochengummata können an symmetrischen Stellen des Skeletts gleichzeitig sich entwickeln.

Bevorzugt ist einmal das Schädeldach, besonders Stirn- und Scheitelbein. Die Gummabildung erfolgt, vom Periost abgesehen, in der Diploe des Knochens. Häufig kommt es zu ausgedehnter Nekrose und Durchbruch nach außen. Man hat — oft bei völlig schmerzlosem Verlauf — die Bildung von handtellergroßen Knochensequestern beobachtet. Die Demarkation erfolgt auffallend langsam. Es entstehen kleine oder große Lücken im Knochen, die entweder rund sind oder beim Zusammenfließen mehrerer Gummen eine girlandenförmige Umrandung zeigen. Die Geschwüre der Haut bieten das kennzeichnende Bild: schmierig graugelber Grund, bogenförmige Ränder, die feinsaumig und oft unterhöhlt sind. Selbst bei sehr ausgedehnten Defekten, die das ganze Schädeldach durchsetzen, kommt es äußerst selten zu einer Infektion des Schädelinhalts (eitrige Meningitis). Es bilden sich sehr bald feste Verwachsungen, die das Eindringen der Infektion verhüten. Bei der Heilung des Schädelgummas schließen sich nur ganz kleine Defekte durch Knochenneubildung. Bei größeren kommt es nur zu Randwulstbildung und geringer Verkleinerung; im übrigen wird die Lücke durch straffes, narbiges Bindegewebe überbrückt.

Die Gummen des Gesichtsschädels sitzen mit Vorliebe am knöchernen Orbitaldach und Nasengerüst. Einbrüche in die Kiefer- und Stirnhöhle können zu erheblichen Erweiterungen führen, Gummen des Nasengerüsts zu schweren Entstellungen (Sattelnase, ausgedehnte Defekte der Haut und Knochen). Zuweilen finden wir aber im Innern der Nase ausgedehnte Zerstörungen, ohne Veränderung der äußeren Form. Gelegentlich ist auch der Alveolarfortsatz erkrankt.

Neben dem Schädel ist das Schienbein ein Lieblingssitz der gummösen Syphilis. Durch eine gummöse Panostitis, die sich hauptsächlich in der vorderen Hälfte der Tibia abspielt, kommt es bei Jugendlichen zur Bildung von Säbelbeinen, wie in einem früheren Abschnitt geschildert. Auch an der Tibia bricht das Gumma häufig nach außen durch, besonders an der vorderen Schienbeinfläche. Knochennekrose, Sequesterbildung, ausgedehnte Einschmelzung der Haut sind die Folgen.

Nicht gerade selten, namentlich bei kongenitaler Lues, ist die Erkrankung der Fingerphalangen und Metacarpen. Der Knochen ist kolbig aufgetrieben; die dünne Corticalis ist ebenso wie die darüber liegende Haut bald zerstört. Die Sonde und das Röntgenbild zeigen das Vorhandensein kleiner Sequester. Kurz, das ganze Bild ist der Spina ventosa tuberculosa zum Verwechseln ähnlich.

Noch mehr gilt diese Ähnlichkeit mit tuberkulösen Vorgängen von der gummösen Syphilis der Wirbelsäule. Wie oft auch hier eine Fehldiagnose vorgekommen ist, geht schon daraus hervor, daß man früher die Wirbelsäule für immun gegen Lues hielt. In $^2/_3$ der Fälle ist der Halsteil der Wirbelsäule ergriffen, und zwar meistens die beiden obersten Halswirbel. Das männliche Geschlecht ist stärker beteiligt, Kinder mehr wie Erwachsene. Das erste klinische Zeichen ist eine reflektorische Steifheit des erkrankten Bezirks, bei Hypotonie der gesunden Teile der Wirbelsäiule. Später brechen, genau wie bei der Tuberkulose, die erkrankten Wirbel zusammen. Es entsteht ein richtiger, spitzwinkliger Buckel (Malum Pottii). Senkungsabscesse treten in der Regel nicht auf. Dagegen macht sich der Druck der zerstörten Wirbel und des verkästen gummösen Gewebes auf das Rückenmark in mehr oder weniger starkem Grade geltend: Störungen der Empfindung und Beweglichkeit, der Reflexe, der Blasen- und Mastdarmtätigkeit. Es kann zu völliger Lähmung mit den bekannten schweren Folgen (Decubitalgeschwüre, aufsteigende Pyelonephritis usw.) kommen.

Gummöse Prozesse können weiter auftreten an Brustbein, Schulterblatt, Rippen, Unterkiefer, Darmbein, Fersenbein, Kniescheibe usw. Jeder Teil des Skeletts kann ergriffen sein, wenn auch gewisse Knochen, wie das Schläfenbein, die Schädelbasis nur äußerst selten erkranken.

Die **Diagnose** der gummösen Knochensyphilis kann leicht sein und auf den ersten Blick mit Sicherheit gestellt werden. Sie kann aber auch, selbst für den sehr erfahrenen Arzt, im Einzelfalle außerordentlich schwierig werden. Die Hauptsache bleibt, daß der Arzt bei allen Knochenerkrankungen, besonders bei ungewöhnlichen und zweifelhaften Formen, immer auch an die Möglichkeit einer Syphilis denkt. Geringe subjektive Beschwerden bei schweren objektiven Veränderungen sind immer auf Lues verdächtig.

Einen wesentlichen Anhalt gibt uns natürlich eine positive Vorgeschichte (frühere Erscheinungen von Syphilis an Haut, Schleimhäuten und Knochen, spezifische Behandlung). Nur darf man nicht allein aus einer durchgemachten Quecksilberkur auf eine sichere Lues schließen. Aus der Zeit vor Entdeckung der Spirochaeta pallida, vor der Einführung der Wassermannschen Reaktion ist oft genug eine harmlose Erkrankung als Syphilis erklärt und behandelt worden. Eine einzige Quecksilberkur hat dann einen Unschuldigen zeitlebens zum Syphilitiker gestempelt. Und umgekehrt, es spricht bei Frauen das Fehlen von Aborten ebensowenig wie die Geburt gesunder Kinder gegen eine Lues. Wie auch sonst ist in der Vorgeschichte nur die positive Angabe (z. B. vorausgegangene Aborte) zu verwerten.

Das Alter der Kranken bietet nur einen geringen Anhalt. Gewiß werden wir bei Knochenerkrankungen in vorgeschrittenem Lebensalter, sagen wir im 5. oder 6. Lebensjahrzehnt, eher an eine Spätform der Lues denken. Wir wissen, daß die akute Staphylokokkenosteomyelitis immer, die Tuberkulose vorzugsweise den jugendlichen Knochen befällt. Aber sehen wir nicht gerade bei der Lues congenita tarda, d. h. bei den Späterscheinungen einer frühzeitig erworbenen Lues, häufig genug die schwersten Erscheinungen am Skelettsystem?

Die genaue Untersuchung wird in der Mehrzahl der Fälle auf die richtige Diagnose führen. Eine schmerzlos und scheinbar ohne Ursache entstehende Geschwulst am Knochen muß immer an ein Gumma denken lassen. Bricht die Geschwulst auf, so ist beim Gumma das Aussehen in vielen Fällen kennzeichnend: Nieren- oder Sichelform des Geschwürs, schmieriger Untergrund, schlaffe Granulationen, hier und da Nekrose des Knochens oder Sequester, die Hautränder dünn ausgezogen, unterhöhlt, mit bogenförmigen Ausbuchtungen; Entstellung der äußeren Form des Gliedes durch Gewebsdefekte.

In vielen Fällen wird das **Röntgenbild** die Natur des Leidens klären. Wir sehen die Verdickungen und Dellen an der Knochenoberfläche, die poröse Auflockerung der Knochensubstanz, die verschiedenen Formen der Knochenneubildung (Exostosen, Hyperostosen, Sklerosen). Das zentrale Gumma hebt sich oft als scharf umschriebener, strahlendurchlässiger Kreis gegen die dichte, kalkhaltige Umgebung ab (s. Abb. 9). Die stärksten Veränderungen finden wir in der Mitte des Gummas. Etwaige Sequester erscheinen auffallend dicht (strahlenundurchlässig) und strukturlos. Bei ausgedehnter gummöser Infiltration sehen wir hellere streifenförmige Bezirke mit dichteren (Hyperostose) abwechseln. Die Röhrenknochen erscheinen auffallend plump und dick.

Nie zu unterlassen ist die Wassermannsche Blutprobe, mit dem Vorbehalt freilich, daß eine negative Reaktion nicht unbedingt gegen Lues spricht. Gerade bei der gummösen Knochensyphilis ist der negative Ausfall nicht selten.

Wertvolle Schlüsse können wir oft aus dem Erfolg der Behandlung ziehen. Erweist sich eine chronische Knochenerkrankung auf unsere Behandlung hin längere Zeit unbeeinflußt oder schreitet gar weiter vor, und führt dann eine Behandlung mit Salvarsan, Quecksilber, Jod zu rascher Heilung, so können wir mit größter Wahrscheinlichkeit eine Lues annehmen. Freilich denken wir daran, daß Jod gelegentlich auch bei tuberkulöser Erkrankung ausgezeichnete Dienste leistet. Nicht selten sehen wir zu Beginn der spezifischen Behandlung örtliche Reaktionen, die dann auch diagnostisch zu verwerten sind.

Die **Differentialdiagnose** hat besonders drei Erkrankungen zu berücksichtigen: Osteomyelitis, Tuberkulose und malignen Tumor.

Die Folgen einer akuten Osteomyelitis als Verdickung des Knochens, Sequester, Fisteln können den Erscheinungen einer schweren Knochenlues sehr ähnlich sein. Wichtig für die Unterscheidung ist die Vorgeschichte: bei der Osteomyelitis akuter Beginn, stets vor oder während der Pubertät, schwere Krankheitserscheinungen, hohes Fieber, Schüttelfröste. Häufig ist nur ein Knochen befallen; bei gleichzeitiger Erkrankung mehrerer Knochen erfolgt oft tödlicher Ausgang. Bei der Lues kann die Erkrankung in das frühe Kindesalter fallen, meistens aber infizieren sich erst die Erwachsenen. Beginn weniger stürmisch, geringes Fieber, selten ein Schüttelfrost. In den frühen Stadien sind häufig verschiedene Teile des Skeletts gleichzeitig befallen. Die flachen Knochen werden von der Osteomyelitis

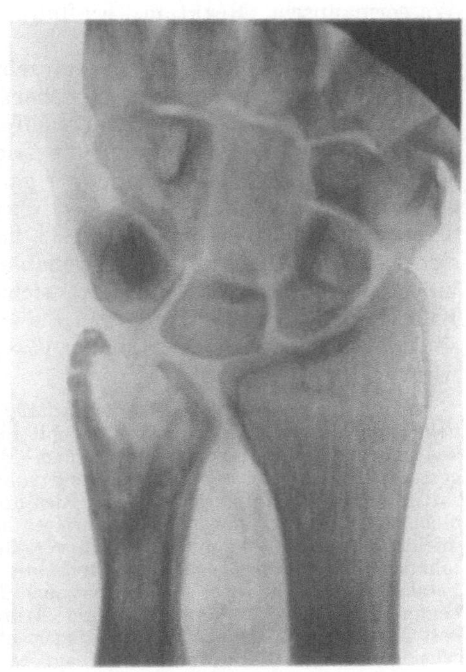

Abb. 9. Zentrales Knochengumma der Ulna.

sehr selten ergriffen, z. B. ab und an das Schulterblatt, bei der Lues mit Vorliebe. Die Wassermannsche Reaktion ist bei der Osteomyelitis negativ, eine antiluetische Behandlung führt weder zu einer örtlichen Reaktion noch zu einem Erfolg.

Reste einer überstandenen Lues als Veränderungen der Haut, besonders Narben, allgemeine Drüsenschwellung erleichtern die Differentialdiagnose. In manchen Fällen wird das Röntgenbild die gewünschte Aufklärung bringen. Bei alter Osteomyelitis finden wir einen Herd mit verdickter und sklerosierter Wand (Totenlade), bei der Lues Veränderungen, die sich auf den ganzen Knochen erstrecken.

Die frische Osteomyelitis gibt allerdings Röntgenbilder, die denen der Syphilis sehr gleichen: wolkige Trübung, Verwaschensein und später völliger Verlust der Struktur, ossifizierende Periostitis.

Ein unklares klinisches Bild macht oft der metastatische Knochenabsceß, wie wir ihn z. B. bei Typhus beobachten. Schwellung und Knochenauftreibung können sich dabei ganz schleichend entwickeln, Schmerzen und Fieber wechseln in weiten Grenzen. Auch das Röntgenbild kann dem des zentralen Knochengummas ähnlich sein. Freilich fehlen bei metastatischem Knochenabsceß die osteoplastischen Vorgänge der Umgebung oder sind nur wenig entwickelt. Verwechslungen des Abscesses mit Knochenlues werden durch die Vorgeschichte, Wassermannsche Reaktion, Einfluß der spezifischen Behandlung zu vermeiden sein.

Sehr viel schwieriger, ja in einzelnen Fällen unmöglich kann die Abgrenzung der gummösen Knochensyphilis gegenüber der Tuberkulose sein. Man sagte früher wohl, die Tuberkulose befalle an den Röhrenknochen die Epiphysen, die Lues dagegen die Diaphysen. Wir wissen heute, daß dies nicht immer ganz richtig ist. Man nahm weiter an, daß eine spitze Kyphose der Wirbelsäule immer eine Folge von Tuberkulose sei, die Syphilis befalle die Wirbelkörper nicht. Heute ist sicher, daß die Lues die Wirbel genau so zerstören kann wie die Tuberkulose. Jeder beschäftigte Arzt sieht Kinder, die jahrelang wegen Knochentuberkulose, z. B. wegen Spina ventosa, ohne Erfolg behandelt sind, und bei denen dann eine antisyphilitische Behandlung Wunder wirkt.

Selbst die mikroskopische Untersuchung (gelegentlich von Operationen oder Sektionen) unterscheidet nicht immer mit Sicherheit. Die für Knochengummata kennzeichnende Gelbfärbung kann fehlen. Früher hat man sich die Sache leicht gemacht, indem man sagte, der Befund von Riesenzellen sei beweisend für eine Tuberkulose. Heute steht fest, daß Riesenzellen auch bei gummösen Prozessen nicht zu selten vorkommen. Dieser Irrtum hat häufig zur Annahme einer Mischinfektion (Tuberkulose und Syphilis) verleitet. Wie die Lues die Widerstandsfähigkeit des Gewebes gegenüber Eiterbakterien (Staphylokokken, Streptokokken) herabsetzt, so sollte diese Schädigung auch die Ansiedelung von Tuberkelbacillen begünstigen. Das Vorkommen beider Erkrankungen nebeneinander soll nicht bestritten werden, ist aber doch seltener, als man eine Zeitlang glaubte. Entscheidend für die mikroskopische Diagnose Gumma bleiben die nie vermißten Veränderungen an den Gefäßen (Endarteriitis).

Wenn auch der Sitz der Erkrankung nicht unbedingt beweisend ist, so wird man doch gewisse Anhaltspunkte daran haben. Die Tuberkulose befällt nächst den Epiphysen mit Vorliebe die kurzen und kleinen Knochen, die Lues die langen Röhrenknochen und die flachen Knochen. Eine Tuberkulose z. B. der platten Schädelknochen ist recht selten, eine Lues dagegen häufig. Ausgedehnte Zerstörungen der Weichteile und Knochen sprechen ebenfalls mehr für Syphilis. Das Röntgenbild kann zur Klärung der Diagnose beitragen. Es überwiegen bei der Tuberkulose die Vorgänge des Knochenabbaus; etwaige Sequester sind meist geringen Umfangs.

Wertvoller ist der Ausfall der Wassermannschen Reaktion und der Einfluß unserer Behandlung. Letzterer nicht allein im Sinne einer Besserung und Heilung, sondern auch im Sinne einer spezifischen Reaktion. Luetische Prozesse werden z. B. auf Tuberkulin keine örtliche Reaktion zeigen, wohl aber tuberkulöse. Umgekehrt bei antiluetischen Mitteln.

Eine recht häufige Verwechslung ist die einer gummösen Knochenerkrankung mit einer Geschwulst. Der äußere Befund kann bei beiden Leiden der gleiche sein. Wir finden eine schmerzlos entstandene und allmählich zunehmende Auftreibung des Knochens, zunächst ohne wesentliche Funktionsstörung. Besonders nahe liegt die Fehldiagnose auf Tumor, wenn es sich um Kranke jenseits des vierten Lebensjahrzehnts handelt und wenn die Vorgeschichte (bei Frauen besonders Geburten gesunder Kinder) und der sonstige Befund keinen Anhalt für eine überstandene Syphilis ergeben. Es sind unter der Fehldiagnose Tumor nicht gerade selten verstümmelnde Operationen vorgenommen worden. Auch bei einer Spontanfraktur war man früher eher geneigt, an eine bösartige Geschwulst als an ein Gumma zu denken, obwohl das zentrale Gumma die Hauptursache solcher Spontanfrakturen darstellt.

Das Röntgenbild entscheidet nicht immer. Die Vorgänge des An- und Abbaus im Knochengewebe können sich beim Sarkom und beim Gumma außerordentlich gleichen. In früherer Zeit ist daher oft erst bei der Operation bzw. Sektion die Differentialdiagnose entschieden worden. In vielen Fällen wird aber doch die richtige Diagnose auch ohne Eingriff möglich sein, selbst beim Fehlen sonstiger syphilitischer Erscheinungen. Das Röntgenbild zeigt beim Tumor eine fortschreitende Verdünnung und Auflösung des Knochens, ferner eine Infiltration der umgebenden Weichteile; ein Knochenwall fehlt. Bei Lues sehen wir die Knochenteile um den Krankheitsherd gut erhalten, in der nächsten Umgebung Hyperostose und Sklerose. Beim Tumor sind die zugehörigen Lymphdrüsen fast immer geschwollen, häufig treten Lungenmetastasen auf. Beides fehlt bei Knochenlues. Auf Anwendung der Antisyphilitica tritt beim Tumor keine Herdreaktion auf, die Wassermannsche Probe ist negativ, die Geschwulst bleibt unbeeinflußt; die Knochenlues dagegen wird in den meisten Fällen schnelle Rückschritte aufweisen.

Voraussage und Verlauf. Die Prognose der gummösen Knochensyphilis ist im allgemeinen günstig zu stellen, oft freilich nur unter der Voraussetzung einer rechtzeitig beginnenden und lange genug durchgeführten Behandlung. Meistens gelingt eine Ausheilung des Prozesses oder mindestens doch eine wesentliche Besserung. Es gibt leider aber auch Fälle, die sich über viele Jahre hinziehen und jeder Behandlung trotzen. Von Komplikationen, die das Leben solcher Kranker gefährden können, zumal bei langwierigen Eiterungen, nenne ich die Kachexie, amyloide Entartung, septische Infektionen. Ein weiterer Nachteil ist die Möglichkeit einer dauernden Entstellung z. B. bei luetischen Erkrankungen der Gesichtsknochen. Freilich muß hervorgehoben werden, daß am Gesichtsschädel, z. B. am knöchernen Nasengerüst, am harten Gaumen meistens die Submucosa erkrankt, die Knochen selbst nur sekundär in Mitleidenschaft gezogen werden. Durch diese sekundäre Nekrose der Knochen entstehen dann die Sattelnase (meistens auf Lues congenita zurückzuführen) und der Defekt im harten Gaumen.

16*

Behandlung. Die allgemeine Behandlung der Syphilis geht natürlich allem andern voran. Auch bei noch so ausgedehnter Knochenerkrankung bildet diese immer doch nur die Teilerscheinung einer Infektion des Gesamtkörpers.

Bezüglich der Grundsätze und der Durchführung der allgemeinen Behandlung verweise ich auf den betreffenden Abschnitt dieses Buches.

Hier nur einige kurze Bemerkungen: Von alters her erfreut sich das Jod bei den sogenannten tertiären Knochenprozessen einer besonderen Vorliebe. Wir verwenden es in der Form von Jodnatrium (das Jodkalium wirkt in größeren Dosen oft herzerregend), und zwar durchschnittlich dreimal täglich 1 g, etwa 4 Wochen lang. In schweren und hartnäckigen Fällen hat man weit höhere Dosen ohne Schaden gegeben, bis 20 g täglich, ähnlich wie es bei der Behandlung der Aktinomykose üblich ist. Empfehlenswert ist, Luetikern, auch wenn Rückfälle ihrer Knochensyphilis nicht mehr eintreten, Jod gewissermaßen prophylaktisch in regelmäßigen Zwischenräumen zu verordnen.

Das Jod macht aber unsere anderen Heilmittel, insbesondere Quecksilber und Salvarsan, nicht entbehrlich. Es ist eine bekannte Tatsache, daß die gummöse Knochenlues bei dem einen Träger auf Jod ausgezeichnet anspricht, bei dem anderen gar nicht. Das gleiche gilt vom Quecksilber und Salvarsan. Man muß also im Einzelfalle häufig ausproben, welches Mittel den besten Erfolg zeigt. Wenn die erwähnten Medikamente im Stiche lassen, hat oft noch eine Zittmannkur Erfolg gebracht.

Etwas ausführlicher müssen wir die chirurgische Behandlung der gummösen Knochenlues besprechen. Sie kommt dort in Frage, wo Zerstörungen des Knochens, Nekrosen, Sequester, Defekte bestehen, und wo weder der Körper selbst, noch der Arzt mit inneren Mitteln der Krankheit Herr wird. Eine antisyphilitische Behandlung nützt in vielen Fällen nichts, weil Spirochäten gar nicht mehr vorhanden sind und es sich lediglich um die gewebszerstörenden Folgen ihrer Tätigkeit handelt. Volkmann hat mit bezug auf diese Fälle mit Recht von syphilitischen Erkrankungen bei Nichtsyphilitikern (richtiger noch bei Nichtmehrsyphilitischen) gesprochen.

Fixierende Verbände kommen nur bei Erkrankung der Wirbelsäule und bei Frakturen in Frage. Eine operative Behandlung ist ohne weiteres dort notwendig, wo entstellende oder funktionsstörende Knochendefekte bestehen. Die Sattelnase z. B. ist durch eine oft recht einfache plastische Operation aufzurichten, das Loch im harten Gaumen zu schließen. Daß derartige Operationen auch bei Syphilitikern einen guten Heilungsverlauf zeigen, erwähnte ich schon. Andererseits ist ein Defekt im Schulterblatt, sobald er nur vernarbt ist, für den Träger belanglos. Auch Defekte des Schädeldachs brauchen durchaus nicht immer plastisch geschlossen zu werden. Die Natur freilich bringt nur bei kleineren Löchern Heilung durch Knochenneubildung zustande. Bei größeren Defekten kommt es nur zu unzulänglicher Knochenregeneration vom Defektrande her. Immer aber bildet sich eine sehr derbe, straffe Narbe, die den Träger hinreichend schützt. Wenn infolge Verwachsungen mit dem Gehirn Druckerscheinungen, epileptische Anfälle u. dgl. auftreten, was aber sehr selten der Fall ist, wird ein Ausschneiden der Narbe mit nachfolgender Knochenplastik angezeigt sein.

Wie verhalten wir uns bei den Formen gummöser Knochenlues, die zu Nekrose, Sequestern, Fistelbildung führen? Hier wurde früher, namentlich nach nutzloser spezifischer Behandlung, viel operiert: Freilegung des erkrankten Knochens, Aufmeißelung der Totenlade, Entfernung etwaiger Sequester, Auskratzung der Granulationen. Es ist nicht zu leugnen, daß der Erfolg solcher Eingriffe in vielen Fällen ein recht guter war. Die Wunde zeigte schon nach wenigen Tagen ein frischeres Aussehen, die Regeneration machte gute Fortschritte. In anderen Fällen freilich blieb die erstrebte Heilung aus.

Heute sind wir mit diesen Operationen zurückhaltender geworden. Man denke einmal an die Wandlung, die bei der Therapie der chirurgischen Tuberkulose eingetreten ist. Auch hier haben wir früher viel operiert, ausgekratzt, gemeißelt, reseziert, amputiert, und heute wissen wir, daß Sonne und Luft, gute Ernährung weit erfolgreicher sind, als Messer, scharfer Löffel, Meißel, Säge. Fälle, bei denen früher die unbedingte Anzeige für einen Eingriff gegeben war, z. B. sekundär infizierte Gelenktuberkulosen, sehen wir heute unter einfacher Freiluftbehandlung vorzüglich heilen. Weshalb sollte es nicht bei der Knochenlues so ähnlich sein? Unsre Anschauungen gehen heute doch dahin, daß auch bei der Syphilis die Abwehrkräfte des Körpers die Heilung herbeiführen, daß selbst die sogenannten spezifischen Heilmittel wie Quecksilber, Jod und Salvarsan nicht anders wirken als durch Mobilisierung dieser Abwehrkräfte. Daher vorsichtige Indikationsstellung auch bei der sekundär infizierten Knochenlues! Zunächst Aufenthalt im Freien, Sonnen- und Luftbäder, im Winter künstliche Höhensonne; daneben gute Ernährung, Körperpflege, Gymnastik. Bei Verdacht auf noch bestehende Spirochätenherde ist eine allgemeine antiluetische Behandlung einzuleiten, die oft genug auch noch in schweren Fällen überraschende Erfolge zeitigt. Erst beim Versagen dieser Maßnahmen wird ein operativer Eingriff zu erwägen sein.

Die Syphilis der Gelenke.

Vorbemerkungen. Ähnlich wie die Syphiliserkrankungen der Knochen wurden früher auch Erkrankungen der Gelenke durch Lues geleugnet. Heute ist diese Frage entschieden. Die Gelenke bilden bei der allgemeinen Überschwemmung des Körpers mit Spirochäten keine Ausnahme. Im Erguß erkrankter Gelenke sind Spirochäten nachgewiesen worden. Von guten Beobachtern wird behauptet, daß etwa 20% aller chronischen Gelenkentzündungen syphilitischer Natur seien. Wir werden auch hier zweckmäßig unterscheiden zwischen entzündlichen und gummösen Erkrankungen der Gelenke (Erkrankungen der frühen und späten Stadien).

A. Entzündliche syphilitische Erkrankungen der Gelenke.

Unsere **pathologisch-anatomischen** Erfahrungen sind hier aus verständlichen Gründen recht spärlich. Wo man Gelegenheit hatte (Verletzungen, Selbstmord, Tod an akuten Erkrankungen), in solche Gelenke hineinzusehen, fand man die bekannten Zeichen frischer Entzündung: Schwellung und Rötung der Synovia, Gefäßinjektion, Flüssigkeitserguß. Letzterer ist anfangs serös und nur leicht getrübt, später stark getrübt, mit flockigen Gerinnseln. Wichtig zu wissen ist, daß syphilitische Erkrankungen schon vor den Erscheinungen an Haut und Schleimhäuten auftreten können. Ebenso vor der Polyadenitis, also, um bei der alten Einteilung zu bleiben, am Ende des primären Stadiums. Am häufigsten erkranken die Gelenke gleichzeitig oder nach dem Ausbruch der allgemeinen Infektion. Ein akuter Beginn, bei dem das Leiden dann als ein polyartikulärer Gelenkrheumatismus angesprochen werden kann, ist selten. Meist setzt die Erkrankung schleichend ein. Kinder erkranken in gleicher Weise wie Erwachsene.

Erscheinungen. Geringe syphilitische Gelenkentzündungen werden recht häufig sein. Wenigstens haben wir die Gelenkschmerzen, die beim Ausbruch einer Lues fast nie fehlen, im Sinne einer Spirochäteninfektion zu deuten. Zu einem Erguß kommt es bei den leichtesten Formen nicht. Erst bei stärkeren Graden der Entzündung wird seröse Flüssigkeit ins Gelenk ausgeschieden. Schmerzen fehlen oft vollkommen, können aber bei anderen Kranken wieder einen recht hohen Grad erreichen, besonders nachts. Fieber ist häufig vorhanden, unregelmäßig wechselnd, zuweilen recht hoch.

Wenn auch daran festzuhalten ist, daß alle Gelenke im Körper ohne Ausnahme erkranken können, z. B. auch die Wirbelgelenke, die man früher für immun hielt, so sehen wir doch bestimmte Gelenke häufiger befallen. In erster Reihe ist das Kniegelenk betroffen, dann Fußgelenk, Handgelenk, Schultergelenk und Ellbogengelenk. Nicht gerade selten findet man auch das Schlüsselbein-Brustbeingelenk, das Unterkiefergelenk erkrankt. Aber auch die Finger- und Wirbelgelenke können ergriffen sein. Auffallend oft sind symmetrische Gelenke, wie beide Kniegelenke, betroffen.

In ausgesprochenen Fällen findet man das Gelenk stark geschwollen, die bedeckende Haut unverändert oder gerötet. Größere Ergüsse sind durch Fluktuation leicht nachweisbar. Die Funktionsstörung ist in den meisten Fällen zunächst nicht beträchtlich. Bei stärkeren Ergüssen stellen sich die Gelenke in Beugecontractur, Bewegungen werden der Schmerzen wegen unterlassen. Eine Atrophie der Muskulatur, z. B. bei Kniegelenkserkrankungen eine Atrophie des Quadriceps, die wir sonst ganz schnell sich entwickeln sehen, bleibt bei Syphilis in der Regel aus.

Diagnose. Die Erkennung der syphilitischen Natur der Gelenkerkrankung bietet keine Schwierigkeit, sobald andere Zeichen der

Allgemeininfektion, in erster Reihe Veränderungen der Haut, Schleimhäute und Drüsen vorhanden sind. Anders, wenn diese fehlen oder so flüchtig sind, daß sie dem Nachweis entgehen. Hier sind Fehldiagnosen leider nur zu häufig.

Differentialdiagnostisch kommen in Frage der akute und chronische Gelenkrheumatismus, die traumatische Synovitis, die Gonorrhoe und die Tuberkulose der Gelenke.

Der akute Gelenkrheumatismus kann genau die gleichen klinischen Erscheinungen machen wie eine Gelenksyphilis: starke, schmerzhafte Schwellung des Gelenks, Erguß, unregelmäßiges Fieber. In beiden Erkrankungen kann die bedeckende Haut des Gelenks gerötet sein und sich heiß anfühlen. Besonders leicht ist eine Verwechslung, wenn die Gelenksyphilis, wie nicht gerade selten, im Anschluß an eine Angina oder Bronchitis auftritt und vor Ausbruch des Exanthems.

Neben diesen ähnlichen Merkmalen finden wir aber doch eine ganze Reihe von unterscheidenden. Der akute Gelenkrheumatismus befällt meistens viele Gelenke, bei der Syphilis ist häufig nur ein Gelenk oder symmetrische Gelenke erkrankt. Beim Gelenkrheumatismus sind die serösen Häute, in erster Reihe Endokard und Pleura, oft mitergriffen. Bei der Lues vermissen wir diese Begleiterscheinungen. Überhaupt ist der ganze Verlauf der Gelenksyphilis milder. Das Salicyl, ein Specificum beim Gelenkrheumatismus, bleibt bei einer syphilitischen Erkrankung ohne jede Wirkung.

Schwieriger noch als der akute ist der chronisch-rezidivierende Gelenkrheumatismus auszuschalten. Auch hier wird uns die Vorgeschichte, die etwaige Miterkrankung des Endokards, der Nutzen der Salicylpräparate, der negative Ausfall der Wassermannschen Reaktion zur richtigen Diagnose führen. Ist die Blutprobe negativ, so ist etwa in der Hälfte der Fälle die Wassermannsche Probe im Gelenkpunktat noch positiv. Der gute Einfluß der grauen Quecksilbersalbe bei vielen chronischen Gelenkleiden ist auf eine zugrunde liegende Lues zurückzuführen.

Eine traumatische, akute oder chronische Gelenkentzündung kann auch die gleichen Erscheinungen machen wie eine syphilitische. Die Vorgeschichte (Unfall, Bluterguß und Funktionsstörung) wird, neben den übrigen, eben erwähnten diagnostischen Hilfsmitteln, entscheiden.

Das gleiche gilt von der chronischen Gelenkentzündung bei Blutern, bei Gicht u. dgl.

Die gonorrhoische Gelenkerkrankung darf bei genauer Untersuchung keinen Anlaß zur Fehldiagnose geben. Vorausgegangener oder noch bestehender Ausfluß aus der Harnröhre sichert die gonorrhoische Herkunft des Gelenkleidens. Das befallene Gelenk ist bei der Gonorrhoe außerordentlich druckempfindlich, die bedeckende Haut oft lebhaft gerötet. Das Anlegen einer Stauungsbinde lindert die Schmerzen auffallend und führt oft auch zu objektiver Besserung. Bei Lues ist die Stauung nutzlos. Auf Salicylpräparate sprechen gonorrhoische Gelenke ebensowenig an wie syphilitische.

Die häufigste und folgenschwerste Verwechslung ist die mit einer Gelenktuberkulose. Auch bei genauester Untersuchung ist eine Unterscheidung nicht immer möglich. Der schmerzlose Beginn, die starke Schwellung des Gelenks (Tumor albus), der langsame, oft jahrelange Verlauf, vielleicht auch noch ein mangelhaftes Allgemeinbefinden, eine gewisse Anämie, geringe Temperaturanstiege können beiden Krankheiten gemeinsam sein. Wie oft werden derartige Kranke, z. B. mit einer syphilitischen Gonitis oder Coxitis jahrelang mit Jodoformglycerininjektionen, Gipsverbänden, Stauung usw. behandelt, ohne jeden Erfolg. Bis dann endlich ein Arzt auf den Gedanken der Lues kommt und eine dementsprechende Behandlung den Patienten genesen läßt. Nicht gerade selten sind aus Anlaß einer Fehldiagnose sogar verstümmelnde Operationen vorgenommen.

In den Kinderhospitälern (für chirurgische Tuberkulose) in Bercq sur mer waren bei einer Belegzahl von 347 Kindern nicht weniger als 68 kongenital-syphilitisch; die Mehrzahl litt an Coxitis, Gonitis (Tumor albus), Malum Pottii.

Verdächtig auf Lues ist jede doppelseitige, symmetrische Erkrankung, z. B. beider Kniegelenke. Bei der Tuberkulose stellt sich ferner sehr bald eine Atrophie der Muskulatur ein, die bei Syphilis fehlt. Entscheiden wird in vielen Fällen der Ausfall der Wassermannschen Reaktion, in anderen wieder bei negativer Reaktion der Einfluß einer antiluetischen Behandlung. Die Tuberkulose der Gelenke neigt zu fistulösem Durchbruch, die Lues im allgemeinen nicht.

Das Röntgenbild versagt in den frühen Stadien. Erst Veränderungen im Knorpel oder Knochen sind auf der Platte sichtbar.

Voraussage und Verlauf. Die Mehrzahl der Erkrankungen geht in völlige Heilung aus, sei es, daß die Infektionserreger von selbst absterben oder durch unsere Behandlung. In andern Fällen ist der Verlauf ein chronischer. Der Erguß schwindet nicht völlig oder kehrt nach einiger Zeit wieder, mit oder ohne erkennbare Ursache (Überanstrengung, Unfall). Dieser chronische Hydrops der Gelenke, besonders bei Kindern anzutreffen, kann jahre-, ja jahrzehntelang bestehen. Auch andere Gelenke als die ursprünglich befallenen können im Laufe der Zeit erkranken. Der Ausgang ist bei längerem Bestehen der gleiche wie bei anderen chronischen Gelenkerkrankungen nichtsyphilitischer Herkunft. Es kommt allmählich zur Verdickung der Kapsel und der Synovialzotten mit nachfolgender narbiger Schrumpfung. Der Knorpelbelag wird mit der Zeit angenagt, es entstehen kleine oder größere Defekte. An anderen Stellen erfolgt Knochenanbau in Gestalt von Osteophyten oder als mehr gleichmäßige Verdickung. Kurz, die bekannten Erscheinungen einer Arthritis deformans. Auf dem Röntgenbild sieht man bei syphilitischen Gelenken die Auffaserung des Knorpels häufig nicht an der eigentlichen Gelenkfläche, sondern an den Seitenflächen auftreten, z. B. an den Seitenflächen der Oberschenkelcondylen. Der Ausgang einer chronischen, syphilitischen Gelenkentzündung kann eine völlige Versteifung sein. Die Ankylose ist meist bindegewebig, selten knöchern. Sind die Wirbelgelenke befallen, so kann eine vollkommene Versteifung der Wirbelsäule eintreten.

Eine Vereiterung der Gelenkergüsse gehört nicht zum Bilde der syphilitischen Erkrankung; vielmehr handelt es sich um sekundäre Infektionen.

Behandlung. Im Beginn der Erkrankung einfache Ruhigstellung des befallenen Gelenks, bei starken Schmerzen Hochlagerung und Schienenverband. Die Ruhigstellung ist nur kurze Zeit anzuwenden, im übrigen durch frühzeitige Bewegungen einer drohenden Versteifung vorzubeugen. Salicylpräparate sind nutzlos. Gegen die Schmerzen leistet oft Jodnatrium (3 g täglich) gute Dienste. Bei sehr starken Schmerzen ist Morphium nicht zu entbehren. Sobald die Diagnose feststeht, wird die Einleitung einer vernünftigen Allgemeinbehandlung das Haupterfordernis sein. Gelegentlich spricht eine luetische Gelenkerkrankung auch des frühen, entzündlichen Stadiums sehr gut auf Jod an.

Bei chronischem Gelenkerguß kommen neben der Allgemeintherapie Punktion des Gelenks mit nachfolgendem Druckverband (elastische Binde), vorsichtige Massage, Diathermie u. dgl. in Frage. Bei Ankylosen jugendlicher Kranker ist die Operation — Mobilisierung des versteiften Gelenks — zu erwägen.

B. Die gummösen Erkrankungen der Gelenke.

Die gummöse Gelenkerkrankung kann entweder im Gelenk selbst entstehen, oder infolge Durchbruchs eines Knochengummas in das benachbarte Gelenk. Im ersteren Falle finden wir meist zahlreiche kleine oder größere Knoten auf der Innenseite der Kapsel, in den Synovialzotten, Meniscen, Knorpelbelägen der Gelenkenden.

Bei der sekundären Arthritis gummosa ist es ein umschriebener Herd in einer Epiphyse, der den bedeckenden Knorpel allmählich verdünnt und schließlich in das Gelenk einbricht.

Das zeitliche Auftreten schwankt in weiten Grenzen, von wenigen Monaten bis zu vielen Jahrzehnten nach der Infektion. Entweder ist nur ein Gelenk befallen (von einem Epiphysenherd aus), oder es tritt die Erkrankung von vornherein polyartikulär auf. In letzterem Falle zieht sich das Leiden oft jahrelang hin, indem immer wieder erneute Schübe mit intermittierendem Fieber auftreten. Jedes Gelenk kann ergriffen sein, auch die kleinen Gelenke wie Wirbel- und Fingergelenke. Bevorzugt sind Kniegelenk, Fuß-, Hand-, Schultergelenk.

Erscheinungen. Die häufigste Form, in der die gummöse Gelenklues auftritt, ist die der schweren deformierenden Arthritis.

Häufig sind mehrere Gelenke befallen und mit Vorliebe die bei der Berufsarbeit am stärksten beanspruchten, so z. B. bei Bauhandwerkern Wirbelsäule, Hand- und Fußgelenke, bei Wäscherinnen Schulter-, Ellbogen-, Handgelenk. Schmerzen fehlen in den meisten Fällen.

Das Gelenk ist erheblich verdickt (Erguß). Bei längerem Verlauf finden wir die Zeichen jeder chronischen Arthritis: unregelmäßige Veränderung der äußeren Form, Reiben und Knirschen bei Bewegungen, Behinderung der Funktion. Zuweilen kann man die gummösen Knoten unmittelbar fühlen, z. B. Synovialgummen im oberen Recessus des Kniegelenks.

Die **Diagnose** ist leicht bei entsprechender Vorgeschichte oder bei anderweitigen Zeichen der syphilitischen Infektion. Im übrigen unterlasse man nie, bei dem geringsten Zweifel die Wassermannsche Blutprobe anzustellen, wenn auch nur ihr positiver Ausfall diagnostisch zu verwerten ist. Das Röntgenbild läßt bei der gummösen Kapselsyphilis im Stich und gibt nur bei der ossalen Form kennzeichnende Bilder.

Differentialdiagnostisch kommt neben dem chronischen Gelenkrheumatismus und der Arthritis deformans wieder die Tuberkulose in Frage. Um Wiederholungen zu vermeiden, verweise ich auf das im vorigen Abschnitt Gesagte.

Voraussage und Verlauf. Der Ausgang der gummösen Gelenksyphilis ist in vielen Fällen völlige Heilung. Das Gummagewebe wird ersetzt durch zellreiches Bindegewebe, das sich allmählich in eine straffe Narbe umwandelt. Derbe, weiße, strahlige Narben im Gelenkknorpel bleiben ein sicheres Zeichen einer vorausgegangenen gummösen Gelenkerkrankung.

Die Funktion kann völlig wiederhergestellt werden; in anderen Fällen bleiben Beweglichkeitsbeschränkungen, ja vollkommene Versteifung zurück. Sind wichtige Gelenke (Wirbelsäule, große Gelenke der Extremitäten) befallen, so kann es zu schwerer Beeinträchtigung der Arbeitsfähigkeit kommen.

Bei sekundärer Infektion kann das Gumma vereitern (Pyarthros) und dadurch unmittelbare Lebensgefahr herbeiführen. Knorpelnekrosen, Sequesterbildung, fistulöser Durchbruch nach außen sind dann mögliche Folgen.

Die **Behandlung** wird vor allem der Syphilis als solcher zu gelten haben. Zu warnen ist vor jedem Schema. So wird man nicht immer mit Jod (in hohen Dosen) allein auskommen, sondern auch Quecksilberkuren hinzunehmen. Ausgezeichnet wirkt oft Salvarsan. Von festen Verbänden ist abzuraten. Beim Kniegelenk z. B. genügt eine Gummikappe als Schutz und Stütze.

Chirurgische Maßnahmen kommen in Frage bei der Ankylose der großen Gelenke der Extremitäten und des Unterkiefers, ferner bei sekundärer Infektion, Sequester- und Fistelbildung. Wir werden mit operativen Eingriffen zurückhaltend sein, weil die Allgemeinbehandlung oft auch in scheinbar ganz ungünstigen Fällen noch ausgezeichnete Erfolge erzielt. Plastische Operationen an versteiften Gelenken werden mit Aussicht auf Besserung nur bei jüngeren Kranken gemacht und nur bei Willensstarken, die den Arzt bei der schwierigen Nachbehandlung ausgiebig zu unterstützen bereit sind.

Anhang. Im Anschluß an das eben Gesagte wären noch zwei Fragen kurz zu erörtern, einmal der Einfluß der Syphilis auf schon bestehende Gelenkerkrankungen, sodann die sogenannten metasyphilitischen Erkrankungen der Gelenke.

Es leuchtet ohne weiteres ein, daß ein schon bestehendes Gelenkleiden (Gonorrhoe, Tuberkulose, Gicht, Arthritis deformans) durch eine hinzutretende zweite Schädlichkeit, hier die Lues, erheblich verschlimmert werden kann. Das bedarf keiner weiteren Auseinandersetzung. So sehen wir z. B. bei der Arthritis deformans oft einen deutlichen Fortschritt der krankhaften Veränderungen. Aber diese Verschlimmerung ist durchaus nicht die Regel. Die Syphilis kann — auch dafür haben wir zahlreiche Belege — entweder das erkrankte Gelenk unberührt lassen, oder ohne merkliche Schädigung abklingen. Schwierigkeiten bereitet in diesen Fällen oft die genaue Differentialdiagnose.

Bei der Tabes sehen wir häufig die denkbar schwersten Veränderungen in den Gelenken der Beine, besonders im Kniegelenk: unförmliche Auftreibung, stärkster Knochenabbau und -anbau, umfangreiche Zerstörung der Kapsel und Gelenkbänder und dadurch bedingte abnorme Beweglichkeit des Gelenks, Subluxation. Im schärfsten Gegensatz zu diesen schweren Veränderungen steht die völlige Schmerzlosigkeit des Vorgangs.

In seltenen Fällen handelt es sich um wirkliche syphilitische Erkrankungen der Gelenke. Meistens sind die genannten Veränderungen aber nur Folgen einer schweren Schädigung der sensiblen und trophischen Nerven (ähnlich wie die Gelenkveränderungen bei der Syringomyelie). Eine antiluetische Behandlung ist daher meistens nutzlos und nur versuchsweise einzuleiten. In schweren Fällen müssen Schienenhülsenapparate verordnet werden, oder es sind die großen Gelenke operativ zu versteifen.

Syphilis der Muskeln.

Von

L. Kleeberg-Berlin.

Myalgien in der Frühperiode der Syphilis sind von alters her gut bekannt. Die oft nur kurzen, mitunter auch wochenlang quälenden Schmerzen sitzen mit Vorliebe in der Muskulatur der Extremitäten, der Schulter und Lendengegend; sie werden meist als dumpfe, seltener bohrende Schmerzen geschildert. Abgeschlagenheit im ganzen Körper, heftige Kopfschmerzen, Störungen des Allgemeinbefindens, Schmerzen in den Gelenken vervollständigen diesen Symptomenkomplex.

Die Palpation des schmerzhaften Muskels läßt keine Veränderungen erkennen. Charakteristisch sind die Exacerbationen zur Nacht. Wir nehmen heute an, daß diese Myalgien durch die auf dem Blut- und Lymphstrom in die Muskeln verschleppten Spirochäten selbst bedingt sind — wenn auch der objektive Beweis hierfür fehlt.

Die eigentlichen syphilitischen **Muskelerkrankungen** sind auch in früherer Zeit nicht häufig gewesen, aber im letzten Jahrzehnt seit Einführung des Salvarsans in die Therapie der Lues gehören sie mit zu den seltensten Erscheinungsformen des Leidens. Man hat immer zwischen der diffusen (interstitiellen) Myositis und der gummösen Form unterschieden und gelehrt, die diffuse Myositis trete vor allem in der Frühperiode auf, die gummöse Form in der Spätperiode. Man wird diese Einteilung aus praktischen Gründen auch weiterhin beibehalten, auch wenn wir berücksichtigen, daß die Infiltration des Muskels immer von einer interstitiellen Zellproliferation den Ausgang nimmt — was bei der Besprechung der pathologischen Anatomie noch näher auseinandergesetzt werden wird — und es sich deshalb im Prinzip bei beiden Formen um denselben Prozeß handelt. Die diffuse Myositis entwickelt sich meist in den ersten Jahren nach der Infektion, oft schon im ersten Jahre — manchmal aber erst nach 10 bis 15 Jahren. In sehr vereinzelten Fällen ist auch im ersten Jahr das Auftreten von sog. Muskelgummen beobachtet worden (Matzenauer), und das gleichzeitige Bestehen von diffuser Myositis und Muskelgumma ist beschrieben worden; man sah auch, wie sich aus einer diffusen Myositis ein Gumma entwickelte.

Wir müssen uns deshalb, wenn wir zwischen diffuser und gummöser Myositis unterscheiden, vor Augen halten, daß beide, sowohl im Frühstadium als auch im Spätstadium auftreten können, daß kombinierte Fälle vorkommen und Übergänge von einer in die andere Form.

Die **diffuse Myositis** zeigt sich nach mehreren Tagen oder Wochen als eine nicht scharf abgegrenzte, meist spindelförmige Schwellung des Muskels. Aktive wie passive Bewegungen sind behindert. Die Haut über dem erkrankten Muskel ist normal und verschieblich. Die Schmerzen sind gering und werden meist für rheumatisch oder gichtisch gehalten, nur wenn der krankhafte Prozeß sich auf das Periost ausdehnt, werden die Schmerzen äußerst lebhaft. Findet kein Druck auf das Periost statt und sind die Schmerzen gering, so ist es leicht möglich, die Muskelerkrankung überhaupt zu übersehen. Im Gegensatz hierzu erklärt sich der bisweilen angeführte Beginn mit plötzlichen Schmerzen durch periostale Prozesse. Wird die luetische Natur des Leidens nicht erkannt, so kann es unter zunehmender Schwellung zu einer erheblichen Störung in der Beweglichkeit der Muskeln und Mitbeteiligung der Haut kommen — Verwechslung mit einer Phlegmone ist möglich. Auf der anderen Seite kann der Prozeß im Muskel zu erheblichen Bewegungsstörungen und schließlich zur Contractur führen und es bleiben mehr oder weniger ausgedehnte, ziemlich schmerzhafte Muskelschwielen zurück. Besteht die Contractur unerkannt und unbehandelt lange Zeit, so kommt es zu all den schweren Erscheinungen der Inaktivitätsatrophie, zu mehr oder minder starker Verkürzung. Die in der älteren Luesliteratur beschriebenen Fälle von Muskelcontracturen sind wohl alle als die Folgen einer diffusen Myositis aufzufassen. Daß in einzelnen Frühfällen die antiluetische Behandlung einen Erfolg brachte, ist leicht verständlich.

Die syphilitische Erkrankung der Muskeln kann im Frühstadium an mehreren Muskeln zugleich auftreten, relativ häufig soll auch ein symmetrisches Auftreten der Muskelsyphilis zu beobachten sein. Sie kann aber auch nur einen einzelnen Muskel befallen. Befallen werden alle Muskeln. Aber es gibt bestimmte Muskeln, die besonders häufig erkrankt sind. Hierzu gehören der Biceps brachii — links häufiger wie rechts; Sternocleidomastoideus — Bier und Karewski fanden unter je 100 Muskelsyphilisfällen 33mal eine Erkrankung des Sternocleidomastoideus —, dann folgen der Gastrocnemius, Triceps brachiidie Flexoren des Vorderarms, der Masseter, Pectoralis major, beide Gemelli, Rectus abdominis, Trapezius, longissimus dorsi, Perinei usw. Isolierte Erkrankung des Sphincter ani externus ist beschrieben oder seine Erkrankung durch Kontaktinfektion lange bestandener Condylomata lata am Anus. Ob es sich hierbei überhaupt um syphilitische Erscheinungen gehandelt hat — oder ob es nicht einfach die Folgezustände einer Rectalgonorrhoe waren — wird sich heute schwer entscheiden lassen.

In seltenen Fällen kommt es zur Vereiterung bei der diffusen Myositis, vor allem dann im Gastrocnemius.

Das **Muskelgumma** entwickelt sich in der Regel erst Jahre nach der Infektion, nur in seltenen Fällen tritt es schon im Frühstadium auf. Ganz langsam und schleichend, ohne die Funktion des betreffenden Muskels wesentlich zu beeinträchtigen, kann das Muskelgumma bis zu Nuß- oder Faustgröße heranwachsen; es bildet einen gut umschriebenen, schmerzlosen harten Knoten. Gewöhnlich kommt das Gumma in der

Einzahl, mitunter besonders in den Glutäen und in der Zunge multipel vor. Außer den oben erwähnten Muskeln werden vor allem noch Zunge und Herz befallen. Gewöhnlich werden die Gummata resorbiert, sie werden durch fettige Degeneration umgewandelt und an ihrer Stelle entwickelt sich fibröses Bindegewebe. Sie können aber auch erweichen und nach außen durchbrechen, sie wölben die lividrot gefärbte Haut vor, es kommt wie sonst bei subcutanen Gummen zu fistulösen Ulcerationen. Sehr häufig pflegt Erweichung und Zerfall an solchen Stellen aufzutreten, die äußeren Schädlichkeiten ausgesetzt waren. Daß Gummen bei Syphilitikern nach einem Trauma am Ort der Verletzung entstehen können, ist schon immer beobachtet worden. Hierher gehört auch die Beobachtung, daß sich Muskelgummata an den Stellen unlöslicher Hg-Depots oder intraglutäaler Salvarsaninjektionen entwickelt haben. Dabei ist aber zu bedenken, daß es auch ohne Lues allein durch den Reiz des ungelösten Hg-Salzes in der Muskulatur nach Jahren zu ausgedehnten Zerstörungen, zur Einschmelzung, Fistelbildung, wie bei Gummen kommen kann. Die histologische Untersuchung gibt uns oft hierbei auch keine Klärung über den Krankheitsprozeß (Flemmingsche Wucheratrophie des Fettgewebes); nur der Erfolg oder Mißerfolg der antiluetischen Therapie klärt uns in diesen Fällen das Bild.

Histologische Untersuchungen über Muskelsyphilis verdanken wir vor allem Virchow und Neumann. Das Wesentliche ihrer auch heute noch in vollem Maße geltenden Befunde läßt sich kurz zusammenfassen:

Die entzündliche Neubildung geht vom interstitiellem Bindegewebe, von den Gefäßen aus. Das Infiltrat greift entweder diffus zwischen den Muskelfasern und Muskelbündeln weiter — diffuse Myositis — oder bleibt an einer umschriebenen Stelle angehäuft — Gumma —; im ersteren Fall kommt es infolge der interparenchymatösen Infiltration zu einer diffusen Schwellung des Muskelparenchyms; die von den Gefäßen ausgehende entzündliche Granulationsgeschwulst erdrückt bei ihrem weiteren Wachstum und eventuell späteren schwieligen Schrumpfung das Muskelparenchym.

Lokalisiert sich der Prozeß auf eine bestimmte Stelle, so kommt es zum Gumma, zur Ausbildung eines meist scharf gegen die noch gesunde Umgebung abgegrenzten Granuloms, das charakterisiert ist durch kleinzellige dichte Wucherung des intermuskulären Bindegewebes bei sehr gering entwickelter Vascularisation und mit Neigung zu frühzeitiger fettiger Degeneration und Nekrose.

Einzelne Erscheinungsformen der Muskelsyphilis bedürfen noch einer besonderen Erwähnung.

Muskelerkrankungen bei kongenitaler Syphilis sind nicht selten. Bei der kongenitalen Frühsyphilis kommt es durch Fortleitung des Entzündungsprozesses am erkrankten Periost zur diffusen Erkrankung der dort inserierenden Muskeln. Aber auch unabhängig von jeder Knochenerkrankung — Röntgenbild! — sind isolierte Fälle von diffuser Myositis beim Säugling beobachtet (Wadenmuskulatur, Biceps brachii,

Pectoralis major). Im frühesten Säuglingsalter bei bestehender Periostitis und Parrotschen Pseudoparalysen wird die eventuell bestehende luetische Myositis wegen der allgemeinen Schmerzempfindlichkeit der Extremität sicher häufig übersehen und heilt mit den anderen Symptomen unter spezifischer Therapie.

Bei den in der Literatur mitgeteilten Fällen von Gummen bei neugeborenen Kindern und jungen Säuglingen im Bereiche des M. sternocleidomastoideus hat es sich sicher — nach dem Urteil Hochsingers — nur um Hämatome gehandelt.

Bei Lues hereditaria tarda ist das Auftreten von Gummen nichts Ungewöhnliches. Besonders interessant ist ein von Noheac mitgeteilter Fall. Bei einem 18jährigen kongenital luetischen jungen Mann kam es nach einer Operation wegen chronischer Ellenbogengelenkentzündung nach Heilung der Operationswunde zur Aussaat multipler Gummen in der Vorderarmmuskulatur. Unter gründlicher spezifischer Behandlung konnte wieder Heilung erzielt werden.

Besonders erwähnen möchten wir noch kurz die Fälle von **Muskelatrophie** bei gleichzeitig bestehenden syphilitischen Gelenkentzündungen. Genau wie bei den traumatischen Affektionen kann es auch bei den meist chronisch verlaufenden syphilitischen Arthritiden zu hochgradiger Atrophie der Muskulatur der erkrankten Gelenke kommen. Gar nicht selten kamen die luetischen Gelenkerkrankungen doppelseitig vor. Die Diagnose der Muskelatrophie und der Ätiologie der Gelenkentzündung ist oft sehr schwer.

Ergeben Serumreaktion im Blut, Untersuchung des Nervensystems, Meerschweinchenimpfversuch keine Klärung, so ist stets noch die serologische Untersuchung des Gelenkpunktates anzustellen.

Nur kurz hinweisen möchte ich hier auf die trophischen Störungen der Muskulatur bei Tabes, auf die Muskelatrophien bei der luetischen Erkrankung der vorderen grauen Substanz, auf die sowohl bei Erwachsenen als bei kongenital luetischen Kindern beobachteten Fälle von akuter Poliomyelitis anterior, auf die Fälle mit Landryscher Paralyse, der akuten aufsteigenden Spinalparalyse, bei denen Lues als Ätiologie sichergestellt und durch spezifische Therapie ein wesentlicher Erfolg erzielt werden konnte. Erst kürzlich wurde von Milian und Lelong eine solche Beobachtung bei einem 13jährigen Kinde mitgeteilt, bei dem man erst durch den positiven Ausfall der Blutreaktion bei der Mutter und ihrem manifest luetischen Säugling — das Kind mit der ausgedehnten Muskelatrophie selbst zeigte serologisch und klinisch keine Zeichen von Lues — auf die Diagnose Lues kam.

Die **Diagnose** einer Muskelsyphilis kann oft große Schwierigkeiten bieten. Daß die Luesinfektion unbeachtet verlaufen ist, gehört ja leider noch immer zu den größten Häufigkeiten. Nach der Allgemeinuntersuchung — Haut, Nervensystem — wird man natürlich die Wassermannsche Reaktion anstellen, gleichzeitig mit den neueren Flockungsreaktionen (Sachs Georgi, Meinicke). Beim positiven Ausfall der

Reaktionen ist ja Lues wahrscheinlich, aber wir müssen immer bedenken, daß uns eine Blutreaktion nie eine örtliche Diagnose gestattet — ein Syphilitiker kann auch ein Sarkom haben —, beim negativen Ausfall müssen wir uns erinnern, in wie vielen Fällen gerade bei alten Luesfällen die Serumreaktion uns im Stiche läßt. In diesen Fällen bringt uns die intradermale Injektion von Luetin manchmal Klärung.

Differentialdiagnostisch kommt gegen Lues vor allem Tuberkulose der Muskeln in Frage. Probeexcision, Meerschweinchenimpfversuch, Pirquet und Tuberkulinintradermoreaktion werden neben der Lungenuntersuchung meist Klarheit schaffen.

Vor allem das Sarkom spielt gegenüber der Diagnose Muskelgumma die Hauptrolle. Klinisch ist hierbei die Entwicklung von regionären Drüsenschwellungen, zu denen es beim Sarkom meist kommt, während sie bei den Gummen fehlen, sehr oft ausschlaggebend. Das Gumma tritt in einem Muskel isoliert auf, das Sarkom verbreitet sich von einem Muskel auf benachbarte Muskelgruppen. Will man nicht den Erfolg antisyphilitischer Behandlung abwarten, so soll Probeexcision möglichst frühzeitig vorgenommen werden. Die Einsprengung nekrotischer oder käsiger Massen in anscheinend sarkomatösem Gewebe, Narbengewebe neben oder in anderen infiltrierten Partien sprechen unbedingt gegen Sarkom (Köhler, Busse).

Nicht selten können Aktinomykose der Muskeln (Nachweis der „Aktinomyceskörner"), seltener Cystizerken (Probepunktion) und Echinocokken (Hydatidenschwirren, Probepunktion, Bluteosinophilie, Komplementbindungsreaktion im Blut) Anlaß zu Verwechslungen mit Muskelgummen geben. Vor allem ist auch immer an die in Frankreich häufigere, bei uns wenig bekannte — und wenig diagnostizierte — Sporotrichose zu denken. Sporotrichotische Muskelgummata können klinisch von echten luetischen Gummen sehr häufig überhaupt nicht unterschieden werden. Pilzkultur, Sporoagglutination im Blut, intracutane Sporotrichinreaktion müssen dann als diagnostische Hilfsmittel herangezogen werden.

Man hat von jeher bei der Diagnose tertiär luetischer Leiden auf die Therapia ex juvantibus nie verzichtet und wird auch heute trotz Wassermannreaktion bei dem Zweifel der syphilitischen Natur einer Muskelerkrankung danach handeln.

Man muß nur bedenken, daß Jodkali auch Specificum für Sporotrichose und Aktinomykose ist und sein Erfolg uns keine Klärung der Differentialdiagnose zwischen diesen Erkrankungen erlaubt.

Über die **Therapie** selbst ist wenig zu sagen. Das Salvarsan hat sich auch bei der Muskelsyphilis dem Quecksilber überlegen gezeigt. Man wird deshalb kombiniert (Salvarsan neben Quecksilber und Jod) oder mit Salvarsan allein neben Jodkali innerlich behandeln — auf das Jodkali wird man in keinem Fall verzichten. Die in der älteren Literatur so häufig mitgeteilten Fälle von der erfolglosen Behandlung der Muskelsyphilis sind mit Einführung des Salvarsans in die Luestherapie nicht mehr vorgekommen.

Syphilis des Auges.

Von

A. Rosenberg-Berlin.

Mit 10 Abbildungen.

Die Zeiten, in denen der Syphilis unter den Erkrankungen des Auges eine dominierende Rolle zufiel, gehören dank unserer gründlicheren Kenntnis vom Wesen der Syphilis und ihres Erregers, dank unserer vervollkommneten Diagnostik und frühzeitigen Behandlungsmöglichkeit glücklicherweise der Vergangenheit an. Trotz der ungeheuren Verbreitung, die die Lues in der Kriegs- und Nachkriegszeit erfahren hat, läßt sich heute feststellen, daß die syphilitischen Augenerkrankungen wesentlich seltener geworden sind. Und mit diesem numerischen Rückgange ist innerhalb der einzelnen Erscheinungsformen auch eine Verschiebung zugunsten der leichteren zu bemerken. Diese Einschränkung läßt jedoch die außerordentliche Mannigfaltigkeit der Manifestationen der Syphilis am Auge unberührt. Es gibt, abgesehen von der Tuberkulose, keine Krankheit, die das Auge in so zahlreichen Formen in Mitleidenschaft zieht, wie die Syphilis. Die besonders hohe Reaktionsfähigkeit des Auges und seiner Organe und vor allem seine Empfindlichkeit gegenüber dem Syphilisgift stempeln das Auge geradezu zu einem Prädilektionsorgan der luetischen Infektion.

In allen Stadien des pathologischen Geschehens kann das Auge Sitz leichter oder schwerer Veränderungen sein, bevorzugt wird es in besonderem Maße von den späteren Niederschlägen der erworbenen und kongenitalen Syphilis. Hier ist bisweilen die Augenerkrankung das erste, häufig das einzige Symptom, welches das beginnende oder das längst bestehende Leiden anzuzeigen vermag.

Die Erscheinungsformen der Syphilis am Auge sind genau die gleichen wie am übrigen Körper. Die Frühperiode ist durch den Primäraffekt, die Roseole und die Papel gekennzeichnet. In der Spätperiode herrschen das Gumma und die degenerativen Erkrankungen am motorischen und optischen Apparat vor. Die kongenitale Syphilis nimmt auch am Sehorgan eine Sonderstellung ein.

Aber mit den eben genannten Kardinalformen erschöpft sich die Syphilis am Auge nicht. Sie ruft noch eine ganze Reihe weiterer Krankheitsbilder hervor, die in ihrem Auftreten und Aussehen weniger charakteristisch sind. Es handelt sich bei diesen einerseits um

Modifikationen des reinen klassischen Typus, andererseits um Erkrankungen, die durch irgendwelche akzidentellen Momente, z. B. durch Mischinfektionen ein unspezifisches Gepräge erhalten. Die Syphilis kann hierbei bloß als konditionaler Faktor auftreten etwa in dem Sinne, daß sie die Widerstandsfähigkeit des betreffenden Organs gegen andere Noxen herabgesetzt hat. Diese Prozesse sind dann nicht als spezifisch anzusehen, obwohl sie auf antiluetische Therapie oft gut reagieren.

Angesichts der vielfältigen Erscheinungsformen ist die klinische Diagnose aus dem isolierten Krankheitsbild allein nicht immer zu stellen, und man ist genötigt, nach charakteristischen oder verdächtigen Symptomen am übrigen Körper zu suchen, gegebenenfalls die Serodiagnose anzuwenden.

Aber trotz des Formenreichtums der syphilitischen Augenerkrankungen haben die vielen und wechselnden Bilder, mögen sie noch so weit vom Typus abweichen, doch wieder gemeinsame Züge: ihre herdförmige Anordnung sowie ihre Beschränkung auf einzelne Bezirke.

Übersichtstabelle der syphilitischen Augenerkrankungen in den verschiedenen Stadien.

Es sind in dieser Tabelle nur diejenigen Erkrankungen angeführt, die für die einzelnen Perioden besonders charakteristisch sind. Das gilt insbesondere für die kongenitale Syphilis.

	I. Frühsyphilis	II. Spätsyphilis	III. Kongenitale Syphilis
Lider	Primäraffekt des Lides Roseole des Lides Lidpapel Condylome des Lidrandes Blepharitis syphilitica	Gumma des Lides Tarsitis syphilitica	Pemphigus der Lider
Bindehaut	Primäraffekt der Conjunctiva Roseole Papel der Conjunctiva Conjunctivitis haemorrhagica Conjunctivitis simplex Conjunctivitis granulosa specifica	Gumma der Conjunctiva	Essentielle Bindehautschrumpfung
Tränenorgane		Gumma der Tränendrüse (Dacryoadenitis syphilitica) Gumma des Tränensacks (Dacryocystitis syphilitica)	Dacryoadenitis Dacryocystitis

	I. Frühsyphilis	II. Spätsyphilis	III. Kongenitale Syphilis
Orbita		Syphilis der Orbita	
Sclera		Scleritis und Episcleritis syphilitica (Gummen)	
Cornea		Keratitis gummosa	Keratitis parenchymatosa
Iris und Ciliarkörper	Roseolen der Iris Iritis luetica Irispapeln	Iritis luetici Gumma der Iris Syphilom des Ciliarkörpers	Iritis luetica (exsudativa)
Aderhaut und Netzhaut	Die Förstersche Chorioretinitis diffusa Chorioretinitis centralis Retinitis haemorrhagica	Gumma der Aderhaut Chorioiditis anterior Retinitis haemorrhagica	Chorioretinitis centralis Chorioretinitis anterior Pfeffer- und Salzfundus
Sehnerv	Hyperämie der Papillen Ödem der Papillen	Stauungspapille Papillitis Retrobulbäre Neuritis Opticusatrophie	Neuritis optici Atrophia optici
Motorische Augennerven		Trochlearisparese Abducensparese Oculomotoriusparese Blicklähmung Ptosis Ophthalmoplegia externa „ interna „ totalis	Isolierte Augenmuskellähmungen
Pupillen		Reflektorische Pupillenstarre Absolute Pupillenstarre Miosis Anisokorie und Entrundung	Pupillenstörungen wie II

I. Die syphilitischen Augenerkrankungen in der Frühperiode der erworbenen Syphilis.

A. Lid und Bindehaut.

1. Primäraffekt des Lides und der Bindehaut.

Der Primäraffekt an der Lidhaut ist eine Seltenheit. Er kann sich an allen Stellen ansiedeln; er bevorzugt jedoch den inneren Lidwinkel. Die sichtbare Erkrankung beginnt mit der Bildung eines kleinen roten Knötchens, das rasch wächst und bald infolge der Maceration an der Oberfläche in Zerfall gerät. So kommt es zur Ausbildung des typischen Ulcus durum in derselben Weise, wie an allen übrigen Stellen der Körperhaut. Die Form des Geschwürs ist meist oval, der Grund speckig, die Ränder gewulstet und ebenso wie der Boden induriert. Das Lid ist geschwollen und gerötet, besonders in der Umgebung des Geschwürs.

Beim Sitz am Lidrand kann das Ulcus auf die Conjunctiva übergreifen, sich auch auf das andere Lid ausbreiten und dort an der Berührungsstelle ein Abklatschgeschwür hervorrufen.

Auch in der Bindehaut kann sich der Primäraffekt an allen Stellen etablieren, selbst die Conjunctiva bulbi wird nicht verschont. Die Gestalt des Geschwürs unterscheidet sich nicht von dem Ulcus durum des äußeren Lides, wiederum ist charakteristisch die ovale Form und die Induration der Umgebung. Die Bindehaut reagiert mit Schwellung und Rötung sowie mit eitriger Sekretion und Lidschwellung.

Die Infektion erfolgt gewöhnlich durch Kuß oder durch Belecken des Auges, durch Eindringen von syphilitischem Fruchtwasser, durch Anhusten oder durch irgendwelche sonstige Momente, bei denen syphilitische Ansteckungsstoffe mit dem Auge eines Gesunden in Berührung kommen. Am Auge findet der Syphiliserreger einen günstigen Nährboden für seine Ansiedlung und Ausbreitung vor; die lockergefügte, leicht verletzliche Lidhaut, die häufig krankhaft veränderten Lider und Bindehäute (Blepharitiden, Rhagaden, Conjunctivitiden usw.) bieten dem Syphiliserreger überdies bequeme Eingangspforten dar.

Diagnose: Abgesehen von der ovalen Gestalt ist vor allem die Induration bezeichnend für den Primäraffekt. Diagnostische Schwierigkeiten entstehen, wenn das Ulcus im inneren Lidwinkel die Plica oder die Carunkel befallen hat. Zu dem unsicheren Aussehen tritt die Unmöglichkeit der digitalen Palpation. In solchen Fällen ist man auf den Nachweis der Spirochäten im Reizserum des Geschwürs angewiesen. Die größte diagnostische Bedeutung hat für alle Lokalisationen die Schwellung der regionären Lymphdrüsen. Die Präaurikulardrüse, die Submaxillar- und Submentaldrüsen derselben Seite sind bei ausgebildetem Ulcus durum am Auge fast stets vergrößert und hart infiltriert. Auffallend ist gewöhnlich ihre Schmerzlosigkeit.

Differentialdiagnose: Verwechselt werden kann der Primäraffekt mit dem Hordeolum, dem Chalazion, der Vaccinepustel und dem Tuberkulid. Das Hordeolum ist schmerzhafter, neigt nur selten zur Geschwürsbildung und heilt schneller ab. Das gleiche gilt, abgesehen von der Schmerzhaftigkeit, vom Chalazion. Drüsenschwellung als Begleiterscheinung ist dabei fast nie vorhanden. Die Vaccinepustel kann dem Primäraffekt in manchen Stadien außerordentlich ähnlich sehen, doch spricht hier die größere Schmerzhaftigkeit, die weitere Ausdehnung des geröteten, stark entzündeten Gebietes, das Fieber und die schmerzhafte Schwellung der Präaurikulardrüse gegen den Primäraffekt. In einzelnen Fällen kann nur der Spirochätennachweis die Entscheidung bringen. Auch das Tuberkulid im ulcerösen Stadium täuscht einmal ein Ulcus durum vor, aber das Fehlen der Induration führt gewöhnlich auf den rechten Weg.

Im Zweifelsfalle ist ausschlaggebend die indolente Vergrößerung der regionären Lymphdrüsen, der Spirochätennachweis im Reizserum des Geschwürs oder im Drüsenpunktat. Über das zeitliche Verhalten der Wassermannschen Reaktion siehe das entsprechende Kapitel. (Die Wassermannsche Reaktion, im Beginne negativ, wird erst im Verlaufe der Erkrankung positiv und damit für die Diagnose erst spät verwertbar.)

Therapie. Als einzige Therapie kommt die Abortivbehandlung mit Hg und Salvarsan in Betracht, die in unsicheren Fällen auch einen großen

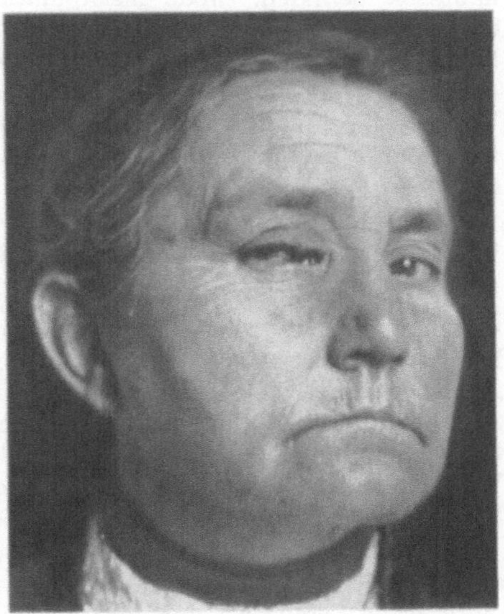

Abb. 1. Primäraffekt am inneren Lidwinkel.

diagnostischen Wert besitzt (Diagnosis ex juvantibus). Unter dieser Behandlung sehen wir das Geschwür in kurzer Zeit restlos abheilen, ohne bedeutende Narben zu hinterlassen. Je schneller die Behandlung einsetzt, um so größer sind die Erfolge nicht nur hinsichtlich der Abheilung des Primäraffektes, sondern auch hinsichtlich der Möglichkeit, den Ausbruch der Syphilis im Körper überhaupt zu verhüten.

Lokale Behandlung unterläßt man am besten, wenn die Diagnose Primäraffekt sichergestellt ist. Ausgedehnte Excisionen des Geschwürs oder Kauterisationen vermögen die allgemeine Ausbreitung nicht zu verhindern und würden nur eine unnötige Schädigung des Auges und seiner äußeren Hüllen durch Liddefekte oder schwere Narbenverzerrungen zur Folge haben. Salbenbehandlung nützt wenig. Indifferente Salben bilden häufig einen Nährboden für Spirochäten und erschweren die Beobachtung des Geschwürs wegen des schmierigen Überzuges, den sie hervorrufen. Andererseits reizen Salben, die als spirillocid gelten, die Bindehaut häufig so stark, daß sie auch stärkere Schädigungen verursachen, ohne eine Heilwirkung auszuüben.

Eine kurze Erwähnung verdienen noch an dieser Stelle die prophylaktischen Maßnahmen, die zu treffen sind, wenn etwa Ärzten oder Pflegepersonen syphilitisches Sekret ins Auge gespritzt ist. Gerade in diesen Fällen ist die allergrößte Zurückhaltung in der lokalen Behandlung anzuraten. Schon das Abnehmen von Bindehautsekret mit der Öse kann Epithelschädigungen verursachen und so die Etablierung des Primäraffektes begünstigen, falls sich lebende Spirochäten im Bindehautsack befinden. Jede Manipulation am Auge ist kontraindiziert, da sie nichts nützt, sondern nur schaden kann. Die einzige Maßnahme besteht in Ausspülungen des Conjunctivalsackes mit einer indifferenten Flüssigkeit, etwa Borsäure- oder Kochsalzlösung, indem man aus einer Undine die Flüssigkeit über die Bindehaut rieseln läßt. Außerdem wird man auf eine prophylaktische Salvarsaninjektion nicht verzichten dürfen.

2. Die maculo-papulösen Erkrankungen des Lides und der Bindehaut.

a) Die Roseole. Die Roseole pflegt im allgemeinen das Gesicht zu verschonen. Nur selten begegnen wir deshalb der Roseole auf den Lidern und sie weicht dann erheblich von ihrem charakteristischen Aussehen ab. Die Roseolen auf den Lidern konfluieren nämlich meistens zu einem zusammenhängenden größeren Erythem mit geringer ödematöser Schwellung. Diese Eigentümlichkeit wird durch die anatomischen Verhältnisse an den Lidern, die lockere Struktur der Haut und des Unterhautzellgewebes bedingt.

An der Conjunctiva kann man Roseolen wohl nie beobachten. Die an und für sich schon gerötete Bindehaut ergibt keinen Kontrast gegen die Roseole. Und da keine subjektiven Beschwerden sie begleiten, wird die Roseole in der Bindehaut weder dem Patienten zum Bewußtsein kommen, noch vom Arzt beobachtet werden können. Arzneimittelexantheme können eine Roseola vortäuschen.

b) Die Papel. Lidpapeln beobachtet man an allen Stellen des Lides und in allen Größen und charakteristischen Abarten, wie am übrigen Körper. Während sie am Lidrande die Gestalt von Condylomen annehmen können, präsentieren sie sich an ihrem Lieblingssitz, der Deckfalte des Oberlids als nässende Papeln. Sie entwickeln sich sehr schnell und neigen ebenso auch zu schnellem Zerfall und zur Geschwürsbildung. Die nässenden Papeln belästigen den Patienten sehr durch Schmerzen, die wohl durch die Haut reizende Sekrete ausgelöst werden. Die Papeln stellen aber harmlose Erkrankungen dar. Sie heilen meist unter spezifischer Behandlung schnell ab, ohne nennenswerte Narben zu hinterlassen, da sie im allgemeinen oberflächlich sitzen. Nur am Lidrand können sie den Verlust der Cilien herbeiführen, aber auch diese können sich wieder regenerieren.

In der Conjunctiva werden Papeln sehr selten bemerkt. Sie treten in Gestalt von gelbgrauen Knötchen auf und liegen meistens in der Conjunctiva bulbi. Entweder bilden sie sich restlos zurück oder sie brechen unter Bildung eines speckigen Geschwürs in den Bindehautsack durch. In den letzteren Fällen ist gelegentlich ein Symblepharon beobachtet worden.

Die Diagnose wird dadurch sehr erleichtert, daß die Papeln selten am äußeren Auge allein, sondern stets als besondere Lokalisation der allgemeinen Eruption auf der Haut und den Schleimhäuten auftreten. Differentialdiagnostisch kommt für die Lidpapel das Hordeolum und für die Bindehautpapel noch die Phlyktäne in Betracht.

Außer diesen typischen Krankheitsformen der Frühperiode finden sich an den äußeren Augenhüllen noch eine Reihe weiterer Erkrankungen bei Syphilitikern vor, die in ihrem Aussehen aber so wenig charakteristisches für Syphilis darbieten, daß man sie nur als bedingt syphilitisch auffassen kann. Man bringt sie deshalb in ein Verhältnis zur Syphilis, weil sie auf antisyphilitische Behandlung zurückgehen, während sie lokalen Behandlungsmethoden trotzen:

Die Blepharitis syphilitica, eine Lidrandentzündung, die sich in nichts von den einfachen Blepharitiden unterscheidet.

Die Conjunctivitis haemorrhagica, eine Bindehautentzündung, mit vorwiegenden Blutungen der Conjunctiva bulbi.

Die Conjunctivitis simplex, eine einfache Bindehautentzündung ohne charakteristische Merkmale, wie man sie bei sehr vielen Menschen findet.

Die Conjunctivitis granulosa specifica: Bei dieser Erkrankung sind die Lymphfollikel geschwollen, besonders in der unteren Übergangsfalte, aus der sie als gelblich-rötliche Knötchen hervorragen und den Trachomkörnern ähnlich sehen.

Wie bei den vorher erwähnten Krankheiten versagt jede lokale Therapie (hier die antitrachomatöse), während antiluetische Behandlung sofort Heilung bringen kann.

Bei allen diesen Erkrankungen des maculo-papulösen Exanthemstadiums finden sich fast stets Allgemeinerscheinungen der Syphilis, die Wassermannsche Reaktion ist positiv.

Eine lokale Behandlung der syphilitischen Bindehauterkrankungen ist überflüssig und unter Umständen schädlich.

B. Iris und Ciliarkörper.

Von allen syphilitischen Augenerkrankungen der Frühperiode sind die Erkrankungen von Iris und Ciliarkörper bei weitem die häufigsten. Die starken subjektiven Beschwerden, besonders die Augen- und Kopfschmerzen und die meist schnell einsetzende bedeutende Herabsetzung des Sehvermögens veranlassen den Patienten schon verhältnismäßig früh, den Arzt aufzusuchen.

Die Symptome einer Iritis oder Iridocyclitis sind zahlreich. Subjektiv: Augen- und Kopfschmerzen, die besonders in der Stirn über dem erkrankten Auge auftreten. Dazu kommt verschleiertes Sehen und starke Empfindlichkeit gegen helles Licht. Objektiv äußert sich die Entzündung durch pericorneale Injektion und vermehrte Absonderung. Die Iris selbst zeigt eine verwaschene Farbe, ihre Zeichnung ist nicht mehr deutlich zu erkennen, die Konturen des Reliefs sind verstrichen. Die Pupille ist eng und zeigt keine Reaktion. Das Vorderkammerwasser ist getrübt. Häufig kann man noch erkennen, daß das Sphinctergebiet mit seinen zahlreichen blutüberfüllten Capillaren eine dunklere, mehr rötliche Farbe zeigt als die übrigen Abschnitte der Iris. Alle diese Erscheinungen kann man mit bloßem Auge lediglich durch Betrachtung erkennen. Andere, wie die Erweiterung der Irisgefäße, partielle oder totale Verklebungen der Irishinterfläche mit der Linsenkapsel, die bei keiner Form der Iritis zu fehlen pflegen, kann man nur mit optischen Hilfsmitteln, eventuell unter Anwendung eines Mydriaticums sichtbar machen.

Bevor wir an die Darstellung der spezifischen Iritis gehen, sollen hier zum besseren Verständnis die Symptome der Iritis und die Untersuchungsmethoden erläutert werden.

Pericorneale oder ciliare Injektion nennen wir die Rötung des sonst weißen Augapfels in der Umgebung der Hornhaut. Die unter der trüben Schicht der Conjunctiva bulbi liegenden Gefäße sind erweitert und schimmern blaurötlich durch, während die in der Conjunctiva liegenden Gefäße bei ihrer Injektion einen hellroten Farbenton besitzen. Die ciliare Injektion zeigt an, daß entweder eine Hornhauterkrankung der tieferen Schichten vorliegt oder eine Entzündung des Augeninnern. Über die Erkennung der Hornhauterkrankungen wird später zu sprechen sein.

Die verwaschene Farbe der Iris oder die Entfärbung kommt dadurch zustande, daß entweder durch Exsudation das Kammerwasser getrübt und an der Hornhauthinterfläche ein trüber Niederschlag entstanden ist, oder daß das Irisgewebe selbst ödematös geworden ist. Durch das Ödem ist die Irisstruktur verwaschen, ihr Relief ist verschwunden. Bei braunen, dicht pigmentierten Regenbogenhäuten treten diese Erscheinungen nicht so deutlich zutage wie bei schwach pigmentierten blauen, die dann in der Regel grünlich verfärbt erscheinen.

Bei Irishyperämie sind die sonst nicht sichtbaren Gefäße erweitert und dann deutlich erkennbar, sowohl die peripheren radial verlaufenden, wie die Gefäße des Krausen- und Sphinctergebietes. Sind nun die Capillaren des Sphinctergebietes stark erweitert, so hebt sich das Gebiet von der übrigen Regenbogenhaut durch eine rötlich dunklere Färbung ab.

Die Irishyperämie besonders im Zusammenhang mit der ödematösen Durchtränkung des Irisstromas ist auch der Grund für die Pupillenverengerung. Es ist ohne weiteres verständlich, daß eine massig und starr gewordene Iris die Fähigkeit der Zusammenreffung (Erweiterung der Pupille) verloren hat.

Das entzündliche fibrinöse Exsudat, mag es nun aus der Iris oder dem Ciliarkörper stammen, ist weiterhin der Grund für die Verklebung der Iris mit der Linsenkapsel, der sogenannten Synechie. Es verklebt dabei entweder der Pigmentsaum oder das Pigmentblatt mehr oder weniger breit mit der Linsenkapsel. Diese Verbindung ist unter Umständen schwer zu lösen und verhindert je nach der Intensität und Ausdehnung die Erweiterung der Pupille. Gibt man in einem solchen Falle einen Tropfen Atropin oder Homatropin, so erweitert sich die Pupille nur in den freien Partien der Iris. Dadurch verliert die Pupille ihre runde Gestalt und präsentiert sich als gezackt oder gelappt.

Je nach dem Charakter und dem Grade der entzündlichen Exsudation gibt die Trübung des Inhaltes der Vorderkammer die verschiedensten Bilder. Bei fibrinöser Ausscheidung findet man den Inhalt der Vorderkammer durch wolkige und flockige Exsudatmassen getrübt, die sich zum Teil zu Boden senken können und ganz ähnlich wie die eitrigen Exsudatmassen hier ein Hypopion bilden. In anderen Fällen bilden die Fibrinflocken an der Descemetschen Membran Niederschläge verschiedener Größe, die sogenannten Descemetschen Beschläge oder Präcipitate. In den schwersten Fällen ist die ganze Hornhaut von einem trüben, undurchsichtigen, sero-fibrinösen oder eitrigen Exsudat vollkommen angefüllt, so daß man die Iris dahinter nicht mehr erkennen kann.

Was die Untersuchungsmethoden betrifft, so benutzen wir zur Erkennung der feinen Veränderungen an der Iris optische Vergrößerungsgläser in Verbindung mit fokaler Beleuchtung.

Zur Vergrößerung dient die Hartnacksche Kugellupe, eine binoculare Lupe, oder das Zeißsche binoculare Mikroskop. Eine gute Beleuchtung verschaffen wir uns dadurch, daß wir mittels einer Lupe einen schmalen, aber intensiven Lichtkegel auf die zu untersuchende Stelle werfen. Die Gullstrandsche Spaltlampe gibt die vollkommenste Belichtung.

1. Die Roseolen der Iris.

Gleichzeitig mit dem Auftreten der Roseolen am Körper findet man bisweilen an der Iris eine Hyperämie der Gefäße als einziges Symptom. Diese Hyperämie ist sehr flüchtig und schon nach einigen Tagen oder sogar Stunden verschwunden. Es bestehen weder subjektive noch objektive Symptome einer Iritis.

2. Die Iritis syphilitica papulosa.

Sie tritt oft gleichzeitig mit der Eruption des allgemeinen maculopapulösen Exanthems auf, fast immer in den ersten zwei Jahren nach der Infektion. Die Entzündung setzt plötzlich unter den bekannten Symptomen einer Regenbogenhautentzündung ein: Schmerzen im Auge, Kopfschmerzen der befallenen Seite, Tränenfluß, Verschleierung des Sehens. Objektiv besteht ciliare Injektion, die Hornhaut erscheint behaucht, das Kammerwasser trübe, Farbe und Zeichnung der Iris verwaschen, Präcipitate sind häufig vorhanden. Charakteristisch für die Iritis luetica ist die herdförmige Anordnung der Entzündung. Sie ist gewöhnlich im Sphincter lokalisiert. Hier kommt es zu knötchenförmigen Auftreibungen und Vorwölbungen der Iris. Man kann zwei Hauptformen unterscheiden:

a) Bei der ersten Form besteht ein ausgesprochenes und manchmal sehr hochgradiges Ödem der Iris in der Gegend der Entzündung. Dieses Ödem hüllt die Knötchen derart ein, daß man die einzelnen Papeln nicht erkennen kann, sondern den Eindruck einer wulstigen, diffusen Schwellung des Sphinctergebietes erhält.

b) Die zweite Form der Erkrankung ist durch das deutliche Hervortreten von Papeln gekennzeichnet. Wir sprechen hier speziell von Irispapeln. Die Papeln können sich aus dem unter a) geschilderten Zustand allmählich entwickeln, wenn sich das Ödem zurückbildet. Sie

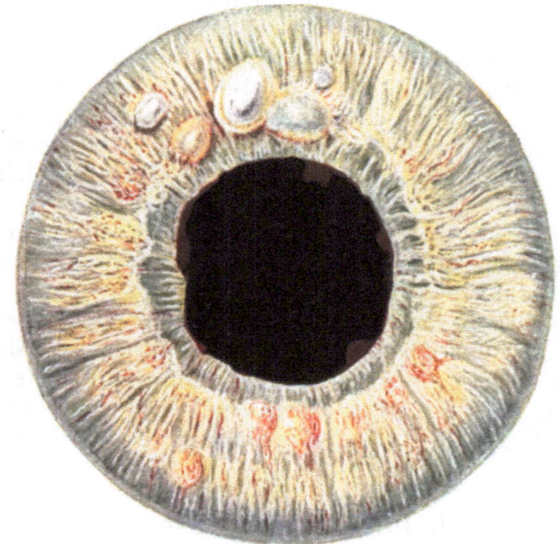

Abb. 2. Iritis luetica. (Aus Igersheimer, Syphilis und Auge.) (Irispapeln.) Typisch ist die Lokalisation in einem Gefäßbezirk. Die Iris ist stark hyperämisch. Zahlreiche Synechien des braunen Pigmentblattes mit der Linsenkapsel.

können aber auch von Anfang an als echte Papeln in die Erscheinung treten. Dann imponiert die Entzündung sofort als Iritis papulosa. Die Papeln sind halbkugelige Prominenzen an der Irisoberfläche. Ihre Farbe schwankt zwischen ausgesprochenem Rot, Rotgelb, Gelb oder Grau. Im allgemeinen werden in sehr frühen Fällen, d. h. in solchen, in denen die Infektion nur kurze Zeit zurückliegt, blutreiche, rote, ödemhaltige Papeln gefunden; in den späteren Fällen haben die Papeln einen größeren Zellreichtum, weniger Gefäße, sie sind kompakter und besitzen dann das graue Aussehen. Die gelbe Farbe der Papeln zeigt ihren Zerfall an. Daß die Papeln mit Vorliebe im Sphinctergebiet zur Entwicklung kommen, liegt daran, daß dieser Bezirk durch den Reichtum an kleinen und kleinsten aufgesplitterten Gefäßen und Capillaren ausgezeichnet ist und die Syphilis in diesem Stadium gerade diese kleinen Gefäße bevorzugt.

Die Irispapeln können restlos unter Behandlung abheilen. Sie hinterlassen bei frühzeitiger energischer Therapie selten Synechien mit der Linsenkapsel. In anderen nicht behandelten Fällen kann circuläre Verklebung und Verwachsung eintreten, ein Ereignis, das später zu Sekundärglaukom Anlaß geben kann.

Der Ciliarkörper ist bei diesen Entzündungsformen meist in Mitleidenschaft gezogen. Das zeigen häufig die bisweilen sehr dichten Trübungen des Glaskörpers an. Auch die Trübungen des Kammerwassers stammen zum größten Teil aus diesem Organ. Im Ciliarkörper können sich Papeln entwickeln. Diese wölben die Iris im Kammerwinkel vor oder durchsetzen sie.

Eine andere Form der Iritis bei Luetikern, die nicht als spezifisch anzusprechen ist und meist später auftritt, wird bei der Behandlung der Spätperiode beschrieben werden.

Diagnose. Die Schwierigkeit besteht in der Unterscheidung der syphilitischen von der tuberkulösen Iritis. Beide zeichnen sich durch herdförmige Ausbreitung und Knotenbildung, ferner durch Präcipitate aus. Während aber bei der Tuberkulose die Knötchenbildung und die Schwellung meist disseminiert, d. h. gleichzeitig in den verschiedensten Bezirken auftritt, sind die luetischen Papeln gruppenweise angeordnet in leicht erkennbaren, abgeschlossenen Gefäßbezirken der Iris. Die Tuberkelknötchen haben ein trockenes Aussehen und einen grauen Farbenton. Gefäße sind nur spärlich vorhanden oder sie fehlen ganz, während die luetischen Papeln meist durch reichliche Gefäßbildung ausgezeichnet sind, die ihnen auch den rötlichen Farbenton verleiht. Die Entzündung entwickelt sich bei den tuberkulösen Formen langsamer und schmerzloser, während bei der Syphilis ein ziemlich plötzliches Auftreten verbunden mit starken Schmerzen in Kopf, Stirn und Auge die Regel ist. Aus der Form und der Anordnung der Präcipitate und dem Charakter der Synechien lassen sich nicht selten Schlüsse auf die Natur der Erkrankung ziehen: Größere, runde Präcipitate in Dreiecksform angeordnet sprechen für Tuberkulose. Bei der Tuberkulose sind die Synechien meist spitz, bei der Lues breit. Die abgeheilte tuberkulöse Iritis hinterläßt lochförmige Atrophien im Stroma und Pigmentblatt an der Stelle der Tuberkelknoten. Papeln hingegen pflegen ohne Gewebsschädigung und ohne Hinterlassung einer Narbe abzuheilen.

Auch andere Krankheiten können Iritiden erzeugen: Rheumatismus, Gicht, Gonorrhoe. Alle drei ähneln sich klinisch so sehr, daß wir sie als einheitlichen Typus auffassen können. Im Gegensatz zur Lues und Tuberkulose dringt die Entzündung nicht in die Tiefe. Die Schwellung ist diffus, die Hyperämie der Iris geht mit starker seröser Exsudation einher. Präcipitate sind selten und dann nur spärlich vorhanden, sie sind sehr klein, fast staubförmig.

Diese nicht spezifischen Entzündungen setzen gleichfalls meist akut ein und machen sehr heftige Schmerzen. Von der vorigen Gruppe unterscheiden sie sich also besonders darin, daß sie 1. nicht herdförmigen, sondern diffusen Oberflächencharakter zeigen, 2. keine Knoten oder Knötchen bilden, 3. weniger oder keine Präcipitate bilden und 4. zu Rezidiven neigen. Die Trennung dieser Formen von der Lues und Tuberkulose ist mithin leicht. Sonstige Iritiden, z. B. metastatische, durch Eiterkokken erregte, bieten kaum eine Möglichkeit der Verwechselung.

Die Prognose der Iritis luetica oder der papulösen Iritis ist fast stets günstig, da bei frühzeitiger spezifischer Therapie restlose Ausheilung zu erfolgen pflegt.

Als Residuen bleiben häufig Synechien zurück. Rezidive kommen vor, sind aber äußerst selten.

C. Aderhaut und Netzhaut.

1. Die Chorioiditis syphilitica.

Daß die Aderhaut an der Syphilis der Frühperiode gleichzeitig mit der Iris und dem Ciliarkörper erkrankt sein kann, ist ohne weiteres verständlich. Iris, Ciliarkörper und Aderhaut bilden entwicklungsgeschichtlich und funktionell ein Organ, die Uvea. Die Aderhaut ist ein außerordentlich gefäßreiches Gebilde, und deshalb disponiert gerade sie in besonderem Maße zu syphilitischen Entzündungsprozessen. In dem weitverzweigten Maschenwerk der Aderhautgefäße haften die im Blute kreisenden Spirochäten mit Vorliebe.

Symptome: Die Erkrankung der Aderhaut macht sich den Patienten schon bemerkbar, bevor noch durch die Spiegeluntersuchung ein objektiver Befund festgestellt werden kann. Die Patienten klagen über Flimmern vor den Augen, über blitzartige Lichterscheinungen und Funken, bisweilen über Verzerrt- oder verkleinertes Sehen von Gegenständen, oder aber über eine ziemlich plötzlich auftretende Verschlechterung des Sehvermögens, die so hohe Grade annehmen kann, daß in der Nähe nichts mehr deutlich erkannt wird, z. B. nicht mehr gelesen werden kann. Bei der Untersuchung mit dem Spiegel hat man unter Umständen, besonders im Anfang keinen objektiven Krankheitsbefund. Der Hintergrund kann noch ganz normal erscheinen, oder man sieht an einzelnen Stellen eine leichte Trübung der Netzhaut oder des Glaskörpers. Erst nach einiger Zeit wird an den Stellen der Trübung, die der Ausdruck eines Ödems der Netzhaut war, ein Herd in der Aderhaut bemerkbar. Die Entzündung hat an diesen Stellen, sei es durch das Ödem, sei es durch die Verödung kleiner Gefäße der Choriocapillaris eine Störung in der Ernährung und im Stoffwechselaustausch des Pigmentepithels und der Netzhaut verursacht. Infolge dieser Ernährungsstörung gehen Pigmentepithelien und nervöse Bestandteile der Netzhaut zugrunde, ihre Funktion gerät in Verlust, und Skotome treten auf.

Anatomisch findet man bei der Spiegeluntersuchung nach Ablauf der Entzündung im Fundus weiße Herde von verschiedenster Größe mit schwarzen Rändern. Hier ist die Aderhaut mit dem darüberliegenden

Pigmentepithel und natürlich auch die Netzhaut zerstört, so daß die weiße Farbe der Sclera sichtbar wird. Mitunter sieht man noch die größeren Ader- und Netzhautgefäße über den Herd hinwegziehen. Die schwarzen Ränder enthalten abtransportierte Pigmentschollen aus den zugrunde gegangenen Pigmentepithelien der Netzhaut und den Chromatophoren der Aderhaut. Nicht bei allen Fällen ist die Aderhaut in ihrer ganzen Tiefe von der Entzündung betroffen, sondern vielfach nur in einer Schicht ohne starke Zerstörung der Pigmentepithelien. Die oben beschriebenen Herde haben dann nicht einen weißen, sondern einen gelben oder gelbroten Farbenton, feine Pigmentunregelmäßigkeiten vervollständigen das Bild. Solche Herde bewirken an den entsprechenden Stellen des Gesichtsfeldes ebenfalls Skotome, beim Sitz in der Macula ein zentrales Skotom. Mit ihm entfällt die Möglichkeit des zentralen Sehens z. B. des Lesens. Chorioiditische Herde in der Peripherie verursachen periphere Skotome, bei Ausbreitung im Außenbezirk des ganzen Augenhintergrundes ringförmige Skotome. Hierbei ist besonders die Farbenempfindlichkeit für Blau herabgesetzt. Die Erkrankung der Peripherie ist für die Patienten hauptsächlich abends und nachts störend. Sie leiden an Hemeralopie, d. h. sie können sich im Dunkeln nur schlecht orientieren.

Die fast regelmäßige Miterkrankung der Netzhaut bei Entzündungsvorgängen in der Aderhaut läßt eine strenge Trennung in Aderhaut- und Netzhauterkrankungen bei dem größten Teile aller Fälle nicht zu. Man spricht deshalb meistens von einer Chorioretinitis.

In der Frühperiode der Syphilis ist die häufigste Erkrankung der Aderhaut die sogenannte **Förstersche Chorioretinitis diffusa.** Die Papille und die Macula werden durch ein Exsudat so verdeckt, daß man nur sehr undeutlich die Grenzen und die Gefäße der Papille erkennen kann. Der Glaskörper zeigt zudem im hinteren Abschnitt eine staubförmige, sehr intensive Trübung. In der Peripherie wird der Fundus wieder deutlicher sichtbar. Nach der Rückbildung der Entzündung pflegt sich der Hintergrund wieder aufzuhellen. Später treten in der Umgebung der Papille und in der Maculagegend gruppenförmig angeordnete, kleine, gelbe oder weiße Herde in der Aderhaut in die Erscheinung, die in der Regel eine sehr geringe Pigmentierung zeigen. Der Prozeß greift auch auf den N. opticus über. Die Erkrankung tritt an einem oder beiden Augen auf und soll zu Rezidiven neigen. Häufig findet man sie nach einer vorausgegangenen Iridocyclitis luetica. Es ist möglich, daß es sich hier um Papeln am Opticuskopf oder in dessen Umgebung handelt.

Eine andere Form der syphilitischen Aderhauterkrankung der Frühperiode sind Aderhautherde im hinteren Abschnitt. Sie sind gruppenförmig angeordnet und liegen gewöhnlich in einem Sektor, also in einem Gefäßbezirk. Diese Herde können nach einer isolierten Chorioiditis in Erscheinung treten, oder die Chorioiditis tritt gleichzeitig mit der Iridocyclitis luetica auf. Bei der letzten Form bekommen wir nur die abgeheilten Herde zu Gesicht, da während der Iridocyclitis die Vorgänge am Fundus sich unserer Beobachtung entziehen.

Differentialdiagnose: Ätiologisch kommt für die Aderhautentzündung fast ausschließlich Tuberkulose und Syphilis in Betracht. Die Unterscheidung macht gewisse Schwierigkeiten. Im allgemeinen tritt die Aderhauttuberkulose in einer disseminierten Form auf. Die tuberkulösen Herde sind wahllos über den ganzen Fundus verstreut, die der Syphilis herdförmig bzw. gruppenförmig angeordnet oder rankenartig aneinander gereiht.

Doch können diese Unterscheidungen auch verwischt· sein. Die zentrale Gruppierung der Herde spricht für Lues. Die Wassermannsche Reaktion, die in diesem Stadium fast immer positiv ist, ist auch kein ausschlaggebender Beweisfaktor. Es können ja Lues und Tuberkulose miteinander kombiniert sein. Es sind jedenfalls alle Organe genau zu untersuchen und jedes gefundene Moment in Berücksichtigung zu ziehen.

2. Retinale Affektionen (Hämorrhagien).

Abgesehen von den oben erwähnten Erkrankungen der Netzhaut, die eine Aderhautaffektion begleiten oder von ihr abhängig sind, kommen auch reine Netzhauterkrankungen im Frühstadium der Syphilis vor. Wiederum handelt es sich vorzugsweise um Erkrankungen der Gefäße der Retina. Sie bestehen in Blutungen, die entweder in die Retina oder in den Glaskörper hinein erfolgen: **Retinitis haemorrhagica.** Die Blutungen aus den erkrankten Gefäßen können sich in allen Teilen des Fundus vorfinden. Bisweilen bedecken sie die Papille ganz oder teilweise, bisweilen die Macula, bisweilen ist der Glaskörper von großen, kompakten Blutungen von halbkugeliger Gestalt durchsetzt. In anderen Fällen sind die Blutungen in den Netzhautschichten von feiner, streifenförmiger Beschaffenheit. Die Hämorrhagien des Glaskörpers können einmalig auftreten und resorbiert werden, häufig rezidivieren sie.

Dabei ist zu betonen, daß eine ganz bestimmte, meist bei Jugendlichen auftretende Form, die sogenannte „rezidivierende Glaskörperblutung Jugendlicher" oder die „Periphlebitis retinalis adolescentium" tuberkulöser Natur ist Die Hauptveränderungen an den Gefäßen finden sich hier in der Peripherie, und zwar stets an den Venen.

Die Blutungen werden entweder resorbiert oder bindegewebig umgewandelt. Dort bleiben hellweiße glänzende Streifen in der Retina entlang den Gefäßen an den Stellen der früheren Blutung, sowie Gefäßveränderungen und Obliterationen zurück, hier ist dauernde Trübung oder Schrumpfung des Glaskörpers infolge bindegewebiger Schwarten der Endeffekt.

Die Embolie und Thrombose der Arteria und Vena centralis retinae ist fast nie luetischer Natur.

Differentialdiagnostisch kommt neben der Lues nur die Tuberkulose in Betracht. Auch hier hat der positive Ausfall der Wassermannreaktion keine ausschlaggebende Bedeutung. Da den syphilitischen Netzhaut- und Glaskörperblutungen meistens eine Iritis luetica vorausgegangen ist, fahnde man nach Residuen derselben und achte auf etwa bestehende luetische Exantheme am Körper.

D. Opticus.

Am Sehnervenkopf kann man in der Frühperiode der Syphilis, und zwar in den ersten Monaten oder Jahren eine Hyperämie der Papille bemerken, die einem Ödem ähnlich sieht. Die Funktion ist niemals gestört.

Verwandt oder identisch mit dieser Affektion ist eine geringgradige Papillitis. Die Grenzen der Papillen erscheinen verwaschen und diese selbst leicht prominent. Auch hier ist die Funktion stets voll erhalten. Das Wesen dieser Erkrankung beruht auf einer leichten Entzündung der Hirnhäute, die entlang den Opticusscheiden zum Auge fortgeleitet wird. Die übrigen Sehnervenerkrankungen — auch die Neuritis optici, die häufig schon im Frühstadium der Syphilis auftritt — sollen aus formellen Gründen im Zusammenhang mit den Opticuserkrankungen der Spätperiode behandelt werden.

II. Die Erkrankungen des Auges in der Spätperiode der erworbenen Syphilis.

A. Lid und Conjunctiva.

Während die Frühzeit der Syphilis durch den Primäraffekt, die Roseole und die Papel charakterisiert ist, wird die Spätperiode von den gummösen Manifestationen sowie von den syphilitischen Affektionen des Zentralnervensystems mit den konsekutiv-degenerativen Vorgängen an den motorischen Hirnnerven des Auges bzw. ihrer Kerne, sowie am Sehnerven selbst beherrscht. Die scharfe zeitliche Abgrenzung der Früh- und Spätperiode ist jedoch nicht durchführbar. Wir sehen nämlich einerseits, daß eine typische Erkrankung der Frühperiode in einzelnen Fällen viele Jahre nach der Infektion auftreten und daß andererseits ein für die Spätperiode charakteristisches Symptom schon in die ersten beiden Jahre fallen kann.

1. **Lidgumma.** An den Lidern finden wir in der Spätperiode Gummen. Es kommen aber Fälle vor, in denen sie sich schon kurze Zeit nach der Infektion zeigen. Gewöhnlich vergehen aber 5—10 Jahre oder mehr, ehe sie sich gebildet haben. Ein kleiner, derber, runder Knoten in der Art eines Chalazions, aber indolent, entwickelt sich in der Haut. Er wächst ziemlich rasch und kann mehr als Walnußgröße erreichen. Beide Lider eines Auges oder auch beider Augen können gleichzeitig befallen sein. Die Haut über den Knoten und in der Nachbarschaft ist gerötet und ödematös. Eine Drüsenschwellung besteht gewöhnlich nicht.

Die Gummen neigen zu Ulcerationen und hinterlassen nach ihrer Abheilung strahlige Narben. Ektropium und dauernder Verlust der Cilien beim Sitz am Lidrande ist die Folge. Im allgemeinen sind die oberflächlichen Lokalisationen der Gummen harmloser, als die in der Tiefe befindlichen. Wenn diese der Ulceration anheimfallen, hinterlassen sie schwere, umfangreiche Zerstörungen. Ein solcher Prozeß vernichtet unter Umständen nicht allein das ganze Lid, sondern auch den Bulbus selbst.

2. Gummenbildungen an der Conjunctiva tarsi sind nur selten beobachtet worden. Der bevorzugte Sitz dieser Geschwülste ist die Conjunctiva bulbi. Die kleinen derben Geschwülste von gelbroter oder grauer Farbe werden meist zunächst für Phlyktänen gehalten. Aber bald zerfallen sie und bilden ein Geschwür mit harten steilen Rändern. Die Conjunctiva zeigt eine lokale Rötung, bisweilen Chemosis, die Sclera ist häufig mitbetroffen.

3. Die Tarsitis syphilitica ist ebenfalls sehr selten. Im Lidknorpel entwickeln sich harte, runde Knoten, die durchaus wie Chalazien aussehen und eine stärkere Schwellung des befallenen Lides verursachen. Die Bildung geht langsam vor sich, die Knoten selbst, aus Granulationsgewebe bestehend, sind schmerzlos. Drüsenschwellungen der Submaxillar- und Präaurikulardrüsen kommen nicht vor. Verwechslungen sind nur möglich mit Chalazien und tuberkulösen Geschwülsten. Größere Gummen des Tarsus geben nach dem Zerfall zu Verkrümmungen des Tarsus oder zu Symblepharon Anlaß.

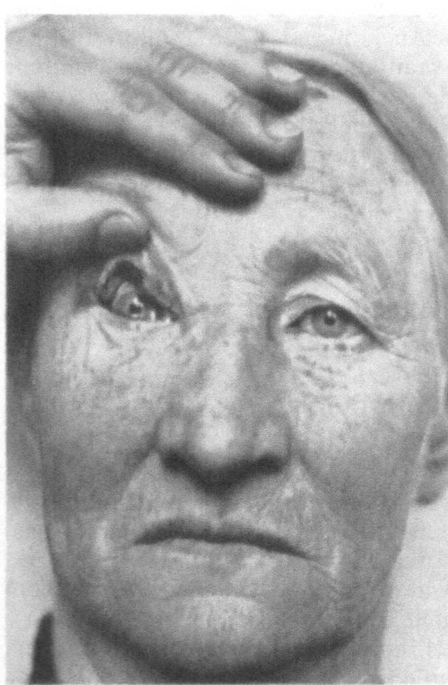

Abb. 3. Gumma des Oberlides. Das Gumma hat das Oberlid in seiner ganzen Dicke ergriffen und einen schweren Substanzdefekt hinterlassen.

B. Tränenorgan.

1. Das Gumma der Tränendrüse ist die einzige syphilitische Erkrankung, die dieses Organ befällt. Unter dem Oberlid entwickelt sich ein Neoplasma, meist unter starker Schwellung des Lides. Die Lokalisation im oberen Lidwinkel weist auf die Tränendrüse hin. Beim Hochheben des Lides quillt der Tumor deutlich unter der Conjunctiva hervor und stellt sich in der Lidspalte ein. Die Bindehaut ist nur in mäßigem Grade mitbetroffen, sie reagiert höchstens mit einer schwachen lokalen Chemosis.

Die Diagnose ist oft schwierig, sie stützt sich auf den positiven Ausfall der Wassermannschen Reaktion oder auf sonstige Symptome einer Syphilis. Eine erfolgreiche antiluetische Therapie oder die mikroskopische Untersuchung eines herausgeschnittenen Stückes ermöglichen bisweilen erst die Erkennung des Leidens.

Das Gumma kann man beim Fehlen von entzündlichen Erscheinungen nicht von bösartigen Geschwülsten, vom Carcinom oder Sarkom der Drüse unterscheiden. Der Tränendrüsenabsceß, der fast ausnahmslos metastatisch entsteht, macht eine viel stärkere und schmerzhaftere Entzündung, an der sich dann der ganze temporale Teil des Lides mit einer harten, teigigen Schwellung sowie mit Rötung und Chemosis beteiligt.

2. Gumma des Tränensacks. Auch die tränenableitenden Organe können von einer gummösen Entzündung betroffen werden. Ein Gumma am inneren Lidwinkel oder am Nasenrücken kann die Tränen-

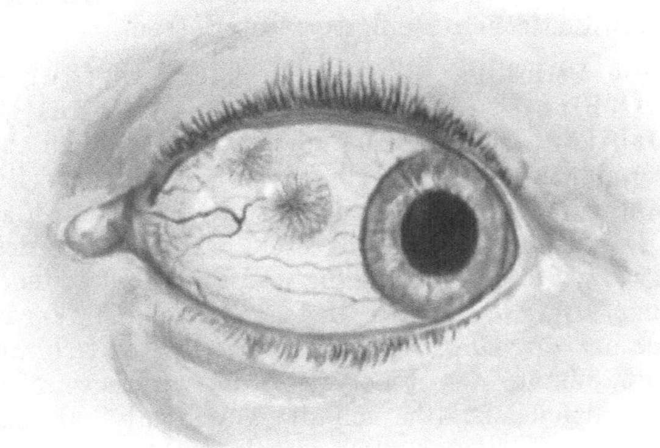

Abb. 4. Gumma der Conjunctiva bulbi.

röhrchen resp. den Tränensack komprimieren und damit den Abfluß der Tränen verhindern. Die Folge ist dauerndes Tränenträufeln.

Von akuter Dacryocystitis unterscheidet sich das Gumma dadurch, daß es eine scharfe Abgrenzung ermöglicht und im geschwürigen Zerfall ein breites und großes Ulcus bildet mit speckigem, schmierigem Grund. Die Tränensackphlegmone verursacht dagegen ebenso wie die auf Tuberkulose beruhende Dacryocystitis meist Fistelbildung, aus der sich bei der Tuberkulose ein dünnflüssiges Sekret, bei dem Empyem dicker, zähflüssiger Eiter entleert. Ob eine gummöse Entzündung des Tränensacks als primäre Erkrankung vorliegt, oder ob der Prozeß von der Haut oder dem Knochen der Nase ausgeht, läßt sich in der Regel nur schwer entscheiden. Häufiger tritt der letzte Fall ein.

C. Orbita.

Die Erkrankungen der Orbita, die sich in der Spätperiode der Syphilis ereignen, sind meist einseitig. Je nach dem Sitz der

Erkrankung und der Ausbreitung sind die Symptome verschieden. Es werden besonders zwei Formen beobachtet, die erstere befällt die hintere Orbita, die zweite die vorderen Orbitalränder.

1. Gumma der hinteren Orbita. Die hintere Orbita zeigt entzündliche Infiltration des Periostes am Opticuskanal oder eine Gummibildung an der Fissura orbitalis superior. Der Augapfel wird nach vorn gedrängt, und es entwickelt sich ein hochgradiger Exophthalmus mit vollständiger Lähmung sämtlicher Augenmuskeln. Die Hornhaut wird anästhetisch. Erblindung tritt dabei häufig durch Abquetschung des Sehnerven ein. Begleitet ist diese Affektion von unerträglichen Kopfschmerzen, die sich nachts zu ganz besonderer Heftigkeit steigern. Nicht selten wird die orbitale Syphilis mit Tumoren verwechselt. Eine besondere Bedeutung kommt hier der Wassermannschen Reaktion und einer schnellen antiluetischen Versuchstherapie zu. Deshalb soll man in allen Fällen von Orbitaltumoren niemals die Serodiagnose bzw. einen Versuch mit antiluetischen Heilkuren unterlassen.

2. Gummöse Periostitis der Orbitalränder. Die gummöse Periostitis der Orbitalränder ist harmloser als das Gumma der hinteren Orbita. Auch hier finden wir die oben beschriebenen Kopfschmerzen, dazu gesellen sich die lokalen Druckschmerzen. Sie sind im Anfang fast immer vorhanden, schwinden dann aber zuweilen vollständig. Der Tumor verursacht oft Verlagerungen des Bulbus im Sinne geringgradiger Beiseitedrängung und Beweglichkeitsbeschränkung; zur Erblindung kommt es nie. Dagegen gibt die Verdrängung des Bulbus manchmal zu Doppelbildern Anlaß. Am Orbitalrande fühlt man eine Auftreibung des Knochens, die anfangs sehr druckempfindlich ist. Gelegentlich läßt sich die Geschwulst abtasten und eine Strecke weit in die Orbita hinein verfolgen. Das Gumma geht entweder direkt vom Periost des Orbitalrandes oder von der Nase oder den Nebenhöhlen aus; dorthinein kann auch einmal ein Durchbruch erfolgen.

Die Diagnose der orbitalen Syphilis ist meist sehr schwer zu stellen, besonders dann, wenn die hintere Orbita erkrankt ist, weil wir hier keine direkten Untersuchungsmöglichkeiten besitzen. In Betracht kommen außer Syphilis als ätiologische Faktoren: Orbitalphlegmone, Tuberkulose, maligne Tumoren, Lymphome und Mukozelen. Die Orbitalphlegmone setzt plötzlich und stürmisch ein unter heftigen Entzündungserscheinungen, die Tuberkulose dagegen tritt langsamer auf und nimmt einen chronischen Verlauf, sie neigt außerdem zu chronischen Eiterungen. Der retrobulbäre Abszeß macht noch stürmischere Entzündungen. Lymphome müssen durch das Blutbild identifiziert werden. Die anderen Krankheiten: Mukozele, Tumoren verlaufen schmerzlos. Man ist zur Sicherung der Diagnose einer orbitalen Syphilis auf andere Zeichen angewiesen, wie Reste einer Iritis, Narben von abgeheilten gummösen Prozessen am Körper, auf den Ausfall der Wassermannreaktion und den Erfolg einer antisyphilitischen Therapie. Die Kopfschmerzen, die schon lange vor dem Ausbruch der Erkrankung bestehen und nachts ihre stärkste Intensität zu erreichen pflegen, sind fast als einziges direktes klinisches Symptom zu verwerten.

D. Cornea und Sclera.

Die häufigste Hornhauterkrankung bei der Syphilis, die Keratitis parenchymatosa, kommt nur in sehr seltenen Fällen bei der erworbenen Syphilis vor. Sie ist pathognomonisch für kongenitale Syphilis. Dort soll sie auch beschrieben werden (vgl. S. 288).

Eine seltene Erkrankung in der Spätperiode ist die **Keratitis gummosa** oder das **Gumma der Hornhaut**. In den tieferen Schichten der Cornea entwickeln sich einige etwa stecknadelkopfgroße, weißgraue oder gelbgraue Knötchen, die später zerfallen und an der Oberfläche ein Ulcus bilden können. In anderen Fällen wieder bilden sich durch Konfluieren dieser Gummen größere kompakte Tumoren, die durch geschwürigen Zerfall große Teile der Hornhaut zerstören. Die Entzündung des Auges ist gewöhnlich erheblich. Die Iris ist stets an der Entzündung beteiligt.

Häufiger ist die Erkrankung der Sclera, die **Scleritis syphilitica** oder **Episcleritis syphilitica,** bei der sich kleine Gummen in der Sclera entwickeln. Unter der etwas geröteten Bindehaut wölbt sich ein gelbroter Buckel vor, der später gewöhnlich zerfällt. Nach der Abheilung bleibt an der Stelle ein bläulicher Fleck in der Sclera zurück. Ob es sich um tuberkulöse oder syphilitische Prozesse handelt, ist durch den Aspekt nicht zu entscheiden. Wassermannsche Reaktion oder sonstige Zeichen einer Syphilis können Aufschluß über die Natur der Entzündung geben. Von phlyktänulären Erkrankungen unterscheidet sie sich durch die Rötung der tieferen Schichten bei geringerer Beteiligung der Conjunctiva und durch die Hartnäckigkeit des Verlaufs.

Der Prozeß kann auch auf die Hornhaut übergreifen und die schwersten Schädigungen verursachen. Geschwüriger Zerfall großer Teile der Hornhaut mit Perforation und Irisprolaps ist dabei nicht selten und kann dauernden Verlust des Sehvermögens oder des ganzen Auges zur Folge haben.

E. Iris und Ciliarkörper.

1. Iritis luetici. Während wir im Frühstadium der Syphilis an der Iris Entzündungserscheinungen beobachtet haben, die durch ihren herdförmigen Charakter gekennzeichnet sind, finden wir im Spätstadium der Syphilis einen anderen Typus der Iritis vor. Diese Iritis bezeichnen wir im Gegensatz zu der typischen Iritis luetica als **Iritis luetici.** Sie tritt immer erst nach dem zweiten Jahre post infectionem auf und stellt eine diffuse Iritis dar, die keinerlei Herdbildungen erkennen läßt. Sie gleicht in ihrem Aussehen der rheumatischen Iritis und neigt auch wie diese zu Rezidiven. Ihr Vorkommen ist sehr häufig. Ob es sich hier um eine reine syphilitische Entzündung der Iris oder bloß um eine durch die syphilitische Erkrankung des Körpers geschaffene Disposition zur unspezifischen Iritis handelt, läßt sich nicht mit

Sicherheit nachweisen. Diese Affektion hat nichts für die Syphilis Charakteristisches und ist daher nur als eine bedingt syphilitische Erkrankung aufzufassen.

2. **Das Gumma der Iris und des Ciliarkörpers.** Ein isoliertes Gumma der Iris kommt nur selten vor, meistens hat es seinen Sitz im Ciliarkörper, von dem aus es in die Iris vordringt. Nur beim Sitz im Sphinctergebiet der Iris können wir es als reines Irisgumma bezeichnen, beim Sitz im Ciliarteil wird es sich wohl immer um den Durchbruch eines Ciliarkörpergummas handeln. Das Aussehen ist ganz ähnlich dem einer Irispapel, vielleicht ist es etwas größer und derber und hat

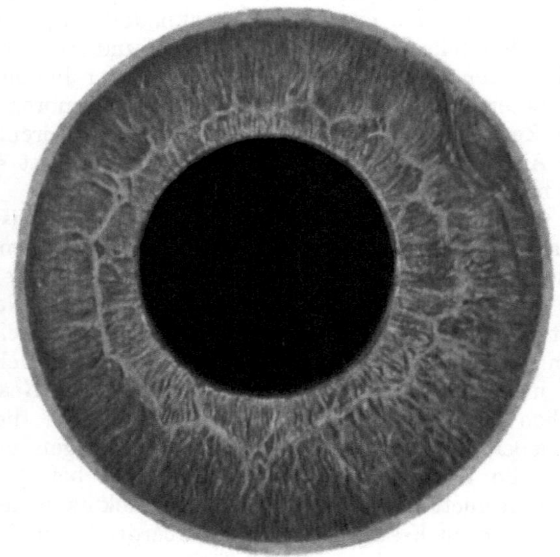

Abb. 5. Gumma der Iris. (Aus Heine, Krankheiten des Auges.) Wahrscheinlich im Corpus ciliare entstanden und in die Vorderkammer durchgebrochen. Die Iris selbst ist von dem Gumma in Falten zurückgedrängt und an der Entzündung kaum beteiligt. Könnte dem Aussehen nach auch Sarkom sein.

geringere Gefäßinjektion. Häufig wird die Sclera mitgegriffen. Nach der Abheilung bleiben infolge der Atrophie blaugraue Flecken in der Sclera zurück.

3. **Das Syphilom des Ciliarkörpers** ist die schwerste syphilitische Erkrankung des Auges. Diese seltene Geschwulst, die ein Mittelding zwischen papulöser und gummöser Bildung darstellt, tritt häufig schon wenige Monate nach der Infektion auf, gehört aber anatomisch zu den gummösen Erkrankungen. Man hat der Geschwulst deshalb auch den Namen Gomme précoce gegeben. Die Erkrankung ist außerordentlich bedrohlich. Sie beginnt mit einer heftigen Entzündung von Iris und Ciliarkörper. Bindehaut und Lider sind geschwollen und chemotisch, die Vorderkammer ist von einem trüben Exsudat angefüllt, das schnell zum Pupillenverschluß führt und die Erweiterung der

Pupille sowie den Einblick in das Augeninnere unmöglich macht. Nach einigen Tagen erst kommt der Tumor zum Vorschein, der durch schnelles destruktives Wachstum ausgezeichnet ist. Er kann den ganzen Ciliarkörper umfassen, in die Vorderkammer oder durch die Sclera nach außen durchbrechen und fast den ganzen Augapfel in eine solide Geschwulst umwandeln. Ebenso schnell wie sie gewachsen ist, zerfällt die Geschwulst wieder in nekrotische Massen. In schweren Fällen geht das Auge vollständig zugrunde. Nur in einem geringen Prozentsatze bleibt ein noch brauchbares Auge zurück. Sowohl das Gumma der Iris und des Ciliarkörpers, als auch das Syphilom des

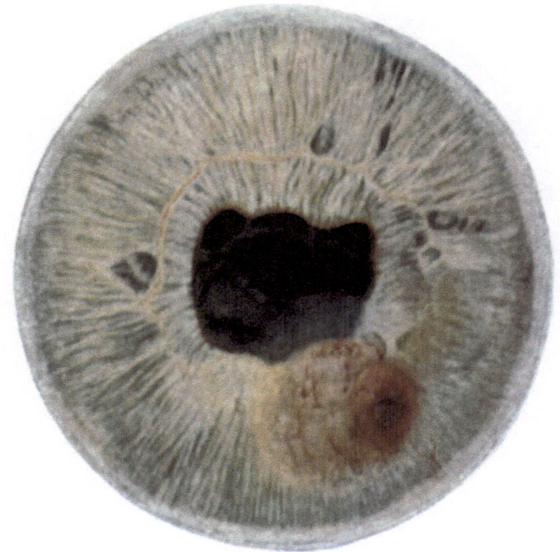

Abb. 6. Gumma der Iris. (Aus Heine, Krankheiten des Auges.) Großer isolierter Knoten von gelbroter Farbe mit vielen deutlichen Gefäßneubildungen. Viele Synechien. Exsudat auf der Linsenkapsel.

Ciliarkörpers bedürfen einer schnellen und sehr energischen antiluetischen Behandlung. Nur dann gelingt es, das Auge vor dem Untergang zu bewahren.

Differentialdiagnostisch kommt nur die Tuberkulose in Frage. Wie wir auch früher an anderer Stelle betont haben, spricht langsames Wachstum mehr für Tuberkulose, schnelle akute Entstehung für Lues. Die Form der Präcipitate gibt manchmal Aufschluß über die Ätiologie: große runde Präcipitate sprechen für Tuberkulose. Ferner beobachtet man bei den größeren Solitärtuberkeln, besonders wenn sie im Ciliarteil sitzen, eine Präipitatform, die für Tuberkulose charakteristisch ist: eine grauweiße Ablagerung von Fibrin im Kammerwinkel, die den Eindruck einer Verfilzung hervorruft.

Die Farbe der Knoten ist ebenfalls von Bedeutung. Die syphilitischen Knoten zeigen rote oder rotgelbe Töne, die tuberkulösen besitzen

infolge ihrer Gefäßarmut ein graues Aussehen und eine höckerige Oberfläche.

Als Komplikationen der syphilitischen Regenbogenhautentzündungen
sowohl der Früh- als auch der Spätperiode sind folgende Zustände zu
erwähnen. Bei totalem Verschluß der Pupille kann sich Sekundärglaukom entwickeln, andererseits können Zirkulationsstörungen
hochgradige Herabsetzung des Binnendrucks und damit Netzhaut-
ablösungen, Glaskörperschrumpfung und Linsentrübung auslösen, lauter
Ereignisse, die die Sehkraft des Auges erheblich beeinträchtigen.

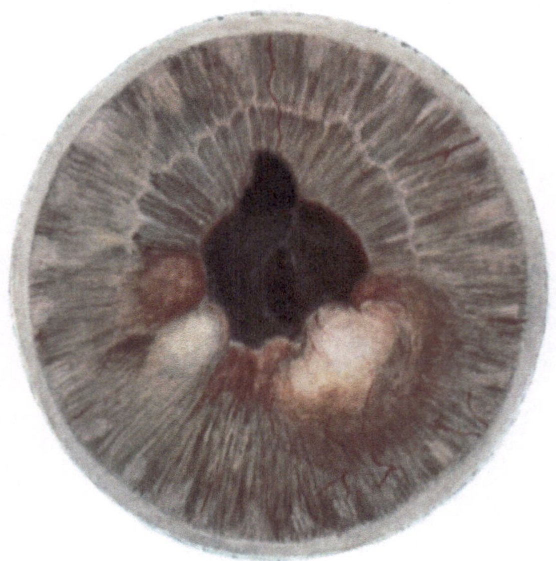

Abb. 7. Gumma der Iris. (Aus Heine, Krankheiten des Auges.) Mehrere Gummen
von verschiedener Größe und Farbe im Sphinctergebiet. Die Iris ist hyperämisch.
Exsudat auf der Linsenkapsel. Der Pupillarsaum ist mit der Linse bis auf einen
kleinen Abschnitt oben fest verklebt.

Die Therapie der syphilitischen Erkrankungen des Augeninnern
wird vor allen Dingen neben der antiluetischen Allgemeinbehandlung
darauf gerichtet sein, die gefahrvollen Entzündungserscheinungen an
der vorderen Uvea zu behandeln. Wir müssen neben der Bekämpfung
der Schmerzen vor allem Mydriatica lokal verabfolgen, um den
Pupillarverschluß und damit das Sekundärglaukom zu verhindern.
Gelingt dies durch medikamentöse Behandlung nicht, so ist ein operativer
Eingriff indiziert.

F. Aderhaut und Netzhaut.

Die Aderhaut nimmt eine gewisse Sonderstellung ein, weil an ihr
Entzündungen auftreten, von denen es nicht immer gewiß ist, ob sie
der Frühperiode oder der späteren Zeit angehören. Es handelt sich

um schwarze Herde in der Peripherie des Auges. In der Regel werden sie nur zufällig entdeckt. Vielfach sind sie Zeichen einer kongenitalen Lues, vielfach aber auch Reste entzündlicher Veränderungen, die gleichzeitig mit einer Iridocyclitis aufgetreten waren und vom Ciliarkörper aus auf die Aderhaut übergegriffen hatten. Da eine periodische Abgrenzung häufig nicht möglich oder nur sehr schwierig ist, hat man für diese Erkrankung die topographische Bezeichnung **Chorioiditis anterior** gewählt.

Gummen der Aderhaut sind durch pathologisch-anatomische Untersuchungen identifiziert worden, klinisch kann man sie nur sehr selten beobachten, weil Glaskörpertrübungen eine genaue Betrachtung des Fundus meist unmöglich machen. Nach der Abheilung findet man im Fundus an der Stelle des Gummas einen pigmentierten Herd, in der Sclera blaugraue atrophische Flecke.

Die Erkrankungen der Netzhaut in der Spätperiode sind entweder auf sekundäre Beteiligung im Anschluß an syphilitische Aderhautprozesse zurückzuführen oder auf Erkrankung der eigenen Gefäße. Die klinischen Bilder sind die gleichen wie in der Frühperiode. Es treten Netzhautblutungen von verschiedenster Größe und Ausdehnung auf. In anderen Fällen erhält man Spiegelbilder, die dem Aussehen der Retinitis albuminurica entsprechen können, häufig ist noch eine Papillitis dazugesellt. Sonst findet man entlang den Gefäßen starke Bindegewebswucherung, als Retinitis proliferans bezeichnet. Es handelt sich dabei entweder um die Organisation größerer Blutungen oder um Herde spezifischer Art, die rasch bindegewebig umgewandelt werden. In diesen Fällen scheinen die Netzhautgefäße syphilitisch zu erkranken. Es sei noch erwähnt, daß Luetiker, die an gleichzeitiger Sklerose der Nierengefäße leiden, von Netzhauterkrankungen verhältnismäßig früh befallen werden.

G. Sehnerv und motorische Augennerven.

Die Erkrankungen des optischen und motorischen Apparates des Auges in der Spätperiode der Syphilis gehören zu den wichtigsten Ereignissen, aus denen der Verdacht oder die sichere Diagnose einer syphilitischen Erkrankung des Zentralnervensystems gefolgert werden kann. An drei Organen bzw. Organgruppen kommt dieser Prozeß zum Ausdruck: am Sehnerv, an den äußeren und den inneren Augenmuskeln bzw. ihren Nerven. Am Sehnerv können wir drei verschiedene Arten der Erkrankung unterscheiden: 1. die Stauungspapille, 2. die Sehnervenentzündung (Neuritis optici), 3. die Opticusatrophie.

I. Nervus opticus.

1. Stauungspapille.

Die Stauungspapille ist nicht entzündlich. Sie ist der Ausdruck eines erhöhten Druckes im Schädelinnern, der durch die Opticusscheiden bis zum Sehnervenkopf weitergeleitet ist. Der erhöhte Druck

kann durch raumbeengende Geschwülste des Gehirns (Gummen) ausgelöst werden, oder von entzündlichen Prozessen der Meningen den
Ausgang nehmen, die mit stärkerer Exsudation einhergehen. Auch
Traumen, die eine größere intrakranielle Blutung bewirken, können
eine Stauungspapille auslösen. Da der Sehnerv mit seinen Scheiden
die direkte Fortsetzung des Gehirns bzw. der Hirnhäute ist und die
Lymphscheide des Opticus in direkter Kommunikation mit dem Sub-
arachnoidealraum des Gehirns steht, herrscht in beiden Räumen der
gleiche Druck. Eine Erhöhung des intrakraniellen Druckes pflanzt
sich auf die Opticusscheiden fort und verursacht an ihrem Endpunkt,
dem Sehnervenkopf, ein Ödem.

Ophthalmoskopisch äußert sich dieses Ödem des Sehnervenkopfes, die Stauungspapille, in einer Vorwölbung der Papille. Das
Nervengewebe erscheint abgeblaßt, verschleiert, die Grenzen der Papille
sind unscharf. Auch die Netzhaut in der Umgebung der Papille wird
ödematös durchtränkt, sie erhält einen grauen Farbenton und nimmt
durch das Auseinanderweichen der Fasern eine radiäre Streifung an.
Der Abfluß aus der Vena centralis ist behindert, daher findet man die
Netzhautvenen stark gefüllt, verbreitert und geschlängelt. Stellenweise sind sie durch ein Ödem verdeckt bzw. verschleiert. Dazu treten
aus den gestauten Gefäßen zahlreiche Blutungen, die sich rings um
die Papille herum, meist strahlenförmig angeordnet, zwischen die
Netzhautfasern eindrängen.

Funktionell verursacht die Stauungspapille im Anfang keine
Störungen. Man ist oft überrascht, bei hochgradigen Stauungspapillen
kaum eine Störung der Funktion zu finden, während man aus dem
ophthalmoskopischen Bilde ein sehr bedeutend herabgesetztes Sehvermögen erwartet hätte. Erst bei längerem Bestehen leidet die Funktion. Die Sehnervenfasern gehen dann zugrunde, die Papille wird
atrophisch, das Sehvermögen kann völlig erlöschen.

Gleichzeitig mit der Stauungspapille geht eine Reihe körperlicher
Störungen einher, die auf Hirndruck zurückzuführen sind: Druckpuls,
Kopfschmerz, Schwindel, Erbrechen, Bewußtseinsstörungen usw. Der
Druck im Lumbalsack ist fast immer erhöht.

Die Stauungspapille ist meistens doppelseitig; einseitig kommt sie
nur selten vor und erweckt dann den Verdacht, daß der Sitz der Erkrankung in der Orbita zu suchen ist.

Die Gummen in der Orbita, die einseitige Stauungspapillen
machen, gehen vom Periost der Orbita, vom Bindegewebe oder von
den Sehnervenscheiden aus.

2. Neuritis optici.

Die reine Form der Stauungspapille kommt bei der Syphilis nur
selten vor. Sie ist dann meistens das Anfangsstadium einer entzündlichen Sehnervenerkrankung, der Neuritis optici, auch Papillitis
genannt.

Ophthalmoskopisch unterscheiden sich diese beiden Formen der
Sehnervenaffektion im Beginn nur wenig, manchmal gar nicht. Der

Grad der Prominenz des Sehnervenkopfes spielt in differentialdiagnostischer Hinsicht keine Rolle. Häufig findet man bei der Papillitis eine stärkere Rötung, die Hyperämie ist hochgradiger und meist verbunden mit Exsudation, die das Bild der Papille ganz verschleiern kann, oder sich in dichten Glaskörpertrübungen bemerkbar macht.

Der Unterschied zwischen beiden Affektionen wird aber deutlich bei der Prüfung der Funktion. Während die Stauungspapille gewöhnlich wenigstens im Beginn nur geringfügige Störungen verursacht, bewirkt die Entzündung des Sehnerven schnell hochgradige Herabsetzung der Sehschärfe, zentrale Skotome oder Einschränkung des peripheren Gesichtsfeldes. Der Ausfall des Gesichtsfeldes läßt — allerdings mit einer gewissen Reserve — mitunter Schlüsse zu über den Sitz der Erkrankung im Querschnitt des Sehnerven. So lassen konzentrische Einengungen auf eine Erkrankung in den peripheren Teilen, und zwar in der ganzen Zirkumferenz schließen, sektorenförmige Gesichtsfelddefekte zeigen die Erkrankung einiger Nervenbündel an, während hemianopische Gesichtsfelder auf den Sitz der Erkrankung im Chiasma hindeuten.

Eine genaue topographische Lokalisation des Krankheitsherdes ist nicht immer möglich. Nur so viel ist mit Sicherheit zu schließen, daß bei einseitiger Papillitis der Erkrankungsherd peripher vom Chiasma liegen muß, bei doppelseitiger zentral von ihm.

Pathologisch-anatomisch findet die Papillitis ihr Substrat in entzündlichen Prozessen am Nervensystem. Während in der Frühperiode der Syphilis die seröse Meningitis ihre häufigste Ursache ist, sind es im Spätstadium die Gummen. Diese gehen meist von den Hirnhäuten aus und greifen auf die Nervenscheiden des Opticus über; auch können sie ihren Ursprung vom Periost der Schädelhöhle oder der Orbita oder von dem Bindegewebe oder den Gefäßen des Opticus und seiner Scheiden selbst nehmen. Eine Prädilektionsstelle dieser gummösen Prozesse ist die Chiasmagegend.

Erwähnt sei noch, daß nicht alle Fälle syphilitischer Sehnervenentzündung sich bis auf den Sehnervenkopf fortzuleiten brauchen und hier unter dem Bilde der Papillitis in Erscheinung treten müssen. Häufig bleibt die Entzündung auf einen rückwärtigen Abschnitt des Opticus beschränkt. Das ophthalmoskopische Bild der normalen Papille täuscht in diesen Fällen einen gesunden Sehnerven vor; dagegen liefern zentrale oder parazentrale Skotome den Beweis für die Erkrankung des Sehnerven. Man bezeichnet dieses Krankheitsbild als retrobulbäre Neuritis.

3. Opticusatrophie.

Der Ausgang der Papillitis und der retrobulbären Neuritis ist meist Atrophie des Sehnerven. Der Sehnervenkopf blaßt ab; die Ränder erscheinen unscharf und die Gefäße oft hochgradig verengt. Die Funktion steht nicht immer in Einklang mit dem Grad der sichtbaren Atrophie. Sie kann viel besser oder viel schlechter sein, als das Aussehen der Papille erwarten läßt.

Von dieser neuritischen Atrophie ist die **genuine Atrophie** des Opticus, die als besonders häufiges Symptom bei der Tabes beobachtet wird, zu unterscheiden. Sie befällt meistens beide Augen, wobei die Zeit und das Tempo des Auftretens verschieden sein können. Bei der tabischen Atrophie gehen die Opticusfasern allmählich zugrunde und werden durch Gliagewebe ersetzt. Der Prozeß geht seinen Weg unaufhaltsam weiter, bis der letzte Rest der Nervensubstanz zerstört ist. Dementsprechend nimmt die Sehkraft rapide ab. Der Beginn äußert sich gewöhnlich in einer konzentrischen Einengung des Gesichtsfeldes, besonders für die rotgrüne Farbe. Sie breitet sich immer weiter nach dem Zentrum hin aus, bis nur mehr ein röhrenförmiges zentrales Gesichtsfeld übrig bleibt. Aber auch dieses schwindet allmählich bis zur völligen Erblindung. Ophthalmoskopisch finden wir dann eine weißgraue, mitunter sogar blendend weiße Papille, mit sichtbarer Lamina cribrosa. Die Ränder sind scharf gezeichnet, die Gefäße anfangs normal, später können sie hochgradig verengt und atrophisch sein.

Die Erkrankung pflegt im allgemeinen 10—15 Jahre nach der Infektion zu beginnen, selten später. Die Abnahme der Funktion vollzieht sich nicht immer in gleichbleibendem Tempo. Stillstand über Jahre hinaus können den Fortschritt des Prozesses unterbrechen, der dann plötzlich ohne erkennbare Ursache seinen verhängnisvollen Lauf wieder aufnimmt. Die Dauer des Prozesses ist bei beiden Augen verschieden, das Endresultat immer gleich.

Therapie: Die Behandlung der genuinen Opticusatrophie ist für den Arzt eine sehr undankbare Aufgabe. Die Hoffnung des Patienten, durch die Behandlung eine Besserung des Sehvermögens zu erlangen, erfüllt sich fast nie, da die einmal zerstörten Nervenfasern sich nicht wieder regenerieren. Ein großer Erfolg ist es schon, den langsam fortschreitenden Prozeß zum Stillstand zu bringen. Und selbst dieser Fall tritt nur verhältnismäßig selten ein. Dabei ist noch zu berücksichtigen, daß auch ohne Behandlung ein jahrelanger Stillstand in dem Verfall eintreten kann. So kann man nicht immer mit Sicherheit sagen, daß der Stillstand auf die Therapie zurückzuführen ist. Noch komplizierter wird für den Arzt die Frage durch die Beobachtung, daß die antiluetische Behandlung in manchen Fällen direkt den Anstoß zur Verschlechterung des Sehvermögens gibt, daß also der fortschreitende Degenerationsprozeß angeregt wird. Der Wunsch des Arztes zu helfen wird hier durch die Furcht zu schaden paralysiert. Andererseits ist es aber sowohl für den Arzt wie für den Patienten unmöglich, dem verwüstenden Fortschreiten der Opticusatrophie untätig zuzusehen. Eine Behandlung muß deshalb stattfinden, die Wahl des Mittels und die Art der Verabfolgung muß in jedem einzelnen Falle nach sorgfältigster Überlegung und Beobachtung erfolgen.

Gute Resultate hingegen hat die antiluetische Therapie der entzündlichen Erkrankungen des Sehnerven aufzuweisen. Inwieweit das Salvarsan die alten Mittel an Heilkraft überragt, kann hier nicht erörtert werden, seine schnellere Wirkung ist jedenfalls sicher. Jedoch erfordert dieses Mittel bei Erkrankungen des Auges einige Vorsicht. Es kann die Netzhautgefäße, besonders wenn sie schon schwer geschädigt sind, noch mehr alterieren und Netzhautblutungen auslösen, die eine schwere Komplikation darstellen. Die Sehkraft des Auges leidet dadurch unter Umständen sehr erheblich. Eine weitere unangenehme Komplikation bei der Salvarsantherapie ist das Neurorezidiv, welches klinisch ganz unter dem Bilde der Papillitis verläuft. Bei weiterer Behandlung geht es meist wieder zurück und hinterläßt nur selten eine neuritische Atrophie des Sehnerven.

II. Motorische Augennerven.

Augenmuskellähmungen haben sehr häufig eine syphilitische Affektion des Zentralnervensystems zur Grundlage. Die Lähmungen sind für die Patienten sehr störend, besonders wenn sie einzelne Muskeln des äußeren Auges betreffen. Dadurch entstehen Doppelbilder, die unter Umständen sehr lästig werden können. Die Unsicherheit beim Gehen auf der Straße, beim Treppensteigen usw. kann so groß werden, daß der Patient gezwungen ist, ein Auge durch Verdecken ganz auszuschalten. Durch entsprechende Haltung des Kopfes gelingt es bis zu einem gewissen Grade, die störende Wirkung der Lähmungen zu mildern. So wird bei der Lähmung des Trochlearis der Kopf gesenkt und zugleich auf die gesunde Schulter geneigt, während das Gesicht nach der kranken Seite hin gedreht wird. Bei der Abducenslähmung, bei der das Auge nach innen abgewichen ist, wird der Kopf nach der gelähmten Seite hin gedreht, mit gleichzeitiger Blickwendung nach der gesunden Seite hin.

Außer der Kopfhaltung wird oft die Schielstellung der Augen schon objektiv eine Muskellähmung anzeigen. Der betroffene Muskel wird dadurch eruiert, daß man den Patienten auffordert, einen Finger zu fixieren, der nach allen Richtungen vor den Augen des Patienten hin- und herbewegt wird. Der Ausfall der Funktion wird dadurch deutlich gemacht. Das Auge bzw. beide Augen setzen die Bewegung nach der Richtung hin aus, in der die Wirkung des gelähmten Muskels liegt. Auf diese Weise können Blicklähmungen festgestellt werden, d. h. solche Lähmungen, die beide Augen betreffen. Die Blickwendung nach ein und derselben Richtung ist unmöglich. Daher sind nicht immer die gleichnamigen Muskeln betroffen, sondern bei der Blickwendung nach seitwärts z. B. der Rectus externus der einen Seite und der Rectus internus der anderen Seite. Diese Muskeln bzw. ihre Nerven sind konjugiert, d. h. sie haben ein gemeinsames Blickzentrum und treten bei den betreffenden Blickwendungen immer gemeinsam in Aktion. Ähnlich verhält es sich mit den beiden Recti superiores und Recti inferiores.

Bei der Blicklähmung oder der konjugierten Lähmung weichen die beiden Augen stets nach der anderen Richtung hin ab: Sie folgen dem Fixierpunkt nur bis zur Einstellung in der Mittellinie. Doppelbilder sind hier naturgemäß seltener als bei den einfachen Muskellähmungen.

Bezüglich der Lokalisation der Herde hat man folgende Anhaltspunkte: bei der einfachen Abducenslähmung muß der Herd in dem Abschnitt zwischen Kern und Muskel liegen, also peripher, da bei höher gelegenem Sitz der Erkrankung auch die Verbindung des Abducenskerns mit dem Rectus internus-Kern häufig mitbetroffen sein würde. Es würde dann zu einer assoziierten Blicklähmung kommen.

Bei doppelseitiger Abducenslähmung ist der Sitz an der Hirnbasis zu suchen. Die Ursache ist meist eine gummöse Basalmeningitis, die dann auch andere basale Hirnnerven in Mitleidenschaft zu ziehen pflegt.

Eine Erkrankung des Oculomotorius, meist einseitig, kann die mannigfachsten Krankheitsbilder erzeugen, je nachdem es sich um eine totale oder partielle Leitungsunterbrechung handelt. Die äußeren Augenmuskeln werden mit Ausnahme des Rectus externus und der Oblongata superior sämtlich vom Oculomotorius innerviert. So findet sich an den Augen einmal eine Ptosis, die einseitig oder doppelseitig auftreten kann; in einem anderen Falle ist der Rectus inferior gelähmt. Die Lähmungen können einzeln oder in der Mehrzahl gleichzeitig an einem Auge auftreten, oder die Lähmung ist ebenso wie beim Abducens beim Befallensein beider Augen assoziiert.

Da auch die inneren Augenmuskeln, der Sphincter iridis und der Ciliarmuskel vom Oculomotorius versorgt werden, so kann eine Schädigung des Oculomotoriusstammes auch diese Muskeln lähmen. An den betroffenen Augen sind die Pupillen weit, sie verengern sich weder auf Belichtung noch auf Konvergenz, auch die Akkommodation ist gelähmt. Diese Lähmung der inneren Augenmuskeln bezeichnet man als Ophthalmoplegia interna im Gegensatz zu der Ophthalmoplegia externa, bei der sämtliche äußeren Augenmuskeln befallen sind, also die vom N. oculomotorius, Abducens und Trochlearis versorgten.

Die Lähmung der äußeren sowie der inneren Augenmuskeln bezeichnet man als Ophthalmoplegia totalis. Dieser ebenso wie der Ophthalmoplegia externa liegt meistens eine gummöse Basalmeningitis zugrunde, besonders dann, wenn der Prozeß beiderseitig ist. Einseitigkeit der Erkrankung deutet auf orbitalen oder auf nucleären Sitz hin.

Bei der isolierten Ophthalmoplegia interna liegt der Herd bei Doppelseitigkeit im Kerngebiet des Oculomotorius, bei Einseitigkeit kann er das Ganglion ciliare betreffen. Der totalen Oculomotoriuslähmung liegt eine Läsion des peripheren Nerven bald nach seinem Austritt vor dem Chiasma zugrunde. Meist ist es ein gummöser Prozeß an den Nervenscheiden selbst oder eine basale gummöse Meningitis. Die letztere ist die bei weitem häufigere Ursache. Den genaueren Sitz des Entzündungsherdes kann man sehr oft aus den begleitenden Symptomen schließen. Ptosis und hemianopische Gesichtsfeldeinschränkung deuten auf basalen Sitz hin, ebenso begleitende Lähmungen anderer Hirnnerven, wie des N. facialis und Trigeminus. Gesellt sich zur Oculomotoriusparese eine kontralaterale Extremitätenlähmung, so muß auf ein Befallensein des Oculomotorius im Pedunculus geschlossen werden.

Eine totale Oculomotoriusparese braucht allerdings nicht lediglich durch eine basale Meningitis bedingt zu sein. Gummen oder Erweichungsherde in der Pons können ähnliche Erscheinungen hervorrufen, ebenso Erweichungsherde im Kerngebiet des Oculomotorius selbst. Anderer-

seits kommen auch partielle Lähmungen jedes einzelnen Oculomotorius-
astes vor, z. B. Ptosis, als isolierte Lähmung des Levator palpebrae
superioris.

Ein corticaler oder subcorticaler Herd macht gewöhnlich assoziierte
Blicklähmungen, kann aber auch eine isolierte Ptosis bedingen.

Die syphilitische Natur der Erkrankung der Augenmuskeln wird
durch die Blut- und Liquoruntersuchung gesichert. Meist sprechen
noch andere Nervensymptome für das Bestehen einer cerebralen Lues,
Tabes oder Paralyse. Besonders ihr flüchtiger, wechselnder Charakter
spricht für diese Form der Nervenlues.

Therapeutisch reagieren die Augenmuskellähmungen auf Antisyphilitica meist recht gut.

H. Pupille.

Von besonderer Wichtigkeit sind bei der Spätsyphilis des Zentralnervensystems die Störungen der Pupillenreaktion. Man muß zwei
Pupillenreaktionen scharf voneinander trennen: Die Konvergenzreaktion besteht in einer Verengung der Pupillen beim Fixieren
eines nahen Objektes im Augenblick der Akkommodation, wenn die
Augen in Konvergenzstellung treten. Diese Reaktion wird als eine
bloße Mitbewegung aufgefaßt, ohne jeden selbständigen Charakter. Die
drei Nerven, welche die Innenwender des Auges, den Ciliarmuskel und
den Sphincter iridis versorgen, sind sämtlich Äste des Oculomotorius
und haben anatomische und physiologische Verbindungen untereinander
(z. B. im Ganglion ciliare). So ist es möglich, daß der Akkommodations-
oder Konvergenzimpuls auch den Sphincter miterregt.

Eine ganz andere physiologische Bedeutung hat die Lichtreaktion der Pupille. Beide Pupillen verengern sich sofort, wenn ein Lichtreiz das eine Auge trifft. Diese Reaktion ist keine Mitbewegung, sondern
ein echter Reflex. Man muß annehmen, daß von dem Tractus opticus
reflexkollaterale Fasern direkt zu dem Oculomotoriuskern, und zwar
zu beiden Sphincterkernen ziehen und durch Übertragung des Licht-
reizes auf diese Pupillenzentren die Sphincterreaktion auslösen.

Eine Erkrankung im Bereiche der Reflexkollateralen kann den
Reflexbogen unterbrechen und damit das Erlöschen der Lichtreaktion
bewirken, ohne die Funktion im übrigen zu beeinflussen. Tatsächlich
tritt dieser Fall bei der Syphilis des Zentralnervensystems häufig ein.
Ein anscheinend vollständig gesundes Auge mit voller Funktion und
ohne den geringsten pathologischen Befund reagiert nicht mehr auf
Lichteinfall. Die Pupillen verengern sich nicht, sondern behalten
dieselbe Weite wie vorher. Dieser Zustand wird als reflektorische
Pupillenstarre bezeichnet. Netzhaut, Opticus und Oculomotorius
sind vollständig gesund, die Konvergenzreaktion und die Akkommodation ist voll erhalten. Die Unterbrechung kann also nur im Bereiche
der Reflexkollateralen liegen, der Verbindung zwischen Opticus und
Oculomotorius. Pathologisch-anatomisch kommt diese Störung dadurch zustande, daß die nervösen Leitungselemente, die Ganglienzellen durch gliöse Wucherungen auseinandergedrängt werden und

zugrunde gehen. Hierdurch wird schließlich eine vollständige Unterbrechung dieses Teiles des Reflexbogens bewirkt.

Die reflektorische Pupillenstarre betrifft meistens beide Augen, doch kann sie auch einseitig auftreten. Sie entwickelt sich allmählich. Der Beginn ist gekennzeichnet durch eine abgeschwächte Lichtreaktion, die Pupillen verengen sich unvollständig und träge. Im weiteren Verlaufe wird die Pupillenbewegung immer schwächer, bis vor dem völligen Erlöschen ein selbst starker Lichtreiz nur noch schwache. Sphincterbewegungen auslöst: die wurmförmigen Zuckungen. Diese unvollständige reflektorische Pupillenstarre bezeichnet man als reflektorische Pupillenträgheit. Der Grad der Trägheit kann heute mittels des Heßschen Pupilloskops zahlenmäßig festgestellt werden.

Als Begleiterscheinung der reflektorischen Pupillenstarre findet man sehr häufig Miosis (enge Pupillen) und Anisokorie, d. h. eine Ungleichheit beider Pupillenweiten.

Diagnostisch haben reflektorische Starre und reflektorische Trägheit die gleiche Bedeutung, insofern die letztere lediglich das Vorstadium der ersteren darstellt. Sie ist pathognomonisch für die früher als Metasyphilis bezeichneten Erkrankungen des Zentralnervensystems, die Tabes, die Paralyse oder Taboparalyse. Besonders häufig führt die Tabes zu reflektorischer Pupillenstarre, wie sich die Tabes ja auch sonst durch die Zerstörung der Reflexbahnen auszeichnet. Die Wichtigkeit des Phänomens der reflektorischen Pupillenstarre geht daraus hervor, daß es häufig das erste und mitunter auch das einzige Frühsymptom der Syphilis des Zentralnervensystems ist („das Wetterleuchten").

Eine Rückbildung der einmal ausgebildeten reflektorischen Starre findet nicht statt.

Grundsätzlich von der reflektorischen Starre verschieden ist die absolute Pupillenstarre. Sie ist auf eine Lähmung des Sphincter zurückzuführen, also eine direkte Alteration des Oculomotorius. Ist der Sphincter gelähmt, so ist die Pupille starr sowohl für die Konvergenz wie für die Lichtreaktion bei erhaltener Akkommodation.

Die absolute Pupillenstarre unterscheidet sich schon dadurch von der rein reflektorischen, daß sie meist mit weiten Pupillen einhergeht. Doppelseitigkeit wird öfter beobachtet als Einseitigkeit.

Die absolute Pupillenstarre braucht nicht plötzlich einzusetzen, sondern sie kann wie die reflektorische allmählich entstehen. Der Endzustand kündigt sich oft lange vorher in unvollkommenen Formen an, bei denen sowohl die Lichtreaktion wie die Konvergenzreaktion abgeschwächt ist. Man spricht hier analog von absoluter Pupillenträgheit.

Der Sitz der Erkrankung ist im zentrifugalen Abschnitt der Leitungsbahn zu suchen, also im Sphincterkern oder im Oculomotoriusstamme. Sie ist fast immer auf Syphilis des Zentralnervensystems zurückzuführen, meist handelt es sich um Lues cerebri, seltener um Tabes, Paralyse oder Taboparalyse. In der Mehrzahl sind gummöse Prozesse außerhalb des Gehirns die Ursache. Arteriosklerose, Alkoholismus usw. spielen bezüglich der Ätiologie nur eine ganz untergeordnete Rolle. Der Unterschied zwischen der absoluten und der reflektorischen Pupillenstarre geht auch daraus hervor, daß jene auf antiluetische Therapie häufig zurückgeht, diese dagegen nicht im geringsten darauf zu reagieren pflegt.

Von anderen Pupillensymptomen bei der Syphilis des Zentralnervensystems sind noch zu erwähnen: die Anisokorie, d. h. die Ungleichheit beider Pupillen bei sonst erhaltenen Reaktionen. Sie ist nicht absolut pathognomonisch für Syphilis, da es auch angeborene geringgradige Anisokorien gibt, welche allerdings stets prompte Reaktionen geben, während die auf Syphilis beruhende Anisokorie gewöhnlich schon herabgesetzte Lichtreaktionen erkennen lassen und in die reflektorische Starre überzuleiten pflegen. Sie kann aber auch als Rest eines abgelaufenen leichteren Entzündungsprozesses speziell an den Meningen zurückgeblieben sein. Neben der Bewertung der Reaktionsfähigkeit ist die Wassermannreaktion im Blut und im Liquor und der Zellgehalt des letzteren für die Diagnose entscheidend.

Wenn die Pupillen ihre runde Form verloren haben, sei es, daß sie oval verzogen oder eckig erscheinen, so ist der Verdacht auf eine luetische Erkrankung nicht von der Hand zu weisen. Vorausgesetzt ist natürlich dabei, daß keine direkte okulare Erkrankung, Glaukom, Iritis, Perforation usw. den Grund für diese Pupillenanomalie abgeben.

III. Die Augenerkrankungen bei der kongenitalen Syphilis.

A. Lid, Bindehaut, Tränenorgan.

Beim Neugeborenen kann sich die kongenitale Syphilis in ähnlichen Formen abspielen wie die akquirierte Lues der Erwachsenen. Wesentliche Bedeutung hat wohl nur der Zeitpunkt der syphilitischen Durchseuchung des Foetus. Von Infiltrationen scheinen die Fissuren und Rhagaden an den Lidwinkeln zu stammen, die ganz analog sind den am Mund und an der Nase stattfindenden Veränderungen.

Ein seltenes Symptom ist der **Pemphigus**, dessen Blasen sich in charakteristischer Form auch an den Lidern entwickeln können; sie können auch auf die Bindehaut des Auges übergreifen und zu dauernder Narbenbildung führen.

Der Pemphigus der Conjunctiva, die **essentielle Bindehautschrumpfung,** wird auch als eine, wenn auch umstrittene, Manifestation der kongenitalen Syphilis angesehen, doch fehlen hierfür die Beweise, zumal diese schwere Erkrankung durch die Therapie nicht beeinflußt werden kann. Es kommt infolge der totalen Bindehautschrumpfung zu Ankyloblepharon und Erblindung. Daß die kongenitale Syphilis auch harmlosere Affektionen der Bindehaut und der Lider in den mannigfachsten Formen verursachen kann, ist durch die Erfahrung erwiesen.

Diese Formen ähneln ganz jenen, die bei der akquirierten Syphilis vorkommen: einfache Blepharitiden und Tarsitis syphilitica mit konsekutiven Lidverkrümmungen, Trichiasis oder Madorosis.

Eine häufigere Erkrankung bei kongenital syphilitischen Kindern ist die **Dacryocystitis.** Wenn früher in allen Fällen von Dacryocystitis bei Kindern eine luetische Infektion angenommen wurde, so ist diese Auffassung heute nicht mehr haltbar. Zweifellos spielt aber bei einer gewissen Anzahl Erkrankungen der Tränenwege in frühem Kindesalter die Syphilis eine Rolle, doch fast niemals bei der Tränensackeiterung der Neugeborenen. Tränensack und Tränenwege können primär-syphilitisch erkrankt sein. Dann kommt es zu Eiterungen und zu Tränenträufeln. Das häufigere Ereignis ist die primäre Erkrankung der Nasenknochen oder der Nasenschleimhaut (Sattelnase).

B. Hornhaut.   Die Keratitis parenchymatosa.

Die häufigste Augenerkrankung der kongenitalen Syphilis ist die syphilitische Hornhautentzündung, die Keratitis parenchymatosa. Ihre Entstehung ist noch in vieler Hinsicht ungeklärt. Sie tritt gewöhnlich um das 10. Lebensjahr auf, aber auch später bis zum dritten Jahrzehnt. Auf einem Auge entsteht plötzlich eine Entzündung. Sie beginnt mit einer geringen Rötung des Auges, Lichtscheu und Tränenträufeln. Im Beginn des Leidens ergibt die Untersuchung in der Regel einen nur verhältnismäßig geringfügigen Befund: geringe ciliare Injektion, die Hornhaut fast ohne jede auffallende Veränderung, bisweilen nur eine sehr feine Strichelung und hauchige Trübung; die Vorderkammer, Iris und Hintergrund erscheinen normal. Aber im Verlaufe weniger Tage nimmt die Injektion zu. Die Hornhaut zeigt dann schon bei oberflächlicher Betrachtung ein mattes, mausgraues Aussehen, das Epithel erscheint zwar noch intakt, jedoch am Spiegelbild des Fensterkreuzes erkennt man nicht mehr die normale scharfe Zeichnung, sondern etwas verwischte, verschwimmende Linien. In den tieferen Schichten des Interstitium tauchen jetzt einzelne kleine graue Flecken auf, die entweder sektorenförmig vom Rande herzukommen scheinen, oder im Zentrum aufgetreten sind und manchmal noch isoliert erscheinen oder schon zusammenfließen. An der Iris tritt meistens eine Hyperämie auf, die Pupille hat die Tendenz sich zu verengen. Im Verlaufe von wenigen Wochen nehmen diese entzündlichen Erscheinungen immer mehr zu, bis die Krankheit ihren Höhepunkt erreicht hat. Dann ist das Auge stark injiziert. Die Bindehaut und die Lider sind gerötet. Das Auge kann nicht mehr offen gehalten werden. Starke Lichtscheu, Schmerzen und erhöhte Absonderung zeigen die hochgradige Entzündung an. In diesem Stadium ist das Epithel der Hornhaut noch matter, vielfach gestippt und ohne jeden Glanz. In der Tiefe sind die Herde konfluiert, die Entzündung hat mehr oder weniger das ganze Hornhautgewebe ergriffen. Jetzt stellt sich auch ein für die Keratitis interstitialis charakteristisches Symptom ein, das den Heilungsprozeß einleitet: Neugebildete langgestreckte Gefäße werden in den tieferen Schichten sichtbar. Vom Rande her streben sie alle auf das Hornhautzentrum zu und spalten sich allenthalben besenreiserartig auf. Die Iris ist fast immer mitergriffen, injiziert, die Pupille ist eng und kann durch Mydriatica nur schwer erweitert werden. Das Vorderkammerwasser ist häufig getrübt, zahlreiche Präcipitate an der Descemet sind ein gewöhnlicher Befund. Der Hintergrund ist nicht mehr zu spiegeln. Allmählich tritt der Rückgang der Entzündung ein. Die Hornhaut hellt sich wieder auf, indem der Heilungsprozeß vom Rande her den Gefäßen entlang beginnt. Mit dem Rückgange der Hornhautentzündung schwinden auch allmählich die anderen Symptome der Entzündung. Das Auge wird wieder blaß, die Hornhaut mehr oder weniger durchsichtig. Die tiefen Gefäße bilden sich langsam wieder zurück, sie bleiben zuweilen noch lange bestehen, so daß man noch nach Jahren, häufig dauernd, mit Spaltlampe und Hornhautmikroskop die Reste der obliterierten Gefäße als feine Linien erkennen kann. Gewöhnlich umfaßt die Erkrankung des ersten Auges vom Beginn bis zur völligen Abheilung 3, 4 oder 5 Monate. Wenn die Entzündung abzuklingen beginnt, setzt die Erkrankung des zweiten Auges ein, die sich in genau derselben Weise hier abzuspielen pflegt wie am ersten Auge. Nur in Ausnahmefällen bleibt die Entzündung auf das eine Auge beschränkt, bisweilen folgt die Erkrankung des zweiten Auges noch viele Jahre später nach.

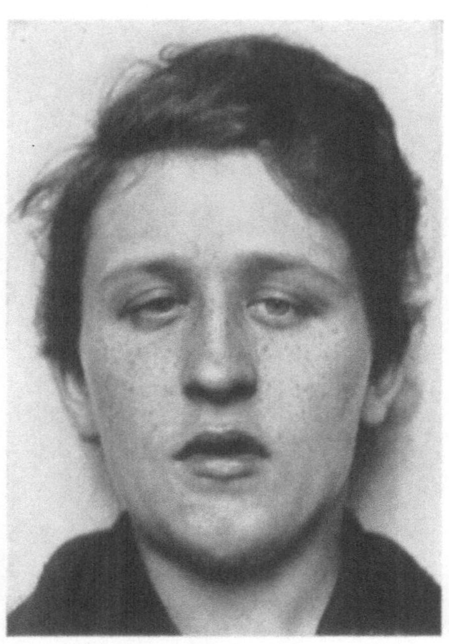

Abb. 8. Keratitis parenchymatosa. Das rechte Auge ist erkrankt. Die Lidspalte ist verengt, die Hornhaut getrübt und undurchsichtig. Der Reizzustand ist sehr gering. Das Auge wird leidlich offen gehalten. Schlecht entwickeltes Gesicht, blöder Ausdruck, Rhagaden am linken Mundwinkel.

Entstehung und Verlauf der Keratitis parenchymatosa spielt sich jedoch nicht immer in dieser typischen Weise ab. Es kommen zahlreiche Varianten vor. Neben dem akuten Verlauf begegnen wir auch einem recht chronischen, bei dem der subjektive wie objektive Reizzustand des Auges sehr viel geringer sein kann. In seltenen Fällen bleiben die Zeichen der Entzündung ganz aus, ebenso wie die charakteristische Neubildung von Gefäßen. Auch die Art der Hornhautinfiltrate kann sehr verschieden sein. In dem einen Falle schreitet die Trübung vom Rande her langsam zum Zentrum fort, in einem anderen beginnt sie im Zentrum, und in einem dritten Falle haben wir konfluierende Formen. Es braucht nicht die ganze Hornhaut von der Entzündung ergriffen zu werden, ganze Teile derselben können völlig freibleiben. Nach der Art der Trübung und dem daraus resultierenden klinischen Bilde der Keratitis parenchymatosa hat man verschiedene Namen für die einzelnen Formen geprägt, z. B. Keratitis annularis, knötchenförmige Keratitis parenchymatosa. Bei der Keratitis annularis ist die Hornhautentzündung in einer eigenartigen Weise im Zentrum der Hornhaut ringförmig lokalisiert, bei knötchenförmiger Keratitis parenchymatosa zeigt das Hornhautinterstitium eine Durchsetzung mit knötchenartigen Infiltraten von vorwiegend gelblicher Farbe.

Die Keratitis parenchymatosa geht in einer großen Zahl der Fälle in Heilung über. Die Sehschärfe des Auges wird nur verhältnismäßig wenig herabgesetzt. Eine geringere Zahl verläuft aber außerordentlich ungünstig mit hochgradiger Einbuße der Sehschärfe oder gar mit Erblindung. Die ungünstigen Ausgänge der Entzündung sind verursacht durch zurückbleibende dichte zentrale Hornhauttrübungen oder durch die mannigfachsten Komplikationen, die sich der Keratitis hinzugesellen können. Daß die Iris sich fast stets an der Entzündung beteiligt, ist schon erwähnt worden. Gleichzeitig mit der Iris erkrankt der Ciliarkörper. Die Folgen dieser Iridocyclitis können sich in

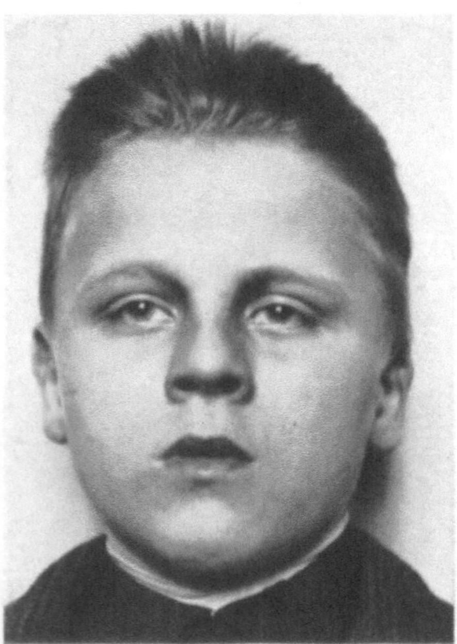

Abb. 9. Ausgeheilte Keratitis parenchymatosa. Beide Hornhäute zeigen Trübungen. Stumpfes, ausdrucksloses Gesicht. Rhagaden an den Mundwinkeln.

Drucksteigerung während der Entzündung äußern und so zu Sekundärglaukom und zu Erblindung führen. Andererseits kann die Iridocyclitis Schwartenbildung, Irisatrophie und Pupillenstarre hinterlassen. Eine weitere Komplikation ist das Übergreifen der Entzündung auf die Aderhaut und Netzhaut. Nach Ablauf der Entzündung finden sich die Reste dieser Aderhautbeteiligung in Form atrophischer Aderhautherde, die mit Vorliebe in ihrem vorderen Abschnitt liegen. Häufig allerdings bestehen diese Herde schon vor Ausbruch der Keratitis parenchymatosa, allein sie sind der Beobachtung entgangen. Andere Folgezustände der Keratitis parenchymatosa sind Verkrümmung der Hornhaut, Abflachung der Hornhaut oder Bulbusschrumpfung. Recidive kommen vor, sind aber selten.

Die Diagnose der Keratitis parenchymatosa ist verhältnismäßig leicht zu stellen, da sie fast ausschließlich bei der Lues congenita vorkommt. Nur in einem ganz geringen Prozentsatz ist die Keratitis parenchymatosa auf einer tuberkulösen Basis entstanden. Die tuberkulöse Keratitis interstitialis zeigt ein etwas anderes klinisches Bild der Entzündung. So ist die tuberkulöse Hornhautentzündung mehr zungenförmig und randständig lokalisiert. Die Wassermannsche Reaktion gibt vielfach den Ausschlag. Sie fällt in fast 100% der Fälle von Keratitis parenchymatosa positiv aus.

Die Keratitis parenchymatosa ist das eine Symptom der klassischen Hutchinsonschen Trias: In allen Fällen forsche man auch nach der Otitis media und den Hutchinsonschen Zähnen. Kongenital-syphilitische Menschen fallen durch ein flaches, infantiles Gesicht auf, durch mangelhafte Ausbildung der Kieferhöhlen, hohe Gaumenbögen und andere Symptome zurückgebliebener Entwicklung.

Das typische Zeichen einer Keratitis parenchymatosa ist das Auftreten tiefer Hornhautgefäße, es kommen jedoch auch oberflächliche Gefäßeinsprossungen vor, die Anlaß zu Verwechslungen mit ekzematösen Hornhauterkrankungen geben können. Bei diesen aber ist das Hornhautepithel in einer so hochgradigen Weise geschädigt oder zerstört, wie es bei der Keratitis parenchymatosa nie der Fall ist.

In äußerst seltenen Fällen findet sich eine Keratitis parenchymatosa bei der akquirierten Lues vor. Der Verlauf der Erkrankung ist im allgemeinen derselbe wie bei der beschriebenen kongenitalen Form.

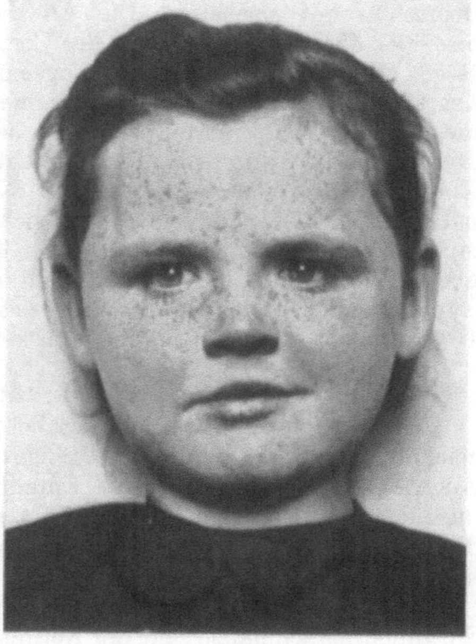

Abb. 10. Keratitis parenchymatosa. Nach der Heilung. Trübungen der Hornhäute, die Struktur der Iris und die Pupille sind verschleiert. Oberkiefer besonders schlecht entwickelt. Rhagaden an den Mundwinkeln.

Alle Erklärungsversuche über die Entstehung der Keratitis parenchymatosa sind unbewiesene Hypothesen. Die eine Auffassung geht dahin, daß die Erkrankung durch Spirochäten in der Hornhaut selbst hervorgerufen wird. Lebende Spirochäten sind auch tatsächlich in einer so erkrankten Hornhaut gefunden worden. Die Seltenheit des Befundes ist um so auffallender, als in vollkommen klaren Hornhäuten syphilitischer Föten und Neugeborenen massenhaft Spirochäten nachzuweisen sind.

Eine andere Erklärung will in der Krankheit eine anaphylaktische Reaktion der Hornhaut erblicken.

Eine dritte Hypothese läßt die Entzündung durch Toxine entstehen, die bei längerem Verweilen der Spirochäten in der geschädigten und umgestimmten Hornhaut gebildet werden.

C. Vordere Uvea.

Auf die Iris und Ciliarkörper beschränkte intraoculare Erkrankungen begegnet man bei der kongenitalen Syphilis verhältnismäßig selten, obwohl gerade die Uvea bei syphilitischen Föten mit Spirochäten häufig überschwemmt erscheint. Die Anwesenheit von Spirochäten genügt also hier ebensowenig wie bei der Cornea, um eine Entzündung auszulösen. Das auslösende Entzündungsmoment ist bisher unbekannt. Die bei syphilitischen Kindern vorkommenden Iritiden zeigen ungefähr die gleichen Früh- und Spätformen wie bei der erworbenen Syphilis. Die wesentliche Unterscheidung besteht darin, daß hier die spezifischen Entzündungen eine ausgesprochene Neigung zu Exsudatbildung haben. Die Folgen davon äußern sich in Pupillenschwarten und Präcipitationen, wie sie sonst nur bei der Tuberkulose zu finden sind. Daß aber andererseits die Erkrankungen der Uvea bei der kongenitalen Syphilis nicht so selten sind, beweist das stete Mitbetroffensein der Uvea bei der Keratitis parenchymatosa.

D. Aderhaut und Netzhaut.

Die Syphilis der Aderhaut ist bei der kongenitalen Form gekennzeichnet durch Entzündungsvorgänge in dem vorderen Abschnitt des Augenhintergrundes. Ob diese Entzündung vom Ciliarkörper aus auf die Ader- und Netzhaut übergegriffen hat, oder ob die Lokalisation in den vorderen Aderhautschichten selbständigen Charakter trägt, ist schwer zu unterscheiden.

Die häufigste Form ist die sogenannte Chorioretinitis anterior. Sie ähnelt manchmal so sehr der Retinitis pigmentosa, daß sie kaum von ihr zu trennen ist. Der Hintergrund weist in den peripheren Partien vom Äquator nach vorne zu ein bald mehr, bald weniger zusammenhängendes Netz von schwarzen Pigmentierungen auf, die bald eine schollige, bald eine sternförmige, bald eine netzförmige Gestalt besitzen. Viele scheinen zu konfluieren und in den vorderen peripheren Abschnitten gitterartige Anastomosen zu bilden.. Subjektiv macht diese Erkrankung nur sehr wenig Beschwerden; zuweilen bestehen geringe periphere Gesichtsfelddefekte; ein anderes Mal ist die Adaption gestört. Eine Herabsetzung der zentralen Sehschärfe wird fast nie beobachtet.

Die Herde sind die sichtbaren Reste einer abgelaufenen Aderhautentzündung. Das Pigmentepithel ist an diesen Stellen in ganz unregelmäßiger Anordnung zerstört. Die darüber befindlichen Netzhautschichten sind zugrunde gegangen. Diese Chorioiditis anterior findet man bei sehr vielen kongenital Luetischen schon im frühesten Kindesalter. Während man sie fast regelmäßig nach einer Keratitis parenchymatosa beobachten kann, trifft man sie aber auch ohne dieselbe an. Es muß dabei jedoch berücksichtigt werden, daß dem Augenarzt die kongenital luetischen Kinder erst dann zu Gesicht kommen, wenn schon eine Keratitis parenchymatosa vorliegt.

Trotz der Ähnlichkeit mit der Retinitis pigmentosa bestehen doch manche Unterschiede. Das Pigment ist bei der syphilitischen Chorioiditis anterior viel gröber und scholliger als bei der Retinitis pigmentosa, die durch zarte und zierliche Pigmentsternchen charakterisiert ist. Außerdem aber ist der Sehnerv bei der Retinitis pigmentosa fast stets ergriffen und trägt die charakteristische gelbe Wachsfarbe, während bei der Chorioiditis anterior auf kongenital syphilitischer Basis der Opticus entweder normal ist oder eine neuritische Atrophie zeigt. Weiter sprechen die syphilitischen Symptome an anderen Stellen des Auges für die Diagnose.

Eine andere Form der Aderhauterkrankung bei der kongenitalen Syphilis äußert sich ebenfalls in Pigmentanomalien des Hintergrundes. Es ist der sogenannte Pfeffer- und Salzfundus, auch als Schnupftabakfundus bezeichnet. Der Fundus erscheint meistens gelbgrau marmoriert oder mit grauem Pigment bestäubt. Dieser Befund ist meist auf beiden Augen vorhanden. Ebenso wie bei der früher beschriebenen Erkrankung ist auch hier besonders die Peripherie betroffen. Der Sehnerv erscheint bei solchen Jugendlichen etwas blaß, bekommt dann aber später sehr oft wieder seine normale Farbe. Die Funktion des Auges wird ohne das Hinzutreten von Komplikationen nicht gestört.

Bei einer dritten Art der kongenital luetischen Aderhautentzündung sind es größere, ausgedehnte Herde mit sehr dichter schwarzer Pigmentierung, die dem Krankheitsbilde das charakteristische Aussehen verleihen. Auch hier wieder liegen die Herde vorzugsweise in der Peripherie, können sich aber über den ganzen Fundus erstrecken.

Der Sehnerv pflegt bei der kongenitalen Syphilis in der gleichen Art zu erkranken wie bei der erworbenen. Die häufigste Erscheinung, die Neuritis optici, mit dem Ausgang in Atrophie ist durch die Häufigkeit luetischer Meningitiden und Encephalitiden bei Kindern und Säuglingen erklärt. Dem gegenüber stehen die Fälle von Opticusatrophie, die durch einen luetischen Hydrocephalus internus oder externus (luetische Pachymeningitis haemorrhagica interna) bedingt sind. Bei dieser Kategorie von Kindern ist das Sehvermögen stark herabgesetzt. Sie sind auch äußerlich häufig durch Nystagmus und Augenmuskellähmungen gekennzeichnet.

Isolierte Augenmuskellähmungen sind verhältnismäßig selten. Man beobachtet sie dann gewöhnlich schon in den ersten Lebensjahren, doch sind auch Fälle beobachtet worden, wo eine kongenitale Syphilis erst im zweiten oder dritten Jahrzehnt und sogar noch später zu Augenmuskellähmungen geführt hat.

Viel häufiger werden Pupillenstörungen bei Kindern mit kongenitaler Lues beobachtet. Diese haben den gleichen Charakter wie die bei Erwachsenen beobachteten.

Alle diese Affektionen, die ihren Sitz im Zentralnervensystem haben, sind als außerordentlich ernst aufzufassen und geben eine schlechte Prognose hinsichtlich des weiteren Schicksals der Patienten.

Syphilis des Ohres.

Von

O. Kühne-Berlin.

Mit 3 Abbildungen.

Das Gehörorgan wird von der erworbenen und der angeborenen Syphilis oft befallen. Die Ohrerkrankung kann im primären, sekundären oder tertiären Stadium auftreten. Beim äußeren und Mittelohr kommen syphilitische Erkrankungen wenig vor, dagegen erkranken das Labyrinth, der N. acusticus und sein zentrales Ausbreitungsgebiet viel häufiger, als früher angenommen wurde. Bereits wenige Monate nach der Infektion, oft schon mit Ausbruch des Exanthems, können die ersten Schädigungen des Ohres auftreten. Sie zeigen sich in beträchtlicher Verkürzung der Kopfknochenleitung bei normalem oder fast normalem Hörvermögen und in Störungen der reflektorischen Erregbarkeit des Vestibularapparates. Daß diese Veränderungen auf syphilitischer Grundlage beruhen, wird durch die Angabe der syphilitischen Ansteckung, durch spezifische Merkmale in anderen Regionen des Körpers, vor allem durch die Blutuntersuchung nachgewiesen. Schwierig wird die Diagnosestellung, wenn diese Kennzeichen fehlen und solange die Wassermann-Reaktion im Anfangsstadium der Syphilis noch seronegativ ist. Dann kann man allein auf Grund der erwähnten Funktionsstörungen der N. cochlearis und vestibularis die Ohrerkrankung als syphilisverdächtig ansehen. Wichtig ist eine exakte und frühzeitige Prüfung des Gehörorgans, denn gerade im Frühstadium der Syphilis sind die Aussichten der Behandlung am günstigsten.

I. Die syphilitischen Erkrankungen des äußeren Ohres.

An der Ohrmuschel und im äußeren Gehörgang können bei syphilitischer Erkrankung die gleichen Veränderungen der Haut, des Knorpels, des Perichondrium und des Periosts sich zeigen, wie man sie an den übrigen Teilen des Körpers bei Syphilis beobachtet.

Äußerst selten ist der **Primäraffekt.** Er entsteht durch Beißen, Kratzen, Küssen. Die dem Ulcus durum benachbarten Lymphdrüsen (auriculäre, cervikale, submaxilläre) sind meist geschwollen, nicht druckschmerzhaft.

Die. **sekundären Erkrankungen** des äußeren Ohres, maculöse und papulöse Syphilide, treten ebenfalls selten auf. Sie sind Teilerscheinung allgemeiner Hautsyphilis. Durch Zerfall der Papeln bilden sich leicht blutende Geschwüre mit grauweißem Belag und stark granulierenden Rändern. Der Gehörgang wird durch die lebhafte Granulationsbildung und Schwellung der Epidermis erheblich verengt. Durch Stauung und Zersetzung entsteht übelriechende Sekretion und Dermatitis. Das Hörvermögen kann herabgesetzt sein. Durch die Schwellung im Gehörgang ist das Ulcus in seiner Art und Ausdehnung oft schwer zu erkennen. Schon geringe Mengen Jodkali rufen Besserung hervor und entscheiden in zweifelhaften Fällen für Syphilis. Die Heilung erfolgt meist mit Narbenbildung, die zu bleibender Verengerung des Gehörgangs führen kann.

Im **tertiären Stadium** findet man Gummen der Ohrmuschel, des Gehörganges und des Warzenfortsatzes. Ein operativer Eingriff wegen Druckempfindlichkeit des Warzenfortsatzes wäre hier fehlerhaft.

Die **Diagnose** stützt sich auf syphilitische Veränderungen an anderen Körperteilen, auf die Wassermann-Reaktion. Manchmal gelingt es, in den Geschwüren Spirochäten nachzuweisen.

Differentialdiagnostisch kommen Furunculose des Gehörganges, tuberkulöse und carcinomatöse Geschwüre in Frage.

Die **Therapie** ist vor allem eine antisyphilitische: Quecksilber, Salvarsan, Jodkali (s. Näheres im Kapitel III: Inneres Ohr). Beschleunigt, wird die Heilung durch gleichzeitige lokale Behandlung: Reinigung des Gehörganges von Epithelmassen und Sekret durch Tupfen oder Ausspülen, Austrocknung der Geschwüre durch Pulvereinblasung (Kalomel, Bor), Tamponade des Gehörganges, um Verwachsungen zu verhüten. Bei starker Granulationsbildung Ätzen mit 3%iger Chromsäure oder Abtragen mit der Schlinge.

Bei der **angeborenen Syphilis** finden sich im Vergleich zur erworbenen am äußeren Ohre keine wesentlichen Unterschiede. Das Exanthem tritt mit Vorliebe nahe dem Ansatz der Ohrmuschel und am Warzenfortsatz auf. Perichondrium und Knorpel können miterkranken und erheblich zerstört werden. Im Gehörgang kommt es zu sekundärer Erkrankung. Bei Neugeborenen erscheint das Syphilid mehr in pustulöser und bullöser Form.

Die **Therapie** ist die gleiche wie bei der erworbenen Syphilis.

Die **Prognose** ist meist günstig. Verengerung des Gehörganges kann bei Mittelohrerkrankung Komplikationen hervorrufen.

II. Die syphilitischen Erkrankungen des Mittelohres.

Primäre Erkrankungen des Mittelohres bei Syphilis sind äußerst selten, sekundäre häufig. Bei sekundärer Affektion ist die Erkrankung von syphilitischen Prozessen des Nasenrachenraumes, der Nase oder des Halses fortgeleitet.

Die **pathologisch-anatomische Grundlage** der syphilitischen . Mittelohrerkrankung bietet nichts Spezifisches. Die Schleimhaut- und Knochenveränderungen werden auf syphilitische Gefäßerkrankung zurückgeführt.
Man findet Schwellung und Hyperämie der Schleimhaut in der Pauken-
höhle, am Promontorium und an den Fenstern, Infiltration der Markräume mit lymphoiden und polynucleären Zellen, Resorptionsvorgänge
in den Markräumen, Knochenneubildung im Periost.

Als **primäre syphilitische Mittelohraffektion** kann man eine solche
bezeichnen, die einen schmerz- und fieberlosen Verlauf nimmt, eine
mehr oder weniger starke Gehörbeeinträchtigung und ein eigenartiges
Trommelfellbild aufweist. Charakteristisch ist das Trommelfellbild durch
die syphilitische Erkrankung des Hammers, vor allem des Hammergriffes. Man sieht den Hammergriff undeutlich, entsprechend seiner

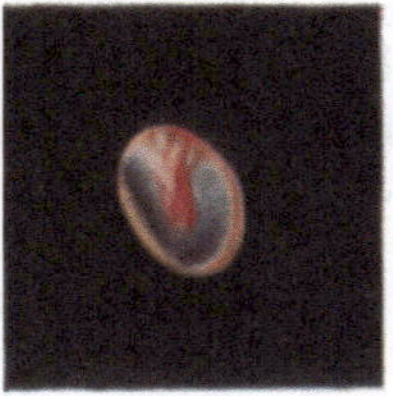

Abb. 1. Trommelfell (Mem-
brana tensa), in Farbe und
Spannung nicht verändert.
Hammergriff erheblich verbreitert. Entsprechend
seiner Länge sieht man
einen roten Infiltrationsstreifen. Starke Gefäßin-
jektion, pinselförmig nach
oben und zur Gehörgangs-
wand ziehend. Kurzer Fortsatz nicht erkennbar.

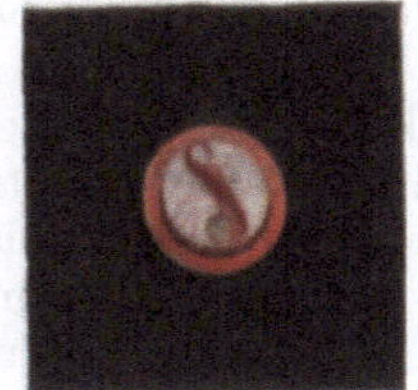

Abb. 2. Trommelfell
größtenteils milchig ge-
trübt. Injektion der
Randgefäße. Hammer-
griff diffus rötlich ver-
breitert. Im unteren
Teile des Trommel-
fells ein ulceröser De-
fekt, in dem Spirochäten
nachweisbar waren.

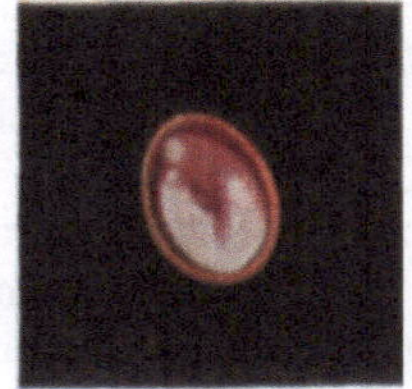

Abb. 3. Trommelfell
wenig trübe. Oben star-
ke hyperämische Vor-
wölbung der Shrapnell-
schen Membran. Kurzer
Fortsatz deutlich.
Hammergriff stark ver-
breitert. Circuläre In-
jektion am Rande des
Trommelfells[1]).

Länge einen roten Infiltrationsstreifen, der etwa die dreifache Breite
des Hammergriffes hat. Dieser Infiltrationsstreifen zeigt die eigentümliche Transparenz frischer Granulationen, während der übrige Teil des
Trommelfells perlgrau wie in der Norm aussieht. Der kurze Fortsatz
bleibt meist unverändert. Wenn er erkrankt, erscheint er auch verdickt und durch das Granulationsgewebe verlagert. Beteiligt sich der
ganze Hammer an der Erkrankung, so entsteht ein ähnliches Bild wie
bei der akuten Kuppelraumerkrankung. Die Shrapnellsche Membran
ist durch die Erkrankung des Hammerhalses und Kopfes geschwollen
und gerötet. Die Deutung dieses otoskopischen Bildes ist selbst für den
Geübten nicht leicht. Sie wird noch schwieriger, wenn der Granu-
lationsstreifen einschmilzt oder ein Absceß sich bildet, wie es bei längerer

---

[1]) **Beyer**: Lues des Mittelohres. Passow-Schäfersche Beiträge. Bd. 16, Heft 4/6.
1921. (Verlag S. Karger.)

Dauer oder heftig einsetzender Erkrankung der Fall sein kann. Dann gleicht das Bild vollkommen dem der akuten Mittelohreiterung. Außer dem Hammer, der als Prädilektionsstelle bei syphilitischer Erkrankung des Mittelohrs anzusehen ist, kann der Amboß und Steigbügel erkranken. Selten führt die syphilitische Erkrankung der Gehörknöchelchen zu Periostitis des Warzenfortsatzes mit Senkung der hinteren Gehörgangswand.

Die **Diagnose** ergibt sich vor allem aus dem schmerz- und fieberlosen Verlauf im Gegensatz zur akuten Mittelohrentzündung und dem typischen Trommelfellbild, aus der Prüfung des Cochlearis (meist stark verkürzte Knochenleitung bei nur geringer Störung für Flüstersprache, Einengung der oberen Tongrenze) und des Vestibularis (Fehlen der Abweichreaktion auf der gekreuzten Seite bei calorischem und Drehreiz) [siehe Näheres: Inneres Ohr], sodann aus der Anamnese, der Blutuntersuchung und aus dem Nachweis anderer syphilitischer Veränderungen.

Therapeutisch kommt frühzeitige antisyphilitische Behandlung in Betracht.

Sekundär entwickelt sich bei syphilitischen Erkrankungen der Nase und des Nasenrachenraumes häufig **Tubenkatarrh.** Dieser ruft dieselben Symptome und dasselbe Bild wie der nichtsyphilitische Tubenkatarrh hervor: Druckgefühl, Ohrensausen, Schwerhörigkeit. Im Trommelfellbild ist der Lichtreflex meist verkürzt. Der kurze Fortsatz tritt stark hervor, ebenso die hintere Falte. Der Hammer ist mehr horizontal gestellt. Bei längerer Dauer wird das Trommelfell atrophisch. Oft scheint hämorrhagisches Exsudat hindurch.

Der syphilitische Tuben- und Mittelohrkatarrh ist hartnäckig, besonders bei narbigen Veränderungen im Nasenrachenraum. In erster Linie ist eine antisyphilitische Kur notwendig, daneben Lufteinblasungen durch die Tube, Katheterisieren, Bougieren. Da meist frühzeitig das innere Ohr miterkrankt, vor allem bei angeborener Syphilis, ist die **Therapie** oft wenig erfolgreich, die **Prognose** daher nicht günstig.

Sekundäre entzündliche Veränderungen im Mittelohr — syphilitische Mittelohrentzündungen und Mittelohreiterungen — unterscheiden sich kaum von den gewöhnlichen Mittelohrerkrankungen. In schweren Fällen setzt früh eitrige Einschmelzung des Trommelfells ein mit Bildung einer großen Perforation. Häufig treten Erkrankungen des Kuppelraumes auf. Die Entzündungserscheinungen im Mittelohr sind vielfach von Rötung und diffuser Schwellung der Haut des Gehörganges begleitet, wodurch die otoskopische Untersuchung sehr erschwert sein kann. Nicht selten findet man Miterkrankung des inneren Ohres. Die Hörschärfe ist meist hochgradig herabgesetzt.

Die Erkrankung ist oft von langer Dauer.

Die **Diagnose** stützt sich auf die Vorgeschichte, die Prüfung des N. acusticus, die Wassermann-Reaktion und besonders auf die spezifischen Veränderungen im Nasenrachenraum: Papeln, Geschwüre, Gummen.

Die regionären Lymphdrüsen pflegen geschwollen und nicht druckschmerzhaft zu sein.

Die **Therapie** besteht in spezifischer Allgemeinbehandlung. Für die örtliche Heilung kommen die bei den einfachen Mittelohrerkrankungen gebräuchlichen Methoden in Betracht: Spülungen mit 3%iger Borsäure, Austrocknen mit Wattestäbchen, Borpulvereinblasungen. Die Geschwüre kann man mit Chromsäure ätzen.

Die **Prognose** ist meist wenig günstig.

Die syphilitische Erkrankung am **Warzenfortsatz** ist meist mit Mittelohreiterung verbunden. Die Diagnose ist bei zweifelhafter Vorgeschichte, bei Fehlen von Schmerzen und äußeren Krankheitserscheinungen am Warzenfortsatz schwierig. Sie stützt sich auf den positiven Blutbefund, auch auf den Erfolg nach Jodkali. Außerdem sind Quecksilber und Salvarsan anzuwenden.

Sehr selten findet sich isolierte syphilitische Erkrankung des **Warzenfortsatzes,** die als Periostitis oder Ostitis gummosa auftritt. Sie entwickelt sich schleichend, fieberlos, mit geringen Schmerzen und kann Anschwellung am Warzenfortsatz und Verengerung des Gehörganges hervorrufen.

Bei **angeborener Syphilis** finden sich wie bei der erworbenen im Mittelohr Katarrhe und Eiterungen, die primär äußerst selten entstehen, sekundär von syphilitischen Erkrankungen der Nase und des Nasenrachenraumes fortgeleitet sind. Es besteht Neigung zu Verwachsungen im Mittelohr. Manchmal ist das innere Ohr miterkrankt.

Die **Diagnose** allein auf Grund des Mittelohrbefundes ist kaum möglich. Unterstützend wirken der Nachweis anderer syphilitischer Erscheinungen (Veränderungen in der Schädelbildung, Sattelnase, Hornhauttrübung, Rachennarben) und der positive Ausfall der Wassermann-Reaktion.

Therapeutisch vor allem antisyphilitische Kur. Wegen der drohenden Verwachsung im Ohr Lufteinblasungen.

Die **Prognose** ist wenig günstig, da der Verlauf immer chronisch ist.

III. Die syphilitischen Erkrankungen des inneren Ohres.

Das innere Ohr, welches außer dem Labyrinth den N. acusticus und in weitem Sinne dessen zentrales Ausbreitungsgebiet umfaßt, wird im Vergleich zum äußeren und Mittelohr am häufigsten und schwersten von der Syphilis befallen. Von den Hirnnerven ist der N. acusticus besonders für Syphilis empfänglich. Die Ohrerkrankung kann in jedem Stadium — primär, sekundär, tertiär — auftreten. Sie kann ein- oder doppelseitig sein, den N. cochlearis und N. vestibularis gemeinsam oder auch einzeln befallen, sie kann plötzlich oder allmählich sich entwickeln.

Zu unterscheiden sind die Schädigungen des inneren Ohres bei erworbener und angeborener Syphilis.

Bei **erworbener Syphilis** erfolgt die Erkrankung des inneren Ohres meist im sekundären oder tertiären Stadium. Vielfach jedoch sind schon im Frühstadium während der Roseola die ersten Zeichen der syphilitischen Erkrankung des inneren Ohres nachweisbar. Frühzeitig ergibt die Prüfung des Cochlearis stark verkürzte oder aufgehobene Knochenleitung bei verhältnismäßig gutem Hörvermögen, die Prüfung des Vestibularis Fehlen der Abweichereaktion der gekreuzten Seite (s. später).

Vielgestaltig ist das Krankheitsbild. Am häufigsten erkranken N. cochlearis und N. vestibularis gemeinsam auf einer oder auf beiden Seiten, manchmal erkrankt der Cochlearis allein, manchmal der Vestibularis. Isolierte Cochleariserkrankungen werden beobachtet, bei denen plötzlich Taubheit eintritt, und solche, bei denen die anfangs geringe Gehörverminderung allmählich sich zu hohen Graden steigert. Unter den isolierten Vestibulariserkrankungen findet man solche, bei denen die Funktionen des Nerven ohne die geringsten Symptome, in anderen Fällen unter sehr heftigen Erscheinungen ausgeschaltet werden. Meist handelt es sich nicht um eine isolierte Labyrintherkrankung, sondern um einen hinter dem Labyrinth gelegenen, retrolabyrinthären Prozeß, dem eine Erkrankung der Hirnhäute zugrunde liegt: die syphilitische Cerebrospinalmeningitis.

Die **pathologisch-anatomischen** Veränderungen im Innenohr sind nicht geklärt. Nur wenige Untersuchungen liegen vor. Es handelt sich wohl um entzündliche Infiltration, Exsudation mit Hämorrhagien im Labyrinth und im Nerv. Auch im sekundären und tertiären Stadium findet man nichts eigentlich Spezifisches: Bindegewebs- und Knochenneubildung, Periostverdickung im inneren Gehörgang, degenerative Atrophie der Nervenelemente und Sinneszellen. Diese Veränderungen sind hauptsächlich auf Gefäßerkrankungen (Endarteriitis syphilitica) zurückzuführen.

Die **Symptome** der Erkrankung des N. cochlearis bestehen in Ohrgeräuschen und herabgesetztem Gehör. Die Gehörsverminderung tritt im allgemeinen schnell auf, wird allmählich stärker und kann bis zur vollkommenen Taubheit führen.

Ist der N. vestibularis miterkrankt, dann fühlt sich der Kranke durch Gleichgewichtsstörungen und Schwindelerscheinungen meist stark beunruhigt.

Bei plötzlichem Einsetzen der Symptome hat man das Bild einer schweren Erkrankung vor sich, das durch Beteiligung anderer Hirnnerven (N. opticus, oculomotorius, trigeminus, abducens, facialis) noch vielseitiger wird.

Die **Diagnose** ergibt sich aus dem Nachweise syphilitischer Veränderungen an anderen Teilen des Körpers (Haut, Schleimhaut, innere Organe), der Wassermann-Reaktion im Blut oder Liquor, der chemischen und cytologischen Untersuchung des Lumbalpunktates

(Opalescenz oder Trübung des Liquors, erhöhter Eiweißgehalt, vermehrte Lymphocyten), einer genauen Prüfung des N. cochlearis und N. vestibularis.

Prüfung des N. cochlearis: Flüstersprache (bei festverschlossenem anderen Ohr und abseits gekehrtem Gesicht) wird in Entfernung von etwa 6 m von der Ohrmuschel geprüft. Wird Flüstersprache am Ohr nicht mehr verstanden, dann Prüfung mit Umgangssprache.

Es folgt die Untersuchung mit Stimmgabeln: Weberscher, Rinnescher und Schwabachscher Versuch, Festsetzung der unteren und oberen Tongrenze.

Weber: Die auf den Scheitel aufgesetzte Stimmgabel mittlerer Tonhöhe (a^1) wird beim Normalhörenden im allgemeinen im Kopf gehört, bei Schalleitungsstörung (wie sie bei Erkrankungen des äußeren und Mittelohres auftritt) im kranken Ohr, bei Schallempfindungsstörung (Erkrankung des inneren Ohres) im gesunden Ohr.

Rinne: Luft- und Knochenleitung werden miteinander verglichen, für jedes Ohr einzeln. Ist der Ton der auf den Warzenfortsatz aufgesetzten Stimmgabel verklungen, so hält man diese, ohne nochmals anzuschlagen, zur Prüfung der Luftleitung vor den Gehörgang. Jeder Normalhörende vernimmt den Ton noch vor dem Ohr, also durch Luftleitung, wenn er bereits vom Warzenfortsatz verklungen ist. Bei Erkrankung des schallzuleitenden Apparates überwiegt die Knochenleitung (Ton vom Warzenfortsatz länger gehört als durch die Luft) — Rinne negativ. Ist es umgekehrt, also Luftleitung länger als Knochenleitung, besteht eine Erkrankung des schallempfindenden Apparates — Rinne positiv. Man beginnt den Versuch mit der Stimmgabel c. Ist der Rinne hiermit negativ, so wiederholt man die Prüfung mit c^1 und c^2. Bleibt der Rinne auch bei c^2 noch negativ, so liegt ein schweres Schalleitungshindernis vor.

Schwabach: Unterschied der Perzeptionsdauer einer auf den Scheitel oder Warzenfortsatz gesetzten Stimmgabel zwischen dem Untersuchten und dem Untersucher. Ist die Perzeptionsdauer beim Untersuchten verlängert (Knochenleitung verlängert), so handelt es sich um eine Schalleitungsstörung, ist sie verkürzt (Knochenleitung verkürzt), um eine Schallempfindungsstörung.

Die **untere Tongrenze** wird durch die Stimmgabelreihe, die **obere** mit Hilfe des Monochords oder der Galtonpfeife bestimmt. Beim Normalhörenden liegt die untere Tongrenze etwa bei $G_2 = 24$ Schwingungen in der Sekunde, die obere etwa bei $c^7 = 16000$ Schwingungen in der Sekunde.

Prüfung des N. vestibularis: Es wird geprüft: 1. ob Nystagmus und Abweichereaktion spontan vorhanden sind, 2. ob sie sich experimentell durch calorischen oder rotatorischen Reiz auslösen lassen.

Unter **Nystagmus,** der vom Labyrinth ausgelöst ist, versteht man rhythmische, horizontal-rotatorische Bewegungen der Bulbi, die sich aus einer schnellen und langsamen Komponente zusammensetzen und nach der Seite der schnellen Komponente einen stärkeren Ausschlag hervorrufen.

Die **Abweichereaktion** besteht in einem Abweichen beider Arme entgegengesetzt der Richtung des erzeugten Nystagmus (beim Nystagmus nach rechts Abweichen beider Arme nach links und umgekehrt). Der Patient berührt bei ausgestreckten Armen mit seinem Zeigefinger (die anderen Finger sind zur Faust geschlossen) den in gleicher Richtung der Arme vorgehaltenen Zeigefinger des Untersuchers. Beim Auf- und Abwärtsbewegen der Arme müssen diese die stillgehaltenen Finger des Untersuchers berühren. Die Prüfung erfolgt zunächst bei offenen Augen des Patienten, nachher bei geschlossenen. Nach Reizung des Vestibularis gelingt es dem Patienten nicht mehr, den vorgehaltenen Finger des Untersuchers bei Augenschluß zu treffen. Die Arme weichen ab, der Patient zeigt vorbei.

Calorischer Reiz (Kältereiz): Bei experimenteller Prüfung tritt nach Spülung des Gehörganges mit Wasser unter 37^0 bei normalem Ohr Nystagmus nach der entgegengesetzten Seite auf, über 37^0 nach der gleichen Seite. Es genügen zumeist wenige Kubikzentimeter Wassers, die man bei 37^0 beginnend, in Stufen von etwa 5^0 fallend, so lange abkühlt, bis die Reizwirkung erfolgt (Kobraksche Schwachreizmethode). Der Kopf des Patienten ist um etwa 60^0 nach hinten geneigt (Brünningsche Optimumstellung).

Gleichzeitig mit oder bald nach dem Auftreten des Nystagmus tritt die Abweichereaktion (der Zeigeversuch) in Erscheinung. Wird Nystagmus nach links hervorgerufen, weichen beide Arme nach rechts ab und umgekehrt. Genaue Untersuchung der Abweichereaktion deckt oft Erkrankungen des Vestibularis auf, die allein durch Beobachtung auf Nystagmus nicht festzustellen sind.

Rotatorischer Reiz (Drehreiz): Die Drehung um die Körperachse wird entweder in aufrechter Haltung stehend oder auf dem Drehstuhl sitzend ausgeführt. Man dreht etwa 10 mal nach jeder Richtung, jedesmal ungefähr 15 Sekunden. Bei Drehung in Richtung des Uhrzeigers tritt nach dem Anhalten beim Blick nach links Nystagmus nach links und Abweichen der Arme nach rechts auf; bei entgegengesetzter Drehung ist es umgekehrt, also Nystagmus nach rechts, Abweichen der Arme nach links. Geprüft wird nicht der eigentliche Nystagmus, der während der Drehbewegung in der gleichen Richtung auftritt, sondern der Nystagmus nach dem Drehen, der sogenannte Drehnachnystagmus, welcher der Drehungsrichtung entgegengesetzt ist. Der Nachnystagmus hält bei Gesunden etwa 20—40 Sekunden an. Bei geringerer Dauer des Nachnystagmus besteht eine herabgesetzte, bei längerer Dauer erhöhte Erregbarkeit des Vestibularapparates. Der Drehreiz ist wichtiger als der calorische. Wiederholte Prüfungen sind notwendig, da bei Syphilis des Ohres die Reaktionen oft schnell abklingen.

Bei syphilitischer Erkrankung des inneren Ohres ergibt die Prüfung des N. cochlearis Verringerung der Hörschärfe, Weber zur gesunden Seite, positiven Rinne, stark verkürzte oder aufgehobene Knochenleitung, die untere Tongrenze meist unverändert, die obere eingeengt. Die Erregbarkeit des N. vestibularis ist herabgesetzt oder ganz aufgehoben, manchmal dagegen erheblich gesteigert. Bei herabgesetzter Erregbarkeit des Vestibularapparates werden die Kranken während der Umdrehungen weniger schwindelig, sie neigen auch weniger zum Erbrechen als Gesunde. Entsteht beim Drehreiz Nystagmus von normaler Stärke, jedoch kein dementsprechend starker Drehschwindel, so ist dies ein für Syphilis bedeutsames Zeichen. Noch wichtiger gilt das Fehlen der Abweichreaktion auf der gekreuzten Seite nach calorischem oder rotatorischem Reiz. Es fehlt also z. B. bei calorischem Reiz des rechten Ohres die Abweichereaktion auf dem linken Arm, beim Drehreiz des linken Ohres das Abweichen auf dem rechten Arm. Diese Erscheinung ist als das erste Ausfallssymptom am Vestibularis zu werten und ebenso wie die stark verkürzte Knochenleitung als Frühsymptom einer syphilitischen Erkrankung von Bedeutung. Fehlt die Abweichereaktion auf beiden Armen, so besteht eine schwere Schädigung des Vestibularis.

Die **Therapie** wendet sich in erster Linie gegen die Allgemeinerkrankung. Eine energische antisyphilitische Kur ist das wichtigste Erfordernis. Die Behandlung der eigentlichen Ohrbeschwerden richtet sich nach den jeweiligen Symptomen. Sie ist die gleiche wie bei nichtsyphilitischen Ohrerkrankungen. Bei Schwindelerscheinungen ist ein Versuch mit Pilocarpin zu machen: 0,2—0,5 einer 1 %igen Lösung von Piloc. hydrochl. subcutan 2 mal wöchentlich, im ganzen etwa 20 Injektionen.

Am meisten empfohlen wird die kombinierte Behandlung mit Quecksilber und Salvarsan. Während der Quecksilberschmier- oder -injektionskur wird etwa 10 mal Salvarsan in Abständen von 5—8 Tagen intravenös eingespritzt. Zweckmäßig beginnt man, besonders bei frühsekundärer Syphilis, mit einer Quecksilber-Schmierkur oder 1—2 Quecksilberinjektionen.

Zur Schmierkur wird **Quecksilber** in Salbenform (graue Salbe, Resorcin-Quecksilbersalbe, Ungt. Köpp.) verwendet.

Zur Injektionskur gebraucht man hauptsächlich folgende Quecksilbersalze: Sublimat, Novasurol, Salicyl-Quecksilber, Merzinol, Kalomel. Sie werden meist intramuskulär in die Glutäalgegend gespritzt.

Von **Salvarsanpräparaten** wird außer Altsalvarsan, Salvarsannatrium, Silbersalvarsan, am häufigsten Neosalvarsan verwendet. Die gebräuchlichste Einzeldosis bei Erwachsenen ist 0,45—0,6 g Neosalvarsan. Doch beginnt man, um starke lokale Reizerscheinungen zu verhüten, einschleichend mit 0,15—0,3. Insgesamt werden bei Männern 4—5 g Neosalvarsan, bei Frauen etwa 3—4 g intravenös eingespritzt. In hartnäckigen Fällen kann intralumbale Injektion von Neosalvarsan zu Hilfe genommen werden.

Bei Spätsyphilis ist eine **Kombination von Jod und Quecksilber** zweckmäßig. Von Jodpräparaten wird gewöhnlich Jodkali empfohlen, auch Jodglidine, Sajodin, Dijodyl, Jodfortan, Jodostarin, Alival.

Im primär-seronegativen Stadium ist immer eine Abortivkur einzuleiten, solange das Innenohr intakt ist. Sind bereits Acusticusstörungen vorhanden, dann empfiehlt sich eine gemischte Kur. Innerhalb des ersten Jahres nach der Ansteckung 2—3 kombinierte Quecksilber-Salvarsankuren, die besonders bei älterer, sekundärer Syphilis mit Jod unterstützt werden können. In tertiärem Stadium wird Jod in hohen Dosen verabfolgt mit kombinierter Quecksilber-Salvarsankur.

Die Kur soll bis zum Ende durchgeführt werden, auch wenn die Wassermann-Reaktion inzwischen negativ ausfällt. Ist die Wassermann-Reaktion am Ende der Kur noch positiv, dann wird die Behandlung fortgesetzt. Bei hohen Dosen ist Vorsicht geboten. (Ertaubung!) Zu wenig Salvarsan kann jedoch als Reizdosis wirken. Während der Kur sind Herz, Mund, Urin zu überwachen.

Es sind bei der Salvarsantherapie der syphilitischen Ohrerkrankung, hauptsächlich im Beginn der Salvarsanära, Ausschaltungen des Cochlear- oder Vestibularapparates, auch beider Nerven zusammen, unmittelbar oder mehrere Monate nach der Injektion beobachtet worden, die schließlich zu bleibender Taubheit führten. Handelt es sich hier um eine Giftwirkung des Arsens oder der Spirochäte? Ehrlich erklärte diese Erscheinung für eine Schädigung des Nerven durch die Spirochäte, wie die Mehrzahl der Autoren, einige machten das Salvarsan für die Schädigung verantwortlich.

Bei der wenige Stunden oder Tage nach der Injektion auftretenden Erkrankung des Acusticus, die oft schnell wieder abklingt, besteht eine Schwellungsreaktion des bereits durch Spirochäten infizierten Nerven (sog. Herxheimersche Reaktion). Bei der 1—6 Monate später auftretenden Erkrankung des Acusticus handelt es sich um eine Affektion, durch welche im Hörnerv sitzende Spirochäten, die nicht abgetötet wurden, aktiviert werden (Neurorezidiv nach Ehrlich).

Prognose: Je frischer die Syphilis und die Ohrerkrankung ist, je frühzeitiger und energischer die Behandlung einsetzt, desto eher ist Aussicht auf Besserung, die oft nur vorübergehend anhält, um dauernder Verschlechterung Platz zu machen. In einzelnen Fällen allerdings, die man als verzweifelt ansehen mußte, sind gute Erfolge beobachtet worden. Bei vorgeschrittener Erkrankung und für die schweren Fälle (schlagartig auftretende Erkrankung, erhebliche Gleichgewichtsstörung, Ertaubung) ist die Prognose sehr schlecht.

Die Erkrankung des inneren Ohres bei der **angeborenen Syphilis** ist durch die erheblichen Ausfallerscheinungen im Gebiet der N. cochlearis und vestibularis fast durchweg schwerer Natur. Sie bildet zusammen mit der Keratitis parenchymatosa und der typischen Mißbildung der Schneidezähne (mondsichelförmige Einkerbung am Rand der oberen Schneidezähne) die sogenannte Hutchinsonsche Trias, ein Kennzeichen der angeborenen Syphilis. Die Trias ist nicht immer voll entwickelt, häufig wird Schwerhörigkeit allein beobachtet, zuweilen nur in der Verbindung mit der Keratitis.

Die Erkrankung ist meist doppelseitig, oft auf der einen Seite stärker als auf der anderen.

Die **pathologisch-anatomischen Veränderungen** können denen bei der erworbenen Syphilis gleichgestellt werden.

Die **Symptome** der Erkrankung des inneren Ohres bei angeborener Syphilis sind die gleichen wie bei der erworbenen: Schwerhörigkeit, Ohrensausen, Schwindel. Sie treten im frühen Kindesalter oder zur Zeit der Pubertät auf. Die Schwerhörigkeit schreitet meist unaufhaltsam fort, im allgemeinen langsam, häufig in Anfällen, oft bis zu vollkommener Ertaubung führend. Ohrensausen und Schwindel können auch fehlen.

Die **Hörprüfung** ergibt im vorgerückten Stadium hochgradige Herabsetzung für die Sprache (Flüstersprache wird nicht verstanden, Umgangssprache nur wenig), starke Verkürzung der Knochenleitung, Einengung der oberen, oft auch der unteren Tongrenze. Im weiteren Verlauf der Erkrankung wird die Tongrenze von oben und unten her so stark eingeengt, daß nur noch Hörinseln bestehen bleiben, bis schließlich der letzte Rest einer Tonempfindung verloren geht.

Die Erregbarkeit des **Vestibularapparates** ist für Kälte- und Drehreiz herabgesetzt oder ganz aufgehoben. Oft ist für den calorischen Reiz die Erregbarkeit noch vorhanden, bei Drehung aber völlig erloschen. Die **Diagnose** stützt sich auf die Wassermann-Reaktion, die Lumbalpunktion, auf begleitende Prozesse in anderen Regionen des Körpers: die obengenannte Trias, Narben um den Mund und im Rachen, Ozaena syphilitica und Gummen. Auch Fehlgeburten bei der Mutter sind für die Diagnose von Bedeutung.

Die **Therapie** richtet sich gegen das Grundleiden. (Siehe Therapie des inneren Ohres bei erworbener Syphilis.) Bei Kindern schwächere Dosen: anfangs 0,05—0,15 je nach dem Alter steigend bis 0,45; im ganzen bis 3,0 g Neosalvarsan.

Die **Prognose** ist sehr ungünstig. Manchmal gelingt es, einen Stillstand des Prozesses zu erreichen, meist schreitet jedoch die Schwerhörigkeit trotz Behandlung bis zur völligen Taubheit weiter.

Hochgradig schwerhörige und taube Kinder müssen frühzeitig der Taubstummenschule zum Ableseunterricht überwiesen werden.

Erkrankungen des inneren Ohres bei **Tabes** und progressiver **Paralyse** treten nicht selten auf. Sie sind gewöhnlich doppelseitig. Die

Schwerhörigkeit ist meist fortschreitend. Oft ist sie mit heftigen subjektiven Geräuschen verbunden. Das Auftreten von Labyrinthschwindel wird durch die motorische Unsicherheit bei Tabikern begünstigt.

Die **Funktionsprüfung** ergibt die Zeichen einer Störung des schallempfindenden Apparates und Ausfallerscheinungen im Gebiet des Vestibularis. Die Erkrankung führt manchmal schnell zur Atrophie des Acusticus. Andere Degenerationserscheinungen, wie Pupillenstarre, Opticusatrophie, Reflexstörungen, stellen sich oft gleichzeitig ein. Die spezifische **Behandlung** hat kaum Einfluß auf die Erkrankung, welche in der Mehrzahl der Fälle bis zur Taubheit fortschreitet.

Die **Prognose** ist ungünstig, da im Nerven irreparable Veränderungen eintreten.

Über die **pathologisch-anatomischen Veränderungen** wissen wir äußerst wenig. Die Zahl der histologisch festgestellten tabischen Ohrerkrankungen ist sehr gering. Es handelt sich hauptsächlich um Degenerationserscheinungen des Acusticus, die sich bis in die Medulla erstrecken. In späteren Stadien können sich senile und arteriosklerotische Veränderungen, die sekundär zu einer Atrophie des Cortischen Organs führen, hinzugesellen.

Die Untersuchung des Gehörorgans bei Syphilis ist deswegen von besonderer Bedeutung, weil man durch eine exakte Funktionsprüfung Schädigungen des Ohres schon im Frühstadium der Syphilis feststellen kann, sogar in Fällen, in denen die Wassermann-Reaktion noch negativ ist, und weil man durch die frühzeitige Diagnose die Aussichten auf eine erfolgreiche Therapie verbessern kann. Immerhin wird man bei den schweren Schädigungen, welche die Syphilis besonders im inneren Ohre hervorruft, mit der Prognose äußerst vorsichtig sein müssen. Es ist ratsam, bei jeder syphilitischen Erkrankung das Ohr von Anfang an streng zu überwachen.

Syphilis des Nervensystems.

Von

G. Steiner-Heidelberg.

Mit 12 Abbildungen.

A. Allgemeiner Teil.

Methoden der Feststellung von Syphilis des Zentralnervensystems.

Indikation zur Lumbalpunktion.

Liegt eine Nervenkrankheit vor und ist die Diagnose unklar, läßt sich ferner eine früher erfolgte syphilitische Infektion weder aus der Vorgeschichte noch durch Feststellung syphilitischer Veränderungen an den sichtbaren Teilen des Körpers nachweisen, hat weiterhin die Vornahme der Wassermannreaktion im Serum ein negatives Resultat ergeben, so ist unbedingt die Lumbalpunktion zu machen. Aber selbst, wenn die Wassermannprobe im Blutserum ein positives Ergebnis zeigte, muß bei diagnostisch unklaren Nervenerkrankungen die Lumbalpunktion vorgenommen werden. Der positive Befund im Serum beweist nämlich nicht, daß die vorliegende Nervenerkrankung syphilitischen Ursprungs ist; man denke nur an Fälle von multipler Sklerose, Encephalitis epidemica, Hirngeschwulst usw. bei einem Syphilitiker. Die Befunde der Wassermannreaktion im Blutserum und im Cerebrospinalliquor müssen keineswegs parallel gehen, auch eine negative Seroreaktion schließt ein syphilitisches Leiden des Nervensystems nicht aus.

Technik der Lumbalpunktion.

Die Lumbalpunktion darf nicht in ambulanter Behandlung während der Sprechstunde ausgeführt werden. Sie wird am besten in linker Seitenlage auf horizontalem Bett und harter, nicht nachgebender Unterlage vorgenommen. Auch am sitzenden Kranken kann die Punktion gemacht werden. Bei der Punktion (in Seitenlage) kommt alles auf die richtige Lagerung des Kranken an: Starke Flexion in Hüft- und Kniegelenk und stärkste Annäherung der Beine an den Leib, gleichzeitig muß der Kopf weit nach vorn auf die Brust geneigt gehalten werden, so daß das Kinn den Knien möglichst nahe kommt und eine volle Rundung des Rückens und ein weites Auseinanderweichen der Lendenwirbeldornfortsätze entsteht. Nach dieser Lagerung des Kranken wird eine Hautstelle, die am besten genau in der Mittellinie in dem Zwischenraum zwischen den zwei Dornfortsätzen des dritten und vierten (oder auch des zweiten und dritten, bzw. vierten und fünften) Lendenwirbels gewählt wird, mit Jodtinktur desinfiziert, zwischen zwei Fingern der linken Hand gut fixiert und in schreibfederartiger Haltung der Punktionsnadel senkrecht zum Rücken rasch durchstochen. Ein knöcherner Widerstand an der Spitze der Nadel zeigt an, daß die Nadel nicht richtig gelagert ist; man ziehe die Nadel ein wenig zurück und versuche dann durch vorsichtiges Tasten mit der Nadel und gleichzeitiges langsames Tieferdringen den Widerstand zu umgehen. Beim Durchstoßen des Duralsackes hat man oft ein deutliches Gefühl der Widerstandserleichterung. Der Mandrin wird jetzt oder schon vorher, wenn man glaubt, in der Nähe des Duralsackes zu sein, entfernt und der Liquor in die bereitgestellten Gefäße abgelassen (8—10 ccm). Sehr empfindlichen und ängstlichen Kranken kann man vor der Punktion Pantopon, Morphin oder besser noch Scopolamin in den zur Herbeiführung eines leichten Dämmerschlafes nötigen subcutanen Dosen geben, psychisch erregten Kranken zwecks Ruhigstellung entsprechend mehr (1 bis $1^1/_2$ mg Scopolamin. hydrobrom.). Vorschrift ist Horizontallage der Kranken nach der Punktion auf 24 bis 48 Stunden, auch der Kopf soll flach liegen. Trotzdem kommen gelegentlich Reizerscheinungen vor, die der Arzt kennen muß, um hierdurch nicht beunruhigt zu werden (Kopfschmerzen, ziehende Schmerzen im Nacken, seltener Brechreiz, Erbrechen oder gar Nackensteifigkeit = Meningismus). Die Kranken und ihre Angehörigen wird man schon vor der Punktion am besten in der Form aufklären, daß man ihnen den Eintritt leichter Beschwerden, die man im einzelnen nicht näher erörtert, als mögliche Folge der Punktion angibt. Man kann auch schon unmittelbar nach der Punktion 1—2 mal 0,3 Pyramidon geben; ist der Meningismus stark und hält längere Zeit an, so wird man ebenfalls zum Pyramidon greifen (3 mal täglich 0,3), auch ist gleichzeitig die Darreichung von Pilocarpin in hartnäckigeren Fällen von Meningismus zu empfehlen. Auffallend gut vertragen Paralytiker die Punktion, während Frühsyphilitiker nicht selten, besonders wenn reichlich Liquor abgelassen wurde, mit Reizerscheinungen antworten.

Untersuchung der Cerebrospinalflüssigkeit.

1. Bei der serologischen Untersuchung nach Wassermann ist die Ausführung der Auswertungsmethode zu verlangen, die anstatt der sonst nur üblichen Quantitäten von 0,2 ccm Liquor cerebrospinalis größere, um 0,2 abgestufte Mengen, d. h. 0,4, 0,6, 0,8 bis 1,0 für die Untersuchung verwendet. Es gibt eben manche Fälle von Nervensyphilis, bei denen erst die Verwendung größerer Liquormengen zur Hemmung der Hämolyse führt. Zu empfehlen ist neben der Wassermannschen Reaktion auch die Sachs - Georgische Flockungsreaktion vornehmen zu lassen.

2. Die beim Punktieren in ein Zentrifugiergläschen aufgenommene geringe Liquormenge wird sofort zentrifugiert, das Gläschen durch Umstülpen entleert, das letzte kleine Tröpfchen, das noch im Zentrifugierröhrchen ist, mit einer Capillarpipette entnommen, auf einen Objektträger gebracht und nach Zusatz von einem Tröpfchen Farbstoff (Methylviolett, das die Kerne färbt und zur Unterscheidung zwischen den rundkernigen Lymphocyten und den polymorphkernigen Zellelementen dient) mit einem Deckglas bedeckt und im Mikroskop untersucht. Es kommt hier auf die Feststellung einer abnorm hohen Zahl von Zellen und ihrer Art (Lymphocytose oder Polynucleose) an.

Eher vergleichbare und damit exaktere Resultate ergibt die Zellzählung des nicht zentrifugierten Liquors mit Hilfe der Fuchs-Rosenthalschen Zählkammer. Filtrierte Farbflüssigkeit (Methylviolett 0,1, Aqua dest. 50,0, Acid. acet. 2,0) wird zur Marke 1 einer Leukocytenpipette, Liquor möglichst rasch nach seiner Gewinnung bis zur Marke 11 aufgezogen, die Pipette gut und gleichmäßig durchgeschüttelt. Aus dem zweiten Drittel der Pipette wird ein so großer Tropfen auf die quadrierte Stelle der Kammer gegeben, daß nach dem Auflegen des Deckglases die Flüssigkeit noch den Hohlring der Kammer ausfüllt. Das von seitwärts aufzudrückende Deckglas sitzt richtig, wenn überall gleichmäßig Newtonsche Farbringe auftreten. Man warte einige Minuten bis zur gleichmäßigen Senkung aller zelligen Elemente und zähle dann alle Quadrate der Zählkammer durch. Die erhaltene Summe wird mit $^{11}/_{32}$ vervielfacht oder einfacher durch 3 geteilt; die so erhaltene Zahl gibt die in 1 cmm vorhandenen zelligen Elemente an. Die normale Zellzahl ist: 1—5 Lymphocyten im Kubikmillimeter, Grenzwert 6—9, pathologisch sind: mäßige Zellvermehrung 10—20 Zellen (Lymphocyten), mittlere 20—50, starke über 50. Geringe Blutbeimengung stört kaum, insofern die roten Blutkörperchen sich kaum hellblau färben, eine Eindellung in ihrer Mitte erkennen lassen und keinen Zellsaum zeigen; die Lymphocyten und polymorphkernigen Zellen sind an ihrer tiefblauen Kernfärbung kenntlich und am Vorhandensein eines deutlich gegen den Kern abgegrenzten, hellen, größeren oder kleineren Zelleibes.

3. Zur Eiweißbestimmung der Cerebrospinalflüssigkeit werden 2 ccm Liquor in ein Nisslröhrchen (allmählich sich verengerndes Gläschen, dessen unterer Teil in 10 oder 20 Teilstriche geteilt ist, die Summe aller Teilstriche soll 0,1 ccm betragen) gegeben. Hierzu kommt 1 ccm Esbachsches Reagens. Es entsteht ein Eiweißniederschlag, der durch Zentrifugieren (20 Minuten in der elektrischen oder 45 Minuten in der Wasserzentrifuge) sedimentiert wird und durch Ablesen an der am unteren Ende des Röhrchens befindlichen Skala quantitativ festgestellt werden kann. 1 bis höchstens 3 Teilstriche der in 10 geteilten, oder 2 bis höchstens 6 Teilstriche der in 20 geteilten Skala sind noch normale Werte. Eine andere ebenfalls sehr handliche und viel gebrauchte Methode ist die Nonne - Apeltsche Reaktion oder Phase I : 1 ccm einer kochend gesättigten wässerigen Ammonsulfatlösung (85 g Ammon. sulfur. pur. auf 100 g Aqua dest.) wird nach Erkalten und Filtrieren mit 1 ccm Liquor in einem kleinen Reagensröhrchen vorsichtig überschichtet. Nach

drei Minuten sieht man an der Berührungsstelle der beiden Flüssigkeiten, wenn die Reaktion positiv ist, einen Ring auftreten, der je nach der Stärke der Reaktion Opalescenz, Trübung bis starke Trübung aufweist.

Wassermannsche Reaktion im Blutserum, Wassermannsche Reaktion in der Cerebrospinalflüssigkeit, Nonne-Apeltsche Phase I und Zellzählung im Liquor werden auch als die „vier Reaktionen" bezeichnet; die Ausführung dieser vier Methoden genügt für praktische Zwecke durchaus. Jedem Arzt werden in seiner Nähe Institute zur Verfügung stehen, in denen diese Reaktionen ausgeführt werden können, wenn er es nicht vorzieht, die möglichst bald nach der Punktion vorzunehmende Eiweißbestimmung und Zellzählung selbst zu machen. Die sogenannten Kolloidreaktionen des Liquor cerebrospinalis (Langesche Goldsolreaktion, Emanuelsche Mastixreaktion usw.) sind nur in Speziallaboratorien auszuführen und haben auch für den Praktiker nicht die große Bedeutung, wie die eben ausführlich beschriebenen Methoden.

Eiweiß- und Zellvermehrung (Lymphocytose) in der Lumbalflüssigkeit bedeutet einen mehr oder weniger chronischen entzündlichen Prozeß in den Hirnhäuten, dazu kommt das positive Ergebnis der Wassermannschen Reaktion in der Cerebrospinalflüssigkeit, das die syphilitische Natur dieser krankhaften Veränderungen beweist. Eine Ausnahme hiervon machen nur diejenigen Fälle von nichtsyphilitischer Hirnhautentzündung (Meningitis tuberculosa, Meningitis purulenta usw.), die bei einem Syphilitiker mit positiver Wassermannscher Seroreaktion auftreten und bei denen dann eine unspezifische Wassermannsche Reaktion im Liquor infolge der abnormen Durchlässigkeit der Meningen vorkommen kann. In solchen seltenen Fällen wird man also aus einer positiven Wassermannschen Reaktion in der Cerebrospinalflüssigkeit keinen Schluß auf einen syphilitischen Prozeß am Zentralnervensystem (neben der nicht-spezifischen Meningitis) ziehen dürfen.

Klinische Feststellungsmethoden.

Bei der Nervensyphilis zeigt sich eine eigentümliche Auswahl und Bevorzugung gewisser Teile des Nervensystems. Leichte meningeale und Hirnnervenstörungen finden sich besonders gern in den Frühzeiten der Nervensyphilis, Störungen der Pupillenbewegungen bestimmter Art, gewisse krankhafte Veränderungen der Hautsinnempfindlichkeit usw. treffen wir in den Spätstadien der Syphilis des Nervensystems an. Gerade durch die eigenartige Symptomenauswahl wird häufig die klinische Feststellung ermöglicht. Daneben ist noch der Verlauf kennzeichnend, der durch ein Kommen und Gehen der gleichen oder anderer Symptome, durch ein Remittieren und Exazerbieren des Zustandes sich auszeichnet; der gleichmäßig chronisch-progressive Verlauf ohne Schwankungen ist von gewissen Ausnahmen abgesehen bei der Nervensyphilis selten.

Der Untersucher muß vertraut sein mit den einfacheren Untersuchungsweisen der Neurologie, der Prüfung der Lichtreaktion der

Pupillen, ihrer Konvergenzreaktion, der Methodik der Untersuchung der Reflexe, des Bewegungs- und Empfindungsvermögens, der Leistungen der Hirnnerven und der Untersuchung des Augenhintergrundes.

Einteilung und Pathogenese der Nervensyphilis.

Die Syphilis ist eine chronische Infektionskrankheit. Wie an anderer Stelle ausgeführt, sind bestimmte Verlaufsstadien für sie charakteristisch. Dementsprechend sind auch die Nervenerkrankungen einzuteilen in: 1. frühsyphilitische, die im primären und sekundären Stadium auftreten, 2. spätsyphilitische, die dem tertiären Stadium zugerechnet werden können, 3. sogenannte metasyphilitische, die als die spätesten Stadien im Verlauf einer Syphilis angesehen werden müssen.

Zu betonen ist, daß diese Einteilung zu schematisch ist, insoferne eine strenge Scheidung der syphilitischen Erkrankungen des sekundären gegenüber denen des tertiären Stadiums oft nicht möglich sein wird, während gegenüber den metasyphilitischen Erkrankungen allerdings ein grundlegender Unterschied besteht.

Die Pathogenese der Nervensyphilis ist noch wenig erforscht. Die Syphilis ist die häufigste Ursache organischer Nervenkrankheiten. Die Mannigfaltigkeit der klinischen Krankheitsbilder ist gerade bei den syphilitischen Nervenerkrankungen besonders groß. Deshalb darf nie bei organischen Nervenerkrankungen die Syphilis diagnostisch außer acht gelassen werden. Wie entsteht die Syphilis des Zentralnervensystems? Höchstwahrscheinlich gibt es ein Stadium der Frühsyphilis, in dem der Syphiliskeim in das Nervensystem eines jeden Syphilitikers eintritt. Was aus den eingedrungenen Erregern wird, ob sie zugrunde gehen, weiterwuchern oder in einem biologischen Ruhestadium verharren, hängt von Umständen ab, die zur Zeit nicht übersehbar sind. Von großer Bedeutung ist, daß eine Abheilung des Primäraffekts und der sekundären Erscheinungen nicht die völlige Ausheilung der Syphilis bedeutet; wie bei vielen chronischen Infektionskrankheiten, so kann der infizierte Körper auch bei der Syphilis noch lange Zeit Krankheitskeime in sich bergen und nach einer Latenzzeit von kürzerer oder längerer Dauer kann die Syphilis am Nervensystem mit schweren klinischen Erscheinungen ausbrechen.

B. Besonderer Teil.

1. Erkrankungen des Nervensystems im Frühstadium der Syphilis.

Bei einem gewissen, ziemlich hohen Prozentsatz (etwa $60^0/_0$) aller Fälle von Frühsyphilis (primäre und sekundäre Periode) zeigen sich chemisch-cytologische Veränderungen des Liquors (Lymphocytose, positive Phase I oder andere positive Eiweißreaktionen). Auch die Wassermannsche Reaktion im Liquor ist in dieser Periode nicht selten schon positiv. Es scheint so zu sein, wie wenn krankhafte Veränderungen des Liquors in der frühsyphilitischen Zeit fast ausnahmslos vorkommen. Daß sie nicht in allen Fällen nachgewiesen werden können, hängt erstens davon ab, daß der Zeitpunkt der Punktion und derjenige des Vorhandenseins von Krankheitserscheinungen im Liquor nicht zusammenzufallen braucht, insofern nämlich die pathologischen Liquorerscheinungen wieder zurückgegangen sein können oder sich noch nicht ausgebildet zu haben brauchen. Zweitens ist es durchaus nicht nötig, daß die pathologischen Liquorveränderungen sich durch klinische Krankheitszeichen von seiten des Nervensystems kundtun; an die Vornahme einer Lumbalpunktion wird man dann beim Mangel aller nervösen Beschwerden gar nicht denken.

Die klinischen Symptome, um die es sich in diesen Frühstadien der Syphilis handelt, bestehen vor allem in Kopfschmerzen, Eingenommensein des Kopfes, gelegentlichem Brechreiz. Gerade die Kopfschmerzen sind sowohl ihrer Häufigkeit wie ihrer Intensität nach das wichtigste Symptom. Sie treten besonders gern nachts auf und stören dann den Schlaf.

Eine recht schwierige Frage ist, wie die sogenannte **Liquorsyphilis** (d. h. die pathologischen Liquorerscheinungen ohne wesentliche klinisch-manifeste Symptome) in den Behandlungsplan der Frühsyphilis eingepaßt werden soll; denn bei der Mitbeachtung der Liquorveränderungen ist häufige Liquorkontrolle und damit häufige Lumbalpunktion notwendig. Der Praktiker wird seinen Kranken zu häufige Punktionen kaum zumuten dürfen. Man wird wohl am besten so vorgehen, daß man erst nach einigen intensiven Kuren, wenn alle Hauterscheinungen abgelaufen sind, eine Lumbalpunktion vornimmt. Finden sich dann keinerlei Krankheitserscheinungen im Liquor, so kann der Zeitpunkt bis zu einer weiteren Lumbalpunktion auf unbestimmte Zeit vertagt werden, dabei muß aber dem Kranken gesagt werden, daß weitere Kontrolle seines Gesamtzustandes unbedingt notwendig ist. Sind dagegen pathologische Liquorerscheinungen nachweisbar, so wird weiter behandelt werden müssen, auch wenn manifeste klinische Erscheinungen nicht mehr vorliegen. Nach Abschluß einiger weiterer Kuren muß dann der Liquor wieder kontrolliert werden.

Wir sehen bezüglich der Liquorsyphilis oft ein recht verschiedenes Verhalten. Selbst bei ungenügender Behandlung können die pathologischen Veränderungen der Cerebrospinalflüssigkeit bei einer großen Anzahl von Fällen wieder verschwinden. Es kann aber auch der Fall eintreten, daß die krankhaften Liquorveränderungen trotz guter Behandlung zunächst erheblicher werden und erst auf eine neue intensive Kur hin ganz verschwinden. Weiter aber kommt es vor, daß trotz intensivster spezifischer Behandlung die Liquorveränderungen bestehen bleiben. Ob aus solchen Fällen späterhin schwere Nervenerkrankungen syphilitischer Art hervorgehen, ist noch nicht sicher gestellt.

Auf alle Fälle ist es wichtig, schon in den Frühstadien der syphilitischen Infektion auf Liquorveränderungen zu achten und bei dem therapeutischen Vorgehen die Liquorbefunde mit zu berücksichtigen.

Abgesehen von der Liquorsyphilis finden sich nun im Frühstadium der Syphilis auch noch leichtere oder schwerere klinische Symptome, von denen wir die Kopfschmerzen, die ein dankbares Feld der spezifischen Behandlung darstellen, schon erwähnt haben. Auch eine isolierte, d. h. als einziges Symptom von seiten des Nervensystems nachweisbare Pupillenstarre oder Pupillenträgheit absoluter oder reflektorischer Art kommt schon relativ früh vor und kann dann dauernd bestehen bleiben.

Schwerere und ausgedehntere syphilitische Erkrankungen des Nervensystems zeigen sich ebenfalls schon gelegentlich in der Frühperiode der Syphilis. Selbst sechs Wochen nach der Infektion können schon schwerere Erscheinungen von seiten des Großhirns (Hemiplegien, cerebrale Anfälle, Aphasien und ähnliches) oder von seiten der Hirnnerven oder selbst des Rückenmarks auftreten. Im allgemeinen wird man diejenigen Nervenerkrankungen zu den frühsyphilitischen rechnen müssen, die innerhalb des ersten Jahres nach der Infektion auftreten. Solche schwereren Hirn- oder Rückenmarkserkrankungen frühsyphilitischer Art sind nicht häufig. Ihre anatomische Grundlage wird in den allermeisten Fällen wohl eine Meningoencephalomyelitis syphilitica sein, doch sind auch Fälle bekannt geworden, bei denen schon innerhalb der ersten zwei Jahre nach der syphilitischen Infektion ein gummöser Prozeß oder eine Endarteriitis syphilitica auftrat.

Von besonderer Bedeutung sind seit der Einführung des Salvarsans Krankheitserscheinungen des Nervensystems in der frühsyphilitischen Periode geworden, die man als Neurorezidive bezeichnet hat. Man versteht darunter plötzlich auftretende, vor allem in Störungen der Hirnnerven sich äußernde Krankheitserscheinungen. Störungen von seiten des Nervus acusticus und des Nervus opticus mit Stauungspapille oder Neuritis optica sind am häufigsten, besonders die des Cochlearisanteils des Acusticus. Auch die übrigen Hirnnerven, Facialis, Abducens, Oculomotorius, Trochlearis, Glossopharyngeus und Hypoglossus können erkranken. Seltener sind Spinalerkrankungen (Peroneuslähmungen). Solche Neurorezidive kommen spontan ohne Behandlung vor, gehäuft zeigten sich die Neurorezidive in der ersten Zeit der Salvarsanbehandlung. Die Häufigkeit derartiger Erkrankungen während der Salvarsanbehandlung und in der Frühperiode der Syphilis war ein Beweis dafür, daß diese Hirnnervenstörungen mit der Behandlung als solcher in Zusammenhang standen. Gelegentlich war auch zu beobachten, daß gleichzeitig mit dem Neurorezidiv oder kurz nach demselben Rezidive an der Haut und den Schleimhäuten auftraten; solche Vorkommnisse erinnern an die Jarisch-Herxheimersche Reaktion, bei der die Roseola im Beginn einer spezifischen Behandlung mit Salvarsan oder Quecksilber an Ausdehnung, Größe und Stärke der Färbung der einzelnen Flecke zunimmt und oft einen urticariellen Charakter zeigt. Man hat infolgedessen auch bei diesen Salvarsan-Neurorezidiven von einer Jarisch-Herxheimerschen Reaktion am Nervensystem gesprochen. Es scheint, wie wenn die Häufung der Neurorezidive in der Anfangszeit der Salvarsanbehandlung auf eine ungenügende Dosierung des Mittels zurückzuführen war. Heute sehen wir Neurorezidive im Verlauf einer kunstgerechten Salvarsanbehandlung kaum mehr; nur in den Fällen, die mit Salvarsan ungenügend behandelt worden sind, scheint es leichter zu Nervenstörungen in Form der Neurorezidive zu kommen. Ungenügende Salvarsanbehandlung ist schlimmer als Nichtanwendung von Salvarsan.

Bei den Neurorezidiven zeigt sich nicht selten im Liquor eine sehr stark erhöhte Lymphocytose; die Höchstwerte der Lymphocytenzahl im Kubikmillimeter des Liquors, die ich gesehen habe, betrafen Neurorezidive. Man wird nicht fehlgehen, wenn man hier eine stärkere meningitische Reizung annimmt. Tritt im Verlauf einer Salvarsanbehandlung ein Neurorezidiv auf, so muß — dies ist praktisch wichtig — die Salvarsanbehandlung fortgesetzt werden.

2. Erkrankungen des Zentralnervensystems im Spätstadium der Syphilis.

Es lassen sich drei Formen einer syphilitischen Erkrankung des Zentralnervensystems unterscheiden: die meningo-encephalo-myelitische, die gummöse und die vasculäre Form. Diese Unterscheidung ist bis zu einem gewissen Grad willkürlich, weil gerade die Mischformen zwischen diesen drei Hauptgruppen viel häufiger sind, als die reinen Typen.

Die **Meningoencephalomyelitis** beginnt in den Meningen, es treten hier zahlreiche Lymphocyten und Plasmazellen auf, die das Gewebe diffus infiltrieren und die sich auch zu adventitiellen Zellansammlungen in den meningealen Gefäßwänden gruppieren. Die Hülle der Nerven und ihr vom Perineurium ausgehendes endoneurales Bindegewebe sind gleichfalls zellig infiltriert. Wo die Veränderungen an den Meningen am stärksten sind, ist auch der Krankheitsprozeß in der Hirnrinde oder in der Rückenmarkssubstanz am stärksten. Die Infiltrationszellen dringen in das eigentliche Nervenparenchym ein, so daß das Hirn- oder Rückenmarksgewebe von einer Menge von infiltrierenden Lymphocyten und Plasmazellen durchsetzt ist. Auch von der Pia aus können infiltrierende Zellelemente in die Hirn- oder Rückenmarkssubstanz eindringen, so daß die Grenze zwischen der Pia und dem zunächstliegenden nervösen Gewebe äußerst schwer oder gar nicht mehr zu erkennen ist.

Die **gummöse Syphilis** des Zentralnervensystems entwickelt sich gewöhnlich vom Bindegewebe und von den Gefäßen aus, selten in der Gehirnsubstanz selbst; sie kann von den Hirnhäuten aus das Hirngewebe ergreifen. Man findet Gummata auf der Konvexität, in der Dura mater, von welcher Stelle aus sie die Knochen usurieren können. Lieblingssitz der Gummata ist die Schädelbasis in der Gegend des Chiasma, der Brücke, der Hirnschenkel. Von der Pia aus greift die Geschwulst auf das nervöse Gewebe über. Die gummöse Hirnsyphilis kann auch in Form von multiplen miliaren Gummata des Gehirns auftreten.

Bei der **vasculären Form** finden wir die sogenannte Heubnersche Endarteriitis obliterans, bei der es zu einer scharf umgrenzten Wucherung der Intima kommt, die schließlich zum Gefäßverschluß führt; sie findet sich nur an den größeren Gefäßen der Pia und des Zentralnervensystems. Eine andere sehr seltene Form ist die Endarteriitis der kleinen und kleinsten Hirngefäße, vor allem in der Hirnrinde. Bei der Heubnerschen Endarteriitis muß es infolge der Verengerung und des Abschlusses von Gefäßen zu Erweichungen und Blutungen, zu thrombotischen und embolischen Vorgängen kommen.

Hinsichtlich der klinischen Erscheinungen der cerebrospinalen Spätsyphilis ist bei der Seltenheit der anatomisch reinen Erkrankungstypen eine auf histologischen Grundlagen beruhende Einteilung unmöglich; wir unterscheiden nach den wesentlichen klinischen Krankheitsbildern 1. die gummöse Hirn- und Rückenmarkssyphilis, 2. die syphilitischen Gefäßerkrankungen des Gehirns und Rückenmarks, 3. besondere klinische Syndrome.

Die gummöse Hirn- und Rückenmarkssyphilis.

Nach der klinischen Erscheinungsweise trennen wir am besten drei Formen der gummösen Hirnsyphilis voneinander: die basale gummöse Meningitis, die gummöse Konvexitätsmeningitis und das isolierte Gumma.

Die basale Meningitis wird charakterisiert durch lokalisierte Lähmungserscheinungen und durch allgemeine Reizsymptome. Die Lähmungserscheinungen betreffen vor allem die basalen Hirnnerven; am häufigsten den Oculomotorius, und zwar gewöhnlich nicht allein, sondern in Kombination mit Paresen oder Lähmungen anderer Hirnnerven. Neben den motorischen Hirnnerven finden sich Störungen im Bereich des Trigeminus in Form neuralgischer Schmerzen oder im Bereich der Sinnesnerven: Sehstörungen, Hemianopsie, Taubheit usw. Der Häufigkeit nach werden Oculomotorius, Trochlearis, Abducens, Opticus, Facialis und Hypoglossus befallen. Wenn mehrere Nerven ergriffen werden, was den gewöhnlichen Befund darstellt, so werden sie oft nicht gleichzeitig, sondern nacheinander befallen. Bei Beteiligung der Brücke und des verlängerten Markes kommt es zu einer gekreuzten Lähmung (Halbseitenlähmung der Extremitäten auf der einen und Hirnnervenlähmung auf der anderen Seite). Die allgemeinen Erscheinungen bestehen in Kopfschmerzen, Erbrechen, leichter Benommenheit, gelegentlich auch in psychischen Störungen (deliriöser Zustand, Merkfähigkeitsstörung mit Konfabulation). Charakteristisch ist der starke Wechsel in den allgemeinen wie in den Herderscheinungen: auffallend rasche Besserung, plötzliches Wiedereinsetzen der Erscheinungen ohne erkennbare äußere Ursache, Auftreten neuer, vollständiges Verschwinden alter Krankheitserscheinungen muß immer den Verdacht auf eine syphilitische Erkrankung erwecken.

Die gummöse Erkrankung der Hirnbasis ist eine der häufigsten syphilitischen Erkrankungen des Gehirns. Bezüglich der zeitlichen

Aufeinanderfolge ist zu bemerken, daß Prodromalerscheinungen meist vorausgehen, doch können die ersten Symptome schon in Funktionsstörungen der Hirnnerven bestehen. Der Oculomotorius oder einzelne seiner Äste auf einer oder beiden Seiten zugleich werden gern zuerst befallen; es entsteht Doppeltsehen infolge von Augenmuskellähmungen oder absolute, seltener reflektorische Pupillenstarre. Das Chiasma wird auch häufig in Mitleidenschaft gezogen; es entwickeln sich dann Sehstörungen in Form von Amblyopie, Hemianopsie oder gar vollständiger Amaurose. Der ophthalmoskopische Befund ist häufig negativ. Gelegentlich finden sich Zeichen einer doppelseitigen oder einseitigen Neuritis optica. Kommt es zur Mitbeteiligung mehr im Innern gelegener Hirnteile, so treten zu den Hirnnervenlähmungen Erscheinungen, die auf die Mitbeteiligung dieser Gebiete hinweisen, Aphasien, Hemiplegien, Hemianästhesien usw. Plötzlich und gleichzeitig auftretende Lähmungen aller vier Gliedmaßen deuten auf eine Erkrankung des verlängerten Markes und werden von Bulbärerscheinungen, Schlingbeschwerden, Atem- und Herzstörungen usw. begleitet.

Differentialdiagnostisch von Belang ist, daß die meningitischen Symptome in Gestalt von Nackensteifigkeit, Kernigschem Zeichen, Hyperästhesie usw., wie sie für die akuten Meningitiden charakteristisch sind, bei der syphilitischen Basilarmeningitis im allgemeinen zurücktreten. Der Liquor ergibt deutliche Zeichen der Entzündung, starke Lymphocytose (100—500 Zellen im Kubikmillimeter und noch mehr), erhöhten Eiweißgehalt und positive Wassermannsche Reaktion. Gegenüber den septischen Meningitiden und der Meningitis cerebrospinalis epidemica, bei denen sich polymorphkernige Zellelemente im Liquor vorfinden, ist die Lymphocytose das differentialdiagnostisch entscheidende Moment. Bei der tuberkulösen Meningitis, die ebenfalls eine Lymphocytose im Liquor zeigt, fehlt die positive Wassermannsche Reaktion in Blut und Liquor. Jedoch muß hier nochmals darauf hingewiesen werden, daß bei Syphilitikern, die eine nichtsyphilitische Meningitis bekommen, die Wassermann-Reagine des Blutserums infolge einer erhöhten Durchlässigkeit der Meningeal- und Plexusgefäße in den Liquor übergehen und so eine positive Wassermannsche Reaktion im Liquor herbeiführen können, die in diesem Falle keine spezifischsyphilitische Erkrankung des Zentralnervensystems beweist.

Bei der basalen gummösen Hirnsyphilis ist die Behandlung, wenn sie frühzeitig einsetzt und in intensivster kombinierter Salvarsan-Quecksilberdarreichung besteht, oft von glänzendem Erfolg, es kann zu nahezu völliger Heilung kommen. Wird keine Behandlung eingeleitet, so ist der Verlauf ein fortschreitender, neue Krankheitszeichen zeigen an, daß weitere Gehirnteile befallen sind, es kommt zu Contracturen in den gelähmten Gliedern, allmählich verfallen die Kranken in einen somnolenten Zustand und durch hinzutretende Komplikationen kommt es zum tödlichen Ausgang.

Die gummöse Konvexitätsmeningitis ist seltener. Wir können sie häufig daran erkennen, daß die Kranken rindenepileptische Anfälle haben, bei denen sie ohne Bewußtseinsverlust in aufeinanderfolgenden

Gliedmaßenabschnitten auftretende Zuckungen haben. Gelegentlich kommt es auch zu allgemeinen Krämpfen von organisch-epileptischem Charakter. Auch psychische Erregungszustände finden sich. Nicht selten sind dann weiterhin Lähmungserscheinungen in Gestalt von Halbseitenlähmungen (Hemiplegien, bzw. Hemiparesen) oder Monoplegien einer Extremität, Aphasien, Tastlähmungen usw. Von Allgemeinerscheinungen ist der intensive Kopfschmerz und Schwindel zu erwähnen. Die Erscheinungen der Konvexitätsmeningitis zeigen nicht so ausgesprochen die Neigung zu Schwankungen, wie dies für die basale gummöse Meningitis kennzeichnend ist. Bezüglich der Differentialdiagnose gilt dasselbe, was bei der basalen Meningitis schon gesagt wurde.

Das isolierte Gumma macht, wenn es eine gewisse Größe erreicht, die Erscheinungen einer auf **einen** Herd beschränkten Hirnerkrankung. Es kommt gelegentlich auch zu Hirndruckerscheinungen, wie sie für die Hirngeschwülste charakteristisch sind. Die klinischen Krankheitserscheinungen hängen ganz von dem Sitz der Erkrankung ab. Den Hirngeschwülsten gegenüber ist die Differentialdiagnose auf den serologischen Syphilisnachweis in Blut und Liquor aufzubauen. Auch der Erfolg der spezifischen Behandlung kann differentialdiagnostisch beigezogen werden, wenn auch zugegeben werden muß, daß der Heilerfolg beim isolierten Gumma oft ausbleibt und andererseits eine Quecksilberbehandlung selbst bei nichtsyphilitischen Geschwülsten gelegentlich für einige Zeit Besserung bringen kann. Daß ein Behandlungserfolg beim isolierten Gumma nach spezifischer Kur ausbleiben oder nur gering sein kann, erklärt sich aus der Zerstörung und den dauernden und unersetzbaren Leistungsausfällen wichtiger Hirnteile.

Die isolierte gummöse Rückenmarkssyphilis ist recht selten; gewöhnlich erkrankt das Gehirn und Rückenmark bzw. deren Hüllen. Die gummöse Hirnerkrankung kann auch einen nach dem Rückenmark zu absteigenden Verlauf nehmen. Die gummöse Rückenmarkssyphilis betrifft in der größten Mehrzahl der Fälle die Rückenmarkshäute; eine umschriebene gummöse Erkrankung des Rückenmarks allein gehört zu den Seltenheiten. Von den Rückenmarkshäuten aus, die gewöhnlich infolge der Erkrankung miteinander verschmelzen, sich durch Einlagerung von gummösen Neubildungen verdicken und infolgedessen schwer voneinander zu trennen sind, greift der Krankheitsprozeß durch die bindegewebigen Züge auf die eigentliche Rückenmarkssubstanz über. Auch die Spinalnerven werden von dem Krankheitsprozeß ergriffen. Die Meningomyelitis gummosa ist die häufigste Form der Rückenmarksyphilis, nicht selten kombiniert mit der gummösen Hirnsyphilis und dadurch zu dem Gesamtbild der cerebrospinalen gummösen Syphilis vereinigt.

Die Krankheitserscheinungen der gummösen Rückenmarksyphilis können sich akut oder subakut einstellen, es kommt zu Schüben und Nachlässen, zu Exazerbationen und Remissionen.

Die klinischen Erscheinungen lassen sich nach der Häufigkeit am besten folgendermaßen einteilen:

Meningeale Reizsymptome: Ausstrahlende Schmerzen nach Art der neuritischen an den Beinen ähnlich denen der Ischias, Steifigkeit und Druck- bzw. Klopfempfindlichkeit der Wirbelsäule.

Wurzelsymptome im Bereich der hinteren Wurzeln: lokalisierte intensive Schmerzen, Anästhesien und Sensibilitätsstörungen sonstiger Art, Herpes zoster; im Bereich der vorderen Wurzeln Lähmungen mit Atrophien.

Symptome einer partiellen oder totalen Rückenmarksquerschnittserkrankung: Brown-Séquardsche Lähmung, akute und subakute Myelitis in Form von Paraplegie mit Blasen- und Mastdarmlähmung.

Symptome von seiten der langen Rückenmarksbahnen: Zeichen von Pyramidenbahnschädigung, Schädigung der Hinterstränge, kombinierte Systemerkrankung.

Die syphilitischen Gefäßerkrankungen des Gehirns und Rückenmarks.

Die syphilitischen Gefäßerkrankungen des Zentralnervensystems bestehen in arteriitischen Veränderungen. Es kommt zu Verengerung des Gefäßlumens und damit zunächst zu leichten Zirkulationsstörungen. Bei allmählichem Fortschreiten der Arteriitis tritt schließlich der Verschluß des Gefäßes ein. An der Stelle des Gefäßverschlusses bilden sich Thromben, auch die plötzliche Verstopfung eines Gefäßes durch ein fortgerissenes Gerinnsel ist möglich. Zerreißung von Gefäßen mit nachfolgender Blutung ist nicht häufig, dagegen ist die gewöhnliche Folge des Gefäßverschlusses die Erweichung der nervösen Substanz. Aus dieser anatomischen Grundlage heraus erklärt es sich, daß Reiz- und Ausfallserscheinungen miteinander kombiniert sein können und ferner daß plötzliches Einsetzen von klinischen Erscheinungen bei dieser Form der Syphilis des Zentralnervensystems nicht selten ist. Manchmal mit Vorläufern wie Schwindelanfälle, Kopfschmerzen, häufiger aus scheinbar völliger Gesundheit heraus kommt es zu Halbseitenlähmungen, Lähmungen nur einer Extremität, motorisch oder sensorisch aphasischen Störungen u. dgl. m. Schwere Insulterscheinungen können völlig fehlen; am Morgen wird der Kranke mit den genannten Störungen beim Erwachen vorgefunden, ohne daß in der Nacht irgend etwas Auffälliges bemerkt worden wäre. Es gibt allerdings auch Fälle, die mit schweren Bewußtseinsstörungen, vollkommener Aufhebung des Bewußtseins über mehrere Tage hinweg und begleitenden epileptischen Anfällen einhergehen. Plötzliche Todesfälle durch Gefäßverstopfung an lebenswichtiger Stelle (Embolie der Arteria basilaris) kommen ebenfalls, wenn auch seltener vor. Die syphilitische Gefäßerkrankung ist gewöhnlich nicht auf ein einziges Gefäß beschränkt; nach einiger Zeit zeigen neue klinische Erscheinungen an, daß auch noch eine andere Stelle des Gehirns von der Gefäßerkrankung betroffen ist. Nicht selten sind z. B. neuauftretende, auf Herde in der Brücke oder im verlängerten Mark zu beziehende

Krankheitserscheinungen, indem ganz akut zu einer früheren Halbseitenlähmung Schluck- und Sprachstörungen bulbärer Art sich hinzugesellen. Eine antisyphilitische Behandlung vermag nicht viel zu helfen, was aus dem anatomischen Charakter der Erkrankung ja hinreichend sich erklärt. Die Diagnose wird oft erst mit Hilfe der Lumbalpunktion gestellt werden können, jedoch fehlt gerade bei der reinen vasculären Form der cerebrospinalen Syphilis die Zellvermehrung im Liquor oft ganz oder ist sehr gering, und auch die anderen Reaktionen im Lumbalpunktat sind hier häufig abgeschwächt oder gar negativ.

Die **Diagnose der cerebrospinalen Syphilis** ist, um es hier nochmals zusammenzufassen, von drei Momenten abhängig; 1. der sicheren Konstatierung einer früheren syphilitischen Infektion, 2. dem chemisch-serologisch-cytologischen Untersuchungsbefund, 3. von dem schwankenden remittierenden und wechselnden Verlauf der klinischen Krankheitserscheinungen. Die anamnestischen Erhebungen bleiben in vielen Fällen negativ; man darf sich deshalb nicht mit ihnen begnügen, sondern muß eine genaue Untersuchung der Kranken vornehmen. Man wird dann nicht selten Spuren von durchgemachten Syphiliden oder noch floride Erscheinungen zu finden imstande sein.

Bei dem **klinischen Verlauf** ist daran zu denken, daß Vorläufererscheinungen in Gestalt von starken, anfallsweise auftretenden und besonders gern nachts sich zeigenden Kopfschmerzen nirgends so ausgesprochen sind, als bei der cerebrospinalen Syphilis. Ferner ist die Variabilität der klinischen Krankheitserscheinungen zu beachten: Ein Symptom tritt zurück, ein neues als Hinweis auf die Erkrankung einer ganz anderen Hirnstelle kommt zum Vorschein. Gerade die Wandelbarkeit und Vielfältigkeit der Krankheitserscheinungen ist das bezeichnendste Merkmal der cerebrospinalen Syphilis.

Eine klinische Trennung zwischen der gummösen und der vasculären Form wird in den allermeisten Fällen wohl nicht möglich sein. Geringere oder fehlende Krankheitserscheinungen des Liquor in Form von niederen Zellwerten oder fehlender bzw. abgeschwächter Wassermannscher Reaktion sprechen eher für eine reine vasculäre Form. Immerhin sind die reinen Formen gegenüber den Mischformen auch anatomisch viel seltener.

Wenn wir die gummöse und vasculäre Form unter den spätsyphilitischen Erkrankungen aufgeführt haben, so muß betont werden, daß auch im Frühstadium der Syphilis die schweren cerebrospinalen Erkrankungen vorkommen können. Wenn sie auch selten zur Zeit der floriden Sekundärerscheinungen vorhanden sind, so können sie doch recht häufig im ersten und im zweiten Jahr nach der Infektion auftreten; nach zehn Jahren bilden sie eine große Seltenheit. Gleichzeitig mit floriden Tertiärerscheinungen der Haut wird man cerebrospinale Krankheitszeichen nicht sehr häufig finden; gewöhnlich folgen die Gehirn- und Rückenmarkserscheinungen nach.

Was die **Differentialdiagnose** angeht, so ist bezüglich der tuberkulösen und anderer Meningitisformen wie auch hinsichtlich des Gehirntumors das Notwendige schon gesagt. Andere mit multiplen Herderscheinungen einhergehende chronische Krankheiten (multiple Sklerose, cerebrale Arteriosklerose) wird man durch die Untersuchung der Lumbalflüssigkeit und des Blutes, sowie durch eine sorgfältig aufzunehmende Anamnese der Kranken ausschließen können. Gegebenenfalls wird man versuchen müssen, durch eine Provokation die syphilitischen Erscheinungen im Liquor zu verstärken, vor allem die Wassermannsche Reaktion. Auch eine antisyphilitische Behandlung vermag, wenn sie von deutlichem Erfolge ist, noch nachträglich zur Sicherung der Diagnose beizutragen.

Die **Prognose der cerebrospinalen Syphilis** ist vor allem von dem Sitz und von der Form der Erkrankung abhängig; Prozesse, die an der Peripherie des Gehirns, in der Rindensubstanz auftreten, verlaufen günstiger als solche, die die tiefere Gehirnsubstanz befallen. Sind Anzeichen da, die auf eine Beteiligung der Brücke und des verlängerten Markes deuten, so sind entsprechend der Lebenswichtigkeit der befallenen Gebiete die Aussichten recht schlecht. Ferner ist aus anatomischen Gründen die Prognose der vorwiegend gummösen Erkrankungen günstiger als die der vorwiegend vasculären.

Je früher in richtiger Weise **therapeutisch** eingegriffen wird, desto günstiger gestalten sich die Aussichten auf Heilung. Fälle, die ziemlich akut auftreten, sind leichter zu beeinflussen als solche, die schleichend und allmählich sich einstellen. Wenn sich im Beginn der Behandlung schon ein Heilerfolg zeigt, so ist im allgemeinen die Prognose günstiger als in den Fällen, in denen der Erfolg der Therapie länger auf sich warten läßt. Den syphilitischen Erkrankungen anderer Organe gegenüber gestellt, liefert die cerebrospinale Syphilis die schlechteste Prognose bezüglich der Heilung.

Bei der **therapeutischen Praxis** ist zu beachten:

1. Wie viele und wie starke antisyphilitische Kuren bisher gebraucht wurden. Es ist dies ein Punkt, der sehr häufig nicht genügend berücksichtigt wird. Der Kranke vermißt eine Besserung, er ist erpicht auf Behandlung mit Quecksilber oder Salvarsan und sucht, obwohl er kurz vorher spezifisch behandelt wurde, seinen Arzt zu einer neuen Kur zu bestimmen. Dies ist abzulehnen, auch bei der Syphilis des Nervensystems ist die chronisch-intermittierende Behandlungsweise anzuwenden.

2. Welcher Art das früher angewandte Heilmittel war. Bei der Behandlung der cerebrospinalen Syphilis ziehe ich vor, die Mittel anzuwenden, die bei der Therapie der früheren syphilitischen Erscheinungen des Kranken nicht oder weniger in Anwendung gebracht wurden. Hat der Kranke früher nur Quecksilber bekommen, so gebe ich jetzt Salvarsan, hat er früher nur Salvarsan erhalten, so lasse ich ihn jetzt eine Quecksilberschmierkur durchmachen. Ist er früher kombiniert mit Quecksilber und Salvarsan behandelt worden, so suche ich wenigstens die Reihenfolge der früheren Behandlung umzukehren. Der leitende Gedanke ist für mich hierbei, daß eine Anpassung der Spirochäten nicht nur an den Körper, sondern auch an die Heilmittel stattgefunden

hat, und daß wir dieser Anpassung durch möglichsten Wechsel der
Behandlungsart und des Behandlungsmittels entgegenzuwirken bestrebt
sein müssen. Ist der Kranke bisher noch gar nicht spezifisch behandelt
worden, so lasse ich eine kombinierte Quecksilber-Salvarsankur machen
und gebe nach der ersten Kur regelmäßig Jodkali oder Jodnatrium.
Auch bei einsetzender Besserung muß weiterbehandelt werden. Ist
völlige klinische Heilung erzielt, so denke man daran, daß bei der cerebrospinalen Syphilis eine ausgesprochene Neigung zur Rezidivbildung besteht; man erkläre dem Kranken vor Beginn der Behandlung, daß mit
Sicherheit, selbst bei völliger Heilung im Verlauf oder nach der ersten
Kur, weitere Kuren notwendig sind und daß unter keinen Umständen
eine Vernachlässigung dieser Vorschrift eintreten darf. 3 bis 4 Monate
nach der ersten Kur lasse man die zweite folgen und füge nach etwa
4 bis 6 Monaten die dritte Kur an. Bleiben die Erscheinungen unverändert, so unterlasse man von da an alle weiteren antisyphilitischen
Behandlungsmethoden. Bei völligem Rückgang der klinischen Krankheitserscheinungen lasse man auf alle Fälle die drei Kuren durchführen
und gebe dem Kranken den Auftrag, sich halbjährlich zur Untersuchung
und Kontrolle seines Gesundheitszustandes einzufinden. Das schwie-
rigste therapeutische Problem geben diejenigen Fälle auf, die zur Zeit
ihrer floriden Syphiliserscheinungen stark antisyphilitisch behandelt
worden waren, bei denen auch in der Latenzperiode der Syphilis zahlreiche Kuren unternommen worden waren und die dann trotzdem an
einer cerebrospinalen Syphilis frisch erkrankt sind. Solche Fälle sind
nicht zahlreich, sie kommen aber vor; liegt die letzte antisyphilitische
Kur nicht verhältnismäßig weit zurück, 4 bis 6 Monate, so unterlasse
man zunächst jede antisyphilitische Therapie und gehe später womög-
lich mit einem ganz anderen Behandlungsplan an den Heilversuch
heran.

3. Daß der Liquorbefund als solcher keine ausschließliche Richtlinie
für das fernere therapeutische Vorgehen sein darf.

Die Liquorsyphilis ist in der Sekundärperiode ein so häufiges Vorkommnis, die Befunde im Liquor sind in dieser Zeit an und für sich
schon so unbeständig und wechselnd, daß sie das therapeutische Vorgehen nicht allein bestimmen dürfen. Insbesondere soll man sich
nicht durch ein Weiterbestehen pathologischer Liquorerscheinungen in
der Sekundärperiode dazu verführen lassen, so lange weiterzubehandeln,
bis der Liquor negativ geworden ist. Man soll in dieser Periode
so behandeln, wie wenn man gar nichts vom Liquor wüßte.

Hat man während der klinischen Latenzperiode der Syphilis einen
krankhaften Befund im Liquor erhoben, ohne daß irgendwelche sonstigen
Krankheitserscheinungen am Nervensystem vorhanden waren, so ist
dies wohl ein Anlaß, wenn längere Zeit keine antisyphilitische Behandlung stattgefunden hatte, wieder eine solche, bestehend in zwei bis drei
bis vier Einzelkuren, durchzuführen; die Veränderung oder das Stationär-
bleiben des Liquorbefundes darf aber auch hierbei für das fernere
therapeutische Vorgehen nur insofern eine Rolle spielen, als man dem
Kranken sagen kann, er solle, auch wenn er keinerlei neue Krankheits-

erscheinungen an sich beobachte, zwei Jahre nach Abschluß der letzten Behandlung seinen Liquorbefund kontrollieren lassen.

Bei der ausgesprochenen cerebrospinalen Syphilis darf die Beständigkeit der krankhaften Liquorbefunde ebensowenig zur Weiterbehandlung, wie ihr Verschwinden zur Einstellung der antisyphilitischen Therapie verlocken. Selbstverständlich wird man nach Abschluß der Behandlung das Verhalten des Liquors feststellen und im Fortbestehen pathologischer Befunde bei klinischer Besserung zwar eine Aufforderung zu späterer erneuter Liquorkontrolle, aber kein Zeichen einer schlechten Heilneigung der cerebrospinalen Syphilis sehen dürfen. Wird der Liquor dagegen normal gefunden, so beweist dies keineswegs eine völlige Ausheilung der Gehirnrückenmarksyphilis; spätere Liquorkontrolle bleibt auch weiterhin erforderlich.

4. Gegenindikationen einer antisyphilitischen Behandlung sind außer einem außerordentlich hinfälligen körperlichen Zustand Komplikationen von seiten innerer Organe, wie sie bei der Besprechung der Therapie schon im allgemeinen angeführt sind. Nervöse Krankheitserscheinungen, auch solche des Augenapparates, sind kein Hindernis einer antisyphilitischen Therapie. Tritt im Verlaufe der Behandlung ein Neurorezidiv auf, so ist die Kur nicht zu unterbrechen, sondern regelrecht zu Ende zu führen.

5. Gewisse Nervenerscheinungen erfordern neben der spezifischen auch eine symptomatische Behandlung (Hemiplegien oder andere Lähmungen, Wurzelschmerzen und Neuralgien, epileptiforme Anfälle usw.). Hierbei muß sich die Behandlung von den Gesichtspunkten leiten lassen, die vom nervenfachärztlichen Standpunkt aus notwendig sind.

Über die ursächlichen Bedingungen, weshalb gerade das Zentralnervensystem von der Syphilis befallen wird, wissen wir nichts. Es scheint, als ob eine energische Behandlung in den Primär- und Sekundärstadien der Syphilis das Auftreten von spätsyphilitischen Prozessen am Zentralnervensystem verhindern oder doch wenigstens, die Gefahr zu erkranken vermindern würde.

3. Besondere klinische Syndrome.

Wenn wir hier von besonderen Formen sprechen, so gehören sie anatomisch ebenfalls zu den schon genannten gummös-meningitischen bzw. vasculären. Ihre Heraushebung erfolgt nur, weil sie klinisch eigenartig hervortreten oder als klinisch besonders abgrenzbare Formen der cerebrospinalen Syphilis sich darstellen können.

Neben der Pseudotabes und der Pseudoparalysis syphilitica, von denen beiden später noch zu sprechen sein wird, neben dem Bild einer spinalen Muskelatrophie, einer Poliomyelitis anterior und einer Landryschen Paralyse, hinter denen sich eine spinale syphilitische Erkrankung verbergen kann, sind hier vor allem zu nennen die Pachymeningitis cervicalis hypertrophica und die syphilitische spastische Spinalparalyse.

Die Pachymeningitis cervicalis hypertrophica hat drei Stadien, ein neuralgisches Stadium, das sich vor allem in schweren Schmerzen in den Armen ausdrückt, ein Wurzelausfallsstadium in Form von Hyp- bzw. Anästhesien, schlaffer Lähmung der kleinen Handmuskeln, der Hand- und Fingerbeuger, Predigerhandstellung und endlich einem Markkompressionsstadium mit spastischer Schwäche und Lähmung der Beine, gelegentlich mit Blasen- und Mastdarmstörungen.

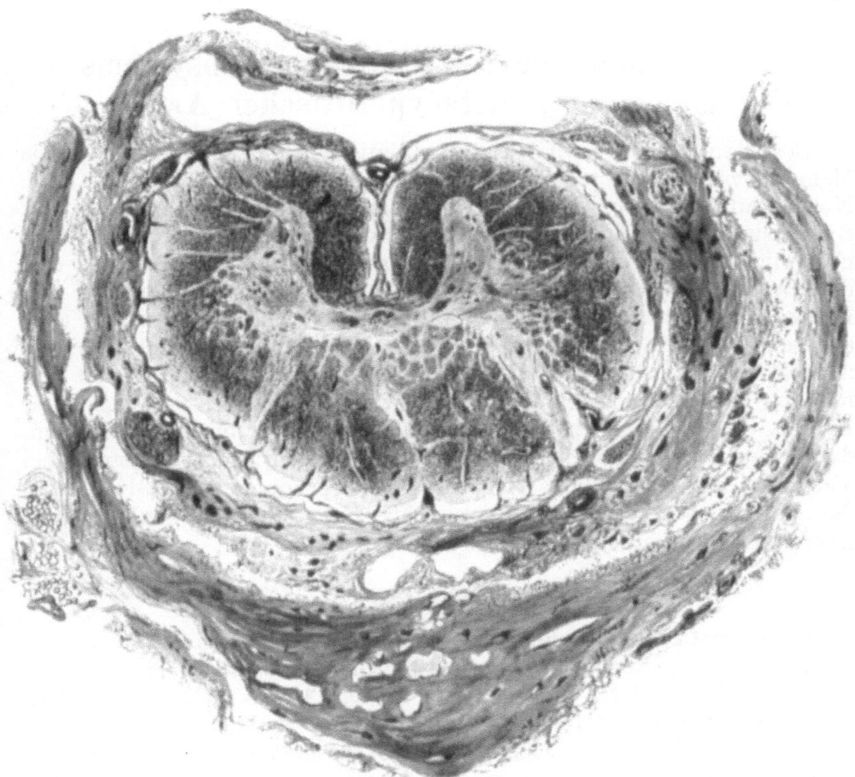

Abb. 1. Pachymeningitis cervicalis hypertrophica. Markscheidenbild. Stärkste Verdickung der Meningen in ihrer Gesamtheit. Untergang der Markfasern an der Rückenmarksperipherie.

In solchen Fällen kann man im Liquor neben den syphilitischen Befunden (Lymphocytose, positive Wassermannsche Reaktion) das „Kompressionssyndrom" vorfinden, starke Eiweißvermehrung und Gelbfärbung des Liquor.

Die spastische Spinalparalyse zeichnet sich in ihrem reinen Typus durch langsam sich entwickelnde spastische Schwäche der unteren Gliedmaßen, Steigerung der Sehnenreflexe und Auftreten von Pyramidenzeichen aus; hinzutretende leichte Störungen der Sensibilität und

Blasenschwäche fallen aus dem Rahmen des reinen Krankheitsbildes heraus, kommen aber gelegentlich doch dabei vor. Die Arme, die Pupillen und das psychische Verhalten zeigen nichts Krankhaftes.

Die anatomische Grundlage dieser Erkrankung ist in manchen Fällen eine mit sekundärer Strangerkrankung einhergehende chronische Meningomyelitis. Ob auch Fälle vorkommen, bei denen eine echte degenerative Systemerkrankung des Seitenstranges vorliegt, ist noch nicht hinreichend sichergestellt.

4. Erkrankungen des Zentralnervensystems sogenannter metasyphilitischer Art.

Der Name Metasyphilis stammt aus einer Zeit, in der man die Meinung vertrat, die progressive Paralyse und die Tabes dorsalis seien Nachkrankheiten der Syphilis. Damals war auch der Nachweis der Syphiliskeime im Gehirn und Rückenmark des Paralytikers und Tabikers noch nicht erbracht. Wir müssen heute die progressive Paralyse und die Tabes dorsalis als eine besondere Art der Spätsyphilis des Nervensystems ansehen, und zwar deshalb, weil ihr besondere anatomische Kennzeichen zukommen: neben und unabhängig von den infiltrativen (entzündlichen) Prozessen an den Blutgefäßen finden sich nämlich auch degenerative Vorgänge zum Teil sogar systematischer Art an der eigentlichen nervösen Substanz. Wir dürfen annehmen, daß selbständige degenerative Prozesse des Zentralnervensystems bei dieser Art der Syphilis des Nervensystems vorkommen und daß hierin der wesentlichste Unterschied gegenüber den anderen syphilitischen Erkrankungsformen des Zentralnervensystems besteht.

Progressive Paralyse.

Symptomatologie, Verlauf und Diagnose. Die Krankheitserscheinungen der progressiven Paralyse bestehen in körperlich-nervösen und in psychischen. Die Verteilung der beiden Arten im einzelnen Fall kann verschieden sein: fehlende oder kaum vorhandene neurologische Symptome bei stark ausgesprochenen psychischen und umgekehrt.

Die wichtigsten Nervensymptome bestehen in einer Störung der Pupillenreflexe, und zwar ist besonders häufig eine schwere Beeinträchtigung der Pupillenverengerung auf Lichteinfall nachzuweisen, während die Pupillenverengerung bei Naheinstellung des Blickes (Konvergenzreaktion) nicht geschädigt zu sein braucht. Fehlt die Verengerung der Pupillen auf Belichtung oder ist sie träge und wenig ausgiebig und ist dabei die Konvergenzreaktion erhalten, so spricht man von reflektorischer Pupillenstarre oder reflektorischer Pupillenträgheit. Ist auch die Konvergenzreaktion schwach oder fehlt sie ganz, so liegt eine absolute Pupillenstarre bzw. Trägheit vor. Die reflektorische Pupillenstarre ist die häufigste Augenstörung bei der progressiven Paralyse und bei der Tabes dorsalis. Es kommt aber, wenn auch seltener, eine absolute Pupillenstarre resp. Trägheit vor.

Neben diesen Störungen der Pupilleninnervation findet sich noch —
dies ist pathognostisch weniger wichtig — eine Verschiedenheit der
Pupillenweite der beiden Augen (Anisokorie) und eine Entrundung des
Pupillenrandes in verschiedenen Formen. Ein weiteres wichtiges
Kennzeichen der progressiven Paralyse ist die Sprachstörung: die
Sprache ist in ihrer Artikulation geschädigt, es kommt zu einem Silben-
stolpern, zu einem Verschmieren der Silben, einem Auslassen einzelner
Silben, einem eigentümlichen zitternden Tonfall, einem Stottern und
„Häsitieren". Die Erschwerung der Sprachartikulation zeigt sich auch
häufig an Mitbewegungen im Gesicht, wie überhaupt die Bewegungen
im Bereich der vom Gesichtsnerven (Nervus facialis) innervierten Muskeln
häufig etwas Zitterndes und Flatterndes haben. Auch Ungleichheiten
in der Innervation beider Gesichtshälften finden sich nicht selten.

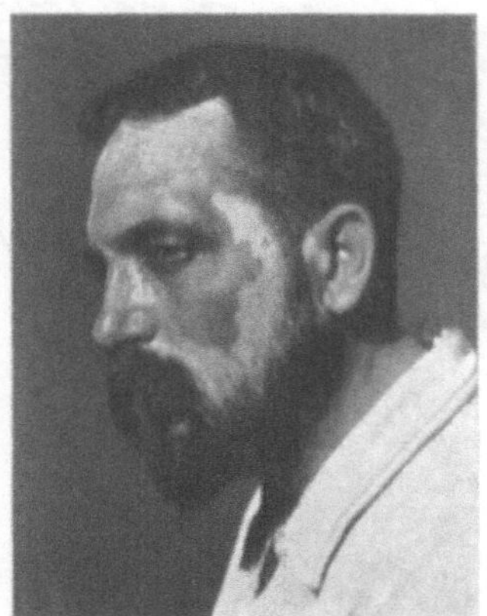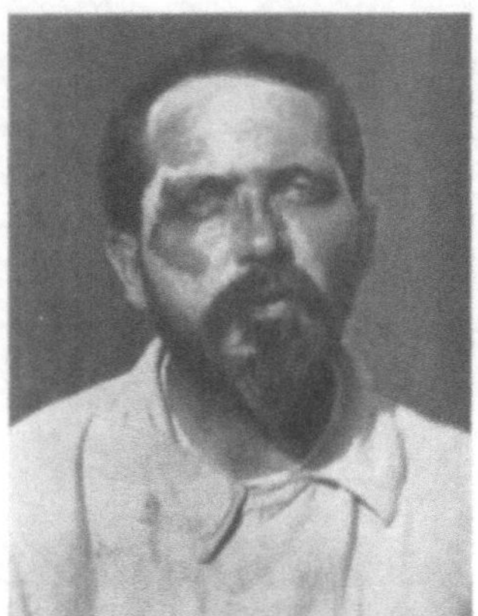

Abb. 2 und 3. Paralytischer Gesichtsausdruck. Etwas verwaschene, verschwommene
Gesichtszüge. Dabei Pigmentanomalie an beiden Gesichtshälften und am Leib.

Als dritte wichtige Symptomenreihe körperlicher Art neben der
Pupillen- und der Sprachstörung sind zu nennen: Veränderungen der
Reflexe an den Beinen im Gebiet der Kniescheiben- und Achillessehnenreflexe. Es finden sich da die verschiedensten Variationen: Starke
Steigerung der Kniescheiben- und Achillessehnenreflexe (ohne sonstige
Pyramidenzeichen) und Steigerung oder normales Verhalten der Kniescheibenreflexe bei aufgehobenen Achillesreflexen, aufgehobene Knie-
scheiben- und Achillesreflexe. Auch auf deutliche Unterschiede in
der Reflexstärke zwischen dem rechten und linken Bein muß geachtet
werden.

Oft haben die meisten Bewegungen der Paralytiker etwas Steifes
und Unbeholfenes und dabei auch Zittriges. Schon bei dem Versuche, die Kniescheibenreflexe zu prüfen, zeigt der Paralytiker häufig
die Unmöglichkeit, den von ihm geforderten Entspannungen nachzu-
kommen, nicht etwa weil er spastisch gelähmt wäre, sondern weil er
infolge der ihm eigentümlichen Unbeholfenheit nicht in der Lage ist,

den von ihm geforderten Willensimpuls zur Muskelerschlaffung auf-
zubringen. Oft wird man auch schon in der ganzen Art und Weise,
wie der Kranke sich bei der Herrichtung der für die Lumbalpunktion
notwendigen Lage anstellt, aus seiner Ungeschicklichkeit, Schwerfällig-
keit und Unbeholfenheit den Verdacht einer Paralyse schöpfen
können. Gewöhnlich bietet der Paralytiker bei der Lumbalpunktion

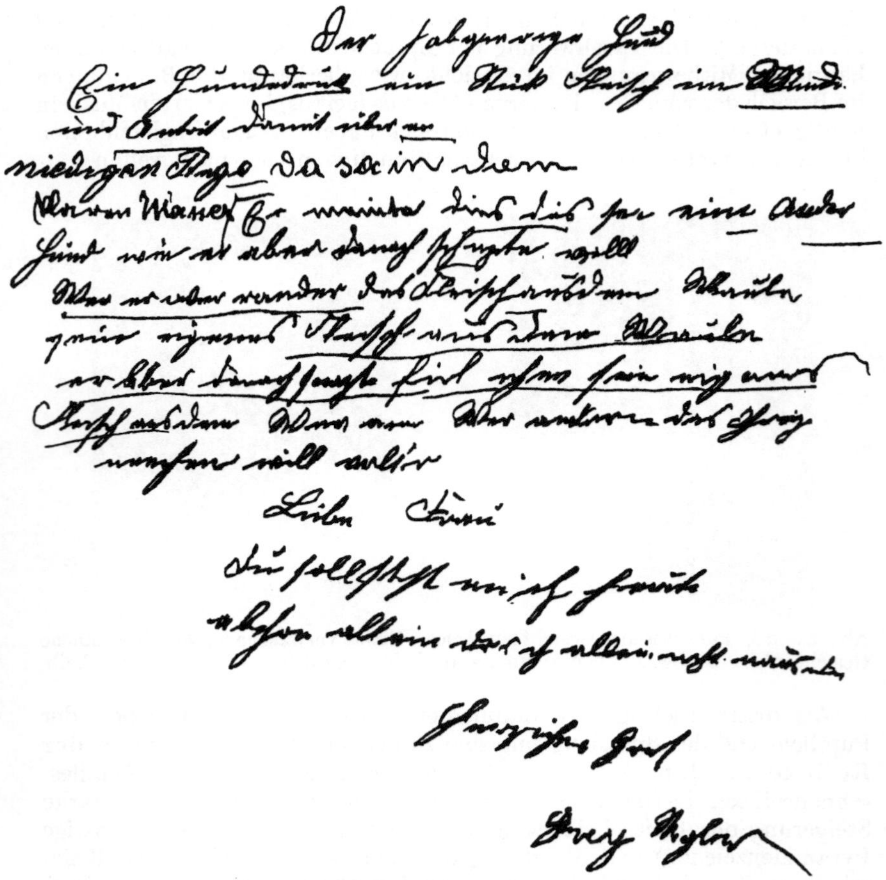

Abb. 4. Schriftprobe vom 3. I. 1919.

die Zeichen mangelnder Schmerzempfindlichkeit. Der Eingriff wird
ohne Nacherscheinungen auffallend gut ertragen.

Die vier Reaktionen (siehe S. 308) sind bei der Paralyse in der allergrößten Mehrzahl der Fälle positiv. Positive Wassermannsche Reaktion
im Liquor, positive Phase I und eine Lymphocytose von 15 bis über
100 Zellen im Kubikmillimeter finden sich hier in 95 bis 100% aller
Fälle. Die Seroreaktionen sind gelegentlich negativ, besonders bei
Fällen, die sehr viel mit antisyphilitischen Mitteln (Quecksilber und

Salvarsan) behandelt worden sind. Auch die Lymphocytose kann auf ausgedehnte und starke Salvarsanbehandlung hin zurückgegangen sein.

Beachtet man die bis jetzt genannten Symptome, so wird die Diagnose der progressiven Paralyse in ausgesprochenen Fällen nicht schwierig sein.

Zu den körperlichen Krankheitserscheinungen treten nun die psychischen. Vorher muß noch auf die Veränderungen der Schrift hingewiesen werden, die teils der körperlichen, teils der psychischen Sphäre angehören. Die Schrift wird zittrig. Daneben kennzeichnen Auslassungen und Umstellungen von Buchstaben, Silben und Worten die paralytische Schriftstörung, ferner die Unordentlichkeit und Unsauberkeit der Ausführung im Gegensatz zu dem früheren Verhalten. Oft zeigen sich diese Verstöße und Fehler schon im Frühstadium. Man versäume es daher nie, bei fraglicher Diagnose sich eine Schriftprobe anfertigen zu lassen, oder noch besser Schriftproben aus jüngster Zeit mit solchen früheren Datums zu vergleichen.

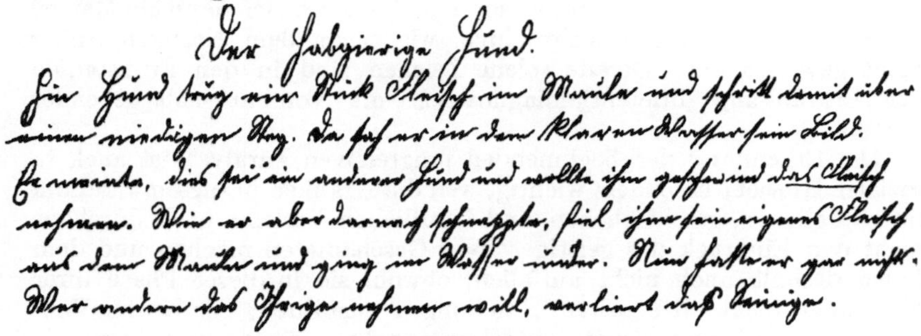

Abb. 5. Schriftprobe vom 8. IV. 1919.

Abb. 4 und 5. Schriftproben der paralytischen Schrift **vor** und **während** einer Remission. (Recurrensbehandlung.)

Bei den psychischen Störungen der Paralyse gilt als Regel, daß alle psychischen Zustandsbilder vorkommen können: Verwirrtheits- und Erregungszustände, Orientierungsstörungen, schwere Veränderungen der Stimmungslage mit manischen oder melancholischen bzw. hypochondrischen Bildern, Sinnestäuschungen und Wahnideen, deliriöse Formen, katatonische Zustandsbilder. Charakteristisch ist bei einigermaßen ausgesprochener Paralyse die Kritiklosigkeit und Urteilsschwäche, die sich schon in den vorgebrachten krankhaften Ideen oder in den ganzen Beziehungen des Kranken zu seiner Umwelt und in der Auffassung der Lage des eigenen Ichs zeigen. Es findet sich eben schon bald nach Ausbruch der Krankheit eine Abnahme der logischen Geisteskräfte, die immer mehr fortschreitet und schließlich zu völliger Stumpfheit und Verblödung führt. Deshalb wird die progressive Paralyse ja auch **Dementia paralytica** genannt.

Der **Verlauf** der progressiven Paralyse spielt sich vom Beginn bis zum völligen Verfall in wenigen Jahren (2 bis 5) ab. Von besonderer Bedeutung ist derjenige Zustand im Beginn der Krankheit, den man nicht ganz richtig als neurasthenisches „Vor"stadium bezeichnet hat. Die ersten Zeichen der progressiven Paralyse brauchen nämlich keineswegs in ausgesprochenen psychischen Störungen zu bestehen; es können gesteigerte Reizbarkeit und starke Vergeßlichkeit, abnorme Erschöpfbarkeit und Ermüdbarkeit bei geistigen wie körperlichen Leistungen sich einstellen, die bei oberflächlicher Betrachtung zunächst den Eindruck einer Neurasthenie machen. Man wird in solchen Fällen immer die körperlichen Untersuchungen vor allem der Pupillen- und übrigen Reflexe vornehmen müssen, auch die Lumbalpunktion ist dann nicht zu umgehen. Besonders auffällig sind Angaben der Angehörigen, daß auch der Charakter der Kranken eine Veränderung erfahren habe, daß sie neugierig und taktlos, launisch und eigensinnig, nachlässig und unordentlich, rücksichtslos und brutal, ganz im Gegensatz zu ihrer früheren Eigenart, geworden seien. Auch Unsauberkeit in Kleidung und Manieren, oder Unmäßigkeit im Essen kommt in diesen Anfangsstadien schon zum Vorschein. Die feineren ethischen Eigenschaften menschlicher Art gehen zuerst verloren und es zeigt sich dann ein Mangel an Taktgefühl und Rücksichtnahme, wie er an dem Kranken früher nicht gewohnt war. Gerade solche Zeichen sind in den Frühstadien der Erkrankung differentialdiagnostisch oft von ausschlaggebender Bedeutung.

Die Erkennung der beginnenden progressiven Paralyse ist auch in sozialer Hinsicht besonders wichtig, weil die Kranken in diesem Stadium im alltäglichen, geschäftlichen und beruflichen Verkehr noch durchaus nicht den Eindruck des geistig schwer Geschädigten machen und dem Laien deshalb auch nicht auffallen, obwohl sie in dieser Phase ihrer Krankheit nicht allzu selten Handlungen ausführen, die sie im Vollbesitz ihrer geistigen Kräfte unterlassen haben würden und durch die sie und ihre Familie materiell oder sonst irgendwie sozial schwer geschädigt werden.

Leichter ist die Diagnose im Frühstadium, wenn etwa, was nicht allzu selten ist, schon eigentümliche Anfälle beobachtet worden sind: Anfälle von epilepsieähnlichem oder schlaganfallähnlichem Charakter, oder auch nur kurze Anfälle ohne schwereren Bewußtseinsverlust, bei denen es zu einer vorübergehenden Aufhebung der Sprachfähigkeit, der Bewegungsfähigkeit einer Gliedmaße oder einer Körperhälfte kommt. Die Resterscheinungen solcher Anfälle gehen auffallend rasch vorüber, es kommt zu anscheinend völliger Erholung. Nicht selten zeigen die Anfälle immer denselben Typus, d. h. sie bieten immer das gleiche Ausfalls- oder Reizsymptom. Die epileptiformen oder apoplektiformen Anfälle, die meistens in Abständen von einigen Wochen bis mehreren Monaten auftreten, können aber auch gehäuft sich einstellen, so daß der Kranke in den Zwischenzeiten gar nicht mehr das Bewußtsein erlangt. In solchen Fällen spricht man von „Status paralyticus“.

Nach dem eben geschilderten Frühstadium der progressiven Paralyse setzt die Zeit des vollentwickelten Stadiums ein, das der Diagnose, wenn man nur an sie denkt — und man muß bei einer psychisch-nervösen Erkrankung zwischen dem 30. und 50. Lebensjahr immer an sie denken — keine Schwierigkeiten bereitet. Das Ausgangs- oder Terminalstadium der progressiven Paralyse ist ein Zustand völliger Verblödung, bei dem selbst die einfachsten Verrichtungen von dem Kranken nicht mehr selbständig ausgeführt werden können, bei dem er abgehalten und genährt werden muß. Das ganze geistige Leben ist vollkommen erloschen, es kommt zu einer Blasen- und Mastdarminkontinenz oder zu einer Unfähigkeit, Harn zu lassen, so daß die Blase abnorm stark gefüllt ist und der Katheter angewendet werden muß. Auch der Druckbrand (Decubitus) ist kein zu seltenes Ereignis bei den vorgeschrittenen Paralysefällen. Nicht in allen Fällen kommt es zur Ausbildung dieses Endstadiums, sondern der Paralytiker geht früher an einer interkurrenten Krankheit, einer Lungenentzündung, einer Sepsis, einem Erysipel zugrunde.

Der eben geschilderte Verlauf ist nun häufig kein gleichmäßig chronisch-progressiver, sondern es können Stillstände und Nachlässe, ja sogar Besserungen, die fast einer völligen Wiederherstellung gleichkommen, eintreten. In diesen Fällen spricht man von Remissionen. Man muß diese Verlaufseigentümlichkeiten kennen, um nicht an der Diagnose Zweifel zu bekommen, und um auch bezüglich der Prognose den Angehörigen gegenüber Vorsicht walten zu lassen. Man wird selbstverständlich dem Kranken nichts von der gestellten Diagnose sagen dürfen, dagegen ist es ärztliche Pflicht, dem einen oder anderen der Angehörigen, d. h. demjenigen, den man hierzu am geeignetsten hält, über die Schwere der vorliegenden Krankheit Aufklärung zu geben. In einem solchen Falle wird zu sagen sein, daß es sich um eine unheilbare, in völligem geistigem Siechtum endigende Krankheit handelt und daß der geistige Verfall in verhältnismäßig kurzer Zeit, d. h. in einigen Jahren da sein wird, mit der Einschränkung, daß die Verlaufsgeschwindigkeit keineswegs in allen Fällen die gleiche ist und daß es Remissionen bis zur völligen Wiederherstellung der Berufsfähigkeit gibt, die ein bis zwei und sogar, wenn auch selten, noch mehr Jahre anhalten. Gleichzeitig wird betont werden müssen, daß eine solche Wiederherstellung nur scheinbar eine völlige ist, daß sie nur ein Anhalten, aber kein dauerndes Aufhören des Weiterschreitens der Krankheit bedeutet.

Zur Zeit der Remission zeigt auch nicht allzu selten der Liquorbefund eine Abschwächung der krankhaften Erscheinungen, ohne jedoch völlig normal zu werden.

Schwierig zu beurteilen sind Fälle, in denen keinerlei psychische Symptome, auch nicht diejenigen des Frühstadiums der progressiven Paralyse, sondern nur die „vier Reaktionen" und dabei vielleicht noch das eine oder andere neurologische Symptom vorhanden sind. Man redet in solchen Fällen von „Präparalyse", ohne jedoch sicher zu sein, ob es sich bei dem eben geschilderten Befund um ein Vorstadium der progressiven Paralyse handelt, oder ob aus einer sogenannten Präparalyse überhaupt je eine progressive Paralyse zu werden braucht. Prognostisch ist die Kenntnis dieser Form von Wichtigkeit, und man wird bei der Unsicherheit über den Verlauf solcher Fälle sich bezüglich der zukünftigen Entwicklung vorsichtig ausdrücken müssen; es ist jedenfalls in solchen Fällen nicht statthaft, eine progressive Paralyse unbedingt anzunehmen.

Differentialdiagnostisch kommen Krankheiten in Betracht, die ebenfalls in Demenz ausgehen: die arteriosklerotische, die alkoholische, die choreatische Demenz bei der Huntingtonschen Chorea, die senile und andere Demenzformen lassen sich alle durch den Befund im Liquor cerebrospinalis und im Blut von der progressiven Paralyse trennen. Auch das Fehlen der reflektorischen Pupillenstarre und das Hinzutreten anderer bei progressiver Paralyse fehlender neurologischer Krankheitszeichen erleichtern die Differentialdiagnose. Schwieriger ist dagegen die Abgrenzung gegenüber Geistesstörungen, wie sie bei der Gehirnsyphilis und bei der Tabes dorsalis vorkommen können. Hier wird der Liquor- und Blutbefund als diagnostisches Hilfsmittel oft versagen, weil bei der Gehirnsyphilis und Tabes dorsalis starke Lymphocytose und Globulinvermehrung neben positivem Ausfall der Wassermannschen Reaktion in Serum und Liquor vorhanden sein können, ganz so wie bei der progressiven Paralyse, wobei allerdings gelegentlich gerade die Wassermannsche Reaktion im Liquor erst bei größeren Mengen Liquor positiv sein mag. Hier kommt die Auswertungsmethode (siehe S. 306) zu ihrem Recht.

Die Unterscheidung zwischen den eigentlich syphilitischen Erkrankungen des Zentralnervensystems einerseits und der Tabes, bzw. progressiven Paralyse auf der anderen Seite, kann sich im wesentlichen auf vier Punkte stützen:

1. Auf eine zeitliche Differenz. Zwischen Ansteckung und Auftreten nervöser Erscheinungen verstreicht bei der cerebralen Syphilis im allgemeinen ein viel kürzerer zeitlicher Zwischenraum, als zwischen syphilitischer Ansteckung und Auftreten der Tabes dorsalis oder progressiven Paralyse. Allerdings gibt es seltene Fälle von Syphilis des Zentralnervensystems, die erst viele Jahre nach der Ansteckung, sogar erst im dritten Jahrzehnt nach der Erwerbung der Syphilis auftreten, auf der anderen Seite können, wenn auch ganz vereinzelt, schon im dritten Jahre nach der syphilitischen Infektion die ersten Zeichen der progressiven Paralyse sich einstellen. Im allgemeinen ist aber diese zeitliche Differenz im Intervall charakteristisch: Die Hirnsyphilis tritt viel früher nach der Infektion auf als die progressive Paralyse und die Tabes dorsalis.

2. Auf eine Differenz in der Wirksamkeit der Therapie. Auch dieses Zeichen ist kein untrügliches; es gibt Fälle von Hirnsyphilis, die — wie wir oben gesagt haben — sich therapeutisch unbeeinflußbar zeigen (siehe S. 317), während vor allem bei der Tabes doch in manchen Fällen der Eindruck vorherrscht, daß hier die Salvarsantherapie von Nutzen ist.

3. Auf eine Differenz in der Art der klinischen Symptomengruppierung und des Verlaufs. Differentialdiagnostische Schwierigkeiten machen eigentlich nur diejenigen Fälle von Hirnsyphilis, die man als syphilitische Pseudoparalyse bezeichnet hat. Hier sind es die mehr partiellen Einbußen psychischer Fähigkeiten und das mehr herdartige Gepräge der körperlichen Krankheitserscheinungen, der langsamere und unregel-

mäßigere Verlauf, die große Unbeständigkeit aller Krankheitserscheinungen, die die Differentialdiagnose gegenüber der progressiven Paralyse erleichtern. Kommen dazu noch Augenmuskelstörungen und andere deutliche Herderscheinungen, so wird die Abgrenzung noch leichter. Bezüglich der Pseudotabes syphilitica wird nachher noch einiges zu sagen sein. Endlich ist

4. noch darauf hinzuweisen, daß auch der anatomische Befund, die Eigenart des histopathologischen Bildes mit seinen selbständigen degenerativen Prozessen bei der progressiven Paralyse und der Tabes freilich erst nach dem Tode die diagnostische Klärung vervollständigen kann.

Typische und atypische Formen der progressiven Paralyse. Bisher haben wir bei unserer Beschreibung die typische progressive Paralyse vor Augen gehabt. Es gibt nun auch atypische Formen, deren Kenntnis besonders aus differentialdiagnostischen Gründen recht wichtig ist. Die typische Paralyse läßt sich je nach dem vorzugsweise vorhandenen psychischen Bilde einteilen in die klassische expansive Form mit manischem Einschlag und Größenwahnideen, die depressive Form mit hypochondrisch-melancholischem Gepräge, die einfach demente Form, die dem Korsakowschen Syndrom ähnliche Form mit schwerer Merkstörung und Konfabulation. Von großer Bedeutung ist diese Einteilung der typischen Paralyse in verschiedene Unterformen nicht, da ja bei der progressiven Paralyse sämtliche psychotischen Zustandsbilder vorkommen können. Die selteneren Verlaufsformen der Paralyse, d. h. die sogenannten atypischen Paralysen, beziehen sich auf einen ungewöhnlichen Verlauf, auf ein ungewöhnliches Lebensalter, auf besondere klinische Erscheinungsweisen und auf Kombinationen mit anderen syphilitischen Erkrankungen.

Der Verlauf ist bei atypischen Fällen entweder ungewöhnlich rasch, sog. galloppierende Form, mit heftigen Verwirrtheitszuständen und raschem tödlichem Ausgang, oder er zeigt keine deutliche Neigung zum Fortschritt, so daß ein Stillstand des Krankheitsprozesses auf einer gewissen Stufe sich einstellt. Solche sogenannten stationären Paralysen können zehn und mehr Jahre dauern, bis doch noch ein plötzliches rasches Fortschreiten wieder einsetzt oder irgendeine interkurrente Krankheit dem Leben ein Ziel setzt. Die klinischen Erscheinungen sind in derartigen Fällen auch etwas verschieden von denen der typischen Fälle; es finden sich vorzugsweise paranoide und katatonische Zustandsbilder. Auch der anatomische Befund ist in solchen Fällen etwas anders.

Was das Lebensalter angeht, so gibt es auf der einen Seite die infantilen und juvenilen progressiven Paralysen, die auf dem Boden der kongenitalen Syphilis entstanden sind, auf der anderen Seite die senilen, die sehr häufig nicht erkannt werden und unter der Diagnose einer senilen Demenz gehen. Die infantilen Paralysen beginnen zwischen dem sechsten und fünfzehnten Lebensjahr; sie haben selbstverständlich keine scharfe Grenze gegenüber den juvenilen, die

vom fünfzehnten Lebensjahr ab zu rechnen sind und die in einzelnen
Fällen sogar noch nach dem zwanzigsten Lebensjahr ausbrechen können.

Hinsichtlich der klinischen Erscheinungen unterscheidet sich die
sogenannte Herdparalyse, oder nach ihrem ersten Beschreiber auch
Lissauersche Paralyse genannt, von den typischen Fällen durch die
im Vordergrund des Krankheitsbildes stehenden neurologischen Herderscheinungen, die auf schwerere Erkrankungen bestimmter Hirnteile
hinweisen (Paralysen mit dauernden Mono- und Hemiplegien, Hemianopsie, Aphasie, Apraxie, Agnosie usw.).

Kombinationen der progressiven Paralyse mit tertiärsyphilitischen
Prozessen im Gehirn gibt es zweifellos; man findet miliare Gummen
oder endarteriitische Prozesse. Klinisch sind derartige Fälle von der
typischen Paralyse bisher kaum abzugrenzen gewesen, sondern nur
anatomisch. Es scheint, daß die Kombination der Paralyse mit miliaren
Gummata nicht allzu selten, jedenfalls häufiger als man bisher geglaubt
hat, vorkommt. Zu erwähnen ist auch die Kombination mit Tabes
dorsalis, bei der sich auf eine schon länger bestehende Tabes dorsalis
eine progressive Paralyse aufsetzt.

Pathologische Anatomie und Histologie, Ätiologie und Pathogenese.
Am Körper des Paralytikers finden sich gelegentlich noch die Zeichen
überstandener Syphilis, vor allem in Gestalt der Zungengrundatrophie.
Wichtiger ist jedoch die in nicht seltenen Fällen vorkommende Veränderung der Hauptschlagader des Körpers in Gestalt einer charakteristischen Mesaortitis. In den so veränderten Gefäßwänden der Aorta
des Paralytikers wurden die typischen Spirochäten gefunden.

Makroskopisch fällt bei Betrachtung des Gehirns seine Atrophie
auf, die besonders in schon länger bestehenden Fällen sich zeigt. Die
Gehirnwindungen sind verschmälert, die Furchen erweitert. Vor allem
ist die Hirnrinde von der Atrophie betroffen und auch hier wieder besonders die vorderen Partien des Großhirns. Die Pia ist verdickt und
getrübt. Der makroskopische Gehirnbefund allein ist aber keineswegs
für die progressive Paralyse entscheidend, gesichert wird die anatomische
Diagnose nur durch die mikroskopische Untersuchung: es finden sich
dichte zellige Infiltrationen vor allem der Blutgefäßwände der Hirnrinde mit Plasmazellen und Lymphocyten; auch die Capillarwandungen
sind infiltriert, Untergang der Ganglienzellen und Zerstörung des normalen Schichtenbaues der Großhirnrinde (Abb. 6 und 7). In einem
ziemlich großen Prozentsatz der Fälle findet sich herdförmiger Mark-
scheidenausfall in der Hirnrinde. Die Glia ist sowohl in ihrem faserigen
als in ihrem plasmatischen Anteil gewuchert. Sogenannte Stäbchen-
zellen und Capillarneubildungen sind nachzuweisen. Degenerationen
der Hinterstränge oder der Seitenstränge des Rückenmarkes zeigen an,
daß auch unabhängig von den Infiltrationen systematische Degenerationen vorkommen Die Pia zeigt dieselben infiltrativen Erscheinungen
mit Plasmazellen und Lymphocyten, wie sie sich auch in der Großhirnrinde vorfinden. Dabei besteht kein Parallelismus zwischen Pia-
und Rindeninfiltration. Der histologische Charakter des ganzen Prozesses im Hirnmantel ist ein diffuser und unterscheidet sich auch in

dieser Hinsicht von den mehr lokalisierten und regionären Veränderungen der Hirnsyphilis.

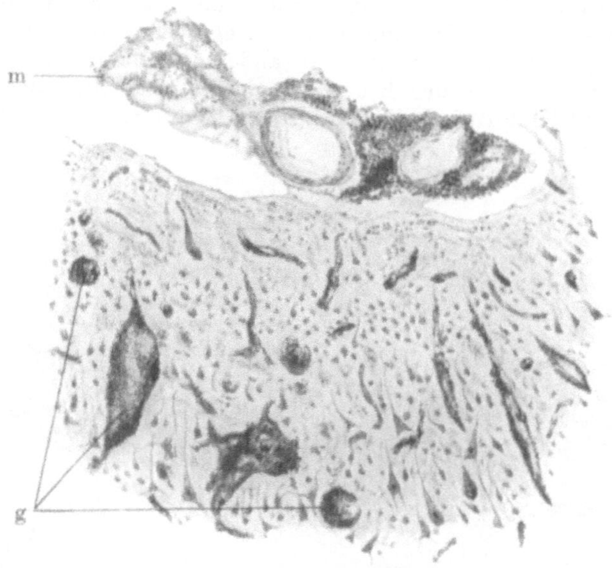

Abb. 6. Übersichtsbild über die paralytische Hirnrinde, schwache Vergrößerung. m Pia, g Blutgefäße.

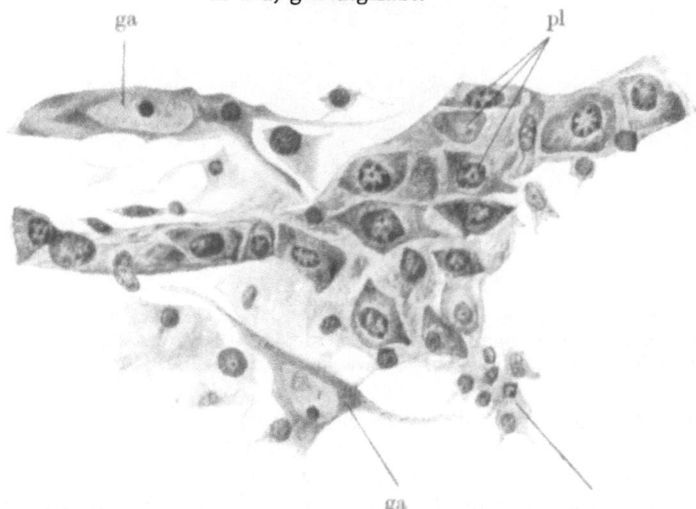

Abb. 7. Immersionsbild aus derselben Stelle: Infiltration einer Capillare mit Plasmazellen pl und (weniger zahlreich) Lymphocyten. Veränderung der Ganglienzellen ga.

Spirochaetae pallidae werden bei der progressiven Paralyse vorzugsweise in der Hirnrinde gefunden, besonders gern in den vorderen Partien des Großhirns. Es hängt von dem Alter und dem Stadium der Paralyse ab, ob der Spirochätenreichtum so groß ist, daß sein mikroskopischer Nachweis gelingt: je frischer und akuter das Stadium, desto leichter ist die mikroskopische Darstellbarkeit. Abgesehen von der Hirnrinde sind die Syphilisspirochäten auch an anderen Stellen des Gehirns, in den Zentralganglien, in der Brücke, in der Gegend der Augenmuskelkerne, in der Kleinhirnrinde, in der Pia des Kleinhirns und in den Wan-

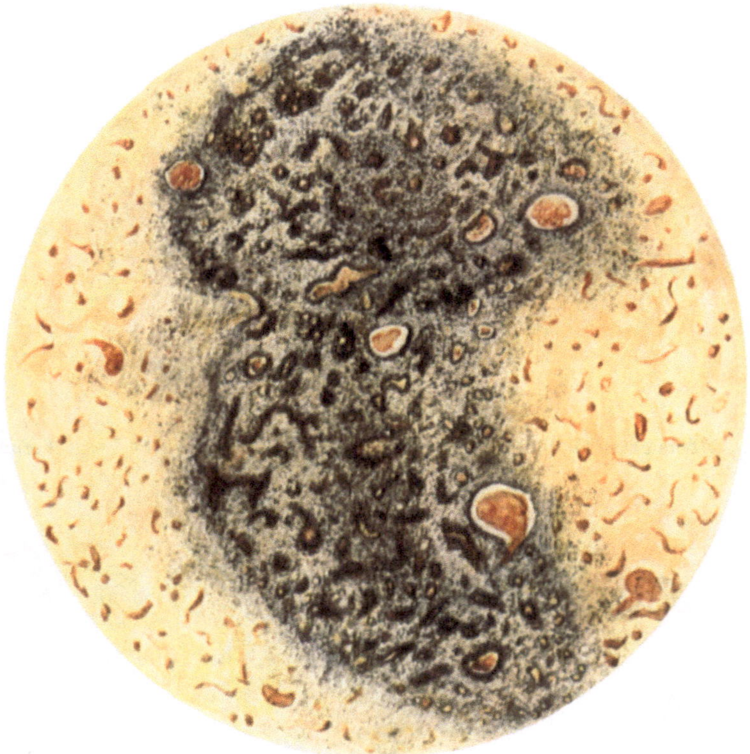

Abb. 8. Spirochätenherd der Hirnrinde bei progressiver Paralyse. Übersichtsbild: Die Spirochäten sind hauptsächlich um die Gefäßwände gelagert und geben so schwarze Rahmen um diese ab. Schwache Vergrößerung. Versilberungsmethode.

dungen der Arteria basilaris nachgewiesen worden. Bei der Opticusatrophie, die ja auch bei Paralyse gelegentlich einmal vorkommen kann, wurden Spirochäten im Chiasma gefunden.

Die Spirochäten sind in der Hirnrinde entweder in diffuser Verteilung gelagert oder in einer mehr agglomerierten Form, wobei dann dichte Schwärme und Nester nachzuweisen sind. In dieser schwarmartigen Anordnung sind sie gelegentlich auch an allen Gefäßwänden eines Hirnrindenteiles angelagert (Abb. 8 u. 9). Immer aber ist die Verteilung so, daß vollständig spirochätenfreie Stellen zwischen Herden

massenhaften Vorkommens abwechseln; mitunter trifft man auch nur
ganz vereinzelte Spirochäten und es bedarf dann mühsamen Suchens,
um sie überhaupt nachzuweisen.

Die Ursache der progressiven Paralyse ist die Syphilis: ohne Syphilis
keine progressive Paralyse. Was aber zur Syphilis noch hinzukommen
muß, damit später eine progressive Paralyse entsteht, wissen wir nicht,
und ebenso wenig, warum nur ein gewisser Prozentsatz (etwa 4 bis 8 $^0/_0$)
aller Syphilitiker zu Paralytikern wird. Die Paralysekandidaten unter
den Syphilitikern kennen wir nicht; ob es die Syphilisfälle mit geringen
oder fehlenden Hauterscheinungen sind oder diejenigen, die schlecht
oder ungenügend behandelt sind, die zur progressiven Paralyse führen,
oder ob es ein besonderer Spirochätenstamm ist, der aus der Syphilis

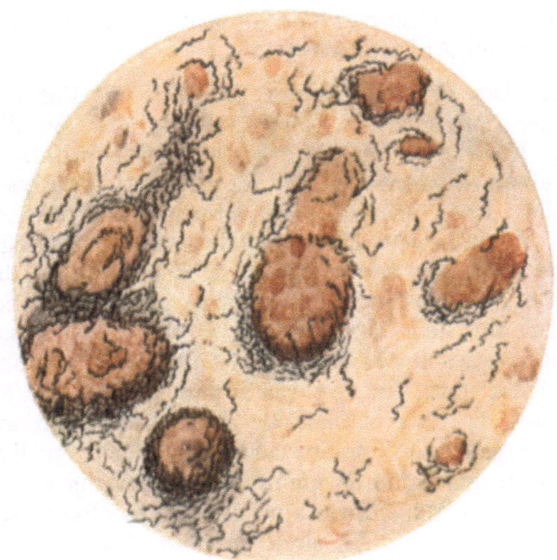

Abb. 9. Immersionsbild aus dem nebenstehend abgebildeten Herd.

die progressive Paralyse werden läßt, ist unbekannt. Auffallend ist
die außerordentlich starke Hautimmunität des Paralytikers, der gegenüber Einimpfungen virulenten syphilitischen Stoffes völlig unwirksam
sind, während anscheinend in gewissen Stadien der Syphilis die Haut
sich anders verhält.

Die progressive Paralyse ist bei Frauen bedeutend seltener als bei
Männern, was vielleicht mit der verschiedenen Häufigkeit der Syphilis
bei den beiden Geschlechtern zusammenhängen wird. Über regionale
Verschiedenheiten der progressiven Paralyse, ob etwa unter zivilisierten
Völkern die Paralyse häufiger ist als bei unkultivierten, ist noch nichts
Sicheres bekannt; Schwierigkeiten in der Beherrschung von Sprache und
Gebräuchen solcher unkultivierter Stämme mögen dem europäischen
Arzt oft ein selteneres Vorkommen der progressiven Paralyse vor-
getäuscht haben.

Die Gruppenerkrankungen, bei denen eine Reihe miteinander nicht verwandter Individuen nach der Ansteckung an einer und derselben Infektionsquelle schließlich an progressiver Paralyse oder Tabes dorsalis erkrankten, sind doch zu seltene Vorkommnisse, als daß auf ihrer Grundlage ein besonderes Spirochätenvirus (Syphilis à virus nerveux, neurotropes Virus, Lues nervosa) angenommen werden könnte. Die Fälle, wo eines der Eltern oder beide an einer progressiven Paralyse oder Tabes dorsalis leiden, und wo dann eines oder einzelne der Kinder ebenfalls an einer solchen erkranken, sind aus verschiedenen Gründen für die Annahme besonderer neurotroper Spirochätenstämme ebenso wenig zu verwerten, wie die konjugalen Fälle von progressiver Paralyse oder Tabes dorsalis. Auch für eine besondere angeborene konstitutionelle Anlage, die also schon gewissermaßen vor der Geburt die Paralyse determiniert, wenn nur eine Syphilis im späteren Leben erworben wird, besitzen wir keinerlei Anhaltspunkte.

Behandlung. Die Prophylaxe der progressiven Paralyse kann bis jetzt nur in der möglichsten Einschränkung der syphilitischen Ansteckungsgefahr bestehen. Ob die energische Behandlung der Syphilis die Gefahren einer Erkrankung an progressiver Paralyse eindämmt, wissen wir nicht. Doch scheint eine unterbrochene und ungenügende Behandlung der Syphilis vor allem bei Salvarsananwendung gefährlicher zu sein, als eine nach den heute geltenden Regeln exakt durchgeführte Behandlung. Ob die energische Behandlung gerade mit Salvarsanheilmitteln während der Zeit der floriden Syphilis die Aussichten eines späteren Paralyseausbruches vermindert, ist ebenfalls noch unklar. Jedenfalls sollte sich jeder Arzt, der Syphilis in den Frühstadien zu behandeln hat, bewußt sein, daß die Abheilung aller manifesten syphilitischen Symptome und sogar das Verschwinden der positiven Reaktionen in Blut und Liquor cerebrospinalis nicht die Ausheilung der Syphilis bedeutet, insofern noch nach Jahren eine progressive Paralyse oder Tabes dorsalis ausbrechen kann. Es sind ja jetzt schon Fälle bekannt, in denen zur Zeit der latenten Syphilis Blut- und Liquorreaktionen negativ waren und doch später gleichzeitig mit einem Umschlag dieser Reaktionen ins Positive eine progressive Paralyse auftrat.

Die Behandlung der progressiven Paralyse mit Quecksilber-, Salvarsan- und Jodpräparaten hat nicht den gewünschten Erfolg. Auch in der endolumbalen Darreichung des Salvarsans möchte ich gegenüber anderen optimistischeren Auffassungen nicht das Heilmittel der progressiven Paralyse sehen. Die unspezifische Behandlung mit Tuberkulin oder nucleinsaurem Natrium und einigen ähnlichen Mitteln zum Zwecke einer Hebung der Schutz- und Abwehrkräfte des Körpers gegenüber den Krankheitskeimen oder zur Erzeugung von Fieber und Leukocytose hat nicht den Erfolg, den man von ihr erwartet hat, gebracht. Neuerdings werden Infektionen mit Malaria tertiana und der Recurrensspirochäte erzeugt, Methoden, die, soweit bisher etwas gesagt werden kann, etwas mehr Aussicht auf Erfolg bieten. Wichtig ist in allen diesen Fällen die frühzeitige Behandlung der progressiven Paralyse und damit, wird die heute nicht mehr schwierige Frühdiagnose dieser Krankheit von der allergrößten Bedeutung.

Heilungen der progressiven Paralyse macht uns in seltenen Fällen einmal die Natur vor; die stationären Paralysen und die Remissionen können auch als spontane Heilvorgänge freilich unzulänglicher Art aufgefaßt werden. Seit langer Zeit ist schon bekannt, daß chronische Eiterungen, schwere Phlegmonen und ähnliche Zufälle den Verlauf der progressiven Paralyse günstig beeinflussen können. Auf solche Erfahrungen wurden ja auch die ersten Versuche einer unspezifischen Behandlung der progressiven Paralyse gegründet.

Von einer idealen Paralysetherapie müssen wir eine überall vor sich gehende, dauernde Abtötung der Syphilisspirochäten und ferner einen Stillstand oder gar eine Rückbildung des krankhaften Gewebsprozesses, der Entzündung und der Degeneration, verlangen. Die Abtötung der Spirochäten könnte auf chemotherapeutischem Wege und durch Hebung der eigenen Abwehrkräfte des Organismus erfolgen. Das Versagen der chemotherapeutischen Bestrebungen bei der progressiven Paralyse hat man mit der Annahme einer schwereren Zugänglichkeit des Zentralnervensystems für das chemotherapeutische Mittel oder mit einer zu großen Verdünnung des Heilmittels an Ort und Stelle seiner Einwirkung erklären wollen. Einspritzungen des Salvarsans z. B. in die Carotis, in den Lumbalsack (endolumbale Therapie) oder gar in die Schädelhöhle wurden deshalb versucht — ein durchgreifender Erfolg ist dieser Therapie versagt geblieben. Selbst eingefleischte Anhänger der endolumbalen Salvarsantherapie geben zu, daß ihr Wert bei der progressiven Paralyse äußerst zweifelhaft ist, was nach meinen Erfahrungen übrigens auch für die endolumbale Salvarsantherapie der Nervensyphilis überhaupt zutrifft. Die Tuberkulin- und Vaccinetherapie, wie auch die Versuche, mit lebenden Krankheitserregern die progressive Paralyse zu bekämpfen, gehen mehr auf die Hebung der Abwehrkräfte des Körpers aus, ein endgültiges Urteil über die Erfolge dieser Behandlungsmethoden ist noch nicht möglich.

Ein Stillstand des Krankheitsprozesses oder eine Besserung des Zustandes, die auf die Behandlung hin eintritt, braucht nicht ursächlich mit ihr in Zusammenhang zu stehen, es könnte bei der Neigung der Krankheit zu spontanen Remissionen sich um eine solche handeln Man wird nur aus großen statistisch gewonnenen Zahlen und erst bei. Übersicht über einen langen Zeitraum etwas über die Heilkraft einer Methode aussagen dürfen. Bietet uns aber nicht vielleicht das Verhalten des Blutes und Liquors ein Anzeichen für die günstige Wirkung unserer Therapie? Leider nicht! Denn wir sehen sowohl bei der Tuberkulintherapie, als auch bei der Salvarsanbehandlung Abschwächungen der vier Reaktionen, ohne daß das klinische Bild eine Veränderung zum Besseren aufweisen würde. Nach Salvarsankuren können wir feststellen, daß die Wassermannsche Reaktion im Blutserum negativ wird, wir können auffallend häufig eine wesentliche Abschwächung der Lymphocytenzahl im Liquor nachweisen und doch schreitet der Krankheitsprozeß fort. Wenn die Wassermannsche Reaktion im Liquor auch selten einmal negativ wird, so hat dies keinen Einfluß auf den Verlauf der Krankheit; in derartigen seltenen Fällen tritt trotz spezifischer Weiterbehandlung wieder ein Umschlag der Wassermannschen Liquorreaktion ins Positive ein.

Die Blut- und Liquorreaktionen sind kein sicherer Maßstab für den Erfolg der Therapie. Eine negative Reaktion kann wieder positiv werden.

Je weiter der paralytische Prozeß vorgeschritten ist, desto mehr Teile des nervösen Gewebes sind zerstört; die Wiederherstellung des Verlorengegangenen ist aber nach allem, was wir über die Regeneration im zentralen Nervensystem wissen, unmöglich. Auch von diesem Gesichtspunkt aus tritt die Forderung frühzeitigster Behandlung an uns heran und damit die Bedeutung der Frühdiagnose der progressiven Paralyse.

Mit der Stellung der Diagnose ist auch eine soziale Behandlung des Falles notwendig. Aufklärung der Angehörigen, unauffällige Überwachung des Kranken in den einen Aufenthalt in geschlossener Anstalt noch nicht erfordernden Anfangsstadien, Vorsorge für eine etwaige Anstaltsbehandlung oder Einleitung des gesetzlichen Schutzes des Kranken durch Pflegschaft oder Entmündigung kommen in Betracht. Bezüglich der symptomatischen Behandlung ist an die Überwachung der Blasenfunktion zu denken. Zeigen sich plötzliche psychotische Symptome in Form von stärkeren Erregungen oder Auftreten von Wahnideen, so wird die Überführung in eine geschlossene Anstalt in den allermeisten Fällen sich nicht umgehen lassen. Schwierigkeiten des Transportes infolge der Erregung werden durch subcutane Einspritzung von Scopolaminum hydrobromicum (1 bis 2 mg), oder einer Mischung von Scopolamin und Morphin bekämpft. Gegen die paralytischen Anfälle sind besondere medikamentöse Maßnahmen nicht erforderlich.

Psychische Störungen infolge der Syphilis.

Obwohl schon bei den einzelnen Abschnitten der syphilitischen Erkrankungen des Nervensystems von psychischen Störungen die Rede war, soll hier nochmals in Form eines differentialdiagnostischen Überblicks erörtert werden, an was für Krankheitsvorgänge zu denken ist:

Die psychische Störung ist keine unmittelbare Folge der Syphilis; sie steht nur mittelbar mit der syphilitischen Infektion in Zusammenhang. Gemeint ist hier das Heer der von einer entsetzlichen Krankheitsfurcht gequälten „Syphilidophoben", die ohne überhaupt je einmal Syphilis gehabt zu haben, infolge ihrer psychischen Krankheit in dem Wahne leben, an Syphilis, Tabes dorsalis oder progressiver Paralyse zu leiden. In solchen Fällen ist psychiatrische Behandlung notwendig; mit der überzeugenden Beweisführung, daß die Wassermannschen Reaktionen und der Liquor völlig normal sind, wird im allgemeinen nichts zu erreichen sein.

Hat tatsächlich einmal eine Syphilis vorgelegen, so ist der Kranke natürlich in einem gewissen Grade berechtigt, sich vor den Folgen der Infektion, vor allem der das Nervensystem befallenden, zu fürchten. Ist diese Befürchtung aber in ihren ganzen Äußerungen übertrieben, zeigen sich die Kranken abnorm ängstlich, machen sie sich die schrecklichsten Vorstellungen und denken sie an Selbstmord, so liegt ebenfalls eine psychische Störung vor, die wir im Vergleich zu der erstgenannten etwas anders beurteilen müssen. Es könnte nämlich, wenn die Syphilis schon jahrelang zurückliegt, und die Krankheitsbefürchtung erst neuerdings aufgetreten ist, der Beginn einer progressiven Paralyse vorliegen. Die Ergebnisse der Lumbalpunktion werden die Unterscheidung möglich machen. Diejenigen Kranken, die schon in den Frühstadien einer Syphilis das unmittelbare Ausbrechen einer progressiven Paralyse oder Tabes dorsalis fürchten, ohne besonders auffällige oder übertriebene Zeichen dieser Furcht zu zeigen, können beruhigt werden, wenn man ihnen sagt, daß nur ein kleiner Prozentsatz aller Syphilitiker Paralyse oder Tabes bekomme, und daß nur diejenigen, die sich ungenügend behandeln lassen, in die Gefahrenzone der paralytischen oder tabischen Erkrankungen späterhin eintreten. Auch die zeitlichen Verhältnisse wird man diesen Kranken darlegen; so gelingt es dann meistens zur Beruhigung beizutragen. Der Liquorbefund wird in solchen Syphilisfrühstadien differentialdiagnostisch nicht verwertbar sein, weil er nicht selten positiv ausfällt.

Die häufigsten psychischen Störungen bei Syphilitikern oder vielmehr bei denen, die früher eine floride Syphilis durchgemacht haben, finden sich innerhalb des Krankheitsbildes der progressiven Paralyse. Darüber ist ja schon oben das Wesentliche mitgeteilt worden.

Dagegen ist noch ein Wort zu sagen über bei syphilitischen Personen sich findende **psychotische Zustandsbilder**, die als Dementia praecox, als Paranoia, als Manie oder Melancholie bezeichnet werden müssen. Hierbei ist dreierlei zu bedenken: Das Zusammentreffen der Syphilis mit der Psychose kann voneinander unabhängig, ganz zufällig sein. Es handelt sich eben dann um die **Kombination einer nicht nervösen Syphilis mit einer sicher nicht auf die Syphilis zu beziehenden Psychose.** Oder aber es kann sich um eine **beginnende progressive Paralyse** handeln, bei der ja in den Anfangsstadien, wo es noch nicht zu schweren psychischen Defekten und auch nicht zu deutlichen körperlichen Krankheitserscheinungen von seiten des Nervensystems gekommen zu sein braucht, jedes psychotische Bild sich zeigen kann. Gegenüber dem ersten Fall ergibt dann die Untersuchung der Lumbalflüssigkeit die differentialdiagnostische Entscheidung. Eine weitere Möglichkeit ist endlich die, daß eine **Psychose** vorliegt, die wohl auf eine **Hirnsyphilis**, aber nicht auf eine progressive Paralyse zu beziehen ist. Zu beachten ist hierbei, daß gerade bei der Hirnsyphilis aphasische, apraktische und agnostische Symptome auftreten können, die nicht als psychotische betrachtet werden dürfen. Infolge mannigfaltiger Durchflechtung solcher cerebraler Krankheitserscheinungen kann ein eigenartiges Krankheitsbild entstehen, das dem unkundigen Beobachter den Eindruck einer schweren **allgemeinen Einbuße der Verstandesleistungen,** den **Eindruck der Demenz** macht.

Darauf ist bei der Unterscheidung zwischen der progressiven Paralyse und der Hirnsyphilis wohl zu achten. Man wird ferner aus dem ganzen Verlauf der Erkrankung und aus der therapeutischen Beeinflußbarkeit in solchen Fällen gewöhnlich doch die Entscheidung treffen können, daß es sich um eine Hirnsyphilis und um keine Paralyse handelt.

Tabes dorsalis.

Die Tabes dorsalis ist wohl die häufigste organische Rückenmarkserkrankung. Im Laufe der klinischen Erforschung dieser Krankheit haben sich zu ihren klassischen Symptomen eine große Zahl weiterer Krankheitszeichen hinzugesellt; man bezeichnet die Erkrankung heute mit Recht als einen klinischen Riesen. Mit der Erweiterung des Krankheitsbildes ist auch die Frage aufgetaucht, was für Erscheinungen zu der Tabes als solcher gehören, mit anderen Worten, wie die Tabes diagnostisch abzugrenzen sei, was für sie typisch und absolut charakteristisch und was nebensächlich sei. Auch hinsichtlich der zeitlichen Entwicklung, wann die Tabes anfange, besteht eine Schwierigkeit der Abgrenzung. Es gibt nämlich Fälle, in denen zunächst nur ein einziges Symptom vorhanden ist, das viele Jahre lang gewissermaßen als Vorläufer der Erkrankung besteht. Kann man nun aus diesem einzigen Symptom, etwa einer reflektorischen Pupillenstarre, die Diagnose einer monosymptomatischen Tabes dorsalis stellen? Ist dieser Begriff überhaupt brauchbar und berechtigt? Wann beginnt eine derartige Tabes dorsalis?

Wir können die Tabes dorsalis klinisch definieren als eine besondere sog. metasyphilitische Form der Spätsyphilis des Nervensystems, die sehr chronisch, meistens, aber nicht immer, progressiv verläuft und die in ihren charakteristischsten und wichtigsten Symptomen besteht zunächst in Krankheitserscheinungen der sensiblen Sphäre, in Störungen verschiedener Reflexe (Sehnenreflexe, Pupillenreflexe) und in Störungen der Blasen- und Geschlechtstätigkeit, und die dann in den späteren Stadien zu einer typischen koordinatorischen Störung, der tabischen Ataxie, führt.

Zu diesen klassischen Symptomen treten nun noch ebenfalls auf die Metasyphilis zu beziehende akzessorische.

Wir geben folgende Aufstellung der Symptome der Tabes dorsalis:

1. **Sensibilitätsstörungen.** Reizsymptome: lanzinierende Schmerzen, Gürtelschmerz oder -Gefühl um den unteren Teil der Brust oder um den Bauch. Vertaubungsgefühl an den Fußsohlen. Ausfallserscheinungen in Form von Herabsetzung der Berührungs- und Schmerzempfindlichkeit, vor allem der letzteren, und zumeist an den unteren Extremitäten und am Rumpf, oft von gürtelförmiger (radikulärer) Verbreitung.

Störungen des Temperatursinns, frühzeitige Kältehyperästhesie am Rumpf, des Muskelgelenksinns, der Lage- und Schwereempfindung und des Vibrationsgefühls.

Verlangsamung der Schmerzleitung, insofern bei einem Nadelstich zunächst nur eine Berührungsempfindung auftritt, der erst nach einiger

Zeit eine Schmerzempfindung nachfolgt (Doppelempfindung). Nachempfindungen, insofern ein einmal gesetzter Reiz (Stich) eine ganze Reihe aufeinanderfolgender Empfindungen auslöst.

2. **Reflexstörungen.** Hautreflexe unverändert. Abschwächung oder Fehlen der Kniescheiben- und Achillessehnenreflexe.

3. **Hirnnervenstörungen.** Reflektorische Pupillenstarre oder Pupillenträgheit, seltener absolute Pupillenstarre, oft mit abnorm engen Pupillen (Miosis). Opticusatrophie. Augenmuskellähmungen im Bereich des Nervus abducens oder eines anderen äußeren Augenmuskelnerven. Stimmbandlähmung infolge von Paresen des Nervus recurrens.

4. **Ataxie.** Schwanken bei Augen-Fußschluß (Rombergsches Zeichen). Hypotonie der Muskeln.

5. **Störungen der Harnentleerung** zunächst in Form von Erschwerung oder auffallend geringem Bedürfnis, später Inkontinenz. Sexuelle Impotenz.

6. **Krisen,** d. h. anfallsweise auftretende Störungen von seiten der inneren Organe, die mit heftigen Schmerzen verbunden sind: gastrische Krisen mit heftigen Schmerzen in der Magengegend, stärkstem Würgen und Erbrechen, Larynxkrisen, Pharynxkrisen, Atemkrisen, Darm-, Nieren- und Blasenkrisen.

7. **Trophische Störungen:** Arthropathien. Abnorme Knochenbrüchigkeit; sog. Mal perforant, d. h. ein an der Fußsohle besonders in der Zehenballengegend sich entwickelndes rundliches Geschwür mit der Neigung in die Tiefe bis auf die Knochen vorzudringen. Spontaner Zahnausfall. Allgemeine Ernährungsstörungen in Form von hochgradiger Abmagerung, Marasmus, Kachexie.

8. **Psychische Erscheinungen,** zu denen vielleicht eine besondere Form von Psychosen gehören, sog. Tabespsychosen mit halluzinatorischen Erregungszuständen, wahnhaften Ideen und Angst, die sich rasch zurückbilden können, später aber wieder auftreten. Man denke hierbei aber immer an die Kombination der Tabes mit der progressiven Paralyse oder irgendeiner anderen nichtsyphilogenen Geistesstörung.

Die Aufstellung zeigt gewiß eine Reichhaltigkeit der Symptome, wie sie kaum einer anderen Krankheit zukommt. Dabei ist sie keineswegs erschöpfend. Eine ganz große Reihe von selteneren Symptomen sind noch nicht aufgezählt worden.

Insbesondere ergreift die Tabes dorsalis auch Systeme des Zentralnervensystems, die mit der motorischen Innervation zusammenhängen. Sind oben schon Augenmuskellähmungen erwähnt worden, so wären jetzt noch anzuführen: Zungenatrophie, bulbäre Symptome auf motorischem Gebiet, Lähmungen peripherer motorischer Nervengebiete, insbesondere des Nervus peroneus, spinale Muskelatrophien, Kombinationen mit streng genommen nicht zur Tabes gehörigen anderen syphilogenen Krankheitserscheinungen von seiten der Pyramidenbahn. Schließlich finden sich eigentümliche Spontanbewegungen; apoplektiforme Anfälle, die eine Hemiparese hinterlassen; Erkrankungen des Herzens und der Gefäße, ganz besonders Aorteninsuffizienz oder Insuffizienz und Stenose, ferner auch Aneurysmen der Aorta, Tabes mit Sympathicussymptomen

(Exophthalmus, Lidspaltenerweiterung, Gräfesches Zeichen, feinschlägiges Zittern der Hände, Tachycardie), Symptome, die die Differentialdiagnose gegenüber der Basedowschen Krankheit sehr erschweren können.

Besonders hervorhebenswert ist, daß bei der Tabes dorsalis die vier Reaktionen lange nicht so regelmäßig wie bei der progressiven Paralyse positiv sind. Der am häufigsten vorhandene Befund ist die Vermehrung der Zellen des Liquor cerebrospinalis in Form einer mehr oder weniger ausgesprochenen Lymphocytose. In ungefähr 90% aller Fälle ist sie vorhanden, ebenso häufig etwa die Globulinreaktion, während die Wassermannsche Reaktion im Blutserum in 50 bis 60% positiv, im Liquor bei 0,2 meistens negativ und erst bei Anwendung höherer Liquormengen gewöhnlich positiv (etwa in 80%) ist. Jedoch kommen sichere Fälle vor, in denen sowohl Blut- wie Liquor-Wassermann negativ sind und nur die Lymphocytose und die Globulinvermehrung (positive Phase I) auf die Tabes dorsalis hinweisen.

Die typische Tabes dorsalis ist charakterisiert durch eine Symptomentrias: lanzinierende Schmerzen, reflektorische Pupillenstarre, Fehlen der Kniescheiben- und Achillessehnenreflexe. Während die beiden letztgenannten Symptome objektiver Art und, wenn man nur mit ihrer Prüfung vertraut ist, sicher nachgewiesen werden können, müssen die lanzinierenden Schmerzen als ein subjektives und daher an und für sich schon unsichereres Symptom bewertet werden. Schmerzen in den Beinen kommen bei allen möglichen Krankheiten vor, die lanzinierenden Schmerzen haben aber schon häufig in der Art ihrer Schilderung durch die Kranken etwas sehr Charakteristisches: blitzartige Schnelligkeit des Einzelschmerzes, außerordentliche Heftigkeit desselben, bald in Form eines kurzen „Rucks" oder eines Durchfahrens durch eine ganze Gliedmaße, meistens das Bein, Lokalisation nicht auf der Körperoberfläche, sondern in der Tiefe des befallenen Teils, Auftreten in Anfällen von stündlicher, tage-, ja selbst wochenlanger Dauer. Nicht immer aber treten die Schmerzen in der eben geschilderten typischen Art und Weise auf, sondern ihre Heftigkeit kann viel geringer sein, so daß der Kranke gar nicht das Bedürfnis hat, dem Arzt von seinen Schmerzen zu sprechen, die dann erst auf einen ärztlichen Hinweis als „rheumatische" bezeichnet werden und mitunter schon jahrelang bestanden haben können.

Um die Symptomentrias: lanzinierende Schmerzen, reflektorische Pupillenstarre, Fehlen der Kniescheibenreflexe oder der Achillessehnenreflexe gruppieren sich nun in mehr oder minder großer Reichhaltigkeit die anderen Krankheitserscheinungen, von denen nur noch die Ataxie einer besonderen Erwähnung bedarf. Sie ist eine Bewegungsstörung, die wahrscheinlich durch den Wegfall oder die Unsicherheit bestimmter, zentripetaler, sensibler Erregungsleitungen zustande kommt. Die Ataxie, die gewöhnlich zuerst in den unteren Gliedmaßen und später als die lanzinierenden Schmerzen auftritt, äußert sich in einer Störung der Zusammenordnung der Muskelleistungen: das Maß der Bewegungsexkursion ist gestört, es wird meistens zu groß genommen, die Bewegungsrichtung, die bei allen Zielbewegungen die kürzeste Linie einhält, wird verfehlt. So kommt es dann zu der typischen Störung der Koordination, alle Bewegungen werden ungeschickt, unsicher, ausfahrend, der Gang breitspurig, stampfend, schleudernd; eine und dieselbe Zielsetzung ergibt immer wieder andere Bewegungskurven. Beim „Kniehackenversuch", bei dem man den Kranken auffordert, mit dem Hacken des einen Fußes die Kniescheibe des anderen Beines zu berühren, sieht man viel zu ausgiebige, ausfahrende, schleudernde Bewegungen, die Kniescheibe wird mit dem ersten Versuch nicht erreicht. Man kann statt des Kniehackenversuches auch Zahlen mit den Beinen in die Luft oder auf den Fußboden schreiben lassen. Läßt man die optische Kontrolle der Bewegungen ausschalten und die Augenlider schließen, so werden die Inkoordinationen schwerer und Koordinationsstörungen, die erst beginnen, deutlicher. Typisch für die Ataxie des Tabikers ist auch ihr Beginn in den Beinen, die Rumpfataxie und diejenige der Arme zeigt sich, wenn überhaupt, erst viel später. Durch geeignete Versuche (Bewegungen gegen Widerstand aus der Horizontallage heraus) kann man sich davon überzeugen, daß trotz deutlicher Ataxie keine motorische Schwäche besteht.

Atypische Tabes dorsalis. 1. Atypie infolge geringer Zahl der Symptome, die jahrelang, selbst jahrzehntelang vorliegen kann, bis sich das Krankheitsbild vervollständigt. Hierher gehören die Fälle mit jahrelang bestehenden typischen, lanzinierenden Schmerzen in den unteren Gliedmaßen, mit isolierten Ataxien, isoliertem Fehlen der Kniescheibenreflexe und isolierter reflektorischer Pupillenstarre. Ferner gibt es auch Fälle, in denen die Tabes mit isolierten gastrischen Krisen beginnt. Es ist jedoch nicht erforderlich, daß aus diesen eben genannten, zunächst isoliert bestehenden Symptomen immer sich im Laufe der Jahre eine komplete Tabes dorsalis herausbilden muß; es gibt zweifellos Fälle, bei denen die genannten Symptome dauernd isoliert bleiben und man ist berechtigt, in solchen Fällen von einer inkompleten oder rudimentären Form der Tabes dorsalis zu sprechen.

2. Bezüglich des Lebensalters finden sich Fälle von Tabes dorsalis im kindlichen und frühen jugendlichen Alter, die nicht auf erworbener, sondern kongenitaler Syphilis beruhen.

3. Der lumbodorsale Charakter der Tabes dorsalis, wonach zuerst die unteren Extremitäten ergriffen sind und erst später auch eine Beteiligung der oberen Extremitäten und der oberen Rumpfteile einsetzt, braucht nicht immer vorhanden zu sein. Dieser Form der Tabes „dorsalis" oder inferior steht die Tabes superior oder cervicalis gegenüber, bei der die ersten Krankheitserscheinungen im Bereich der Arme auftreten und die Kniescheiben- und Achillessehnenreflexe erhalten sind und lange Zeit unverändert bleiben. Noch seltener als diese Tabes superior ist die Tabes mit bulbärem Beginn in Form von Augen- und Trigeminuserscheinungen etwa, denen dann cervicale und dorsal-lumbale Symptome erst später nachfolgen.

Verlauf und Prognose. Früher wurden drei Stadien des Verlaufs unterschieden, das neuralgische oder präataktische, das ataktische, das terminale oder paraplektische. Demgegenüber ist zu betonen, daß diese Einteilung nur für die wenigsten Fälle zutrifft. Vielleicht bei **keiner**

anderen Erkrankung finden sich so viele individuell verschiedenartige Verlaufsformen wie bei der Tabes dorsalis. Es gibt zweifellos — und das ist auch für die Prognose außerordentlich wichtig — in ihrem Verlauf so gutartige Fälle, die in ihren objektiven Symptomen völlig stationär bleiben oder doch einen so langsamen und unmerklichen Fortschritt erfahren, daß man fast von einem Stillstand reden könnte. Selbst wenn schon eine gewisse Ataxie vorhanden ist, kann noch ein Stillstand eintreten. Im allgemeinen kann man sagen, daß bis zum Auftreten schwerer Ataxie und damit einer erheblichen Schädigung der Berufstätigkeit fünf bis sechs Jahre vergehen, doch sind selbst 15 bis 20 Jahre bis zum Eintritt schwerer Ataxien keine große Seltenheit. Dagegen gibt es auch Fälle, wo fast schon im Beginn der Krankheitszustand außerordentlich schwer ist und der Krankheitsprozeß rasch fortschreitet. In solchen Fällen kommt es dann gelegentlich schon früh zu einer starken Abmagerung und hochgradigen Störung des Allgemeinbefindens, so daß die Kranken auf den ersten Anblick ein kachektisches Bild zeigen (Tabes marantica). Wenn im allgemeinen auch der Verlauf chronisch - progressiv ist, so kommen doch Remissionen von ziemlich langer Dauer vor. Finden sich schon zu Beginn der Erkrankung zahlreiche Symptome und ist die Entstehung dieser Symptome verhältnismäßig rasch erfolgt, so kann man mit einem schwereren Verlauf rechnen, schleichend beginnende und symptomenarme Fälle nehmen einen günstigeren Verlauf. Fälle mit früher Opticusatrophie schreiten oft auffallend langsam fort. Zu den hinsichtlich des Verlaufs ungünstig zu beurteilenden Formen hat man auch die Fälle mit frühzeitig einsetzender Blaseninkontinenz gerechnet. Die Lebensdauer wird durch die Tabes dorsalis als solche in vielen Fällen kaum verkürzt; natürlich können Decubitus, Cystitis, Pyelitis zur Sepsis führen und zur Todesursache werden.

Diagnose und Differentialdiagnose. Die Diagnose der Tabes dorsalis ist in ausgesprochenen Fällen leicht zu stellen, in den Frühstadien dagegen oft nur mit einem Fragezeichen. Immerhin kann man sagen, daß kaum ein anderes Leiden so oft übersehen und unter anderen Diagnosen verkannt wird, als die Tabes dorsalis. „Rheumatismus", „Muskelrheumatismus" (an und für sich ja schon mit größter Vorsicht zu stellende ärztliche Diagnosen), Ischias, Magenneurose sind beliebte Fehldiagnosen oft schon ganz deutlich abgrenzbarer Tabesfälle. Jahrelang werden falsche Behandlungen durchgeführt und erst irgendein Zufall klärt die Diagnose; dem Kranken hätte aber durch rechtzeitige Behandlung mit antisyphilitischen Mitteln mancher Schmerz gelindert oder sogar ganz genommen werden können. Wenn man in Fällen mit scheinbar rheumatischen Schmerzen oder Parästhesien und mit krisenartigen Zuständen nur an die Möglichkeit des Vorliegens einer Tabes dorsalis denkt und den Pupillenapparat, die Sensibilität, die Kniescheiben- und Achillessehnenreflexe untersucht, so wird man das eine oder andere Symptom entdecken, das unfehlbar auf die richtige Spur führt. Dabei brauchen die Achillessehnen- und Kniescheibenreflexe nicht etwa vollständig zu fehlen, es genügt schon eine sichere und bei mehrfacher Prüfung immer wieder gleichartige Differenz in der Reflexstärke zwischen rechts und links, um den Verdacht, daß eine beginnende Tabes dorsalis vorliege, zu verstärken. Findet man dann bei feinerer Prüfung noch eine Ataxie, etwa indem man den Kranken mit geschlossenen Augen gehen und stehen läßt, oder indem man die Fußspitzen voreinander setzen läßt in Form des Seiltänzerganges, und berichtet der Kranke auf Befragen, daß er in der Dunkelheit eine Abnahme der Sicherheit seines Ganges bemerkt habe, so wird man der Diagnose schon wieder ein Stück näher gekommen sein. Man unterlasse nie nach Blasenstörungen zu fragen und den Augenhintergrund zu prüfen oder vom Fachmann untersuchen zu lassen. Selbstverständlich wird auch die anamnestische Forschung nach einer früher durchgemachten Syphilis notwendig sein; sie ergibt aber oft ein negatives Resultat. Zweckmäßig ist es, nicht unmittelbar nach einer früheren Syphilis zu fragen, sondern danach, ob früher überhaupt schon irgendwelche ärztliche Behandlungen erfolgt sind und welcher Art diese waren, ob vielleicht einmal ärztliche Kuren mit Einreibungen oder Einspritzungen stattgefunden haben und ob noch bekannt sei, welche Mittel dabei angewendet wurden. Berichtet der Kranke von einer früher durchgemachten Syphilis und handelt es sich um einen über die etwa vorliegende Krankheit aufgeklärten Menschen, der sich vor einer beginnenden „Rückenmarksschwindsucht" ängstigt, so denke man daran, daß die Kenntnis der Symptomatologie der Erkrankung Symptome wie Verlust der Kniescheibenreflexe, Sensibilitätsstörungen, Schwanken bei Augen-Fußschluß vortäuschen kann: die Erwartung des neurasthenischen oder angstneurotischen, tabesfürchtenden Kranken bringt auf psychischem Wege Symptome hervor, die den echten tabischen Symptomen ähnlich sehen.

In solchen Fällen wird man durch Ablenkung der auf die Prüfung der Symptome eingestellten Aufmerksamkeit des Kranken zu entscheiden haben, ob tatsächlich das angenommene tabische Symptom vorliegt oder nicht. Man wird bei Prüfung der Kniescheibenreflexe den Kunstgriff anwenden, durch Zahlen-in-die-Hände-schreiben bei geschlossenen Augen oder durch Fragen interessierender Dinge die Aufmerksamkeit abzulenken. Auch indem man die Hände des Kranken ineinander legen und sie bei einer bestimmten Aufforderung auseinander ziehen läßt, während man gleichzeitig die Reflexe prüft, kann man ein beliebtes Mittel zur Ablenkung der Aufmerksamkeit anwenden.

Die Untersuchung der Achillessehnenreflexe wird man so vornehmen, daß man den Kranken auf einen Stuhl mit dem Gesicht gegen die Lehne knien läßt, unter leichter Dorsalflexion des Fußes mit dem Perkussionshammer einen Schlag auf die Achillessehne ausführt, indem man gleichzeitig den Kranken auffordert, mit den Händen die Stuhllehne zu drücken. Beim Stehen mit aneinander gestellten Füßen und geschlossenen Augen wird man auf das Schwanken des Körpers zu achten haben. Ist es vorhanden, so lasse man den Kranken mit gespreizten Beinen und geschlossenen Augen stehen. Dann muß infolge Verbreiterung der Standbasis und Verlagerung des Schwerpunktes des Körpers nach dem Boden zu das Schwanken bedeutend schwächer werden oder ganz aufhören.

Bei einem psychisch bedingten Schwanken wird aber, besonders wenn man noch auf die Möglichkeit stärker eintretenden Schwankens hinweist, trotz des Stehens mit gespreizten Beinen das Schwanken bleiben oder sogar stärker werden. Umgekehrt kann man, indem man vorgibt am Kopf etwas zu prüfen, durch Berührung der Augenlider etwa, scheinbar zum Zweck der Prüfung auf Trigeminusdruckpunkte, den Kranken dazu bewegen, eine Zeitlang die Augen geschlossen zu halten. Wenn man vorher den Kranken unauffällig zur Aneinanderstellung der Füße gebracht hat, so wird man jetzt auf das Rombergsche Zeichen untersuchen können, ohne den Kranken auf den Zweck der Prüfung aufmerksam gemacht zu haben. Wenn das echte Rombergsche Zeichen vorliegt, so muß der Kranke ins Schwanken geraten. Ist dies nicht der Fall, so kann man annehmen, daß das frühere Schwanken entweder rein seelisch bedingt oder absichtlich vorgetäuscht worden ist.

Beim Verdacht auf Tabes dorsalis muß die Untersuchung des Blutes und des Liquor cerebrospinalis stattfinden; aber selbst negative Wassermannsche Reaktionen beweisen nicht, daß nicht doch eine Tabes vorhanden ist. Andeutungen von positiver Wassermannscher Reaktion wird man im Liquor bei Anwendung größerer Liquormengen bis 1,0 vorfinden. Ein solcher Befund ist dann auch mit ausschlaggebend für die Diagnose.

Die **Differentialdiagnose** der Tabes dorsalis hat, wenn man erst einmal den organischen Charakter einer vorliegenden Krankheit festgelegt hat, vor allem nach zwei Richtungen hin zu erfolgen. Einmal sind es nichtsyphilitische Nervenerkrankungen, die differentialdiagnostische Schwierigkeiten bereiten können, auf der anderen Seite müssen der spinalen Syphilis zugehörige Erkrankungen in Betracht gezogen werden. Von den nichtsyphilitischen Nervenerkrankungen sind vor allem multiple Neuritiden oft nicht ganz leicht differentialdiagnostisch abzugrenzen. Hier können zwar Schmerzen und andere Sensibilitätsstörungen, Ataxie, Verlust der Sehnenreflexe an den Beinen, Rombergsches Zeichen vorkommen, ja sie gehören in vielen Fällen zum charakteristischen Symptomenkomplex der Polyneuritis; dagegen fehlen Pupillenstörungen, Blasenschwäche, Optikusatrophie und noch andere Symptome, die nur der Tabes dorsalis zugehören. Motorische Lähmungen an den Beinen mit Entartungsreaktion und deutlich vorhandene Nervendruckpunkte sind meist ein Hinweis auf Polyneuritis. Alkoholische und sonstige toxische Neuritiden, die postdiphtherische Polyneuritis mit ihrer charakteristischen Akkommodationsparese und Schluckstörung sind differentialdiagnostisch meist nicht sehr schwierig zu unterscheiden. Man muß wissen, daß es auch beim Diabetes mellitus zu einer Polyneuritis diabetica kommen kann, und daß es andererseits eine Glykosurie bei der Tabes dorsalis, wenn auch selten, geben mag. Die Sensibilitätsstörungen bei der Polyneuritis zeigen den Typus der peripheren im Gegensatz zu dem radikulären der Tabes. Sie finden sich vorzugsweise an den Gliedmaßen, und hier wieder gern stärker an den distalen Teilen; eine Unter- oder Unempfindlichkeit für Berührungen am Rumpf spricht für Tabes dorsalis und gegen Polyneuritis.

Die im Frühstadium der Tabes dorsalis beliebte Fehldiagnose einer Ischias, die auf Grund der starken Schmerzen gestellt wird, hat zwar nicht allzu selten anscheinend noch ein anderes Zeichen mit der Tabes dorsalis gemein, nämlich die Aufhebung eines Achillessehnenreflexes. Jedoch findet sich die Ischias meist nur einseitig, die lanzinierenden Schmerzen haben einen anderen Charakter als die der Ischias. Der Achillessehnenreflex bei Ischias ist nur auf der Seite der Schmerzen abgeschwächt oder aufgehoben. Sensibilitätsstörungen sind, wenn es sich um eine Ischiadicusneuralgie handelt, nicht vorhanden, während bei der Ischiadicusneuritis neben den auf die betreffende Extremität beschränkten Sensibilitätsstörungen oft auch noch motorische Lähmungen vom Typus der peripheren Lähmungen nachzuweisen sind. Man unterlasse nie die genaueste Untersuchung des Gesamtnervensystems, insbesondere des Pupillenapparates und der Sensibilität am übrigen Körper und stelle nur dann die Diagnose der Ischias, wenn man nirgendwo sonst außer im Gebiete des Nervus ischiadicus Störungen gefunden hat.

Von den spinalen und cerebralen Erkrankungen kann eine Syringomyelie oder eine multiple Sklerose differentialdiagnostische Schwierigkeiten bereiten, insbesondere können die trophischen Störungen bei Syringomyelie einmal Ähnlichkeiten mit solchen der Tabes dorsalis haben; jedoch wird hier die Differentialdiagnose nicht schwer sein. Bezüglich der pseudotabischen Form der multiplen Sklerose gilt dasselbe; hier wird allerdings oft die Untersuchung der vier Reaktionen erst den Ausschlag geben.

Ein Krankheitsbild, das der Tabes dorsalis recht ähnlich sehen kann, ist die Friedreichsche hereditäre Ataxie, wenigstens in ihrer rein-spinalen Form. Besonders von Bedeutung ist hier neben dem Vorkommen von allerhand anderen klinischen Symptomen der Nachweis einer Häufung gleichartiger Erkrankungen in der Ascendenz und bei den Geschwistern des Kranken.

Die cerebrospinale Syphilis macht besondere Schwierigkeiten der Abgrenzung, weil es sich ja bei ihr wie bei der Tabes um ein syphilitisches Leiden handelt und weil Mischformen zwischen gummösen spinalsyphilitischen Prozessen und der Tabes nicht nur denkbar, sondern auch beschrieben sind. Man spricht von einer Pseudotabes syphilitica und versteht darunter Fälle, in denen das klinische Bild der Tabes dorsalis durch spezifische syphilitische Meningealveränderungen hervorgebracht wird (Abb. 10 u. 11). Der rasche Wechsel in der Stärke der einzelnen Symptome, das Auftreten cerebraler Krankheitserscheinungen und solcher spinaler, die durch die Lokalisation der tabischen Erkrankung nicht erklärbar sind, die Kombination mit Lähmungen oder Paresen der Gliedmaßen, das alles spricht für eine syphilitische und keine tabische Erkrankung. Auch eine absolute Pupillenstarre kommt eher der cerebrospinalen Syphilis zu, während die reflektorische Pupillenstarre oder Trägheit bei der Tabes dorsalis und der progressiven Paralyse sich findet.

Pathologische Anatomie und Histologie, Ätiologie und Pathogenese. Die Degeneratio grisea, der Untergang der Hinterstränge des Rückenmarks, ist der charakteristische anatomische Befund der Tabes dorsalis. Schon mit bloßem Auge kann man beim Durchschneiden des Rückenmarks die Veränderungen der Hinterstränge durch ihren grauen Farbenton und durch die Verschmälerung derselben erkennen. Mikroskopisch findet sich in den Hintersträngen ein systematischer Untergang der Markscheiden und Achsencylinder und ein Ersatz der untergegangenen nervösen Elemente durch Neuroglia. Daher auch der Name der systematischen Hinterstrangssklerose, mit dem man die Tabes dorsalis belegt hat. Aus der Verteilung des Degenerationsprozesses auf die verschiedenen Fasergruppen des Hinterstranges ergibt sich, daß

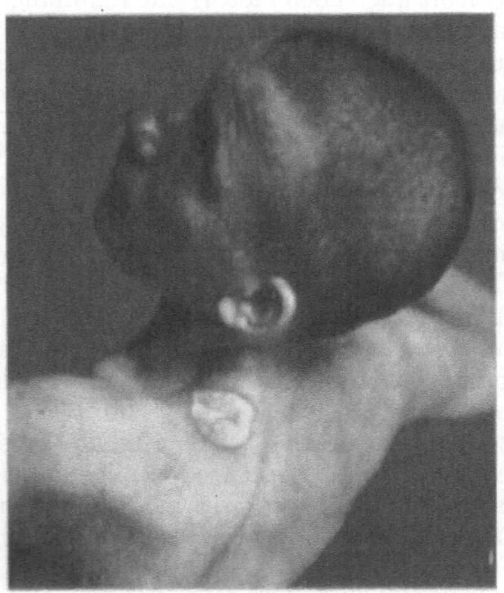

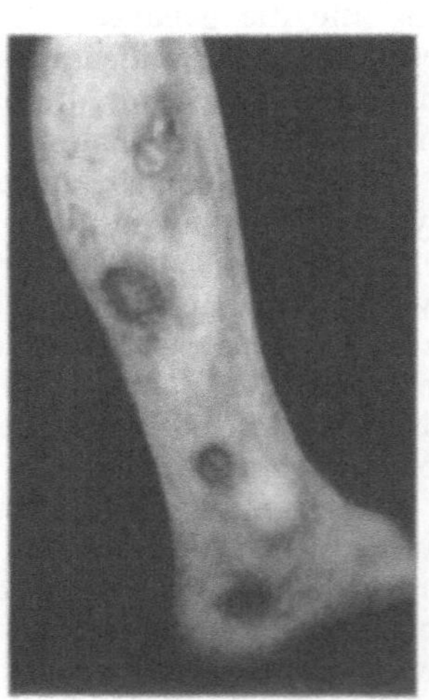

Abb. 10.   Abb. 11.

Abb. 10 und 11. Pseudotabes syphilitica mit Narben tertiär-syphilitischer Ulcera. Vor vier Jahren Syphilis. Wassermannreaktion in Blut und Liquor positiv. Schwere Ataxie der Beine. Stereoagnosie beider Hände. Analgesie im Ulnarisgebiet beiderseits in segmentaler Anordnung. Auf spezifische Therapie Rückgang bis fast völlige Heilung.

es die von außen her in das Rückenmark eintretenden Bahnen sind, die zugrunde gehen und durch ihre charakteristische Verteilung innerhalb des Querschnittes der Hinterstränge den typischen Faserausfall hervorrufen. Die endogenen Fasern und Systeme nehmen an dem Untergangsprozeß nicht teil, oder doch nur sehr spät (Abb. 12).

Die hinteren Wurzeln sind an dem Prozeß immer mitbeteiligt. Die Veränderungen der Hinterstränge des Rückenmarks bedeuten eigentlich nichts anderes als eine Degeneration des intramedullären Abschnittes der hinteren Wurzeln.

Wenn wir die hinteren Wurzelsysteme von ihrem Eintritt ins Rückenmark bis zu ihrer Aufsplitterung an den Hinterstrangkernen im verlängerten Mark verfolgen, so finden wir, daß die Wurzelfasern beim

Eintritt ins Rückenmark ganz lateral im Hinterstrang liegen und daß
diese äußeren Hinterstrangsfasern von unten nach oben immer mehr
nach der Mitte zu rücken, so daß, was im Lendenmark den am meisten
lateralen Teilen der Hinterstränge entspricht, im Brust- und Halsmark
in den innerer, den Gollschen Strängen verläuft. Die Fasern der
hinteren Wurzeln haben auch Beziehungen zu den Clarkeschen Säulen
und zu der Lissauerschen Randzone, und es ist von Wichtigkeit, daß
gerade diese Gebiete bei der Tabes dorsalis ebenfalls einen erheblichen
Faserverlust zeigen. Regelmäßig atrophieren auch die hinteren Wurzeln
in ihren extramedullären Abschnitten selbst, wenn auch oft ein ge-
wisses Mißverhältnis zwischen der Stärke der Erkrankung der Hinterstränge und einem schwächeren Betroffensein der hinteren Wurzeln

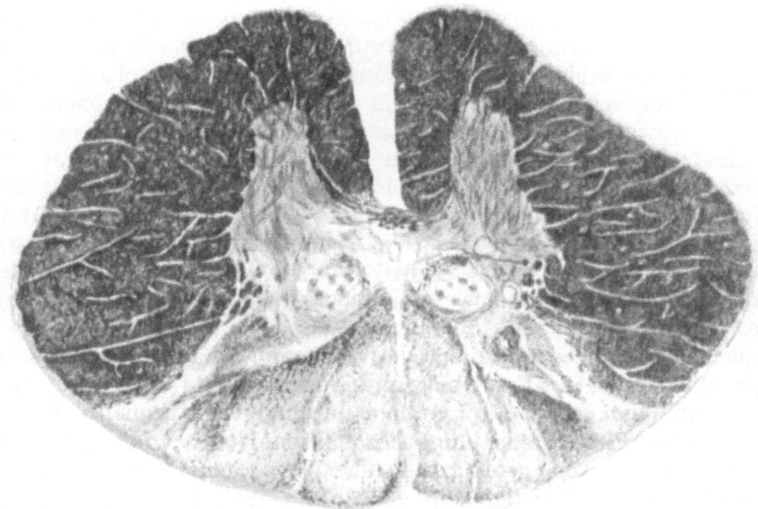

Abb. 12. Tabische Hinterstrangserkrankung. Rückermarksquerschnitt. Mark-
scheidenfärbung. Die endogenen Fasersysteme zeigen noch ihre (geschwärzten)
Markscheiden.

besteht. Bei der cervicalen Tabes finden sich im Lendenmark fast
keine Hinterstrangsdegenerationen, im Cervicalmark dagegen die Veränderungen in den Burdachschen Strängen, d. h. den äußeren und
nicht in den inneren, Gollschen. Es gibt auch Fälle, wo die Verteilung
der Degenerationsfelder in den Hintersträngen darauf hinweist, daß
eine unregelmäßige Erkrankung einzelner hinterer Wurzelsegmente
stattgefunden hat. Wir können danach die Tabes dorsalis als eine
segmentweise erfolgende, in den gewöhnlichen Fällen von unten nach
oben aufsteigende Erkrankung der hinteren Wurzelgebiete bezeichnen
und damit als eine Hinterstrangserkrankung von radikulärem Typus.
Die sonstigen histologischen Veränderungen der Tabes dorsalis sind
entweder sekundärer Art, wie die Erkrankung der Spinalganglien oder
akzessorischer Art, wie die degenerativ-atrophischen Veränderungen im

Bereich der Vorderhornganglienzellen oder der motorischen Kerne des verlängerten Markes. Etwas häufiger und dem tabischen Prozeß in den hinteren Wurzeln und Hintersträngen grundsätzlich gleichzusetzen ist der Nervenfaserschwund in den Sehnerven, der zu der Opticusatrophie führt. Er beginnt in den distalen Partien des Nerven und ist von der gleichzeitig vorhandenen Schädigung der Ganglienzellen der Netzhaut unabhängig.

Zu erwähnen sind auch Veränderungen des Kleinhirns, bei denen es zu einer fleckigen Wucherung von Gliafasern, der Bergmannschen Stützfasern kommt, denen ein Ausfall der feineren marklosen Faserung in der oberen Kleinhirnrinde, besonders in den Aufzweigungen der Purkinjeschen Zellen, entspricht.

Die Entstehung der Hinterstrang- und Hinterwurzelerkrankung ist ebensowenig wie die der Opticusatrophie schon völlig geklärt. Zweifellos ist die vorausgegangene Syphilis die Grundbedingung für die Entstehung der tabischen Veränderungen und die Spirochaeta pallida für die anatomischen Veränderungen verantwortlich zu machen. Wie aber die systematischen Degenerationen im Zentralnervensystem mit dem Eindringen der Spirochäten in dieses zusammenhängen, ist noch durchaus unklar. Bisher ist der Nachweis der Spirochäte nur in einer geringen Zahl von Fällen geglückt. Die Spirochäten sind gefunden worden bei der Tabes dorsalis in den Hintersträngen des Rückenmarks, an der Sehbahn (bei Opticusatrophie) und häufiger in dem das Rückenmark umgebenden nichtnervösen Bindegewebe. Gerade die histologischen Forschungen haben aber gezeigt, daß bei der Tabes dorsalis in den nichtnervösen Bestandteilen des Rückenmarks Entzündungserscheinungen sich finden in Form einer Leptomeningitis, d. h. von zelliginfiltrativen Vorgängen mit Lymphocyten und Plasmazellen im Bereich der bindegewebigen Umkleidung der hinteren (und vorderen) Wurzeln und sonst in den Meningen bzw. in der Wand der dort sich findenden Blutgefäße. So wollte man denn die chronische Entzündung des sogenannten Wurzelnerven, d. h. desjenigen Teils des Wurzelgebietes, der zwischen Dura mater und Spinalganglion liegt, als den bei der Tabes dorsalis immer vorkommenden und für die Pathogenese verantwortlichen Prozeß ansehen. Tatsächlich scheinen auch Veränderungen hier fast immer vorzuliegen, die in neuester Zeit, etwas abweichend von den früher erhobenen entzündlichen Erscheinungen, mehr als Wucherungen des Bindegewebes mit Auftreten besonderer epitheloider Granulationszellen festgestellt worden sind. In frischen Stadien, wo der bindegewebige Wucherungsprozeß in den Hüllen des Wurzelnerven erst beginnt, da zeigen sich auch herdförmige lokale Veränderungen an den Nervenfaserbündeln, und zwar gerade nur an den dem Granulationsgewebe unmittelbar benachbarten Nervenfaserbündeln. An solchen Stellen der im Sinne eines Granulationsgewebes veränderten Hüllen des Wurzelnerven konnten, allerdings nicht immer, die Syphilisspirochäten nachgewiesen werden.

Demgegenüber ist hervorzuheben, daß die Bindegewebsveränderungen und die Veränderungen des Nervenparenchyms wohl gelegentlich, aber keineswegs immer, miteinander parallel gehen, und auch die Leptomeningitis ist keineswegs gleichmäßig über alle Stellen des Rückenmarks verteilt und findet sich durchaus nicht in allen Fällen von Tabes dorsalis.

Alle anderen Theorien der Pathogenese der Tabes sind vielleicht noch unbefriedigender als die eben ausgeführte: die periphere Theorie, die den ersten Angriffspunkt der Schädigung in die peripheren Nerven verlegt, die intramedulläre, die eine primäre toxische Erkrankung in den Hintersträngen annimmt, oder die Theorie, die die Spinalganglien als primär erkrankt ansieht, sie alle sind deshalb so unbefriedigend, weil nachgewiesen werden kann, daß schon in Anfangsstadien der Erkrankung da Veränderungen vorhanden sind, wo nach der jeweils angenommenen pathogenetischen Anschauung noch keine krankhaften Veränderungen vorhanden sein dürften. Den lokalisatorischen Bemühungen, den pathogenetischen Prozeß der Tabes dorsalis von einer bestimmten Stelle des Nervensystems außerhalb oder innerhalb des Rückenmarks ausgehen zu lassen, stehen histopathologische Forschungen gegenüber, die uns den wichtigen Nachweis erbracht haben, daß im ganzen Zentralnervensystem des Tabikers sowohl wie des Paralytikers infiltrative Prozesse neben gewissen degenerativen Veränderungen vorkommen. In der eigenartigen Erscheinung des Nebeneinandervorkommens von infiltrativ-vasculären meningitischen Prozessen und unabhängig davon bestehenden degenerativ-parenchymatösen liegt das Grundproblem der Pathogenese der progressiven Paralyse und der Tabes dorsalis, das bis heute noch nicht gelöst ist.

Nur ein kleiner Prozentsatz der Syphilitiker erkrankt an Tabes dorsalis. Worauf es beruht, daß in einem kleinen Teil der Fälle die Syphilis zur Tabes dorsalis führt, in einem viel größeren dagegen nicht, ist uns unbekannt: wir wissen nicht, was zur Syphilis hinzukommen muß, damit eine Tabes dorsalis entsteht. Wir dürfen kaum annehmen, daß als Nebenursache der gesteigerte Aufbrauch für die Entstehung der Tabes verantwortlich zu machen sei, insofern bei einem durch die Syphilis geschädigten Nervensystem schon die normale Funktion im Sinne eines vermehrten Aufbrauchs wirke. Wenn dem so wäre, so müßten je nach den individuell besonders in Anspruch genommenen neuromuskulären und sensiblen Systemen individuell entsprechend wechselnde Symptomenbilder der Tabes dorsalis sich zeigen. Dem ist aber nicht so. Es wäre auch das auffallend übereinstimmende Krankheitsbild bei Menschen, die je nach ihrer mannigfaltig verschiedenen Berufsarbeit die verschiedensten nervösen Systeme in Tätigkeit setzen, nicht erklärbar. Für die Pathogenese der Tabes dorsalis ist die Theorie vom Aufbrauch abzulehnen; die Tabes dorsalis ist keine Aufbrauchkrankheit, womit nicht gesagt sein soll, daß bei schon bestehender Tabes dorsalis die übermäßige Inanspruchnahme einzelner nervöser Funktionssysteme zu einer besonderen Schädigung gerade dieser Funktionen führen kann. Immerhin sind auch solche Vorkommnisse nicht häufig. Man wird daher bei Begutachtungen, in denen solche Fragen gelegentlich eine Rolle spielen, in der Annahme der Entstehung einzelner Krankheitserscheinungen durch besonders starke Beanspruchung entsprechender Systeme (Überanstrengungen und dergleichen) außerordentlich vorsichtig sein müssen. Körperliche Verletzungen kommen als Nebenursachen ebenfalls nicht in Betracht; wohl aber wird die nervöse Veränderung des Tabikers (Sensibilitätsausfälle, leichte Ataxie) häufig die Ursache eines Traumas bilden können und erst bei Gelegenheit der ersten Unfalluntersuchung die Tabes dorsalis dann entdeckt werden.

Die familiären und konjugalen Fälle sind recht selten, so daß hiebei eine besondere Abart des syphilitischen Virus, die zur Ursache dieser Form der Tabes werden könnte, wenig wahrscheinlich ist. Auch die Gruppenerkrankungen, wo von einer Infektionsquelle aus mehrere Infizierte später an Tabes dorsalis erkrankten, sind nicht so häufig, als man verlangen müßte, wenn wirklich eine besondere Abart der Spirochaeta pallida die Tabes dorsalis erzeugte.

Die Versuche, ein schon in der Anlage minderwertiges Nervensystem als Hilfsursache für die Entstehung der Tabes dorsalis einzuführen, haben keinen Erfolg gehabt, wenn auch gelegentlich einmal morphologische Abweichungen angeboren-degenerativer Art im Rückenmark von Tabikern festgestellt worden sind. Wie weit es richtig ist, daß besondere Konstitutionstypen, vor allem die asthenische Konstitution, Vorbedingung der Tabes dorsalis sind, steht ebenfalls noch dahin. Neben ausgesprochen asthenischen Konstitutionstypen finden sich bei der Tabes dorsalis ganz gewiß auch andere. Man hat auch von einer thyreotoxischen Konstitution, einer besonderen polyglandulären konstitutionellen Blutdrüsenkonstellation bei den Tabikern gesprochen und auf die angeblich nicht seltene Kombination mit Basedowscher Krankheit hingewiesen; auch diese Annahmen sind keineswegs bewiesen.

Die Entstehungsbedingungen der Tabes dorsalis sind mit Ausnahme der sicheren Grundbedingung, der Syphilis, noch völlig unklar. Der Syphilis im primären und sekundären Stadium ist es nicht anzusehen, ob aus ihr später eine Tabes dorsalis wird.

Zwischen der Infektion und dem ersten Auftreten der tabischen Erscheinungen verstreicht ein Zeitraum von 6 bis 15 Jahren; früherer Ausbruch kommt vor, späterer Ausbruch ist nicht selten. Bis zu fünfzig Jahre können verstreichen, ehe nach der syphilitischen Infektion die Tabes dorsalis auftritt.

Ob die besondere Art der während der Frühsyphilis stattgehabten antisyphilitischen Behandlung für die Entstehung oder Verhinderung der Tabes dorsalis (und der progressiven Paralyse) irgendwie in Betracht kommt, ist nicht erwiesen. Die Meinung, daß eine ungenügende, weil verzettelte oder zu gering dosierte Salvarsanbehandlung die Syphilis auf das Nervensystem lenke, hat für die frühsyphilitischen Stadien und vielleicht auch für das Tertiärstadium eine gewisse Berechtigung. Ob aber auch für die Tabes dorsalis und die progressive Paralyse? Bei manchen der jetzt zur Beobachtung kommenden Fälle von Tabes dorsalis und von progressiver Paralyse habe ich den Eindruck, daß die im Kriege durchgeführte oft recht ungenügende Sal-

varsanbehandlung an der Entstehung .des tabischen Prozesses mit
schuldig ist; beweisen kann ich es nicht. Ein schlüssiger Beweis wäre
nur dann gegeben, wenn genaue statistische Forschungen zeigen würden,
daß von den überhaupt nicht behandelten und von den ausreichend
mit Salvarsan behandelten Syphilitikern weniger an Tabes dorsalis
erkranken würden, als von den ungenügend Behandelten.

Tabes dorsalis hat es schon vor der Quecksilber- und Salvarsanbehandlung der Syphilis gegeben und wir sehen immer wieder überhaupt noch nie antisyphilitisch behandelte Tabiker. Seit Einsetzen der
Salvarsanbehandlung scheint die Tabes dorsalis wenigstens bis jetzt
nicht häufiger geworden zu sein. Für manche Symptome der Tabes
dorsalis wird jetzt behauptet, daß sie seit Einführung der Salvarsantherapie der Syphilis seltener geworden seien, so z. B. für die Opticusatrophie. Ausführungen über die Bedeutung eines Einflusses der Therapie
der frischen Syphilis auf die künftige Ausschaltung oder die spätere
Entwicklung einer Tabes dorsalis scheinen mir nicht unwichtig, weil
doch die Möglichkeit irgendeiner Einwirkung vorliegt und zum mindesten
die Aufmerksamkeit der Syphilistherapeuten auf diesen Punkt gerichtet
sein muß, wenn überhaupt einmal Klarheit in diese Frage kommen soll.
In rein praktischer Hinsicht wird man dem die frische Syphilis behandelnden Arzt die Möglichkeit vor Augen stellen müssen, daß eine ungenügende antisyphilitische Behandlung für die Entstehung späterer
Folgeerscheinungen am Nervensystem und damit auch der Tabes dorsalis vielleicht verhängnisvoller ist als gar keine, und dem frühsyphilitischen Kranken wird man eine warnende Aufforderung zuteil werden
lassen müssen, daß er sich gerade in dieser Frühzeit recht gründlich
und gewissenhaft behandeln läßt, weil vielleicht von der Behandlung
des Frühstadiums das spätere Schicksal des Syphilitikers abhängig ist.

Therapie. Wenn auch die Tabes dorsalis eine chronische, in manchen
Fällen zum Fortschreiten neigende Krankheit ist, so ist doch das therapeutische Vorgehen oft recht erfolgreich.

Gewiß können die antisyphilitischen Heilmethoden in den meisten
Fällen nicht allzuviel mehr erreichen. Auch wäre es ganz unrichtig,
den Kranken so lange fortdauernd antisyphilitisch zu behandeln, bis
der Blutwassermann oder gar die Liquorreaktionen negativ geworden
sind. Schon die Einstellung der Aufmerksamkeit der Kranken auf diesen
Punkt durch den Arzt halte ich für verfehlt, besonders bei Kranken,
die sehr ängstlich sind, ihre Symptome peinlich beachten, über die
nervösen Folgeerscheinungen der Syphilis genau aufgeklärt sind und
allerhand Befürchtungen infolgedessen haben. Wenn aber der Kranke
noch nichts von der Diagnose weiß, stellt man vielleicht überhaupt
zum erstenmal bei dem Kranken die Diagnose, so muß überlegt werden,
ob eine Aufklärung des Kranken erfolgen soll. Im allgemeinen wird
man in der überwiegenden Mehrzahl der Fälle davon Abstand nehmen
müssen, die Krankheitsbezeichnung ohne irgendeine Umschreibung zu
sagen; man wird dem Kranken mitteilen, daß seine Nerven geschädigt
sind, daß das vorliegende Leiden einer gründlichen Behandlung bedürfe,
daß aber die Aussichten für eine wesentliche Besserung, einen Stillstand

oder gar eine Heilung nicht schlecht seien. Man hüte sich vor Äußerungen wie die, daß es sich um eine „schwere Rückenmarkskrankheit",
„Rückenmarksschwindsucht" oder „Rückenmarksdarre" handle. Man
fügt mit solchen Diagnosen in den allermeisten Fällen dem Kranken
ein schweres psychisches Trauma zu, was den ohnehin schon recht
labilen und zu pessimistischen Auffassungen neigenden psychischen
Zustand vieler Tabiker noch weiter verschlimmern muß. So werden
dann die Kranken in der außerordentlich trüben und lebensverneinenden
Auffassung ihrer Lage noch bestärkt, oder sie geraten in eine schwere
hypochondrische Verfassung, in der sie zu nichts anderem mehr Zeit
und für nichts anderes Sinn haben, als für die Beobachtung der Vorgänge und vermeintlichen Veränderungen ihres eigenen Körpers. Der
Laie, der an einer Tabes leidet, weiß kaum, daß eine verhältnismäßig
große Zahl von Tabesfällen einen recht günstigen Verlauf hat, daß viele
Fälle stationär bleiben, und daß bei nicht vollentwickelter Tabes dorsalis
es durchaus nicht immer zu einer Vervollständigung des Krankheitsbildes im Laufe der Erkrankung kommen muß. Man wird bei schonungs-
loser Darlegung zu häufig den seelischen Zustand des Kranken schädigen,
ihn damit seiner Arbeitstätigkeit entfremden und ihm so einen schweren
beruflichen und sozialen Nachteil zufügen, während er sonst noch viele
Jahre vielleicht voll berufstätig hätte sein können. Es gibt zweifellos
wenige organische Nervenkrankheiten der gereiften Lebensjahre, bei
denen solange wie bei der Tabes dorsalis die Berufs- und Erwerbstätig-
keit aufrecht erhalten werden kann. Freilich wird man in der Frage
der Aufklärung über die vorliegende Tabes jeden einzelnen Kranken
nach seiner individuellen psychischen Eigenart, die man zu erfassen
suchen muß, behandeln, den ängstlichen schon an und für sich zur
Hypochondrie neigenden wird man die Lage optimistischer darstellen,
den leichtsinnigen, ihren Zustand allzu günstig ansehenden Kranken
wird man etwas mehr den Ernst der Krankheit betonen müssen, schon
um Exzesse und Überanstrengungen solcher Kranker besser verhüten
zu können.

Von der Behandlung mit antisyphilitischen Mitteln war schon die
Rede. Die Tabes dorsalis ist eine besondere Form der Syphilis, die
ähnlich wie die progressive Paralyse der antisyphilitischen Behandlung
gegenüber, einerlei ob Quecksilber, Salvarsan oder Jod gegeben wird,
im ganzen sich völlig oder nahezu völlig unbeeinflußbar erweist. Kommt
eine cerebrospinale Syphilis differentialdiagnostisch noch in Frage, oder
besteht die Vermutung, daß neben der Tabes dorsalis noch syphilitische
Prozesse anderer Art am Zentralnervensystem (gummöse, meningitische
u. dgl.) vorliegen, so wird eine antisyphilitische Behandlung angezeigt
sein; ein auffallend günstiger Heilerfolg wird die rein syphilitische
und nicht tabische Grundlage mancher Krankheitserscheinung noch
deutlicher machen.

Sehr viel kommt darauf an, wie weit der Tabiker vor Beginn seiner
Tabes und seit dem Bestehen seiner Nervenerkrankung schon antisyphilitisch behandelt worden ist. Bei den Kranken, die schon
sehr häufige und starke Quecksilber- und Salvarsankuren mitgemacht

haben, ohne daß irgendein Erfolg sich gezeigt hat, wird man unbedingt von jeglicher Fortsetzung der antisyphilitischen Behandlung abraten müssen, auch wenn die Wassermannschen Reaktionen im Blut und Liquor noch positiv sind. Kranke, die sehr viel behandelt worden sind und bei denen der Ausfall der Blut- und Liquoruntersuchung jedesmal als Maßstab für den Erfolg oder Nichterfolg einer Kur vom behandelnden Arzt gestempelt worden ist, werden geneigt sein, immer wieder neue Kuren zu verlangen. Sie werden gelegentlich mit neuen Krankheitszeichen vor ihren Arzt treten, die gar nicht tabischer Natur sind, sondern sich auf der Grundlage der mehr oder weniger neurotischen Verfassung der Kranken herausgebildet haben und als funktionellnervöse aufgefaßt werden müssen. In solchen Fällen wird man die Pflicht haben, unbedingt vor neuen antisyphilitischen Kuren zu warnen. Dagegen ist bei ungenügender oder überhaupt fehlender antisyphilitischer Behandlung der früheren Syphilis oder der schon bestehenden Tabes die Einleitung einer antisyphilitischen Behandlung angebracht. Man wird in solchen Fällen mit einer ordentlich durchgeführten Schmierkur beginnen; nach Ablauf derselben wird man eine reine Salvarsankur folgen lassen mit etwa 4 bis 5 g Neosalvarsan als Gesamtdosis bei langsam ansteigenden Dosen von 0,15, 0,3, 0,45 g. Bei kräftigen Menschen kann man zum Schluß als stärkste Einzeldosis ohne Schaden 0,6 g Neosalvarsan geben. Praktischer, vor allem wenn die Behandlung ambulant vorgenommen werden muß, ist eine gemischt-gleichzeitige QuecksilberSalvarsankur. Wir besitzen ja jetzt auch Quecksilberheilmittel (Cyarsal), die in der gleichen Spritze mit dem Neosalvarsan intravenös verabreicht werden können. Im allgemeinen ziehe ich jedoch eine reine Schmierkur als Einleitung einer antisyphilitischen Behandlung vor und gebe dann kombiniert Neosalvarsan intravenös und salicylsaures Quecksilber intramuskulär sechs Wochen lang, die erste und zweite Woche nur je einmal Neosalvarsan mit 0,15 bzw. 0,3, dagegen zweimal salicylsaures Quecksilber je 0,1, in der dritten Woche zweimal Neosalvarsan je 0,3 und zweimal salicylsaures Quecksilber je 0,1, in der vierten und fünften Woche nur je zweimal Neosalvarsan je 0,45, in der sechsten Woche zweimal Neosalvarsan je 0,6; im ganzen etwa 4—5,0 g Neosalvarsan. Wie man die gemischte Neosalvarsan-Quecksilberbehandlung durchführen will, kann in das Belieben des einzelnen Arztes gestellt werden; von Belang ist nur, daß innerhalb einer Zeit von vier bis sechs Wochen eine Salvarsangesamtdosis von 4—6 g erreicht wird. Hat man einen gewissen Erfolg der Kur gesehen, sind insbesondere die störenden subjektiven Erscheinungen gebessert worden, so schlage man dem Kranken vor, nach etwa $^1/_2$ oder $^3/_4$ Jahren die Kur zu wiederholen. Anfängliche Verschlimmerungen des Zustandes während der Behandlung habe ich gelegentlich gesehen; sie scheinen mir eher ein günstiges Zeichen hinsichtlich des Erfolges nach Abschluß der Behandlung. Man lasse sich also durch Verschlimmerung des Befindens im Sinne einer Steigerung der schon vorher vorhandenen nervösen Beschwerden nicht dazu verführen, die Kur vorzeitig abzubrechen. Voraussetzung ist dabei natürlich, daß die intravenösen Salvarsaneinspritzungen als solche gut oder ohne große Störungen vertragen werden. Gelegentlich habe ich auch gesehen, daß gastrische Krisen während der Behandlung sich noch verschlimmerten und erst kurz vor oder mit Abschluß der Behandlung aufhörten. Hat man gar keinen Erfolg der ersten Kur gesehen (was erst nach Abschluß derselben beurteilt werden darf), so wird man sich die Frage ernstlich vorlegen müssen, ob man dem Kranken überhaupt zur Wiederholung der antisyphilitischen Behandlung raten soll; versuchsweise kann man nach Verlauf eines halben Jahres noch eine weitere Kur machen, zeigt auch diese keinerlei Wirkung, so lasse man den Kranken von da an mit antisyphilitischen Kuren in Ruhe.

Von dem Ausfall der vier Reaktionen darf irgendeine therapeutische Zielsetzung nicht abhängig gemacht werden; eine Abschwächung der Reaktionen darf nicht als prognostisch günstig bewertet werden; der einzige Wertmaßstab muß eine Besserung der klinischen Erscheinungen und der subjektiven Beschwerden sein. Dabei muß man sich darüber klar sein, daß eine reflektorische Pupillenstarre einer Besserung kaum mehr zugänglich ist, sie ist wohl als dauerndes Ausfallssymptom aufzufassen, während Reizsymptome, wie die lanzinierenden Schmerzen oder tabische Krisen therapeutisch wohl beeinflußt werden können. Auch eine Besserung der Ataxie ist beobachtet worden.

Statt einer kombinierten Quecksilbersalvarsantherapie habe ich in einigen Fällen von der Kombination des Salvarsans und leistungssteigernder Mittel (Milch, Caseosan, Elektrocollargol) Günstiges gesehen.

Jod wird man ebenfalls anwenden müssen, am besten in Form des Jodnatriums (6,0—10,0 auf 200 dreimal täglich einen Eßlöffel) oder Jodkaliums. Es ist über längere Zeit hinweg zu geben, am besten sechs bis acht Wochen lang, dann kurze Zeit auszusetzen und wieder ebenso lang nehmen zu lassen. Auch manche organische Jodpräparate sind zu empfehlen (Jodipin), im allgemeinen wird man aber doch zu dem bewährten Jodnatrium oder Jodkalium greifen. Ein außerordentlicher Mißstand, de heute in Betracht gezogen werden muß, ist der enorm hohe Preis des Jods (bis jetzt das über 5000fache des Friedenspreises), wie überhaupt der für die antisyphilitische Behandlung nötigen Heilmittel. Wenn Jod längere Zeit gegeben wird, so kann man gelegentlich recht günstige Einwirkungen auf die sensiblen Reizerscheinungen feststellen.

Fälle, die an und für sich die Neigung zeigen, stationär zu bleiben, oder rudimentäre Tabesfälle, wird man am besten nicht antisyphilitisch behandeln. Besonders zu warnen ist vor einer ungenügenden Quecksilber- oder Salvarsanbehandlung. Mit zu kleinen, in ungleichen Zeitabständen gegebenen Salvarsandosen, mit anderen Worten bei verzettelter Darreichung des Salvarsans besteht die Gefahr einer erheblichen Schädigung. Man weiß ja aus den Frühstadien, daß mit Hilfe des Salvarsans eine Provokation vielleicht der Erreger, sicher gewisser Krankheitserscheinungen zu erreichen ist; auch bei der Tabes dorsalis muß man an eine solche Möglichkeit und bei der Art der Tabes damit an eine weitere dauernde Verschlimmerung des Leidens denken.

Wie weit einzelne besondere Krankheitserscheinungen eine Quecksilber- oder Salvarsantherapie verbieten, ist noch auszuführen: für die beginnende Opticusatrophie stehen die Fachärzte ja im allgemeinen auf dem Standpunkt, daß Quecksilberdarreichung vielleicht schädlich, die Salvarsanbehandlung dagegen nicht von ungünstigem Einfluß auf das Fortschreiten der Tabes sei. Seltener wird auch das Umgekehrte angegeben: Unschädlichkeit des Quecksilbers, Schädlichkeit des Salvarsans. Im ganzen werden die Erfolge der Therapie bei der Opticusatrophie überhaupt als äußerst unbefriedigend bezeichnet werden müssen. Man wird aber in den Fällen, in denen das zweite Auge noch nicht befallen ist, aus prophylaktischen Gründen eine ausreichende antisyphilitische Behandlung durchführen müssen.

Sind Herzerscheinungen vorhanden, was ja bei der Tabes dorsalis nicht sehr selten ist, so wird eine antisyphilitische Behandlung durchgeführt werden dürfen, wenn von seiten des Herzens keine Gegenanzeige vorliegt. Bei den syphilitischen Erkrankungen des Herzens wird im allgemeinen eine Salvarsanbehandlung ja am Platze sein.

Kranke, die in ihrem körperlichen Gesamtzustand sehr heruntergekommen sind, werden zunächst einer eingreifenden antisyphilitischen Behandlung nicht unterworfen werden dürfen. Nötig ist vor allem der Versuch einer Hebung des Allgemeinzustandes und dann erst soll, wenn überhaupt eine antisyphilitische Behandlung notwendig ist, diese vollzogen werden.

Nun erfordert die Tabes dorsalis gewiß nicht nur antisyphilitische Heilmaßnahmen, sondern die Mannigfaltigkeit und Ausdehnung der Krankheitserscheinungen verlangt auch eine Behandlung der einzelnen Symptome. Vor allem ist hier über die symptomatische Behandlung der lanzinierenden Schmerzen zu sagen, daß vielleicht kein anderes Symptom so häufig zum Anlaß eines Morphinismus wird, als gerade dieses, sehr häufig nicht ohne Schuld des behandelnden Arztes. Dem Kranken ist damit nicht genützt. Er hat im Gegenteil zu seiner schweren organischen Nervenkrankheit noch eine schwere Sucht, die Morphiumsucht erworben, von der er nicht mehr dauernd geheilt werden kann. Wohl mag der tabische Kranke für einige Zeit vom Morphiummißbrauch loskommen, er wird aber immer wieder süchtig werden. Mir ist bisher kein Fall bekannt, in dem ein morphiumsüchtiger Tabiker dauernd von seiner Sucht befreit geblieben wäre, dagegen recht viele Tabiker, deren Todesursache nicht die Tabes, sondern die Folgen und Auswirkungen des Morphinismus gewesen sind. Der Rat, Morphin unter allen Umständen bei der Therapie der Schmerzen des Tabikers beiseite zu lassen, ist theoretisch leicht gegeben; er versagt praktisch oft, und zwar deshalb, weil der Kranke den Arzt, der ihn von seinen Schmerzen nicht frei machen kann, verläßt und sich einen anderen sucht, der ihn baldigst, und zwar mit Hilfe des Morphins, von seinen Schmerzen befreit. Es bleibt in solchen Fällen gar nichts anderes übrig, als dem Kranken und den Angehörigen die schweren Gefahren des Morphins eindringlich vor Augen zu führen und klarzulegen, daß der Kranke mit Sicherheit, wenn er Morphin erhält, neben der Tabes noch einen Morphinismus bekommen wird, und daß die Sucht nach Morphin ein viel schwereres Leiden werden kann und werden wird, als die Tabes dorsalis. Wenn es dann nicht gelingt, den Kranken vor dem Morphin zu bewahren, so kann der warnende Arzt wenigstens sich sagen, daß er die eine Seite seiner Pflicht erfüllt hat; die andere positivere Seite seines Handelns besteht darin, den Kranken auch ohne Morphin möglichst schmerzfrei zu machen. Hierbei ist recht sparsamer Gebrauch von antineuralgischen Mitteln (Aspirin, Salipyrin, Pyramidon, Melubrin, Novalgin, vor allem das neue Veramon) zu empfehlen. Der Kranke ist zu leicht geneigt, wenn er eine schwache Wirkung sieht, diese dadurch zu steigern, daß er immer mehr und immer größere Dosen des Mittels nimmt. Auch Chloryleneinatmungen mögen versucht werden.

Gegen die Schmerzen wird man ferner die Anwendung physikalischer Methoden (heiße Kompressen, Thermophore, Senfpapierauflagerungen, Röntgenstrahlen usw.) versuchen neben der spezifischen Behandlung, von der ja hier nicht mehr die Rede sein soll. Krisen sind oft auch recht schwer zu beeinflussen; man wird bei Magenkrisen vor allem das Erbrechen zu stillen haben und kann zu diesem Zweck Anaesthetica einnehmen lassen (Chloralhydrat, Chlorylen). Von Opiaten sehe man zunächst ab, weil bei einigen von ihnen doch auch die Gefahr der Sucht besteht. Weniger groß ist die Gefahr des Süchtigwerdens bei der Darreichung der Opiate in Form der Suppositorien. Gelegentlich sind auch warme Umschläge (besonders warme Alkoholumschläge) auf die Magengegend von recht günstiger Wirkung.

Die Meinung, daß das Opium und seine Derivate echte gastrische Krisen hervorrufen könnten, ist vielleicht etwas übertrieben; es wird so sein, daß Schmerzanfälle und Krisen mit Hilfe der Opiate anfänglich gemildert oder unterdrückt werden, später wieder zum Vorschein kommen und dann häufig den Eindruck machen, als seien sie intensiver und häufiger geworden. In derartigen Fällen tritt eben zu den eigentlichen tabischen Erscheinungen noch die Gewöhnung an das Mittel mit allen ihren nervösen Folgeerscheinungen hinzu und dadurch wird der ganze Zustand verschlimmert. Von der Darreichung von Atropin habe ich bei den Magenkrisen keine wesentliche Besserung gesehen. Eher sind noch protrahierte warme Bäder zu empfehlen. Die Rückenmarksanästhesie mit Novocain-Suprarenin hilft nur für einige Stunden und ist eine zu eingreifende Maßnahme, als daß sie in Anbetracht der zeitlich doch sehr beschränkten Wirkung empfohlen werden könnte.

Die Foerstersche Operation der Durchschneidung der hinteren Rückenmarkswurzeln ist nur als allerletzte Maßnahme anzuraten; sie kommt höchstens in solchen Fällen in Betracht, in denen durch das dauernde Erbrechen und durch heftigste Magenschmerzen eine schwere körperliche Einbuße infolge der erheblichen Ernährungsschwierigkeiten und der dauernden Schlaflosigkeit besteht. Bei der Foersterschen Operation findet eine Durchschneidung der siebenten bis zehnten hinteren Dorsalwurzel nahe dem Rückenmark statt, sie ist eine außerordentlich eingreifende und nicht ungefährliche Operation; außerdem kann ein Erfolg auch nach gelungener Operation ausbleiben. Die Behandlung anderer Formen von Krisen muß sich der Erscheinungsweise anpassen.

Blasenstörungen in Form der Inkontinenz wird man durch eine Regelung der Flüssigkeitszufuhr, durch tonussteigernde Mittel (Faradisierung, Strychnin u. dgl.) zu behandeln versuchen. Wird der Füllungszustand der Blase vom Kranken nicht mehr wahrgenommen und kommt es zu Überfüllung der Blase und zum unfreiwilligen Harnabgang, so ist die Gefahr der Cystitis groß. Man wird in solchen Fällen prophylaktisch Urotropin (Hexamethylentetramin) dreimal täglich 0,5 g oder mehr geben.

Zur Regulierung der Blasentätigkeit, insbesondere bei Harnverhaltung, empfiehlt es sich, auch vor Anwendung des Katheters, den man sich als allerletztes Mittel aufsparen muß, einen Versuch mit intravenöser Injektion von 10 ccm einer 40%igen Urotropinlösung zu machen; gelegentlich sieht man dann die Blasentätigkeit wieder in Gang kommen.

Bei bettlägerigen Kranken ist sehr darauf zu achten, daß ein Decubitus verhütet wird. Sorgsamste Hautpflege ist notwendig, ferner auch öfterer Wechsel der Lage des Kranken im Bett, um den dauernden Druck auf ein und dieselbe Stelle auszuschalten. Falten im Bettlaken sind auszugleichen, am besten legt man den Kranken auf einen Luftkranz oder ein Wasserkissen. Waschungen mit Vinum camphoratum oder Franzbranntwein und Einfettung der Haut mit Vaseline dienen ebenfalls zur Vermeidung des Decubitus, der besonders gerne am Kreuzbein entsteht.

Die Ataxie erfordert ebenfalls eine symptomatische Behandlung, und zwar in Form der Übungstherapie, bei der jedoch jede Übermüdung vermieden werden muß; wie man überhaupt die Kranken vor zu großen körperlichen Anstrengungen zu bewahren hat. Das Prinzip der Übungsbehandlung ist ja die Übung der noch erhaltenen Nervenbahnen unter Zuhilfenahme des Gesichtssinns. Sie wird bei energieschwachen Kranken im eigenen Heim oft nicht durchführbar sein. Man wird dann den Aufenthalt in einem entsprechenden Kurort oder einer Heilanstalt empfehlen; immerhin scheitert heute die Durchführung solcher Methoden an der Kostspieligkeit des Aufenthaltes an den für die Übungsbehandlung besonders eingerichteten Heilstätten und Kurorten. In gewissen Fällen wird man von der Übungstherapie noch recht Gutes sehen, auch dann, wenn man sie zu Hause vornehmen läßt. Am aussichtsreichsten ist sie bei nicht sehr progredienten Fällen, wenn die Behandlung noch im Frühstadium einsetzt. Bei vorgeschrittener Ataxie, vor allem, wenn schon ein allgemeiner körperlicher Kräftenachlaß sich geltend macht, wird man nichts mehr erreichen. Man kontrolliere bei den Übungen die Herztätigkeit und lasse bei sehr beschleunigter Herztätigkeit eine Pause eintreten. Überhaupt soll die Übungsbehandlung nur unter sorgfältigster Kontrolle durch den Arzt durchgeführt werden. Schließlich lassen sich mit Hilfe orthopädischer Bandagen ganz erhebliche Besserungen des ataktischen Ganges erreichen. Besonders empfehlenswert ist nach meiner Erfahrung die Tonusbandage nach von Baeyer. Bei stärkster Hypotonie kommt als orthopädische Maßnahme das feste Rumpfkorsett und bei Überstreckung der Kniee Schienenhülsenapparate in Betracht.

Selbstverständlich wird man den allgemeinen Zustand des Kranken sehr im Auge behalten müssen; dauernde Gewichtskontrolle wird nötig sein. Man wird für reichliche und gute Ernährung Sorge tragen müssen. Überanstrengungen und überhaupt eine Lebensweise, die zu Unregelmäßigkeiten jeder Art führt, sind zu vermeiden. Man denke daran, daß die Krankheit als solche wohl nicht heilbar ist, daß aber durch Heilmaßnahmen, die dem individuellen Schicksal des Kranken angepaßt sind, durch körperliche und psychische, symptomatische und spezifische Behandlung recht viel genützt werden kann.

5. Syphilitische Erkrankungen der peripheren Nerven.

Die primäre syphilitische Erkrankung der peripheren Nerven gehört zu den größten Seltenheiten. Es kommt wohl vor, daß noch ganz in der Nähe des Rückenmarks die hinteren und vorderen Wurzeln erkranken. Dann treffen wir meist in regelloser Verteilung Anschwellungen und Auftreibungen der extramedullären Wurzeln an; gewöhnlich sind dabei aber auch die Rückenmarkshäute an dem gummösen Prozeß beteiligt. Außer dieser nicht isolierten syphilitischen Wurzelneuritis gibt es gummöse Perineuritiden an den peripheren Nerven, sie sind aber ungemein selten. Die Neuralgien, die während der Frühstadien der Syphilis gelegentlich bei Ausbruch der Sekundärerscheinungen sich einstellen, sind nicht ganz sicher auf eine periphere Nervenschädigung zu beziehen; sie könnten auch durch zentrale Reizerscheinungen bedingt sein, selbst wenn ihr klinisches Aussehen völlig dasjenige einer peripheren Läsion ist. Dies gilt für die Trigeminusneuralgien, die Intercostalneuralgien, die Neuralgien im Bereich der Plexus brachialis und cervicalis. Die Häufigkeit der Erkrankungen von Gehirnnerven in der Frühzeit der Syphilis, besonders unter dem Einfluß ungenügender Salvarsanbehandlung, haben wir schon erwähnt. Die hierbei zugrunde liegenden Veränderungen einer Neuritis oder Perineuritis zuzuschreiben, dürfte nicht ganz richtig sein; denn die Störungen der Hirnnerven sind fast immer durch syphilitische Veränderungen der Meningen, gelegentlich auch durch syphilitische Erkrankungen der knöchernen Schädelbasis entstanden. Es handelt sich also mit Sicherheit nicht um eine primäre Neuritis. Wir wissen, daß es zu einer sekundären Erkrankung der peripheren Nerven durch gummöse Knochenveränderungen, durch syphilitische Lymphdrüsenerkrankungen usw. kommen kann. Dabei wird dann der benachbarte Nerv gedrückt, ohne daß ein Einwuchern des syphilitischen Prozesses in den Nerven stattzufinden braucht.

Die selbständige primäre syphilitische Neuritis und Polyneuritis ist ein recht seltener Befund. Im allgemeinen wird man bei dem Auftreten intensiver Neuralgien mit anschließender atrophischer Lähmung besonders, wenn noch Hirnnervenlähmungen oder sichere Erscheinungen von seiten des spinalen und cerebralen Nervensystems hinzutreten, eine cerebrospinale Syphilis annehmen müssen und dabei in Betracht ziehen dürfen, daß eine syphilitische Wurzelerkrankung nicht selten mit einer syphilitischen gummösen Meningitis kombiniert vorkommt.

Die Ergebnisse der Lumbalpunktion werden in solchen Fällen die meningitische Komponente noch deutlicher hervortreten lassen.

6. Erkrankungen des Nervensystems bei kongenitaler Syphilis.

Bei der kongenitalen Syphilis ist eine Affektion des Zentralnervensystems bedeutend häufiger als bei der erworbenen. Je nach den einzelnen Statistiken finden sich in $13-40\%$ aller Fälle von kongenitaler Syphilis schwerere nervöse Störungen. Außerdem sind die klinischen Erscheinungen in vieler Beziehung anders als bei der erworbenen Syphilis; so sind z. B. die gummösmeningitischen Prozesse wie auch das isolierte Gumma bei kongenitaler Syphilis viel seltener als bei erworbener.

Das von der Spirochäteninfektion betroffene nervöse Gewebe ist noch unentwickelt oder noch nicht völlig gereift; deshalb kommt es sehr gern bei dem von der Krankheit befallenen Kind oder Foetus zu einer schweren sekundären Entwicklungshemmung, die eine genaue pathologisch-anatomische Trennung der syphilitischen von der sekundären Schädigung oft recht erschwert. Je früher in der Entwicklung des Zentralnervensystems die Spirochätenaussaat und -Wucherung stattfindet, desto schwerer muß die Entwicklungshemmung sein. Endlich ist zu betonen, daß manche schweren psychischen und körperlich-nervösen Störungen im Kindesalter höchstwahrscheinlich nicht durch die unmittelbare Übertragung der Spirochäten, sondern infolge einer vielleicht toxisch bedingten elterlichen Keimschädigung zustande gekommen sind. Derartige Zustände müssen selbstverständlich eine große Ähnlichkeit mit Defekten haben, die die Nachkommen ebenfalls infolge elterlicher Keimschädigung, aber aus anderen Ursachen, etwa z. B. infolge chronischen Alkoholmißbrauchs, aufweisen.

Es muß nicht sein, daß die Auswirkung der kongenitalen Syphilis schon gleich bei der Geburt oder im frühen Kindesalter sich geltend macht. Nach einer anscheinend völlig gesunden frühen und späteren Kindheit können nervöse Erscheinungen, die doch auf die von den Eltern übertragene Syphilis zu beziehen sind, sich geltend machen. Man spricht dann von „tardiver Erbsyphilis" (sog. Syphilis hereditaria tarda); bei ihr finden sich ebenfalls nicht selten nervöse Krankheitserscheinungen. Oft sind freilich gleich nach der Geburt aufgetretene oder bei der Geburt vorhandene Erscheinungen syphilitischer Art nicht bemerkt worden oder es konnten in der fötalen Zeit vorhandene und abgeheilte Erscheinungen überhaupt nicht beobachtet werden. Wenn also in solchen Fällen der syphilitische Prozeß am Nervensystem erst im späteren Kindesalter, im Pubertätsalter oder noch später sich zeigt, so wird dies kaum die erste Manifestation der kongenitalen Syphilis sein. Findet man doch in solchen Fällen viele der für kongenitale Syphilis pathognomonischen Zeichen Jeder Fall, in dem eine auf kongenitaler Syphilis beruhende Nervensyphilis vermutet wird, ist, einerlei ob es sich um ältere Kinder oder Jugendliche handelt, oder gar erst in späteren Lebensaltern Erkrankte, auf die Zeichen der Erbsyphilis genau zu untersuchen. Um so eher muß dies geschehen, als die Diagnose mit Hilfe der Wassermannschen Reaktionen im Blut und Liquor häufig versagt; bei den nervösen Folgezuständen der kongenitalen Syphilis finden sich auffallend häufig negative Wassermannsche Reaktionen.

Schließlich muß noch darauf hingewiesen werden, daß es auch kindliche Fälle von Syphilis des Zentralnervensystems gibt, die nicht kongenital entstanden sind, sondern durch eine erworbene Infektion des kindlichen Individuums (durch Ammen, infolge gemeinsamen Nachtlagers mit florid Syphilitischen usw.). So sind einige Fälle von sog. virgineller Tabes bekannt, die auf extragenitale Infektion im kindlichen Alter zurückzuführen waren.

Im folgenden sollen diejenigen Krankheitsbilder der kongenitalen Syphilis genannt werden, die in dieser Form bei der erworbenen Syphilis nicht vorkommen, außerdem gehören auch die Besonderheiten angeführt, die sich an denjenigen Krankheitsformen der kongenitalen Syphilis feststellen lassen, die auch bei der erworbenen Syphilis vorkommen.

Die vasculären Formen verbinden sich nahezu immer bei der kindlichen kongenitalen Syphilis mit Gummen bzw. mit gummöser Leptomeningitis oder Pachymeningitis haemorrhagica interna (diese seltener). Infolge der syphilitischen Gefäßerkrankung kommt es gern zur Thrombose, bei der allmählich ohne schweren Insult cerebrale Ausfallserscheinungen in Form von Mono- oder Hemiplegien auftreten. Je nach dem verstopften Gefäßbezirk zeigen sich auch andere Symptome (pontine, pseudobulbär-paralytische). Stauungspapille fehlt. Die Hirnthrombose ist im späteren kindlichen Lebensalter (nach dem zehnten Lebensjahr) selten.

Über das **Hirngumma** und über die gummöse Konvexitäts- und basale Meningitis ist nichts anderes zu sagen, als was früher schon bei der erworbenen Syphilis ausgeführt wurde. Das kindliche Hirngumma ist gewöhnlich solitär, es sitzt gern in der Großhirnrinde, im Hirnschenkelgebiet und in der Brücke.

Eine wichtige Erkrankung des kindlichen Alters, die auf kongenitaler Syphilis beruht, ist der **Hydrocephalus internus acutus, subacutus und chronicus.** Mindestens 10% aller Fälle von Hydrocephalus beruhen auf kongenitaler Syphilis. Die Krankheit ist charakterisiert durch Schädelvergrößerung, Verzögerung des Schlusses der Fontanellen, durch Hirndrucksymptome, die gelegentlich die Differentialdiagnose gegenüber Hirngeschwulst schwierig machen können. Als Reizsymptome kommen besonders bei den mehr akuten Formen Fieberdelirien, schwere Bewußtseinstrübung, eigenartige Hyperkinesen in Form des Strampelns und Zappelns und heftige allgemeine epileptische Anfälle vor. Die Lumbalpunktion ergibt deutlichen Überdruck und eine Liquorflut.

Mehrfache Punktionen wirken oft therapeutisch recht günstig (neben der spezifischen Therapie).

Die Prognose des syphilitischen Hydrocephalus internus ist aber doch im allgemeinen recht ungünstig, auch wenn eine antisyphilitische Behandlung einsetzt. Vor allem besteht die Gefahr, daß wenn auch die akuten Symptome abklingen, schwerere chronische Dauerschädigungen in Form von Lähmungen, Intelligenzdefekten oder Reizerscheinungen in Form von epileptischen Anfällen übrig bleiben.

Hier ist auch die kongenital-syphilitische Epilepsie zu erwähnen; bei etwa 5% aller epileptischen Kinder ist die Syphilis für die Epilepsie verantwortlich zu machen.

Ob die **chronische fibröse Meningoencephalitis** einen fibrösen Endzustand früherer akuter, subakuter oder chronischer, äußerer und innerer Hydrocephalien darstellt, wissen wir nicht; es könnte aber sehr wohl sich ein fötaler oder sehr frühinfantiler Hydrocephalus resorbiert und als Endstadium die chronische fibröse Meningoencephalitis zurückgelassen haben. Jedenfalls tritt diese Form schon früh, und zwar meist schon im Fötalleben auf. Das Hauptsymptom dieser Erkrankung ist ein angeborener sehr schwerer, progressiver Intelligenzdefekt (Imbecillität, Idiotie). Gelegentlich zeigen sich dysarthrische Sprachstörungen in Form von Stammeln, Stottern, seltener spastische Lähmungen (mitunter als Diplegie unter dem Bilde der Littleschen Krankheit). Häufig sind epileptische Anfälle; die Prognose ist schlechter als bei der gummösen Form der Meningoencephalitis.

Wichtig ist eine abortive Form der kongenitalen Syphilis des Nervensystems, bei der von Kindheit an nur ein einziges oder einige wenige Symptome unverändert und isoliert nachweisbar sind, z. B. eine isolierte reflektorische Pupillenstarre, ein isoliertes Fehlen der Kniescheibenreflexe oder anderer Reflexe, eine Ptosis oder sonst eine Augenmuskellähmung. Bemerkenswert ist aber, daß ganz ähnlich wie bei der erworbenen Syphilis ein solches isoliertes Symptom nur einen warnenden Vorläufer einer erst nach Jahren einsetzenden schweren Hirnerkrankung darstellen kann, es ist also bei der Bewertung solcher isolierter Symptome große Vorsicht am Platz.

Die auf kongenitaler Syphilis beruhende infantile und juvenile Tabes dorsalis zeichnet sich gegenüber der der Erwachsenen durch das häufigere und sehr frühzeitige Auftreten der Opticusatrophie und durch das Zurücktreten einer ausgesprochenen lokomotorischen Ataxie aus. Die beiden Geschlechter erkranken in ungefähr gleicher Zahl, im Gegensatz zu der Tabes bei erworbener Syphilis, zu der das männliche Geschlecht einen größeren Prozentsatz stellt.

Die **infantile und juvenile progressive Paralyse** zeigt abgesehen von den auch für die Erwachsenen charakteristischen neurologischen und psychischen Symptomen nicht allzu selten noch eigenartige stereotype Bewegungen der Mundmuskulatur (Saugen, Kauen, Schmatzen), stereotypes Schreien, stereotypes Wiederholen einzelner Silben (Logoklonie). Dazu kommt nicht selten ein Zurückbleiben des Wachstums und der sonstigen körperlichen Entwicklung. Gegenüber dem angeborenen

Schwachsinn, der ja auch auf kongenitaler Syphilis beruhen kann, ist differentialdiagnostisch wichtig, daß im Falle der progressiven Paralyse das von dieser Krankheit betroffene Kind sich zunächst vor Ausbruch der Erkrankung ganz gut geistig entwickelt hat und erst mit dem Beginn derselben intellektuell und überhaupt psychisch progressiv abnimmt. Bei den angeborenen oder sehr früherworbenen Schwachsinnsformen (Imbecillität, Idiotie) ist dagegen der Defekt dauernd vorhanden und läßt kaum Schwankungen erkennen.

Die durch eine Schädigung des elterlichen Keimplasmas und nicht durch die unmittelbare Übertragung des Erregers bedingten Krankheitserscheinungen sind mannigfaltiger Art. Wir können ihre Ursache oft nur daraus erkennen, daß wir die elterliche Syphilis feststellen. Man wird vielleicht nicht fehlgehen, wenn man manche degenerativen psychischen Abartungen (Psychopathien) hierher rechnet; auch neurasthenische Zustände, habitueller Kopfschmerz, Formen von Migräne gehören hierher, vielleicht auch gewisse intellektuelle Defektzustände (Debilität, Imbecillität, Idiotie). Überhaupt wird man bei allen kindlichen Krankheitserscheinungen dieser Art sich die Frage vorlegen müssen, ob Syphilis der Eltern in Frage kommen kann und ob die vorhandenen Krankheitserscheinungen unmittelbar auf die elterliche Syphilis zu beziehen oder durch die Keimschädigung des syphilitisch-geschwächten elterlichen Organismus entstanden sind.

Ein negativer Ausfall der Wassermannschen Reaktionen im Blut und Liquor des Kindes beweist nicht, daß seine nervösen Krankheitserscheinungen nicht doch auf die Übertragung der Spirochaete pallida zurückzuführen sind. Sehr häufig wird man daher die Frage, ob eine mittelbare oder unmittelbare Auswirkung der elterlichen Syphilis auf das Kind vorgelegen hat, nicht entscheiden können und man wird zunächst in den meisten dieser Fälle, wenn die elterliche Syphilis einwandfrei feststeht, auch bei dem Kinde antisyphilitische Kuren vornehmen müssen. Meistens werden aber keine Erfolge der spezifischen Behandlung zu sehen sein, selbst in den Fällen, wo eine unmittelbare Syphilisübertragung stattgefunden hat. Es hängt dies eben mit der schon oben erwähnten Eigenart des kindlichen Nervensystems zusammen, bei dem selbst die ausgeheilte Syphilis schwerere, dauernde und durch eine spezifische Therapie nicht mehr beeinflußbare Resterscheinungen gezeitigt hat. Je früher man in solchen Fällen den Ursprung der nervösen Krankheitserscheinungen des Kindes erkannt hat und je früher man dann die zweckentsprechende Behandlung einleitet, desto günstiger wird auch die Prognose hinsichtlich der dauernden Ausfallserscheinungen, obwohl hier häufiger als bei der frühbehandelten erworbenen Syphilis Versager der Therapie zu beobachten sind.

Die Ausführung der spezifischen Behandlung hat nach den für die kindliche Syphilis überhaupt geltenden Regeln zu erfolgen.

Kongenitale Syphilis.

Von

H. Davidsohn-Berlin.

Mit 5 Abbildungen.

Die kongenitale Syphilis zeigt gegenüber der Syphilis des Erwachsenen in Symptomatologie, Prognose und Therapie wesentliche Unterschiede. Diese Unterschiede sind in der verschiedenen Genese beider Krankheiten begründet, sowie in der verschiedenen Beschaffenheit der von der Infektion betroffenen Organismen. Bei der kongenitalen Syphilis ist die erste Ansiedlungsstätte der Spirochäten das Blut bzw. das Gefäßsystem. Sie ist eine Spirochätensepsis. Bei der Syphilis des Erwachsenen bildet sich an der Eintrittspforte der Infektion der Primäraffekt, mit dem der Kampf des Körpers gegen die eingedrungenen Erreger beginnt. Der der kongenitalen Infektion ausgesetzte Organismus ist ein funktionell noch unvollkommener; insbesondere ist die Abwehr gegenüber Infektionen und die Toleranz gegenüber der Nahrung noch unentwickelt. Der syphilitisch infizierte Erwachsene hingegen verfügt meist über einen funktionell aufs beste ausgerüsteten Organismus. Die kongenitale Syphilis ist aber nur in ihrem ersten Stadium diese eigenartige und oft lebensgefährliche Erkrankung; in ihrem späteren Stadium nähert sie sich ungeachtet zahlreicher Besonderheiten der Syphilis der Erwachsenen.

Infolge der eigentümlichen Art der ersten Spirochätenansiedlung sind bei der kongenitalen Syphilis die Grenzen zwischen primärem, sekundärem und tertiärem Stadium verwischt. Nicht wenige Fälle beginnen z. B. mit Erkrankung der Eingeweideorgane. Für die Gruppierung der kongenital-syphilitischen Erscheinungen empfiehlt sich daher eine andere, der Entwicklung dieser Krankheit angepaßte Einteilung, nämlich in Frühsyphilis, Rezidivsyphilis und Spätsyphilis. Ungeachtet der großen Vielgestaltigkeit in den Symptomen und in ihrer Mischung gehört jedem dieser Stadien ein charakteristisches Bild sowie eine andersartige Prognose und Therapie an.

Frühsyphilis.

Unter den Manifestationen der Frühsyphilis, d. h. des ersten Ausbruchs der kongenitalen Syphilis beim jungen Säugling heben sich

zwei verschiedene Symptomenkreise ab, fötal-syphilitische Erscheinungen und die postnatale Eruption des zunächst latent
syphilitischen Neugeborenen.

I. Fetal-syphilitische Erscheinungen.

A. Symptomatologie.

Die fetal-syphilitischen Veränderungen des Lebendgeborenen stellen
eine abgeschwächte Form der zumeist tödlichen fetalen Lues dar; sie
können bei vorzeitig und bei reif geborenen, schon bei der Geburt oder
kurz nachher in Erscheinung treten. Die klinischen Äußerungen sind
teils uncharakteristische Allgemeinerscheinungen, teils charakteristische Organveränderungen; sie können sowohl einzeln
wie in buntem Gemisch vorhanden sein.

1. **Die uncharakteristischen Allgemeinerscheinungen.** Die Erscheinungen sind im allgemeinen bei Frühgeburten stärker ausgesprochen, als
bei Reifgeborenen. Häufig findet sich eine ausgesprochene Atrophie,
da der Körperaufbau unter der Wirkung der fetalen Erkrankung tief-
greifend geschädigt wird. Die Atrophie verstärkt sich mit jedem Lebenstage und kann in schwere Kachexie übergehen. Als weitere Folge
der Körperschädigung besteht oft eine mehr oder minder große Rück-
ständigkeit im Gewicht und Länge und vor allem Verlust der
normalen Toleranz gegenüber der Nahrung sowie der natürlichen Resistenz gegenüber den banalen Infektionserregern. Die
häufigsten Todesursachen dieser nur selten lebensfähigen Kinder sind
daher Kachexie, sekundäre Ernährungsstörungen oder sekundäre Infektion.

2. **Die spezifischen Organveränderungen.** Zu den fetal-syphilitischen
Organveränderungen gehören: Erkrankung der inneren Organe,
Knochenveränderung sowie zuweilen Erkrankung der Haut.
Die **inneren Organe** pflegen am frühesten, die Haut, wenn sie überhaupt beteiligt ist, am spätesten zu erkranken. Von den Veränderungen
der inneren Organe sind die der Milz und Leber, da sie meist leicht
nachweisbar sind, die wichtigsten. Die Milz erscheint gewöhnlich in
der Form des derben Milztumors; die Leber ist groß, zuweilen weich,
zuweilen mehr oder weniger hart.

Den beschriebenen klinischen Veränderungen liegen pathologisch-anatomisch
diffuse infiltrative und indurative Prozesse zugrunde, seltener umschriebene Zell-
anhäufungen bis zu makroskopisch sichtbarer Größe (miliare Syphilome). Die
in den späteren Stadien der kongenitalen Syphilis sowie bei der erworbenen Syphilis
so oft gesehenen gummösen Veränderungen sind bei der fötalen Lues kaum zu
beobachten.

Gegenüber der Erkrankung von Milz und Leber treten die der übrigen
Organe in den Hintergrund, da sie teils nur anatomisches Interesse
besitzen, wie die Veränderungen an Niere, Pankreas und Thymus,
teils wie die Lungensyphilis fast nie bei Lebendgeborenen beobachtet
werden.

Die **Knochenveränderung** ist als Wegnersche Osteochondritis bekannt. Sie hat eine hohe praktische Bedeutung, da sie bei syphilitischen Feten und Neugeborenen fast ausnahmslos vorkommt, bei typischer Ausbildung pathognomonische Bedeutung besitzt und durch die Röntgenuntersuchung schnell und bequem nachgewiesen werden kann. Sie findet sich an den Ossificationskernen der langen Röhrenknochen, in erster Linie an Femur und Tibia, dann aber auch an den kurzen Röhrenknochen, an Darmbein, Schulterblatt, Rippen und den Wirbeln, kurzum sie ist eine Systemerkrankung der Knochen mit endochondralem Wachstum.

Die Osteochondritis ist der Ausdruck einer Störung der endochondralen Ossification, nämlich der verzögerten Resorption des verkalkten Knorpels und der fehlenden Umwandlung des Knorpels in Knochen. Der Prozeß kann anatomisch-histologisch in drei Stadien eingeteilt werden: 1. Verbreiterung der in der Norm linienförmigen provisorischen Verkalkungszone mit unregelmäßiger Begrenzung gegen die Wucherungsschicht des Epiphysenknorpels. 2. Weitere Verbreiterung der Verkalkungszone, die jetzt auf dem Durchschnitt als gelblich-weißer, sehr breiter, oft grobkrümliger, namentlich zur Epiphyse hin zackiger Streifen erscheint.

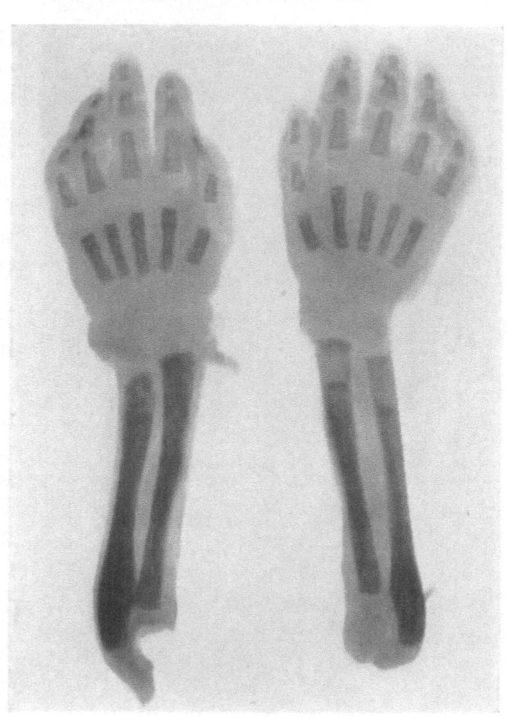

Abb. 1. Osteochondritis syphilitica. Multiple streifenförmige Aufhellungen der langen und kurzen Röhrenknochen. (Sammlung L. Pick.)

Fast völliges Aufhören der normalen Ausbildung von Knochenteilchen zur Diaphyse hin, so daß die Zone der neu entstehenden „Knochen“-bälkchen fast nur aus zu Kalkgittern vereinigten Bälkchen verkalkter Knorpelsubstanz besteht. Schließlich streifenförmiges Einschieben von Granulationsgewebe mit Neigung zu Nekrose und Verfettung an der epi- sowie diaphysären Begrenzung der Kalkgitterzone, oft gleichzeitig in zwei Etagen, zwischen denen Kalkgitter stehen bleiben. 3. Partielle oder vollständige Kontinuitätstrennung des Knochens (Epiphysenlösung) durch fortschreitende regressive Veränderung in der Granulationszone (Pick).

Im Röntgenbilde erscheint das 1. und zunächst auch das 2. Stadium der Osteochondritis als breiter, intensiver — besonders epiphysenwärts — zackiger Schatten entsprechend der provisorischen Verkalkungszone plus Kalkgitterzone. Das ausgebildete 2. Stadium bzw. der Übergang in das 3. ist charakterisiert durch streifenförmige Aufhellungen in der Zone des dichten Schattens, entsprechend dem sich zu seiten des Kalkgitters einschiebenden Granulationsgewebe. Je nach Anlage des Granulationsgewebes erscheint der Aufhellungsstreifen in der Einzahl oder als mehrfach geschichteter (vgl. Abb. 1 und 2). Im 3. Stadium fällt die Dislokation der Bruchstücke natürlich zuerst ins Auge.

Die **Haut** ist bei der fetalen Syphilis nur selten beteiligt; ihre Erkrankungsform ist zumeist der Pemphigus. Der Pemphigus ist gewöhnlich bei der Geburt voll ausgebildet. Seine einzelnen Efflorescenzen sind zunächst rötliche, scheibenförmige Flecke. Bald schießen aus ihnen anfangs serös, später eitrig gefüllte Blasen von Stecknadelkopf- bis Kirschgröße auf; die Blasen können zusammenfließen, platzen und geschwürig zerfallen. Neben älteren, veränderten Efflorescenzen können sich kleinere, frische, noch unversehrte finden. Der Ausschlag befällt den ganzen Körper, vorzugsweise aber Handteller

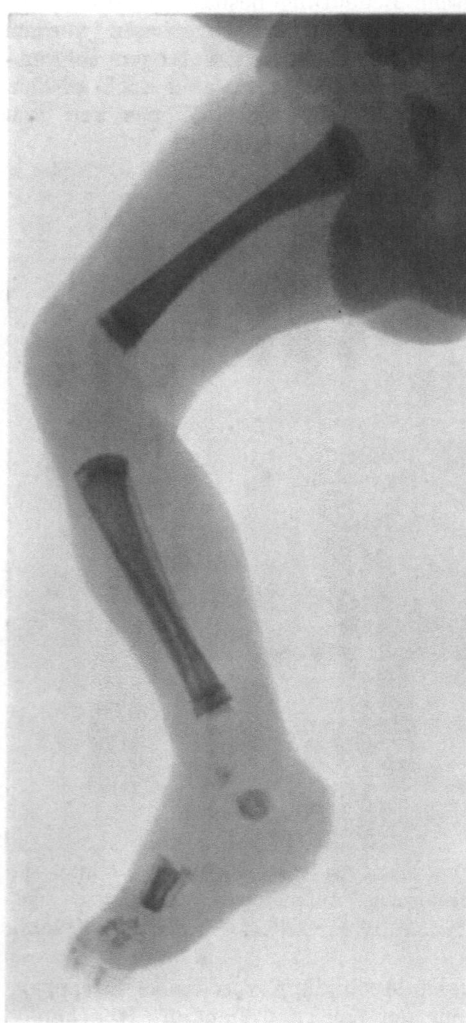

Abb. 2. Osteochondritis syphilitica. Multiple streifenförmige Aufhellungen der langen und kurzen Röhrenknochen. (Sammlung L. Pick.)

und Fußsohlen. Hier zeigt er die am meisten charakteristischen Formen.

B. Diagnose und Differentialdiagnose.

Unternormale körperliche Entwicklung, Resistenzlosigkeit und verminderte Nahrungstoleranz in den ersten Lebenswochen findet sich bei der fetal entstandenen Lues. Sicheren Anhalt für die Diagnose bieten lediglich die beschriebenen spezifischen Veränderungen. Dem harten Milz- und Lebertumor kommt eine fast pathognomonische Bedeutung zu (vgl. später). Der luetische Blasenausschlag ist von dem ihm mitunter ähnlichen Pemphigus neonatorum zu unterscheiden. Der Pemphigus syphiliticus erscheint, wenn er nicht angeboren ist, innerhalb der ersten drei Lebenstage, findet sich vorzugsweise an Handtellern und Fußsohlen und heilt nur sehr langsam mit Bildung dicker Borken und unter Hinterlassung pigmentierter Flecke. Der Pemphigus neonatorum hingegen zeigt sich fast immer erst nach dem dritten Lebenstage und bevorzugt, besonders im Beginn, die der stärksten Maceration ausgesetzten Stellen, z. B. die Leistenbeugen. Sein Verlauf ist, obwohl nicht selten mehrere Schübe aufeinander folgen, gutartig; er heilt ohne ausgesprochene Borkenbildung und ohne Pigmentationen. In diagnostisch unklaren Fällen ist die radiographische Untersuchung der Knochen (besonders von Femur und Tibia) heranzuziehen; sie fällt beim Vorhandensein anderer fetal-syphilitischer Manifestationen meist positiv aus. Schließlich kann die Seroreaktion die Lage klären.

II. Die postnatale Eruption.

Praktisch ungleich wichtiger als die eben beschriebenen Fälle sind diejenigen, die reif und scheinbar gesund geboren werden und erst nach einem kürzeren oder längeren Intervall guter Entwicklung syphilitische Erscheinungen bekommen. Die Zeit der Latenz schwankt. Meist findet der Ausbruch gegen Ende des ersten Monats oder im zweiten statt, selten im dritten Monat oder noch später.

Was die Art der Syphilisübertragung betrifft, so wird gegenwärtig die germinative ebenso wie die paterne abgelehnt und nur eine materne angenommen. Nach einer, neuerdings wieder von Rietschel vertretenen Hypothese findet der Übertritt der Spirochäten in die kindliche Blutbahn bei oder kurz vor der Geburt statt. Durch diese Annahme werden alle sich bis zur 7. Lebenswoche manifestierenden Fälle verständlich. Für die Fälle mit späterem Eruptionstermin bedarf es aber einer Hilfshypothese, wie etwa der Annahme einer Eruptionsverspätung durch von der Mutter übertragene Immunität.

A. Symptomatologie.

Das Symptomenbild des Eruptionsstadiums setzt sich ebenfalls aus uncharakteristischen Allgemeinveränderungen und spezifischen Organerkrankungen zusammen. Einen typischen Beginn des Eruptionsstadiums gibt es nicht. Bald eröffnen Haut-, bald Schleimhauterscheinungen die Szene, in anderen Fällen sind es eine Parrotsche Lähmung, Milz- und Leberschwellung oder uncharakteristische Allgemeinerscheinungen. Die häufigsten Frühsymptome sind: Rhinitis, diffuse Hautinfiltrationen, Exantheme besonders an Fußsohlen und Handtellern, Milz- und Lebervergrößerung, große Cubitaldrüsen, Osteochondritis mit oder ohne Lähmung. Ein seltenes, aber praktisch bedeutsames Frühsymptom ist das syphilitische Nabelgeschwür (Hutinel, L. F. Meyer, vgl. später).

Ebenso vielgestaltig wie der Beginn ist auch der Verlauf des Eruptionsstadiums. In einem Teil der Fälle überwiegen die Veränderungen des Hautorgans, parietale Form, in einem andern Teil die der inneren Organe, viscerale Form. In diesem Falle bestehen häufig starke Allgemeinveränderungen. Hemmung der körperlichen Entwicklung ohne Organsymptome, aber mit positiver Seroreaktion kann als dystrophische Form bezeichnet werden. Am häufigsten findet sich eine Mischung von Haut- und Schleimhautveränderungen mit solchen der inneren Organe und des Allgemeinzustandes. Die septische Form ist durch plötzlichen Beginn, starkes Hervortreten der parietalen und visceralen Symptome, hohes Fieber, schwere Magendarmerscheinungen und schnellen Verfall gekennzeichnet. Als latente Erkrankung können schließlich die — allerdings nicht sehr häufigen Fälle — bezeichnet werden, die bei dauernd positiver Seroreaktion trotz genauester Beobachtung, wenigstens in den ersten Monaten und Jahren, frei von irgendwelchen syphilitischen Symptomen bleiben. Ob es schließlich Atrophiker syphilitischer Genese mit negativem Organbefund und negativer Seroreaktion gibt, ist zweifelhaft.

Die Vielgestaltigkeit des Verlaufs wird noch vermehrt durch den großen Wechsel in der Schwere der einzelnen Erscheinungen und durch die häufige Verbindung mit örtlichen und allgemeinen Infektionen. So siedeln sich auf dem Boden der Rhinitis häufig Diphtheriebacillen an, oder es kommt — anscheinend von der Rhinitis ausgehend — zu Pneumonie, rhinogener Sepsis und Meningitis. Die Lippenrhagaden bilden oft unspezifische Verschwärungen und im Anschluß an die Osteochondritis kann eine eitrige Gelenkentzündung entstehen.

Wegen der großen Vielgestaltigkeit in der Verlaufsform des Eruptionsstadiums soll im folgenden an Stelle der Beschreibung einer typischen Erkrankung eine Besprechung aller vorhandenen Symptome gegeben werden. Man wird in jedem auf Lues verdächtigen Falle nach allen diesen Symptomen fahnden müssen.

1. Die uncharakteristischen Allgemeinveränderungen. Die Allgemeinveränderungen besitzen weder einzeln noch in ihrer Gesamtheit für sich allein größeren diagnostischen Wert; sie sind aber eine wertvolle Hilfe für Prognose und Therapie.

Häufig findet sich ein Eruptionsfieber; es erscheint gleichzeitig mit den spezifischen Symptomen oder auch einige Tage zuvor. Es pflegt 38,5° kaum zu überschreiten und bei spezifischer Behandlung schnell zu verschwinden. Wegen der Häufigkeit sekundärer Infektionen ist Unterscheidung von unspezifischem Fieber oft schwierig.

Der Gewichtsverlauf ist oft beeinflußt; er zeigt bald verlangsamten Anstieg, bald Stillstand, zuweilen auch mehr oder minder starken Abfall. Diese Veränderungen können klinisch wahrnehmbar der Eruption tage- bis wochenlang vorausgehen, erscheinen aber in der Regel gleichzeitig. Häufig finden sich damit vereint Appetitmangel, Erbrechen, leichte Diarrhoen, Mattigkeit und Unruhe; es kann sich das Bild einer chronischen Ernährungsstörung (Dystrophie) entwickeln.

Das Vorkommen einer syphilitischen Dystrophie ohne sonstige syphilitische Erscheinungen ist zweifelhaft.

Mitunter sind anhaltendes, nächtlich verstärktes Schreien (signe de Sisto) oder allgemeine Krämpfe, vermutlich die Folge cerebraler Reizungen, Vorläufer oder Begleiterscheinung der Eruption.

Im weiteren Verlauf beobachtet man eine mehr oder minder starke Anämie; die Untersuchung des Blutes liefert in diesen Fällen keine für Syphilis charakteristischen Veränderungen.

2. Die spezifischen Organerkrankungen. Den Organerkrankungen kommt im Gegensatz zu den Allgemeinveränderungen ein so hoher diagnostischer Wert zu, daß manche von ihnen, z. B. die diffusen Infiltrationen oder die Osteochondritis, direkt pathognomonisch für Lues congenita sind.

a) Schleimhäute. Nase: Der syphilitische Säuglingsschnupfen (Koryza) ist eine chronische Erkrankung der vorderen Nase; sie beruht auf Schwellung der Schleimhaut infolge diffus entzündlicher Infiltration (Hochsinger). Sie findet sich nur bei kongenitaler Lues und ist sehr häufig die erste syphilitische Manifestation. Zumeist tritt sie in den ersten vier Lebenswochen auf. Sie zeigt geringe Tendenz zur Spontanheilung und ist therapeutisch relativ schwer beeinflußbar.

Im ersten Stadium (Stadium siccum Hochsingers) entwickelt sich schleichend eine trockene Nasenverstopfung, die vom akuten grippalen Schnupfen nicht immer leicht zu unterscheiden ist. Sie gibt sich durch ein schniefendes Geräusch beim Inspirium zu erkennen und ist besser durch das Gehör als durch das Gesicht wahrnehmbar. Nasenbluten ist in dieser Periode selten. Im Verlauf mehrerer Wochen entsteht in der Regel das zweite blennorrhoische Stadium; jetzt entleert sich aus der Nase, namentlich bei Druck auf die Nasenflügel, reichlich eitriges oder bluteitriges Sekret, am Naseneingang bilden sich oberflächliche, mit Borken bedeckte Geschwüre, und mitunter tritt Nasenbluten auf. Die Inspiration ist schnüffelnd oder rasselnd, so daß Atmung und Saugtätigkeit schon bedeutend behindert sind (nasale Dyspnoe). In diesem Stadium ist der syphilitische Schnupfen wegen des schleichenden Beginns, der Borkenbildung am Naseneingang, des Fehlens von stärkeren Fiebererscheinungen, von Rachenröte und den sonst häufigen Ohrenkomplikationen leicht vom grippalen Schnupfen, der nur Symptom einer akuten Entzündung des ganzen Nasenrachenraums ist, zu trennen. Schließlich entwickelt sich, besonders bei unzureichender Behandlung, das dritte Stadium (Stadium ulcerationis); unter den in der Nase und am Naseneingang eintrocknenden, wegen der blutigen Beimengungen dunkel gefärbten Borken entstehen Ulcerationen. Die nicht selten gleichzeitig auftretenden Veränderungen an den Lippensäumen und an den Mundwinkeln (vgl. später) verleihen diesem Stadium der Koryza etwas ungemein Charakteristisches. Die ulceröse Rhinitis kann sich in die Tiefe sowie nach den Seiten ausdehnen; es kann dadurch zu Zerfall des Nasengerüsts sowie zu eitriger Entzündung der benachbarten Schleimhäute kommen. Das häufige Vorkommen von Diphtheriebacillen im Sekret der an syphilitischer Rhinitis leidenden

Säuglinge läßt daran denken, daß den Diphtheriebacillen bei dem Zerstörungsprozeß in der Nase auch eine Rolle zukommt. Den Abschluß der Erkrankung bildet besonders bei unbehandelten Fällen nicht selten eine, oft tödliche Sekundärinfektion, wie Pneumonie oder Sepsis.

Die Rhinitis luetica stellt also eine ernste Erkrankung dar, um so mehr deshalb, weil sie unbehandelt bis zum letzten Stadium fortzuschreiten pflegt. Eine beachtenswerte Folgeerscheinung sind die Nasendifformitäten. Sie sind entgegen der üblichen Annahme· meistens zurückzuführen auf die bei der Heilung der schwer veränderten Mucosa eintretenden Schrumpfung, der die nachgiebigen Nasenteile folgen. Difformitäten infolge von Knorpel- und Knochenzerstörungen sind selten (Hochsinger). Die Nasendifformitäten entwickeln sich deshalb gewöhnlich ganz allmählich und sind häufig mit Verengung der Nasenlöcher bzw. des inneren Nasenlumens vereint. Meist findet sich nur eine mäßige Einsenkung des Nasenrückens (Sattelnase), seltener Verbreiterung des Nasenrückens mit nach oben und hinten gezogener Nasenspitze (Stumpfnase), oder stufenförmige Abtrennung des vorderen Nasenteils vom hinteren knöchernen (Opernglasnase [Fournier] genannt, weil sie durch Herausziehen der Nasenspitze wieder ausgeglichen werden kann). Bei den schwersten, glücklicherweise seltenen Fällen ist die Nase völlig eingesunken, so daß die Nasenlöcher nach vorn sehen (Bocknase).

Die leichten Nasendifformitäten können schon im 2. und 3. Lebensmonat zur Beobachtung kommen, die schwereren erst wesentlich später. Differentialdiagnostisch ist auf die kurze und eingedrückt erscheinende Nase der myxödematösen und mongoloiden Säuglinge zu verweisen, sowie auf die physiologisch bei jungen Säuglingen zu beobachtende leichte Sattelnase. Ganz selten kann auch die Nasendiphtherie beim Säugling zur Sattelnase oder zur Atresie des Naseneingangs führen. Eine Heilung der einmal bestehenden Nasenveränderung ist natürlich ausgeschlossen.

Kehlkopf: Die Schleimhaut des Kehlkopfs ist nicht selten Sitz stärkerer Veränderungen auch schon in der Eruptionsperiode. Ihre anatomische Grundlage ist eine syphilitische Entzündung der Schleimhaut mit teils oberflächlichen, teils tiefen Geschwüren, Perichondritis und gummösen Infiltrationen. Klinisch manifestiert sie sich durch Veränderung der Stimme, die anfänglich belegt erscheint, bald heiser und schließlich meckernd oder völlig tonlos wird. Die Atmung braucht selbst bei völliger Tonlosigkeit nicht erheblich beeinflußt zu sein; es kann aber auch zu Dyspnoe und sogar zu Stenoseatmen kommen. Die Kehlkopfveränderung ist in der Regel Begleitsymptom anderer syphilitischer Manifestationen; sehr oft ist sie der Koryza vergesellschaftet. Ausnahmsweise kann sie Frühsymptom sein (Finkelstein).

Die Diagnose ist trotz der praktischen Unmöglichkeit zur Laryngoskopie meist nicht schwierig wegen der in der Regel gleichzeitig vorhandenen anderen Luéssymptome. Akuter Beginn der Heiserkeit und selbst akute Stenosierung spricht nicht gegen Lues, schleichender Verlauf dagegen für Lues.

Von den übrigen spezifischen Entzündungen der Schleimhäute seien noch die der Mund- und Rachenhöhle, des Genitale und Anus erwähnt. Sie bestehen in Erythem und Katarrh; zuweilen gesellen sich später milchig trübe Exsudatauflagerungen und Geschwüre (Plaques, Condylome) hinzu. Differentialdiagnostisch ist daran zu denken, daß die Atrophiker regelmäßig starke Rötung und Schwellung der Mundschleimhaut zeigen und daß auch unspezifische exsudative und entzündliche Erscheinungen im Munde nicht selten sind (Aphthen, Glossitis).

b) **Haut.** Die Erkrankungen der Haut sind wegen der Häufigkeit ihres Auftretens, der Frühzeitigkeit ihres Erscheinens und ihres pathognomonischen Wertes von großem diagnostischen Interesse. Die überragende Bedeutung, die ihnen für die Frühdiagnose der kongenitalen Syphilis vielfach zugesprochen wird, kommt ihnen allerdings nicht zu. Sie sind der erworbenen Syphilis zum Teil fremd. Diese oft übersehenen Veränderungen, die diffusen Infiltrationen, stehen in diagnostischer Hinsicht den viel besser bekannten exanthematischen Erscheinungen in keiner Weise nach.

Diffuse Infiltrationen (Hochsinger) finden sich etwa bei $^2/_3$ aller syphilitischen Säuglinge. Sie entstehen nie vor der zweiten Lebenswoche, erreichen ihre größte Häufigkeit zwischen achter und zehnter und

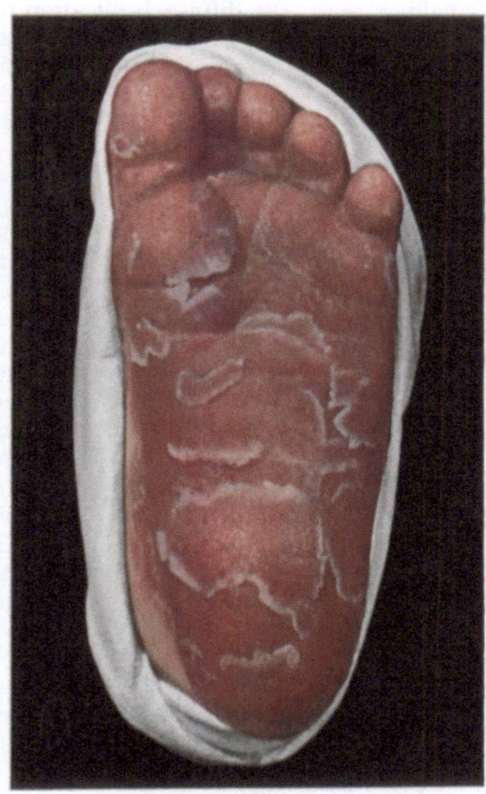

Abb. 3. Diffuse Infiltration der Fußsohle mit starker Desquamation (Psoriasis plantaris). (Aus Finkelstein, Galewsky, Halberstädter: Atlas der Hautkrankheiten im Kindesalter.)

sind also ein ausgesprochenes Frühsymptom. Mitunter sind sie die einzig spezifische Veränderung der Hautdecken. Ihre Lieblingslokalisation sind die Fußsohlen und die Handteller. Oft ist auch das Gesicht befallen, am seltensten die untere Körperhälfte. Die häufigste Erscheinungsform der Fußsohleninfiltration ist eine derbe, starre, wie lackiert aussehende Verdickung der Haut von rotbrauner bis bräunlich gelber oder blauroter Färbung. In anderen Fällen besteht nur eine feingefältete, glänzende, rötliche Verdickung. Schuppung und Abschilferung kann völlig fehlen; oft erscheint sie erst nach langem Bestande der Infiltration. Deshalb ist die vielfach übliche Bezeichnung dieser Affektion als Psoriasis plantaris und palmaris irreführend. Die Schuppung ist bald großblätterig, bald kleienförmig (Abb. 3). Die Oberhaut der Handinnenflächen, die zumeist weniger stark betroffen sind, sieht oft wie maceriert aus (Wäscherinhand). Ursache der Maceration dürfte der habituelle Faustschluß, die typische Fingerhaltung der jungen Säuglinge sein. Die diffuse Infiltration der Fußsohlen und Handteller greift nahezu immer auf die Plantar- resp. die Volarfläche der Zehen und Finger über, häufig auch auf ihre Rückenfläche; Fuß- und Handrücken hingegen werden nur selten betroffen.

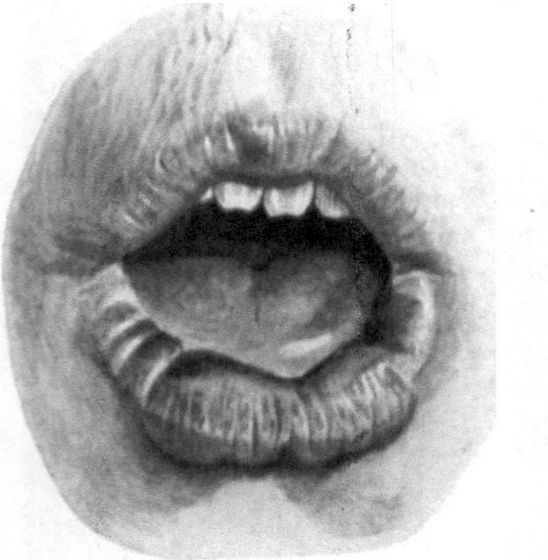

Die Infiltration der Lippen wird durch ungewohnte Glätte, erhöhten Glanz und blaßbräunliche Verfärbung des Lippenrots angezeigt. An Stelle der normal linienförmigen Lippensäume findet sich stellenweise oder in nahezu ganzer Ausdehnung ein mehrere Millimeter breiter, leicht erhabener, bräunlicher Wulst. Die durch den diffusen Infiltrationsprozeß starr gewordenen Lippen reißen leicht ein; so entstehen oberflächliche und tiefe Rhagaden, die sich häufig sekundär infizieren. Starke Lippeninfiltrationen können bei der Heilung teils zu horizontal verlaufenden, weiß durchschimmernden Narbenzügen im Lippenrot führen, teils zur Verwischung der Lippensäume (vgl. Abb. 4). Die Rhagaden heilen mit charakteristischen linienförmigen, radiär gestellten, Lippenrot und normale Haut durchscheinenden Narben ab (vgl. Abb. 4). Diese Narben können, besonders an den Mundwinkeln, auch verästelt sein.

Abb. 4. Narbige Umwandlung der Lippen und Lippensäume mit eingestreuten Radiärnarben bei einem 15jährigen congenitalsyphilitischen Mädchen. Im Oberkiefer zwei typische Hutchinsonsche Zähne.

Die Haut der Wangen und Stirn ist im Stadium der Infiltration bräunlichgelb bis ockerfarben (milchkaffeefarben), leicht glänzend und verdickt, während sie am Kinn anfänglich erythematös verändert erscheint und auch später einen rötlichen Ton bewahrt. Abschuppung findet sich bei den diffusen Infiltrationen des Gesichts nur sehr selten und dann immer nur stellenweise.

An der unteren Körperhälfte pflegen die diffusen Infiltrationsprozesse ausgedehntere Hautstrecken zu befallen und eine deutliche Abhängigkeit von äußeren Reizmomenten zu zeigen. Kupferbrauner

Farbenton, Steifheit, Firnisglanz und Fehlen stärkerer Abschuppung sind die Zeichen dieser Affektion, die an Gesäß und Waden zumeist besonders deutlich ist. Häufig findet sich gleichzeitig eine diffuse Infiltration des Afters und der Genitalorgane. Die Falten des Afters erscheinen dann eigentümlich starr, stärker vorspringend und dunkelbräunlich; oft finden sich zwischen den Schleimhautfalten Rhagaden. Die Haut des Scrotums sieht glatt, wie gummiert aus, ähnlich die Labia majora.

Differentialdiagnose: Diffuse Infiltration der Fußsohlen und Handteller ist oft nicht leicht zu unterscheiden von einfacher Maceration bzw. von der durch Reiben auf der Unterlage entstandenen Hautröte. Bei syphilitischen Veränderungen ist die ganze Fußsohle betroffen, der Farbenton ist bräunlich, die Haut steif, Rückfläche der Zehen und Finger sind beteiligt; bei nichtsyphilitischen Veränderungen sind nur Hacken und Fußrand betroffen, der Farbenton ist hellrot, die Elastizität der Haut ist normal, und lediglich die der Reizung ausgesetzten Teile der Zehen können mitbeteiligt sein. Fehlen der Schuppung ist in keiner Hinsicht beweisend; starke Schuppung findet sich nur bei Syphilis.

Lippeninfiltration kann mit Saugödem verwechselt werden. Beim Saugödem sind die Lippen gedunsen, bläulich, trübe und glanzlos, bei syphilitischer Infiltration bräunlich, glatt und glänzend. Lippenrhagaden sind nicht stets Zeichen von Syphilis; unspezifische sitzen nur im Lippenrot und haben gewöhnlich einen frisch entzündlichen Hof, spezifische greifen in die normale Haut über und sitzen auf derber, infiltrierter Unterlage; der frisch entzündliche Hof fehlt ihnen. Abheilung mit Narbenbildung kommt bei beiden Formen vor, häufiger allerdings bei der syphilitischen; Narben der vorher beschriebenen Art, sowohl die horizontalen wie die häufigeren radiären, die vom Lippenrot weit in die normale Haut ziehen, sind fast sicher syphilitischer Herkunft. Die diffuse Gesichtsinfiltration ist mitunter schwer vom seborrhoischen Gesichtsekzem zu unterscheiden. Zwischen beiden Erkrankungen besteht eine auffallende Wechselbeziehung. Syphilitische Efflorescenzen begünstigen das Aufschießen seborrhoischer Veränderungen bei entsprechend veranlagten Kindern, andererseits treten häufig gerade in der Nachbarschaft eines seborrhoischen Ekzems syphilitische Erscheinungen auf. Eine Trennung ist durch Beachtung der Randpartien zweifelhafter Erscheinungen möglich; sie sind beim Vorliegen syphilitischer Infiltration braunrot und glänzend, andernfalls hellrot und glanzlos. Die Infiltration der unteren Körperhälfte kann dem intertriginösen oder gleichfalls dem seborrhoischen Ekzem ähneln. Beachtung etwa vorhandener akut entzündlicher Veränderungen und das Fehlen der charakteristischen bräunlichroten, glänzenden und starren Oberfläche syphilitischer Veränderungen schützt vor Verwechslung.

Exanthematische Erscheinungen. Die Exantheme sind häufige aber nicht regelmäßige Erscheinungen der kongenitalen Lues; sie können den Ausbruch einleiten oder anderen Symptomen folgen. Sie erscheinen sowohl auf der normalen Haut wie auf der diffus infiltrierten. Ihre vorzugsweise Lokalisation sind im Gegensatz zur Anordnung bei der erworbenen Syphilis Gesicht und Glieder, besonders Mundregion wie Fußsohle und Handteller. Großpapulöse, makulopapulöse und papulosquamöse Formen sind die gewöhnlichen. Maculae gehen sehr oft in Papeln über; für beide Arten von Efflorescenzen charakteristisch ist die kupferbraune Farbe. Pustulöse und bullöse Exantheme entstehen durch Exsudation aus papulösen. Die konstitutionelle Beschaffenheit der Haut wirkt mitbestimmend auf die Form des Ausschlags. Man findet bei ihnen fast stets noch eine Anzahl Papeln. Der prognostisch so ungünstige Pemphigus syphiliticus der Neugeborenen ist von der pustulösen Form wohl nur graduell verschieden. Durch Platzen der Blasendecke kann sich aus dem bullösen Exanthem zuweilen das ulceröse und bei Neigung zur Borkenbildung, besonders an den Fußsohlen, die Rhypia entwickeln. Das kleinpapulöse Syphilid (Lichen syphiliticus), das aus ziemlich harten, braunroten, glänzenden Knötchen besteht, ist selten. Bei der Ausheilung der circumscripten Exantheme bleiben oft für einige Zeit Pigmentationen zurück.

Diagnose und **Differentialdiagnose:** Die syphilitischen Exantheme sind charakterisiert durch Dissemination von Einzelefflorescenzen über weite Körperstrecken, durch nur geringe Neigung zur Konfluenz, Lokalisation besonders an Stirn, Mundregion, Fußsohlen und Handtellern, durch braunrote Farbe, pergamentartigen Glanz, durch Untermischtsein mit wenigstens einigen Papeln, Abheilung mit Pigmentation und häufige Koinzidenz mit diffusen Infiltrationen.

Am häufigsten findet Verwechslung statt mit Erythema glutaeale, Strophulus, Ekzem, Scabies und Varicellen. Das Erythema glutaeale, wegen seiner großen Ähnlichkeit mit syphilitischen Condylomen auch Erythema syphiloide postérosive (Jaquet) bezeichnet, sitzt im Gegensatz zur Lues ausschließlich in der Gesäßgegend, verschont die Hautschleimhautgrenze und läßt den Allgemeinzustand unberührt. Es reicht nach oben nicht über die Höhe der Hüftkämme und nach unten nicht unterhalb der Genitalgegend. Es setzt sich zusammen aus isoliert stehenden, runden, linsenförmigen und größeren, rot oder livid gefärbten, derben Papeln, deren Oberfläche teils unversehrt und glatt ist, teils in der Mitte erodiert. An Stelle oder vereint mit den Papeln finden sich auch Bläschen. Bei der Abheilung bleiben bräunliche Pigmentationen oder feinste Narben zurück. Für den Strophulus (Lichen urticatus) ist charakteristisch das Auftreten größerer oder kleinerer, hellroter, oft quaddelartiger, stark juckender Efflorescenzen, die in der Mitte ein kegelförmiges stumpfes Knötchen tragen und sich blasig umwandeln können. Das Ekzem zeigt im Gegensatz zu den besprochenen Affektionen durchaus flächenhaften Charakter; beim jungen Kinde sitzt es besonders an den Stellen der größten Maceration, d. h. in der Gesäßgegend oder auf dem behaarten Kopf (seborrhoisches Ekzem). Die Scabies zeigt beim jungen Säugling nicht die übliche Lokalisation. Sie findet sich oft zuerst am Rumpf, selten sitzt sie auch im Gesicht. Sie bildet hellrote Knötchen und ist kenntlich an den charakteristischen S-förmigen Gängen, den zahlreichen Kratzeffekten und der Neigung zur sekundären Infektion der Efflorescenzen (Pusteln). Die Varicellen machen beim Säugling große diagnostische Schwierigkeiten. Sie zeigen das Bild einer Sternenkarte, d. h. gleichzeitig sind Efflorescenzen verschiedener Entwicklungsstufe vom kleinen Knötchen bis zur gedellten Pustel vorhanden. Sie sind auf der Rückseite des Körpers zahlreicher als vorn; fast stets finden sich einige Efflorescenzen auf dem behaarten Kopf oder im Munde. Beginn mit Fieber kann fehlen.

Nabelgeschwür: In vereinzelten Fällen ist die erste und ziemlich lange auch einzige syphilitische Manifestation ein syphilitisches Nabelgeschwür (Hutinel, L. F. Meyer). Man beobachtet in diesen Fällen beim Neugeborenen zwischen dem 8. und 20. Tag das Auftreten einer runden, rötlichen Verdickung des Nabelstumpfes, die in der Folgezeit zentral geschwürig zerfällt. Allmählich entwickelt sich ein scharf geschnittener Krater mit schlaffer Granulation und schmerzloser Induration, in dem Spirochäten nachgewiesen werden können. Nach 12 oder 15 Tagen beginnt Rückbildung, aber noch lange kann eine Fistel bestehen bleiben. Bereits während der Entwicklung der lokalen Läsion erscheinen andere kongenital-syphilitische Erscheinungen, wie Koryza, Papeln, Rhagaden an den Lippen; wegen der Kürze des Intervalls kann es sich nicht um einen Primäraffekt handeln. Die Nabelulceration, die häufiger bei Fällen mit schwerer Syphilis vorzukommen pflegt, hat anfangs nichts Charakteristisches, später wird sie charakterisiert durch schmerzlose Induration, Fehlen lokaler Entzündung, schlaffe Granulationen und zuweilen vergrößerte indolente Leistendrüsen. Während der Entwicklung des Geschwürs ist der Allgemeinzustand nur wenig beeinträchtigt und die Seroreaktion nach den bisherigen Beobachtungen noch negativ. Das Nabelgeschwür bietet also die Möglichkeit, die Behandlung bei durch Spirochätenbefund nachgewiesener kongenitaler Lues bereits im seronegativen Stadium beginnen zu können.

Haare und Nägel: Die Berechtigung zur Diskussion der Haare und Nägelerkrankungen im Anschluß an die Hautveränderungen ergibt sich aus den innigen anatomischen und klinischen Beziehungen der Nägel und Haare zur Haut. In schweren Fällen von Lues congenita beobachtet man Kahlköpfigkeit und streifenförmige Haardefekte am Hinterkopf, bzw. fehlt in diesen Fällen der Ersatz des normal ausfallenden Haares. Gewöhnlich, aber nicht immer ist die Haarlosigkeit Folge diffuser Infiltrationen. Syphilitische Exantheme der Kopfhaut verursachen selten fleckförmige Alopecie. Charakteristischer als das Fehlen der Kopfhaare ist der in gleicher Weise entstandene Verlust der Augenbrauen und Wimpern. Die ausgefallenen Haare wachsen später wieder nach, sind aber manchmal kurz, weich, farblos, sowie an den Wimpern spärlich und unregelmäßig gestellt. Haarlosigkeit ist nicht pathognomonisch für Lues congenita. Sie findet sich in ganz ähnlicher Weise bei Frühgeburten und im Gefolge seborrhoischer Ekzeme der Kopfhaut und des Gesichts. Bei der Seborrhoe ist die Kahlheit freilich vornehmlich am Vorderkopf lokalisiert und die Haut wenigstens stellenweise noch mit Schuppen bedeckt.

Die syphilitischen Nagelerkrankungen lassen eine **Paronychia** und **Onychia** unterscheiden. Erstere muß als diffuse Infiltration des Nagelfalzes aufgefaßt werden — sie befällt meist mehrere, oft alle Finger — letztere als Folge des Übergreifens der Infiltrationsprozesse auf die Nagelmatrix. Die Paronychia zeigt alle Charakteristica der diffusen Infiltrationen; für die Onychia ist eine starke Querfurche des Nagels charakteristisch. Je nach dem Grade der Verdünnung der Nagelplatte im Bereich der Querfurche findet sich nur Leistenbildung oder degenerative Veränderung bzw. vorzeitiges Abfallen der distalen Nagelhälfte. Die syphilitische Erkrankung des Nagelfalzes kann von der nicht seltenen unspezifischen **Paronychia** durch das Fehlen akut entzündlicher Erscheinungen und das Vorhandensein typischer diffuser Infiltration unterschieden werden. Die Onychia syphilitica ist von der oft **zu** beobachtenden **physiologischen Querleiste**, die als Folge des Geburtstraumas anzusehen ist, durch den Grad der Furchenbildung und die Lokalisation auseinanderzuhalten. Die physiologische Furche ist stets seicht, oft erst mit Lupenvergrößerung zu erkennen, die syphilitische meistens beträchtlich. Die Furche schiebt sich mit dem Wachstum des Nagels langsam vorwärts. Die physiologische Linie erreicht mit dem 60. Lebenstage die Nagelmitte, mit dem 90. den freien Nagelrand. Die Lage der syphilitischen Furche hängt vom Zeitpunkt der Nagelbetterkrankung, d. h. des Ausbruchs der Syphilis ab. Ihr Erscheinen ist daher erst ca. 30 Tage nach diesem Zeitpunkt am proximalen Nagelende zu erwarten. Von den seltenen Onychien auf Grund schwerer Allgemeinerkrankung ist die syphilitische Onychie durch den Befund selbst kaum zu unterscheiden.

c) **Knochen und Gelenke.** Knochen: Syphilitische Knochenveränderungen, die vorher als nahezu obligates Symptom der fötalen Erkrankung bezeichnet wurden, sind auch Frühsymptome der Eruptionsperiode. **Osteochondritis** und **ossifizierende Periostitis** kommen sowohl allein wie kombiniert vor. Die Osteochondritis kann in ihren leichteren Stadien nur durch Röntgenuntersuchung nachgewiesen werden; erst bei stärkerer Ausbildung führt sie zu klinischen Manifestationen. Sie findet sich an den Ossificationskernen aller Knochen; klinische Bedeutung hat vor allem die Erkrankung der langen Röhrenknochen, in erster Linie von Femur und Tibia, weniger die der kurzen Röhrenknochen, Finger und Zehen, sowie die der platten Schädelknochen. Die Osteochondritis ist der Ausdruck einer verzögerten Resorption des verkalkten Knorpels und der fehlenden Umwandlung des Knorpels in Knochen (vgl. vorher). Im **Röntgenbilde** erscheinen die leichten Veränderungen als breiter, intensiver — besonders epiphysenwärts — zackiger Schatten, entsprechend dem sich in das „Kalkgitter" einschiebenden Granulationsgewebe; in den schwersten Fällen tritt Trennung des Knochens und Dislokation der Bruchstücke hinzu. Entsprechend der Anlage des syphilitischen Granulationsgewebes kann der Aufhellungsstreifen in der Ein- oder Mehrzahl auftreten. Gerade die etagenförmige Schichtung gibt dem Röntgenogramm etwas ungemein Charakteristisches (vgl. Abb. 1). Die Osteochondritis hat einen hohen diagnostischen Wert, weil sie röntgenologisch gut nachweisbar ist und nur der kongenitalen Syphilis angehört.

Zu klinischen Erscheinungen führt die Osteochondritis der langen Röhrenknochen, abgesehen von oft starker Vergrößerung der zugehörigen Cubitaldrüsen (vgl. später), erst beim Übergreifen des Prozesses auf das Periost bzw. auf die Weichteile oder beim Auftreten einer Dislokation der Bruchstücke. In solchen Fällen finden sich an den langen Röhrenknochen spindelförmige Auftreibungen der Epiphysengegenden an einem oder an mehreren Gelenken, häufiger an den Armen als an den Beinen, am häufigsten am Ellenbogen. Zu der Verdickung kann Schmerzempfindlichkeit bei Berührung oder bei passiven Bewegungen hinzutreten und schließlich Störung der aktiven Beweglichkeit. Die vollausgebildete Erkrankung wird gewöhnlich als Parrotsche Pseudoparalyse bezeichnet. Der so erkrankte Arm erscheint schlaff gelähmt; er liegt einwärts rotiert, mit pronierter Hand neben dem Rumpf. Beweglichkeit der Finger ist stets erhalten. Die die Osteochondritis begleitende Periostitis neigt zur Ossification; die klinisch nachweisbare Schwellung nimmt daher zuweilen große Härte an. Auf dem Röntgenbild erscheint die Periostitis als schaftförmiger Schatten der Epiphysengegend. Die Erkrankung der kurzen Röhrenknochen, ein wesentlich seltenerer Befund, betrifft vornehmlich die Grundphalangen der Finger und Zehen (Phalangitis). Sie führt zu schmerzloser spindelförmiger Auftreibung der Phalangen und befällt oft sämtliche Finger einer Hand. Eine Störung der Funktion besteht nicht.

Die Syphilis der Schädelknochen äußert sich meist als ossifizierende Periostitis. Sie führt zu halbkugeligen Auftreibungen der Scheitelbeine und Stirnhöcker. Bei Beteiligung aller Knochen resultiert das Caput natiforme, kenntlich an der Eindellung der Pfeil- und Kranznaht, bei Beteiligung nur der Stirnhöcker die „olympische Stirn", beides Veränderungen, die dem Schädel für Lebenszeit ein charakteristisches Aussehen verleihen.

Diagnose und Differentialdiagnose: Die Erkrankung der langen Röhrenknochen besitzt bei typischer Ausbildung fast pathognomonische Bedeutung. Der pseudoparalytische Arm kann leicht mit einer Entbindungslähmung verwechselt werden. Die syphilitische Genese der Lähmung wird durch die Auftreibung der Epiphysengegenden, häufig auch durch derbe Schwellung der regionären Drüsen bewiesen. Die Phalangitis luetica ist von der tuberkulösen Spina ventosa durch den vorzugsweisen Sitz in der Grundphalanx und das Ausbleiben von Caries und Hautveränderungen zu unterscheiden. Luetische Erkrankung der Schädelknochen hat anfänglich eine gewisse Ähnlichkeit mit dem Cephalhämatom, das aber durch die Fluktuation und den harten Wall leicht zu erkennen ist.

Dem Caput natiforme und der olympischen Stirn ähnliche Veränderungen finden sich bei Rachitikern und Frühgeborenen; sie können durch den Zeitpunkt des Auftretens unterschieden werden; er ist bei der Syphilis das 1. Quartal, bei Rachitis und Frühgeburt das 2.—3. Lebenshalbjahr.

Gelenke: Syphilitische Gelenkerkrankungen haben im Säuglingsalter viel geringere Bedeutung als im höheren Kindesalter. In seltenen Fällen findet sich primäre Synovitis, häufiger sekundäre nach Epiphysenerkrankung bzw. sekundäre Vereiterung nach pyämischen Prozessen, ganz selten ein an akuten Gelenkrheumatismus erinnerndes Bild.

d) **Eingeweide-Organe.** Beteiligung der Eingeweideorgane. ist auch in der Eruptionsperiode ein nahezu regelmäßiges Ereignis. Die Intensität der Erkrankung schwankt zwischen klinisch nicht nachweisbaren Veränderungen und solchen, die das Krankheitsbild völlig beherrschen.

Leber: Die häufigste Form ist die diffuse Hepatitis, die in Cirrhose ausgeht und klinisch durch Vergrößerung und Verhärtung ohne Ikterus erkennbar ist. Die bei Erwachsenen häufigeren Gummen finden sich beim Neugeborenen nur ausnahmsweise. Bei den übrigen seltenen Formen der syphilitischen Lebererkrankung ist der Ikterus das führende Symptom. Hierhin gehört der Icterus gravis aus dem Beginn der Eruptionsperiode, ein Analogon zum Icterus syphiliticus bei der Lues acquisita, ferner die akute parenchymatöse Hepatitis, die gummöse Entzündung der großen Gallenwege mit Ausgang in biliäre Cirrhose und die gummöse Peripylephlebitis, die vom Pfortaderstamm ausstrahlende Entzündung.

Diagnose und Differentialdiagnose: Die Leber des gesunden Säuglings überragt den Rippenbogen in der Mammillarlinie bis zu 3 cm. Nur Vergrößerungen um mehr als 3 cm sind also diagnostisch bedeutsam. Nicht jede vergrößerte Leber beruht aber auf Syphilis; es ist auch an Fettleber, Stauungsleber, Tumoren zu denken. Starke Verhärtung der Leber besonders in der Vereinigung mit derbem Milztumor (vgl. später) spricht für Syphilis. Der Icterus syphiliticus ist von dem so häufigen Icterus neonatorum durch folgende Merkmale zu trennen:

	Icterus neonat.	Icterus syph. Genese
Beginn	2.—3. Lebenstag	Nach 3. Lebenstag
Dauer	2—3 Wochen	unbestimmt, aber meist lange
Verfärbung der Skleren . . .	fehlt fast immer	vorhanden
Gelöster Gallenfarbstoff im		
Harn	fehlt	vorhanden
Allgemeinstörungen	fehlen	vorhanden.

Die übrigen Ikterusformen des Säuglings haben wie der Icterus syphiliticus Gallenfarbstoff im Harn. Es sind dies der nicht seltene septische Ikterus, der sich hauptsächlich bei Neugeborenen findet und zu dauernder oder anfallsweise auftretender Cyanose neigt, der habituelle Icterus gravis, der meist am ersten Tage beginnt und sich rasch verstärkt, sowie die kongenitale Atresie der Gallenwege, bei der die Stühle acholisch und fettreich sind. Katarrhalischer Ikterus kommt beim Säugling nicht vor.

Milz: Erkrankung der Milz, die sich klinisch als harter Milztumor äußert, findet sich in den meisten Fällen wenigstens zur Zeit des Ausbruchs. Später bildet sich der Milztumor besonders unter spezifischer

Behandlung so oft zurück, daß er nach dem 6. Monat häufig nicht mehr nachweisbar ist. Milzvergrößerung findet sich in der Regel mit Lebervergrößerung kombiniert. In einem Teil der Fälle begleitet den Milztumor eine fibröse Perisplenitis; sie äußert sich anatomisch als Trübung und Verdickung der Milzkapsel und führt zu sehniger Veränderung der Kapsel. Die Perisplenitis ist durch Palpation und Auscultation als Knirschen oder Reiben wahrnehmbar, erscheint oft frühzeitig und bleibt etwa 3—4 Tage nachweisbar. Eine ausgesprochene Perisplenitis besitzt hohen diagnostischen Wert.

Diagnose und Differentialdiagnose: Die Milz ist bei Säuglingen häufig palpabel; nicht jede palpable Milz ist aber vergrößert, oft ist sie nur verlagert. Harter Milztumor ansehnlicher Größe in den ersten drei Lebensmonaten ist nahezu beweisend für Syphilis congenita; tuberkulöse Milzschwellung wird nur ganz selten vor dem 2. Halbjahr gefunden; sie ist derb, aber meist nicht sehr groß. Bei Rachitis findet sich Milztumor häufig, freilich oft nur als Folge einer Verdrängung aus dem difformierten und verkleinerten Thorax. Rachitischer Milztumor erscheint jenseits des 3. Lebensmonats, in der Regel nicht vor dem 6. Monat. Der Milztumor bei Bluterkrankungen gehört gleichfalls dem 2. Lebenshalbjahr an, und der Milztumor pastöser Kinder mit Status lymphaticus ist klein und relativ weich.

Nieren: Die Syphilis kann zum klinischen Bild der Nephrose und hämorrhagischen Glomerulonephritis führen. Doch ist zu bedenken, daß Eiweiß und geformte Nierenelemente im Harn Folge von Infekten und Darmstörungen sein können, daß sie allein also für die Diagnose einer kongenital syphilitischen Nierenentzündung nicht ausreichen. Mitunter wird eine Diagnose ex juvantibus möglich sein.

Die Beteiligung der übrigen inneren Organe besitzt kein praktisches Interesse.

e) **Zentralnervensystem.** Klinisch hervortretende Formen von Erkrankung des Zentralnervensystems sind in der Eruptionsperiode selten. Die häufigste Form ist die chronisch seröse Entzündung der Ventrikelauskleidungen, der Hydrocephalus; er erscheint vor oder gleichzeitig mit dem allgemeinen Ausbruch und kann schleichend oder stürmisch einsetzen. Der schleichende Beginn äußert sich durch allmähliches Anwachsen des Kopfumfanges mit Fontanellenvorwölbung, durch Klaffen der Nähte und charakteristische Augenstellung (Visus hydrocephalicus). Gehirnsymptome fehlen dabei oder erscheinen nur langsam. Der stürmische Beginn ist durch plötzliches Auftreten von meningealen Symptomen und Krämpfen gekennzeichnet. Die Symptome klingen später ab und lassen eine zunehmende Vergrößerung des Schädelumfangs zurück. Der weitere Verlauf des Hydrocephalus läßt ganz verschiedene Ausgänge unterscheiden; in einem Teil der Fälle können Symptome von seiten des Nervensystems dauernd fehlen, bei anderen entwickelt sich ein Zustand von Schwachsinn bzw. Idiotie mit Extremitätenspasmen, Neigung zu Krämpfen u. a. m.; in einer dritten Gruppe tritt unter Steigerung der Hirndrucksymptome rasch oder langsam der Tod ein, und bei der letzten Gruppe entwickelt sich unter dem Einfluß der Behandlung mit Lumbalpunktion und spezifischen Mitteln Heilung oder beträchtliche Besserung. Die Schädelvergrößerung bleibt auch bei den günstig verlaufenden Fällen bestehen.

Diagnose und Differentialdiagnose: Der syphilitische Hydrocephalus ist erworben und führt in der Regel zu nur mäßiger Schädelvergrößerung; oft ist der Kopf dieser Kinder durch spezifische ossifizierende Periostitis der Schädelknochen (vgl. vorher) eckig umgeformt. Der angeborene Hydrocephalus ist im Gegensatz zum erworbenen, nicht eigentlich syphilitischer Genese; allerdings läßt sich bei ihm vielfach eine weit zurückliegende luetische Erkrankung der Eltern feststellen. Er führt in der Regel zu hochgradiger Schädelvergrößerung, zu dem typischen Ballonschädel. Dem Quadratschädel der Rachitiker fehlt die vorgewölbte Fontanelle und der Visus hydrocephalicus; er erscheint erst im 2. Lebensjahr und läßt eine Verdickung der Schädelknochen erkennen. Dem großen Kopf der Frühgeborenen, Pseudohydrocephalus oder Megacephalus genannt, liegt eine relative Hirnhypertrophie infolge Dissoziation im Wachstum von Schädel und Schädelinhalt zugrunde, vielfach auch eine echte Hypertrophie; ihn kennzeichnen weite vorgewölbte Fontanelle, klaffende Nähte, frühes Erscheinen und das Vorhandensein anderer Frühgeburtsmerkmale, wie Exophthalmus, dicke Zunge, kurze Glieder. Bei der Pachymeningitis haemorrhagica interna liegt ein Hydrocephalus externus, zwischen Dura und Pia vor; auf der Innenfläche der Pachymeninx bilden sich vielfältige, gefäßreiche Membranen, und zwischen ihnen kommen später hämorrhagische Transsudate zur Entwicklung. Diese meist in Säuglingsheimen beobachtete Erkrankung erscheint erst im 2. Lebenshalbjahr. Lumbalpunktion ergibt bei ihr so gut wie immer wasserklare Flüssigkeit, Fontanellenpunktion hingegen unter starkem Druck hervorspritzende hämorrhagische Flüssigkeit, die beim Stehen ein nicht geronnenes Sediment von Erythrocyten und darüber eine bernsteingelbe Flüssigkeitssäule erkennen läßt.

Neben dem Hydrocephalus kommt es zuweilen zu meningitischen Erkrankungen, die meist lokal sind und häufiger an der Basis als an der Konvexität sitzen. Das klinische Bild entspricht in solchen Fällen dem üblichen meningitischen, die Lumbalpunktion ergibt meist eine veränderte Flüssigkeit unter hohem Druck. Wieder andere Fälle erscheinen unter dem Bilde einer Meningoencephalitis, als Endarteriitis mit Erweichungsherden im Gehirn oder als gummöse Tumoren.

f) **Lymphdrüsenapparat.** Allgemeine Schwellungen der Lymphdrüsen sind selten. Von den lokalen verdienen besondere Erwähnung die der Cubitaldrüsen. Tastbare, harte, nicht unterkleinerbsengroße Cubitaldrüsen sind charakteristisch, aber nicht pathognomonisch für Lues congenita. Ihr Quellgebiet ist die syphilitische Osteochondritis.

g) **Herz und Gefäße.** Herzveränderungen myokarditischer, interstitieller und gummöser Natur führen zuweilen zu Anfällen von Cyanose, Dyspnoe, zu Ödemen und zu plötzlichem Herztod.

Differentialdiagnose: Die bei Lues congenita so häufigen broncho-pneumonischen Prozesse rufen auch cyanotische Anfälle hervor, zuweilen ohne, meistens mit Dyspnoe und Nasenflügelatmen. Cerebrale Erkrankungen, vor allem Hydrocephalus, können gleichfalls Ursache cyanotischer Anfälle sein. Ödeme sind häufiger Folge von Nierenerkrankungen oder anderen, noch nicht genau bekannten Störungen.

Die luetischen Erkrankungen der Gefäße sind in der Säuglingsperiode klinisch nahezu symptomlos; sie sind aber die Vorläufer der endarteriitischen Veränderungen und ihrer schweren Folgezustände besonders am Zentralnervensystem, die so häufig in der Rezidivperiode und vor allem bei der Spätlues beobachtet werden.

h) **Sinnesorgane.** Oft findet sich Neuroretinitis, die äußerlich meist nicht erkennbar ist; fast pathognomonisch aber selten ist die primäre plastische Iritis. Die Keratitis parenchymatosa ist beim Säugling eine Rarität, die Chorioiditis kommt erst in den späteren Monaten vor. Luetische Ohrenerkrankungen gelangen beim Säugling nicht zur Beobachtung.

B. Diagnostische Hilfsmittel.

Die klinischen Erscheinungen der kongenitalen Syphilis sind · oft so flüchtiger Natur, daß der Wunsch nach diagnostischen Hilfsmitteln zwecks Objektivierung begreiflich ist. Bei den rudimentären Fällen und insbesondere den Fällen ohne ausgesprochene exanthematische Veränderungen ist die Heranziehung solcher Hilfsmittel unbedingtes Erfordernis. Als Hilfsmittel dienen die Seroreaktion, der Spirochätennachweis und die Röntgenuntersuchung.

Die Seroreaktion nach Wassermann.

Blutgewinnung: Die für die Untersuchung notwendige Blutmenge kann aus einer Vene, aus dem Sinus oder durch Hauteinschnitte gewonnen werden. Zugängliche Venen finden wir am Schädel oder am Hals. Der Sagittalsinus wird am hinteren Winkel der großen Fontanelle genau in der Medianlinie bei guter Fixation des mit dem Nacken aufliegenden Kopfes schräg angestochen. Die Entnahme erfolgt in beiden Fällen mittels mäßig feiner Kanüle und Rekordspritze zu 5—10 ccm Volumen. Zur Gewinnung des Blutes durch Hauteinschnitte bedient man sich zweckmäßigerweise des Sormani-Mulzerschen Saugapparats mit Gummiballon und Röhrenansatz. Letzterer dient zur Befestigung des Glasbehälters für das abfließende Blut (erhältlich bei P. Altmann, Berlin NW, Luisenstr.). Die Entnahme des Blutes geschieht mit diesem Apparat in folgender Weise: Nach Desinfektion der Haut mit Jodtinktur werden beim sitzenden Kinde auf einer der Größe des Saugapparats entsprechenden Fläche mit Skalpell einige seichte Einschnitte gemacht; hierüber wird der Saugapparat so aufgesetzt, daß das Blut in den Glasbehälter abfließen kann. Notwendige Blutmenge etwa 3 ccm.

Bedeutung: Die Wassermannsche Reaktion ist in der Regel beim Ausbruch der floriden Syphilis positiv; zuweilen findet sich positive Reaktion bereits kurz vorher bzw. erst unmittelbar nachher. In einem kleinen Teil der Fälle fehlt die Reaktion dauernd oder längere Zeit trotz manifester Erscheinungen, andererseits kann sie längere Zeit oder dauernd positiv sein, ohne daß luetische Erscheinungen nachweisbar werden. (Dauerndes Positivbleiben der Reaktion bei jahrelangem Fehlen syphilitischer Erscheinungen kann vielleicht als Heilungsstadium aufgefaßt werden, jedenfalls aber als ein der Behandlung nicht bedürftiger Zustand.)

Positive Seroreaktion im Nabelschnurblut und im Blut aus den ersten Lebenstagen bleibt in einem Teil der Fälle bis zum Auftreten von Symptomen bestehen; in einem anderen Teil verschwindet sie wieder, um mit dem Ausbruch der Erkrankung von neuem zu erscheinen. Zuweilen wird die zunächst positive Reaktion später dauernd negativ. Diese Kinder sind praktisch als gesund zu betrachten. Die positive Reaktion bei der Geburt gestattet also ebensowenig einen bestimmten prognostischen Schluß wie die negative.

Die Wassermannsche Reaktion ist bei der kongenitalen Syphilis hartnäckiger als bei der erworbenen; sie zeigt aber sowohl spontan wie unter dem Einfluß der Behandlung Schwankungen und kann durch die Behandlung dauernd negativ werden.

Spirochätennachweis: Die Technik entspricht der bei der Untersuchung eines Primäraffekts. Spirochäten lassen sich bei florider Erkrankung im Blut nachweisen; ferner in den Pemphigusblasen, in Rhagaden und auf Ulcerationen, z. B. auf dem Nabelulcus.

Röntgenuntersuchung kann durch Nachweis einer klinisch nicht erkennbaren Osteochondritis in zweifelhaften Fällen zur Diagnose Lues congenita führen.

C. Prognose.

Die Lebensaussichten der Säuglinge mit fetal-syphilitischen Erscheinungen sind viel ungünstiger zu beurteilen als die mit postnatal ausgebrochener Erkrankung. Ursache dieser Unterschiede ist die Häufigkeit schwerer visceraler Veränderungen und vorzeitiger Geburt bei den fötal erkrankten Kindern. Für die postnatale Eruption gilt ganz allgemein die Regel, daß die Prognose um so günstiger ist, je später nach der Geburt die Erscheinungen auftreten. Weiterhin erscheinen für die Lebensaussichten maßgebend die Schwere der Erkrankung, der Grad der Reife des Kindes, die Art der Ernährung und das Milieu. Schwere Formen sind gekennzeichnet durch starke Beteiligung lebenswichtiger innerer Organe, Neigung zu Durchfällen und Atrophie, sowie durch Anfälligkeit und Resistenzlosigkeit gegenüber sekundären Infektionen; sie haben eine schlechte Prognose. Bemerkenswerterweise ist eine sekundäre Infektion, wie Bronchopneumonie, Sepsis, Peritonitis u. a. häufiger Ursache des Todes, als eine sekundäre Ernährungsstörung und noch häufiger als die syphilitische Erkrankung selbst. Bei den leichten Formen sind hauptsächlich Hautorgan und Knochen betroffen, während der Allgemeinzustand nicht beeinträchtigt ist; sie haben eine günstige Prognose. Frühgeborene Kinder neigen mehr zu Ernährungsstörungen und Infekten als normal geborene. Unvollkommene Reife der Kinder verschlechtert daher die Prognose. Natürliche Ernährung verbessert die Lebensaussichten, da sie größeren Schutz gegenüber sekundären Ernährungsstörungen bietet und die Resistenz verbessert, wenn auch künstliche Ernährung bei sachgemäßer Leitung unter sonst günstigen Bedingungen zum Erfolge zu führen vermag. Die Bedeutung des Milieus liegt vornehmlich in Richtung der Exposition gegenüber Infektionserregern; die Prognose ist in guter Einzelpflege mit geringer Infektionsmöglichkeit besser als in Anstaltspflege.

Die Häufigkeit des Eintritts von Rezidiven und Lues tarda hängt ab von der Schwere der frühsyphilitischen Erkrankung und der Gründlichkeit der Behandlung. Je schwerer die erste Erkrankung, desto sicherer ist der Eintritt späterer Erscheinungen, und je gründlicher die Behandlung, desto eher kann mit dem Ausbleiben solcher Erscheinungen gerechnet werden. Das endgültige Schicksal der kongenital-syphilitischen Kinder kann sehr verschieden sein; man beobachtet völlige Heilung, Heilung mit Defekten irgendwelcher Organe, Hemmung der körperlichen Entwicklung und bleibende Schädigung der Intelligenz, von leichter Debilität bis zu völliger Idiotie. Über die Häufigkeit des Eintritts dieser verschiedenen Ausgänge fehlen noch genaue Angaben. Die Behandlung in ihrer bisherigen Form hat auch bei frühzeitigem Beginn und energischer Durchführung den schlimmsten Ausgang, d. h. das Auftreten von Intelligenzstörungen bisher nicht zu unterdrücken vermocht.

D. Prophylaxe.

Die beste Prophylaxe der kongenitalen Lues ist gründliche Behandlung jeder erworbenen Syphilis und Erteilung der Heiratserlaubnis erst nach Beendigung der gründlichen Behandlung, d. h. wenn abortive Heilung nicht geglückt ist, nicht vor 4 Jahren seit Beginn der Erkrankung und nicht vor 2 Jahren seit der letzten Erscheinung. Steht der Arzt vor der Tatsache eines syphilitischen Aborts, syphilitischer Totgeburt oder der kongenitalen Syphilis eines Kindes, so hat sich die prophylaktische Behandlung stets auf die Mutter zu erstrecken, gleichgültig ob die Seroreaktion positiv oder negativ ist, auf den Vater nur bei erweislicher Erkrankung. Bei Gravidität einer luetischen Frau ist eine spezifische Behandlung mindestens einmal, und zwar möglichst frühzeitig, besser zweimal, d. h. im Anfang und gegen Ende der Gravidität vorzunehmen. Behandlung während der Gravidität verbessert die Chancen nicht nur für die Geburt eines lebenden gesunden Kindes, sondern auch für die Ausheilung der Mutter (Findlay). Erfolgt trotz Behandlung während der Gravidität Geburt eines kongenital-luetischen Kindes, so pflegt die Erkrankung milde zu verlaufen.

Die Behandlung während der Gravidität soll zweckmäßigerweise kombiniert sein. Sie ist unbedenklich bei Vermeidung stärkerer Reaktionen, Anwendung kleinerer bis mittlerer Dosen, sorgfältiger klinischer Beobachtung und ständiger Kontrolle des Harns.

E. Behandlung.

Die Behandlung der Frühsyphilis ist wesentlich schwieriger als die der späteren Stadien. Sie zerfällt in eine spezifische, diätetische, hygienische und symptomatische.

Spezifische Behandlung ist kontraindiziert bei syphilitischer Intoxikation, bei Ernährungsstörungen und stärkeren grippalen Erkrankungen. Eine bereits begonnene spezifische Behandlung ist unter denselben Bedingungen für kurze Zeit zu unterbrechen. In allen übrigen Fällen ist sie indiziert und möglichst frühzeitig zu beginnen. Die übliche Behandlung ist die **kombinierte** (Salvarsan und Hg). Beginnend mit Hg findet ein Alternieren zwischen Hg und Salvarsan statt. Der sofortige Beginn mit Salvarsan wird aus Furcht vor schädlichen Provokationen durch Überschwemmung mit Spirochätenendotoxinen und Resorptionsprodukten aus syphilitischen Krankheitsherden vermieden.

E. Müller hat ein Schema zur kombinierten Behandlung angegeben, das sich großer Beliebtheit erfreut. In der jüngst mitgeteilten Modifikation hat das Schema folgende Gestalt:

Gemischte Kalomel-Neosalvarsan-Kur.

<table>
<tr><td rowspan="3">1. Kur</td><td colspan="2">1. Woche</td><td colspan="3">2. Woche</td><td colspan="2">3. Woche</td><td colspan="2">4. Woche</td><td colspan="2">5. Woche</td><td colspan="2">6. Woche</td></tr>
<tr><td colspan="3">Kalomel</td><td colspan="4">Neosalvarsan</td><td colspan="3">Kalomel</td><td colspan="3">Neosalvarsan</td></tr>
<tr><td>1</td><td>2</td><td>3</td><td>Ia</td><td>Ib</td><td>II</td><td>III</td><td>4</td><td>5</td><td>6</td><td>IV</td><td>V</td><td>VI</td></tr>
<tr><td>Urin-
unter-
suchung</td><td>Dienstag</td><td>Freitag</td><td>Montag
Urin</td><td>Mittwoch</td><td>Sonnabend</td><td>Dienstag</td><td>Sonnabend</td><td>Dienstag</td><td>Freitag</td><td>Dienstag</td><td>Freitag
Urin</td><td>Dienstag</td><td>Sonnabend</td></tr>
</table>

<table>
<tr><td rowspan="3">1. Kur</td><td colspan="2">7. Woche</td><td colspan="2">8. Woche</td><td colspan="2">9. Woche</td><td colspan="2">10. Woche</td><td colspan="2">11. Woche</td><td colspan="2">12. Woche</td></tr>
<tr><td colspan="3">Kalomel</td><td colspan="3">Neosalvarsan</td><td colspan="3">Kalomel</td><td colspan="3">Neosalvarsan</td></tr>
<tr><td>7</td><td>8</td><td>9</td><td>VII</td><td>VIII</td><td>IX</td><td>10</td><td>11</td><td>12</td><td>X</td><td>XI</td><td>XII</td></tr>
<tr><td></td><td>Dienstag</td><td>Freitag</td><td>Dienstag</td><td>Freitag
Urin</td><td>Dienstag</td><td>Sonnabend</td><td>Dienstag</td><td>Freitag</td><td>Dienstag</td><td>Freitag
Urin</td><td>Dienstag</td><td>Sonnabend</td></tr>
</table>

Gemischte Schmier-Neosalvarsankur.

2. Kur	1. Woche	2. Woche	3. Woche	4. Woche	5. Woche	6. Woche
	Schmieren		Neosalvarsan		Schmieren	
	1. Woche	2. Woche	Ia Ib II	III IV	3. Woche	4. Woche
			Montag Mittwoch Sonnabend (Urin)	Dienstag Freitag		

2. Kur	7. Woche	8. Woche	9. Woche	10. Woche	11. Woche	12. Woche
	Neosalvarsan		Schmieren		Neosalvarsan	
	V VI	VII VIII	5. Woche	6. Woche	IX X	XI XII
	Montag (Urin) Freitag	Dienstag Sonnabend			Montag Freitag	Dienstag Sonnabend

Die zu verabfolgenden Dosen pro kg Körpergewicht:

Neosalvarsan.

Kinder im 1. und 2. Lebensjahr pro kg		0,03 g
„ „ 3. und 4. „ „ „		0,02 g
Ältere Kinder „ „	0,015 bis	0,01 g
Maximaldosis pro Injektion		0,5 g.

Kalomel.

Durchweg pro kg 0,001 g.

Schmieren.

Auf 10 kg Körpergewicht 1 g Quecksilbersalbe.
Kalomel und Schmierkur wechseln ab.

Unabhängig von dem Ausfall der Seroreaktion, deren Anstellung nach der ersten und vor der zweiten Kur empfehlenswert ist, wird acht Wochen nach Beendigung der ersten Kur die zweite begonnen, befriedigender Allgemeinzustand und Freisein von akuten Krankheiten vorausgesetzt. Bei schlechterem Allgemeinzustand betrage das Intervall ein Vierteljahr. Die späteren Kuren werden so lange durchgeführt, bis die Seroreaktion durch zwei Kuren hindurch negativ geblieben ist. Ihre Zahl beträgt also mindestens drei, oft vier bis fünf, entsprechend einer Zeitspanne von $1^1/_2-2^1/_2$ Jahren.

Behandlung nach diesem Schema hat sich vielfach bewährt. Unter den ungünstigeren Bedingungen der Säuglingsheime und stark belegten Krankenanstalten (große Infektionsgefahr!) beobachtet man freilich nicht selten bei dieser Behandlung auffallende oft tödliche Verschlimmerung des Allgemeinzustandes unter der ersten Kur. Wir glauben bei debilen Kindern sowie in Säuglingsheimen usw. als erste Kur eine reine Salvarsankur empfehlen zu sollen.

Die Furcht vor schädlichen Provokationen beim Beginn der Behandlung mit Salvarsan muß als unbegründet angesehen werden; bei vorsichtiger Dosierung können solche Provokationen auch unter reiner Salvarsantherapie vermieden werden. Die reine Salvarsanbehandlung hat vor der kombinierten den Vorzug schnellerer Herbeiführung der symptomatischen Heilung, sofortiger Beseitigung der Ansteckungsgefahr, schnellerer Verbesserung des Allgemeinbefindens, des Gewichts und der Resistenzlosigkeit; sie erscheint deshalb besonders für die Behandlung in Säuglingsheimen, Krankenanstalten und bei debilen Kindern geeignet.

Bei **reiner Salvarsantherapie** gestaltet sich die erste Kur folgendermaßen: Die Bemessung der Dosis erfolgt nicht nach dem Gewicht, sondern nach der mutmaßlichen Toleranz des Organismus, die nach der Schwere der Erkrankung, dem Reifegrad des Kindes, dem Allgemeinzustand u. a. geschätzt wird. Da die Toleranz im voraus nie genau bestimmbar ist und Überdosierung verhängnisvoller werden kann als Unterdosierung, soll mit möglichst kleinen Dosen, d. h. mit 0,010—0,015—0,02 pro Kind begonnen werden. Bei günstigem Verhalten des Kindes kann von der dritten Dosis ab langsam bis auf 0,06 g gesteigert werden. Man bediene sich der Originalpackungen zu 0,045 und 0,075 g. Das Intervall zwischen den einzelnen Dosen beträgt bei den drei ersten kleinen Dosen 2—3 Tage, bei den späteren Dosen 3—4 Tage. Die Dauer der Kur beträgt 10—12 Wochen, mindestens aber bis zu 2 Wochen nach dem Verschwinden aller Symptome; das Umschlagen der Seroreaktion braucht bei der ersten Kur nicht abgewartet zu werden. Die Lösung des Neo-Salvarsans ist eine konzentrierte wässerige. 0,01 g Neosalvarsan werden in 0,1—0,3 ccm Wasser gelöst. Als Wasser dient warmes, frisch abgekochtes Leitungswasser oder käufliches Ampullenwasser. Nur hellgelbes Salvarsanpulver, das sich an der Oberfläche des Wassers mit gelber Farbe löst, darf verwendet werden. Rötlich gelbe und bräunliche Pulver bzw. Lösungen sind zu verwerfen. Die Lösung ist jedesmal frisch herzustellen und sofort zu verwenden; sie soll körperwarm benutzt werden.

Das Salvarsanpräparat der Wahl ist bisher das Neosalvarsan, das sich zu intravenöser, intramuskulärer und subcutaner Injektion eignet. Die Einverleibung geschieht am besten intravenös in die Temporal- oder Jugularvene; sie muß langsam erfolgen. Vorheriges Abreiben der Haut mit Xylol erweitert die Vene und erleichtert die Injektion, während Äther die Vene verengert. Falls intravenöse Injektion nicht möglich ist, wird intramuskuläre in den äußeren Quadranten des Gesäßes empfohlen. Sie hinterläßt einen kleinen, in der Regel nur wenig schmerzhaften Infiltrationsknoten, der sich spontan resorbiert. Es ist abwechselnd rechts und links zu injizieren unter Vermeidung noch tastbarer Knoten.

Die Salvarsanbehandlung erfordert wie jede andere spezifische Behandlung gute Beobachtung des Patienten und Kontrolle des Harns zwecks Vermeidung von Schädigungen. Ernste Salvarsanschäden sind bei zweckentsprechendem Vorgehen nicht zu befürchten. Die zuweilen beobachteten leichteren Schäden können lokal oder allgemein sein. Lokale Schäden sind stark schmerzhafte Infiltrationen oder Abscedierung nach intramuskulärer Injektion; bei regelmäßigem Vorkommen solcher Ereignisse muß zu intravenöser Injektion übergegangen werden. Die allgemeinen Schäden setzen sofort, früh oder spät ein. Sofortige Unannehmlichkeiten können nach intravenöser Injektion auftreten; sie sind vasomotorischer Natur (Röte des Gesichts oder Blässe usw. = angioneurotischer Symptomenkomplex). Sie sind meist harmlos und schnell verschwindend. Zur Behandlung stärkerer Störungen und zur Vorbeugung ist subcutane Injektion von 0,1—0,2 ccm der 1$^0/_{00}$igen Suprareninlösung zu empfehlen. Frühe Schädigungen treten gewöhnlich mehrere Stunden nach der Injektion auf. Es handelt sich um Fiebererscheinungen (Spirochätenfieber) und Magendarmsymptome. In der Regel genügt ihnen gegenüber eine geringe Verlängerung des Intervalls bis zur nächsten Injektion. Späte Schädigungen, insbesondere schwere Dermatosen, Leber- und Nervenerkrankungen werden bei der Frühsyphilis kaum je beobachtet.

Die reine **Quecksilber-Behandlung** steht in ihren Erfolgen der reinen Salvarsantherapie und der Kombinationsbehandlung nach; einzelne Autoren rühmen ihr, besonders für die erste Kur, Gutes nach. Quecksilber kann oral, durch Schmierkur und durch Injektion gegeben werden. Die Bäderbehandlung (tägliche Sublimatbäder von 15 bis 30 Minuten Dauer mit $^3/_4$—1 g in Holz- oder Emaillewanne) und die Inhalationskur (Welandersche Säckchenmethode und Merkolinschurz nach Blaschko) sind weniger wirkungsvoll. Zur oralen Behandlung eignet sich besonders das Protojoduretum hydrargyri = Hydrarg. jodat. flav. in einer Dosis von 2—3 mal täglich 0,01—(0,02) nach der Mahlzeit. (Die eingeklammerten Dosen gelten für die späteren Kuren.) Die innerliche Behandlung führt bei Säuglingen mitunter zu Durchfällen; in diesen Fällen kann gleichzeitig 3—5 mal täglich 1 Messerspitze Tannalbin gegeben werden. Bei starker Diarrhoe muß Quecksilber ausgesetzt werden. Die Schmierkur erfolgt in üblicher Weise mit Unguent. Heyden (20$^0/_0$ Quecksilber) oder mit Unguent. ciner. c. Resorbino parat. (Kinderpackung). Die Dosis ist 0,1 g der 33$^1/_3$$^0/_0$ Salbe pro kg. Sie ist nur für die späteren Kuren geeignet. Zur Injektionsbehandlung sind lösliche und unlösliche Präparate im Gebrauch. Lösliche Präparate: 1. Sublimat 1—2$^0/_0$ in physiologischer Kochsalzlösung; Dosis 1—2 mg = 0,1 ccm zweimal wöchentlich intramuskulär, im ganzen 12 Injektionen für eine Kur. 2. Embarin Heyden, in Ampullen sowie in Fläschchen zu 6 ccm erhältlich. Dosis: 2—4 Teilstriche für Säuglinge, 4—7 für ältere Kinder, intramuskulär jeden 2. bis 3. Tag. Im ganzen 12 Injektionen. 3. Novasurol, in Ampullen zu 2 ccm erhältlich. Dosis: 0,6 ccm für Säuglinge, intramuskulär zweimal wöchentlich.

25*

Unlösliche Präparate: 1. Hydrargyr. salicylic. (Hg. salicyl. 0,1, Paraffin liquid. ad 10,0, Umschütteln!). Dosis: 1—(2) mg = 0,1 (—0,2) ccm der Mischung pro kg. Injektion zweimal wöchentlich intramuskulär. 2. Kalomel (Kalomel 0,3 (0,4 u. m.), Paraffin. liquid. ad 10,0, Umschütteln!) oder das 4%ige Kalomelöl von Kade. Dosis: 1 mg pro kg mit Abrundung nach unten 2mal wöchentlich, d. h. 0,1 bis 0,2 ccm. Zweckmäßigerweise wird eine Rekordspritze zu 0,5 ccm mit Teilung in $\frac{1}{100}$ ccm für diese Injektionen verwendet. Schmerzhafte Infiltrate sind mitunter dabei nicht zu vermeiden.

Die mildeste Behandlung ist die innerliche, die energischste die Injektionskur mit Kalomel. In hartnäckigen Fällen empfiehlt sich Übergang von den milden zu den energischen Methoden. Schädigungen durch Quecksilber außer den bereits beschriebenen (Durchfälle bei innerlicher Behandlung, Infiltratbildung bei Injektionen) sind bei sachgemäßem Vorgehen im allgemeinen nicht zu befürchten.

Jod ist für die Behandlung der Frühsyphilis nicht geeignet.

Alimentäre Behandlung. Brusternährung bietet den besten Schutz gegenüber der Neigung zu sekundären Ernährungsstörungen und zur Resistenzsenkung. Die symptomlose Mutter kann ihr manifest erkranktes Kind ohne Gefahr für sich stillen (Collesches Gesetz). Andernfalls kann abgespritzte Frauenmilch gereicht werden. Doch auch künstliche Ernährung führt bei sachgemäßer Leitung zum Erfolge. Es sind, besonders bei debilen Kindern, während der ersten Kur die Mischungen zu bevorzugen, denen die Neigung zu festen Stühlen zukommt, wie die Eiweißmilch und die Buttermilch-Buttermehlnahrung. Der Nahrungsbedarf der syphilitischen Säuglinge ist ein großer, ca. 130—150 Calorien pro kg. Die Zahl der Mahlzeiten muß, vor allem bei Beteiligung der Nase wegen der nasalen Dyspnoe, größer als gewöhnlich sein, 6—10 in 24 Stunden. Beim Auftreten von Ernährungsstörungen ist die gewöhnliche alimentäre Behandlung durchzuführen.

Die **hygienischen Maßnahmen** haben besonders die Gefahr sekundärer Infektionen und die Neigung zu septischen Erkrankungen zu berücksichtigen. Also ängstliche Meidung aller Infektionsquellen, sorgfältige Behandlung aller für den Eintritt von Infektionserregern in Betracht kommenden Krankheitsherde, z. B. an Nase, Mund und Nabel.

Symptomatische Behandlung empfiehlt sich gegenüber den Hauterscheinungen. Lippenrhagaden können unter Schutz der Umgebung mit 5%iger Chromsäure oder 1%igem Sublimat betupft werden; bereits sekundär infizierte Rhagaden werden mit weißer Präcipitatsalbe bestrichen. Die Koryza wird durch Pinselungen mit 1%igem Höllenstein oder 2%igem Kollargol günstig beeinflußt. Gegen die Borkenbildung in der Nase kann eine 5%ige, leicht schmelzbare Präcipitatsalbe angewendet werden (Hydrarg. praecipit. alb. 0,5, Lanolin 6,0, Paraffin liquid. ad 10,0). Für Infiltrate, Paronychien, Nabelulcerationen, Kondylome usw. empfiehlt sich Bedecken mit grauem Pflaster bzw. Bestäuben mit Kalomelpulver oder Auftragen eines mit Kochsalzlösung bereiteten Kalomelbreis.

Rezidivsyphilis.

Mit Rezidivsyphilis bezeichnen wir die kongenital-syphilitischen Manifestationen in der Zeit vom Ende der Frühsyphilis bis zum Beginn der Spätsyphilis, d. h. etwa vom 5. Monat bis zu 5 Jahren. Wir setzen den Anfang dieser Periode an das Ende der Frühsyphilis, da bereits von diesem Zeitpunkt an klinisch, prognostisch und therapeutisch ähnliche Bedingungen vorherrschen. Das symptomenfreie Intervall zwischen Früh- und Rezidivsyphilis beträgt meist ein Vierteljahr, kann aber auch kürzer oder länger sein. Rezidive fetal aufgetretener Syphilis können schon vor dem 5. Monat auftreten; solche Fälle sind praktisch der Frühsyphilis gleichzustellen. Bei der jetzt üblichen Behandlung ist die Zahl der Rezidive spärlich; oft tritt nach glücklicher Beendigung des ersten Ausbruchs, wenn nicht Heilung, so doch jahrelang völlige Latenz ein.

Das Syphilisrezidiv kann das Spiegelbild des ersten Anfalls sein, gewöhnlich ist es aber mehr oder weniger im Charakter verändert, viel ärmer an Symptomen und mehr örtlich begrenzt. Je größer das symptomenfreie Intervall, desto deutlicher tritt das unterschiedliche Verhalten des Rezidivs gegenüber dem ersten Ausbruch hervor. Die späten Rezidive nähern sich in ihren Symptomen der Spätsyphilis. Dem Rezidivsyphilid eigentümliche Symptome sind vor allem die **condylomatösen Prozesse**, ferner die **syphilitische Skrofulose**, die **Erkrankungen des Hodens und der Hirngefäße**.

A. Symptomatologie.

a) Hautorgan. Diffuse Infiltrationen treten nach dem ersten Lebensjahr kaum mehr auf. Isolierte Efflorescenzen von typisch papulösem und makulösem Charakter finden sich vorzugsweise an der Stirn entsprechend der Haargrenze und auf den Extremitäten. Zuweilen beobachtet man auch serpiginöse Geschwüre.

Die bedeutsamste Rolle spielen aber die Condylome, d. h. Papeln, die durch Maceration ihre oberflächliche Bedeckung verloren haben und nässen. Sie erscheinen als rote, linsen- bis pfenniggroße und größere, flache Efflorescenzen. Beim Zusammenfließen mehrerer Condylome können größere beetartige Gebilde entstehen. Ihre Oberfläche ist glatt oder leicht höckrig; bei starker äußerer Reizung können beträchtliche Auswüchse auf ihnen entstehen. Meist sind sie mit einem gelblichen oder grauweißen Belag bedeckt, mitunter geschwürig zerfallen. Ihre Konsistenz ist derb. Beim Fernhalten der Feuchtigkeit wandeln sie sich bald wieder zu einfachen trockenen Papeln um. Fast regelmäßig zeigt sich die gegenüberliegende Hautstelle in symmetrischer Weise erkrankt. Das Sekret ist stark infektiös. Ihre Lokalisationsstelle sind Hautpartien, die mechanischer und chemischer Reizung ausgesetzt sind, bzw. Hautschleimhautgrenzen, z. B. Genitale, Anusgegend, Mundwinkel, Naseneingang und Interdigitalfalten. Bei schlecht gepflegten und dicken Kindern werden Condylome am häufigsten beobachtet.

Wegen ihrer Übereinstimmung mit den entsprechenden Gebilden bei der erworbenen Syphilis erübrigt sich eine differential-diagnostische Erörterung. Bei geeigneter lokaler Behandlung heilen sie schnell mit braunen, längere Zeit persistierenden Flecken ab.

Gummöse Prozesse der Haut werden seltener beobachtet. Sie bilden einzelne bzw. mehrere derbe oder fluktuierende Knoten, die lange unverändert bestehen bleiben, aber auch durchbrechen und sich geschwürig umwandeln können. Vereint mit Drüsenschwellungen und Knochenerkrankungen gleicher Genese (s. später) stellen sie den Symptomenkomplex der „syphilitischen Skrofulose" dar. Die Namengebung deutet bereits hin auf die mitunter beträchtlichen differential-diagnostischen Schwierigkeiten dieses Krankheitsbildes gegenüber der Skrofulotuberkulose und dem Skrofuloderma (vgl. später).

Die Haare des Kopfes zeigen ein auffallend geringes Wachstum sowie Sprödigkeit und Brüchigkeit; auch Kahlköpfigkeit kommt vor.

b) Schleimhäute der oberen Luftwege. Veränderungen der Nasenschleimhaut sind von untergeordneter Bedeutung. Schwere Formen von Koryza können aus der früheren Periode mit ihren Resten in diese hineinragen oder sich teilweise sogar wieder einstellen, andererseits kann sich ausnahmsweise die charakteristische Nasensyphilis der späteren Epoche auch schon in diesen Jahren zeigen. Besteht eine chronische Entzündung der Nasenschleimhaut mit eitrig schleimiger Sekretion, so entwickeln sich bald geschwürige Prozesse am Nasenausgang und das Bild der Skrofulosetuberkulose wird wiederum vorgetäuscht. Manchmal kommt es zur Ozaena mit übelriechender Borkenbildung und Schleimhautatrophie.

An der Mundschleimhaut finden sich nicht selten Plaques (vgl. vorher); ihre Lokalisationen sind Lippen, Zahnfleisch, Tonsillen, besonders aber die Zunge. Tonsillen und Gaumenbögen können das Bild einer spezifischen Angina mit weißem Belage zeigen. Die Ähnlichkeit mit Diphtherie ist sehr groß; bei der Neigung der kongenitalen Lues zu dieser Sekundärinfektion ist auch an Mischinfektion zu denken. An der Zunge werden ferner Gummen und sklerosierende Verdickungen der Oberhaut nach Art der Leukoplakien beobachtet.

Erkrankungen des Kehlkopfs durch papulöse, infiltrative, gummöse und geschwürige Prozesse sind namentlich in den späteren Jahren nicht selten. Sie äußern sich durch chronische Heiserkeit, eventuell durch Aphonie; in schweren Fällen kann es zu croupähnlichem Husten und zu Stenoseerscheinungen kommen. Bei chronischer Heiserkeit ist differentialdiagnostisch an Geschwülste im Kehlkopf (Papillome) sowie an Bronchialdrüsentuberkulose zu denken; letztere kann auf dem Wege der Recurrensparese zu mäßiger Heiserkeit, nicht aber zur Aphonie führen. Beim Auftreten von Stenoseerscheinungen wird natürlich Diphtherie ausgeschlossen werden müssen.

c) Bewegungssystem. Osteochondroperiostitis der langen Röhrenknochen wird meist nur bis zum Ende des 1. Lebensjahres beobachtet. Phalangitis kann sich bei Kindern jenseits des ersten Lebensjahres ebenso einstellen, wie bei jüngeren und älteren Säuglingen. Des weiteren finden sich gummöse Ostitis, Periostitis und Osteomyelitis der langen Röhrenknochen; diese Prozesse können zu Eiterung und Fistelbildung führen. Eine relativ größere Bedeutung besitzen in der Rezidivperiode die Erkrankungen der Schädelknochen; hier findet sich entweder hyperostosierende Periostitis oder gummöse Zerstörung des Schädeldaches. Lokalisation der Erkrankung an der Basis, in der Nähe der Orbita, kann Exophthalmus zur Folge haben. Die gummösen Knochenerkrankungen mit ihrer Neigung zu syphilitischer Caries sind differentialdiagnostisch von den tuberkulösen Knochenerkrankungen abzugrenzen (vgl. später).

Multiple Gelenkschwellungen der großen und kleinen Gelenke, sowie an Arthritis deformans erinnernde Zustände können gelegentlich schon zu dieser Zeit vor. Auch isolierte Gelenkerkrankungen werden im Anschluß an Knochenerkrankungen beobachtet. Verwechslung mit Rheumatismus, Arthritis deformans und Tuberkulose ist leicht möglich (vgl. später).

Spezifische Myositis, wahrscheinlich Folge einer Fortleitung des Entzündungsprozesses vom erkrankten Periost her, ist selten. Sie tritt akut unter mäßigen Fieberbewegungen auf und bildet eine schmerzhafte, teigige Schwellung mit glänzender geröteter Haut. Sie ist von der Osteomyelitis durch geringere Beeinträchtigung des Allgemeinbefindens bei relativ starkem Lokalbefund unterschieden.

d) Innere Organe. Erkrankungen der inneren Organe spielen in der Rezidivperiode eine kleinere Rolle als früher; ihre Ursachen sind diffuse Infiltrationen, Gummen und Endarteriitis. Es werden Lebertumoren von zuweilen bedeutender Größe beobachtet; oft finden sich gleichzeitig Milzvergrößerungen. Eine sonderliche Beeinträchtigung des Körpers ist besonders bei den gummösen Erkrankungen häufig nicht nachweisbar; in anderen Fällen führen sie zu Gelbsucht, Ascites, Cirrhose, auch zu akuter Leberatrophie, oder sie ordnen sich dem Symptomenkomplex der Bantischen Krankheit bzw. der Anaemia pseudoleucaemica ein. Der beste Beweis für die syphilitische Genese der für Syphilis nicht charakteristischen Leber- und Milzerkrankungen ist ihre namentlich in Frühstadien sehr deutliche Beeinflußbarkeit durch antiluetische Behandlung.

Gummen sind auch in Niere, Nebenniere und Darm zu gewärtigen.

e) Geschlechtsorgane. Häufiger und vor allem häufiger als beim ersten Ausbruch finden sich in der Rezidivperiode Hodenerkrankungen. Sie bilden teils Knoten, die sich zuweilen nach außen öffnen, teils diffuse höckerige, manchmal mit Hydrocele kombinierte Infiltrationen. Die Erkrankung ist meist einseitig, fieberlos, schmerzlos und therapeutisch gut angreifbar. Nur bei längerem Bestande ist Schrumpfung des Organs zu befürchten. Gegenüber der tuberkulösen Hodenerkrankung unterscheidet sich die syphilitische durch Fehlen einer Nebenhodenaffektion und relative Gutartigkeit.

f) Circulationssystem. Beteiligung des Herzens durch Gummen oder Gefäßerkrankung ist selten. Sie kann zu Anfällen von Cyanose und Dyspnoe, sowie zu raschem Herztod führen. Bedeutungsvoll sind die Veränderungen der Gefäße; ihre Folge können Raynaudsche Krankheit, Thrombosierung und Gangrän sein. Die Endarteriitis der Hirngefäße führt zu schweren Erkrankungen des Zentralnervensystems.

g) Nervensystem. Begreiflicherweise machen sich die Folgen von früher entstandenem Hydrocephalus, Meningitis und besonders von angeborenem Schwachsinn in dieser Periode oft stärker bemerkbar als zu Zeiten des Beginns der Erkrankung. Andererseits bereiten sich jetzt Störungen vor, die erst zu späteren Zeiten die Schwelle klinischer Erkennbarkeit überschreiten. Von neu auftretenden Erkrankungen ist vor allem der Thrombose der Hirngefäße zu gedenken, deren häufige Folge plötzliche Halbseitenlähmungen sind. Ohne Fieber und ohne schwere meningeale Erscheinungen, mitunter mit Konvulsionen oder vorübergehendem Bewußtseinsverlust tritt die Lähmung ein, die einmal entstanden wenig Neigung zur Heilung zeigt und manchmal zu Sprachstörungen führt. Intelligenzstörungen, ja Verblödung sind oft die weitere Folge. Differentialdiagnostisch sind andere Formen der Encephalitis auszuschließen. Ihnen sind Fieber und schwere meningeale Hirnerscheinungen im Beginn eigentümlich.

Zuweilen haben die Lähmungen einen mehr schleichenden Beginn oder mehr paraplegischen Charakter. Die Ähnlichkeit mit der cerebralen Kinderlähmung und der Littleschen Krankheit kann hierbei erheblich werden. Für die syphilitische Erkrankung ist die Neigung zu Progression und zu zunehmender Intelligenzstörung charakteristisch.

Hirngummen machen das Bild von Hirntumoren; schließlich sind Fälle mit Meningitis, Meningoencephalitis, Epilepsie, Augenmuskellähmungen, Kopfschmerzen u. a. m. beobachtet worden.

h) Sinnesorgane. Im Rezidivalter kann es zu Choreoretinitis und zu Erkrankungen der Tränenwege kommen, während Iritis und Keratitis selten sind. Der luetischen Periostitis der Orbita ist bereits gedacht worden.

Von Ohrenerkrankungen sollen chronische, sonst nicht charakteristische Eiterungen öfters vorkommen. Sie verdienen als Teilerscheinung der syphilitischen Skrofulose Interesse.

i) Lymphdrüsen. Syphilitische Lymphome können regionär im Anschluß an Haut- und Schleimhautveränderungen auftreten, oder multipel. Am häufigsten findet sich Schwellung der Nacken- und Kieferwinkeldrüsen. Der Beginn ist fieberlos und schmerzlos, meist schleichend, manchmal aber ziemlich akut; oft entstehen durch Konfluierung Pakete, die lange bestehen bleiben, aber im allgemeinen keine Neigung zur Vereiterung zeigen. Sie bilden eines der wichtigsten Glieder in der Reihe der skrofuloluetischen Krankheitserscheinungen. Differentialdiagnostisch wichtig gegenüber der Tuberkulose ist die Seltenheit der Vereiterung.

B. Diagnose und Differentialdiagnose.

Von den Erscheinungen der Rezidivperiode machen die condylomatösen Prozesse und die meisten der Organerkrankungen diagnostisch wenig Schwierigkeiten; sehr groß sind die Schwierigkeiten hingegen oft bei den als „syphilitische Skrofulose" bezeichneten Erkrankungen der Haut, Knochen, Nase, Lymphdrüsen und Ohren. Oft kann die Diagnose gestützt werden durch eine sorgfältig erhobene Anamnese bzw. durch Feststellung von Residuen überstandener Syphilis, wie Sattelnase, Rhagaden, Caput natiforme, Stirnhöcker, Hydrocephalus u. a., oder auch durch eine positive Seroreaktion. Mitunter wird erst der Erfolg einer probeweise eingeleiteten Jodkur zur Klarheit führen.

C. Prognose.

Die Rezidive sind im allgemeinen nicht lebensbedrohend und therapeutisch gut beeinflußbar. Ausnahmen sind vor allem die endarteriitischen Erkrankungen des Zentralnervensystems, die bei antiluetischer Behandlung nur geringe Neigung zum Rückgang zeigen.

D. Therapie.

Die Behandlung ist eine allgemein spezifische, entsprechend den vorher beschriebenen Prinzipien; sie kann energisch sein und soll möglichst bis zu dauernd negativer Seroreaktion durchgeführt werden. Die Einzeldosis von Neosalvarsan kann bis auf 0,3 gesteigert werden. Vom Quecksilber gebe man bei Schmierkuren pro die 1,0—2,0 g der grauen Salbe und bei Injektionskuren von Sublimat 2 mal wöchentlich 2—4 mg, von Kalomel 2 mal wöchentlich 1 mg pro kg Kind. Jod ist geeignet für gummöse Prozesse, für Hirnsyphilis und zur Behandlung im Intervall. Die Dosierung beträgt 3 mal täglich 0,1—0,3 Kal. jodat. (Rp. Kali jodati, Natr. bicarbon. āā 3,0, Aq. Menth. pip. 10, Aq. dest. ad 150, 2—3 mal täglich 5—15 ccm in Milch nach dem Essen). Bei empfindlichen Kindern kann Jod auch in Form des Tölzer Jodwassers oder als Jodeisen gegeben werden (z. B. Sirup. ferri jodati, 2—3 mal täglich 15—25 Tropfen, oder Jodferratose 3—4 mal täglich 1 Teelöffel).

Spätsyphilis.

Manifestationen der kongenitalen Lues etwa vom 5. Lebensjahr an werden als spätsyphilitische bezeichnet. Sie finden sich am häufigsten bei 8—14 jährigen Kindern, nicht selten aber auch bei viel älteren Individuen. Die Berechtigung zur Abtrennung der Spätsyphilis als einer Krankheitseinheit liegt jedoch weniger in den zeitlichen Verhältnissen als in ihrer klinischen Sonderstellung. Zu ihren charakteristischen Erscheinungen gehören vor allem die Erkrankungen der Augen, Knochen, Gelenke und des Zentralnervensystems. Die früher viel diskutierte Frage, ob eine kongenitale Syphilis sich erstmalig als Spätsyphilis manifestieren könne, ist wohl prinzipiell zu bejahen; häufig dürften aber solche Fälle nicht sein.

A. Symptomatologie.

a) **Gesamthabitus.** Störung der allgemeinen körperlichen Entwicklung ist eine nicht seltene Folge der kongenitalen Lues. Sie ist oft mit Hemmung der geistigen Entwicklung vereint und äußert sich in der Regel in Untermaßigkeit, Grazilität des Knochenbaues, verspätetem Eintritt der Pubertät, mangelhafter Entwicklung der Geschlechtscharaktere, kurzum als infantilistische Dystrophie; doch ist auch ausgesprochener Zwerg- und Riesenwuchs beobachtet worden. Die Berechtigung zur Einreihung dieser Veränderungen in die Gruppe der spezifischen Erkrankungen sehen wir in der Möglichkeit ihrer Verhütung durch frühzeitige spezifische Therapie; über die ihnen zugrunde liegenden Organerkrankungen ist Genaues noch nicht bekannt. Daneben findet sich nicht selten eine krankhafte Veränderung der Haut; sie ist erdfarben oder auch grau. Im Gesicht ist sie mitunter Folge einer Hautatrophie nach vorangegangener diffuser Infiltration. Infantilismus, besonders im Verein mit grauer Hautfarbe des Gesichts und geistiger Beschränktheit soll stets an kongenitale Lues denken lassen.

b) **Bewegungssystem. Knochen:** Das Knochensystem ist besonders häufig Sitz spätsyphilitischer Erscheinungen, nicht selten im Verein mit Gelenkerkrankung (s. u.). Pathologisch-anatomisch liegt eine Erkrankung des Periosts oder des Knochenmarks zugrunde. Die Periostitis tritt in verschiedenen Formen auf, als ossifizierende, gummöse oder usurierende, zur Caries führende, die Osteomyelitis ist eine gummöse.

Die häufigste klinische Form ist die Osteoperiostitis der langen Röhrenknochen, insbesondere der Tibia. Der Knochen wird dadurch nach vorn verkrümmt, verdickt und erscheint seitlich abgeplattet. Einmal ausgesprochen, ist diese Säbelscheidenform nur teilweise rückbildungsfähig; sie hat deshalb die Bedeutung eines bemerkenswerten Stigmas der kongenitalen Lues. Die Osteoperiostitis ist oft multipel, z. B. gleichzeitig an Tibia, Fibula, Femur. Andere Formen sind die zu hochgradigen Verbiegungen, Auftreibungen und Gestaltsveränderungen führende Ostitis deformans, und eine multiple, chronische Knochenauftreibungen und Exostosen bildende, der Pagetschen Krankheit zugehörige Form.

Lokale Gummen, die durch tumorartige Schwellung einzelner Knochenpartien gekennzeichnet sind, sitzen relativ selten an den Röhrenknochen. In Caries, Abscedierung oder nekrotische Geschwüre ausgehende Erkrankungen finden sich häufiger in den kurzen als an den langen Röhrenknochen. Bei Beteiligung der Finger entsteht ein der Spina ventosa ähnliches Bild. Die Heilung erfolgt mit tiefen, strahligen, nicht verschieblichen Narben, bei Beteiligung der Wachstumszone mit Verkürzung oder pathologischer Verlängerung. Selten ist die Osteomyelitis, die in schmerzlose Epiphysenlösung und lokale

Eiterung ausgehen kann. Schließlich kann Atrophie und pathologische Brüchigkeit der Knochen als isolierte Erkrankung auftreten.

Die Schädel- und Gesichtsknochen erkranken mit einer zu Hyperostosen führenden Periostitis oder lokalen Gummen; letztere können zu Sequestern, Fisteln und Perforationen führen. Die Perforation des harten Gaumens und Zerstörung des knöchernen Nasengerüsts haben den Wert luetischer Stigmata.

Seltene Lokalisationen syphilitischer Knochenerkrankungen sind Schulterblatt, Beckenknochen und Wirbelsäule.

Diagnose und Differentialdiagnose: Charakteristisch für syphilitische Knochenerkrankungen ist der schleichende, schmerzlose Beginn und der chronische Verlauf. Deshalb ist Formveränderung oft erst das alarmierende Symptom. Freilich gibt es auch Fälle mit heftigen, ziehenden Schmerzen; sie sind durch nächtliche Steigerung der Schmerzen und vorzugsweises Befallensein der Beine ausgezeichnet. Vor Verwechslung solcher Erkrankungen mit rheumatischen schützt der Nachweis von Knochenverdickungen. Im Gegensatz zu rachitischen Unterschenkelverkrümmungen zeigen die syphilitischen Säbelscheidenform; konvexe Krümmung ohne Verdickung des Knochens ist auch bei Rachitis nicht selten. Zur Unterscheidung gegen Tuberkulose diene folgendes: Luetische Prozesse sitzen vorzugsweise in der Rinde der Diaphysen, oft in gleicher Intensität an mehreren Knochen, bisweilen an symmetrischen Stellen. Bei Erkrankung der Kopfknochen sind Stirn-, Seitenwandbeine oder Nasengerüst am häufigsten betroffen. Tuberkulöse Prozesse bevorzugen die kleinen spongiösen Knochen und die Epiphysen einzelner Röhrenknochen. Bei Erkrankung der Kopfknochen werden Schläfen- und Jochbein vorzugsweise befallen. Tuberkulöse Prozesse neigen viel mehr als luetische zu rascher Eiterung, Caries und Nekrose, mit Bildung kleiner Sequester. Im Falle einer Abscedierung spricht für Lues und gegen Tuberkulose das Fehlen von Flocken im Punktat, eventuell der negative Ausfall des Tierversuches mit der Punktionsflüssigkeit. Röntgenologisch weisen umfangreiche Zerstörungen bei geringen subjektiven Beschwerden und Funktionsstörungen auf Lues hin, ebenso eine ossifizierende Periostitis, sowie beträchtliche Knochenneubildung in der Umgegend des Krankheitsherdes. Knochenatrophie am erkrankten Knochen und auch entfernt davon ist im Sinne der Tuberkulose zu verwerten.

Probatorische subcutane Injektion von Tuberkulin kann zu Herdreaktion der tuberkulösen Prozesse führen, eine versuchsweise eingeleitete Jodkur führt zu rascher Besserung der noch rückbildungsfähigen luetischen Knochenerkrankung.

Gelenke. Die häufigste Gelenkerkrankung ist der Erguß, der sich zumeist symmetrisch und vorwiegend in den Kniegelenken findet, seltener im Sternoclaviculargelenk. Sein Beginn ist gewöhnlich schleichend und schmerzlos; sein Verlauf chronisch. Auffallend ist die geringe Störung der Beweglichkeit. Erst ganz allmählich bilden sich Kontraktionen aus. Weniger häufig ist eine spindelförmige Schwellung nach Art des Fungus durch Kapselverdickung mit oder ohne Beteiligung der Knochen. Lokalisation und Verlauf entsprechen dem Gelenkerguß. Eine dritte Gruppe bildet die syphilitische Arthritis deformans.

Diagnose und Differentialdiagnose: Die Gelenklues beginnt schleichend, ist schmerzlos und meist doppelseitig. Die Tuberkulose ist ebenfalls von schleichendem Beginn und gewöhnlich zunächst schmerzlos — nur die Kniegelenkstuberkulose ist oft von Beginn an schmerzempfindlich — aber sie ist in der Regel einseitig. Das tuberkulöse Punktat enthält Flocken und führt zu positivem Ausfall des Tierversuchs. Bezüglich subcutaner Tuberkulininjektion und probeweiser Jodkur siehe vorher. Röntgenologisch findet sich bei Tuberkulose wie bei Lues Kapselschwellung und Knochenatrophie, doch ist die Atrophie bei Tuberkulose meist viel stärker ausgesprochen. Gonorrhoische Gelenkentzündungen beginnen akut und sind stark schmerzhaft; ihr Röntgenbild ist verwaschen. Chronisch-rheumatische Erkrankungen, die mit Schwellung, Schmerzen, Funktionsbehinderung und mitunter auch mit Erguß einhergehen, sind lediglich durch den objektiven Organbefund schwer abzutrennen.

Muskeln. Es kommen selten schmerzhafte diffuse Schwellungen einzelner Muskeln und Gummen vor. Erstere können rheumatische oder akut entzündliche Veränderungen vortäuschen, letztere Drüsenpakete.

c) Haut. Die spätsyphilitische Hauterscheinung ist das Gumma, das oberflächlich oder tief gelegen ist. Es kann in seiner weiteren Entwicklung zu oberflächlichen syphilitischen Geschwüren oder zu ausgedehnten nekrotisierenden Hautinfiltraten führen. Gummen finden sich fast stets in der Mehrzahl, häufiger an Beinen und Armen, als andernorts. Sie entstehen gewöhnlich ohne subjektive Symptome und entwickeln sich allmählich zu derben, in der Haut oder im Unterhautgewebe gelegenen kleinen Tumoren von meist nicht über Kirschkerngröße. Ihre Hautoberfläche ist gespannt und anfangs hellrot, später kupferbraun gefärbt. Aus cutanen gruppen- oder kreisförmig angeordneten Gummiknoten können oberflächliche Geschwüre entstehen. Die Knötchen heilen nach langem Bestande unter Hinterlassung einer vertieften, zunächst bräunlichen Narbe ab, in der Umgebung aber bilden sich neue. So entstehen die charakteristischen serpiginösen Syphilide von Nieren-, Girlandenform u. a. In anderen Fällen bilden die cutanen Knötchen ebenso wie gewöhnlich das subcutane Gumma tiefe nekrotisierende Ulcerationen. Diese Prozesse führen zur Zerstörung des Haut-, Muskel- und Knochengewebes. Unbehandelt pflegen sie an einzelnen Orten mit oft entstellenden Narben abzuheilen, an anderen aber schreiten sie unentwegt bis zu starker Verstümmelung des betroffenen Körperteils fort.

Diagnose und Differentialdiagnose: Der schmerzlose schleichende Beginn, die Farbe, Anordnung, Verlaufsform und Narbenbildung haben etwas so Charakteristisches, daß die Diagnose der gummösen Prozesse meist nicht schwierig ist. Gefahr der Verwechslung besteht vor allem mit der Hauttuberkulose. Das Skrofuloderm sitzt oft über tuberkulösen Herden, ist weniger derb und zerfällt frühzeitig (kalter

Absceß). Das nach dem Durchbruch entstehende Geschwür hat schlafferes Granulationsgewebe, häufig Fisteln zu den darunter liegenden Herden, eitert viel reichlicher und hat an Stelle der infiltrierten hartgeschnittenen Ränder des Gummas unregelmäßige, unterminierte und häufig entzündlich gereizte. Zur Unterscheidung von Lupus berücksichtige man folgendes: Die Knötchen des Syphilids sind spärlich, groß, scharf begrenzt, kupferbraun, derb, stark hervorragend, die des Lupus zahlreich klein, gruppenförmig angeordnet, unscharf begrenzt, gelblich, weich, nur wenig hervorragend. Das Syphilid zeigt schnelle Entwicklung, zerstört die Knochen, führt zu nierenförmigen Geschwüren und vertieften Narben, der Lupus zeigt langsame Entwicklung, verschont die Knochen, führt zu runden Geschwüren mit typischen Knötchen am Rande und heilt mit strahligen Narben. Schließlich zeigen die tuberkulösen Hauterkrankungen Herdreaktion auf subcutane Injektion sehr geringer Tuberkulinmengen.

d) Luftwege. Nase: Die Veränderungen bestehen in gummösen Prozessen, die von Schleimhaut, Knochen oder Knorpel ausgehen und zu schweren Substanzverlusten aller Teile sowie zu entstellenden Narben führen können. Vorzugsweise sind Nasenflügel, Knochengerüst und knöcherne Scheidewand betroffen. Erkrankung dieser Teile endigt mit Zerstörung der Nasenflügel, Sattelnase und Scheidewandperforation. Auch die Muscheln können affiziert werden. Beim Verlust großer Teile der Schleimhaut und der Muscheln tritt Trockenheit und Borkenbildung, sowie nach Einwanderung fötorerregender Bakterien Ozaena auf. Erkrankung des Nasenbodens kann zur charakteristischen Perforation des harten Gaumens führen. Sie ist stets median gelegen und hat ovale Form. Die Erkrankung im Naseninnern äußert sich anfänglich meist nur als chronischer Schnupfen; oft wird der Arzt erst durch den Eintritt leicht blutiger, eitriger und fötider Sekretion infolge Gummendurchbruchs auf den richtigen Weg geführt. Mitunter bestehen nächtlich sich steigernde Schmerzen. Erkrankungen im Nasenrachenraum sind selten.

Kehlkopf: Schleimhaut und Knorpelgerüst erkranken in ähnlicher Weise wie bei der Nase. Liegen Gummata und gummöse Infiltrate nicht in der Glottisspalte, so ist der Beginn oft symptomlos, andernfalls entstehen Heiserkeit, Husten, Atemnot und Erstickungsanfälle, mitunter auch Schmerzen. Beim Zerfall der Syphilome bilden sich sehr schnell tiefe Ulcerationen mit irreparablen Zerstörungen; doch auch ohne Ulceration pflegen bei der Heilung schwere Veränderungen zu entstehen.

Trachea und Bronchien: Erkrankungen sind selten, sie führen zu den Erscheinungen der Tracheal- und Bronchialstenose.

Lungen: Es werden zuweilen pneumonische, bronchiektatische und phthisische Prozesse beobachtet. Die Erscheinungen sind uncharakteristisch. Freisein der Spitzen und eine in keinem Verhältnis zur Lungenveränderung stehende Schweratmigkeit spricht für Lues und gegen Tuberkulose. Am sichersten ist die Diagnose ex juvantibus.

e) Circulationssystem. Erkrankungen des Herzens und der großen Gefäße spielen bei der kongenitalen Spätsyphilis im Gegensatz zur tertiären Form der erworbenen Syphilis eine ganz untergeordnete Rolle. Es sind nur wenige Fälle von Aortitis, Aneurysma und Aortenfehlern bekannt geworden.

f) Speisewege. Die Zähne zeigen in der Spätperiode der Syphilis höchstcharakteristische dystrophische Veränderungen als Folge früher durchgemachter Krankheit. Am Milchgebiß findet sich nur·Neigung zu Caries, am bleibenden Gebiß: 1. stark verzögerter Durchbruch, 2. Fehlen der seitlichen Schneidezähne, 3. Mikrodontismus, 4. Unregelmäßigkeit in Form und Stellung der Zähne, 5. Atrophie der Kaufläche am Sechsjahrmolaren und 6. der Hutchinsonsche Zahn. Die zu 1 bis 4 erwähnten Störungen des bleibenden Gebisses sind uncharakteristisch, da sie auch bei anderen konstitutionellen Störungen beobachtet werden. Eine größere Spezifität kommt der Dystrophie des Sechsjahrmolaren zu. Sie besteht in konischer Verjüngung des Zahnes zur Kaufläche hin, sowie in furchenförmiger Umgrenzung der hypoplastischen Kaufläche. Die Kaufläche ist oft durch Caries zerstört. Aber eine sichere diagnostische Bedeutung kann auch dieser Dystrophie nicht zugesprochen werden. Praktisch viel bedeutsamer ist hingegen die als Hutchinsonscher Zahn bekannte Schneidezahndystrophie (vgl. Abb. 4 und 5). Sie

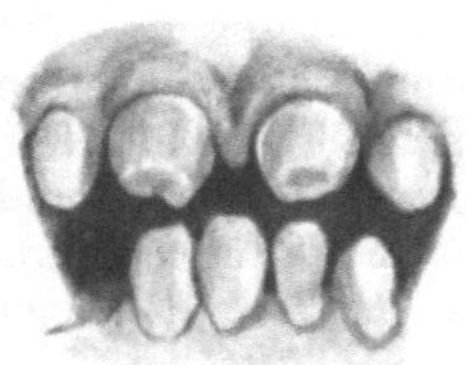

Abb. 5. Gebiß eines 10jährigen kongenital-syphilitischen Knaben. Typische Hutchinsonsche Zähne, daneben Mikrodontismus sowie Unregelmäßigkeit in Form und Stellung der Zähne. Von den oberen mittleren Schneidezähnen zeigt der rechte Veränderung der gesamten Form und halbmondförmige Ausbuchtung, der linke ebenso wie die mittleren unteren nur Formveränderung.

zeigt sich an den mittleren oberen Schneidezähnen der zweiten Dentition, mitunter gleichzeitig auch an den entsprechenden unteren. In den ganz typischen Fällen findet sich Formveränderung der Krone und Deformierung der Schneide. Die Formveränderung der Krone besteht in Verjüngung des Zahnes nach der Schneide zu; der Zahn erscheint dadurch an den Ecken abgerundet und kolbig. (Oft finden sich gleichzeitig mit dieser charakteristischen Formveränderung Kleinwuchs und falsche Stellung der Zähne.) Die Deformierung der Schneide besteht in einer mehr oder weniger seichten halbmondförmigen Ausbuchtung. In den weniger typischen Fällen fehlt die Veränderung der Schneide ganz. Die kolbige Form der Krone hat aber so viel Charakteristisches, daß auch die Erkennung dieser Fälle nicht schwierig ist. Die Schneidezahndystrophie ist pathognomonisch und findet sich in ca. 40% aller kongenital-luetischen Kinder mit Schneidezähnen zweiter Dentition. Da sie einmal entstanden, durch keine Therapie beseitigt werden kann, ist sie eine der wichtigsten Stigmata der kongenitalen Lues.

In der Mundhöhle können alle Teile von den gummösen Prozessen betroffen werden. Bekannt sind die Ulcerationen des Gaumensegels, die zu Durchlöcherung oder beim gleichzeitigen Befallensein des Rachens zu Verwachsungen mit der hinteren Rachenwand führen. Nicht selten ist auch die Zunge betroffen. Zuweilen bilden sich auf der Schleimhaut des Mundes und der Zunge inselförmige weiße Stellen (Leukoplakie). Durch interstitielle gummöse Entzündungen der Zungenbalgdrüsen kann völlig symptomlos die glatte Atrophie des Zungengrundes entstehen, der nicht unbeträchtlicher diagnostischer Wert zuzukommen scheint. Ganz selten finden sich Erkrankungen der Parotis. Über klinische Erscheinungen von seiten Speiseröhre, Magen, Darm ist nichts bekannt.

g) Eingeweideorgane. Leber: Eine Lieblingslokalisation der Spätsyphilis ist die Leber. Das Alter des befallenen Kindes ist meist ein höheres. Anatomisch liegt der Erkrankung vornehmlich **diffuse interstitielle Entzündung mit Ausgang in Cirrhose und Gummabildung** zugrunde. In der Regel findet sich gleichzeitig Milztumor. Der Beginn der Lebererkrankung ist stets unauffällig, schleichend und schmerzlos. Zuweilen besteht kontinuierliches oder remittierendes Fieber. Allmählich stellt sich Seitenstechen und Vergrößerung des Bauchumfanges ein; dabei bekommt das Kind eine kachektische Hautfarbe. Beim Übergang in Cirrhose entwickelt sich das zugehörige schwere Krankheitsbild mit Abmagerung, Ascites, Ödemen, seltener Ikterus und schließlich Kachexie. Mittels der Palpation findet man in diesen Fällen einen mehr oder minder großen derben Lebertumor bzw. vereinzelte große Knoten und bei der Cirrhose eine höckerige Oberfläche der später oft verkleinerten Leber. **Differentialdiagnostisch** ist besonders die **Peritonitis tuberculosa exsudativa** auszuschließen. Mittels rectaler Untersuchung findet man bei ihr mitunter vergrößerte Drüsen im Bauch oder körnige Unebenheiten im Douglas. Eventuell kann Untersuchung des Punktats (bei Tuberkulose starker Lymphocytengehalt und Bakterienbefund eventuell im Tierversuch), Palpation nach Ablassen des Punktats und probeweise Jodbehandlung zur Diagnose führen.

Milz: Beteiligung der Milz an der Eingeweidesyphilis ist die Regel. Zuweilen ist sie allein erkrankt. Die anatomischen Veränderungen sind ebenfalls interstitielle Entzündung oder gummöse Prozesse, die klinischen Milztumor. In einzelnen Fällen entwickelt sich das Symptomenbild der Bantischen Krankheit.

Pankreas: Erkrankungen dieses Organs, die anatomisch durchaus nicht selten sind, machen in der Regel keine klinischen Erscheinungen. Mehrfach sind aber Fälle von kindlichem Diabetes auf Grund kongenitaler Syphilis mit Heilung durch spezifische Therapie mitgeteilt worden.

Nieren: Es scheint, daß auch chronische Nierenerkrankungen auf Grund kongenitaler Syphilis entstehen können, doch fehlen hierüber noch ausreichend sichere Beobachtungen.

h) Geschlechtsorgane: Harte, manchmal knötchenförmige, meist schmerzlose und gewöhnlich einseitige Hodenschwellungen werden auch in der Spätperiode teils als Reste früherer Erkrankungen, teils als Neuerkrankungen angetroffen. Unbehandelt kann die Orchitis in Atrophie ausgehen. Zum Unterschied gegen die Tuberkulose führt die

Hodenerkrankung selten zu Vereiterung, Fistelbildung und Beteiligung des Nebenhodens. Über Ovarialerkrankungen fehlen klinische Daten. Das äußere Genitale kann Sitz gummöser Infiltrate und Geschwüre werden, die einem Primäreffekt ähneln.

i) Lymphdrüsen: Die Lymphdrüsenschwellungen der Spätperiode entsprechen den gleichartigen Erkrankungen der Rezidivperiode.

k) Nervensystem: Cerebrale Erkrankungen manifestieren sich oft erst spät. Sie haben wegen ihrer relativ großen Häufigkeit, ihrer langen Dauer, sowie wegen der Neigung zur Progredienz und Kombination mit Intelligenzstörungen praktisch große Bedeutung. Ihr anatomisches Substrat sind Meningitis, Hydrocephalus, Encephalitis und Encephalomalacie auf Grund von Endarteriitis, Sklerose u. a. m. Ihre Symptomatologie ist sehr mannigfaltig und wird durch den nicht seltenen Übergang zunächst einfacher Störungen in Systemerkrankungen noch komplizierter. Die häufigsten Erscheinungsformen der cerebralen Lues gehören zum Kreis der Epilepsie, der Intelligenzstörungen und der Lähmungen. Epileptische Anfälle sind entweder einziges Symptom der Hirnlues oder Initial- bzw. Begleitsymptom. Eine häufige Form ist die corticale oder Jacksonsche Epilepsie. Beseitigung der Anfälle durch antiluetische Behandlung ist charakteristisch, aber nicht absolut regelmäßig; zuweilen wirkt Brom oder Luminal besser.

Die Intelligenzstörungen zeigen alle Grade von leichter Debilität bis zu völliger Idiotie. Sie können einziges Symptom sein, wie auch andere cerebrale Erkrankungen begleiten, sowohl angeboren, z. B. infolge von im Säuglingsalter entstandenen Hydrocephalus, wie erworben sein. Im späteren Kindesalter plötzlich entstandene Demenz ist stets auf Hirnlues verdächtig. Der häufigste Typ der spätsyphilitischen Lähmungen ist die Hemiplegie, die unter leichten uncharakteristischen Erscheinungen oder unter starkem Erbrechen plötzlich und auch in Schüben erscheinen kann. Sie ist in der Spätperiode seltener Initialsymptom als Teilsymptom der Hirnlues; sie kann der cerebralen Kinderlähmung zum Verwechseln ähneln. Ein weniger häufiger Lähmungstyp ist die spastische Paralyse, bei der allmählich zuweilen unter schubweiser Verschlechterung ein der Littleschen Erkrankung ähnlicher Symptomenkomplex sich herausbilden kann. In vereinzelten Fällen können sich der Friedrichschen Ataxie oder der multiplen Sklerose ähnliche Zustände entwickeln.

Neben diesen drei häufigsten Erscheinungsformen der Hirnlues verdienen noch zwei isolierte Symptome, der Kopfschmerz und die Pupillenstarre, sowie einige geschlossene Krankheitsbilder, Meningitis, Hirntumor, die juvenile Paralyse, Tabes u. a. besondere Erwähnung. Der Kopfschmerz ist nicht ganz selten lange Zeit hindurch das einzige Symptom der Hirnlues. Lange andauernder, intensiver, nächtlich sich steigernder Kopfschmerz ist stets verdächtig auf Syphilis. Weniger charakteristisch ist der Verlauf unter dem Bilde der Migräne. Die Zugehörigkeit des isoliert auftretenden Kopfschmerzes zur Lues wird durch die prompte Wirkung der spezifischen Therapie gegeben. Ein diagnostisch höchst wichtiges Symptom ist die Pupillenstarre, und zwar besonders in der Form der reflektorischen Starre. Sie kann jahrelang isoliert bestehen, ist aber in der Regel einleitendes oder begleitendes Symptom irgendeiner Form der cerebralen Lues. Die reflektorische Pupillenstarre hat bei der Differentialdiagnose unklarer Hirnerkrankungen pathognomonische Bedeutung.

Die syphilitische Meningitis ist im allgemeinen selten; sie kann in verschiedenen Formen verlaufen, als akute, der tuberkulösen Meningitis sehr ähnliche, oder als chronische. Relativ häufig äußert sich die Hirnsyphilis als Hirntumor; der Beginn ist sehr langsam, mit epileptiformen Krämpfen und Kopfschmerzen. Charakteristisch ist das Bestehen eines Intelligenzdefekts, reflektorischer Pupillenstarre und vorwiegender Beteiligung der Hirnnerven an der Basis, Auftreten der Stauungspapille ist dabei selten. Der Verlauf ist langsam.

Juvenile Paralyse ist nicht selten; sie fällt meist in das Alter von 10—16 Jahren und betrifft im Gegensatz zur progressiven Paralyse der Erwachsenen Knaben und Mädchen gleich häufig. Erworbene Demenz besonders beim Bestehen reflektorischer Pupillenstarre soll stets an Paralyse denken lassen. Der Verlauf entspricht im übrigen dem bei Erwachsenen. Seltener ist die juvenile Tabes. Diese Krankheit hat im Kindesalter einige Besonderheiten, wie häufiges Fehlen der Gehstörungen, frühzeitiges Auftreten der Pupillenstarre, Opticusatrophie und Blasenstörungen. Ihr Verlauf ist schleppend. Nicht selten ist die Kombination von Paralyse und Tabes.

Ausschließliche spinale Erkrankungen, Myelitis und Meningomyelitis, treten an Bedeutung weit zurück; ebenso sind isolierte Erkrankungen der peripheren Nerven selten.

l) **Sinnesorgane**: Die Erkrankungen des Auges, besonders die Keratitis parenchymatosa und die des Ohres gehören zu den wichtigsten Erscheinungsformen der Spätsyphilis. Ihre Besprechung bleibt den Spezialarbeiten vorbehalten.

m) **Blut**: Die Bluterkrankungen entsprechen in der Regel dem Bilde der sekundären Anämie. Wahrscheinlich bestehen auch Beziehungen zwischen paroxysmaler Hämoglobinurie, der — besonders unter Kälteeinwirkung auftretenden — Hämoglobinausscheidung im Urin und kongenitaler Lues. Überraschende Heilungen dieses Leidens durch Salvarsan sind mehrfach beobachtet worden.

B. Differentialdiagnose und Diagnose.

Die klinischen Erscheinungen der Spätsyphilis sind zu einem guten Teil uncharakteristisch und diagnostisch schwierig. In allen zweifelhaften Fällen muß deshalb, abgesehen von diagnostisch zu berücksichtigenden Einzelheiten, die vorher erörtert worden sind, der Versuch gemacht werden, die Diagnose Lues congenita im allgemeinen zu begründen. Eine wichtige Rolle spielen hierfür Anamnese, Seroreaktion und die Stigmata. Die Seroreaktion ist in der Spätsyphilis, etwa mit der gleichen Häufigkeit positiv wie in der Tertiärperiode, läßt also nicht selten im Stich. Zu den luetischen Stigmata, d. h.

den luetischen Veränderungen, die einmal entstanden, unverändert bestehen bleiben, sind vor allem die Lippennarben, die Sattelnase und
die Hutchinsonsche Trias zu rechnen. Der letztgenannte Symptomenkomplex — cerebral bedingte Taubheit, Keratitis parenchymatosa und Zahndystrophie — ist pathognomonisch; seine Bedeutung
wird aber dadurch eingeschränkt, daß er — vermutlich unter dem
Einfluß der modernen Syphilisbehandlung — auffallend selten geworden ist. Von den einzelnen Symptomen dieser Trias ist die zentrale
Taubheit selten und kann auch anderer Herkunft sein. Die Keratitis
parenchymatosa ist zwar häufig, aber nicht immer ein Stigma, da sie
restlos abheilen kann; sie ist überdies vereinzelt auf Tuberkulose zurückzuführen. Die Schneidezähnedystrophie hingegen, der Hutchinsonsche
Zahn ist häufig, stigmatisierend und pathognomonisch; sie verdient
deshalb die größte Beachtung unter den Symptomen des Trias.

C. Prognose.

Die Erscheinungen an Haut, Knochen, Gelenken und inneren Organen
sind weitgehender Restitution fähig; meist hinterlassen sie allerdings
mehr oder weniger störende, ja oft verstümmelnde Narben bzw. Perforationen. Ungünstig ist im allgemeinen die Prognose der Nervenerkrankungen. Wenn auch epileptische, cephalalgische und andere
Störungen oft überraschend geheilt werden können, so besteht andererseits vielfach Neigung zu Progression und zur Kombination mit Intelligenzstörungen. Nicht selten bedingen solche Erkrankungen Lebensgefahr. Die Frage, ob eine Spätsyphilis überhaupt ausgeheilt werden
kann, ist bisher nicht mit Bestimmtheit zu beantworten; sicher kann
oft langdauernde Latenz erzielt werden. Neue Infektion mit Syphilis
im geschlechtsreifen Alter ist nicht selten. Aber es ist auch eine Übertragung der kongenitalen Lues in das dritte Geschlecht mehrfach beobachtet worden.

D. Therapie.

Die Behandlung der Spätsyphilis ist in erster Hinsicht spezifisch
entsprechend den früher entwickelten Grundsätzen. Ob Behandlung
bis zu dauernd negativer Seroreaktion — dem Ideal bei der Behandlung der Frühsyphilis — auch hier in der Regel durchführbar und zweckmäßig ist, ist noch nicht entschieden. In der Spätperiode ist ausgiebiger
Gebrauch von Jod im Anfang einer Kur, in den Pausen und mitunter
auch allein anzuraten, da gummöse Prozesse sowie Nervenerkrankungen gut auf Jod reagieren. Bei Taubheit oder doppelseitiger Schwerhörigkeit auf nervöser Grundlage ist Salvarsan, wenn überhaupt mit
größter Vorsicht anzuwenden, da dabei unvorherzusehende Verschlechte-
rungen möglich sind. Die endolumbale Behandlung der Nervenerkrankungen ist für die Praxis noch nicht reif. Die symptomatische
Behandlung ist nach allgemein medizinischen Grundsätzen durchzuführen.

Syphilis und innere Sekretion.

Von

H. Beth-Wien.

Klare, fortschreitende Erkenntnis der Tatsachen, gestützt auf eingehende klinische Beobachtungen, experimentell pathologische und biochemische Untersuchungen haben heute gelehrt, daß althergebrachte Dogmen in der menschlichen Pathologie zum großen Teile nicht mehr zu Recht bestehen. Wir haben gelernt, daß bei vielen pathologischen Prozessen nicht nur ein einzelnes Organ geschädigt wird, sondern daß an vielen Erkrankungen ein ganzes, aus einzelnen untereinander in inniger Beziehung stehenden Organen sich zusammensetzendes System Teil hat. Gerade in jüngster Zeit sind zum Beispiel durch eingehende Untersuchungen Eppingers viele Erkrankungen des retikulo-endothelialen Systems, und von diesem speziell des hepato-lienalen Systems geklärt worden. Man hat sich gezwungen gesehen, sich von der Monorganopathologie abzukehren und der Polyorganopathologie zuzuwenden.

Bei allen denjenigen Erkrankungen, die wir als sog. Systemerkrankungen anzusehen haben, besteht eine gewisse Korrelation der einzelnen Organe zueinander. Aus diesem Grunde werden, sobald ein Organ primär erkrankt, ein oder mehrere andere Glieder einer solchen Kette in Mitleidenschaft gezogen, und dies äußert sich in Hyperfunktion oder Hypofunktion der beteiligten Organe.

Auch für andere Erkrankungen als die das hepato-lienale System betreffenden gelten die genannten Grundsätze. Auch sie gehören nicht mehr in das Gebiet der Monorganopathologie, denken wir nur an Erkrankungen anderer Endothelapparate, wie z. B. die Polyserositis, der Gelenkrheumatismus u. a.

Ein solches Organsystem bilden auch die endokrinen Drüsen. Und nicht nur letztere allein sind an pathologischen Prozessen in der Mehrzahl oder insgesamt infolge ihrer engen Korrelation untereinander beteiligt, steht doch der ganze endokrine Apparat in innigem Zusammenhang mit dem gesamten autonomen und vegetativen Nervensystem.

Auch bei dem innersekretorischen System gibt es wohl kaum Erkrankungen einer einzigen Drüse. Viele Drüsen sind wohl bei den meisten Ausfallserscheinungen beteiligt, denn Hyperfunktion der einen Drüse antwortet mit Hyperfunktion oder Hypofunktion anderer, wenn auch die primäre Schädigung nur an einer einzigen Drüse sich manifestiert. So ist schon lange bekannt, daß beim Morbus Basedowii nicht nur die Glandula thyreoidea erkrankt ist, sondern daß immer Schädigungen anderer endokriner Drüsen gleichzeitig vorhanden sind. (Chvostek jun.).

Jedoch bestehen gerade bei dem polyglandulären System große Schwierigkeiten diesen Fragen gegenüber, da unsere Kenntnis über die Physiologie der einzelnen Drüsen noch sehr lückenhaft ist, und da in dem ganzen System infolge der so überaus engen Korrelation eine Orientierung kaum möglich ist. Eine weitere Schwierigkeit liegt darin, daß die Hormone, die von den einzelnen innersekretorischen Organen in das Blut abgeführt werden, bisher noch immer — wahrscheinlich wegen ihrer geringen Menge — dem chemischen Nachweise entgehen.

Das Gesagte gilt für alle Krankheitsprozesse, die den endokrinen Apparat des menschlichen Organismus betreffen, gleichgültig welcher Art die Ätiologie der pathologischen Veränderungen des polyglandulären Systems und die dadurch bedingten klinischen Ausfallserscheinungen sind, also auch für diejenigen, die auf luetischer Basis entstanden sind.

Was speziell die Syphilis und die Blutdrüsen betrifft, so ist es immerhin auffallend, wie relativ selten eigentlich letztere durch luetische Prozesse verändert werden und innersekretorische Ausfallserscheinungen verursachen. Es ist dies um so auffallender, wenn man bedenkt, in wie innigem Zusammenhang doch die einzelnen endokrinen Drüsen mit dem Blute stehen, und wie doch gerade das Blut bei der Syphilis die Keime der Erkrankung in sich aufnimmt und den ganzen Organismus mit ihnen verseucht.

Im folgenden werden die pathologischen Veränderungen, die durch die Lues bedingt sind, organweise abgehandelt und bei den klinischen Ausfallserscheinungen die oben angeführten Fragen, so weit dies bei dem heutigen Stande unserer Kenntnisse möglich ist, berührt.

Das polyglanduläre System zerfällt in zwei Arten von Drüsen, und zwar in solche, die neben der innersekretorischen Funktion noch eine außensekretorische haben, und solche, die nur die Aufgabe haben, die Hormone zu produzieren und an die Blutbahn abzugeben. Zu der ersten Art gehören die Keimdrüsen, Hoden und Ovarium, und das Pankreas, zu der zweiten die Schilddrüse, die Nebennieren, Thymus und Hypophyse.

Hoden.

Bedeutung des Hodens für die innere Sekretion. Daß der Hoden neben seiner außersekretorischen Funktion noch die Aufgabe der Hormonbildung hat, ist wohl allgemein anerkannte Tatsache. Umstritten aber ist die Frage, welchen Gewebsteilen des Testis die innersekretorische Aufgabe zufällt. Während großenteils angenommen wird, daß in dem Hoden selbst die Leydigschen Zwischenzellen jene Formelemente sind, denen die Hormonbildung zugeschrieben werden muß, findet diese Anschauung auch Gegner. Kyrle zum Beispiel sieht in den Leydigschen

Zellen nichts anderes als trophische Elemente für die der Spermabildung dienenden Zellen. Andererseits hat die Steinachsche Verjüngungstheorie ihre Voraussetzung darin, daß die Leydigschen Zellen bei Atrophie der Samenkanälchen in Wucherung übergehen, sich vermehren und daher produktiver in der Bildung der Hormone sind. Wenn auch die Tatsache, daß bei Atrophie der Samenkanälchen die Zwischenzellen sich vermehren, bekannt ist, so wird doch die Steinachsche Lehre wegen der zweiten Voraussetzung, daß nämlich diese Zwischenzellen wirklich die interstitielle Drüse des Hodens darstellen, nicht allgemein akzeptiert.

Was die Bedeutung der Hormone des Hodens für den Organismus anbelangt, so liegt diese auf dem Gebiete der Sexualität und dient sowohl der normalen Entwicklung und Reife der generativen Anteile des Hodens, als auch der Erhaltung der männlichen Geschlechtscharaktere. Dann aber haben die Hormone sicherlich auch Bedeutung für die Erhaltung des Stoffwechselgleichgewichts. Allgemein bekannt sind deren Störung bei der Kastration.

Was gerade die Schwierigkeit in der Beurteilung der Frage nach dem Orte der Entstehung der Hormone beweist, machen Versuche von Simmonds klar, der nach Röntgenbestrahlung von Tieren Fettansatz, also Störungen des Stoffwechsels feststellte, die wohl als durch die von der Röntgenbestrahlung hervorgerufenen destruktiven Veränderungen des Keimepithels angesehen werden können.

Gerade die Schwierigkeit dieser Frage macht eine Trennung der pathologischen und klinischen Erscheinungen für die Teile, die nur dem innersekretorischen Apparat angehören und die, die nur der Außensekretion dienen, unmöglich, und wir können, wenn wir von den luetischen Veränderungen derjenigen Elemente, die die Hormone bilden, berichten, diese von den der Spermabildung obliegenden Gewebsteilen nicht trennen.

Syphilis des Hodens. Am häufigsten von allen innersekretorischen Elementen ist wohl der Hoden von der Lues in Mitleidenschaft gezogen, und zwar kommen die syphilitischen Hodenerkrankungen sowohl bei der akquirierten wie auch bei der kongenitalen Form, wenn auch bei der letzteren nicht in demselben Ausmaße, vor.

Die Disposition zu einer luetischen Erkrankung des Hodens kann durch verschiedene Einflüsse gesteigert werden, so wenn das Organ schon früher gonorrhoisch infiziert war, oder wenn sich in ihm tuberkulöse Prozesse abgespielt haben. Auch andere Ursachen, wie sexuelle Exzesse, erhöhen die Disposition zur luetischen Erkrankung des Organs, für die auch traumatische Einwirkungen, wie Stöße oder Quetschungen, nicht ohne Bedeutung sind. Gerade die letzteren sind es, die vielfach die luetischen Erscheinungen akut entzündlicher Natur bedingen.

Was die **pathologisch-anatomischen Veränderungen** anbelangt, so kann wohl gesagt werden, daß es hauptsächlich zwei Formen gibt, durch die sich eine Hodenlues zu erkennen gibt, die interstitielle Orchitis und die gummöse Entzündung. Hauptsächlich tritt die Lues am Hoden im zweiten und dritten Jahre nach der Infektion auf, sie wird jedoch auch im frühen Sekundär- wie im späten Tertiärstadium angetroffen.

Klinische Erscheinungen. Die luetischen Entzündungen des Hodens, sei es, daß es sich um eine interstitielle Orchitis syphilitica oder um eine gummöse Infiltration handelt, zeichnen sich im allgemeinen durch einen ungewöhnlich langsamen, schleichenden, chronischen Verlauf aus. Sie können nur einen einzigen oder auch beide Hoden gleichzeitig betreffen.

Der Beginn der Erkrankung ist so ungemein schleichend und langsam fortschreitend, daß die Erscheinungen von dem Patienten wie auch vom Arzte vollkommen übersehen werden können. Dazu kommt noch ein Moment, das den Beginn der chronischen Form einer luetischen Hodenentzündung übersehen läßt, nämlich daß die anfangs vorhandene Hodenschwellung geringen Grades ohne Schmerzen und ohne Störungen irgendwelcher Art vonstatten geht. Und erst bei zunehmender Schwellung, bei der infolge des vermehrten Gewichtes durch den Zug am Samenstrange heftige Schmerzen verursacht werden, wird das Leiden offenbar.

Im Gegensatz zu diesen schleichenden, chronischen, luetischen Hodenerkrankungen, die ja die häufigste Verlaufsart bilden, gibt es auch Fälle, bei denen die Hodenentzündungen akut verlaufen und mit schweren Störungen des Allgemeinbefindens einhergehen. Solche akuten Entzündungen zeigen alle dafür charakteristischen Merkmale, Schwellung, Rötung, Ödembildung. Daneben bestehen von Anfang an die heftigsten Schmerzen, die von der erkrankten Stelle des Hodens ausgehen und in die Lendengegend, in den Bauch, in den Rücken, vor allem in die Kreuzbeingegend ausstrahlen können, Tag und Nacht anhalten oder zeitweilig aufhören, um dann mit unverminderter Heftigkeit von neuem auszubrechen. Fieber, das nicht unbeträchtlich sein kann, wird die Krankheitserscheinungen begleiten, und schwere Störungen des Allgemeinbefindens sind vorhanden.

Haben solche akuten Hodenentzündungen ihren Höhepunkt erreicht, so gehen sie in ein chronisches Stadium über.

Gerade die letztgeschilderten akuten Fälle sind es, die zur Stellung einer Fehldiagnose führen können. Denn sie bilden nicht die Regel der luetischen Hodenerkrankungen und ihre Erscheinungen wie auch ihr Verlauf ähneln sehr der gonorrhoischen und der tuberkulösen Hodenentzündung.

Hat eine luetische Entzündung sich an einem oder an beiden Hoden gleichzeitig manifestiert, so geschieht es sehr häufig, daß sie nicht an der ursprünglichen Stelle, also am Hoden selbst, lokalisiert bleibt. Die Entzündungserscheinungen können sehr wohl auf die dem Hoden benachbarten Teile übergreifen und Nebenhoden wie Hodenhäute, vor allem die Tunica vaginalis, ergreifen. Hier bestehen dann dieselben Erkrankungsformen wie am Hoden selbst, fibröse wie auch gummöse Prozesse. In solchen Fällen, wo Hoden, Nebenhoden und Tunica gleichzeitig von diesen geschilderten Erkrankungsformen betroffen werden, ist wohl der Hoden immer das primär erkrankte Organ; es gibt andererseits auch isolierte Erkrankungen des Nebenhodens und der Tunika, die auf luetischer Basis entstehen. Doch sind sie äußerst selten.

In manchen Fällen von fibröser Orchitis geht der entzündliche Prozeß in Eiterung über und es kommt namentlich dann, wenn Entzündungen der Hodenhäute zu Verwachsungen und Verklebungen mit Hoden und Scrotum (Periorchitis adhaesiva) geführt haben, zu Fistelbildungen nach außen.

Viel häufiger jedoch als bei der fibrösen Orchitis kommt es bei gummösen Entzündungen des Hodens zu einer eitrigen Einschmelzung des Gewebes. Auch hier kommt es, wenn nicht der entzündliche Prozeß spontan oder infolge Behandlung sich zurückbildet, zur eitrigen Einschmelzung des Gewebes mit Durchbruch nach außen, zumal wenn die Hodenhäute und das Scrotum selbst an luetischen Prozessen beteiligt sind. Die Perforationsöffnungen sitzen, dem Gesetze der Schwerkraft folgend, meist unten am Hodensack und haben vielfach eine ganz charakteristische Form, die von Mauriac als kraterförmig beschrieben wird. Im weiteren Verlaufe steigt die Fistel steil nach oben. Aus den Öffnungen ergießt sich meist eitrige, gelbe Flüssigkeit, die oft mit Blut und abgestoßenem nekrotischen Gewebe gemischt ist. Bisweilen ist das zutage tretende Sekret vollkommen klar. Solche Krateröffnungen sind nicht nur vereinzelt vorhanden. Man findet sie auch an verschiedenen Stellen desselben Scrotums von ein- und demselben Hoden ausgehend. Sitzen die Fistelöffnungen nahe beieinander, so kann es zur Konfluenz kommen. Durch Zusammenfließen mehrerer scharfrandiger Fistelöffnungen entsteht im Hodensack ein großer geschwürsartiger Defekt, in dem Hodensack und Hodenhäute sehr gut voneinander unterschieden werden können. An solchen Fistelöffnungen sieht man bisweilen Granulationen mit einem grauweißen Belag. Nehmen solche Granulationen an Menge zu, so werden sie zu champignonartigen Wucherungen, die das Niveau der Durchbruchsöffnungen weit überragen können. Man spricht in solchen Fällen von Fungus syphiliticus testis.

Differentialdiagnose zwischen fibröser Orchitis und gummöser Infiltration. Eine Unterscheidung der beiden am Hoden vorkommenden Entzündungsarten luetischer Natur, der fibrösen Orchitis und der gummösen Entzündung voneinander wird immer dann leicht sein, wenn die Erkrankung auf den Hoden allein beschränkt ist und nicht die Nachbarteile, vor allem die Tunica vaginalis, mitergriffen hat. Ist letzteres der Fall, so kommt es sehr häufig zu den Erscheinungen der Hydrocele, und in solchen Fällen ist natürlich der Hoden selbst einer direkten Untersuchung schwer zugänglich. In anderen Fällen, wo eine Hydrocele bestand, und zwar nachweislich auf luetischer Basis, und wo eine Entzündung des Hodens als primäre Ursache der Vaginitis angenommen wurde, stellte es sich heraus, daß es sich um eine isolierte Lues der Tunica vaginalis gehandelt hat. Doch gehören solche isolierten Erkrankungen der Hodenhäute zu den Seltenheiten.

Ist der Hoden einer direkten Untersuchung zugänglich, so wird auch die Frage, ob eine diffuse Orchitis oder ein gummöser Prozeß vorliegt, im allgemeinen leicht zu beantworten sein. Es können für eine Unterscheidung im wesentlichen folgende Richtlinien gelten:

Bei der Orchitis fibrosa schwillt der Hoden, da die Entzündung meist diffus ist, bis zu beträchtlicher Größe an, kann Faustgröße und noch ausgedehntere Dimensionen erreichen, wobei er fast immer seine normale Konfiguration behält. Die Oberfläche ist meist glatt und von derber Konsistenz. An seiner Hinterfläche läßt sich der unbeteiligte Nebenhoden gut abtasten. Druckempfindlichkeit fehlt fast immer.

Tastet man zwischen derberen Partien weichere Stellen, so ist dies ein Zeichen, daß nicht der ganze Hoden entzündlich verändert ist, sondern daß es sich um partielle fibröse Erkrankungsherde handelt, zumal wenn eine scharfe Abgrenzung gegen die Umgebung, das heißt gegen das den kranken Herd umgebende gesunde Gewebe schwierig oder unmöglich ist. Solche partiellen fibrösen Herde fühlen sich leicht höckerig an. Es mag gleich hier erwähnt werden, daß diese partiellen Entzündungsherde viel Ähnlichkeit haben mit den Befunden, wie sie bei umschriebenen gummösen Prozessen vorhanden sind, doch sind letztere meist von den den gummösen Herd umgebenden gesunden Geweben scharf abgegrenzt und nicht höckerig. In vielen Fällen ist es unmöglich, eine sichere Differentialdiagnose zu stellen, und man ist gezwungen, sich mit einer Wahrscheinlichkeitsdiagnose zu begnügen.

Bei der gummösen Erkrankungsform ist die Hodenschwellung anfangs meist nicht groß. Die Konsistenz des erkrankten Organs ist durchwegs derb. Man fühlt neben derberen auch weichere Partien gesunden Hodengewebes. Das Gumma ist als kugeliger, kreisförmiger, gummiartiger Knoten von verschiedener Größe zu tasten, der die Oberfläche des Testis überragt. Nehmen solche Gummata an Zahl und Größe zu, so schwillt der Hoden weiter an und kann große Dimensionen erreichen. Die Druckschmerzhaftigkeit des gummös erkrankten Hodens ist im Gegensatz zur fibrösen Form meist groß.

Prognose der luetischen Hodenerkrankungen. Die Prognose der syphilitischen Hodenerkrankungen, sei es, daß es sich um eine diffuse oder partielle Orchitis oder um gummöse Prozesse handelt, ist um so günstiger, je frühzeitiger die Therapie einsetzt. Prognostisch günstiger von beiden Prozessen ist die Orchitis, weil der Verlauf ein sehr chronischer ist und weil eine schnelle Heilung erfolgt, wenn die Behandlung energisch durchgeführt wird, ohne daß es zu Funktionsstörungen des Hodens kommt.

Prognostisch ungünstiger sind die gummösen Hodenerkrankungen, bei denen infolge rapiden Verlaufes in ziemlich kurzer Zeit ein großer Teil funktionierenden Hodengewebes zur Einschmelzung gelangt. Die Prognose richtet sich bei dieser Erkrankungsform ganz nach der Zahl und der Art des Auftretens der Gummen.

Folgezustände luetischer Hodenerkrankungen. Werden die luetischen Hodenerkrankungen frühzeitig entdeckt und kommen demgemäß zur Behandlung, bevor noch tiefgreifende Veränderungen am Gewebe vorhanden sind, so sind die Folgezustände, die aus der Erkrankung resultieren, gering. Frühzeitig erkannte und sofort energisch behandelte Fälle können restlos ausheilen. Ist der Prozeß schon ausgedehnter gewesen, so treten Veränderungen am Hoden ein, die schon klinisch bei der Palpation auffallen. Bei der diffusen Orchitis fibrosa geht der Tumor allmählich zurück und schrumpft. Der Schrumpfungsprozeß ergreift das ganze entzündete Hodengewebe. Als Resultat bleiben Narben und Verdickungen, die sehr gut klinisch nachweisbar sind. Atrophiert das Organ gemäß der ursprünglichen Ausdehnung des Krankheitsprozesses in toto, so kann schließlich ein Organ übrig bleiben, das nicht viel größer ist als eine Haselnuß.

Auch bei den gummösen Prozessen kommt es infolge Schrumpfung zu Narbenbildungen und Atrophie des Organes. Bei frühzeitig einsetzender Therapie werden die gummösen Gewebsnekrosen verdrängt und an ihre Stelle tritt Granulationsgewebe.

Die spontane Rückbildung der Hodengummen ist eben so selten wie eine spontane Ausheilung der Orchitis fibrosa.

Lues hereditaria. Auch hereditär luetische Erscheinungen manifestieren sich am Hoden, wobei in vielen Fällen nur ein einziger Hoden betroffen wird.

Die pathologischen Veränderungen sind kaum von dem bei der akquirierten Lues angeführten verschieden. Zur Vereiterung und Fistelbildung kommt es nur in seltenen Fällen. Die Hodenschwellungen treten entweder schon im Säuglingsalter auf oder auch später im Kindesalter. Der betroffene Hoden ist vergrößert, von derber Konsistenz, oft höckerig und leicht druckschmerzhaft.

In manchen Fällen kommen auch von Anfang an atrophierte Hoden luetischen Ursprungs vor. Fournier beschreibt auffallend kleine Hoden infolge hereditärer Lues, die das Bild des Infantilismus hervorrufen.

Innersekretorische Störungen. Infolge des durch narbige Einziehungen und durch Atrophie hervorgerufenen Gewebsverlustes ist natürlich die innersekretorische Funktionsfähigkeit des Hodens im allgemeinen eingeschränkt und bedingt klinische Krankheitsbilder, die durch den Fortfall innersekretorischer Hodenhormone hervorgerufen werden. Wenn auch niemals, trotz des manchmal recht erheblichen Fortfalles von Hodengewebe, Störungen der innersekretorischen Funktion in dem Ausmaße gesehen werden, wie sie von dem Bilde der Kastration her bekannt sind, so liegt dies wohl daran, daß niemals das ganze innersekretorische Hodengewebe zerstört wird und daß das restierende Gewebe die Funktion des zugrundegegangenen kompensatorisch mit übernimmt. In sehr vielen Fällen sind aber doch nach abgeheilter Hodenlues Erscheinungen aufgetreten, die den Ausfall der innersekretorischen Tätigkeit der Hodenzellen erkennen lassen. So kommt es bei der akquirierten Lues zu einem Aufhören oder vollständigen Verschwinden der Libido sexualis und der Potenz. Erektionen werden zur Unmöglichkeit.

Wie schon in der Einleitung darauf hingewiesen wurde, daß bei den meisten pathologischen Prozessen an dem endokrinen System eine ganze Reihe der endokrinen Drüsen beteiligt sind, die in ihrer Gesamtheit dann das hervorgerufene klinische Bild bedingen, so findet man innersekretorische Störungen des Hodens auch bei luetischen Prozessen, bei denen der primäre Erkrankungsherd vielleicht eine andere endokrine Drüse und nicht den Hoden betrifft.

So bietet uns das Myxödem auf luetischer Grundlage Erscheinungen, die wohl auf innersekretorischen Ausfall des Hodens zurückzuführen sind, wie Impotenz, mangelhafte oder fehlende Libido sexualis, fehlende sekundäre Geschlechtsmerkmale.

Ähnliche Symptome bieten uns Erkrankungen, die auf primäre luetische Schädigung der Hypophyse zurückgeführt werden, und zwar bei der Lues congenita die hypophysäre Fettsucht oder die Dystrophia adiposogenitalis, wo neben sexualen Störungen auch Störungen des Fettstoffwechsels bestehen, die, wie schon oben erwähnt, auch innersekretorische Funktionsstörung des Hodens zur Voraussetzung haben, bei der akquirierten Lues die hypophysäre Kachexie, bei der ebenfalls die genannten Erscheinungen eine Rolle spielen.

Differentialdiagnose gegenüber ähnlichen Hodenerkrankungen. Die Diagnose einer luetischen Hodenerkrankung ist im allgemeinen leicht zu stellen. Anamnese, Wassermannsche Reaktion, das Vorhandensein anderer luetischer Sekundär- oder Tertiärerscheinungen im Zusammenhange mit den oben geschilderten typischen klinischen Erscheinungen am Hoden weisen auf die richtige Diagnose hin. Doch ist die Diagnosestellung in vielen Fällen schwierig, zumal wenn andere luetische Erscheinungen fehlen, da auch andere Hodenerkrankungen mit denselben Erscheinungen am Testis einhergehen wie die Syphilis. Hier kommen besonders die akute gonorrhoische Erkrankung, die akute Orchitis bei Mumps und die chronische Orchitis bei Tuberkulose in Frage. Sehr schwierig ist auch oft die Differentialdiagnose gegenüber den malignen Hodentumoren, wie zum Beispiel dem Sarkom und Carcinom. Die angeführten Hodenkrankheiten sollen deshalb ganz kurz im Hinblick auf die differentialdiagnostischen Momente skizziert werden.

Während bei der Hodenlues der Hoden fast ausschließlich das primär erkrankte Organ ist, von dem die Entzündung ausgeht und auf den Nebenhoden und andere benachbarte Teile übergehen kann, ist bei der akuten gonorrhoischen Erkrankung fast niemals der Hoden erkrankt. Eine gonorrhoische Orchitis gehört zu den großen Ausnahmen. Ihr Sitz ist fast ausschließlich der Nebenhoden, abgesehen davon, daß akute Entzündungen bei Hodenlues überhaupt selten sind, wie schon oben erwähnt.

Bei Mumps ist der Verlauf der Hodenaffektion ein sehr rascher, die Hodenschwellung selbst ist ungemein schmerzhaft. Außerdem kommen bei dieser Erkrankung die Schwellung der Parotis (die aber auch fehlen kann!), das vorzugsweise Auftreten in jugendlichem Alter und das epidemische Auftreten differentialdiagnostisch in Betracht.

Bei der Tuberkulose beginnt die Erkrankung im Nebenhoden und ist oft von Schmerz begleitet. Hier greift die Erkrankung im Gegensatz zur Lues sehr häufig auf den Samenstrang über, was durch eine rosenkranzähnliche Verdickung an ihm palpatorisch erkennbar ist. Außerdem weisen vielfach anderweitige tuberkulöse Prozesse an anderen Organen auf den Charakter der Erkrankung hin. Doch muß darauf hingewiesen werden, daß die tuberkulöse Orchitis viel seltener ist als die syphilitische, und daß sehr viele als Tuberkulose angesehene Hoden- und Nebenhodenerkrankungen, namentlich beim Fehlen anderer Tuberkuloseherde im Urogenitalsystem, sich bei genauerer Durchforschung als syphilitisch, herausstellen (Wassermannsche Reaktion). Gar manche wegen Tuberkulose vorgenommene Kastration hat einen syphilitischen Hoden betroffen.

Sehr schwierig und außerordentlich verantwortungsvoll ist häufig die Differentialdiagnose malignen Hodentumoren gegenüber. Letztere, besonders das Sarkom, unterscheiden sich durch rascheres und umfangreicheres Wachstum von der Hodenlues. Das Carcinom entsteht meist erst im Alter, der Tumor selbst ist grobhöckeriger. Die Schwellungen an den Leistendrüsen, die beide Arten von Hodenerkrankungen begleiten, treten bei malignen Tumoren sehr frühzeitig auf und sind meist von größerer Härte. Die Wassermannsche Reaktion ist bei malignen Tumoren mit großer Vorsicht zu bewerten und darum von sehr geringer Bedeutung, da es vorkommt, daß sie auch bei malignen Tumoren stark positiv ausfällt, und außerdem nie aus dem Auge gelassen werden darf, daß eine positive Wassermannsche Reaktion noch keinen Beweis dafür darstellt, daß das klinisch betroffene Organ syphilitisch verändert ist; es kann sich um einen malignen Tumor bei einem Syphilitischen handeln. Viel wichtiger ist für die Differentialdiagnose im Zweifelsfalle der Erfolg einer energischen spezifischen Behandlung, die, wenn auch oft nicht sofortigen Rückgang, doch Stillstand im Wachstum in 2—3 Wochen erzielen muß, um für Syphilis zu sprechen.

Therapie. Die Therapie ist in allen Fällen eine spezifisch-antiluetische. Quecksilbereinreibungen oder -einspritzungen, Jod in hohen Dosen, verbunden mit einer Salvarsanbehandlung bringen in vielen Fällen die Krankheitserscheinungen zum Verschwinden. Schon im Beginn der Behandlung ist eine Besserung des Leidens durch schrittweises Zurückgehen des Tumors oder der verhärteten Stellen zu konstatieren. Oft erfolgt die Rückbildung anstandslos. Doch darf ein wochenlang zu beobachtendes Stillstehen des Prozesses ohne Rückbildung kein Grund sein, die Behandlung zu früh abzubrechen. Der Erfolg kommt manchmal sehr langsam. Wird die Behandlung zu früh abgebrochen, so daß zwar äußerlich die Erscheinungen vollkommen abgeklungen sind, aber doch keine vollkommene Ausheilung erzielt ist, so können von den restierenden Herden Rezidive ihren Ausgangspunkt nehmen.

Nicht immer ist der Erfolg der antisyphilitischen Behandlung ein umfassender. Ist die Ausdehnung des zerstörenden Prozesses schon zu weit vorgeschritten, so ist er auch in manchen Fällen, trotz energischer Therapie nicht aufzuhalten und führt zur Atrophie des ganzen Organs. Auch findet der Durchbruch von Eiterungen nach außen trotz energischer Therapie statt, und danach erst kommt es zur Resorption und Ausheilung unter Narbenbildung. Die innersekretorischen Störungen gehen großenteils unter der Behandlung zurück.

Manchmal wirkt Jodkali in lange fortgesetzten hohen Dosen besser als jede andere Therapie.

Der lokalen Behandlung dienen Kalomeleinstäubungen, graue Salbe, Pinselungen mit Jodoformlösungen, laue Bäder und Suspensorium.

Da die spezifisch-antiluetische Behandlung fast ausnahmslos gute Erfolge zeitigt, kommt eine Kastration bei Hodenlues nicht in Frage. Da letztere aber für die malignen Tumoren von Bedeutung ist, ist eine genaue Diagnosestellung ungemein wichtig.

Ovarium.

Über die Lues der Ovarien ist bis heute noch nicht viel bekannt, und die Erkrankung selbst scheint nicht sehr häufig zu sein.

Die **pathologisch-anatomischen Veränderungen,** die bei der Lues des Ovariums gefunden werden, sind durch dieselben spezifischen Prozesse wie beim Hoden gekennzeichnet. Es gibt fibröse Prozesse und gummöse Infiltrate des Ovariums, jedoch sind gerade die letzteren sicher sehr selten.

Die **klinischen Erscheinungen,** die durch eine Lues des Ovariums hervorgerufen werden, sind keineswegs für diese Krankheit charakteristisch. Sie können ebensogut durch andere Krankheiten hervorgerufen werden, namentlich wird die Trennung von der so häufigen Gonorrhöe dieser Organe sich nie gut bewerkstelligen lassen. Anamnese, Wassermannsche Reaktion und vor allem die Wirkung der spezifischen Therapie werden bei der Diagnose den Ausschlag geben. Ebenso muß das Vorhandensein anderer luetischer Veränderungen am Organismus in Betracht gezogen werden. Vielleicht kann frühzeitige Menopause bei syphilitischen Frauen an Syphilis der Ovarien denken lassen.

Wie beim Hoden so scheint auch beim Ovarium der Krankheitsprozeß ungemein langsam, chronisch zu verlaufen. Es kann dies wohl mit Recht daraus geschlossen werden, daß die Beschwerden, die sich im Anschluß an eine luetische Affektion der Ovarien entwickeln, meist erst Jahre nach der stattgefundenen Infektion auftreten. Nur in ganz seltenen Fällen treten die Erscheinungen schon frühzeitig auf.

Die Entzündung am Ovarium ist von Schmerzhaftigkeit in der Ovarialgegend begleitet, die jedoch kaum von großer Heftigkeit ist. In manchen Fällen setzen die Schmerzen zeitweilig aus, in anderen treten sie nur zur Zeit der Menses auf. Störungen des Allgemeinbefindens und Fiebererscheinungen sind selten Begleiter der luetischen Entzündungsprozesse. Sie sind meistens dann vorhanden, wenn die Erkrankung erst im Spätstadium auftritt. Dann kommen auch sehr häufig nervöse Erscheinungen und Ernährungsstörungen hinzu, wie Mattigkeit, Nasenbluten, Herzklopfen, Abmagerung u. a.

Häufig bleiben die luetischen Entzündungsprozesse nicht auf das Ovarium allein beschränkt, sondern gehen auf die umgebenden Gewebe über und führen zu Verwachsungen mit diesen.

Das Ovarium selbst schwillt infolge der Entzündungsprozesse an und ist demgemäß bisweilen als tumorartiges Gebilde tastbar und von harter Konsistenz. Späterhin verfällt das Organ der Atrophie, und demgemäß ist das Ovarium in diesem Zustande als kleiner derber Knoten zu tasten, wenn dies die umgebenden Gewebe überhaupt möglich machen.

Die speziellen gynäkologischen Fragen über die Lues des Ovariums gehören nicht in dieses Kapitel.

Innersekretorische Störungen. Die innersekretorischen Störungen, die sich infolge Lues des Ovariums geltend machen, bestehen in krankhaften Veränderungen der Menstruation. Im Beginn der Erkrankung treten häufig Blutungen aus dem Genitale auf, die anfänglich nur als Menorrhagien zu bezeichnen sind, indem sie die Menses verlängern oder nur verstärken. Mit Fortschreiten des Prozesses werden die Menorrhagien zu Metrorrhagien, indem die Blutungen andauern und sehr häufig von argen Schmerzen begleitet sind, die namentlich in der Ovarialgegend bemerkbar werden und direkt als Ovarialneuralgien bezeichnet werden. Im weiteren Verlaufe, wenn die Krankheit einen großen Teil des funktionierenden Gewebes zugrunde gerichtet hat, hören die Blutungen allmählich immer mehr und mehr auf, bis schließlich die Erscheinungen der Amenorrhöe eintreten.

Therapie. Antiluetische Kuren wirken in vielen Fällen bessernd auf das Leiden. Die Blutungen können zur Norm zurückgehen. Bei amenorrhoischen Frauen stellen sich bisweilen die Menses, wenn auch manchmal nur in geringem Grade, wieder ein. Jedoch ist auch damit zu rechnen, daß der Erfolg ausbleibt, wenn der pathologische Prozeß zu weit vorgeschritten war.

Pankreas.

Luetische Veränderungen der Bauchspeicheldrüse werden sowohl bei der akquirierten wie bei der hereditären Syphilis gefunden. Es muß aber wohl im allgemeinen betont werden, daß luetische Veränderungen des Pankreas nicht zu den häufigen Vorkommnissen zählen.

Pathologisch-anatomische Veränderungen. Wie bei den vorher beschriebenen innersekretorischen Drüsen, so lassen sich auch bei der Bauchspeicheldrüse zwei voneinander getrennte luetische Prozesse nachweisen, die Pancreatitis interstitialis diffusa und die gummöse Infiltration.

, Bei der ersteren Form geht die Entzündung von den Arterien des Organs aus, greift von dem perivasculären Bindegewebe auf das ganze interstitielle Gewebe über, das zunächst zu wuchern beginnt, wodurch eine Vergrößerung des ganzen Organs entsteht, um allmählich der narbigen Rückbildung zu verfallen und das Organ atrophisch zu machen. Die Atrophie kann so weit gehen, daß schließlich ein Organ resultiert, das annähernd der Größe einer Bohne entspricht (Simmonds).

Neben dieser indurativen Form spielen die gummösen Neubildungen eine Rolle. Beide Arten von luetischen Prozessen kommen kombiniert vor.

Die Entzündungen können auch auf das umgebende Gewebe übergreifen und zu Verwachsungen führen.

Klinische Erscheinungen. Die Symptome, die sich dem Untersucher bei der Pancreatitis syphilitica und auch bei den gummösen Neubildungen dieses Organs darbieten, sind oft sehr nichtssagend und nicht typisch für eine Bauchspeicheldrüsenaffektion. Es können die sich darbietenden Symptome ebensogut von den Nachbarorganen ausgehen, die infolge luetischer Erkrankung dieselben Erscheinungen veranlassen können.

Der pathologisch-anatomische Prozeß führt bei seinem allmählichen Fortschreiten zu einer Hypertrophie des Organs, infolge deren es zu einer Gewichtszunahme des Pankreas kommt. Zunahme der Größe und des Gewichts der Bauchspeicheldrüse bedingen sehr häufig ein lästiges Druckgefühl im Abdomen, und zwar an der Stelle, wo die Bauchspeicheldrüse sitzt. In manchen Fällen läßt sich dieser Tumor als ein quer über die Wirbelsäule verlaufender Strang von derber Konsistenz palpieren. In anderen Fällen, wo dies nicht der Fall ist und wo krampfartige Schmerzen meist in der rechten Oberbauchgegend angegeben werden, ist die Diagnose schwierig und gibt häufig zu Verwechslung mit Leberleiden Veranlassung, also gerade mit Erkrankungen des Organs, das viel häufiger bei der Lues pathologischen Prozessen unterworfen ist. Ein anderes Symptom, das auch häufig bei der luetischen Pankreasveränderung auftritt und das nicht spezifisch für dieses Leiden ist, sondern ebensogut auf eine Erkrankung der benachbarten Leber bezogen werden kann, zumal wenn auch hier luetische Veränderungen nachgewiesen werden, ist das Auftreten von Ikterus. Namentlich dann, wenn die luetischen Herde am Pankreaskopf sitzen, führen sie zur Kompression des Ductus choledochus und damit zur Gelbsucht. Wie schwer es ist, in solchen Fällen die richtige Diagnose zu treffen, wenn die Erkrankung nur die erwähnten Symptome bietet, möge folgender in der Literatur bekannte Fall zeigen: Ein Patient, der sich vor vielen Jahren luetisch infizierte, erkrankte ganz plötzlich an Ikterus. Als Beschwerden gab er krampfartige, heftige, sich von Zeit zu Zeit wiederholende Schmerzen in der rechten Oberbauchgegend an. Die Leber war vergrößert und uneben. In der Gallenblasengegend war ein Tumor zu tasten von sehr derber Konsistenz, der als vergrößerte Gallenblase gedeutet wurde. Nach einer Laparotomie erst wurde das wirkliche Leiden offenbar. Es zeigte sich nämlich, daß der Tumor dem Pankreas und nicht der Gallenblase angehörte. Durch Kompression des Ductus choledochus war der Ikterus verursacht worden und nicht durch die gleichzeitig bestehende Lues hepatis. Nach Angabe des Autors soll der Ikterus nach antiluetischer Kur verschwunden sein.

Andere Erscheinungen, die im Gefolge einer luetischen Pankreasaffektion auftreten können, werden durch Kompression der Vena portae verursacht. So kann es zu Ascites und Erweiterung der Bauchvenen kommen. Diese Erscheinungen gehören aber zu den Ausnahmen. Bei jedem syphilitischen Ikterus ist auf Zucker im Urin, eventuell auf Zuckervermehrung im Blut zu untersuchen.

Die bis jetzt geschilderten Symptome, die eine luetische Pankreasaffektion im Gefolge haben kann, sind keineswegs für die Erkrankung

charakteristisch, und man wird gerade infolge des so seltenen Auftretens
einer Bauchspeichellues diese Symptome eher auf Erkrankungen anderer
Organe zurückführen.

Aber es gibt auch spezifische Symptome, die bei einer luetischen
Erkrankung auf eine Beteiligung des Pankreas hinweisen, so vor allem
das Auftreten von Fettstühlen und die Glykosurie.

Diabetes mellitus. Daß Erkrankungen des Pankreas überhaupt zu
den Erscheinungen des Diabetes mellitus führen können, ist wohl nicht
zu leugnen, denn außer den experimentellen Versuchen von v. Mering
und Minkowsky, die beim Hunde nach Exstirpation der ganzen Bauchspeicheldrüse einen schweren, nach teilweiser Entfernung des Organs
einen leichten Diabetes auftreten sahen, der der menschlichen Zuckerkrankheit vollkommen identisch ist, finden sich in vielen Fällen, die
zu Lebzeiten an dieser Krankheit litten, schwere Veränderungen des
Pankreas, die allein als ätiologisches Moment in Frage kommen.

Mikroskopisch bietet das erkrankte Organ Veränderungen im Sinne einer
chronischen Pankreatitis, Atrophie des Organs oder Neoplasmen. Mikroskopische
Schnitte solcher Organe weisen bei der Untersuchung vor allem Veränderungen
der Langerhansschen Inseln auf. Doch sind die histologischen Befunde keineswegs einheitlich. So legen einzelne Forscher, wie z. B. Weichselbaum, Stangl,
Sauerbeck das Hauptgewicht für das Zustandekommen des Diabetes mellitus
auf die Veränderungen in den Langerhansschen Inseln, andere Forscher, unter
denen sich v. Hansemann und Herxheimer befinden, legen den genannten Veränderungen weniger Bedeutung bei, beschuldigen vielmehr die pathologischen
Befunde an den Acini und am Drüsenparenchym als Ursache für die Pankreas-
insuffizienz und somit für das Auftreten des Diabetes. Viel Gewicht wird andererseits auf die Befunde gelegt, die vor allem eine Verminderung der Zahl der Langerhansschen Zellen aufwiesen.

Neben diesen Befunden, die eine Pankreaserkrankung für das Zustandekommen
des Diabetes verantwortlich machen, bestehen andere Beobachtungen, die eine
Affektion der Bauchspeicheldrüse fraglich erscheinen lassen mußten, trotzdem
ein echter Diabetes bestand. In solchen Fällen wurden ganz inkonstante Veränderungen am Nervensystem gefunden. Es gibt Fälle, wo Tumoren des Gehirns,
pathologische Veränderungen an der Medulla oblongata, vor allem Skleroseprozesse,
Polyneuritiden u. a. als einziger abnormer Befund bei der Sektion vorhanden
waren. Auch Tumoren der Hypophyse und Lebererkrankungen findet man in der
Literatur als ursächliches Moment des Diabetes mellitus.

Eine pathologische Einheit scheint es für das Zustandekommen der Zuckerkrankheit somit nicht zu geben, vielmehr muß wohl angenommen werden, daß
die Schädigung irgendeines mit dem Kohlehydratstoffwechsel in Zusammenhang
stehenden Organes klinische Erscheinungen des Diabetes mellitus hervorzurufen
imstande ist. In der Mehrzahl der Fälle besteht allerdings eine Pankreasveränd-
rung, und vor allem wird sie bei den schweren Formen der Zuckerkrankheit gefunden.

Als ätiologisches Moment für den Diabetes mellitus spielt die Lues
nur eine untergeordnete Rolle, und auch für die luetisch bedingte Zuckerkrankheit gilt das eben Gesagte, daß es wohl keine einheitliche Ursache
für die Entstehung der Erkrankung gibt.

Lues und Diabetes mellitus werden sehr häufig bei ein und derselben
Person gemeinsam angetroffen, und man sollte daraus eigentlich den
Schluß ziehen, daß die Lues häufig zum Diabetes führt. Dem ist wohl
aber nicht so. Wenn man gerade in solchen Fällen genau die Bedingungen
prüft, die erforderlich sind, um die eine Krankheit durch die andere

bedingt zu erklären, so kommt man zu der Überzeugung, daß die Zuckerkrankheit in so manchen Fällen wohl sicherlich nicht auf das Konto
der Syphilis zu setzen ist, denn beide Erkrankungen können auch nebeneinander vorkommen, ohne daß die eine die Ursache für die andere sein
muß. Gerade zu den häufigen Vorkommnissen wird es wohl nicht gehören, daß sich ein Diabetiker, vor allem ein schwerer Diabetiker, wegen
der bei dieser Erkrankung fast immer bestehenden, mehr oder weniger
ausgesprochenen Impotenz luetisch infiziert. Aber trotzdem· tritt der
Fall des öfteren ein, daß ein an Zuckerkrankheit Leidender die Syphilis
akquiriert.

Auf Grund dieser Tatsachen, vor allem des seltenen Vorkommens
des Diabetes auf luetischer Basis, hat sich vielfach die Überzeugung
eingewurzelt, daß die Lues gar nicht imstande ist, die Zuckerkrankheit
hervorzurufen. Der Diabetes gilt lediglich als Konstitutionskrankheit,
für die die Syphilis als Ursache nicht in Frage kommt. Höchstens kann
die Lues als prädisponierendes Moment für das Ausbrechen dieser Konstitutionsanomalie gelten. Andererseits wird von manchen Autoren
nicht die Lues selbst beschuldigt, sondern die Glykosurie wird, zumal
wenn sie sich einstellte, als die spezifische Therapie begann, als Quecksilberintoxikation gedeutet.

Auf Grund des heute vorliegenden Materials kann wohl gesagt werden,
daß die Lues sehr wohl imstande ist, einen echten Diabetes zu erzeugen,
denn es gibt Fälle, bei denen die Diagnose eines luetischen Diabetes
mellitus vollauf gerechtfertigt ist, da alle Bedingungen erfüllt sind,
die eine solche Diagnose rechtfertigen. Es darf nämlich nur dann eine
bestehende Zuckerkrankheit auf luetischer Basis beruhend genannt
werden, wenn die Erkrankung erst nach einer luetischen Infektion
ausbricht, wenn eventuell noch andere luetische Symptome bestehen,
und wenn lediglich eine spezifisch antiluetische Therapie
ohne diätetische Behandlung zur Heilung oder wenigstens zur
entschiedenen Besserung führt. Sind diese Bedingungen bei ein
und demselben Patienten erfüllt, dann kann mit Recht von einem luetischen Diabetes mellitus gesprochen werden.

Abgesehen von leichten Glykosurien, die nur vorübergehender Natur
sind, ohne Behandlung verschwinden und sowohl im Sekundär- wie
im Tertiärstadium der Lues auftreten, kann es in jedem Stadium der
luetischen Infektion zu den Erscheinungen des Diabetes mellitus kommen.
Eine in der Sekundärperiode der Syphilis auftretende Zuckerkrankheit
ist meist leichter Natur und verschwindet nach antiluetischer Behandlung fast immer restlos. Viel schwerer sind die Erkrankungen, die erst
in der Tertiärperiode ausbrechen. Hier ist wiederum die sog. cerebrale
Form von noch ziemlich guter Prognose. Von sehr schlechter Prognose
dagegen ist im Tertiärstadium die Pankreasform, die in vielen Fällen
von sehr heftigen gastro-intestinalen Erscheinungen und häufig von
Polyurie begleitet ist.

Was zunächst die cerebrale Form anbetrifft, so ist mit dieser Bezeichnung diejenige Art von Diabetes gemeint, bei der nicht Pankreasveränderungen als ursächliches Moment für das Zustandekommen der

Zuckerkrankheit verantwortlich zu machen sind, sondern luetische Veränderungen, die sich am Zentralnervensystem, vor allem am Gehirn abspielen. Es gibt viele Fälle von Tumoren, Hinterstrangssklerosen, Skleroseprozessen, die nur oder hauptsächlich in der Medulla oblongata ihren Sitz haben, sämtlich luetischer Natur, die sich mit den Erscheinungen des Diabetes mellitus vergesellschaften. Andererseits gibt es aber Fälle mit ganz ähnlichen pathologischen Veränderungen, die keine Glykosurie und Hyperglykämie aufweisen. Es ist ja eine bekannte Tatsache, daß in den meisten Fällen von Tabes dorsalis, von Gehirngummen usw. keine Gykosurie vorhanden ist. Um nun trotzdem diese als durch die gefundenen pathologischen Veränderungen des Nervensystems bedingt zu erklären, glaubte man der Frage, warum es in dem einen Falle der nervösen Erkrankung zum Diabetes komme, in dem anderen gleichartigen Falle dagegen nicht, dadurch näher zu kommen, daß man eine bestimmte Lokalisation der Erkrankung für die Zuckerkrankheit verantwortlich machte. Der Claude Bernardsche Zuckerstich, der eine bestimmte Stelle der Medulla oblongata verletzt, ruft Glykosurie hervor. Nach Versuchen in Hofmeisters Laboratorium ruft die Piqûre wahrscheinlich eine Glykogenausschüttung in die Leber hervor. Es ist somit ja immerhin möglich, daß luetische Schädigungen an der Medulla oblongata ebenfalls eine Glykosurie hervorzurufen imstande sind. So beschreiben Oppenheim und Reumond Fälle von Tabes dorsalis, die zugleich an Diabetes mellitus litten. Der Befund ergab schließlich bei diesen Fällen, daß neben der Hinterstrangssklerose am Nervensystem noch ausgedehnte luetische Veränderungen an der Medulla oblongata bestanden. Leudet beschreibt einen Fall, der eine 32jährige Frau betrifft, die an hochgradigen nervösen Symptomen litt. Sie bekam häufige cerebrale Anfälle, auch bestanden Lähmungen einzelner Hirnnerven. Unter spezifischer Behandlung trat eine vorübergehende Besserung auf. Nach längerer Zeit traten Erscheinungen des Diabetes mellitus hinzu. Auf erneute antisyphilitische Behandlung schwand der Diabetes, die nervösen Symptome blieben und es stellte sich Diabetes insipidus ein. Die Sektion ergab ausgedehnte Läsionen des 4. Ventrikels, chronische Meningitis.

Ob wirklich die Ansicht zu Recht besteht, daß — wie in den angeführten Fällen — luetische Veränderungen an bestimmten Stellen des Zentralnervensystems, die für den Kohlehydratstoffwechsel vielleicht von großer Bedeutung sind, als ätiologisches Moment für den Diabetes mellitus in Frage kommen, ist bis heute noch nicht spruchreif. Sie findet keineswegs überall Zustimmung. Ebstein sieht in den syphilitischen Nervenerkrankungen ein prädisponierendes Moment für das Auftreten des Diabetes mellitus, und zwar nicht nur für solche Individuen, die an und für sich schon zu dieser Konstitutionskrankheit disponiert sind, sondern auch für diejenigen, die nicht von vorneherein zur Zuckerkrankheit Veranlagung haben, weil dem Nervensystem ein hervorragender Einfluß auf den gesamten Stoffwechsel zukommt.

In anderen Fällen bedingen luetische Pankreasveränderungen das Auftreten des Diabetes mellitus. Von dem Grade der Schädigung der

Bauchspeicheldrüse selbst ist auch im allgemeinen die Schwere der Zuckerkrankheit abhängig. In vielen Fällen gehen diese Formen der Erkrankung mit gastrointestinalen Erscheinungen, Erbrechen, Fettstühlen, Diarrhoen einher. Die Prognose ist zumeist infaust. Die anatomischen Veränderungen bestehen entweder in der diffusen interstitiellen syphilitischen Pankreatitis, die der chronischen indurativen Form der Pankreasentzündung fast vollkommen gleicht und zur ·Atrophie des Organs führt, oder in gummöser Infiltration.

Die Feststellung, ob in einem Falle von Lues ein Diabetes auf Grund einer Pankreasaffektion vorliegt oder nicht, ist in sehr vielen Fällen in vivo kaum zu entscheiden. Das Organ selbst istja kaum einer direkten Untersuchung zugänglich. Nur in ganz seltenen Fällen ist eine entzündete Bauchspeicheldrüse als quer über die Wirbelsäue verlaufender Strang fühlbar, der nach der Leber zu zieht. Oftmals sind Pankreasaffektionen von Erscheinungen begleitet, die auf eine Erkrankung des gastrointestinalen Traktes hinweisen, wie vor allem Anomalien in der Stuhlentleerung. Bekannt sind ja die häufigen lange anhaltenden Durchfälle als Begleiterscheinung einer Erkrankung der Bauchspeicheldrüse. Sie haben ungeheure Ähnlichkeit mit den gastrogenen Diarrhoen mit ihrer grauen, lehmartigen Farbe, versehen mit Nahrungsresten. Ihr Geruch ist ein widerwärtiger, ranziger.

Schilddrüse.

Die Schilddrüsenerkrankungen bei Lues sind im allgemeinen selten zu beobachten, sie kommen nur ganz gelegentlich vor. Demgemäß ist auch die Literatur darüber nur äußerst spärlich. Eine Tatsache ist es, daß luetische Erkrankungen der Glandula thyreoidea seltener bei Männern beobachtet werden. Viel häufiger erkranken weibliche Individuen an syphilitischen Schilddrüsenaffektionen, vor allem solche, die schon vorher eine Strumitis aufwiesen. Vielleicht ist diese auffallende Erscheinung durch die innigen Beziehungen, die zwischen der Schilddrüse und dem weiblichen Genitalapparat bestehen, zu erklären.

Die destruktiven syphilitischen Prozesse spielen sich hauptsächlich in den späten Perioden der luetischen Allgemeinerkrankung ab.

Pathologisch-anatomisch äußert sich die Erkrankung in Bildung von syphilitischen Granulomen, Bildung von Gummen und fibrösen Entzündungsprozessen. Das erkrankte Gewebe ist von harter Konsistenz und leicht höckerig. Die Epithelzellen sind oftmals kolloid degeneriert. Von der Peripherie eines umschriebenen syphilitischen Entzündungsherdes ziehen strahlenförmig starke Bindegewebszüge in das Innere. Allmählich nehmen sie an Umfang zu und füllen den ganzen erkrankten Herd aus. Daneben werden pathologische Veränderungen bei der Schilddrüsensyphilis beobachtet, die große Ähnlichkeit mit den Befunden bei der Tuberkulose dieser Drüsen aufweisen. Es kommt nämlich vor, daß in solchen Krankheitsherden neben kolloiden und fibrösen Degenerationen und neben fortschreitender Entwicklung von Bindegewebe mit seiner sklerosierenden Eigenschaft sich Einlagerungen von Rundzellen und Riesenzellen vorfinden, die allmählich in Verkäsung übergehen. Dadurch gewinnen vielfach die luetischen Schilddrüsenerkrankungen pathologisch-anatomisch große Ähnlichkeit mit der Tuberkulose der Drüse. Kocher sagt, die Befunde, die die luetisch infizierte Schilddrüse aufweisen kann, sprechen für Tuberkulose, aber auch für Sarkom, und gerade solche Unsicherheit bestimmte ihn jedesmal, die Diagnose einer Lues zu stellen. Fränkel bezeichnet gerade die bei der Syphilis der Schilddrüse vorkommenden, der Tuberkulose zum Verwechseln ähnlichen Befunde als Charakteristicum für die Lues.

In die fibrösen Herde ziehen von der Peripherie kleine Gefäße hinein, deren Wandungen im Sinne einer Endarteriitis obliterans verändert sind.

Kommt es in der Schilddrüse zu ausgedehnteren und mehreren fibrösen Degenerationsherden, mithin schließlich beim Fortschreiten des Prozesses zu einer diffusen Thyreoiditis syphilitica, so bedingen Schrumpfungsprozesse eine Atrophie des ganzen Organs. Das Drüsengewebe geht fast vollständig zugrunde und sehr häufig werden nur minimale Partien gesunden Gewebes der Funktion erhalten bleiben. Das in toto zusammengeschrumpfte Organ ist von derber Konsistenz.

Neben diesen entzündlich degenerativen Veränderungen spielen die gummösen Infiltrate eine Rolle, die denen anderer Organe vollkommen gleichen. Demgemäß werden umschriebene kleinere Geschwülste mit spezifisch aufgebauten Granulationsgewebe und zentrale Erweichung gefunden.

Klinische Erscheinungen. Eine Unterscheidung der beiden pathologisch-anatomischen Prozesse in dem Sinne, ob in dem einen Falle eine Thyreoiditis syphilitica, in dem anderen eine gummöse Infiltration besteht, ist fast unmöglich. Sie ist aber auch für die Praxis ohne jede Bedeutung, da die sich bietenden Symptome, wie auch die therapeutischen Maßnahmen in beiden Fällen die gleichen sind.

Sehr oft macht sich eine Schilddrüsenlues in vivo gar nicht bemerkbar, da noch genug gesunden Gewebes der Drüse erhalten ist, oder das restierende die Funktion des zugrunde gegangenen mitübernimmt. So kommt es klinisch überhaupt nicht zu Ausfallserscheinungen der innersekretorischen Tätigkeit, andererseits weisen oft keine Schmerzen auf die Erkrankung der Thyreoidea hin. Erst die Autopsie macht das Leiden offenbar.

In anderen Fällen dagegen machen sich klinische Erscheinungen sehr wohl bemerkbar. Infolge der entzündlichen und infiltrativen Prozesse schwillt die Schilddrüse an. Es kommt zu einer deutlichen umschriebenen Schwellung des Halses, die sich vor allem an der Stelle der Lokalisation der Drüse bemerkbar macht. Die Schwellung der Drüse ist keineswegs immer allgemein. Bei der partiellen Thyreoiditis kann der Herd nur im rechten oder linken Lappen sitzen, ebenso kann nur der Isthmus beteiligt sein. Die Bevorzugung einer bestimmten Region gibt es kaum. Die Schwellung des erkrankten Teiles kann große Dimensionen annehmen und äußerst rapid fortschreiten. So ist manchmal die plötzlich auftretende und enorme Wucherung des Organs geradezu frappierend. Der Tumor ist hart, von derber Konsistenz, vielfach uneben und höckerig. Besonders schwierig ist die Diagnose, wenn eine Struma substernalis luetisch erkrankt und tumorartig wächst. Im allgemeinen sind die Schwellungen der Schilddrüse von heftigen Schmerzen begleitet, doch sind diese Schmerzen nicht regelmäßig vorhanden. Sie können vollkommen in den Hintergrund treten. Der Verlauf der Erkrankung ist dann mehr ein chronischer, schleichender. Druckschmerzhaftigkeit des ganzen Organs oder der erkrankten Partie ist meistens vorhanden.

Hat das geschwollene Organ eine bedeutende Ausdehnung erreicht, so bleibt es nicht ohne Folgen für die Nachbarorgane. Sie werden in Mitleidenschaft gezogen. So bedingen Kompressionen des Oesophagus, Schlingbeschwerden, Kompression der Trachea führt zu dyspnoischen Erscheinungen. Auch Recurrensparesen sind Folgeerscheinungen luetischer Schilddrüsenerkrankungen. Über einen Todesfall durch Erstickung infolge Kompression der Trachea durch eine luetische Schilddrüse berichtet Bergstrand.

Der luetische Prozeß bleibt nicht immer auf die Glandula thyreoidea beschränkt. Er greift auf die Nachbarorgane über. Fortschreiten des Prozesses auf den Oesophagus, auf die Trachea, ja auf das gesamte Mediastinum gehören in den Bereich der Möglichkeiten und sind beschrieben. Auch die Haut kann von dem Krankheitsprozeß ergriffen werden. Letztere verwächst dann mit der Thyreoidea, wird hart und bekommt ein schwartiges Aussehen. In solchen Fällen ist dann eine Palpation der Drüse selbst unmöglich.

Myxödem und Morbus Basedowii. Die pathologisch-anatomischen Veränderungen der gummösen wie der interstitiellen luetischen Entzündungen der Glandula thyreoidea führen zur fibrösen Entartung und zum Schwund des innersekretorischen Gewebes und somit zu Erscheinungen, die zustande kommen, wenn die endokrine Funktion der Drüse gestört ist. Es wird sich zumeist infolge Ausfalls des Gewebes um eine Unterfunktion handeln, die die Erscheinungen des Myxödems bedingt. Vielleicht handelt es sich, wie wohl überhaupt beim Myxödem so auch bei den durch die Lues bedingten nicht nur allein um eine Schädigung der Schilddrüsenfunktion, vielleicht sind auch hier andere Drüsen mit innerer Sekretion in Mitleidenschaft gezogen. Als solche kommen wohl vor allem die Hypophyse und der Thymus in Frage.

Der Verlauf der Erkrankung ist ein chronisch schleichender. Das charakteristische Merkmal zu Beginn der myxödematösen Erkrankung ist die Hautveränderung. Sie zeigt sich am stärksten im Gesicht und besteht in einer ödematösen Schwellung, vor allem der Augenlider. Die Nase erscheint dick, die Stirnhaut gerunzelt, die dicke Haut, auf der kein Fingerdruck sichtbar bleibt, ist auf ihrer Unterlage verschieblich, wird beim Fortschreiten des Prozesses runzlig und trocken. Die Haare werden am ganzen Körper, besonders auf dem Kopf, schütter, die Zähne werden locker und können ausfallen. Trophische Störungen an den ektodermalen Gebilden, intelektuelle Störungen, Apathie, Stupidität vervollständigen das Krankheitsbild. Ferner machen sich eigenartige Störungen des Nervenapparates geltend. Das ganze vegetative

Nervensystem wird in seiner Erregbarkeit herabgesetzt. Der gesamte Stoffwechsel sinkt mit Zunahme der Erkrankung.

Morbus Basedowii und Lues treffen häufig zusammen. Daß es aber infolge luetischer Prozesse in der Glandula thyreoidea zur Basedowschen Krankheit kommt, muß wohl geleugnet werden. Wohl findet man Angaben, wo ein gleichzeitig mit der Lues aufgetretener Basedow auf diese ätiologisch zurückgeführt wird. Aber bei genauer Prüfung muß doch wohl ein innerer Zusammenhang zwischen den klinischen Erscheinungen und der Lues abgelehnt werden. Es muß ferner in Betracht gezogen werden, daß mit starken Joddosen behandelte Syphilisfälle Erscheinungen des Hyperthyreoidismus bekommen können.

Gerade bei der Beantwortung der Frage, ob ein Myxödem oder ein Basedow sich durch eine Syphilis der Schilddrüse entwickelt hat, kann nicht genug Vorsicht angewandt werden. Wir finden gar nicht so selten bei einer gleichzeitig bestehenden Lues Myxödem oder Morbus Basedowii auf sie zurückgeführt, ohne daß der Beweis dafür erbracht wäre. Abgesehen davon, daß die Erscheinungen dieser Erkrankungen im Gegensatz zu anderen bestehenden luetischen Organveränderungen auf eine spezifische Therapie nicht im geringsten reagierten, fehlt vielfach auch der typische Schilddrüsenbefund. Es muß noch erwähnt werden, daß es bei hochgradigen Veränderungen der Glandula thyreoidea keineswegs trotz energischer antisyphilitischer Kur zur Besserung oder Restitutio ad integrum kommt, daß die Erscheinungen des auf luetischer Basis entstandenen Myxödems sich nicht bessern, weil das Schilddrüsengewebe nicht zu ersetzen ist. In solchen Fällen kann nur die Sektion den Beweis der luetischen Ätiologie erbringen.

Es muß betont werden, daß nur solche Fälle von Schilddrüsenaffektionen, begleitet von Krankheitserscheinungen, die auf innersekretorischer Störung des Organs beruhen, als durch die Lues bedingt angesehen werden können, bei denen neben dem Vorhandensein anderer luetischer Sekundär- oder Tertiärerscheinungen, wobei regionäre Drüsenschwellung ohne Bedeutung ist, die innersekretorischen Ausfallserscheinungen durch spezifisch antiluetische Kur günstig beeinflußt werden können, wobei zu berücksichtigen ist, daß Jodpräparate nicht maßgebend sind, da sie auch nichtsyphilitische Strumen bessern, und daß Schwellungen der Glandula thyreoidea auch als Zeichen einer Jodintoxikation beobachtet werden. Andererseits ist wieder zu berücksichtigen, daß innersekretorische Ausfallserscheinungen trotz Versagens einer antiluetischen Kur syphilitischer Natur sein können, wenn das Drüsengewebe in zu hohem Maße degeneriert und nicht mehr regenerationsfähig ist. Es kann in solchen Fällen auf Jod Besserung erfolgen. Aber der Beweis einer luetischen Affektion ist damit nicht erbracht.

Schilddrüsenschwellung in der Frühperiode der Lues. Die beschriebenen Erkrankungen der Schilddrüse und ihrer Folgezustände gehören der Sekundär- und der Tertiärperiode an.

Auch in der Fühperiode der akquirierten Lues werden spezifische luetische Erkrankungen der Glandula thyreoidea beobachtet. Sie sind bei weitem nicht so selten wie die der Spätperiode, und Engel-

Reimers wies sie in vielen Fällen nach. Wie bei den spätsyphilitischen Prozessen, so wird auch hier das weibliche Geschlecht bevorzugt, und vor allem dann, wenn schon eine Struma vorhanden war.

Diese luetische Schilddrüsenerkrankung in der Frühperiode der Syphilis äußert sich klinisch in einer Schwellung des Organs, die deutlich nachweisbar ist. Der Hals nimmt in seinem Umfange zu. Die Schwellung selbst erreicht bei den davon getroffenen Personen verschiedene Grade. Neben solchen geringeren Grades kommen Schilddrüsenvergrößerungen von beträchtlichem Umfange vor.

Da solche frühluetische Schilddrüsenaffektionen selten von längerer Dauer sind, meist bald wieder verschwinden, so liegen wenige pathologisch-anatomische Befunde vor, die gerade die Erkrankungsart in diesem Zustande. kennzeichnen. Bei vielen Fällen, die eine luetische Schilddrüsenaffektion der Frühperiode aufwiesen und die späterhin, nachdem die Erscheinungen längst zurückgegangen waren, zur Autopsie kamen, wurden keinerlei Veränderungen an der Schilddrüse vorgefunden. In sehr wenigen Fällen, wo namentlich die Vergrößerung der Drüse einen ganz beträchtlichen Umfang angenommen hatte und wo gerade, als die Veränderung noch bestand, der Exitus eintrat, konnten histologische Veränderungen im Sinne einer diffusen interstitiellen Thyreoiditis syphilitica wahrgenommen werden. Da bei dem Gros der Fälle aber nichts Pathologisches entdeckt werden konnte, die Erscheinungen selbst aber meist nur kurze Zeit andauern, neigt man im allgemeinen der Auffassung zu, daß Hyperämie und Ödembildung die Veranlassung dieser Thyreoideaschwellung sind. Es scheint aber auch wahrscheinlich, daß in manchen Fällen die Erkrankung — und dies wohl besonders dann, wenn die Schwellung sehr hohe Grade erreicht — auf eine Thyreoiditis syphilitica zurückgeführt werden muß.

Daß die frühsyphilitischen Schilddrüsenaffektionen auch üble Nebenerscheinungen hervorzurufen imstande sind, ist wohl eine Selbstverständlichkeit. Es kommen hier vor allem dieselben Folgezustände in Betracht, die schon oben erwähnt wurden und durch die enorme Vergrößerung des Organs bedingt sind, wie Kompression des Oesophagus mit Schlingbeschwerden und Kompression der Trachea mit Dyspnoe. Auch nervöse Störungen werden häufig bei solcher Schilddrüsenschwellung angetroffen und sind vielleicht als Folgezustände der Schilddrüsenaffektion zu betrachten, vor allem nervöse Störungen der Herztätigkeit.

Kongenitale Lues der Schilddrüse. Die kongenital luetischen Veränderungen der Glandula thyreoidea bei Neugeborenen und Kindern haben nur pathologisch-anatomisches Interesse. Es wurde die Schilddrüse in einigen Fällen gummös infiltriert gefunden, in anderen Fällen bestand eine interstitielle Entzündung. Gleichzeitig fanden sich andere Zeichen einer Viscerallues.

Therapie. Die Therapie ist in allen Fällen luetischer Schilddrüsenerkrankungen eine spezifisch antisyphilitische. Halsschwellungen, die durch Lues der Schilddrüse hervorgerufen werden, gehen fast ausnahmslos unter Quecksilber- und Salvarsanbehandlung zurück.

Ebenso sind die durch die Krankheit bedingten Nebenerscheinungen und die auf Störung der innersekretorischen Funktion beruhenden Folgezustände meist wenigstens einer Besserung zugänglich. In manchen Fällen, wo die Veränderungen der Schilddrüse schon zu weit fortgeschritten sind, als daß eine Regeneration noch möglich wäre, tun Jodpräparate gute Dienste. Aber hier muß betont werden, daß Besserung durch Jod auch solche Fälle erfahren, die nicht luetischer Natur sind. Salvarsanbehandlung erfordert Vorsicht wegen des gefährdenden Status thymolymphaticus.

Nebennieren.

Spezifisch luetische Veränderungen der Nebennieren sind kein allzu seltener Befund. Sie sind häufiger eine Begleiterscheinung der kongenitalen als der akquirierten Lues.

Die **pathologisch-anatomischen Veränderungen** bestehen **bei der akquirierten Lues** hauptsächlich in zwei Prozessen, herdförmige oder diffuse interstitielle Entzündungen und gummöse Infiltration. Bei den interstitiellen Entzündungen geht das Parenchym zugrunde und wird durch Bindegewebe ersetzt. Das Organ erscheint zunächst vergrößert und ist von derber Konsistenz. Späterhin verfällt es der Atrophie. Die in den Prozeß einbegriffenen Blutgefäße sind verdickt, wodurch das Lumen verengt wird.

Die Gummen der Nebennieren unterscheiden sich nicht von denen der anderen Organe.

Morbus Addisoni. Was die Pathogenese des Morbus Addisoni betrifft, so gilt wohl heute die Anschauung, daß vor allem die chronischen destruktiven Prozesse an den Nebennieren als die Ursache der Erkrankung anzusehen sind. Es liegt der Erkrankung eine anatomische Veränderung beider Nebennieren zugrunde. Ob dabei das Mark oder die Rindensubstanz vor allem für das Zustandekommen des Addisonschen Symptomenkomplexes verantwortlich zu machen ist, spielt wohl für das Zustandekommen der Erkrankung kaum eine Rolle, da beide Gewebsteile voneinander abhängig sind.

Von Wichtigkeit ist es, daß beide Nebennieren gleichzeitig krankhaft verändert sein müssen, um das Krankheitsbild des Addison hervorzurufen. Bei Funktionsausfall nur einer der beiden Nebennieren trifft man den Morbus Addisoni nicht an, was wohl dadurch erklärt werden kann, daß die gesunde Nebenniere die Funktion der erkrankten kompensatorisch mitübernimmt. Allerdings gibt es auch Fälle, wo postmortal nur eine erkrankte Nebenniere gefunden wurde. Aber hier ist wohl anzunehmen, daß Erkrankungen der innersekretorischen Nerven den Funktionsausfall auch der zweiten Nebenniere bedingten. Denn daß Erkrankungen dieser Nerven selbst oder pathologische Veränderungen anderer Organe, die die Tätigkeit dieser Nerven beeinflussen, nicht nur die innersekretorische Funktion der drüsigen Organe in Frage stellen, sondern daß sie sogar schwerste pathologische Veränderungen an den Drüsen selbst hervorzurufen imstande sind, beweisen Fälle, bei denen Druckatrophie des Nervus splanchnicus, die durch luetische Aortenaneurysmen hervorgerufen war, zu vollständiger Atrophie der Nebennieren führte.

Andererseits führt aber vollständige Zerstörung beider Nebennieren durch chronische destruktive Prozesse nicht in all und jedem Falle zu Erscheinungen des Morbus Addisoni. Hierfür gibt vielleicht das Vorhandensein gesunder Zwischennebennieren die Aufklärung.

Was soeben im allgemeinen über Morbus Addisoni und Erkrankung der Nebennieren gesagt wurde, gilt auch für die Lues. Die oben angeführten pathologischen Veränderungen auf luetischer Grundlage, herdförmige oder diffuse interstitielle Entzündungen, gummöse Prozesse und auch amyloide Degeneration der Nebennieren, können zum Bilde des Addisonschen Symptomenkomplexes oder zu Teilerscheinungen desselben führen. Muskuläre Asthenie und Adynamie mit steigender Apathie, progrediente Abnahme der geistigen Regsamkeit, häufige Konvulsionen und komatöse Zustände, cardiovasculäre Asthenie, Störungen von seiten des Verdauungstraktes, wie Obstipation, unstillbare Diarrhoen sind — wenn auch sehr selten — nach luetischer Infektion beobachtet worden. Wenn nicht alle aufgezählten insgesamt, so kommen doch teilweise diese Erscheinungen zur Beobachtung. Auch Pigmentationen, die zu dem Addisonschen Symptomenkomplex gehören und teilweise auch bei Lues auftreten, können vielleicht manchmal durch syphilitische Veränderungen der Nebennieren bedingt sein.

Nicht alle Fälle, bei denen infolge akquirierter Lues die Nebennieren spezifisch erkrankt sind, bieten die ganzen oder Teilerscheinungen des Morbus Addisoni. Es werden postmortal vielfach schwerste luetische Veränderungen beider Nebennieren gefunden, ohne daß zu Lebzeiten auch nur ein einziges Zeichen eines Addison bestanden hätte.

Pathologisch-anatomisch werden bei der kongenitalen Lues neben gummösen Prozessen auch interstitielle Entzündungen und Rindennekrosen gefunden. Ein sehr häufiges Vorkommnis ist auch bei dieser Erkrankungsform eine Perihypernephritis syphilitica, also eine Entzündung der Nebennierenkapsel mit Induration. Die Prozesse, die ursprünglich nur die Kapsel ergreifen, können weiterhin auf die Nebenniere selbst übergreifen und eine Atrophie des Organs bedingen. Verwachsungen mit den Nachbarorganen finden häufig statt.

Es verdient erwähnt zu werden, daß die Nebennieren von Säuglingen mit kongenitaler Lues einen im Verhältnis zu anderen Organen enorm hohen Gehalt an Spirochäten aufwiesen.

Die **klinischen Symptome,** die bei kongenitaler Lues der Nebennieren auftreten können, werden durch den innersekretorischen Funktionsausfall der Drüsen bedingt. So werden in vielen Fällen Teilerscheinungen des Addisonschen Symptomenkomplexes beobachtet und als solche in der Hauptsache Störungen von seiten des Verdauungstraktes, wie häufiges Erbrechen und unstillbare Diarrhoen. Dabei muß aber, wie schon oben bei der akquirierten Lues, hervorgehoben werden, daß auch bei der hereditären Lues in vielen Fällen, wo die Nebennieren schwerste luetische Veränderungen aufwiesen, zu Lebzeiten des betreffenden Individuums keinerlei Störungen aufgetreten waren, die auf eine luetische Affektion beider Nebennieren hinwiesen.

Therapie. Die Therapie ist eine spezifisch antiluetische. Wenn sie auch in den Fällen, wo die Nebennierenveränderungen zu weit fortgeschritten sind, nichts mehr auszurichten vermag, so tritt doch sehr oft eine Besserung der Symptome ein. Gleichzeitig müssen auch einzelne sehr lästige Symptome, namentlich die von seiten des Verdauungstraktes bestehenden, symptomatisch bekämpft werden. Bei lästigen Durchfällen haben oft Einläufe mit Zusatz von Adrenalin gute Wirkung.

Thymus.

Die luetischen Affektionen des Thymus, der in der gleichen Weise wie alle übrigen Organe von der Syphilis betroffen werden kann, haben hauptsächlich pathologisch-anatomisches Interesse, da ja Erkrankungen, die auf innersekretorische Störungen hauptsächlich dieses Organs zurückgeführt werden müssen, nicht bekannt sind.

Bei der kongenitalen Lues kann der Thymus primär klein und hypoplastisch sein. Häufig wird das Organ, wenn es von der kongenitalen Syphilis ergriffen ist, während des Fötallebens von einer akzidentellen Involution betroffen.

Pathologische Anatomie. Gummöse Prozesse werden bei dem Thymus nicht häufig angetroffen und sind wohl deshalb zu den selten vorkommenden luetischen Affektionen dieser Drüse zu rechnen. Die Gummen sind in der Regel sehr klein und erreichen kaum die Größe einer Bohne. Sie degenerieren und verkäsen meist sehr früh. In ihrem Innern findet sich deshalb sehr häufig eine eiterähnliche Masse. Aus diesem Grunde haben sie dann eine große Ähnlichkeit mit den Duboisschen Abscessen, von denen weiter unten noch ausführlich die Rede sein wird, und werden mit diesen leicht verwechselt.

Ein anderer Befund bei der luetischen Affektion des Thymus ist die interstitielle Entzündung. Doch scheint gerade diese bei dem Thymus im Gegensatz zu den übrigen endokrinen Drüsen sehr selten aufzutreten. Genau so, wie es schon bei den anderen Drüsen beschrieben wurde, kommt es auch bei dieser Form der luetischen Thymuserkrankung zu Rundzelleninfiltrationen, bindegewebiger Induration mit Verhärtung des Organs, die je nach Ausbreitung des Prozesses eine partielle oder eine totale sein kann. Schrumpfung des Bindegewebes führt zur Atrophie des Organs mit teilweisem oder totalem Untergang des Drüsenacini.

Von größerer Bedeutung ist noch das Vorkommen der sog. Duboisschen Abscesse in dem Thymus syphilitischer Neugeborener. Sie führen eigentlich wohl ihren Namen zu Unrecht, denn es handelt sich nicht um Absceßbildungen, sondern um Nekroseherde, die durch Einschmelzung des in Wucherung begriffenen Fasergewebes der Hassalschen Körperchen entstehen. Durch die Wucherung wird das Mark des Thymus verbreitert und die Rindensubstanz erscheint verkleinert. Die Nekroseherde stellen sich als kleine, glattwandige, scharfbegrenzte Höhlen dar, in deren Innern eine eiterähnliche gelbe Flüssigkeit sich vorfindet. Die Frage, ob es sich bei den Duboisschen Abscessen um rein luetische Gebilde handelt, ist nicht eindeutig entschieden. Während einerseits die Ansicht besteht, daß die Nekroseherde des Thymus auch bei anderen pathologischen Zuständen vorkommen, stehen Simmonds, Schridde

u. a. auf dem Standpunkt, daß es sich bei den Duboisschen Abscessen nur um luetische Prozesse handelt.

Neben den drei geschilderten Formen von luetischer Erkrankung des Thymus, Bildung von Gummen, interstitielle Entzündungen und Auftreten von Duboisschen Abscessen, muß noch ein vierter, für die Syphilis des Thymus charakteristischer Befund hervorgehoben werden, nämlich das Vorkommen ausgedehnter parenchymatöser Blutungen. Kleinere Blutungen in das Thymusgewebe, die der Drüse ein· marmoriertes Aussehen verleihen, sind nichts Charakteristisches für die Lues, wenn sie auch bei der Syphilis beobachtet werden. Sie kommen ebenso bei anderen Erkrankungen vor. Im Gegensatz zu diesen kleineren Hämorrhagien sind die ausgedehnten Blutungen in das Gewebe des Thymus, die das Organ zu einem mächtigen Tumor anschwellen lassen können, charakteristisch für die Thymussyphilis. Das Parenchym, das von den Ergüssen betroffen wird, ist dem Untergange geweiht. Es kann vorkommen, daß sich das Blut bis in das interacinöse Bindegewebe ergießt. Ist die Spannung, die ein solcher Bluterguß hervorruft, zu groß, so berstet das Organ und das Blut ergießt sich in den Pleuraraum.

Klinische Erscheinungen. Klinische Symptome, die speziell auf eine Erkrankung des Thymus hinweisen, kommen nicht in Betracht, da es wohl kaum Ausfallserscheinungen gibt, die für die Thymuserkrankung charakteristisch sind.

Deshalb besteht auch große Schwierigkeit in der Diagnosestellung luetischer Thymuserkrankungen. Das Organ wird nur dann perkutorisch feststellbar sein, wenn ausgedehnte Blutungen in sein Gewebe zu einer enormen Vergrößerung führen, so daß eine Dämpfung über der entsprechenden Stelle besteht und eventuell andere Symptome, die für einen Mediastinaltumor charakteristisch sind, wie Dyspnoe und durch Kompressionen der Vena cava superior verursachte Ödembildung der oberen Körperhälfte im Zusammenhang mit anderen luetischen Veränderungen, und ein Röntgenbefund auf die Natur des Leidens hinweisen können.

Erwähnt sei noch, daß in vielen Fällen, wo postmortal Duboissche Abscesse vorgefunden wurden, zu Lebzeiten pustulöses Hautsyphilid bestand.

Hypophyse.

Luetische Erkrankungen der Hypophyse gehören keineswegs zu den Seltenheiten und die Symptome, die hauptsächlich bei innersekretorischen Störungen auf luetische Affektion dieser Drüse zurückgeführt werden müssen, sind seit langem bekannt.

Besonders häufig entwickeln sich die luetischen Veränderungen auf Grund einer kongenitalen Syphilis, betreffen dann meist den Vorderlappen und führen zu dem klinischen Bild der Dystrophia adiposogenitalis als Ausdruck einer innersekretorischen Insuffizienz des Hirnanhangs. Die akquirierte Lues ergreift den Vorderlappen oder die übrigen Teile der Hypophyse und führt gewöhnlich zu den Erscheinungen des Diabetes insipidus und der hypophysären Kachexie.

Die pathologischen Veränderungen bei der akquirierten Lues manifestieren sich entweder in der Spätperiode oder in den Frühstadien an der Hypophyse. Wie frühzeitig die luetischen Veränderungen an der Hypophyse auftreten können, beweist ein Fall von Simmonds, wo ein 78jähriger Mann 4 Wochen nach einer luetischen Infektion starb, und wo die Hypophyse in ihrem Vorderlappen bereits luetische Entzündungen aufwies.

Auch luetische Meningitiden bilden bei der akquirierten Lues häufig die Ursache zu innersekretorischen Ausfallserscheinungen der Hypophyse, vielleicht dadurch, daß dieses Organ bei den Entzündungsprozessen irgendwie in Mitleidenschaft gezogen wird.

In dem Tertiärstadium können die Hypophysenerkrankungen ihren Ausgangspunkt von luetischen Prozessen der Umgebung aus nehmen. Es vergesellschaften sich sehr häufig destruktive syphilitische Prozesse im Nasenrachenraum mit solchen der Hypophyse.

Pathologische Anatomie. Die pathologisch-anatomischen Veränderungen, die sich bei der Lues an der Hypophyse abspielen, können das Organ als Ganzes betreffen, oder sie können sich nur an Teilen desselben abspielen, so am Vorder-, Mittel- oder Hinterlappen. Während jedoch im allgemeinen der Sitz eines luetischen Prozesses hauptsächlich im Vorder- oder Mittellappen angetroffen wird, wird die Neurohypophyse meistens verschont. Die Veränderungen selbst sind bei der kongenitalen und akquirierten Form der Syphilis gleich. Am häufigsten ist wohl der Hypophysenvorderlappen Sitz einer luetischen Veränderung, namentlich bei der kongenitalen Syphilis. Nach Simmonds finden sich in den Hypophysen hauptsächlich mehr und minder ausgedehnte Entzündungsherde mit Wucherungen des interstitiellen Gewebes und Hypertrophie der betreffenden Organabschnitte. Das drüsige Gewebe selbst wird eingeengt und atrophisch. In den entzündeten Partien verfällt das Gewebe dem Zerfall, wodurch Nekroseherde entstehen. Histologisch werden Anhäufungen von Rundzellen beobachtet. Neben diesen entzündlichen Prozessen spielen Gummenbildungen eine Rolle. Bei der akquirierten Lues sind Veränderungen der Hypophyse seltener. Sie erstrecken sich hauptsächlich auf Vorder- und Mittellappen, können aber auch in der Neurohypophyse lokalisiert sein und bestehen meist aus gummösen Infiltrationen. Die Gummen können bei der akquirierten Lues schon sehr frühzeitig auftreten.

Gummöse Verkäsungen in der Hypophyse sind äußerst selten.

Symptomatologie. Von den klinischen Bildern, die durch innersekretorische Störungen der Hypophysentätigkeit bei Lues entstehen, dem Diabetes insipidus, der hypophysären Kachexie und der Dystrophia adiposogenitalis wird weiter unten die Rede sein.

Hier soll zunächst die Frage erörtert werden, ob anderweitige begleitende Symptome für eine Erkrankung der Hypophyse, speziell für eine luetische, kennzeichnend sind.

Häufig sind Erkrankungen der Hypophyse vergesellschaftet mit Symptomen, die auf eine Gehirnerkrankung schließen lassen, wie Kopfschmerzen oder für die basale Meningitis typische Nackenschmerzen, Pupillenstarre, Augenmuskellähmungen, Stauungspapille. Besonders sei noch auf die bitemporale Hemianopsie hingewiesen, die, wie Krause, Staubock und Steinhaus zeigten, sich beim Diabetes insipidus einstellt. Auch das Röntgenbild gibt häufig über eine Erkrankung der Hypophyse Aufschluß, indem die Sella turcica Abweichungen von der Norm aufweist.

Alle angeführten Symptome haben, wenn sie auch mehr oder weniger für eine Erkrankung der Hypophyse sprechen können, in den Fällen, wo sich innersekretorische Störungen der Drüse geltend machen, doch den Nachteil, daß sie größtenteils für eine luetische Affektion keinen Anhaltspunkt bieten.

In vielen Fällen finden sich bei Störungen der innersekretorischen Tätigkeit der Hypophyse überhaupt keine Begleiterscheinungen wie die oben erwähnten. Die Diagnose einer luetischen Affektion des Hirnanhanges ist meist nur ex juvantibus zu stellen oder gilt nur als wahrscheinlich. Positive Wassermannsche Reaktion im Blute oder im Liquor und andere Abnormitäten der Cerebrospinalflüssigkeit oder bei Spätstadien tertiär luetische Veränderungen an anderen Organen, und vor allem der Erfolg einer spezifischen Therapie weisen auf den Charakter der Erkrankung hin.

Innersekretorische Störungen. Diabetes insipidus. Daß der Diabetes insipidus als eine Folgeerscheinung einer luetischen Infektion vorkommen kann, ist seit langem bekannt. Schon im Jahre 1871 machte Fournier die Entdeckung, daß häufig Fälle mit sekundärer Lues zu beobachten seien, die mit Polyurie und Polydipsie einhergehen. Da diese sich neben anderen luetischen Erscheinungen hauptsächlich mit nervösen Symptomen kombinierten, wie Schlaflosigkeit, Neuralgie, Krampfanfällen, Herzklopfen usw., so kommt Fournier zu dem Schlusse, daß die Erscheinungen des Diabetes insipidus rein nervöser Natur sind. In vielen Fällen, die er beschreibt, werden neben Polydipsie auch Polyphagie angegeben. Erwähnenswert ist es, daß die von Fournier angegebenen Fälle fast ausnahmslos der frühen Sekundärperiode angehören.

In den späteren Jahren kommt Seigneurin infolge eingehender Beobachtungen und auf Grund pathologisch-anatomischer Befunde zu den Resultaten, daß es neben Fällen von Lues und Diabetes insipidus wahrscheinlich rein nervöser Ursache namentlich dann, wenn der Diabetes insipidus mit einer beginnenden Lungenphthise vergesellschaftet ist, auch Formen gibt, die durch Schädigung einer bestimmten Hirnregion im vierten Ventrikel entstehen.

Im Laufe der Zeiten stellten dann verschiedene Autoren ihre Sektionsbefunde bei Leichen, die zu Lebzeiten die Erscheinungen des Diabetes insipidus aufwiesen, zusammen, und die verschiedensten Befunde am Zentralnervensystem, vor allem Veränderungen in der Medulla oblongata, wurden als das wahrscheinlich ätiologische Moment für die Erkrankung angesprochen.

Allmählich gewann immer mehr und mehr durch das so häufige Zusammentreffen von Diabetes insipidus mit cerebralen Erscheinungen die Ansicht an Geltung, daß luetische Prozesse, die sich im Gehirn abspielen, auch die Ursache des Diabetes insipidus sind. Da nun andererseits Fälle mit luetischen Cerebralerscheinungen auch ohne Polyurie und Polydipsie einhergehen, gewann die Frage nach der Lokalisation des Herdes, der die Symptome verursacht, an Bedeutung. Ohne besonders auf diese Frage und deren verschiedenartige Beantwortung einzugehen, sei nur die Ansicht Kahlers sen. erwähnt, der als allgemeines cerebrales Herdsymptom für den Diabetes insipidus eine Schädigung der in der hinteren Schädelgrube liegenden Gehirnteile annahm. Eine genauere Lokalisation wurde nicht gegeben.

Nach dem heute vorliegenden Material ist wohl die Annahme berechtigt, daß der anatomische Sitz, der die Erkrankung verursacht, die Hypophyse ist. Aber noch keineswegs ist geklärt, welcher Teil der Drüse geschädigt sein muß. Gerade wenn die Befunde, die bei der luetischen Erkrankung des Hirnanhanges mit den Erscheinungen des Diabetes insipidus einhergehen, ins Auge gefaßt werden, so läßt sich keineswegs eine eindeutige Erklärung für den Zusammenhang der Erkrankung mit der Schädigung eines bestimmten Teiles der Drüse geben. In dem einen Falle bilden sich pathologisch-anatomische Veränderungen in dem Vorderlappen, in anderen im Mittellappen. Auch luetische Schädigungen des Hinterlappens werden mit Polyurie und Polydispie vereinbart gefunden.

Auf Grund unserer Kenntnisse über die physiologische Funktion der einzelnen Hypophysenanteile, daß der vordere Anteil der Drüse ein Sekret liefert, das für das Wachstum von besonderer Bedeutung ist, der mittlere ein Sekret, das diuretisch wirkt, daß der hintere Teil den Weg für die Hormone zum Gehirn liefert, so dürfte es wohl am wahrscheinlichsten sein, daß Schädigungen der Pars intermedia und der Neurohypophyse vor allem für die Entstehung des Diabetes insipidus in Frage kommen.

In verschiedenen Fällen von Lues und Diabetes insipidus, die zur Autopsie gekommen sind, und bei denen vollkommene Gewißheit bestand, daß die Syphilis die Ursache der Erkrankung gewesen ist, bietet der Obduktionsbefund keinen nennenswerten Anhaltspunkt für eine luetische Erkrankung der Hypophyse selbst. In den meisten Fällen bestehen dann aber luetische Prozesse des Gehirns, wie Gummen, Erweichungsherde und gummöse Meningitiden an der Basis. Die Befunde lassen fast durchwegs deutlich erkennen, daß die Herde sich in der Nähe der Hypophyse befinden. Vielleicht ist in diesen Fällen die Entstehung des Diabetes insipidus so zu erklären, daß die syphilitischen Herde in der Nachbarschaft des Hirnanhangs durch Veranlassung von Kompressionen, Hyperämien, Circulationsstörungen u. a. die Drüse in ihrer Funktionsausübung oder den Abfluß der Hormone beeinträchtigen und so die Veranlassung zum Ausbruche der Krankheitserscheinung geben.

Wenn auch die Frage bezüglich des Zusammenhanges des Diabetes insipidus mit einem bestimmten Teile der Hypophyse nicht übereinstimmend geklärt ist, so besteht doch kein Zweifel an dem Zusammenhang zwischen der Erkrankung selbst und einer Erkrankung der Hypophyse.

Im Verlaufe der Syphilis kann es in jeder Periode zu den Erscheinungen des Diabetes insipidus kommen. Bei einem großen Prozentsatz von Fällen beginnt die Erkrankung schon in der frühen Sekundärperiode, in anderen Fällen erst im Tertiärstadium der Allgemeinerkrankung. Die Polyurie ist anfangs meist spärlich und erhöht sich im Laufe der Zeit immer mehr und mehr, und Hand in Hand mit ihr geht die Polydipsie, die als Folgeerscheinung der Polyurie aufzufassen ist und auf stark erhöhtem Durstgefühl beruht. Der Harn ist farblos, von niedrigem spezifischen Gewicht. Die Schweißsekretion ist angehalten.

Ob bei den Fällen von Syphilis, bei denen in der Frühperiode sich die Polyurie, Polydipsie und vielfach auch Polyphagie einstellen, Symptome, die kaum nennenswert ausgeprägt sind, und bald nach ihrem Auftreten wieder verschwinden, eine Schädigung der Hypophyse angenommen werden muß, ist zumindest fraglich. Die Erscheinungen sind meist kombiniert mit nervösen und neurasthenischen Beschwerden und finden sich mehr bei weiblichen Individuen. Hier kann wohl mit Recht angenommen werden, daß die Symptome des Diabetes insipidus auf rein funktioneller Basis beruhen.

Differentialdiagnose. Ähnliche Symptome, wie sie der luetische Diabetes insipidus darbietet, zeigen sich bei luetischen Nierenaffektionen. Die tertiäre Syphilis ist es, die an den Nieren zu interstitieller Nephritis mit Bindegewebswucherungen, Schrumpfung des Organs und fettiger Degeneration des Parenchyms führt. Von der Erkrankung werden meist beide Nieren betroffen. Durch diese Nierenaffektion wird klinisch das Bild der sekundären chronischen Schrumpfniere hervorgerufen. Die Symptome dieser Erkrankung bestehen in lästigen Polyurien und mangelhafter Konzentrationsfähigkeit der Nieren. Der Harn ist farblos.

Die Differentialdiagnose ist gegenüber dem Diabetes insipidus dadurch gesichert, daß luetische Nierenkranke nach Kochsalzzulagen wenig Harn mehr ausscheiden und das Kochsalz zunächst retinieren.

Hypophysäre Kachexie und polyglanduläre Insuffizienz. Ein weiteres Krankheitsbild, das durch Lues der Hypophyse, und zwar durch Zerstörungsprozesse im Bereiche des Vorderlappens hervorgerufen wird, ist die hypophysäre Kachexie. Die Symptome der Erkrankung beruhen auf einer Hypofunktion des Hypophysenvorderlappens.

In der Einleitung wurde darauf hingewiesen, daß gerade bei Krankheitsprozessen des endokrinen Apparates vielfach nicht Erkrankungen einer einzelnen Drüse vorhanden sind, sondern daß das ganze System so eng und innig untereinander verknüpft und verbunden ist, daß pathologische Veränderungen innerhalb dieses Organsystems, wenn sie auch ursprünglich sich nur an einer einzigen Drüse manifestieren, vielfach andere in Mitleidenschaft ziehen, so daß auch an dem sich darbietenden klinischen Bilde nicht nur die Dysfunktion der einzelnen Drüse, sondern die Hyper- oder Hypofunktion einer ganzen Reihe von Drüsen teilhat.

Post mortem ist es vielfach schwierig, die primär erkrankte Drüse zu finden.

Gerade für die Hypophyse ist es infolge der noch immer spärlichen Kenntnisse über ihre Physiologie charakteristisch, daß man bei ihrer Erkrankung immer an Zusammenhänge mit anderen Drüsen dachte, da diese fast regelmäßig verändert gefunden wurden, vor allem Hoden, Pankreas, Nebennieren, Thymus und Schilddrüsen. Auf dieser Grundlage entstand dann das polyglanduläre Syndrom, nach Falta multiple Blutdrüsensklerose. Vor kurzem beschrieben Edelmann und Saxl einige Fälle hochgradiger Kachexie, bei denen neben polyglandulärer Insuffizienz der Drüsen mit innerer Sekretion auch eine hochgradige Insuffizienz der Drüsen mit äußerer Sekretion bestand.

Diesem Krankheitsbilde der polyglandulären Insuffizienz entspricht ungefähr jenes Krankheitsbild, das heute unter dem Namen hypophysäre Kachexie bekannt ist. Simmonds fand nämlich in einer Reihe von Fällen, die mit polyglandulären Erscheinungen einhergingen, nur den vorderen Anteil der Hypophyse pathologisch verändert. In einigen anderen Fällen boten sich auch Veränderungen an anderen Drüsen dar, hauptsächlich an der Schilddrüse, den Nebennieren und Keimdrüsen, die jedoch erst sekundär hinzugekommen sind.

Greisenhaftes Aussehen, Verlust der Zähne, Ausfall der Haare am Kopfe, in der Achsel und am Genitale bis zu ihrem völligen Schwunde, zunehmende chronische Kachexie, die durch kein anderes Leiden erklärt werden kann, Ausbleiben der Menses, Schwinden der Libido sexualis, zunehmende Pigmentierung der Haut, myxödematöse Schwellung der Haut, Herabsetzung des Blutdruckes, positive latente Tetaniesymptome, anomale psychische Zustände charakterisieren das Krankheitsbild der hypophysären Kachexie.

Dystrophia adiposogenitalis. Daß die Hypophyse primär pathogenetische Bedeutung für das Zustandekommen der Dystrophia adiposogenitalis hat, wird kaum bezweifelt. Wenn auch noch die Auffassung, welchem Anteil bei Hirnanhangserkrankungen die Ätiologie für die hypophysäre Fettsucht zuzuschreiben ist, geteilt ist, so wird doch fast allgemein angenommen, daß die Erkrankung als Folgeerscheinung einer Hypofunktion des Hypophysenvorderlappens zu betrachten ist.

Dieser Teil findet sich bei der Lues congenita oftmals pathologisch verändert, und gerade die kongenitale Syphilis an dem Hypophysenvorderlappen bedingt dann das klinische Bild der Dystrophia adiposogenitalis. Aber nicht allein eine luetische Erkrankung, die sich direkt am Vorderlappen manifestiert, ruft eine Unterfunktion dieses drüsigen Anteils hervor und bedingt dadurch das Krankheitsbild. Auch gummöse Tumoren, namentlich wenn sie in der Gegend des Infundibulums lokalisiert sind und wahrscheinlich durch Kompression die Abführungsmöglichkeit des Hormons beeinträchtigen, rufen ebenso wie andere cerebrale Prozesse luetischer Ätiologie, die mit Hirndrucksteigerung einhergehen, die Erscheinungen der Dystrophia adiposogenitalis hervor.

Die pathologisch-anatomischen Befunde bei Lues congenita betreffen meist den Vorderlappen. Es finden sich in ihm hochgradige Wucherungen des interstitiellen Gewebes, die eine Einengung der drüsigen Bestandteile zur Folge haben. Nekroseherde können das Bild vervollständigen. In dem entzündeten Gewebe befinden sich vielfach Rundzellenanhäufungen. Auch Gummen im Vorderlappen werden beobachtet.

Das hervorstechendste Symptom der Dystrophia adiposogenitalis bildet die Fettsucht, die an einzelnen Körperstellen ganz bedeutende Dimensionen annehmen kann und vielfach mit eigenartigen ziehenden Schmerzen in den geschwollenen Körperteilen verbunden ist. Besonders bevorzugt werden Brust, Bauch, Hüft- und Gesäßgegend für den Fettansatz. Auffallende Trockenheit der Haut, bedingt durch Verminderung der Schweißsekretion, und Herabsetzung der Körpertemperatur vervollständigen oft das Krankheitsbild.

Neben der Fettsucht besteht als weiteres Kardinalsymptom der cerebralen Fettsucht die Hypoplasie des Genitalapparates. Unterfunktion der Keimdrüsen bedingen Nachlassen oder vollständiges Versagen der Libido sexualis und der Potenz. Erektionen werden zur Unmöglichkeit. Dazu kommt mangelhafte Entwicklung der sekundären Geschlechtsmerkmale. Der Habitus ist ein femininer.

Die typischen Erscheinungen sind oft begleitet von schweren geistigen und moralischen Defekten. Letztere können als erste Symptome den Beginn der Erkrankung anzeigen. Schon frühzeitig bemerkt man an solchen Individuen eine Nervenschwäche und geistige Unregsamkeit. Die Kinder, bei denen das Krankheitsbild in Erscheinung tritt, lernen in der Schule schlecht, werden vielfach wegen kleinerer oder gröberer Vergehen bestraft und neigen zu Perversitäten. Dann setzen ganz plötzlich und unvermittelt die Erscheinungen ein, die auf eine luetische Erkrankung der Hypophyse hinweisen. Es kommt plötzlich zu Fettsucht, der Habitus wird feminin, die Genitalien bleiben in der Entwicklung zurück usw.

Erwähnenswert ist ferner, daß die kongenitale Lues, die die Dystrophia adiposogenitalis bedingt, nicht auf eine einzige Generation beschränkt zu sein braucht. Einen Fall, wo zum Beispiel die hereditäre Syphilis in der dritten Generation zur cerebralen Fettsucht führte, beschreibt Nonne. Der Großvater infizierte sich luetisch und der Enkel, dessen Mutter Zeichen einer kongenitalen Lues aufwies, erkrankte an einer Dystrophia adiposogenitalis auf hereditär-luetischer Basis.

Therapie. Die Therapie sämtlicher luetischer Erkrankungen der Hypophyse ist ein und dieselbe, nämlich eine spezifisch antiluetische. Selbstverständlich ist der Erfolg der Therapie abhängig von dem Grade der Rückbildungsfähigkeit des erkrankten Gewebes.

Die mikrobiologische Diagnose der Syphilis.

Von

E. Jacobsthal-Hamburg-St. Georg.

Mit 24 Abbildungen.

I. Die Luesspirochäte und ihre Biologie.

Wenn es überhaupt möglich ist, mit den Methoden, die dem Mediziner zur Verfügung stehen, etwas zu beweisen, so gehört es zu den gesichertsten Erkenntnissen, daß der Tuberkelbacillus die Tuberkulose, die Luesspirochäte (Spirochaete pallida oder Treponema pallidum) die Lues hervorruft.

Die Spirochaeta pallida. Bei dem Versuch, mit den Mitteln, die dem Entdecker der Luesspirochäte, Fritz Schaudinn im Jahre 1905 zur Verfügung standen, nochmals den Weg zu gehen, den er damals gegangen ist, erkennen wir erst, wie genial seine Tat war. Denn noch heute ist es manchem unmöglich, im ungefärbten Präparate von der Papel bei Lues II, einem Materiale, das den Erreger in großen Mengen enthält, ihn überhaupt zu sehen. Die Erregernatur der Luesspirochäte dürfen wir deshalb behaupten, weil es in jedem Falle frischer Syphilis gelingt, sie im Mikroskop und Tierversuch nachzuweisen oder zu kultivieren, und weil die Wiedererzeugung der Erkrankung von Tier zu Tier und auch von Kultur zum Tier, sowie die Züchtung aus dem infizierten Tier möglich ist. Schließlich wird die Luesspirochäte bei Fällen, die keine Lues sind, niemals gefunden. Viel schwieriger wäre eine solche Beweiskette bei tertiärer Lues, bei Lues latens, bei Metalues. Aber durch Vergleich und kritische Schlußfolgerung dürfen wir eine Kontinuität behaupten, die von der Lues I bis zur Metalues führt. Das sie Verbindende ist die Möglichkeit des Nachweises der Spirochaete pallida. Nur bei Lues latens klafft noch eine kleine Lücke. Denn wir wissen nicht sicher, ob hier nicht ein Ruhestadium vorkommt, in dem der Erreger von seiner bekannten Spirochätenform abweicht, und uns morphologisch noch unbekannte, sporenartige Dauerformen bildet. Ich persönlich glaube nicht recht daran, seitdem es immer offenbarer wird, daß das lymphatische und zum Teil das Zentralnerven-System in der Latenz den Spirochäten als Schlupfwinkel dient.

Form und Bewegung. Die beigefügten Bilder (Abb. 1—3) zeigen besser als lange Beschreibungen, wie die Syphilisspirochäte aussieht. Sie hat

6 bis 30, gewöhnlich aber 10—12, bei den gewöhnlichen Untersuchungsmethoden im lebenden Zustande gleichmäßig erscheinende, steile Windungen. Sie ist rechts gewunden. Besonders charakteristisch ist ihre
Bewegungsart. Einmal rotiert sie um sich selbst, wobei der Eindruck eines schwingenden Doppelpendels entsteht, weil sie im allgemeinen
nicht völlig gerade ist; so beschreiben ihre Enden bei der Rotation
Kreise. Neben dieser Bewegung macht sie außerordentlich charakteristische Knickbewegungen. Die Knickung erfolgt meistens etwa in
der Mitte. Besonders im ganz frischen Präparat sind diese Bewegungen
sehr lebhaft und geschehen mehrfach in der Sekunde. Nicht in der freien

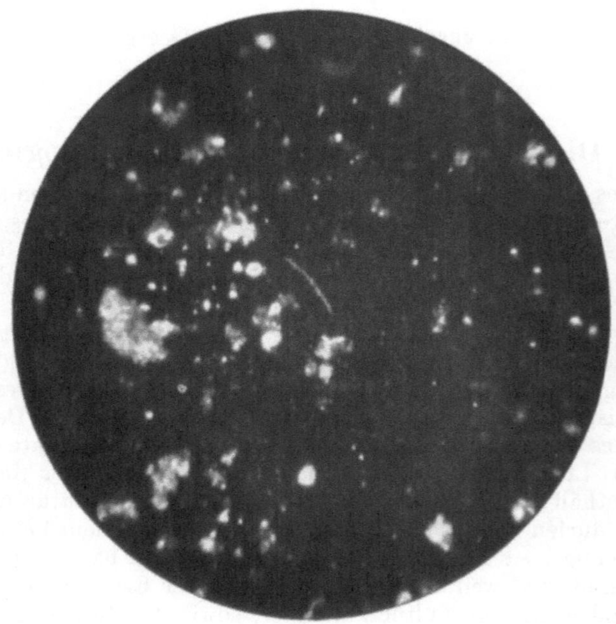

Abb. 1. Spirochaete pallida im Dunkelfeldbild. (Aus Mulzer: Syphilisdiagnose.
2. Aufl. Berlin: Julius Springer 1912.)

Flüssigkeit, wohl aber in einer Gallerte, oder wenn ihr Widerstände,
z. B. Zellen entgegenstehen, bewegt sie sich bohrend fort.

   Dunkelfeld-Untersuchung. Die anerkannt beste Untersuchungsmethode ist die mittels des Dunkelfeldes. Ihr Prinzip ist höchst
einfach: es ist dasselbe, durch das Sonnenstäubchen erst dann sichtbar werden, wenn sie selbst in einem Lichtkegel liegen, während das
Auge des Betrachters sich im Dunkeln befindet. Analog wird auch
im Paraboloidkondensor das Licht auf die Spirochäten geworfen. Sie
leuchten dann auf dunklem Grunde hell auf (s. Abb. 4). Man kann
mittels der Dunkelfeldmethode sich auch an Zahl in einem gegebenen
Material weit mehr Spirochäten sichtbar machen, als mit irgendeiner anderen Untersuchungsart. Daher ist das für diagnostische

Zwecke die Methode der Wahl. Andererseits ist es notwendig, daß man die Technik völlig beherrscht. So sind wir leider noch nicht so weit, daß das Vertrautsein mit dem Dunkelfeld in weitere ärztliche Kreise eingedrungen ist. Darum ist es nötig, daß wenigstens die Möglichkeiten gegeben sind, dem Diagnosten richtig entnommenes Material so zuzusenden, daß Aussichten auf eine richtige Diagnosenstellung bestehen. Denn von der rechtzeitigen Diagnose, vor allem des Primäraffektes, hängt ja so viel ab.

Entnahme aus Primäraffekt. Wenn man von einem Primäraffekt Material entnehmen will, so ist eines vor allem nötig: Ruhe und Zeit.

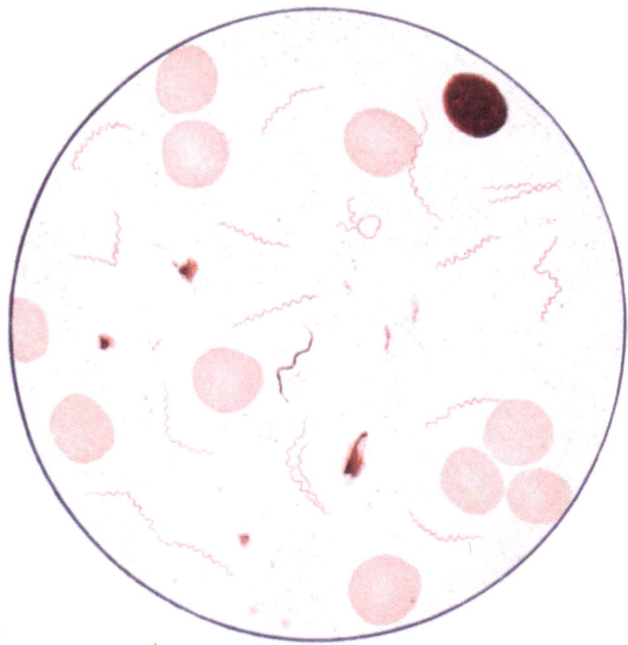

Abb. 2. Spirochaete pallida. Giemsafärbung. (Aus Lesser: Lehrbuch der Haut- und Geschlechtskrankheiten. 13. Aufl. Berlin: Julius Springer 1914.)

Denn die Erreger werden in größeren Mengen nur in dem Serum gefunden, das bei Reiz aus der Wunde langsam, oft sehr langsam, hervorsickert. Man muß also zur Entnahme zuerst die Wunde etwas reinigen, aber so vorsichtig, daß es nicht blutet. Kommt doch Blut in Tropfen, so muß man warten, bis die Blutung steht. Das Reizen der Wunde geschieht mit dem Rücken eines Skalpells oder mit einem mit Watte umwickelten Streichhölzchen. Es gibt sogar ein besonderes, von Oelze angegebenes Glasschaberchen dazu. Nun wartet man einige Minuten; dann entnimmt man mittels einer Kapillare, die man sich selbst ziehen kann, das Reizserum. Tritt das Serum nicht von selbst aus, so kann man das durch einen konstanten, aber sanften Druck, der auf die Basis des Primär-

affektes von zwei Seiten mit Daumen und Zeigefinger ausgeübt wird,
den Austritt befördern. Man soll sich aber im allgemeinen bei der Gefähr-
lichkeit der Lues nicht leicht dazu entschließen, einen Primäraffekt
direkt zu berühren, und tue es höchstens unter dem Schutz von Watte
oder Gummifinger. Es ist nun sehr wichtig, daß man die Capillare
richtig anwendet. Es empfiehlt sich am meisten, erst eine Spur physiologische Kochsalzlösung hineinzugeben, so daß eine 1—2 cm weite
Strecke an der Spitze damit erfüllt ist. Dann hält man sie völlig wage-
recht, lieber eher ein Stückchen nach oben, als nach unten geneigt,

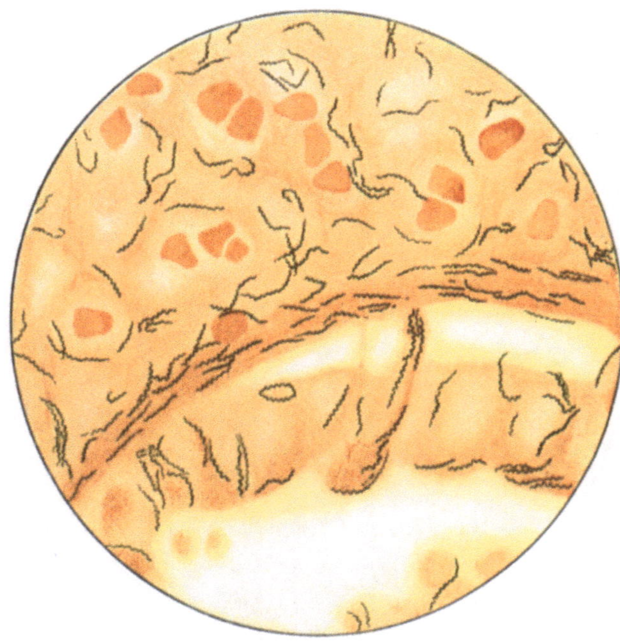

Abb. 3. Spirochaete pallida in der Lunge einer totfaulen Frucht. Levaditis
Versilberungsmethode. (Nach Lesser.)

an die Wunde. Dann tritt die capillare Saugkraft sogleich in Wirksamkeit (s. Abb. 5). Würde man die Capillare nach unten neigen,
so würden Luftblasen, die in jeder Beziehung, vor allem auf die Beweglichkeit schädlich wirken, mit in die Capillare eintreten. Man hat gewöhnlich in wenigen Minuten mehrere große Tropfen Flüssigkeit gesammelt.
Am besten streicht man dann je ein allerfeinstes Tröpfchen so dünn wie
irgend möglich auf dem Objektträger aus, indem man es hinter der
Capillarenspitze herzieht. Die Schicht soll so dünn sein, daß man ohne
besondere Markierung nur schwer erkennen kann, welches die beschickte
Seite des Objektträgers ist. Am besten macht man 3—4 Präparate,
da immer einmal eines verunglücken kann. Wenn man nicht selbst

im Dunkelfeld untersuchen kann, so versendet man das Material, nachdem man die Capillarenspitze mit Siegellack oder durch Zuschmelzen, was schon mit einer Streichholzflamme geschehen kann, verschlossen hat. Im allgemeinen halten sich so in Capillaren versandte Spirochäten mehrere Tage für Untersuchungszwecke genügend frisch; ein Surrogat bleibt die Methode aber immerhin. Die benutzten Capillaren haben am besten eine Öffnung von 1,5 mm lichter Weite. Das Ausziehen der Spitze außerhalb der Flamme kann man ganz schnell erlernen. Capillaren sind auch fertig käuflich.

Drüsenpunktion. Im Dunkelfeldbild ist es ein Leichtes, die Luesspirochäte von anderen Spirochäten durch ihren Glanz, ihre Größe, ihre Windungen und Bewegungsform zu unterscheiden. Nur bei Mundspirochäten muß man sehr vorsichtig sein. Hier können auch dem Geübten Fehldiagnosen vorkommen. Wenn man bei einem verdächtigen Falle trotz langen Suchens keine Spirochäten im Ulkus findet, so muß man eine

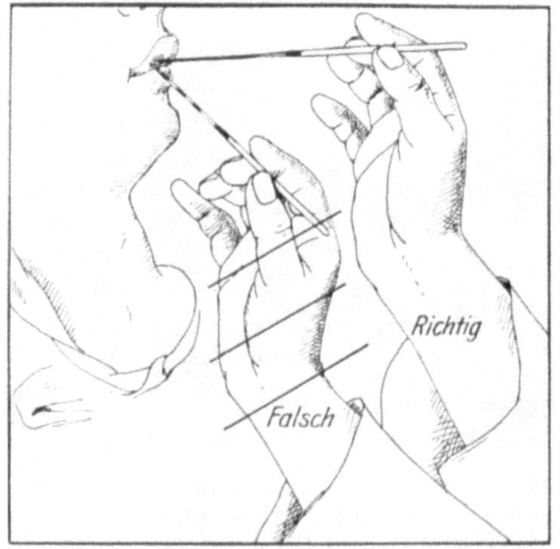

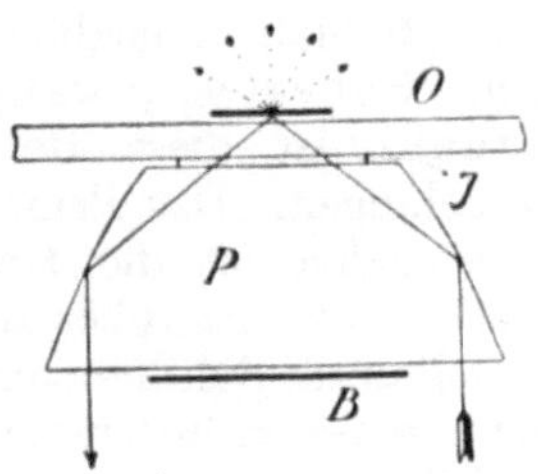

Abb. 4. Strahlengang im Paraboloidkondensor zur Dunkelfeld-untersuchung.

Abb. 5. Entnahme von Reizserum aus einem Primäraffekt.

Drüsenpunktion vornehmen, wenn eine irgendwie verdächtige, geschwollene reizlose Drüse vorhanden ist. Je geübter man ist, desto seltener ist die Drüsenpunktion notwendig. Bei der Drüsenpunktion muß man sich vor Augen halten, daß nach dem Ergebnis histologischer Untersuchungen sich die Spirochäten vor allem in der Peripherie, d. h. in der Nähe der Kapsel, am reichlichsten finden. Man muß also nach Fixation der Drüse mit einer sehr gut ziehenden Spritze so in die Drüse punktieren, daß die Spritze subkapsulär liegt. Als Kanüle verwendet man besser nicht die dicken Blutentnahmekanülen, weil man damit leicht Blutungen erzeugt, sondern eine dickere Morphiumkanüle. Zweckmäßig ist es, in die Drüse $\frac{1}{2}$—1 ccm Kochsalzlösung einzuspritzen, die Kanüle 2—3 Minuten ruhig liegen zu lassen, oder höchstens vorsichtig zu drehen und dann die Kochsalzlösung zu aspirieren. Ähnlich kann man auch direkt in Primäraffekte hinein punktieren, um die Spirochäten zu gewinnen.

Färbung. Die Darstellung der Spirochäte im Ausstrich wird vielfach in Nachahmung des Dunkelfeldprinzips mit Tusche oder Collargol ausgeführt. Bei dieser Methode sieht man dann die Spirochäte ungefärbt auf dunklem Grund hell aufleuchten. Die Beliebtheit dieser Methode ist nicht ganz berechtigt. Von den eigentlichen Färbemethoden verdient für den Praktiker die Beckersche die größte Beachtung. Denn sie gibt schnell saubere und scharfe Bilder. Sie wird folgendermaßen ausgeführt: Färbung nach Becker: Rugesche Lösung (Rp.: Acid. acet. 1,0; Formalin 20,0; Aq. dest. 100,0) $^1/_4$—$^1/_2$ Min. auf das lufttrockene Präparat gießen. Abspülen. 10 $^0/_0$, leicht mit Carbolsäure angesäuerte, Tanninlösung bis zum Dampfen auf dem Präparat erhitzen und $^1/_4$ bis $^1/_2$ Min. darauf lassen. Abspülen. Mit Ziehlschem Carbolfuchsin (verdünnt) unter Erhitzen bis zur Dampfbildung nachfärben. Trocknen.

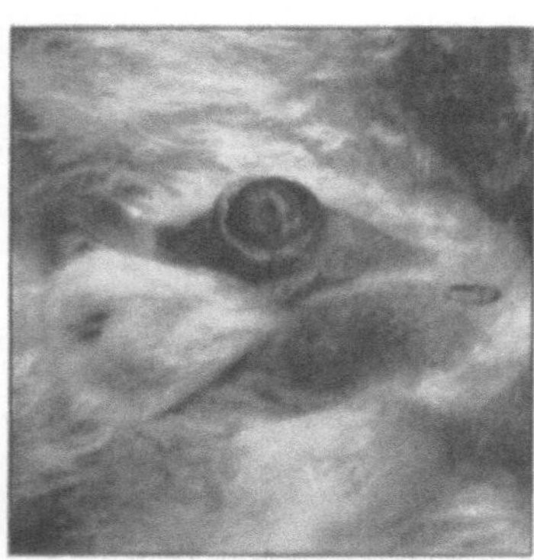

Abb. 6. Primäraffekt aus Kaninchenscrotum. (Aus Uhlenhuth und Mulzer: Arbeiten aus dem Gesundheitsamt. Bd. 44. 1919.)

Die Giemsafärbung, mit der die Spirochäte zuerst färberisch dargestellt wurde, und bei der sie so blaß erschien (s. Abb. 2), daß sie danach ihren Namen erhielt, ist. für den Praktiker im allgemeinen nicht so zu empfehlen.

Die Züchtung der Luesspirochäte ist so schwer, daß man die Forscher, denen die Erzielung einer Reinkultur geglückt, ist, zählen kann. Schereschewsky, Mühlens, Noguchi ist diese Reinzüchtung zuerst gelungen. Das Prinzip aller Züchtungsmethoden ist die Herstellung möglichst streng anaerober Bedingungen, eventuell unter Zuhilfenahme von Organen oder anderen reduzierenden Agentien. Die Kulturspirochäten sind meistens vollkommen avirulent für die Versuchstiere und scheinen auch sonst gegenüber den im Körper parasitierenden weitgehende biologische Unterschiede zu haben.

Die Darstellung der Luesspirochäte im **Schnittpräparat** s. Abb. 3 ist von großer Bedeutung zum Nachweis der Lues im totgeborenen Foetus und in der Placenta. Für unsere gesamte Auffassung von der metaluetischen Erkrankung als Ausdruck der direkten Einwirkung der Spirochaeta pallida ist Noguchis Nachweis der Luesspirochäte im Paralytikergehirn entscheidend gewesen. Mit den von Jahnel durchgebildeten Färbemethoden gelingt heutzutage bei einer großen Zahl von Paralysen der Spirochätennachweis ohne weiteres. Bei Tabes stößt er merkwürdigerweise immer noch auf unüberwindliche Schwierigkeiten.

Tierversuche. Es ist möglich, die Syphilis auf das Tier zu übertragen. Das hat zuerst Metschnikoff und Roux am Schimpansen erwiesen. Es folgten die Versuche an niederen Affen, um die sich besonders Neisser und Bruck große Verdienste erworben haben, und dann die wichtige Entdeckung, daß das Kaninchen ein treffliches Versuchstier bei Lues ist (Bertarelli).

Sowohl beim Affen wie beim Menschen haftet die Infektion am allerbesten an ganz bestimmten Stellen, an anderen aber nur äußerst schwer. Das ist auch für die menschliche Pathologie von Bedeutung. Die besten Impferfolge hat man beim Affen am Genitale und an den Augenbrauen, beim Kaninchen an der Schleimhaut des Genitales, an Scrotum und Schamlippen, sowie am Hoden. Die Impfung macht man entweder durch Scarifikation an diesen Stellen, besser aber durch Einspritzung des Materials in die Hoden oder Hodenhäute. Dann entsteht nach einer Inkubation, die je nach Individualität des Stammes und auch des Tieres zwischen 2—3 Wochen und 3 Monaten und mehr schwankt, eine spezifische Veränderung. Bei Impfung am Scrotum entsteht ein typischer, hart infiltrierter lackiger Primäraffekt (Abb. 6), bei Impfung in den Hoden aber derbe Knötchen. Diese enthalten massenhaft Luesspirochäten. Impft man ganz junge Kaninchen intracardial (Uhlenhuth-Mulzer), so entsteht eine Generalisierung der Erkrankung; neben Haarausfall, allgemeiner Entwicklungsstörung bilden sich am Kopf, besonders der Nase, und am Schwanz tumorähnliche Anschwellungen (Abb. 7 u. 8). Typische Veränderungen am Vorderarm und an den Knochen zeigen die Abb. 9—11. Endlich gelingt

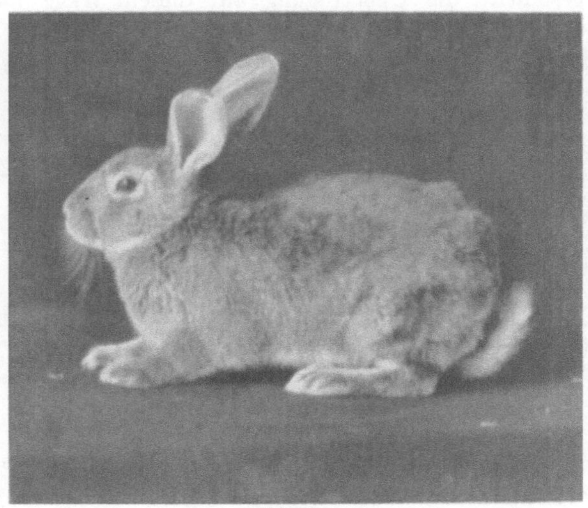

Abb. 7.

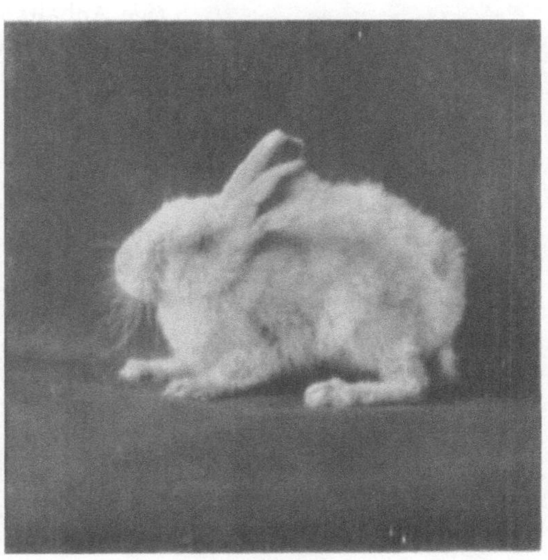

Abb. 8.

Abb. 7 und 8. Normales und syphylitisches Kaninchen aus demselben Wurf. (Nach Uhlenhuth und Mulzer.

auch die experimentelle Erzeugung durch den normalen Geschlechtsakt sowohl vom männlichen wie vom weiblichen Tiere aus; allerdings
geschieht die Übertragung auf diesem Wege nur in Ausnahmefällen.

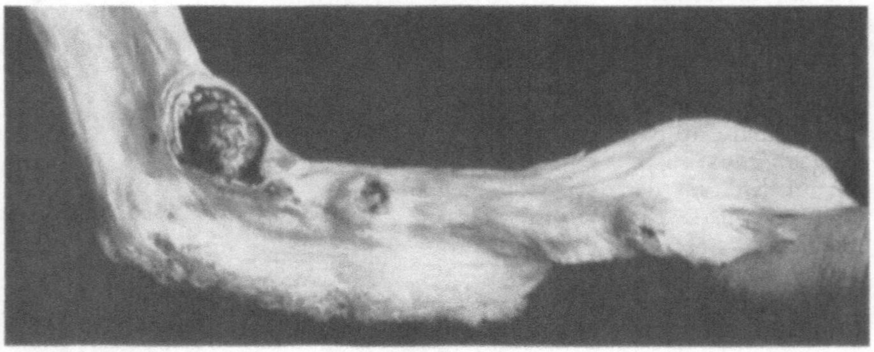

Abb. 9.

Spirochätenrassen. Was können wir nun für die Pathologie der Lues
aus den Tierversuchen lernen? Die wichtigsten Punkte sind folgende:

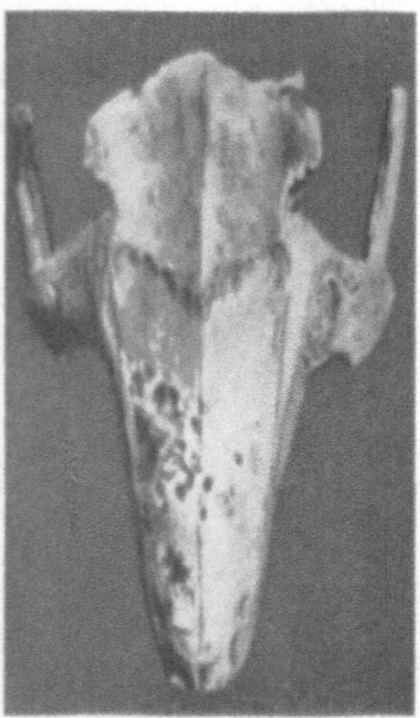

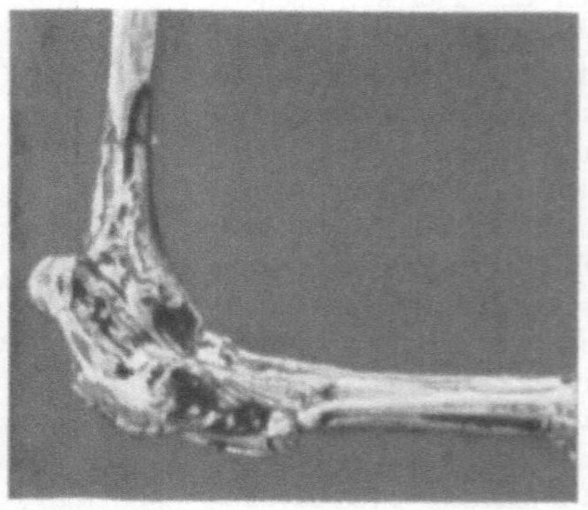

Die Tierimpfungen geben uns wichtige Anhaltspunkte zur Frage der Lues
nervosa, also zu der Frage, ob das Auftreten der Nervenlues und der Metalues
ihre Ursache in der Individualität des

Abb. 10.   Abb. 11.

Abb. 9, 10 und 11. Gummöse Veränderungen an Extremitäten und Schädel beim
Kaninchen. (Nach W. H. Brown und C. Pearce: Exp. Syphilis in the Rabbit.
Journ. of exp. Med. Vol. 23. 1921.)

Erregers oder des Patienten hat. Nach den neueren Untersuchungen
von Levaditi, Plaut und Mulzer erscheint es so, als ob in der Tat es
verschiedene Arten oder Rassen von Spirochätenstämmen gäbe. Gerade

solche Stämme, die schnell beim Tiere angehen, und starke Allgemein-
und Hauterscheinungen machen, scheinen das Nervensystem der Tiere
weniger zu befallen. Im Gegensatz dazu gibt es Stämme, die eine lange
Inkubationszeit haben, kaum äußere Erscheinungen machen, die aber
dafür am Zentralnervensystem besonders stark sich festsetzen, dort
zu spezifischen Infiltraten führen, und auch Liquorveränderungen setzen.
Als solche sind Pleocytose, positive Wassermannsche Reaktion, Kolloid-
und Eiweißreaktionen feststellbar. Ja, in einzelnen Fällen scheint die
Pleocytose als einziges Symptom auftreten zu können, ohne daß man
sonst irgend etwas finden kann. Gerade bei Übertragung von Material
von Paralysen wurde das gefunden. Diese Beobachtungen lassen eine
bemerkenswerte Parallelität zu der bekannten Tatsache erkennen, daß
Metaluiker in ihrer Anamnese so oft nur eine leichte oder gar fehlende
Schleimhaut-Hautlues haben. Dem entspricht auch die äußerst wichtige
Beobachtung von Plaut und Mulzer, daß bei ungenügender Be-
hanlung (Anbehandlung mit Salvarsan) nicht nur die Infektion des
Nervensystems allein bleibt, sondern auch der nunmehr von diesem Tier
auf ein anderes übergeimpfte Spirochätenstamm seine Dermato-
tropeneigenschaften einbüßt und dafür neurotrop geworden
ist. Aber ob wir wirklich schon so weit sind, daß wir schematisch eine
dermotrope, zu gummös-exsudativen Veränderungen führende von einer
neurotropen, parenchymatöse Veränderungen setzenden Spirochäten-
rasse unterscheiden können, möchte ich doch sehr bezweifeln. Es gibt da
auch noch einen besonderen Fallstrick für den Experimentator, nämlich eine
luesähnliche Spontanerkrankung des Kaninchens (Paralues cuniculi), deren
Erreger morphologisch der Luesspirochäte gleicht, und die auch Allgemeinerscheinungen setzen kann, aber von der echten Lues verschieden ist.

Es ist auch sicher, daß das Einzeltier in seiner Reaktivität gegen
das Luesvirus persönliche Eigenarten aufweisen kann, so daß nur ganz
große Versuchsreihen Beweiskraft haben.

Infektionsablauf beim Tier. Schon sehr früh nach Inokulation des
Spirochätenmateriales zeigt sich auch beim Tier, daß das Virus, noch
bevor es sichtbare Krankheitserscheinungen gesetzt hat, oder bevor
die serologische Reaktion des befallenen Organismus eingesetzt hat,
in den allgemeinen Kreislauf, ja in das Zentralnervensystem eingedrungen
ist. Das ist schon nach 8—14 Tagen der Fall. In der ersten Zeit zeigt
sich noch die Möglichkeit einer „Abortivheilung" mittels therapeutischer
Maßnahmen; die Möglichkeit dazu wird aber immer geringer, und 90 Tage
nach der Infektion hat die Möglichkeit dazu aufgehört. Das erkennt
man daran, daß dann auch nach gründlichster Behandlung eine Wieder-
infektion des Tieres ausgeschlossen ist.

Irgend etwas muß sich also entweder an dem Tier oder an den Spirochäten geändert haben. Diese Frage ist von so ungeheuer großer Bedeutung für unsere ganze Auffassung vom pathologischen Geschehen bei
der Lues, und für unsere prinzipielle Einstellung zu der Behandlung
der Lues, daß kurz darauf eingegangen werden muß.

In Analogie mit Untersuchungen an der Naganatrypanosomeninfek-
tion des Kaninchens, die der Lues sehr ähnlich verläuft, hat Stühmer,

in weit ausschauenden Überlegungen sich etwa folgende Vorstellungen gebildet (Abb. 12).

Erreger und erkrankter Organismus wirken auf einander ein. Zwar wird schon vor dem Auftreten des Primäraffektes der Erreger in die Blutbahn gebracht, aber dieser „Primärstamm" ist noch unverändert. Dann aber tritt um die Zeit der Ausbildung des Primäraffektes eine Umstimmung des Organismus ein. Er bildet Gegenkörper, durch die aber nicht alle Spirochäten getötet werden. Vielmehr entgehen von ihnen eine Anzahl, und gerade die, auf die die Gegenkörper nicht passen, der Vernichtung. Dadurch haben wir es mit einer Art von Zuchtwahl zu tun. Gerade die gefährlichsten Erreger verbleiben im Organismus (Rezidivstamm). Bei der Trypanosomenerkrankung kann man z. B. direkt beweisen, daß zur Abtötung dieses Rezidivstammes die 5 bis 6fache Menge Salvarsan nötig ist, wie für den Ausgangsstamm. Dieser Rezidivstamm verbreitet sich nun im Körper, setzt sich in den Geweben fest. Dann entsteht das allgemeine Exanthem. Aber schon vorher haben die Antikörper so zugenommen, daß eine Neuinfektion immer schwerer und schließlich fast unmöglich wird. Von den Trypanosomen ist erwiesen, daß am Primäraffekt sich zunächst der Primärstamm unverändert erhält.

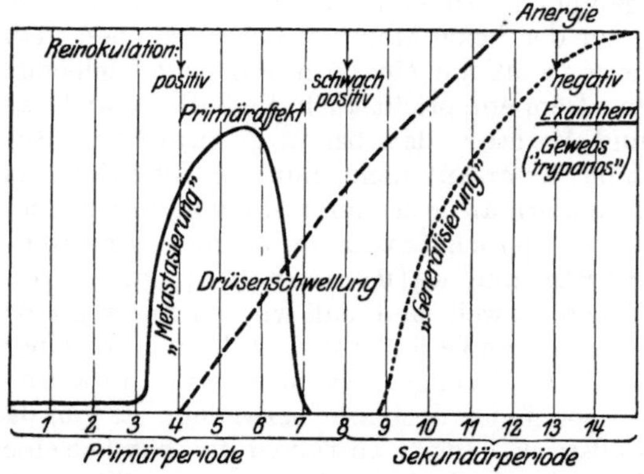

Abb. 12. Schema des Verlaufes der Immunitätskurve bei Syphilis. (Nach Stühmer: Arch. f. Dermatol. u. Syphilis. Bd. 132. 1921.)

Diese Überlegungen werfen ein helles Licht auf die allgemein anerkannten größeren Schwierigkeiten der Sterilisatio magna im Stadium, das kurz vor Ausbruch des Allgemeinexanthems liegt. Diese Schwierigkeit liegt also nicht daran, daß schon Erreger ins Blut eingedrungen sind, sondern beruht auf der biologischen Umwandlung dieser Erreger.

Denn das wissen wir aus den zahlreichen Tierexperimenten, besonders von Uhlenhuth und Mulzer, daß auch beim Menschen schon beim Auftreten des Primäraffektes die Lueserreger sich im Blute finden können, ja, daß das der gewöhnliche Vorgang ist. Die Autoren haben das so bewiesen, daß sie Kaninchen mit dem geschüttelten Blute aus den verschiedensten Stadien der Lues in den Hoden geimpft haben. Sie und andere haben dabei gefunden, daß man eigentlich in jedem Stadium der Lues den Erreger im Blute nachweisen kann, am regelmäßigsten in der Sekundärperiode, aber auch in der früheren und späteren Latenz, sowie bei Lues III. In neuerer Zeit ist auch bei Paralyse der Erregernachweis im Blute geglückt.

Von besonderer Bedeutung ist es ferner, daß es mit dem Tierexperiment gelungen ist, im Liquor schon in der späten Primärperiode die Syphilisspirochäte nachzuweisen, leichter noch bei Lues II, schwer bei Paralyse und Tabes. Endlich konnte man in einem erheblichen Prozentsatz im Sperma bei Lues II das Vorhandensein der Krankheitserreger beweisen, während mikroskopisch dieses fast nie gelingt.

Mit dem Tierversuch wurde auch gefunden, daß die Kultur der Luesspirochäte, wenn sie auch noch so kräftig gewachsen ist, nur in ganz vereinzelten Fällen zur Übertragung auf das Tier geeignet ist. Umgekehrt ist die Züchtung der Spirochäte aus dem Tierkörper erst ganz vereinzelt gelungen. Hier sind noch viele ungeklärte Probleme.

Sehen wir also, daß der Tierversuch ein ganz besonders feines, sogar das feinste Reagens auf die Anwesenheit der Luesspirochäte ist, so muß doch nochmals darauf hingewiesen werden, daß diese Methode oft versagt, und keineswegs etwa in der Weise zum Luesnachweis benutzt werden kann, wie etwa die Meerschweinchenimpfung bei Tuberkulose. Aber sie hat uns in der Erkenntnis des Wesens der Krankheit unendliche Dienste geleistet und ist für den wissenschaftlichen Ausbau der Therapie von unschätzbarem Werte.

Antikörper gegen Spirochäten bei Lues latens. Wir hatten vorher davon gesprochen, daß es auch in der Latenz gelingt, mittels des Tierversuchs Spirochäten nachzuweisen. Wie kommt das, daß die Erreger, im Blute kreisen, und daß doch keinerlei manifeste Symptome bestehen? Diesem Problem ist der Amerikaner Eberson in interessanten Experimenten nachgegangen. Er folgert richtig, daß irgendein Agens vorhanden sein müsse, das die Spirochäten bremst. Dieses hat er sowohl beim infizierten Kaninchen wie beim kranken Menschen nachgewiesen. Wenn er deren Serum mit an sich infektionstüchtigen Spirochäten nur kurze Zeit im Kontakt ließ, so hatten diese ihre Fähigkeit verloren, beim Kaninchen Erscheinungen zu erzeugen. Diese Fähigkeit entwickelt sich im Serum des Lueskranken am Ende des ersten Jahres nach der Ansteckung. Eberson nimmt an, daß es die resistent (anergisch) gewordenen Gewebe sind, die dies Agens an das Blut abgeben. Damit scheint der von Stühmer hypothetisch geforderte Antikörper nachgewiesen zu sein. Das Rezidiv erklärte sich nach Eberson so, daß dieser Schutz dann durchbrochen wird. Bei manifesten Erscheinungen fehlt auch der Ebersonsche Antikörper. Eberson spricht von einem „Life-cycle" der Spirochaete pallida. Es ist klar, daß dieser Antikörper mit dem Wassermannschen Reaktionskörper nichts zu tun haben kann, ja, daß theoretisch sogar ein gewisser Antagonismus zu ihm bestehen muß, wie unsere späteren Ausführungen zeigen werden: Der Ebersonsche Körper zeigt an, daß Spirochäten vorhanden sind, aber im Schach gehalten werden, der Wassermannsche Reaktionskörper zeigt an, daß Spirochäten vorhanden sind, aber nicht ganz im Schach gehalten werden.

An weiteren Antikörpern gegen Luesspirochäten sind noch Agglutinine bekannt. Praktisch haben sie sich noch nicht als diagnostisches Hilfsmittel eingeführt, obwohl von guten Ergebnissen berichtet wird. Es ist möglich, daß durch die Züchtung des Erregers in flüssigem Nährboden, wie sie Wassermann und Ficker gelungen sein soll, auch ein bequemeres Diagnostikum geschaffen werden wird.

Auch eine Komplementbindung mit Luesspirochäten als Antigen, wie sie z. B. Worms mit anscheinend gutem Erfolg ausgeführt hat, ist noch nicht Allgemeingut geworden.

Abb. 13. Noguchis Luetinreaktion. (Nach Kafka im Handbuch der Serodiagnose von Bruck. 2. Aufl. Berlin: Julius Springer 1923.)

Luetinreaktion. Eine besondere Stellung nimmt die Luetinreaktion von Noguchi ein. Sie ist nach Art der Tuberkulinreaktion gedacht: immer, wenn innerhalb des Körpers ein Gegenkörper erzeugendes Agens (Antigen) mit dem gegen es gerichteten Gegenkörper (Antikörper) zusammentrifft, entstehen giftig wirkende, einen besonderen Reiz ausübende Abbauprodukte. Das ist ein allgemeines Gesetz. Der dabei entstehende Reiz kann an der Applikationsstelle alle Grade von der vorübergehenden Rötung über Ödem und Infiltrat bis zur Nekrose erzeugen. Der Grad der Reaktion ist natürlich abhängig einmal von Art und Menge des eingeführten Antigens, andererseits von der Stärke der dem Körper zur Verfügung stehenden Antikörper. Diese Stärke der Antikörper ihrerseits kann natürlich von der Reaktionsfähigkeit des befallenen Organismus abhängig sein: Kachektische und Neugeborene bilden auf eingeführte Antigene kaum Antikörper. So kann negative Reaktion mehrere Ursachen haben: Fehlen einer Infektion, Prüfung der Reaktion vor der Zeit, wo schon Gegenkörper gebildet sein können, mangelnde Abwehr wegen Schwäche oder Einwirkung nicht wirksamer Antigenmengen.

Bei Lues und Tuberkulose besteht noch eine Besonderheit: bei dem Abbau des eingeführten Erregers entstehen histologisch abortive Formen des spezifischen Krankheitsproduktes, also kleine Syphilome und Tuberkeln. Gerade bei Lues, und bei Lues III insbesondere besteht nun die Neigung der Haut, auf alle möglichen Reize mit spezifischen Infiltraten zu antworten. Daher kommt es, daß manche Autoren sogar auch mit Agar usw. „Luetinreaktionen" erzeugen konnten.

Das Luetin besteht aus abgetöteten Kulturen der Luesspirochäte. Schon vor Noguchi sind eine Anzahl von Präparaten geschaffen worden, die Luesspirochäten, z. B. aus Luesorganen enthalten. Die wichtigsten dieser Untersuchungen stammen von Jadassohn, Neisser, Müller und O. Stein, Klausner. Die ersten Spirochätenkulturenextrake machte Schereschewsky. Aber am besten durchstudiert und am einheitlichsten ist das Noguchische Präparat „Luetin".

Die Luetinreaktion wird durch streng intrakutane Einverleibung von 0,07—0,1 Luetin geprüft. Bei der Einspritzung muß eine erbsengroße Quaddel entstehen. Die negative Reaktion zeigt höchstens eine, nach

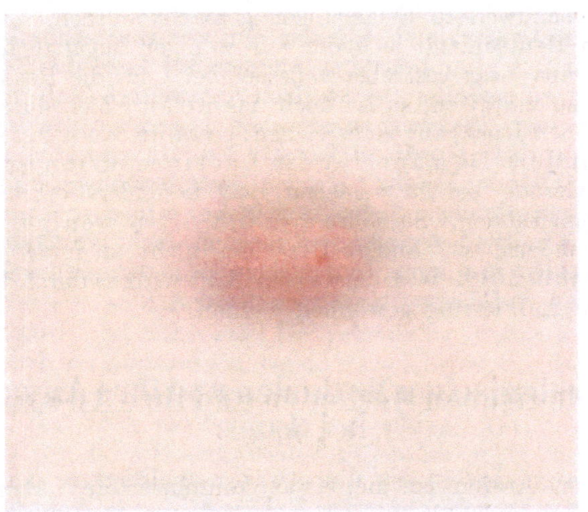

Abb. 14. Noguchis Luetinreaktion. (Nach Kafka.)

24 Stunden abgeblaßte, traumatische Rötung. Positiv kann die Reaktion in drei Hauptformen sein (s. Abb. 14). Erstens als papulöse Form: Auftreten nach 24—28 Stunden als 7—10 mm große, etwas derbe, erhabene, von 1—3 cm breitem Hof umgebene Papel. Höhepunkt nach 5—6 Tagen; Verschwinden nach 7—10 Tagen. Zweitens pustulöse Form; sie entwickelt sich aus der papulösen Form durch Entstehen einer zentralen Pustel, die erweicht und eitrig zerfällt. Drittens: die torpide Form gibt zunächst scheinbar keine Reaktion; erst nach 1—3 Wochen entsteht langsam eine Nekrose.

Die Luetinreaktion ist bei Lues I zunächst negativ und wird gegen das zweite Stadium hin, in höchstens ein Drittel der Fälle positiv. Dann steigt die Zahl der positiven Reaktionen an. Bei Lues II gelingt sie durchschnittlich in 40—50 %, bei manifester Lues III geben einzelne Autoren 100 %, an. Durch andere aber wird die Zahl auf den Durchschnitt von etwa 80 % verwässert. Bei Lues latens ist die Zahl der positiven Fälle wieder etwas geringer (65 %); bei Lues congenita höher (70 %).

Es ist bemerkenswert, daß von den luischen Erkrankungen des Zentralnervensystems, bei Paralyse die Reaktionen nicht nur nach der Prozentzahl, sondern vor allem nach der Intensität ganz bedeutend geringer gefunden werden als bei Lues cerebri, die ja offenbar ein Ausdruck ganz besonders energischer Abwehrreaktion des Organismus gegen den Erreger ist. Kafka fand die Luetinreaktion positiv: Tabes $100\,\%$; Paralyse $52\,\%$; Lues cerebri $90\,\%$.

Mit erfolgreicher Behandlung pflegt die Luetinreaktion sich zu verstärken. Fleischmann hat die Prognose der Nervenfälle in Beziehung zu der Luetinreaktion gesetzt, und fand negative Reaktion bei Ergriffensein des Liquors in den frühen Stadien besonders ungünstig. Doch müssen hier noch weitere Erfahrungen gemacht werden. Zur Zeit ist das Luetin in Deutschland ja leider nur wenigen zugänglich.

Wenn wir uns zwar bestreben müssen, bei Lues die Reaktion möglichst kräftig zu gestalten, so ist doch das weitere Ziel, durch Heilung dann wieder einen Rückgang zu erreichen: cessante causa cessat effectus.

Eine besondere Domäne für die Luetinreaktion ist die Lues congenita. Gerade bei ihr versagen ganz besonders oft die anderen Untersuchungsmethoden. So sollte man bei allen weniger gut entwickelten Kindern, wo andere Ursachen nicht zu finden sind, die Luetinreaktion machen. In manchem Falle wird dadurch die positive Luetinreaktion Aufklärung gewonnen werden.

II. Die serologischen Methoden und ihre Anwendungen bei Lues.

Den meisten Ärzten ist die etwas kompliziertere Laboratoriumstätigkeit etwas Fremdes, ja etwas Unheimliches. So konnte es kommen, daß einmal die Serologie als eine Geheimwissenschaft bezeichnet wurde.

In Wirklichkeit sind die Prinzipien der serologischen Methoden ziemlich einfach und lassen sich auf wenige prinzipielle Grundsätze zurückführen.

Es ist auch nicht so, daß die serologische Wissenschaft, wie es oft den Anschein hat, sich auf den „Wassermann" beschränkt. Aber diese Methode beherrscht natürlich auf dem Gebiete der Lues das Feld.

Bekanntlich hatte Ehrlich, der Begründer der Immunitätswissenschaft, sich noch in der Vorstellung bewegt, daß die Vorgänge der Immunität im weitesten Sinne sich nach rein chemischen Gesetzen abspielten. Wenn wir nun auch heute den eigentlichen Wirkungsmechanismus uns anders, nämlich physikalisch-chemisch denken, so sind die ungemein plastischen Vorstellungsbilder, wie sie Ehrlich in seiner Seitenkettentheorie gegeben hat, auch heute noch von größtem Werte, vor allem didaktisch und heuristisch.

In diesem Zusammenhange wirft sich die Frage auf, ob denn eigentlich die Vorgänge, die man beim Eindringen eines Krankheitserregers in den Organismus und der darauf erfolgenden Reaktion beobachtet, als biologische oder als chemisch-physikalische auffassen muß? Immer wieder hat diese Frage die Forscher beschäftigt, denn ihre Beantwortung ist ein Ausdruck einer ganz bestimmten wissenschaftlichen Weltanschauungsweise. Ich glaube, die Antwort muß lauten: die Frage ist falsch gestellt. Denn es besteht gar kein Gegensatz zwischen biologischen und physikalisch-chemischen Vorgängen. Immer mehr und mehr zeigt sich das. Natürlich sind wir noch weit entfernt davon, alles Geschehen so zu erklären zu können. Aber in oft überraschend einfacher Weise können wir uns durch diese Vorstellungsart ein Bild von „biologischen" Vorgängen machen. So wird auch durch Vertiefung der kolloid-chemischen Betrachtungsweise, wie es den Anschein hat, der nächste Weg der Immunitätswissenschaft bestimmt sein.

Wenn wir an die Betrachtung der Serologie der Lues herantreten, so ist es von Vorteil, wenn wir erst im allgemeinen uns kurz mit einigen Eigenschaften des Blutes bekannt machen.

Kolloidaler Bau des Serums. Nach den neueren Anschauungen besteht das **Blutserum** des Menschen aus Eiweißteilchen, die, als Moleküle verteilt, in der übrigen Flüssigkeit schwimmen. Diese Flüssigkeit ist Wasser, in der die Salze gelöst sind. Man muß sich also das ganze wie eine feinste Emulsion vorstellen. Solche enorm feinen Emulsionen nennt man **kolloidal**. Wenn man irgendeinen Körper, z. B. Kieselsteine, in einer Flüssigkeit vor sich hat, und nun diesen Körper immer feiner verteilt, so daß aus den groben Steinen erst gröberer, dann feinerer Sand wird, und wenn man die Verreibung immer weiter treibt, so tritt schließlich ein Zustand ein, bei dem die Körperchen ihre Neigung, zu Boden zu sinken, mehr und mehr verlieren. Das beginnt schon bei dem Zustand, den man als Schlamm bezeichnet. Wenn wir nun in der Verteilung der Kiesel noch weiter gehen, so gehorchen sie nicht mehr dem Gesetz der Schwere, sie setzen sich nicht mehr ab: wir haben dann ein „Kolloid" vor uns. Es ist also die Teilchengröße, die den kolloidalen Zustand charakterisiert. Man sagt von einem Kolloid, es ist „feiner dispers", wenn seine Teilchen noch feiner verteilt, also kleiner sind, als in einem anderen, und dieser „Dispersitätsgrad" spielt bei allem biologischen Geschehen eine gewaltige Rolle. Nun stellt man sich den Aufbau des Serums so vor, daß diese Eiweißmoleküle nicht unvermittelt in der Flüssigkeit schwimmen, sondern, daß sie an ihrer Oberfläche eine allmählich in sie übergehende Schicht haben, die aus weniger kompliziert gebauten Molekülen des Eiweißes, also den Polypeptiden, Peptonen und Albumosen besteht, die die Lösung in der Gesamtflüssigkeit sozusagen vermitteln. Es ist klar, daß die Löslichkeit des Gesamteiweißes um so geringer wird, je mehr diese Vermittler verschwinden.

Eiweißfraktionen. Diejenigen Eiweißbestandteile, die am wenigsten lösungsvermittelnde Abbauprodukte an ihrer Oberfläche adsorbiert haben, und die deswegen die stärkste Neigung haben, auszufallen (Ausflockung), sind die sogenannten Globuline des Serums. Je nachdem ein Serum größere oder geringere Neigung hat, auszuflocken, als desto weniger oder mehr „stabil" wird es bezeichnet. Man muß also entgegen früheren Anschauungen annehmen, daß das gegenseitige Mengenverhältnis der verschiedenen Eiweißfraktionen eines Serums nichts Konstantes ist, sondern unter dem Einfluß verschiedener Körperzustände, z. B. der Luesinfektion, sich verändern kann. Es sind also auch nicht, wie einst die Hofmeistersche Schule annahm, die verschiedenen Eiweißfraktionen des Serums, das Albumin, das Globulin usw. verschiedene chemische Körper, sondern ihre Verschiedenheit ist physikalischer Natur. Eigentlich ist es sonderbar, daß man das nicht viel früher in dieser Schärfe erkannt hat; denn die Art, wie man sie voneinander trennt, ist ein physikalischer Eingriff: indem man dem Serum Salz, insbesondere Ammonsulfat, in verschiedenen Konzentrationen zufügt, kann man nämlich die einzelnen „Fraktionen" voneinander trennen, so wird ausgefällt:

Fibrinoglobulin durch 24 $\%$ Sättigung mit Ammonsulfat.
Euglobulin   „   33 $\%$ „   „   „
Pseudoglobulin   „   50 $\%$ „   „   „

Im Gegensatz zu den leicht flockbaren Globulinen stehen die schwer flockbaren Albumine. Die Ausfällung der Globuline stellt man sich so vor, daß die Salze der die Löslichkeit vermittelnden Hülle das Wasser entziehen.

Endlich muß man sich noch merken, daß die Globuline auch in destilliertem Wasser ausgeflockt werden, und sich nur in schwachen Salzlösungen, wie etwa der physiologischen Kochsalzlösung, in Lösung erhalten. Die Albumine dagegen bleiben auch in Aqua destillata in Lösung.

Und nun noch eines: die kleinen Teilchen in einer kolloidalen Lösung pflegen eine bestimmte, positive oder negative elektrische Ladung zu haben, was man daran erkennt, daß bei Durchleitung eines elektrischen Stromes durch die Flüssigkeit die Teilchen in einer bestimmten Richtung wandern (Kataphorese). Nun stoßen sich bekanntlich gleich elektrisch geladene Teilchen gegenseitig ab. Die gleiche elektrische Ladung hilft also dazu, daß die Teilchen nicht miteinander verkleben können, und nicht durch Bildung gröberer Komplexe miteinander verschmelzen und ausfallen. So ist es klar, daß ich durch Einfügen eines entgegengesetzt elektrisch geladenen Kolloids es erreichen kann, daß sich die entgegengesetzt geladenen Teilchen beider Kolloide einander anziehen, sich gegenseitig entladen, und nun ausfallen können, da ja die abstoßenden Kräfte aufgehoben sind.

Mit diesen einfachen theoretischen Vorstellungen haben wir nun das Handwerkszeug gewonnen, um auch die wichtigsten serologischen Reaktionen uns verständlicher zu machen: denn eigentlich immer handelt es sich bei ihnen um Fragen der Ausflockung oder der Stabilität.

A. Labilitätsreaktionen.

Wenn irgendeine Infektion chronischer oder akuter Art oder Fieber, oder ein kachektischer Zustand auf den Körper einwirkt, so reagiert er darauf mit einer ganz bestimmten Form der Umstimmung. Diese Umstimmung macht sich an den Eiweißstoffen des Serums geltend: die labilen Globuline nehmen zu, die stabilen Albumine entsprechend ab; der Gesamteiweißgehalt des Serums bleibt derselbe. Es gibt nun eine Anzahl Reaktionen, mit denen dieser Zustand nachgewiesen werden kann. Da sie eine vermehrte Labilität des Serums anzeigen, wollen wir sie Labilitätsreaktionen nennen. Es ist klar, daß man mit diesen Reaktionen nicht die Diagnose auf Syphilis stellen kann, denn sie kommen auch bei anderen Zuständen vor, besonders bei schweren Tuberkulosen, Tumoren und anämischen Zuständen. Aber man hat sich vielfach bemüht, diese Reaktionen doch noch so auszugestalten, daß sie als spezifisch gelten können.

Die wichtigsten Labilitätsreaktionen sind folgende:

1. Die Bestimmung der Globulinmenge des Serums, die man am einfachsten durch Aussalzen mit Ammoniumsulfat vornimmt. Man erhält dann, wenn man den Niederschlag nach Art der Esbachschen Reaktion abmißt oder ihn abwiegt, im Gegensatz zum Normalserum schon bei Anwendung von 24 und 33% Ammonsulfat einen stärkeren Niederschlag: die Fibrinoglobulin und die Euglobulinquote zeigen sich also vermehrt.

2. Die Klausnersche Reaktion. Bei ihr wird das Serum im aktiven, d. h. nicht erhitzten Zustande mit etwas Aqua dest. überschichtet. Da die Globuline in Aqu. dest. ausfallen, so entsteht im positiven Serum mit seinen vermehrten Globulinen eine deutliche Trübung und Ausfällung.

3. Die Bruckschen serochemischen Reaktionen. Bei ihnen — es gibt mehrere Modifikationen — wird durch Salpetersäure oder Alkohol in bestimmten Konzentrationen eine Trübung oder ein Niederschlag mit den positiven Seren erzeugt.

4. Die Formolgelifikationsreaktion von Gaté und Papakostas. Bei ihr wird 1 ccm Serum mit 2 Tropfen Formalin gemischt. Beim positiven Serum hat sich dann nach 18—24 Stunden ein gelatineartiger Zustand des klar gebliebenen Serums entwickelt. Das negative Serum bleibt flüssig.

5. Die Blutkörperchensenkungsbeschleunigungsreaktion (S.B.R.) von Fahraeus und Höber. Bei ihr wird eine schon den alten Ärzten bekannte Erscheinung, daß sich nämlich bei manchen erschöpfenden Krankheiten ein anders aussehender Blutkuchen im Aderlaßblut findet, wissenschaftlich genau nach Ursache und Wirkungsbereich geprüft. Das Grundphänomen ist folgendes: wenn man frisch entnommenes Venenblut, das man mittels eines Zusatzes von Natr. citricum ungerinnbar gemacht hat, in einer Röhre oder einem Cylinder sich absetzen läßt, so sieht man, daß die Zeit, innerhalb deren sich die Blutkörperchen in dem Plasma absenken, eine ganz verschiedene ist (Abb. 15). Das Blut von Schwangeren, von Tuberkulösen, Kachektischen, Tumorkranken, und auch von Syphilitikern senkt sich viel schneller ab. Frauenblut senkt sich durchschnittlich schneller als Männerblut. Woher kommt nun diese Senkungsbeschleunigungsreaktion (S.B.R.)? Es sind mehrere miteinander wohl im Zusammenhang stehende Ursachen daran schuld. Die normale elektronegative Ladung der Erythrocyten ist zwar in solchem Blute noch vorhanden, sie ist aber relativ vermindert, so

daß die Umladung relativ leichter durch das Plasma erfolgt. Gleichzeitig sind die labilen Globuline — nicht nur das Fibrinoglobulin, das die schnelle Spontangerinnung solcher Blutarten verursacht —, sondern auch das Euglobulin vermehrt. Experimentell kann man zeigen, daß künstlicher Zusatz solcher labiler Eiweißlösungen eine S.B.R. hervorrufen kann. Aber es wäre falsch, dem Plasma die alleinige Rolle bei dem Phänomen zuzuschieben: die Erythrocyten solchen Blutes zeigen, wahrscheinlich durch Vermehrung der Nukleoproteide, einen erhöhten Eiweißgehalt, der ihre elektronegative Ladung herabsetzt.

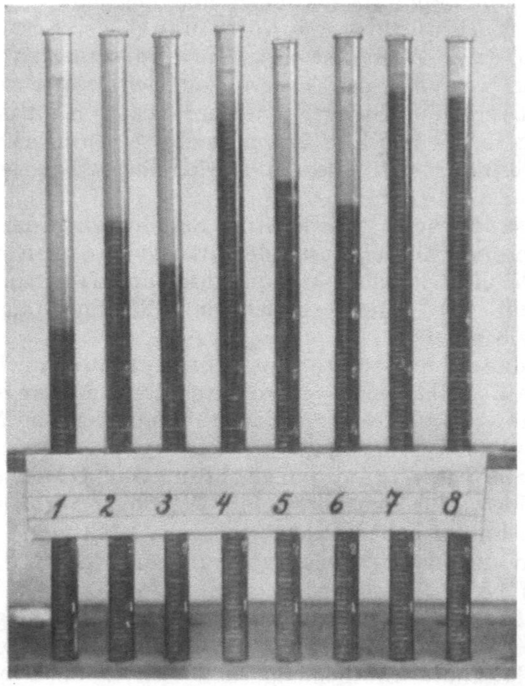

Abb. 15. Blutkörperchensenkungsbeschleunigungsreaktion verschiedenen Grades. (Nach Kafka: Taschenbuch der prakt. Untersuchungsmethoden. 2. Aufl. Berlin: Julius Springer 1922.)

Bei Lues beobachtet man in den Stadien der stärksten Durchseuchung und Stoffwechselalteration, also bei Lues I/II, und bei Lues II, die stärkste S.B.R.; viel geringer war sie in den späteren Stadien der Erkrankung. Auf spezifische Behandlung geht sie zurück, aber langsamer als die W.R.

Die Senkungsgeschwindigkeit in einer Stunde beträgt bei gesunden Männern 2 mm, bei Frauen 6—8 mm. Sie beträgt nach Nathan bei

$$\text{Lues I seronegativa} \quad \ldots \ldots \quad 8,0 \text{ mm}$$
$$\text{,,} \quad \text{I seropositiva} \ldots \ldots \quad 24,1 \text{ ,,}$$
$$\text{,,} \quad \text{II florida} \ldots \ldots \ldots \quad 31,1 \text{ ,,}$$

```
Lues III  . . . . . . . . . . .   14,5 mm
  „  latens seropositiva  . . . .   8,2  „
  „      „     seronegativa  . . . .   4,7  „
```

Diagnostisch kommt die S.B.R. trotzdem nicht recht in Betracht, da wir eben andere und sicherere Methoden zur Verfügung haben; doch könnte man bei der großen Häufigkeit des Auftretens dieser Reaktion bei Lues II (in über $90^0/_0$ der Fälle) im Zweifelsfalle eine negative Reaktion gegen die Luesdiagnose verwenden.

[B. Die Lipoidbindungsreaktionen.

Die Lipoidbindungsreaktionen sind diejenigen Reaktionen, die heute als die zuverlässigsten Hilfsmittel zur serologischen Diagnose der Syphilis gelten, zu ihnen gehört die Wassermannsche Reaktion (W.R.), die Sachs-Georgische Reaktion (S.G.R.) und die Meinickesche Reaktion in ihrer sogenannten dritten Modifikation (D.M.).

Das allerletzte des Mechanismus dieser Reaktionen ist noch immer in Dunkel gehüllt. Das, was wir sicher wissen, ist die Tatsache, daß beim syphilitischen Serum die Neigung und Fähigkeit besteht, mit den fettartigen Substanzen aus Organen verschiedener Herkunft, den sogenannten Lipoiden, in Reaktion zu treten. Es sei dahingestellt, ob dabei eine eigentliche chemische Bindung stattfindet oder nicht.

Extrakte und ihre Bereitung. Die Organe, die sich am besten zur Gewinnung der Lipoide für diese Reaktionen eignen, sind die Herzen von Mensch, Rind, Pferd, in zweiter Linie die Leber totfauler menschlicher Foeten. Die Lipoide selbst gewinnt man durch Extraktion mit lipoidlösenden Stoffen, wie Alkohol, Äther, Aceton für sich oder nacheinander. Die gebräuchlichsten Extrakte sind die alkoholischen Herzextrakte, die nach eventueller vorheriger Extraktion mit Äther gewonnen sind (Meinickes Ätherrestextrakte), oder durch künstlichen Cholesterinzusatz eine verstärkte Wirkung gewonnen haben (cholesterinierte Extrakte von H. Sachs). Ein solcher Extrakt wird nun zur Anstellung der Reaktion mit Kochsalzlösung bestimmter Konzentration verdünnt. Dieser Akt der Verdünnung ist ein wesentlicher Punkt bei all diesen Reaktionen. Denn man kann mit den gleichen Mengenverhältnissen von Extrakt und Kochsalzlösung je nach der Geschwindigkeit der Mischung, der Reihenfolge der Mischung, der Temperatur, dem Schütteln oder Ruhigstehenlassen bei und nach der Mischung, willkürlich ganz verschieden wirksame Extrakte erzeugen. Kurz, jedes Extraktgemisch ist ein Individuum; diese Erfahrung erklärt viele Differenzen und Schwierigkeiten bei der Anstellung der W.R. Am zweckmäßigsten muß der Extrakt so hergestellt werden, daß er, ohne an sich auszuflocken, doch eine Flockungsbereitschaft erhält. Was geschieht nun bei der Herstellung der Extraktmischung? Der alkoholische wasserklare Extrakt trübt sich bei der Mischung mit Kochsalzlösung mehr oder minder stark milchig. Dieser Trübungsvorgang wird uns bei mikroskopischer Beobachtung im Dunkelfeld erklärlich. Denn wir erkennen im Mikroskop, daß der Extrakt eine Emulsion feinst verteilter Lipoidkügelchen ist.

Ausflockungsreaktionen. In dieser feinen Emulsion haben wir nun ein gutes Reagens auf die Kräfte, die das Syphilitikerserum auszeichnen. Wenn man Syphilitikerserum und einen solchen Extrakt zusammenbringt, so kann man im Ultramikroskop sehen, wie die feinen Teilchen zu Grüppchen zusammentreten und wie sich schließlich aus diesen Grüppchen größere Flockenkomplexe und dann derbere Schollen entwickeln. Mit der Lupe, ja oft schon makroskopisch kann man dann die Schollenbildung als weißen Niederschlag im Versuchsröhrchen erkennen. Die makroskopische Beobachtung einer solchen Ausflockung gelang zuerst Michaelis, die systematische Beobachtung der Flockenbildung im Dunkelfeld hat Jacobsthal eingeführt und zu einer „optischen Serumdiagnose" auszubauen versucht. Aber erst später gelang es durch die Untersuchungen von Meinicke und Sachs, mit den Ausflockungsmethoden in einfacher Weise genügend zuverlässige Ergebnisse zu erzielen. Diese sind die Frucht sehr sorgsamer Untersuchungen über den Mechanismus der Reaktionen dieser Gruppe.

Bei der Sachs-Georgischen Reaktion (S.G.R.) wird das Serum mit einem cholesterinierten Rinderherzextrakt zusammengebracht, der in genau vorgeschriebener Weise hergestellt und verdünnt werden muß. Das Serum wird vorher inaktiviert, d. h. $^{1}/_{2}$ Stunde auf 56° erwärmt. Dann läßt man das Extraktserumgemisch 24, evtl. 48 Stunden im Brutschrank bei 37°. Positive Sera lassen dann makroskopisch, weit genauer noch aber im sogenannten Agglutinoskop, eine Flockenbildung erkennen. Bei negativen Seren bleibt das Gemisch homogen opaleszierend. Durch eine Kontrolle muß man sich davon überzeugen, daß das Serum nicht schon an sich durch eine Alkoholkonzentration ausgefällt wird, wie sie dem im Extrakte vorhandenen Alkohol entspricht. Alles bei dieser Reaktion ist genau ausprobiert: nicht nur die Konzentrationen von Serum und Extrakt. Würde man die Kochsalzlösung mehr oder weniger konzentriert nehmen, so erhielte man unspezifisch positive oder zu wenig empfindliche Reaktionen. Besonders wichtig ist die Inaktivierung der Sera. Dieser Prozeß dient nämlich dazu, die Labilität, wie wir sie bei den „Labilitätsreaktionen" vorher kennen gelernt haben, auszuschalten. Täten wir das nicht, so würden wir keine guten Ergebnisse bekommen. Es würden dann vielmehr zwei in ihren Auswirkungen entgegengesetzt sich verhaltende Faktoren miteinander in Konkurrenz treten: einmal die erwähnte „Labilität", die die Neigung hätte, zu starken, unspezifischen Ausschlägen zu führen, und zweitens die Fähigkeit aktiver,

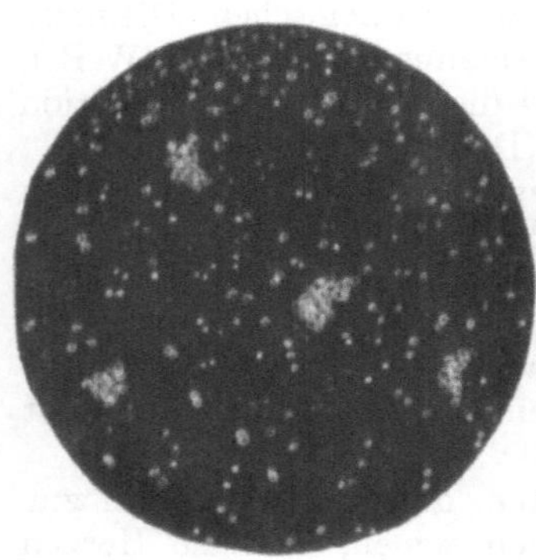

Abb. 16. Optische Serumdiagnose der Syphilis nach Jacobsthal: positive Reaktion. (Bei der negativen Reaktion sind alle Lipoidpartikelchen gleichmäßig verteilt, keine Schollenbildung). (Aus Handbuch der Serodiagnose von Bruck. 2. Aufl. Berlin: Julius Springer 1923.)

Sera und ihrer Globuline, Ausflockungen zu verhindern. Durch den Inaktivierungsprozeß dämpfen wir also sozusagen die Labilität des Luesserums, dürfen darin aber nicht zu weit gehen, weil wir sonst zu viele negative Ergebnisse erhalten würden. Endlich kommt es sehr auf die zweckmäßige Anwendung der Temperatur an. Würde man, wie das ursprünglich geschehen war, die Temperatur von 37° nur 2 Stunden einwirken lassen, so würden sich, besonders bei Krankheiten mit labilen Seren, wie Tuberkulose, unspezifische Flockungen einstellen. Brauchbar wurde die S.G.R. eigentlich erst dann, als man erkannt hatte, daß diese unspezifischen Flockungen bei Bebrütung während 24 evtl. 48 Stunden wieder verschwinden.

Einen ganz ähnlichen Mechanismus hat die D. M. von Meinicke. Durch eine andere Extraktherstellung ist sie ausgezeichnet, und ferner dadurch, daß bei ihr an sich durch eine höhere Salzkonzentration die Labilität der Sera schon so gedämpft ist, daß man auch mit aktiven Seris gute Ergebnisse erzielen kann.

Eine Modifikation dieser Reaktionen sind die sogenannten „Trübungsreaktionen". Es ist das Verdienst von Dold, die Beobachtung, daß der Ausfällung eines Extraktes eine Trübung vorausgeht, systematisiert und zu einer Methode ausgebaut zu haben. Bei den Trübungsreaktionen beobachtet man also, ob sich ein Serumextraktgemisch früher trübt als die Kontrolle. Er hat nun eine sehr elegante Form der Kontrolle eingeführt, indem er seine Beobachtung, daß Formalin den Flockungsvorgang bremst, benutzte. Als Kontrollröhrchen benutzt man also ein Extrakt-Serumgemisch, dem Formalin zugefügt ist, und das immer unverändert bleibt. Die Trübungsreaktion pflegt man nach 4 Stunden Bebrütung bei 37° abzulesen. Wenn man dann noch kein sicheres Resultat verzeichnen kann, so kann man am nächsten Tag nach Art der S.G.R. nachsehen, ob sich eine Ausfällung entwickelt hat („Trübungsfällungsreaktion").

Ferner ist es Meinicke gelungen, durch Zusatz von Balsamicis, insbesondere von Mastix oder Tolubalsam, die eintretende Trübung noch sinnfälliger zu machen. Hier sind wir aber an der eben noch zulässigen Grenze der Verschärfung der Reaktionen angelangt. Bei der allerneuesten Trübungsreaktion von Meinicke, der M.T.R. II, wird durch besondere Einstellung von Extrakt und Salzgehalt die Inaktivierung unnötig. Das Serum wird aktiv angesetzt, die Ablesung geschieht schon nach einer Stunde. Meinicke glaubt diese Reaktion auch dem praktischen Arzte empfehlen zu sollen.

Einen neuen Weg beschritt C. Bruck. Er gab dem Extraktserumgemisch durch Zusatz konzentrierterer Salzlösungen ein so hohes spezifisches Gewicht, daß nicht ein Niederschlag, sondern eine Art Rahmschicht aus den zusammengeflockten Lipoiden des positiven Serums sich bildete; diese Oberflächenhäutchenbildung konnte er zu einer Schnellmethode ausbauen — analog eines von Gaethgens für die Typhusschnelldiagnose angewandelten Vorgehens, indem er sofort nach Ansetzen des Versuches zentrifugierte, und unter Umständen schon ½ Stunde nach der Blutentnahme das Resultat gewinnen konnte.

Die hier gegebene Darstellung der Prinzipien der „einzeitigen Fällungs-methoden" entspricht keineswegs ihrer historischen Entwicklung. Die ersten Fällungsreaktionen arbeiteten mit künstlichen Extraktgemischen, mit Lecithin, mit Natr. glycocholicum, mit Cholesterin und deren Ge-mischen. Es sind dies insbesondere die Reaktionen von Porges-Meier und von Porges-Hermann-Perutz. Diese haben heute mehr historischen Wert; sie nahmen ihren Ursprung in der Entdeckung, daß bei der W.R. nicht die Luesspirochäten der zum Extrakt ver-wandten Luesleber, sondern ein alkohollösliches Prinzip, eben ein Lipoid, das wirksame Agens sei.

Kurz erwähnt seien hier noch zwei Methoden, die uns in das physi-kalisch-chemische Geschehen bei den Lipoidbindungsreaktionen einen Einblick gestatten: die „Meiostagminreaktion von Ascoli-Izar, bei der Messung der Oberflächenspannung mittels Traubes Stalagmo-meter (Tropfenmesser) festgestellt wird, daß beim positiven Serum die Oberflächenspannung des Serumextraktgemisches sich vermindert, und die Konvektionsmethode von Seki. Bei ihr erkennt man durch Durchleiten eines elektrischen Stromes und Beobachtung der Wande-rungsgeschwindigkeit der Lipoidpartikelchen (kataphoretischer Versuch), daß die an sich elektronegative Ladung der Extraktbestandteile durch ein positives Serum stärker herabgesetzt wird als durch ein negatives.

C. Komplementbindungsreaktionen.

Wir haben also gesehen, daß beim Zusammenbringen eines Lues-serums mit einem entsprechend eingestellten Lipoidextrakte eine Aus-fällung entsteht. Wir haben uns nun zu fragen, ob, wie viele Forscher annehmen, auch bei der Wassermannschen Reaktion dieser Ausfällungs-mechanismus das Wesentlichste ist. Diese Annahme liegt um so näher, als nach den zuerst von Jacobsthal und dann von vielen anderen gemachten Untersuchungen, der beim Zusammenbringen von Lues-extrakt und Luesserum sich bildende Niederschlag, durch Zentrifugieren isoliert, für sich die W.R. gibt, während die positive W.R. aus der über-stehenden Flüssigkeit verschwunden ist. Wenn wir an diese Frage herangehen, wollen wir uns erst einmal ganz nach alter Schule vor-stellen, was eigentlich bei der W.R. vor sich geht.

Wir wollen also annehmen, daß sich im Blute des Syphilitikers Stoffe finden, die sich gegen den Eindringling, die Luesspirochäte, richten, also echte „Antikörper". Da man nun solche Körper, die Anti-körper zu erzeugen vermögen, als „Antigene" bezeichnet, so wäre die Luesspirochäte als das hypothetische Antigen zu diesen Antikörpern anzusehen. Wir wissen nun, daß sich Antigen und Antikörper mitein-ander zu binden vermögen.

Woran können wir aber die Tatsache der Verbindung feststellen? Dazu müssen wir ein Reagens haben. Dieses Reagens ist das sogenannte „Komplement". Dieses ist ein fermentartiger Körper, der sich in jedem Normalblute findet. Er hat mehrere charakteristische Eigenschaften: er ist nicht „spezifisch", d. h. er richtet sich nicht gegen ein bestimmtes

Antigen, sondern er vermag immer da in Wirksamkeit zu treten, wenn ein Antikörper mit einem Antigen zusammentrifft, und bei dieser fermentartigen, verdauenden Wirksamkeit wird er selbst gebunden und zerstört. Denn er ist sehr labil, was sich z. B. in seiner großen Empfindlichkeit gegen Erwärmung, ja schon gegen Aufbewahrung des Serums zeigt.

Wenn also im Luesserum Antikörper und künstlich zugesetztes Antigen zusammentreffen, so verschwindet das Komplement. Um das festzustellen, brauchen wir nur zu sehen, ob es eine Funktion noch auszuüben vermag, die immer leicht erkennbar ist, nämlich die sogenannte hämolytische.

Um das verständlich zu machen, bedarf es noch einer kurzen Erklärung. Antikörper können gegen alle möglichen „Antigene" gerichtet sein, z. B. gegen Typhusbacillen, gegen artfremde Erythrocyten, überhaupt gegen jedes artfremde, dem Körper einverleibte Eiweiß. Es gibt natürliche Antikörper, die im Normalserum vorkommen, es gibt aber auch durch eine Spontanerkrankung hervorgerufene, so bei der Typhuserkrankung, und schließlich können wir sie künstlich im Tierkörper durch Einspritzung, sogenannte Immunisierung, erzeugen. Diese letztgenannte Sorte brauchen wir bei der Wassermannschen Reaktion. Wir behandeln ein Kaninchen mit einer fremden Blutart, wie Hammelblut, vor; dann erzeugen wir in ihm einen Antikörper gegen Hammelblut. Dieser läßt sich dadurch nachweisen, daß er die Fähigkeit hat, Hammelblut aufzulösen. Er kann das aber nicht für sich, sondern er braucht dazu das fermentartige Komplement. Ehrlich stellte sich das so vor, daß der Antikörper nach der einen Seite sich mit dem Blut, nach der anderen Seite mit dem Komplement verbindet, und nannte solche Antikörper, die in dieser Weise nach zwei Seiten sich verbinden müssen, um wirken zu können, „Amboceptoren". Wenn unser so erzeugter „Hammelkaninchenamboceptor" sich also mit dem Hammelblut und dem Komplement verbindet, dann vermag er die Blutkörperchen anzugreifen, er löst sie auf (Hämolyse). Die Auflösung erkennen wir daran, daß eine vorher undurchsichtige, deckfarbene Blutkörperchenaufschwemmung nunmehr durchsichtig, lackfarben erscheint.

Mit dem einfachen System: Amboceptor + Blut haben wir also ein einfaches Reagens, ob in irgendeiner Flüssigkeit Komplement vorhanden ist oder nicht. Ist Komplement vorhanden, so wird das Blut aufgelöst, sonst nicht.

Nun greifen wir wieder auf unsere obigen Gedankengänge zurück: wir hatten gehört, daß sich Luesantikörper und Luesantigen unter Bindung etwa vorhandenen Komplementes miteinander verbinden. Ist es also schon gebunden, so kann es in unserem nachträglich zugesetzten Erkennungsreagens, dem Blut-Amboceptorgemisch, keine Hämolyse mehr erzeugen. Ist es aber nicht gebunden, weil nämlich gar kein Syphilisantikörper in dem Serum vorhanden war, der sich mit dem Antigen hätte verbinden können, so ist es noch vorhanden und erzeugt in dem später zugesetzten Erkennungsreagens Hämolyse. Das ist das einfache Prinzip der von Wassermann, Neisser und Bruck in

Anlehnung an die von Bordet-Gengou gefundenen Komplementbindungsreaktion zum Nachweis von Antikörpern geschaffene Reaktion.

Aus der schematischen Abbildung wird das Gesagte noch leichter
verständlich werden.

Aber eine besondere Schwierigkeit hatten Wassermann und seine
Mitarbeiter noch zu überwinden: die Luesspirochäte war damals zwar
schon bekannt, es war aber nicht möglich, sie zu züchten. Da benutzten
sie in höchst geistvoller Weise die Erfahrung, daß in der Leber des faul-
toten, syphilitischen Foetus die Luesspirochäten sich in ungeheueren
Mengen, wie in einer Reinkultur, vorfinden. Eine wässerige Aufschwem-
mung einer solchen Leber diente ihnen also als Antigen. Als Komplement
könnte man an sich das natürliche Komplement des Menschenserums
benützen, das man zu prüfen hat. Aber aus mehreren Gründen ist das

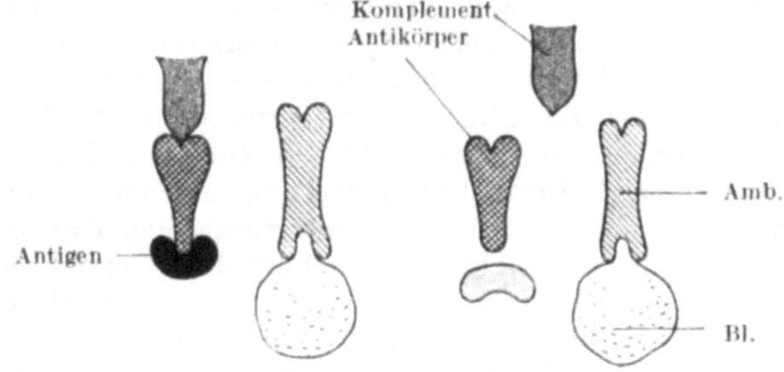

Abb. 17. Schema der Komplementbindungsreaktion. Bl. = Hammelblutkörperchen
Amb. = Amboceptor gegen Hammelblutkörperchen gerichtet. Auf der linken
Seite der Abbildung paßt der Antikörper auf das Antigen. Darum bindet sich das
Komplement an ihn. Für den hämolytischen Amboceptor ist deswegen kein
Komplement mehr vorhanden. Auf der rechten Seite der Abbildung paßt der Anti-
körper nicht auf das Antigen. Das Komplement kann deswegen sich an den
Hammelblutkörperchen-Amboceptor binden.

nicht zweckmäßig. Einmal weil der Komplementgehalt des Menschen
stark schwankt, und zweitens deshalb, weil das nicht erhitzte, komple-
menthaltige Serum des syphilitischen Menschen an sich labil ist. Durch
diese Labilität, die, wie wir gesehen haben, aber auch beim Tuberkulösen usw. vorkommt, können unspezifische Reaktionen entstehen.
Diese gefährliche Labilität läßt sich durch $^1/_2$stündiges Erhitzen des
Serums auf 56° (inaktivieren) entfernen; gleichzeitig aber wird dabei
auch das labile Komplement zerstört. Wir müssen also künstlich anderes
Komplement zufügen. Als Komplementquelle benutzt man allgemein
nicht erhitztes, frisches Serum vom Meerschweinchen.

Nun hat es sich aber herausgestellt, daß die theoretischen Vorstellungen
der Entdecker der Wassermannschen Reaktion (W.R.) nicht zutrafen.
Während man nämlich ursprünglich geglaubt hatte, daß die Luesantikörper sich in spezifischer Weise gegen das Eiweiß der Spirochäten
richteten, ergab sich, daß alkoholische, also eiweißfreie Extrakte nicht
nur von syphilitischen, sondern sogar von normalen Organen, insbesondere
den Herzen von Mensch, Rind, Pferd usw., als Antigen geeignet waren.

Das, was all solchen Extrakten gemeinsam ist, ist ihr Gehalt an fettartigen Verbindungen, den sogenannten Lipoiden. Durch den insbesondere von Sachs eingeführten künstlichen Zusatz von Cholesterin zu
den Extrakten läßt sich deren Wirkung noch verstärken. Auch die
ursprünglichen, theoretischen Vorstellungen der Ehrlichschen Schule
über den Mechanismus der Reaktion müssen wir fallen lassen. Heutzutage stellt man sich den Vorgang etwa so vor, daß beim syphilitischen
Serum aus noch nicht genügend geklärten Gründen eine Neigung besteht,

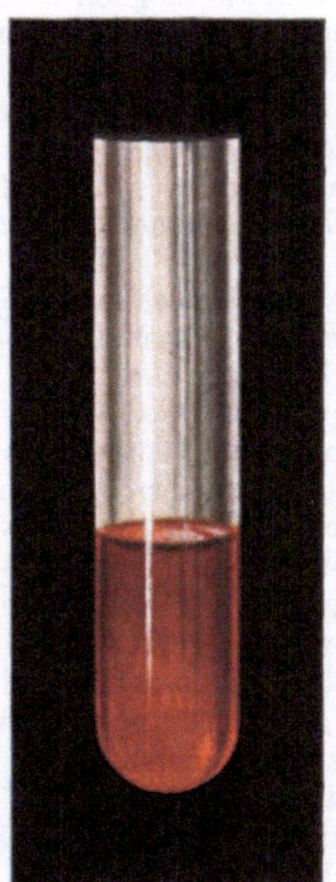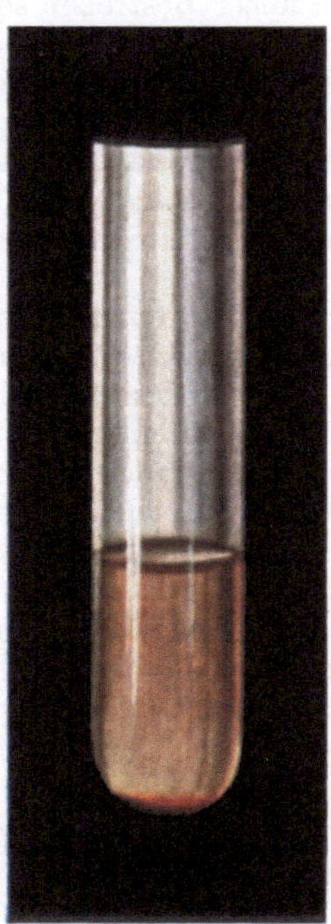

Abb. 18. Negative und positive Wassermannsche Reaktion (Hauptröhrchen).
(Aus Lesser.)

sich mit Extraktlipoiden zu verbinden. Ist Serum und Organextrakt
allein vorhanden, so führt diese Affinität zu einer zunächst nur im
Ultramikroskop, dann aber auch schon mit gröberen Beobachtungs-
mitteln, ja mit bloßem Auge erkennbaren Zusammenballung, Schwellen-
und Niederschlagsbildung (Präcipitation) der Extraktlipoide. Bei der
Wassermannschen Reaktion ruft der selbst ultramikroskopisch nicht
erkennbare Vorgang, also sozusagen der Status nascendi eine weitgehende Umwälzung des kolloidalen Aufbaues des gesamten Systems
hervor. In die dabei auftretende Dispersitätsvergrößerung wird das
Komplement unter Zerstörung seiner Wirksamkeit hineingerissen.
    Damit kommen wir zu der etwas schwierigen Frage nach der
eigentlichen Natur des Vorgangs bei der Wassermannschen

Reaktion. Es ist nicht gleichgültig, ob man annimmt, daß es sich bei der W.R. und den anderen Serumreaktionen um eine echte Antikörperreaktion, die sich vorwiegend gegen die Spirochätenlipoide richtet, oder um einen anderen Vorgang handelt, denn die Entscheidung darüber hat nicht nur theoretisches, sondern ein sehr praktisches Interesse. Die erstere Annahme ist höchst unwahrscheinlich. Woher stammen denn aber die gegen Lipoide gerichteten Körper des Luesserums?

Wenn die W.R. ein Ausdruck der Abwehrkräfte des Körpers wäre, dann müßte unser Bestreben sein, sie so stark wie möglich zu erhalten. Das Gegenteil ist der Fall: Alle Bestrebungen gehen darauf hinaus, die Reaktion des Blutes verschwinden zu machen. Warum?

Wenn wir die Einzelheiten des Zustandekommens der charakteristischen Serumveränderung auch nicht kennen, so gibt es doch eine Anzahl von Tatsachen, deren, fast möchte ich sagen, gefühlsmäßige Kombination uns ein Stückchen weiter führt. Sie seien hier kurz aufgeführt.

Es ist möglich, experimentell beim Tier, aber auch im Reagensglas am Serum eine positive Wassermannsche Reaktion künstlich zu erzeugen. Beim Tier gelingt das zunächst durch die Luesinfektion. Aber zugleich gelingt es durch mancherlei Eingriffe, besonders solche, die den Lipoidstoffwechsel stören; diese Verhältnisse sind aber deswegen so schwer zu ergründen, weil nicht selten von selbst beim Tier, besonders beim Kaninchen eine in ihrer Stärke schnell wechselnde Reaktion auftreten kann. Wir sehen daraus, daß es verhältnismäßig feine Vorgänge des Körpers sein müssen, die hier zugrunde liegen. Der Vorgang steht auch im Gegensatz zu den gewöhnlichen Immunvorgängen. Agglutinine z. B. werden auch nach Verschwinden des Krankheitserregers keineswegs so schnell ausgeschieden. Aber anderseits gelingt es auch bei der Lues nicht selten, eine schlummernde Fähigkeit zur Ausscheidung des Wassermannkörpers künstlich zu wecken, z. B. durch Injektion von Typhusimpfstoff oder Salvarsan (provokatorische Injektion). Ein Gesunder würde diese Reaktion nie geben; der Syphilitische scheint sie nur zu geben, wenn seine Erkrankung noch nicht völlig aus dem Körper verschwunden ist.

Auch im Reagensglase können wir die Wassermannsche Reaktion im Serum erzeugen: so durch Säurung, durch Schütteln und durch andere Maßnahmen, die die Labilität des Serums vermehren. Dazu gehört auch künstliche Impfung mit Bakterien. Es erhellt übrigens daraus, wie wichtig der zweckmäßige Versand des Untersuchungsmateriales ist. Man kann aber denselben Effekt auch durch künstlichen Zusatz von Eiweißabbauprodukten, insbesondere Aminosäuren erzeugen. All das spricht für die Erklärung, daß es Abbauvorgänge im Körper sind, die eine Wassermannsche Reaktion, wenn auch nicht hervorrufen, so doch befördern. Dazu muß aber noch eine besondere Komponente kommen. Diese muß in irgendeiner Weise mit dem Lipoidstoffwechsel im Zusammenhang stehen. Wir erinnern uns, daß bei der Lues der lymphocytäre Apparat eine besondere Rolle spielt: Aus der Lymphocytenreihe stammen die Zellen, die den pathologisch-anatomischen Vorgängen bei der Lues den Stempel aufdrücken; Lymphdrüsen sind die bei der Generalisierung des Virus zuerst ergriffenen Produkte; eine relative Lymphocytose beherrscht das Blutbild des Luikers. Halten wir damit zusammen, daß, wie besonders Bergel gezeigt hat, der Körper auf künstliche Einführung von Fetten so reagiert, daß er zu deren Beseitigung Lymphocyten mobil macht, daß möglicherweise auch von Lymphocyten, z. B. des Liquors oder eines luisch erkrankten Kniegelenkes der Wassermannsche Reaktionskörper abgesondert werden kann, daß bei der W.R. es sich um einen Lipoidextrakt handelt, so gewinnen wir einen gewissen Eindruck von dem Geschehen bei der W.R. Warum aber entwickeln sich nun solche gegen Fette gerichtete Körper im Blut? Es ist sehr wahrscheinlich, daß es sogenannte **Autoantikörper** sind, **die sich gegen Zerfallsprodukte richten, die unter dem Einfluß des Krankheitserregers sich in den Körperorganen bilden.** Aber ähnlich, wie die Verdauungsfermente schnell kommen und wieder verschwinden, wenn sie ihre Funktion erfüllt haben, so scheinen auch diese Körper eines dauernden spezifischen Bildungsreizes zu bedürfen, damit sie nicht so leicht wieder ausgeschieden werden. Dieser Anreiz muß von dem Erreger selbst ausgehen. Wir kommen also zu dem Schlusse, **daß die positive Wassermannsche Reaktion ein Symptom der Syphilis ist, das auf der Anwesenheit und spezifischen Wirkung des Erregers beruht. Dieses Symptom ist nicht als der Ausdruck von gegen den Erreger gerichteten Antikörpern aufzufassen.** Sein Zustandekommen beruht auf einem **komplexen Vorgang,** nämlich erstens der durch die chronische Erkrankung an sich gesetzten, sich in der Serumlabilität äußernden Stoffwechselstörung, und zweitens auf einer für Lues charakteristischen, und in diesem Sinne spezifischen Reaktion, die sich gegen Zerfallsprodukte vorwiegend lipoider Natur, die im Körper entstehen, richtet.

Die **Bildungsherde** dieser Wassermannschen Reaktionskörper kennen wir im einzelnen nicht. Doch ist aus der Tatsache, daß bei Erkrankung des Zentralnervensystems die Reaktion stärker im Liquor sein kann, sowie daß das Reizserum zuweilen früher eine positive Reaktion gibt als das Blut, wohl mit Recht auf eine **lokale Entwicklung am Krankheitsherd** geschlossen worden.

Eines aber dürfen wir als sicher annehmen: Durch alle **Lipoidbindungsreaktionen** wird im letzten Grunde ein und derselbe krankhafte Zustand des Serums aufgedeckt, alle sind sie, so verschieden ihre Methodik auch sein mag, in **letzter Linie miteinander identisch.** Darum ist es eigentlich nur eine technische Frage, welche dieser Reaktionen man ansetzt; aber es ist natürlich, daß die Empfindlichkeit der verschiedenen Reaktionen voneinander differieren muß. Die eine ist in diesem, die andere in jenem Stadium etwas schärfer. Es scheint auch, als wenn der **Blutchemismus in den verschiedenen Stadien der Syphilis nicht nur quantitativ, sondern auch qualitativ voneinander verschieden** sei, indem entweder der Eiweißabbau oder der Lipoidstoffwechsel relativ stärker an der pathologischen Veränderung beteiligt ist. Damit hängt es wohl zusammen, daß bei manchen Seren die Wassermannsche Reaktion und ihre Abarten, bei manchen die Flockungsreaktionen stärker ausfallen.

Es ist hier nicht der Ort, alle möglichen technischen Einzelheiten der Wassermannschen Reaktion und ihrer Abarten zu geben. Ganz kurz sei einiges hier angedeutet.

Der Grundversuch bei der W.R. ist der, daß man Extrakt (Antigen) und zu prüfendes Serum mit Meerschweinchenserum als Komplement zusammenbringt, bestimmte Zeiten digeriert, und dann als Erkennungssystem für den Komplementschwund den Amboceptor und die Blutkörperchen zufügt, bebrütet und nunmehr prüft, ob Hämolyse eingetreten ist (negative Reaktion) oder nicht (positive Reaktion).

Man kann nun das Serum aktiv verwenden (Stern, Hecht), den Extrakt in verschiedener Weise ausziehen oder mit verstärkenden Zusätzen versehen (Lesser, Noguchi, Bordet-Rüelens, Sachs, Meinicke), die Digestion zwischen Extrakt und Serum unter Anwendung der Kälte anstatt Brutschrank vor sich gehen lassen (Jacobsthal, Graetz), eine Variation der Serummenge (Sachs, Wassermann u. a.), des Extraktes (Sachs), eine Austitrierung des gebundenen Komplements (Zeißler, Sormani, Kaup) vornehmen. Jedes Laboratorium hat hier seine besondere Methodik. Wäre die von Wassermann ausgearbeitete, vom Reichsgesundheitsrat vorgeschriebene amtliche Methodik allen anderen einwandfrei überlegen, so wäre es vielleicht damit anders. Gesetzlich erzwungen kann nur werden, daß man auch die amtliche Methode ausführt. Alles andere ist Privatsache des Untersuchers.

Es gibt nun nicht allein das Prinzip der Komplementbindung, um den Nachweis der Bindung der Extraktlipoide und des Serums zu erweisen. Die einzeitigen Ausfällungsmethoden haben wir schon kennen gelernt. Mehr verwandt mit der W.R. ist die „Konglutinationsreaktion" (Karvonen), bei der die Tatsache benützt wird, daß bestimmte Normalsera, z. B. Rinderserum, nur in Gegenwart bestimmten Komplementes, z. B. Pferdeserum, die Fähigkeit hat, Meerschweinchenblutkörperchen zusammenzuballen (konglutinieren). Ist das Komplement schon vorher durch das Zusammenwirken des Luesextraktes und des Patientenserums gebunden worden, so bleibt diese Zusammenballung der Erythrocyten aus. Besonders geistreich, aber recht kompliziert ist die „Gerinnungsreaktion" von Hirschfeld und Klinger. Bei ihr wird die Veränderung benutzt, die der Extrakt durch ein Luesserum erleidet. Während ein normaler Organextrakt bei der Blutgerinnung als ein wesentlicher Faktor, nämlich als sogenanntes Cytozym, wirken kann, wird ihm diese Fähigkeit durch ein Luesserum mehr oder weniger genommen. Man erkennt also die positive Reaktion an einer Verzögerung der Gerinnung in einem zugefügten Gerinnungssystem.

Endlich wäre noch die sogenannte „Meinickesche Reaktion" (Kochsalzmethode) zu erwähnen. Bei ihr bringt man Extrakt und Serum im Milieu von destilliertem Wasser zusammen. Es erfolgt ein Niederschlag bei allen Seren, der aus Globulin und Extrakt besteht.

Wenn man nun nachher Kochsalzlösung in geeigneter Verdünnung hinzufügt, so lösen sich beim negativen Serum die Niederschläge wieder; beim Luesserum bleibt ein aus Extraktlipoiden bestehender Niederschlag bestehen. Der Versuch wird im Brutschrank ausgeführt; die erste Phase dauert 18—24, die zweite eine Stunde.

Versuche, die Fällungsreaktionen mit der Komplementbindungsreaktion zu verbinden, haben nur theoretisches Interesse, praktisch haben sie sich nicht bewährt.

Syphilimetrie. In Frankreich wird viel Aufhebens von einer von Vernes angegebenen Methode, der „Syphilimetrie" gemacht. Nicht der Wert der Methode — denn sie ist schon allein theoretisch falsch aufgebaut, was jetzt sogar in dem Ursprungslande langsam durchsickert — sondern der psychische Eindruck, den sie beim Patienten macht, geben Veranlassung, sie hier zu erwähnen. Es gibt zwei Abarten der Vernesschen Methode: Bei der einen werden mit optischen Methoden die Fällungen gemessen, die sich bei Zusammenbringen von Serum und einem besonders zubereiteten Organextrakt, dem „Peréthynol", bilden. Die andere ist eine colorimetrische; bei ihr wird die Farbe/nuance bestimmt, die bei einer modifizierten Wassermannschen Reaktion durch die Hämolyse bestehen.

Es ist immer peinlich, wenn ein auswärtiger Patient seinen Arzt fragt: „Kennen Sie denn gar nicht die Methode von Vernes, das ist doch die beste, mit der man die Syphilis messen kann; in Frankreich kennt sie jeder." Denn mit einer glänzenden Organisation und mit plastischen Schlagwörtern, die aber leider nur Schlagwörter sind, wird im „Institut Prophylactique" die Lues bekämpft. Der wichtigste Satz ist „le loi des trois 8". Dieses Gesetz besagt, daß ein Fall als geheilt betrachtet werden kann, wenn er 8 Monate nach der letzten Arsenikalienbehandlung dauernd bei der Prüfung des Blutserums die Färbeskala 8 (= negativ) und auch im Liquor die Skala 8 gehabt hat. Es ist klar, daß es sich hier um ein Dogma handelt.

D. Wahl der Methodik.

Wie soll sich nun der Serologe, wie der Praktiker gegenüber dieser Unzahl von Reaktionen verhalten, deren große Menge schon allein beweist, daß man die einzelne für verbesserungsfähig gehalten hat. Im ganzen dürfte es besser sein, wenn man dem Serologen die Wahl der Methodik überläßt. Es geht ihn auch an sich gar nichts an, ob der Auftraggeber ein positives oder negatives Ergebnis vermutet. Denn er soll objektiv bleiben. Etwas ganz anderes aber ist es, daß es unbedingt wünschenswert ist, daß der Untersucher darüber orientiert wird, ob es sich um eine Untersuchung zur Diagnose oder zur Kontrolle der Therapie handelt. Das hat einen technischen Grund. Im Verlaufe einer Behandlung geht bekanntlich die Wassermannsche Reaktion von stark positiv über mittelstark und schwach positiv ganz gleitend in negativ über. Nun kann bei bestimmten Zuständen, wie Tuberkulose, Fieber, Carcinom usw. auch eine ganz schwache unspezifische Reaktion vorkommen. Deshalb lautet, um unspezifische

Resultate zu vermeiden, die amtliche Vorschrift, es sollen nur deutlich stark positive Reaktionen als positives Ergebnis gebucht werden. Das ist auch für diagnostische Fälle das einzig Richtige. Aber im Falle der Kontrolle der Behandlung wird durch ein solches Verfahren den Interessen des Arztes und des Patienten gar nicht gedient. Wie sich aus einigen späteren Besprechungen ergeben wird, kann eine erfolgreiche Kur dadurch vereitelt, ein kommendes klinisches Rezidiv übersehen werden. Wenn der Serologe gar nichts über den Fall weiß, muß er sich auf den Standpunkt stellen, daß nur ein starker Ausschlag der Reaktion als positiv gilt. Bei einem „therapeutischen Fall" aber ist die Chance, durch eine nicht eingewertete schwach positive Reaktion dem Patienten zu schaden viel größer, als daß wirklich einmal eine solche zuweilen vorkommende unspezifische Reaktion einen Schabernack spielt. Der Serologe wird also einen Fall, den er bei Einsendung ohne weitere Angaben glatt als „negativ" beantworten würde, als „schwach positiv" oder als „leicht gehemmt" bezeichnen dürfen, wenn er weiß, daß es sich um Kontrolle der Therapie handelt. Deswegen kann nicht dringend genug geraten werden, daß der Arzt dem Serologen durch ein „D" oder „Th" andeutet, um was es sich handelt. Hier gibt es noch eine weitere Nuance. Es gibt nämlich einige Reaktionen, wie z. B. die Sternsche Modifikation, die so fein sind, daß auch ihr stark positiver Ausfall nicht absolut beweisend für Lues ist. Aber ihr negativer Ausfall zeigt sicherer als andere Verfahren an, daß kein Wassermannscher Reaktionskörper vorhanden ist. Wenn es also darauf ankommt, auf jeden Fall Lues auszuschließen, oder etwa bei einem Heiratskonsens alles mögliche getan zu haben, so wird durch den negativen Ausfall dieser Reaktion sehr viel gesagt. Mit dem positiven aber muß man vorsichtig sein.

Aus dem Gesagten geht schon hervor, daß sich die verschiedenen Methoden der W.R. durch ihre Feinheit unterscheiden. Es wäre sehr schön, wenn man immer die feinsten anwenden könnte, wenn nicht dahinter die Gefahr der unspezifischen Ausfälle der Reaktion steckte. Wie das Ringen der Chemotherapie dahin geht, die organotrope Komponente der Pharmaca bei Erhaltung der parasitotropen zu verkleinern, so gilt auch das heiße Bemühen der Serologie der Aufgabe, ohne Gefährdung der Spezifität die Feinheit der Reaktionen heraufzusetzen. So müssen wir uns jetzt damit beschäftigen, wo denn die Gefahr der unspezifischen Reaktionen am größten ist.

Die Wassermannsche Reaktion kann in unspezifischer Weise positiv sein bei bestimmten Tropenkrankheiten, nämlich bei der durch die der Lues in Verlauf und Erreger der Spirochaeta pertenuis, nicht sehr fernstehenden Frambösie, bei der ebenfalls durch Spirochäten erzeugten Recurrenserkrankung, bei Lepra, Malaria und Scharlach, sowie Ulcus tropicum und Fleckfieber. Das erscheint ja als eine ganz erkleckliche Liste, und man begreift die Antwort eines Amtsarztes, der veranlaßt werden sollte, auch für die Ammenuntersuchung die Blutuntersuchung einzuführen, und der mit zwei Gegenfragen antwortete: „Kommt die W.R. nur bei Lues vor, und kommt sie bei Lues immer vor?"

und der auf die Verneinung dieser Fragen nur antwortete: „Dann ist der ganze Kram nichts wert".

Wenn man sich aber die Art der genannten Erkrankungen ansieht, so kommt eigentlich als unangenehm ins Gewicht fallend für unser Klima nur die Malaria in Betracht; diese allerdings mehr, als man gewöhnlich annimmt. Nicht nur, daß durch den Weltkrieg die chronische Malaria, oft in unerkannter Form, in Deutschland heimisch geworden ist, sondern auch die Erfahrung, daß die W.R. bei Menschen, die einmal die Malaria und Lues gehabt haben, ungewöhnlich hartnäckig persistiert. Dagegen verschwindet nach Scharlach die W.R., die dabei überhaupt nicht so besonders stark zu sein pflegt, schnell. Von eigentlichen Hauterkrankungen, bei denen man zur Differentialdiagnose W.R. anzustellen pflegt, kommen als Erreger unspezifischer Reaktionen der allerdings seltene Lupus erythematodes acutus, sowie das Ulcus molle in Betracht. Diese letztgenannte Beeinträchtigung in dem sorglosen Gebrauch der W.R. muß man wohl als die unangenehmste Beigabe ansehen; die Lage wäre noch viel ungünstiger, wenn es nicht die mikroskopische Untersuchung auf die Spirochäten gäbe. Die Hemmung, die durch einen Bubo bei Ulcus molle hervorgerufen wird, pflegt niemals sehr stark zu sein, so daß man auf eine stark positive Reaktion auch bei Ulcus molle etwas in dem Sinne der Annahme eines gemischten Schankers geben kann.

Es folgt nun eine Gruppe von Zuständen, bei denen es bekannt ist, daß das Ergebnis der Untersuchung je mit der Feinheit der angewandten Methode wohl etwas wechseln kann, wo also zwei Laboratorien unter Umständen verschiedene Ergebnisse herausbekommen können. Es sind das die Fälle, die zu recht temperamentvollen Erörterungen über den Wert der W.R. geführt haben. Wir hatten schon gehört, daß die Labilität des Serums bei der Serumuntersuchung auf Lues eine große Rolle spielt. Diese Labilität kann nun auch bei Kachexien verschiedener Art, so durch Tumoren, durch Tuberkulose und andere konsumierende Leiden, bei Psoriasis, Diabetes, Bleivergiftungen hin und wieder vermehrt sein. So können leichte positive Reaktionen vorkommen oder wenigstens vorgetäuscht werden. In neuerer Zeit hat man besonders auch auf das angebliche Versagen der Genauigkeit der Reaktion bei Digitalisbehandlung und im Wochenbett hingewiesen. Die Fällungsreaktionen sollen hier zuverlässigere Ergebnisse geben. Man darf diesen Befunden aber wohl etwas skeptisch gegenüberstehen.

Eine Sonderstellung nimmt der Ikterus ein: auch genetisch gibt es bekanntlich mehrere Arten von Gelbsucht. Auch serologisch unterscheiden sie sich. Während nämlich der Ikterus, bei dem die Gallensäuren im Blute vorhanden sind, zu starker Hämolysehemmung führen kann, reagiert der Ikterus, bei dem nur der Gallenfarbstoff vermehrt ist, in spezifischer Weise. So muß man ohne genauere chemische Analyse, die noch durch die serologische Prüfung auf Komplementschwund ergänzt werden muß, sehr vorsichtig mit positiven Ergebnissen bei Ikterus sein. Gerade bei der akuten gelben Leberatrophie kommen ganz sicher viele unspezifische positive Reaktionen vor. Es erscheint auch zweifelhaft, ob die paroxysmale Hämoglobinurie, bei der die W.R. immer positiv gefunden wird, wirklich immer auf Lues beruht. Gar zu auffallend oft versagt hier die Anamnese.

Als Pendant zu diesen Fällen unspezifisch positiver Reaktion gebührt der wichtigen Beobachtung Erwähnung, daß es auch Zustände gibt, bei denen eine negative Reaktion vorgetäuscht wird. Bis jetzt ist davon nur die Urämie bekannt. Fügt man Urämikerblut zu einem positiven Wassermannserum, so wird die positive Reaktion ausgelöscht. Das hängt mit der besonders großen Stabilität des Urämieserums zusammen.

Es muß auch angedeutet werden, daß es ganz außerordentlich auf die Persönlichkeit des Untersuchers ankommt. Denn „der Wassermann ist Vertrauenssache". Wer nur hin und wieder eine Reaktion ansetzt, kann seine Reagenzien nicht so einstellen, wie es wünschenswert ist. Nur die größeren Laboratorien, die, und das ist wichtig, immer von neuem vom Kliniker bewußt kontrolliert werden, können allen Anforderungen genügen. Es liegt innerhalb der Fehlergrenzen der Reaktion, daß der Grad ihrer Stärke von einem Tag zum andern etwas wechseln kann. Das ist gar nicht zu leugnen. So können an sich schwach positive Sera, besonders bei Lues latens, am leichtesten zu widersprechenden Ergebnissen führen.

Alle diese Schwierigkeiten muß der Praktiker kennen. Aber er, der auf seinem eigensten Arbeitsgebiet als etwas Selbstverständliches gewohnt ist, ein Symptom, z. B. Kopfschmerzen, nicht für sich alleine, sondern im Zusammenhang mit anderen zur Diagnosenstellung ein zuwerten, ist gar zu leicht geneigt, den Laboratoriumsmethoden eine Absolutheit zuzutrauen, die ihnen nicht zukommt: Man gibt dem Institut das Serum und das Geld für die Untersuchung, und unten kommt dann die Diagnose heraus. Nein, so ist es nicht! Das Laboratorium hat gar keine Diagnosen zu stellen; die stellt der Kliniker, und der Laboratoriumsmann hat ihm nur bei Feststellung eines wichtigen Symptoms zu helfen. Deswegen ist es auch so falsch, wenn es vorkommt, daß das Publikum einfach zum Serologen geht, und dann zufrieden weggeht, wenn sein „Blut rein" ist.

Dem nicht serologisch geschulten Arzte als Hilfsmittel für die Sprechstunde die Wassermannsche Reaktion oder auch die Fällungsreaktionen zu überlassen, halte ich für bedenklich.

Gibt es denn aber nun eine wirklich ganz absolut zuverlässige Reaktion, die nie versagt, vor allem Fehldiagnosen anzeigt? Auch Wassermann selbst hat sich bemüht, dies Problem zu lösen. Ob es ihm so gelungen ist, wie man aus den Veröffentlichungen über seine neue „Bestätigungsreaktion" hoffen zu dürfen glauben könnte, steht dahin. Denn noch fehlt die Bestätigung der Ergebnisse durch andere Untersucher. Auch die Theorie dieser Reaktion, bei der das durch Serum- und Extrakteinwirkung gebildete Präcipitat wieder gelöst, filtriert und das Filtrat auf seine Eignung, eine W.R. zu geben, geprüft wird, ist noch so gut wie ungeklärt.

Wir haben uns bisher mit der theoretischen Betrachtung der Serumreaktionen beschäftigt. Nun müssen wir an die Frage herangehen, welches denn ihre praktische Bedeutung in dem so wechselnden Bilde der Lues ist?

Praktische Bedeutung der Serumreaktionen.

Es ist ganz außerordentlich schwer, Einheitliches über das Vorkommen positiver oder negativer Serumreaktionen in den verschiedenen Stadien der Syphilis zu sagen, denn die Angaben in der Literatur hängen gar zu sehr von drei unlösbar ineinandergreifenden Faktoren ab: der angewandten Methodik, der klinischen Auffassung und Bezeichnung des Stadiums und dem Grade und der Art der Behandlung. Noch schwieriger wird das Problem, wenn gerade der Ausfall der Serumreaktion als maßgeblich für die Bezeichnung des Luesstadiums angesehen wird, wie das für die Unterscheidung von Lues I und Lues II vorgeschlagen worden ist.

Wie bekannt, hat wohl jedes Laboratorium seine eigene Methodik der serologischen Untersuchung. Das Ziel ist — schon aus rein psychologischen Gründen — möglichst „viel herauszuholen". D. h. der Serologe ist geneigt, die Reaktionen für gut zu halten, wenn er möglichst viele positive Ergebnisse erzielt. Nicht ganz so denkt der Kliniker. Er hat ein doppeltes Ziel: einmal das diagnostische; im allgemeinen wird er hier den Standpunkt des Serologen teilen. Das andere Ziel ist die Kontrolle der Therapie. Hier kommt es sehr auf den Standpunkt des Klinikers an. Bekanntlich hat man in der ersten Zeit nach Einführung der serologischen Untersuchung diese für ungeeignet zur Kontrolle der Behandlung gehalten, weil ja anerkannt „gut behandelte" Fälle doch immer positiv bleiben konnten. Nach Einführung des Salvarsans ist man allmählich anderer Meinung geworden: Man hat mit Recht zu zweifeln begonnen, ob denn wirklich das Dogma von der Güte der Kur richtig wäre. Man hat das bald verneint. Aber trotz dieser Erkenntnis ist es — wieder aus psychologischen Gründen — für den Kliniker oft nicht angenehm, wenn er von seinem mit scharfen Methoden arbeitenden Serologen immer wieder einen positiven Bescheid bekommt. Ihm also sind die verfeinerten Methoden oft unangenehm. Ein befreundeter Dermatologe drückte mir gegenüber das so aus, daß er meinte: In diagnostischen Fällen gehe ich zu Serologen X., in therapeutischen aber zu Y. Dies Wort beleuchtet auch die Tatsache, daß jedes Institut einen gewissen „Standard" hat. Der Kenner der Literatur und der Persönlichkeiten weiß auch, daß gewisse bekannte optimistische Arbeiten über den Einfluß der Therapie weniger auf der guten Behandlung der Fälle, als auf den konstant schwachen serologischen Ergebnissen beruhen.

Stark positive oder ganz negative Fälle müssen und werden immer von mehreren sorgsam arbeitenden Serologen gleich begutachtet werden. Anders liegt es mit den behandelten Fällen, mit den Fällen von Lues latens oder besonders auch Tabes. In einer größeren Stadt, wo mehrere Serologen sind, kennt man diesen Standard der einzelnen Untersucher ganz genau und weiß ziemlich sicher, wie jeder von ihnen solche Fälle beantworten wird. Nur der unbequeme Serologe ist ein guter Serologe.

Die Hauptdifferenzen bei den Angaben über die Häufigkeit der positiven Serumreaktion ergeben sich also natürlich bei Lues latens und behandelter Lues.

Das Auftreten der W.R. im Serum und auch im Liquor ist immer ein Zeichen einer allgemeinen Durchseuchung des Körpers mit dem Virus. Theoretisch könnte das wohl auch anders sein; aber die Tierversuche beweisen, daß immer dann, wenn die Reaktion auftritt, das Blut des Patienten den Erreger beherbergt. Die Zeit aber, wann zum ersten Male sich aus dem „negativ" über das Stadium „zweifelhaft" sich eine positive Reaktion entwickelt, ist sehr verschieden. Immer besteht dann schon ein Primäraffekt, und zwar ist es gewöhnlich so, daß er etwa 1—2 Wochen vorher aufgetreten war. Demnach pflegt die positive Reaktion nicht vor etwa $3^1/_2$ Wochen post infectionem aufzutreten. Der Zeitpunkt hängt auch von dem Sitze des Primäraffekts ab. So geben Infektionen am Frenulum viel früher eine positive Reaktion als solche an der Eichel oder der Vorhaut. Auch die Haftung der Infektion am Kopfe (Lippe, Tonsillen) führt zu relativ früher Allgemeininfektion. Aber das Auftreten der Serumreaktion kann in atypischen Fällen sich noch viel später ereignen, so bis in die zehnte oder zwölfte Woche hinein. Das sind jedoch seltene Ausnahmefälle. Im allgemeinen spricht eine negative Serumreaktion in der fünften bis sechsten Woche post infectionem schon ziemlich stark gegen Lues, wenn der Fall unbehandelt ist.

Einen Fortschritt in der Serumdiagnose der Primäraffekte bedeuten ohne Zweifel die Ausfällungsreaktionen von Sachs-Georgi und Meinicke. Wenn auch einzelne Beobachter das nicht bestätigen zu können glauben, so erscheint es mir doch sicher, daß in einer Anzahl von Fällen — es werden bis 20% angegeben — bei Lues I diese Reaktionen früher die Allgemeininfektion anzeigen als die klassische Methode. Sie können dieser um etwa 8 Tage vorauslaufen. Da es für die Behandlung des Falles und die Prognosestellung nun von größter Wichtigkeit ist, die Allgemeininfektion zu erkennen, so muß die Anwendung dieser neueren Methoden neben der klassischen Anordnung unbedingt empfohlen werden.

Es ist nun wichtig zu wissen, daß unter Umständen ein Fall von Primäraffekt zunächst eine negative Reaktion geben kann, dann aber, auch wenn er behandelt wird, vielleicht auch gerade unter dem Einflusse der Behandlung, vorübergehend eine „positive Schwankung" der Serumreaktion geben kann. Bei nicht genauer Beobachtung des Ablaufs der Reaktion wird dem Praktiker sicherlich sehr oft diese Schwankung entgehen. Nur der wird sie öfter zu beobachten Gelegenheit haben, der auch die negativen Fälle nach Beginn der Behandlung in kurzen Abständen untersuchen läßt. Gerade die Anwendung der verfeinerten Methoden (Sternsche, Kaupsche, Jacobsthalsche Methode) ist besonders geeignet, diese „okkulten Schwankungen" aufzudecken. Der Praktiker aber, der oft aus rein äußerlichen Gründen nicht in der

Lage sein kann, diesen Dingen nachzugehen, muß für sein praktisches Handeln das daraus lernen, daß es falsch ist, aus der ersten negativen Untersuchung den Fall zu leicht zu nehmen, wenn er schon im sogenannten Stadium ambiguum, also später als 3—4 Wochen post infectionem in seine Behandlung kommt. Die Forderung nach der zweiten Sicherheitskur ergibt sich damit von selbst. Gar zu oft sieht man die tragischen Folgen mißlungener abortiver Kuren.

Bei Lues II ist die Serumreaktion bei sorgfältiger Untersuchung in wohl 98—100% positiv. In dieser Zahl liegt eine gewisse Gefahr. Denn da der Kliniker gewöhnt ist, sich gerade in diesem Stadium auf die Blutuntersuchung unbedingt zu verlassen, so kann gerade hier der eine Versager schwere Folgen nach sich ziehen.

Die Versager kommen erfahrungsgemäß gerade bei Fällen von Lues maligna vor. Es ist wohl sehr wahrscheinlich, daß der die Lues maligna verursachende Mangel an Abwehrkräften des Organismus und das Fehlen der Serumreaktion in einem gewissen Zusammenhang miteinander stehen.

Bei Lues III schwanken die Angaben über die Häufigkeit der W.R. wieder sehr. Durchschnittlich kann man sie auf 70—90% veranschlagen. Es käme darauf an, mehr, als es bisher geschehen ist, auch die Klinik dabei zu berücksichtigen. Denn es unterliegt keinem Zweifel, daß die Häufigkeit ganz außerordentlich von dem befallenen Organsystem abhängt. So habe ich bei Knochenlues gar nicht selten ein Versagen der Blutuntersuchung gesehen, während bei luischen Erkrankungen der Aorta oder der Leber dies ein geradezu seltenes Ereignis ist.

Auch in der Latenz kommen offenbar eine Anzahl von Faktoren in Betracht, die sich schwer in ein Schema bringen lassen. So geben Prostituierte ganz auffallend häufig viele Jahre nach der Infektion noch eine positive Reaktion; gleiches gilt nach meinen Erfahrungen von alter Malaria.

Man kann im allgemeinen sagen, daß man·in der Frühlatenz, die ich bis zum 3. Jahre post infectionem zu rechnen geneigt bin, die positive Reaktion relativ häufiger sieht. Wie allerdings sich diese Verhältnisse gestalten werden, seitdem fast alle Luesfälle mit Arsenikalien behandelt sind, kann man wohl noch nicht sagen. Die Angaben über die Häufigkeit der positiven Reaktion schwanken zwischen 17 und 85%; viele dieser Angaben sind aber in der Zeit vor der Arsenikalienanwendung gewonnen. Der Durchschnitt ist etwa 50—60%. Ich möchte hier nicht unerwähnt lassen, daß nach meinen Erfahrungen Patienten, die nur nach den Regeln der Naturheilkunde behandelt sind, einen geradezu grotesk hohen Prozentsatz an positiven Serumreaktionen liefern, woraus die Naturheiler folgern, daß die W.R. wertlos ist, denn ihre Methode sei natürlich wertvoll.

Bei hereditärer Lues wird meinem Gefühle nach der Wert der Blutuntersuchung etwas überschätzt. Gar zu oft sehen wir Fälle, wo nach unserem klinischen Eindruck Lues vorliegen muß und wo die Reaktion versagt. Damit soll nicht gesagt sein, daß man, wenn es sich darum handelt, zu erkennen, ob die Kinder aus einer Ehe zwischen

Luikern als gesund anzusehen sind, die Blutuntersuchung unterlassen soll. Denn im Gegensatz zu dem eben Gesagten findet man serologisch nicht zu selten da etwas, wo man klinisch eine negative Reaktion erwartete.

Sehr wichtig ist es, sich zu merken, daß die Blutuntersuchung nur in den ersten Tagen oder Wochen nach der Geburt noch nicht entscheidend zu sein braucht. Nicht nur, daß die Infektion des Kindes unter der Geburt erfolgt sein kann, wir müssen auch daran denken, daß Neugeborene überhaupt nicht die Fähigkeit haben, in derselben Weise wie Erwachsene serologisch auf Antigene zu reagieren. Der negative Ausfall der Serumreaktion kann damit zusammenhängen. Daraus ergibt sich die Regel, daß man gefährdete Kinder zuerst nach der Geburt, dann aber nach 6—10 Monaten serologisch untersuchen lassen soll.

Technik der Blutentnahme.

Sehr wichtig für die praktische Anwendung der W.R. ist die zweckmäßige Entnahme und der Versand des Materiales. In dieser Beziehung wird noch sehr viel falsch gemacht, und manche Schuld für falsche Ergebnisse fällt nicht dem Untersucher, sondern dem Einsender zu. Darum ist es nicht unnötig, hier einiges darüber zu sagen.

Die jüngere Ärztegeneration ist ja im allgemeinen mit der Blutentnahme vertrauter, und sie bedeutet nicht mehr so sehr, wie früher oft, ein Blutbad für Arzt und Patienten.

Als erstes merke man sich, daß die W.R. außerordentlich fein auf alle chemischen Eingriffe, die das Blut treffen, reagiert. Alkalizusatz macht eine positive Reaktion negativ, Säurezusatz tut das Umgekehrte. Also darf man nicht seine Kanülen mit Soda auskochen, oder muß sie zum mindesten nach dem Kochen, auch in dünner Sodalösung, mit Kochsalzlösung abspülen. Alte Reagensgläser, in denen man eben noch seine chemischen Harnreaktionen gemacht hat, nehme man nie. Nur beim Versand auf größere Strecken muß das Blut ganz steril sein. Wenn es sehr sauber abgenommen ist, so genügt das auch.

Schwere Irrtümer können vorkommen, wenn man seine Kanülen oder gar das Reagensglas mit Alkohol, mit Äther oder Chloroform durchspritzt oder reinigt, und sie vor dem völligen Verdunsten dieser Flüssigkeiten benutzt. Wer nicht das Röhrchen mit einem gekennzeichneten Schildchen versieht, oder wer das Material unbezeichnet mit dem Bemerken „Herr Doktor weiß schon" beim Serologen abgeben läßt, darf sich über Verwechslungen nicht beschweren. Das Blut soll am besten beim nüchternen Patienten entnommen werden.

Für die reguläre Blutentnahme seien einige Winke gegeben. Die Stauungsbinde anzulegen ist ganz unzweckmäßig. Man staue die Vene durch einen Schlauch, am einfachsten einen Irrigatorschlauch, und klemme ihn mit einer Arterienklemme ab (s. Abb. 19). Diese muß so liegen, daß sie mit der rechten, nie der linken Hand des Arztes leicht abgenommen werden kann. Im allgemeinen ist es nicht praktisch, dem

Patienten das Abnehmen von Jacke oder Bluse zu ersparen. Wenn die
Klemme liegt und der Arm gestaut ist, überzeuge man sich, ob der Puls
noch an dem Arm da ist, also der arterielle Zufluß nicht gehemmt ist.
Nun läßt man den Arm einige Male beugen und strecken, wenn die Venen
nicht sogleich gut hervortreten. Bei fetten Armen mit schlechten Venen
läßt man dann eine Spur beugen und fühlt, in der Ellenbeuge von der
Außenseite nach der Innenseite des Armes leise mit tastendem Finger

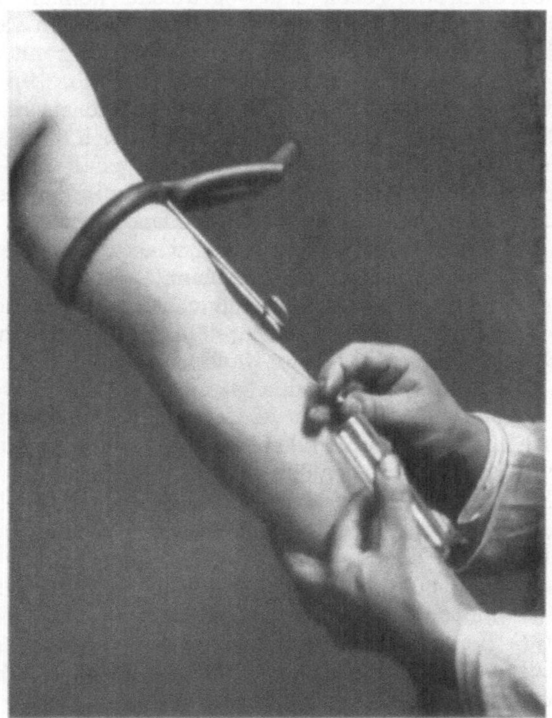

Abb. 19. Blutentnahme aus der Armvene ohne Spritze.

streichend, ob man nicht eine strangartige Resistenz fühlt. Wenn man
diese gefühlt hat, muß man die Stauung nochmals lösen: dann muß
die Resistenz unter den Fingern verschwinden, sonst war es der Lacertus
fibrosus oder ein Nerv. Fast immer, auch bei fettreichsten Armen,
sieht man bei sehr guter Beleuchtung an der richtigen Stelle eine
ganz zarte, von der Vene ausgehende bläuliche Färbung. Es ist ein
Irrtum, daß man immer die klassische Aderlaßvene punktieren muß.
Bei fetten Armen läuft fast immer an der Armaußenseite eine ge-
eignetere. Bei mageren Armen mit starken Venen rutscht einem die
stärkste Vene unter der Nadel am leichtesten aus. Man vermeide,
wenn irgend möglich, geschlängelte Venen, wenn sie noch so ver-
lockend aussehen.

Man sei sich klar, daß die „Desinfektion" des Armes mit Alkohol oder Benzin mehr eine symbolische Handlung ist. Sind irgend entzündliche Veränderungen, vor allem Furunkeln oder Pusteln am Arm, so nehme man doch lieber Jodtinktur zur Desinfektion.

Ich punktiere fast nie mit einer Spritze, denn diese kostet viel mehr an Reinigungsarbeit. Die geeignetste Haltung ist die in der Abbildung gegebene. Die Streckung des Patientenarmes ad maximum muß erzwungen werden, damit die Venen nicht wegrutschen können. Ich erreiche das, indem ich mit dem rechten Kleinfingerballen den Arm des Patienten in seinem unteren Teil herunterdrücke und gleichzeitig mit dem linken Zeigefinger den Ellbogen mir entgegendrücke (s. Abb. 19). Das kann man sehr gut, auch wenn man das Entnahmeröhrchen in der linken Hand hält. Damit nun kein Blutbad entsteht, halte ich mit dem Daumen der rechten Hand die im übrigen schreibfederartig gehaltene Kanüle beim Einstechen zu. Man fühlt dann sogleich, wenn man in der Vene ist, den Druck des Blutes in ihr. Wenn man dann den Daumen schnell fortnimmt, braucht kein Tröpfchen Blut an die Hand zu kommen. Wer ängstlich wegen Infektion ist, kann die Kanüle mit einem 2—3 cm langen, während des Eingehens zuzuhaltenden Gummischlauch an ihrem Ende versehen.

Es ist im allgemeinen nicht richtig, dem Untersucher weniger als 5—10 ccm Blut einzusenden. Eine Nachprüfung oder das Ansetzen des Versuchs mit mehreren Methoden ist sonst sehr erschwert.

Wenn die Kanüle gut geschliffen ist, ist eine schnelle Blutentnahme mit einer etwa 1,2 mm dicken Kanüle für den Patienten viel angenehmer als ein langer Verlauf der Entnahme mit dünner Kanüle.

Da eigentlich nur das Durchstechen der Haut mit der Nadel unangenehm ist, so gehe man so gut wie nie mit der Nadel wieder heraus, bevor man zum Ziel gekommen ist. Hat man vorher die Vene richtig gefühlt, so muß man bei systematischem Absuchen unter langsamem Vor- und Zurückschieben der Kanüle endlich zur richtigen Stelle kommen. Nur nicht hastig! Bei wohl 500—600 Blutentnahmen passiert es Geübten nur einmal, daß sie zweimal eingehen müssen, und auch dann wäre es meistens vermeidbar gewesen.

Hat man es mit einem sehr nervösen Patienten zu tun, der überdies schlechte Adern hat, und ist man selbst nicht sehr geübt, so empfiehlt es sich, lieber eine Entnahme mit dem Schröpfkopf vorzunehmen.

Ist genügend Blut entnommen, so löst man zuerst die Stauung mit der rechten Hand, dann nimmt man die zwischen Zeige- und Mittelfinger dieser Hand ruhende Kanüle heraus, indem man gleichzeitig mit Watte die Wunde komprimiert; wenn man dann etwa 2 Minuten auf diese Watte drücken läßt, erhält man fast nie eine Nachblutung. Das nun aufgelegte Heftpflasterstück braucht nicht mit Tupfer oder Watte unterlegt zu sein. Wenn es nur höchstens 1 cm breit und 2 cm lang ist, ist es viel angenehmer für den Patienten und viel sparsamer. Man lege es grundsätzlich in der Längsrichtung des Armes.

Die Schröpfköpfe alter Konstruktion sind hierzu ungeeignet. Am meisten zu empfehlen ist der von Kafka modifizierte Schröpfkopf (s. Abb. 20). Man muß vor dem blutigen Schröpfen immer erst trocken schröpfen, was so geschieht, daß man den Schröpfkopf nach Reinigen der Haut mit Alkohol aufsetzt, das Vakuum erzeugt und eine bis drei Minuten wartet, bis sich die Haut als eine hyperämische Kuppe hervorhebt. Dann erst mit wird dem Schröpfschnepper übers Kreuz je eine Scarificationsgruppe angelegt. Das Vakuum mittels der komplizierten hierzu angegebenen Dreiweghähne oder des teuren Saugballons zu erzeugen ist unnötig. Viel einfacher ist es, mittels Saugens an dem Schlauchmundstück die Luftleere zu erzeugen und zu regeln. Wenn man das Vakuum erzeugt hat, knickt man mit der Hand den Schlauch ab; man kann mit dieser Methode in wenigen Minuten 5—10 ccm Blut erhalten. Auf die Wunde legt man nach Bepuderung mit Dermatol oder Airol, Watte oder Gaze, die man mit einem Heftpflaster-Kreuzverband befestigt. Die zweckmäßigste Stelle zum Ansetzen des Schröpf-kopfes dürfte, falls die Mode nicht noch ein weiteres Heruntergehen des weiblichen Dekolletés vorschreibt, die Lende direkt über dem Gesäß sein. Denn man darf nicht vergessen, daß das Schröpfen stets bleibende Narben setzt.

Bei **Säuglingen** kann man mit feiner Kanüle bei großer Übung zwar fast immer das Blut aus der Armvene entnehmen. Sonst ist eine zweckmäßige Entnahmestelle die Vene jugularis oder eine Temporalvene. Die Stauung macht man hier bei herabhängendem Kopfe am Halse. Die technisch leichte Entnahme aus dem Sinus sagittalis von der Fontanelle aus ist aus psychologischen Gründen nicht empfehlenswert, denn

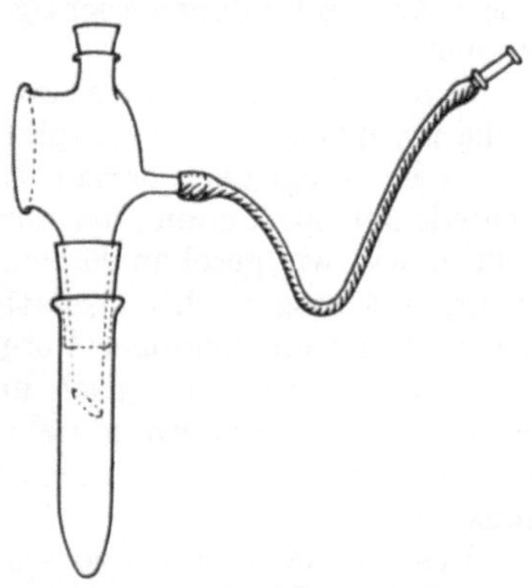

Abb. 20. Schröpfkopf nach **Kafka** und **Jacobsthal**.

diese Stelle gilt bei den Müttern noch immer als eine lebensgefährliche Stelle.

Man muß dafür sorgen, daß das Material möglichst schnell an den Untersucher gelangt; besonders im Sommer können sonst unspezifische Resultate vorkommen. Kann man es nicht gleich absenden, so bewahrt man es am besten im Eisschrank; ist ein längerer Bahntransport unvermeidlich, so ist die Einsendung von Blutserum anstatt Vollblut das Sicherste. Das Serum gewinnt man am besten so, daß man sofort nach der Blutentnahme das Blut wenigstens $^1/_2$ Std. bei Zimmertemperatur ganz ruhig stehen läßt, dann mittels einer sauberen Nadel, z. B. einer Stricknadel, den Blutkuchen vom Glase löst, 6—18 Stunden kalt stehen läßt und das nunmehr abgesetzte Serum abgießt.

III. Die Liquoruntersuchung.

In den letzten Jahren hat sich die Liquoruntersuchung immer mehr eingebürgert. Aber noch immer nicht kann man sagen, daß sie an Popularität mit der Blutuntersuchung sich irgendwie messen könnte. Das hat vor allem äußerliche Gründe. Als Untersuchungsmethode verdient sie nicht nur theoretisch die allergrößte Beachtung.

Im ganzen sind auch die beim Liquor anwendbaren Methoden ziemlich monoton. Sie beziehen sich auf die Prüfung folgender Faktoren: den Eiweißgehalt, den Zellgehalt, die W.R., den Antikörpergehalt, die sogenannten Kolloidreaktionen. Alles andere spielt eigentlich keine Rolle.

Es ist der faszinierenden Lehrmethode N o n n e s und dem geschickten Schlagwort der „vier Reaktionen" zu verdanken, wenn es sich den Ärzten eingehämmert hat, daß man aus der synoptischen Beobachtung seiner „vier Reaktionen": W.R. des Blutes, des Liquors, Zellzahl, Globulinbestimmung, außerordentlich wesentliche diagnostische Ergebnisse erzielen kann. Es liegt aber auch in diesem Schlagwort eine Gefahr: denn als ein fünftes Rad am Wagen erscheinen dadurch unwillkürlich die später gefundenen wichtigen Reaktionen, vor allem die Kolloidreaktionen.

Wir wollen uns nun erst im einzelnen mit den Untersuchungsmethoden bekannt machen und erst später über ihre klinische Einwertung sprechen.

Jeder, auch der normale Liquor enthält Ei weiß, das man mit verschiedenen Methoden bestimmen kann. Aber wie sich im kranken Blute, wie wir gesehen haben, die Labilität der Eiweißstoffe vermehrt zeigt, was man auch als relative Vermehrung der Globuline bezeichnen kann, so ist ein analoger Vorgang auch beim Liquor feststellbar. Aber bei ihm, der morphologisch und chemisch viel einfacher aufgebaut ist, ist auch die Veränderung viel einfacher festzustellen, so daß diese Untersuchungsmethoden zu dem Rüstzeug auch des praktischen Arztes gehören müssen.

Das **Gesamteiweiß** wird am einfachsten nach Ni ßl bestimmt, indem man 2 ccm Liquor mit 1 ccm Esbachschem Reagens mischt und in einem geeichten sogenannten Nißlröhrchen zentrifugiert. Der normale Eiweißwert des Liquors beträgt durchschnittlich 0,01 bis 0,02%.

Für die **Bestimmung der Globuline** gibt es mehrere, in ihrer Empfindlichkeit abgestufte, einfache Methoden. Es hat Zweck sie gleichzeitig anzusetzen, denn sie ergänzen sich zueinander. Die Pandysche Reaktion ist die empfindlichste, und wenn sie negativ ausfällt, kann man den Liquor als normal betrachten. Zur Pandyschen Reaktion wird gesättigte, wässerige Lösung von Acid. carbolic. liquefact. in einem Uhrschälchen vom Rande her mit einem Tropfen Liquor versetzt. Auf schwarzem Grunde darf sich dann nach drei Minuten höchstens eine leichte Trübung zeigen; bei stärkerer Trübung ist die Reaktion positiv.

Bei der bekanntesten Globulinreaktion, der sogenannten **Phase I-Reaktion** nach N o n n e - A p e l t - S c h u m m, wird das Globulin mittels gesättigter, neutraler Ammoniumsulfatlösung (etwa 85 g auf 100 g Aqu. dest.) ausgefällt. Zur Anstellung der Reaktion versetzt man entweder mit der Pipette oder im geeichten Röhrchen L'quor mit der gleichen Menge Ammonsulfatlösung; am besten nimmt man von jedem 1 ccm. Nach 3 Minuten hat der normale Liquor keinerlei Trübung zu zeigen, auch nicht bei Beobachtung gegen dunkeln Grund. Stark positive Liquores zeigen Trübung bis Flockung. K a f k a hat die Ammonsulfataussalzung des Liquors systematisch erweitert, indem er nicht nur die Fällung durch diese Halbsättigung, sondern auch die Prüfung mit 40%, 33% und 28% Sättigung feststellt. Besonders bei sehr eiweißhaltigen Liquoren können diese Fraktionen Fällung erkennen lassen. Beobachtung 4—5 Stunden. Diese Methodik kann differentialdiagnostisch wichtige Aufschlüsse geben: sie ist aber wohl für die Allgemeinpraxis schon etwas zu kompliziert.

Endlich ist die **Weichbrodtsche Sublimatreaktion** zu nennen, bei der 3 Teile 1%$_{00}$ Sublimatlösung mit 7 Teilen Liquor versetzt werden. Schütteln, sofort ablesen. Die positive Reaktion zeigt Opalescenz, eventuell Trübung und Ausflockung. Gerade bei luischer Meningitis pflegt diese Probe positiv auszufallen.

Die **Braun-Huslersche Reaktion** mit Salzsäure und die Noguchische Reaktion mit Buttersäure ist etwas weniger eingeführt.

Die **Prüfung der Zellen des Liquors** nach Menge und Art ist diagnostisch von größter Bedeutung. Da die Zellen ziemlich empfindliche Gebilde sind, ist die Untersuchung der Liquorzellen durch den praktischen Arzt selbst erwünscht. Die Zellzählung geschieht in der sogenannten Fuchs-Rosenthalschen Zählkammer, die etwas größeren Inhalt und eine etwas andere Einteilung als die Thoma-Zeißsche Blut-zählkammer hat. Man pflegt die ganze Kammer durchzuzählen. Die Verdünnung geschieht mittels einer hochprozentigen Essigsäure, der etwas Methylviolett zugesetzt ist (Rp. All oh. gesätt. Methylviolettlösung 0,5, Acid. aceticum glaciale 5,0, Aqu. dest. ad 100.) In der Leukocytenzählpipette wird diese Farbflüssigkeit bis zur Marke 1, der Liquor bis zur Marke 11 aufgesogen, geschüttelt und die Kammer beschickt. Es ist zweckmäßig, die 0,4—0,5 ccm, die man zur Zellzählung braucht, in einem ganz kleinen Reagensgläschen oder Blockschälchen oder nach Kafka in einem konischen Capillarröhrchen, das man direkt an die Punktionskanüle setzt, aufzufangen, damit der übrige Liquor durch den sauren und blauen Farbstoff nicht verändert wird. Der Liquor soll nicht blutig sein. Ist er es doch, so kann man, wenn man die Blutleukocytenwerte des Patienten kennt, leicht annähernd genaue Zahlen bekommen, indem man den Liquor anstatt mit Essigsäure, mit der NaCl-Lösung verdünnt. Minimale Blutbeimengung hat praktisch keinen Einfluß, denn beim normalen Blut kommen ja auf 1000 rote höchstens 1—2 weiße Blutkörperchen, und von diesen sind auch nur etwa $^{1}/_{4}$—$^{1}/_{5}$ Lymphocyten. Viel leichter geschieht dem Ungeübten ein Irrtum, indem er durch die Essigsäure nicht ganz aufgelöst, aber violett angefärbte Erythrocyten für Lymphocyten hält. Nur Zellen mit Protoplasmasaum sind Lymphocyten. Das nehme man zur Richtschnur. Die durchgezählten Zellen der Kammer muß man noch durch drei dividieren, um den Zellgehalt im Kubikmillimeter zu erhalten. Die normale Zellzahl ist 0—5—6; bis etwa 9 sind Grenzzahlen, was darüber ist, ist sicher pathologisch.

Die **Zellarten des Liquors** (s. Abb. 21 u. 22) sind manchmal gar nicht so leicht zu differenzieren. Die wichtigsten Zellarten sind folgende: Der Leukocyt, der besonders bei akuten Meningitiden, eventuell auch bei tuberkulöser Meningitis gefunden wird, von syphilitischen Erkrankungen nur bei akuter Cerebrospinallues. Der Lymphocyt, die normale Zelle des Liquors, vermehrt vor allem bei luetischen Erkrankungen und Tuberkulose. Die Plasmazelle. vorwiegend da vorkommend, wo eine histogene luische Reaktion des Gewebes anzunehmen ist, besonders auch bei Paralyse. Die Zelle ist charakterisiert bei der Pappenheim-Unna-Färbung oder panoptischen Färbung durch rot erscheinenden Protoplasmaleib und den sogenannten Radkern. Die Endothelzelle, die sich durch ihren breiten Protoplasmasaum, ihre häufig unregelmäßige Form, ihren blassen Kern charakterisiert. Sie ist wohl der Ausdruck eines desquamativen Prozesses, der mit Lockerung des Zellverbandes und

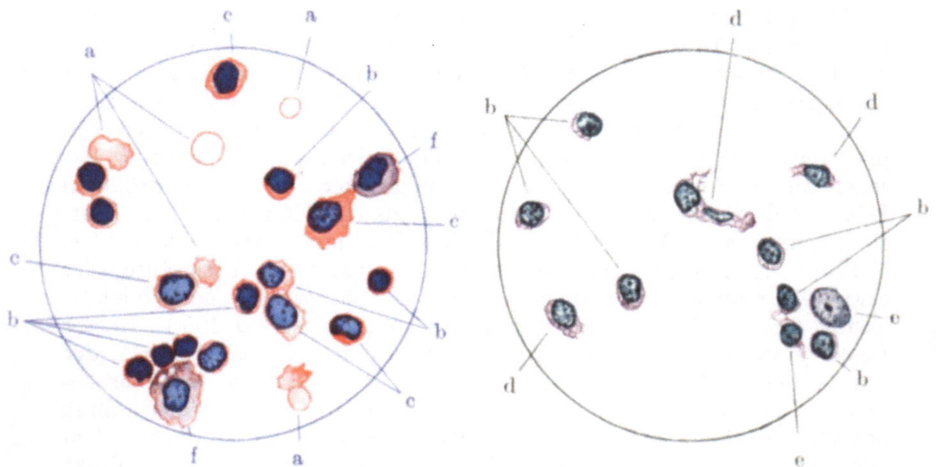

a = Erythrozyten, b = Lymphozyten, c = größere Lymphozyten, d = geschwänzte Lymphozyten
e = Plasmazellen, f = Makrophagen.

Abb. 21 und 22. Plasmazellen und Leukocyt aus Lumbalpunktat. Panoptische Färbung. (Aus Handbuch der Serodiagnose von C. Bruck. 2. Aufl. Berlin: Julius Springer 1923.)

damit Durchlässigkeit der Meningen verbunden ist, also vor allem bei akuten und subakuten Krankheitsprozessen. Vereinzelte Zellen findet man auch im normalen Liquor.

Die einfachste Methode, die Liquorzellen zu färben, ist die, daß man den Liquor zentrifugiert, die überstehende Flüssigkeit abgießt (für serologische usw. Reaktionen). Das Abgießen muß in einem Zuge geschehen, damit der Bodensatz nicht aufgewirbelt wird. Man kann bei einiger Übung das Glas ruhig auf den Kopf stellen. Um eine gute Zellfärbung zu erhalten, kommt alles darauf an, alle Flüssigkeitsreste zu entfernen, was man durch Absaugen des letzten Tröpfchens vom Rande des umgedrehten Glases mittels Fließpapier oder Watte erreicht. Man kann auch den Bodensatz mit einer feinen Capillare oder Platinöse aufnehmen und nach Art von Blutpräparaten auf vorher durch Flambieren gut entfetteten Objektträgern gut ausstreichen[1]). Färbung nach Fixieren mit Alcohol abs. oder Methylalkohol 5 Minuten. Dann 5 Minuten Methylgrünpyronin. Abspülen mit Wasser (Pappenheim-Unna-Färbung). Oder auch Färbung panoptisch nach Pappenheim: Fixierung mit unverdünnter May-Grünwaldlösung 1—2 Minuten; dann Aufgießen der etwa 8—10fachen Menge Aqu. dest., 2—4 Minuten stehen, kurz abspülen mit Aqu. dest. 8 - 10 Minuten nachfärben mit verdünnter Giemsalösung (je 1 Tropfen Giemsalösung pro Kubikzentimeter neutraler Aqu. dest.), abspülen, trocknen.

Von **serologischen Methoden zur Liquoruntersuchung** kommen vorwiegend drei Arten in Betracht, nämlich: 1. die W.R., 2. die Hämolysinreaktion und 3. die sogenannten Kolloidreaktionen.

Die **Wassermannsche Reaktion** wird im Liquor stets quantitativ ausgewertet. Diese Methodik hat erheblichen differentialdiagnostischen Wert. Die Auswertung (Hauptmann) erstreckt sich meistens auf den Bereich von 0,01—1,0, also auf viel größere Mengen als bei der W.R. des Blutes. Die stärksten Reaktionen findet man bei Paralyse, schwächere bei Tabes und älterer luischer Meningitis. Bemerkenswert ist, daß die W.R. besonders bei Paralyse, auch bei Erwärmen des Liquors $1/2$ Stunde bei 56^0 nicht schwindet. Dieses Inaktivieren des Liquors schützt auch vor unspezifisch positiven Reaktionen, wie sie besonders bei Tuberkulose, Hirntumor, multipler Sklerose, Encephalitis, Fleckfieber beobachtet worden sind und ohne diesen Kunstgriff früher zu mancherlei Fehldiagnosen geführt haben. Die sogenannten verfeinerten Methoden der W.R. (Sachssche, Jacobsthalsche) eignen sich nicht für den Liquor. Die Fällungsreaktionen (Sachs-Georgi, Meinicke) erreichen vorläufig an Güte beim Liquor noch nicht die Ergebnisse der ausgewerteten W.R.

Die **Hämolysinreaktionen nach Weil und Kafka** sind Proben auf die Durchlässigkeit der Meningen für normale Immunkörper, wie sie sich natürlicherweise im Blute, nicht aber im Liquor finden. Bei entzündlichen Prozessen filtrieren diese Stoffe in den Liquor hinein. Man prüft 1. auf die gegen Hammelblut gerichteten Normalamboceptoren und 2. auf das Komplement Letzteres findet sich nur bei ganz schweren, akuten Meningitiden luischer oder nicht luischer Art, der Amboceptor aber auch bei chronischeren, wie Paralyse.

Die **Kolloidreaktionen** haben in neuerer Zeit steigende Bedeutung gewonnen. Ihren Ausgangspunkt haben sie von der Langeschen Goldsolreaktion 1912 genommen.

Es ist unmöglich, hier die Theorien über den keineswegs noch ganz geklärten Mechanismus dieser Reaktion auseinanderzusetzen; einige prinzipielle Andeutungen müssen genügen. Kolloide Lösungen, wie z. B. kolloidales Gold, kolloidale Mastixlösung usw. können durch Salz-

---

[1]) Am empfehlenswertesten hierfür ist der kürzlich von Trömner angegebene Sedimentator, eine Glasröhre von der Weite einer Centrifugenhülse, an einem Ende durch Kork oder Gummistopfen verschlossen. Auf diesen Kork wird ein rundes, eben hineinpassendes Deckgläschen gelegt, Liquor hineingegeben, centrifugiert, abgegossen und dann die mit Zellensediment bedeckte Deckgläschenseite fixiert und gefärbt. Vollkommenheit und Intaktheit des Zellniederschlages sind die Vorzüge des neuen Verfahrens.

lösungen genügender Konzentration ausgefällt werden. Von dieser
Ausfällung können sie durch andere Kolloide, z. B. Albumine geschützt
werden (Kolloidschutz). Anderseits aber auch gibt es kolloide Eiweißstoffe, z. B. Globuline, die die erwähnten Kolloide selbst ausfällen können.
Endlich sind die Ausfällungsverhältnisse sehr stark von der Wasser-
stoffionenkonzentration, von der Stabilität der benutzten Kolloid-
lösungen und von den Konzentrationsverschiedenheiten der Agenzien
abhängig. Die Ausfällung der als Reagenzien gebrauchten Kolloide
tritt nun je nach ihrer Art ganz verschieden in die Erscheinung: das
kolloidale Gold (Goldsol) ist eine klare wunderschön intensiv rubinrot
gefärbte Flüssigkeit. Wird es gröber dispers, so erkennt man das an
einer violetten und bei Zunahme des Prozesses blauvioletten Färbung,
die bei noch stärkerer Vergröberung über Hellblau in Farblos umschlägt

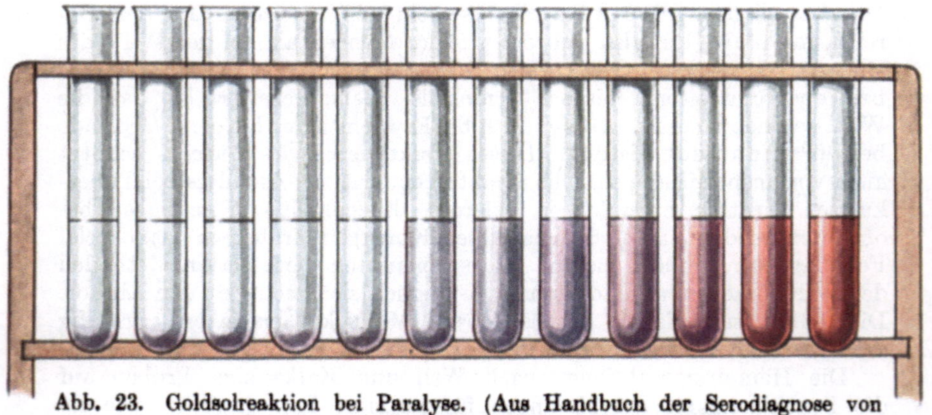

Abb. 23. Goldsolreaktion bei Paralyse. (Aus Handbuch der Serodiagnose von
C. Bruck. 2. Aufl. Berlin: Julius Springer 1923.)
(Man vergleiche die Art der Aufzeichnung mit dem Schema in Abb. 24.)

(s. Abb. 23). Die Mastixemulsion ist eine leicht opalescierende Flüssigkeit, die bei Dispersitätsvergröberung sich milchig trübt; bei Fortschreiten des Prozesses entstehen unter Klärung der überstehenden
Flüssigkeit Ausflockungen. Die Herstellung einer brauchbaren Gold-
lösung ist sehr schwierig; darin liegt das Haupthemmnis der allgemeinen
Einführung der Langeschen Reaktion. Die Mastixemulsion wird so
hergestellt, daß eine klare alkoholische Mastixlösung in bestimmter
Weise mit Aqu. dest. verdünnt wird. Anstatt dieser Kolloide sind auch
Benzoeharz, kolloidale Kohle, Kollargol, kolloidales Berlinerblau, Kongo-
rubin und andere Stoffe angewandt worden. In Frankreich wird die
Benzoeharzreaktion am meisten geschätzt. Sie ist aber der Goldsolreaktion und den neueren Mastixmethoden unterlegen. Von den Mastix-
reaktionen wird die älteste, die Emanuelsche, nicht mehr angewandt.
Sie ist durch die Methodik von Jacobsthal und Kafka, sowie durch
die Normomastixreaktion von Kafka verdrängt worden.

Bei den Kolloidreaktionen wird der Liquor in steigenden Verdünnungen mit konstanten Mengen des Kolloids zusammengebracht. Diese

Verdünnungen reichen bei der Goldsolreaktion von 1 : 10 bis 1 : 320000, bei der Mastixreaktion von 1 : 4 bis 1 : 4000, bei der Normomastixreaktion von 1 : 1 bis 1 : 4000. Jede Kolloidlösung muß in bezug auf ihre Kochsalzempfindlichkeit erst austitriert werden. Bei der Jacobsthal-Kafkaschen Technik benutzt man jetzt meistens die eben Ausfällung verursachende Kochsalzkonzentration; bei der Normomastixreaktion, Normosal in nicht ausfällender Dosierung und ein durch Sudan vorgefärbtes Mastixsol.

Ob die Kolloidreaktionen in gleichem Sinne wie etwa die W.R. spezifisch sind, d. h. ob sie durch einen bestimmten Reaktionskörper ausgelöst werden, oder ob sie nur durch ein charakteristisches Gemisch von Eiweißkörpern bestehen, ist noch unentschieden. Ihr Wert zur Ergänzung der Diagnose ist unbestritten. Leider können sie bei multipler Sklerose, selten bei tuberkulöser Meningitis oder Tumor das Bild einer leichten luischen Erkrankung des Zentralnervensystems vortäuschen.

Nach der Goldsolreaktion ist die Normomastixreaktion die zur Zeit beste Kolloidreaktion.

Bei den **Kurven der Kolloidreaktionen** (s. Abb. 24) gehen von links nach rechts die steigenden Verdünnungen des Liquors; von oben nach unten, anstatt wie sonst üblich umgekehrt, die steigenden Stärken des Ausfalls in den einzelnen Röhrchen.

Diese Kurventypen entsprechen in der Großzahl der Fälle dem klinischen Bild. Aber auch hier darf man nichts Absolutes erwarten. Das liegt nicht an der Methodik, sondern an dem, wie sich immer mehr zeigt, so unendlich wechselnden Symptomenbild bei der Lues. Überhaupt darf gerade in der Liquordiagnostik nicht eine einzelne Erscheinung oder Reaktion ins Auge gefaßt werden. Gerade die synoptische Methode, die Symptomenkomplexe oder Syndrome zusammenfaßt, ist hier geboten. Man hat das Augenblicksbild oder Zustandsbild als „Querschnitt", die Zusammenfassung der Ergebnisse aber während eines längeren Zeitabschnittes als „Längsschnitte" bezeichnet.

Früher glaubte man, daß die serologische Beobachtung des Liquors nur bei „Nervensyphilis" von Bedeutung sei. Die neuere Zeit hat uns gelehrt, daß die syphilitische Erkrankung des Organismus in jedem ihrer Stadien das Zentralnervensystem so ergreifen kann, daß seine Erkrankung sich im Liquorbild spiegelt. Aber mehr noch: Durch die besonderen biologischen Bedingungen des Zentralnervensystems, insbesondere seine rein mechanische Isolierung im Duralsack, kann sich eine luische Erkrankung des Zentralnervensystems sozusagen isoliert, abgekapselt, fast unabhängig vom übrigen Körper abspielen. Darum ist die gleichzeitige Beobachtung des Körperzustandes, am bequemsten ermessen an der W.R. des Serums, mit der Untersuchung des Zentralnervensystems, am einfachsten beurteilt nach der Liquoruntersuchung, in jedem Falle geboten.

Schon im seronegativen Stadium der Lues I kann das Zentralnervensystem ergriffen sein. Das ist auch an sich nicht wunderbar, wenn wir uns vergegenwärtigen, wie die Luesspirochäten, die in diesem Stadium ja schon im Blute kreisen können, durch ihre bohrende Bewegung jedes Organ durchbohren können. Bei Lues I macht sich die Invasion, abgesehen von der Fähigkeit des Liquors, durch Überimpfung das Tier zu infizieren, nur durch eine leichte Drucksteigerung und Lymphocytose bemerkbar. Im Laufe der Lues I/II wird nun in einer beträchtlichen

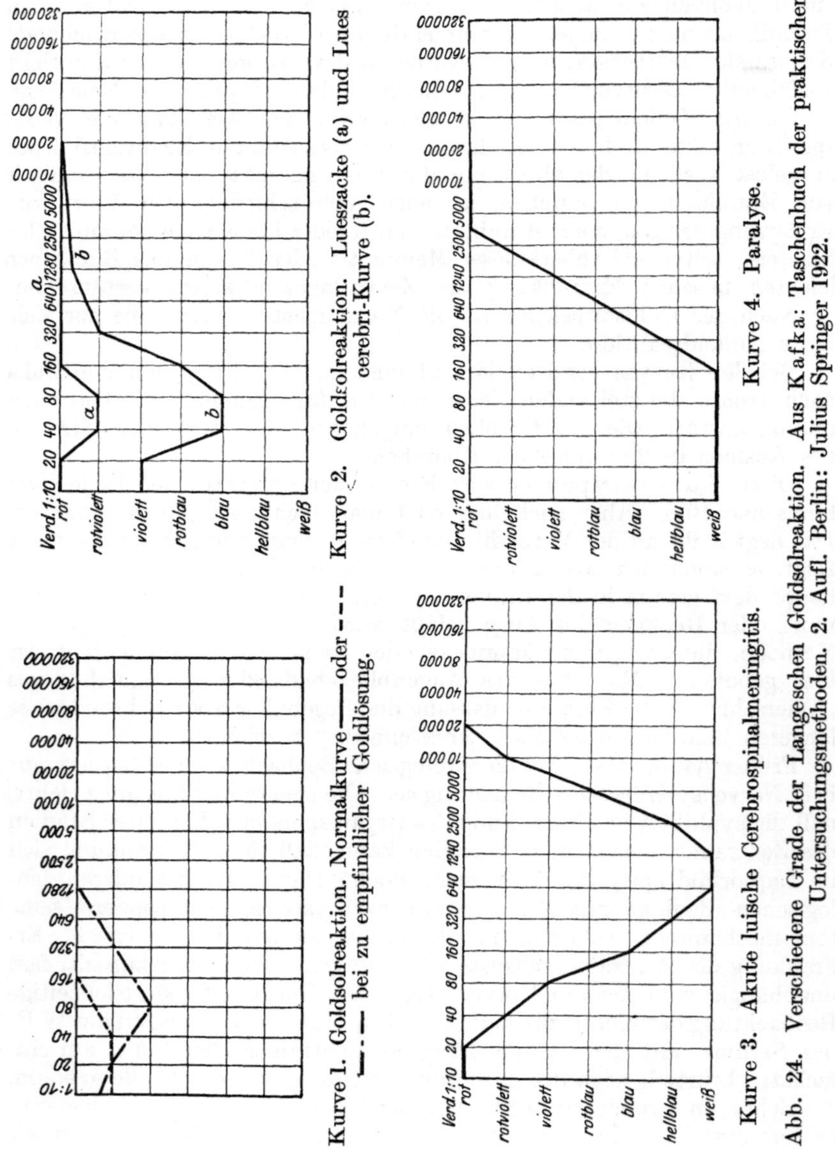

Abb. 24. Verschiedene Grade der Langeschen Goldsolreaktion. Aus Kafka: Taschenbuch der praktischen Untersuchungsmethoden. 2. Aufl. Berlin: Julius Springer 1922.

Zahl der Fälle, wohl 40%, die Infektion des Liquors manifest. Aber das klinische Symptom des Kopfschmerzes ist kein Indikator für diesen Vorgang. Die Drucksteigerung, Lymphocytose stärker als bei Lues I.

Aber schon 3 Wochen nach der Infektion wurde eine deutliche Pleocytose, Hämolysinreaktion, W.R. bei 0,5 ccm, und positive Kolloidreaktion (Lueszacke) gefunden. Auch die Phase I kann positiv sein.

Bei Lues II treten in wohl 60% der Fälle pathologische Zustände am Liquor auf, nachdem ihre Häufigkeit im seropositiven Primärstadium schon zugenommen hatte. Jede einzelne der Liquorreaktionen kann nun schon positiv sein, die W.R. unter Umständen schon von 0,2 an. Besonders charakteristisch aber und manchmal isoliert verändert ist das Bild der Kolloidreaktionen. Hier finden wir die „Lueszacke" in allen Graden der Ausbildung. Auch Plasmazellen als Ausdruck eines histopathologischen Geschehens können schon gefunden werden, was bei Lues I nicht vorkommt. Denn da beherrschen die Lymphocyten das Bild. Auch jetzt ist das klinische Bild des Kopfschmerzes kein direkter Gradmesser für den serologischen Umbau im Liquor. Es scheint zuzutreffen, daß bestimmte Formen der Lues II, insbesondere Alopecien und Leukoderme relativ häufiger Liquorveränderungen haben. Von den geschilderten Symptomen führen alle Übergänge zu der eigentlichen cerebrospinalen syphilitischen Meningitis.

Früher hatte man geglaubt, daß bei Lues III an Schleimhäuten und Haut Liquorveränderungen nicht vorkämen. Das war auch ein Irrtum. Sie sind sogar gar nicht so selten. Sie brauchen klinisch keine Erscheinungen zu machen und sind dadurch besonders eigenartig, daß sie auf eine spezifische Behandlung ungewöhnlich leicht zurückgehen können. In der Latenz können naturgemäß die wechselndsten Bilder des Liquors gefunden werden. Zunächst ist als wichtig zu sagen, daß unzweifelhaft auch ein vorher kranker Liquor, selbst ohne spezifische Behandlung, ausheilen kann. Aber es ist deprimierend zu sehen, wie ungeheuer häufig nach einer ungenügenden Behandlung gerade der Liquor krank bleiben kann, nach einzelnen Statistiken bei gegen 100% der Fälle, oder, wenn man die Druckerhöhung nicht so als wesentlich ansieht, doch 70—80%.

Im ganzen zeigt sich eine ganz außerordentlich große **Abhängigkeit von dem Grade der vorhergehenden Behandlung.** Vor allem ungenügende Salvarsanvorbehandlung gibt ein ungünstiges Zukunftsbild für den Liquor. Es ist hier nicht der Ort, über den Einfluß der verschiedenen Behandlungsarten auf das Liquorbild zu sprechen.

Die Frage, ob ein schon ganz negativer Liquor wieder von selbst positiv werden kann, muß bejaht werden. Aber es scheint so, als ob das etwas Selteneres ist. Im allgemeinen pflegt etwa 2 Jahre nach der Infektion entschieden zu sein, ob ein Liquor als gesundet angesehen werden kann. Aber auch dann, wenn er dann noch einen pathologischen Befund zeigt, ist er wohl noch verhältnismäßig leicht zu beeinflussen, während das später immer schwieriger wird. An sich ist es falsch, von einem gesunden oder kranken Liquor zu sprechen. Denn hinter dem pathologischen Befund steht immer der krankhafte anatomische Prozeß. Wenn wir von einer Liquorlues sprechen und damit einen Befund meinen, bei dem bei der W.R., den Kolloidreaktionen, dem Eiweiß- oder Zellgehalt irgend etwas abnorm ist, ohne daß sich klinisch etwas nachweisen läßt, so dürfen wir nie vergessen, daß das nur an den groben Methoden der klinischen Beobachtung liegt. Wir dürfen aber auch nicht aus dem Gedächtnis verlieren, daß zu dem Zustand, der eine echte Metalues, vor allem Tabes und Paralyse auslöst, noch irgend ein Faktor gehört, den wir noch nicht genau analysieren können, der aber wahrscheinlich damit zusammenhängt, daß ein relativ ungiftiger Spirochätenstamm nur relativ schwache Abwehrmaßnahmen des Körpers auslöst. die zu einer chronisch wiederkehrenden mittelstarken Giftwirkung führt, die sich da auswirkt, wo der Kampf zwischen Erreger und Körper sich abspielt. Man kann sich das plastisch so vorstellen, als wenn im Gehirn immer wieder eine Luetinreaktion ausgelöst wird, die zur Nekrose von Gewebe führt. Diese Reaktion aber wird deshalb niemals so heftig — außer vielleicht im paralytischen Anfall — weil Antigen und Antikörper schon in statu nascendi sich gegenseitig abstumpfen; Analoges kennen wir von der Tuberkulinreaktion.

Das serologische Querschnittsbild bei cerebrospinaler Lues, bei Tabes und Paralyse hängt in seiner Verschiedenheit vor allem von dem Grade der Akutheit des Prozesses ab. Vor allem der erstgenannte Prozeß hat eine Reihe von Übergängen zu sonstigen, nicht luischen entzündlichen Prozessen am Zentralnervensystem. Kafka hat diese Zustandsbilder etwa folgendermaßen gegenübergestellt:

	Paralyse	Tabes	Akute Lues cerebrospinalis
W.R. des Blutes .	$+++$	Originalmethoden oft negativ, verfeinerte Methoden meist positiv	$+++$
W.R. des Liquors .	fehlt häufig	$+$	oft $-$
Komplementgehalt des Blutes . . .	bei 0,1—0,2 $+++$	bei 0,5—1,0 positiv inaktiv stark abgeschwächt	bei 0,5 bis 1,0 $++/+++$ inaktiv stark abgeschwächt
Komplementgehalt des Liquors . .	meist negativ	$-$	$++$
Amboceptorgehalt des Liquors . .	in 80—90$^0/_0$ positiv	fast immer $-$	$+++$
Zellzahl	10—100	5—20, seltener 50	$>$200 bis 2000 und mehr
Gesamteiweiß . . .	erhöht	nicht vermehrt	stark vermehrt
Phase I	$+$ bis $++$	schwach positiv	$+++$
40$^0/_0$ Fraktion . .	$+$	$-$	$+$
33$^0/_0$,, . .	schwach $+$	$-$	$+$
28$^0/_0$,, . . .	$-$	$-$	$+$
Weichbrodts Reaktion	$+$ bis $++$	schwach $+$	$++$
Kolloidreaktionen .	stärkster Ausfall beim Kurvenbeginn (Paralysenkurve).	Kurve zwischen Lues cerebri und Paralyse	tiefe Lueszacke mit Übergang in Meningitiszacke

Typisch für das Bild der cerebrospinalen Lues ist die Möglichkeit des Wechsels: Wo wir erst noch ganz akute Erscheinungen gesehen hatten, kann sich mehr und mehr ein fast stationärer Zustand herausbilden: Die Zellzahl nimmt ab, die Eiweißkörper ebenso, besonders auch die relative Vermehrung der leicht fällbaren Fraktionen.

Auch bei der Paralyse kommen nicht nur klinisch, sondern auch serologisch Remissionen vor, die man noch bis vor kurzem für unmöglich gehalten hätte und die erweisen, daß das Wort: „progressive" Paralyse bedeutend zu pessimistisch ist. Ein Liquor kann auch bei Paralyse so gut wie normal werden. Gerade bei den starken Remissionen der Paralyse unter Behandlung mit künstlicher Malariaeinimpfung hat sich ein frappantes Parallelgehen des klinischen und serologischen Zustandes ergeben.

Über die praktische Anwendung der Laboratoriumsmethoden bei Lues.

Wir haben nunmehr das Rüstzeug gewonnen, um über die praktische Anwendung der Laboratoriumsmethoden Einiges sagen zu können.

Bei Lues I ist die Methode der Wahl immer der Nachweis der Luesspirochäte. So vorsichtig man mit dem Worte „Kunstfehler" sein soll: hier kann es wirklich angebracht sein, wenn ein Arzt, nachdem in ihm auch nur der Verdacht entstanden ist, daß ein Ulcus, das nicht nur am Genitale, sondern irgendwo auf der Haut, an der Lippe, am behaarten Kopf, an der Tonsille sitzt, ein Primäraffekt sein könnte, nicht mit aller Energie der Berechtigung dieses Verdachtes nachgeht. Denn es ist nun einmal sicher erwiesen, daß die Gesamtaussichten eines in den ersten Stadien gut behandelten Falles unendlich viel besser sind. Welches Herzeleid, welche Unkosten hätten schon vermieden werden können, wenn dieser Grundsatz immer befolgt worden wäre! Es ist auch so falsch wie möglich, wenn der Arzt in einer Zeit, wo die W.R. aller Erfahrung nach noch keine große oder gar keine diagnostische Bedeutung besitzt, also in den ersten 5—6 Wochen nach der Infektion, zu dem Patienten sagt, es solle sein Blut untersucht werden, und ihn beim negativen Ausfall beruhigt, sein Blut sei rein befunden worden; dieser Fehler kommt besonders oft dann zur Beobachtung, wenn dem einen Partner eines sexuellen Verhältnisses durch Zufall bekannt geworden ist, daß der andere nicht gesund sei. In diesem Falle besteht die Pflicht, mit allen Mitteln darauf zu fahnden, ob nicht doch in den nächsten Wochen auch nur das kleinste Geschwürchen sich irgendwo zeigt. Bei solchen Fällen kann man unter Umständen schon 8 Tage post infectionem an feinsten Hautdefekten massenhaft Luesspirochäten finden. Ebenso muß man bei der Frau aufs sorgsamste mit einem Speculum, nie ohne es, das Genitale bei bester Beleuchtung untersuchen und es sich nicht verdrießen lassen, in der Cervix uteri nach Spirochäten zu suchen; da können sie sich finden, wenn noch sonst gar nichts erkennbar ist.

Über die Frage der prophylaktischen Salvarsaninjektion haben wir hier nicht zu reden.

Der erste Grundsatz bei Lues I muß sein: keine Diagnose ohne Spirochätennachweis, wie man keine Tuberkulose ohne Tuberkelbacillennachweis diagnostizieren darf. Drüsenpunktion, wenn der Nachweis im Primäraffekt mißlingt. Von der 3. Woche nach der Infektion an muß auch bei gelungenem Spirochätennachweis die W.R. sogleich angeschlossen werden, um die Aussichten der Abortivbehandlung beurteilen zu können. Bei Lues II kann man, wenn Spirochäten gefunden worden sind, auf die W.R. verzichten und sie lieber zur Kontrolle der Therapie aufsparen.

Wenn bei Lues I Salvarsan vor der Dunkelfelduntersuchung gegeben worden ist, aber auch schon nach lokaler Behandlung des Ulcus mit Desinfizientien, ist der Spirochätennachweis erschwert, aber er gelingt doch oft noch nach 2—3 behandlungsfreien Tagen.

Der Spirochätennachweis verliert in den späteren Stadien der Syphilis an Bedeutung. Aber in den Exanthemen bei Lues II/III kann man oft noch massenhaft Spirochäten finden. Bei Lues maligna, wo die W.R. oft versagt, kann die Dunkelfelduntersuchung zuweilen zum Ziel führen. Jenseits der Lues II/III beherrscht die Untersuchung von Blut und Liquor das Feld, und zwar zur Diagnose und zur Kontrolle der Therapie.

Damit kommen wir zur Frage der Kontrolle der Therapie durch die Blutuntersuchung. Überblickt man historisch den Werdegang dieser Frage, so sieht man, daß Therapie und W.R. immer sozusagen gegeneinander ausgespielt worden sind. In der ersten Zeit der W.R., als man nur mit Quecksilber behandelte, sagte man, die W.R. tauge nicht zur Kontrolle, denn anerkannt „gut" behandelte Fälle blieben positiv. Dann drehte man den Spieß um; man sagte, diese oder jene Therapie tauge nichts, denn die W.R. bliebe dadurch unbeeinflußt. Endlich gab es Autoren, die die W.R. mit den feineren Methoden, die sich häufig ja gar nicht wegbehandeln ließ, als eine „Narbenreaktion" auffassen, also nicht als ein Symptom noch aktiver Syphilis, sondern als ein Anzeichen dafür, daß einmal Lues bestanden hätte. Heute müssen wir, gezwungen durch die Tatsachen, annehmen, daß der positive Wassermann wirklich aktive Lues bedeutet. Dieser Schluß ist allerdings zum Teil ein Analogieschluß: Wir wissen durch eine unendliche Zahl von Beobachtungen, daß, je energischer die Therapie, desto seltener die klinischen Rückfälle, desto seltener aber auch die W.R. Gleichzeitig aber wissen wir aus Paralleluntersuchungen, daß mit einsetzender Behandlung ein Wiederaufflackern der W.R. (serologisches Rezidiv) beobachtet werden kann oder daß das serologische Rezidiv ein Vorläufer des klinischen ist. Es läuft ihm 1—2 Monate voraus. Dagegen läßt es sich oft nicht direkt beweisen, daß nun wirklich irgendwo in Milz, Leber, Knochenmark, Lymphdrüsen irgendein klinisch harmloser Herd sitzt, der die W.R. positiv macht. Für den Kliniker freilich ist das Positivbleiben der W.R. oft recht unbequem; es gibt zahlreiche Fälle alter Infektionen, die trefflich behandelt sind und deren einzige Krank-.

heit die positive W.R. ist. Hier ist es Sache des ärztlichen Taktes, dafür zu sorgen, daß die Seele des Patienten darunter nicht Schaden nehme. Der Patient ist geneigt, bei der Blutuntersuchung zu denken: „Wassermann positiv, schlecht! Wassermann negativ, gut!" Man mache ihm klar, daß zwischen der Benutzung des Barometers zur Wetterprognose und der Einwertung der W.R. eine gewisse Ähnlichkeit besteht: das Barometer ist ein unentbehrliches Hilfsmittel, aber sein Fallen bedeutet nicht immer schlechtes Wetter, sondern zur Prognosestellung ist auch die Beachtung anderer Faktoren, wie Windrichtung usw. notwendig. So müsse auch beim Wassermann auf mancherlei geachtet werden, vor allem auf Konstitution und Vorgeschichte des Falles. So kann man dem Patienten sehr wohl alle unnötige Ängstlichkeit nehmen.

Die Frage, ob man sich der verfeinerten Methodik oder nur der weniger empfindlichen. der Originalmethode, bedienen soll, muß sowohl für die Kontrolle der Therapie, als auch für die Diagnose dahin entschieden werden, daß man beide gleichzeitig (synoptisch) anwenden soll. Der Therapeut wird dann sehen — und das gibt ihm die wertvollsten Anhaltspunkte für die Kur — wie die gewöhnlichen Methoden schneller, die verfeinerten Methoden weit langsamer „erweichen", d. h. von positiv zu negativ umschlagen. Aber auch als Diagnostiker wird der Arzt um die verfeinerten Methoden nicht herumkommen, vor allem nicht der innere Mediziner. Denn wenn er auf sie verzichten wollte, würden zahlreiche Fälle von Herz- und Nervenlues von ihm nicht richtig diagnostiziert werden können. Wenn die gewöhnliche Methodik bei Tabes, z. B. in 60% der Fälle, die verfeinerten Methoden, wie die Jacobsthalsche Kältemethode aber in etwa 95% der Fälle ein positives Resultat mit dem Serum geben, so heißt das, anders gesehen, daß von 100 Fällen mit der gewöhnlichen Methode fast die Hälfte, nämlich 40 fehldiagnostiziert werden. Ähnlich liegt es bei der Diagnose des Aortenaneurysmas, wo die serologische Untersuchung auch der Röntgenuntersuchung oft vorausläuft. Andererseits ist gerade bei Tabes und bei Aortenlues zweifelhaft, ob wirklich hier die W.R. ein Leitseil für Prognose und Therapie sein muß.

Daß die W.R. den Kliniker auch gelegentlich hereinfallen lassen kann, ist selbstverständlich, wenn man bedenkt, daß das Prinzip der einheitlichen Auffassung eines Falles unter Umständen die Schuld daran trägt. Bei einem latenten Luiker, der einen Hirntumor hat oder eine chronische Endocarditis neben seinem positiven Wassermann, lassen sich solche Fehldiagnosen natürlich nie vermeiden.

Eine wichtige, nicht nur ärztliche, sondern leider auch wirtschaftliche Frage ist die, wie oft und wann man bei festgestellter Diagnose zur Kontrolle der Kur serologisch untersuchen soll? Bei der Abortivbehandlung ist es wünschenswert, die positive Schwankung zu beobachten. Dazu genügt es, wenn man bei Gelegenheit der etwa vier ersten Salvarsaninjektionen das Serum mit untersucht. Bei Beendigung der Kur nimmt man am besten Blut ab. Hat man dann noch eine positive Serumreaktion auch schwachen Grades, so empfiehlt sich, noch etwas weiter zu behandeln. Die eigentliche Kontrolle der Behandlung soll aber 5 bis 7 Wochen nach Beendigung der Kur stattfinden. Denn dann hat sich eine eventuelle Nachwirkung der Kur, die oft vorkommt, bemerkbar gemacht, und für eine neue ist es noch nicht zu spät.

Wenn in einem diagnostischen Fall Klinik und serologischer Befund nicht miteinander übereinzustimmen scheinen, so frage man sich erst nach der Möglichkeit einer Materialverwechslung, dann prüfe man, ob das Material zweckmäßig versandt worden ist und überlege sich, ob einer der Zustände besteht, die erfahrungsgemäß die W.R. in unspezifischer Weise positiv machen können, wie: Malaria, Pneumonie, Scharlach oder andere fieberhafte Zustände, Lepra, schwere Tuberkulose oder andere Kachexien, Lupus erythematodes acutus, Fleckfieber, Digitalisbehandlung, Wochenbett, Ulcus molle mit Bubo. Darauf erinnere man sich des „omnis syphiliticus mendax", untersuche noch einmal gründlich, eventuell mit Luetin, und beginne erst dann auf seinen Serologen zu schimpfen. Praktisch genommen liegt es so, daß im Falle der Differenz zwischen klinischem und serologischem Befund bei stark positiver Reaktion der Serologe in sicher 98%, bei mittelstarker Reaktion in 60%, bei schwach positiver in 10% der Fälle recht hat.

Ein besonderes Kapitel ist das der „Provokation". Diese beruht darauf, daß bestimmte, im Sinne der Proteinkörpertherapie wirkende Körper, vor allem Salvarsan, die ruhenden Fähigkeiten des Organismus zur Produktion des Wassermannschen Reaktionskörpers zu wecken vermögen. Nach 3—5—10 Tagen kann dann die vorher negative Reaktion positiv werden. Diese Methode ist besonders zur Diagnose von Lues lantens von ziemlichem Werte. Wenn man nicht so oft untersuchen kann, wählt man am besten den 4.—6. Tag zur Blutentnahme. Provokationsdosis: 0,15—0,3 Neosalvarsan.

Der Tierversuch und die Züchtung der Luesspirochäte kommen im allgemeinen für diagnostische Zwecke nicht in Betracht.

Wie aber steht es mit den Indikationen zur Lumbalpunktion? Wäre sie ein so harmloser Eingriff wie die Venenpunktion, so wäre diese Frage viel leichter zu beantworten. Wenn man zu diesen Dingen Stellung nehmen will, so kommt man um Kompromisse nicht herum, sonst gerät man in Gefahr, als Redner vom grünen Tisch der Theorie betrachtet zu werden, und auch das Notwendige nicht beachtet zu sehen. Der Konflikt liegt darin, daß wissenschaftlich gesehen die Lumbalpunktion eigentlich bei jedem Luesfalle nicht nur einmal, sondern mehrfach ausgeführt werden müßte. Da streikte aber oft Arzt und Patient. Wenn wir also den praktisch richtigen Standpunkt gewinnen wollen, so müssen wir uns die Chancen der Untersuchung für Prognose und Therapie klar machen. Wir müssen auch als obersten Grundsatz aufstellen: keine Lumbalpunktion, hinter der nicht ein wirklich wichtiger sozialer, prognostischer oder therapeutischer Zweck steckt. Die wissenschaftliche Indikation müssen wir mit blutendem Herzen verabschieden. Wir müssen aber auf das schärfste dafür betonen, daß unsere Forderungen Mindestforderungen sind. Unsere Überlegungen bauen sich auf folgenden Tatsachen auf:

1. Auch die verfeinerten Reaktionen der W.R. im Blut geben uns keinerlei sicheren Anhaltspunkt für den serologischen Zustand des Liquors. Dessen Veränderungen gehen ihren eigenen Weg.

2. Eine negative W.R. des Blutes bei mittelstark oder stark pathologischem Liquorbefund ist nicht eine Seltenheit, sondern kommt in wohl sicher 30—40$\%$ der Gesamtfälle vor. Dieser Zustand kann vorübergehend sein.

3. Daraus, daß trotz der unter 2. ausgesprochenen Beobachtungen doch verhältnismäßig wenige Syphilitische an Nervenlues zugrunde gehen, läßt sich schließen, daß quoad vitam die Prognose der Liquorinfektion nicht ganz deletär ist. Andererseits wird die Zahl der abortiven Fälle von Tabes, die als Pupillenstörungen, als Rheumatismus hartnäckiger Art, als Magenstörungen des verschiedensten Typus auftreten, ganz außerordentlich unterschätzt. So sind nach neueren Anschauungen von den nervösen Magenstörungen über 65$\%$ tabischer Natur; über die Hälfte davon konnte erst durch die Lumbalpunktion als solche erkannt werden; bei der Mehrzahl von ihnen versagte die Anamnese.

4. In Wirklichkeit kann nicht in allen Fällen die „Querschnittsuntersuchung" des Liquorzustandes uns über den Verlauf des Falles belehren. Bei positivem Befunde ist eine mehrfache Untersuchung wünschenswert. Auch diese muß nur im Vergleich mit dem klinischen Befunde eingewertet werden. Zwar geben typische Fälle der Erkrankungen des Zentralnervensystems meistens auch typische „Syndrome", aber gerade die Formes frustes können ganz atypische und wechselnde Liquorbilder geben.

5. Über die Prognose des Falles gibt die Einzeluntersuchung, besonders bei Lues latens, nur selten Auskunft.

6. Ein positiver Liquorbefund, der sich unter der Behandlung etwa $2-2^{1}/_{2}$ Jahre nach der Infektion zurückgebildet hat, flackert später selten wieder auf. Ein positiver Befund um diese Zeit ist noch relativ gut beeinflußbar.

7. Bei Pupillenstörungen irgendwelcher Art gibt der Ausfall der Liquoruntersuchung wichtige, ja entscheidende Anhaltspunkte, ob es sich um einen stationären oder einen fortschreitenden Prozeß handelt.

Wenn wir aus diesen Sätzen die praktischen Schlüsse ziehen wollen, so sind es etwa folgende: Wenn es auf die Entscheidung ankommt, ob ein Fall als geheilt betrachtet werden kann, so ist dafür die Blutuntersuchung allein nicht maßgebend. Wenn man um das zweite Jahr nach der Infektion, bis ins dritte hinein, den Liquor und das Blut bei gründlich behandelten Fällen normal findet, so kann man sich bezüglich Heilung wohl ziemlich optimistisch äußern. Aber auch dann, wenn nicht dieser diagnostische Grund vorliegt, ist eine Lumbalpunktion um diesen Zeitpunkt wünschenswert. Jedes, aber auch jedes kleinste Zeichen von Nervenerscheinungen bei einem Luiker jenseits des zweiten bis dritten Jahres nach der Infektion sollte zur Lumbalpunktion führen, ehe die Zeit der schweren Beeinflußbarkeit der zentralen Erscheinungen da ist.

Wir hatten schon davon gesprochen, daß bei Lues III die Luetinreaktion die W.R. in der glücklichsten Weise ergänzt. Schon bei Lues latens sollte man sie bei auffälligen Versagern der W.R. heranziehen. Denn man muß immer sich darüber klar sein, daß eine negative W.R. des Blutes in keinem Falle, etwas beweist. Aus neueren systematischen Untersuchungen wissen wir auch, daß ihre Stärke von einem Tage zum anderen, besonders in der Latenz, schwanken kann. Denn, wie provokatorische Eingriffe, wie Salvarsan, den Reaktionskörpergehalt verändern können, so können es wohl auch sicher endokrine, bisher noch unübersehbare Beeinflussungen des Stoffwechsels. Von der Adrenalininjektion wissen wir es schon sicher, daß sie auf die W.R. aufpeitschend einwirkt.

Die Anwendung der serologischen Methodik bei Lues congenita muß in Betracht ziehen, daß nach der Geburt in seltenen Fällen unspezifisch positive oder fälschlich negative Reaktion vorkommt. Man sollte immer in verdächtigen Fällen in der Mitte des ersten Lebensjahres das Blut nachprüfen. Bei älteren Kindern kommt die Lumbalpunktion, vor allem aber die Luetinreaktion in Frage.

Wenn die Behauptung richtig wäre, daß die bekannte Erscheinung, daß bei Lues congenita die W.R. und auch die klinisch manifesten Symptome deswegen erst nach 6—8 Wochen nach der Geburt auftreten, weil die Kinder erst unter der Geburt infiziert werden, so würde das wichtige therapeutische Konsequenzen haben müssen, die bisher nicht beachtet zu sein scheinen. Man pflegt ja bei Lues der Mutter, wenn ein anscheinend gesundes Kind geboren ist, beim Kinde seine weiteren Maßnahmen davon abhängig zu machen, ob klinisch oder serologisch sich Zeichen einstellen, die auf Lues hinweisen, um dann erst entsprechend einzugreifen. Nach dieser Vorstellung des Infektionsmodus ist das sicherlich falsch. Denn da es bekannt ist, daß eine sofort nach der Infektion in Angriff genommene energische Behandlung weitaus die besten Erfolge hat, die sich später nicht so wiederholen lassen, so müßte man konsequenterweise in jedem Falle, wo eine latente, nicht völlig sicher ausgeheilte Lues der Mutter vorliegt, auch dann, wenn das Kind keinerlei äußere Erscheinungen hat, sofort nach der Geburt eine Abortivkur beginnen. Ich würde dieses Verfahren ganz unbedingt empfehlen, wenn nicht noch eine zweite, ebenfalls wenig beachtete Erklärungsmöglichkeit für das Auftreten der Lueserscheinungen erst einige Wochen nach der Geburt sich darböte: es ist bekannt, daß bei Neugeborenen Antikörperbildung, z. B. die Bildung von Agglutininen, sich nur schwer oder gar nicht erzielen läßt. An sich könnte das auch auf den Wassermannschen Reaktionskörper zutreffen. Es würde das auch erklären, wieso auch die Erscheinungen später auftreten; denn die histologischen Erscheinungen bei der Lues sind ja ein Ausdruck des Widerspieles der Körperschutzkräfte gegen den Erreger. Ich persönlich bin eher geneigt, diesen zweiten Modus nicht anzunehmen, weil gerade bei Lues histologische und serologische Erscheinungen schon längst vor der Geburt sich einstellen können. So möchte ich doch dafür eintreten, lieber einmal zu viel, als zu wenig zu behandeln, und die Kinder latenter syphilitischer Mütter nicht der Gefahr auszusetzen, daß sie erst manifeste Erscheinungen bekommen, bevor man sie behandelt.

Die vorstehenden Zeilen sind nur ein ganz unvollständiger Ausschnitt aus einem großen, noch ganz im Fluß befindlichen Wissensgebiet. Es ist aber ein Gebiet, an dem der Praktiker nicht vorübergehen sollte; denn es gibt ihm wertvolle Waffen gegen die Lues in die Hand. Sehr vieles mußte leider mit fester Stimme hier ausgesprochen werden, bei dem ein vorsichtigerer Ton dem Verfasser innerlich sympathischer gewesen wäre. Wer zu lesen versteht, wird aber wohl das leise Zittern der Stimme an solchen Stellen heraushören. Denn es liegt eine große Verantwortung darin, in so schweren Fragen mitreden und raten zu sollen.

Behandlung der Syphilis.

Von

E. Meirowsky-Köln.

Geschichtliches. Als die Syphilis sich am Ausgang des 15. Jahrhunderts epidemieartig in den Ländern Europas ausgebreitet hatte, standen die Ärzte dieser Krankheit zunächst ratlos gegenüber. Während sie sich noch darüber herumstritten, ob sie sie nach dem Kapitel „de lepra“ oder „de multitudine“ behandeln sollten, hatten nach Proksch „Wundärzte, Bader und die große Zunft der Kurpfuscher“ ein altes, zur Heilung von Hautkrankheiten benutztes Mittel, das Quecksilber, auch zur Behandlung der Syphilis verwendet. Ihre Methoden waren roh und viele Kranken erlagen damals der Wirkung des Giftes und nicht der Krankheit. Erst im Laufe von Jahrzehnten lernte man das Mittel richtig anwenden. Zu ihm gesellten sich später die Holztränke und die Jodpräparate. Die Methode der Anwendung aller dieser Präparate beruhte auf grober Empirie, die überhaupt der ganzen Behandlung der Syphilis ihren Stempel aufdrückte. Die Syphilistherapie wurde erst auf eine neue wissenschaftliche Grundlage gestellt, als im Beginn unseres Jahrhunderts schlagartig eine Reihe von großen Entdeckungen erfolgte, die an die Namen Metschnikoff, Roux, Schaudinn, Paul Ehrlich, Neisser, Wassermann u. a. anknüpfen. Erst seit dieser Zeit ist die Syphilistherapie aus dem Stadium der Empirie getreten und eine wissenschaftliche geworden.

A. Allgemeine Therapie der Syphilis.

Jeder, der wissenschaftliche Therapie treiben will, muß sich die Erkenntnisse der modernen Syphilisforschung zu eigen machen. Vor der Ära der Salvarsanbehandlung und der der experimentellen Syphilisforschung glaubte man, daß das Überstehen der Krankheit einen Schutz vor Neuansteckung gewähre. Man schloß das aus der Beobachtung, daß der Syphiliskranke sich fast niemals von neuem mit Syphilis ansteckte. Die neueren Forschungen haben jedoch mit Sicherheit ergeben, daß diese Erscheinung nicht etwa auf einer vorhandenen Immunität beruht, sondern darauf, daß die betreffenden Individuen noch syphilitisch infiziert sind. Daraus, daß das syphilitische Virus beim Syphilitiker unter normalen Verhältnissen nicht haftet, muß geschlossen werden, daß der Syphilitiker eine relative Immunität besitzt. Eine absolute Immunität gibt es bekanntlich bei dieser Krankheit nicht, da jeder Mensch und jede Rasse für Syphilis empfänglich ist. Auch aus vielen anderen Beobachtungen können wir schließen, daß sich im Körper eines Syphilitikers Vorgänge abspielen, die wir als Immunitätserscheinungen ansehen müssen. Die Haut des Syphilitikers ist während der Krankheit in einem Zustande der Unempfänglichkeit gegen das syphilitische Virus. Die ringförmige Anordnung der Rezidivefflorescenzen ist ebenfalls nur durch Immunitätserscheinungen zu erklären. Rezidive entwickeln sich gewöhnlich nicht durch eine neue Aussaat von der Blutbahn aus, sondern fast immer nur durch Virulenzsteigerung der Spirochäte oder Nachlassen der lokalen Immunität an einer Stelle, in die das Virus schon bei seiner ersten Ausschüttung gelangt ist. Die ganze Syphilisbiologie und -Pathologie läßt sich durch die einfache Formel ausdrücken, daß zwischen Virulenz des Erregers und lokaler Immunität ein bestimmtes Verhältnis besteht. Überwiegen die Immunitätserscheinungen, so kommt es entweder zur Heilung oder zur Latenz des Syphilisprozesses. Lassen die Immunitätserscheinungen nach oder überwiegt die Virulenz der Spirochäte, so entsteht das lokale Rezidiv. Dadurch, daß an einer solchen Stelle Immunitätsvorgänge vorhanden sind, wird ein schlechterer Boden für das Wachsen der Spirochäte geschaffen. Das Virus folgt deshalb seiner Neigung zur Ausbreitung an der Peripherie der früheren Roseola und es entsteht nun die typische kreis- oder ringförmige Anordnung des Rezidivexanthems. Auch aus der Tatsache, daß der sonst so schwer beeinflußbare Liquor spontan ohne Behandlung heilen kann, aus der Tatsache, daß syphilitische Frauen zunächst faultote Früchte, später rechtzeitig syphilitische Kinder zur Welt bringen können, muß man schließen, daß der menschliche Organismus die Fähigkeit besitzt, die Infektion abzuschwächen und gelegentlich zu überwinden. Diese Erkenntnis sollten wir uns für die allgemeine Behandlung der Syphilis zunutze machen.

Aus den angeführten Gründen müssen wir unseren Kranken den Aufenthalt in frischer Luft, Sport, Luft- und Lichtbäder empfehlen. Starkes Rauchen und übermäßiger Alkoholgenuß sind zu verbieten. Stärkere seelische Erregungen, geistige und körperliche Überanstrengungen sollen möglichst vermieden werden. Empfehlenswert sind vorsichtige hydrotherapeutische Maßnahmen, Abreibungen und Schwitzbäder, Sonnenbäder. In diesem Sinne wirken wohl auch die fiebererzeugenden Mittel, die zuerst zur Behandlung der Paralyse, neuerdings auch häufig bei der sekundären Lues empfohlen werden, ferner die unspezifische Therapie mit Milch und anderen Präparaten.

Im allgemeinen kann der Patient während der Kur seiner Arbeit nachgehen. Ist diese jedoch sehr aufreibend, so empfiehlt es sich, die Behandlung, losgelöst aus dem Beruf, in Badeorten vornehmen zu lassen. Empfehlenswert sind Thermen wie Wiesbaden und Baden-Baden, Schwefelbäder wie Aachen, Burtscheid, Nenndorf, Jodbäder wie Tölz, Hall u. a. Man darf keine Beeinflussung der Syphilis durch spezielle Jod- oder Schwefelbäder selbst erwarten.

So wichtig auch alle diese allgemeinen Maßnahmen für die Heilung der Syphilis sein mögen, überschätzen dürfen wir sie nicht. Wir werden stets das Hauptgewicht auf die exakte Durchführung der medikamentösen Behandlung legen müssen, da sie den Erfolg in erster Reihe gewährleistet. Wenn auch die immunisatorischen Vorgänge zweifellos einen Einfluß auf die Heilung der Syphilis haben und wir bemüht sein müssen, sie zu unterstützen, so müssen wir dabei immer im Auge behalten, daß die Stärke und Wirksamkeit der Behandlung denjenigen Faktor bei der Behandlung darstellt, den wir beliebig verändern können und der in der Hauptsache die Heilung der Syphilis bedingt. Das geht klar aus der Statistik von Mattauschek und Pilcz hervor.

Diese Autoren haben das Lebensschicksal von 4134 österreichischen Offizieren, die in den Jahren 1880—1900 in den Heeressanitätsanstalten behandelt worden sind, bis zum Jahre 1912 verfolgt und festgestellt, daß von diesen Offizieren 198 = 4,8% an Paralyse und 113 = 2,7% an Tabes erkrankten. Sie stellten ferner fest, daß von den Patienten, die ohne Behandlung blieben, 25% an Paralyse, 11,9% an Tabes erkrankten; von denen, die eine Kur durchgemacht hatten, 23% an Paralyse und 11,9% an Tabes; von denen, die wiederholt behandelt waren, nur 3,2% an Paralyse und 2,7% an Tabes. Es ist also ganz zweifellos, daß wiederholte Quecksilberkuren die Erkrankungsziffern an Paralyse auf $^1/_7$, an Tabes auf $^1/_4$ gegenüber unbehandelten Fällen herabsetzen, und es ist zu hoffen, daß wir mit unseren jetzigen durchgreifenden Kuren noch bessere Ergebnisse erzielen werden.

Die Statistik von Mattauschek und Pilcz hat ferner die überraschende Tatsache ergeben, daß die Fälle mit einem oder mehreren Rezidiven verhältnismäßig selten, nämlich nur in 3,3% der Fälle, zur Tabes und Paralyse führten, daß dagegen in Fällen, die von Anfang an rezidivfrei waren, also anscheinend eine gutartige Form der Syphilis darstellen, überaus häufig — nämlich in 65% aller Fälle — Paralyse und Tabes die Folge waren.

Leider gibt die Statistik keine Antwort darauf, ob in den Fällen ohne Rezidive die mangelhafte Behandlung den ungünstigen Ausgang, oder ob unabhängig von jeglicher Therapie Fälle ohne Rezidive zur Tabes und Paralyse disponieren.

Sehr wichtig ist die psychische Beeinflussung des Patienten. Wird die Luesdiagnose gestellt, so muß sie dem Patienten schonend mitgeteilt werden. Bei seelisch gedrückten Menschen muß der Lebensmut gehoben und die Prognose der Krankheit als günstig hingestellt werden. Aufgeregte und ängstliche Patienten lasse ich einen Fragebogen ausarbeiten, auf dem sie alles, was sie über den Verlauf, die Behandlung, die Heilung, den Zeitpunkt der Heirat, Gesundheit der Nachkommenschaft wissen wollen, notieren. Es ist ratsam, recht viel Zeit darauf zu verwenden, dem Kranken alle seine Fragen zu beantworten. Trotz aller angewandten ärztlichen Bemühung befolgen nur wenige Syphilitiker die ärztlichen Anordnungen genau; die dauernde Überwachung und die Wiederholung der Kuren läßt auch heute noch recht zu wünschen übrig. Die meisten lassen sich nach Ablauf der ersten Erscheinungen nicht mehr behandeln, sie halten sich nämlich trotz aller Warnungen für gesund, weil sie keine äußeren Erscheinungen mehr aufweisen, oder weil ihr Blut „rein" ist. Solchen leichtsinnigen Patienten muß man eindringlich zureden und ihnen an den mitgeteilten Ergebnissen der Statistik die Folgen einer ungenügenden

Behandlung zeigen. Es ist ferner empfehlenswert, den Kranken ge- druckte Verhaltungsmaßregeln, etwa folgenden Inhalts, in die Hand zu geben, oder sie dem Kranken mündlich mitzuteilen.

Vor dem Beginn der Kur ist der Mund von einem Zahnarzt zu untersuchen, schlechte Zähne und Wurzeln sind zu entfernen.

Während der Kur müssen Sie, um Mundentzündungen zu verhüten, nach jeder Mahlzeit und vor dem Schlafengehen mit der verordneten Zahnpasta die Zähne putzen und mit dem Gurgelwasser den Mund sorgfältig spülen. Das Rauchen ist während der Kur streng verboten.

Zu meiden sind während der Kur alle schwerverdaulichen Speisen, wie rohes Obst, Salate, scharfe, saure, sowie insbesondere solche Getränke und Nahrungs- mittel, die Durchfall erzeugen, hingegen ist kräftige, nahrhafte Kost geboten. Treten Speichelfluß, Schmerzen im Mund, Durchfall oder Leibweh auf, so müssen Sie dies dem Arzt sofort melden.

Während und nach der Kur müssen Sie solide leben, früh schlafengehen und dürfen alkoholische Getränke nur in mäßigen Quantitäten zu sich nehmen.

Die Dauer der Kur hängt nicht vom Ermessen des Kranken, sondern vom ärztlichen Urteil ab. Sie dürfen also nicht wegbleiben, wenn Sie gesund zu sein glauben, sondern erst dann, wenn der Arzt die Kur für beendet erklärt.

Ihre Krankheit ist heilbar, jedoch nicht mit einer einmaligen Kur.

Sollte Ihnen der Arzt eine Behandlung mit Salvarsan empfehlen, so dürfen Sie niemals die Kur vorzeitig unterbrechen. Eine unge- nügende Salvarsanbehandlung wirkt schädlich. Lieber gar kein Sal- varsan, als es ungenügend anwenden.

Sobald sich, gleichviel wie lange nach beendeter Kur, irgendwelche Krank- heitszeichen einstellen, so kommen Sie sofort zum Arzt — je früher dagegen ein- geschritten wird, desto sicherer ist der Erfolg.

Auch ohne daß sich Krankheitserscheinungen zeigen, müssen Sie sich die erste Zeit nach Beendigung der Kur alle 4—6 Wochen, später alle Viertel- jahre vorstellen.

Auch nach Beendigung der einzelnen Kur ist es zweckmäßig, häufig warme Wannenbäder und Dampfbäder zu nehmen.

Die Krankheit, welche Sie haben, ist lange Zeit hindurch an- steckend, Monate und oft Jahre, nachdem die sichtbaren Krankheits- erscheinungen abgeheilt sind.

Beim Vorhandensein von Krankheitserscheinungen ist Vorsicht mit Hand- tüchern, Trinkgefäßen, Löffeln, Messern und Gabeln geboten.

Ohne vorherige Rücksprache mit dem Arzt dürfen Sie weder den Beischlaf ausüben noch heiraten oder, wenn Sie schon verheiratet sind, den Geschlechtsverkehr wieder aufnehmen. Sollten Sie später einmal in die Behandlung eines anderen Arztes kommen, so sagen Sie unauf- gefordert, daß Sie an Syphilis gelitten und welche Art (Schmier- oder Spritz-) Kuren sie gegen diese Krankheit gebraucht haben. Auch müssen Sie über das Ergebnis ihrer Wassermannschen Reaktion wohlunterrichtet sein.

Vor sehr schweren Fragen steht der Arzt in allen denjenigen Fällen, in denen er eine tardive Form der intrauterin erworbenen Syphilis bei erwachsenen Personen feststellen muß. Die Mit- teilung der Diagnose wirkt hier häufig so stark auf das Gemüt ein, daß Fälle von Selbstmord nicht zu den Ausnahmen gehören. Mit größter Vorsicht und mit Takt muß hier in jedem einzelnen Falle unter Hinzu- ziehung der Angehörigen vorgegangen werden. Leicht können Kon- flikte mit den noch lebenden Eltern entstehen. Um sie zu vermeiden, ist es häufig notwendig, die wahre Diagnose zunächst zu verschleiern und sie erst im Laufe der Behandlung dem Kranken mitzuteilen.

Wie sollen wir uns verhalten, wenn der Kranke, häufig unter Berufung auf die Schweigepflicht des Arztes, von uns verlangt, daß wir der von ihm angesteckten Ehehälfte die wahre Natur der Krankheit verschweigen? Ich halte es auf Grund meiner langjährigen Erfahrungen für einen grundsätzlichen Fehler, wenn der Arzt einem solchen Wunsche des anderen Teils entspricht. Wenn es auch im Interesse des ehelichen Friedens ratsam ist, die Infektionsquelle zu verschleiern, so muß doch die infizierte Ehehälfte unbedingt die Natur ihrer Krankheit kennen. Dadurch allein wird verhindert, daß die eigenen Kinder (etwa durch Küssen) infiziert werden. Oft machen die Patienten dem früheren Arzt beim Auftreten einer Späterkrankung den gerechten Vorwurf, daß sie — rechtzeitig über das Wesen der Krankheit aufgeklärt — sich hätten intensiver behandeln lassen und so den Spätfolgen der Lues vorbeugen können.

I. Behandlung der Syphilis mit Quecksilberpräparaten.

Es ist außer allem Zweifel, daß das Quecksilber eine spezifische Wirkung auf die Erscheinungen der Syphilis aller Stadien ausübt. Doch vermag es im Gegensatz zum Salvarsan bei der primären Syphilis den Ausbruch der Sekundärerscheinungen und des positiven Wassermanns nicht sicher zu verhindern. Sekundärsyphilitische zeigen nach Behandlung mit Quecksilber ein promptes Zurückgehen ihrer Erscheinungen, jedoch sehr häufige Rezidive an der Haut und an den Schleimhäuten. Die Spirochäten werden durch dieses Mittel nur äußerst langsam und unvollkommen abgetötet. Die Wirkung des Quecksilbers wird deshalb nicht als eine direkte, den Erreger abtötende angesehen, sondern man glaubt, daß es einen Reiz auf die Körperzellen ausübe und daß auf diesem indirekten Wege die Abtötung der Spirochäten erfolge.

Das Mittel kann auf verschiedenem Wege dem Organismus einverleibt werden. Folgende Methoden werden jetzt noch angewendet:

1. Die innere Behandlung mit Lösungen, Pillen, Pulvern, Tabletten und Kapseln.
2. Die äußerliche Behandlung mit Salben.
3. Die subcutane resp. intramuskuläre Anwendung.
4. Die Verabreichung auf intravenösem Wege.

1. Innere Hg-Behandlung. Diese Behandlung ist schwach, im allgemeinen nur ein Notbehelf für alle Fälle, in denen aus äußeren Gründen andere Methoden nicht angewendet werden können. Lange Zeit des Einnehmens muß hier oft die Stärke des Medikaments ersetzen. Es seien hier nur wenige Präparate erwähnt.

Mergalkapseln dreimal täglich eine Kapsel, allmählich steigend bis fünfmal täglich zwei Kapseln.

Geloduratkapseln mit Hydrarg. bijodat. 0,002, 0,005 und Kalium jodatum 0,2 und 0,5 (dreimal täglich eine Kaspel nach dem Essen).

Merjodintabletten und -Pillen. Ferner:

    1. Hydrargyr. oxydul. tannic.   1,0—1,5
       Extr. opii   0,15

Mass. u. f. Pil. ad dos. 30 S. 3—4 mal täglich eine Pille nach
dem Essen.

2. Hydrargyr. jodati flavi (= Protojoduret. Hydrargyri) 1,0!
Opii puri   0,4
Succ. liquir.   2,0
Pulv. rad. liquir.   3,0
M. f. pil. Nr. 50 S. 3 mal täglich eine Pille nach den Mahlzeiten.

Sehr wirksam ist die alte Ricordsche Formel:
Hydrargyr. bijodat. rubr.   0,2—0,3
Sol. kalii jodati   10,0—15,0/300,0
S. bis dreimal täglich 1 Eßlöffel.

2. Die Einreibungskur ist bis zur Erfindung der Subcutanspritze
die hauptsächlichste Quecksilberkur gewesen. Ob sie durch die Form
ihrer Applikation wirklich Vorzüge über die Anwendung direkt unter
die Haut gespritzter Quecksilberzubereitungen hat, wie auch heute noch
oft behauptet wird, ist noch immer wissenschaftlich nicht zu entscheiden.
So viel ist sicher, daß die Einreibungskur zu einer vollwertigen
Behandlung der Syphilis ausgebildet werden kann, falls sie richtig angewendet wird.

Der Hauptvorteil der Methode ist ihre Schmerzlosigkeit. Hierzu
kommen schnelle und kräftige Wirkung, Möglichkeit des Abbruchs der
Kur bei Auftreten von Intoxikationserscheinungen, ferner lokale Einwirkung auf syphilitische Hauteffloreszenzen, da häufig von zurück-
gebliebenen Spirochätenherden Rezidive ausgehen.

Nachteil der Methode. Sie ist umständlich, beschmutzt die Wäsche
und setzt größte Sorgfalt und Gewissenhaftigkeit beim Patienten voraus,
die viele Patienten leider nicht aufwenden wollen.

Technik der Einreibung: Da die Schmierkur hauptsächlich eine Einatmungs-
kur darstellt, ist es notwendig, das Quecksilber auf große Körperflächen zu ver-
teilen, die eingeriebenen Partien warm zu halten und für Ausdünstung in einem
nicht zu großen Raum Sorge zu tragen, damit die Einatmung quecksilbergeschwän-
gerter Luft gewährleistet ist. Dieses erreicht man auf folgende Weise:

1. Man läßt die Einreibung abends vor dem Schlafengehen vornehmen.
2. Die Einreibungen müssen, namentlich bei schwächlichen Menschen, durch
geschultes Wärterpersonal 15—20 Minuten lang erfolgen, da diese Methode körper-
lich sehr anstrengt. Doch hat die Selbsteinreibung den Vorzug, daß schon während
der Einreibungszeit recht viel Quecksilber eingeatmet wird.
3. Man teilt den Körper in folgende Teile ein:
    1. Tag rechtes Bein oder beide Unterschenkel (für Selbsteinreiber),
    2. „ linkes Bein oder beide Oberschenkel (für Selbsteinreiber),
    3. „ rechter Arm und Schulter,
    4. „ linker Arm und Schulter,
    5. „ Brust und Seitenteile,
    6. „ Rücken,
am 7. Tage läßt man ein warmes Seifenbad nehmen und die Salbe gründlich entfernen. Falls der Patient selbst einreibt, läßt man den Rücken fort und bricht
den Turnus nach fünfmaliger Einreibung ab.

Man verwendet: Salbe mit einem $33^1/_3\%$ Hg-Gehalt und verordnet
bei Säuglingen . . . . . 0,3—0,5 g Ungt. Hydrargyr. ciner.
bis zum 5. Lebensjahre . 0,7—1,5 g   „   „   „
bis zum 10. Lebensjahre . 1,5—2,0 g   „   „   „
bei Frauen . . . . . . 3,0—4,0 g   „   „   „
bei Männern . . . . . . 4,0—5,0 g   „   „   „

Die Verordnung der Salbe lautet: Ungt. hydrargyr. ciner. benzoat. (0,5—5,0). D. ad. chart. cerat. dos. VI.

Empfehlenswert sind Hg-Vasogen in Gelatinekapseln, ferner die in graduierten Glastuben befindlichen $33^{1}/_{3}\,^{0}/_{0}$ enthaltenden Präparate von Quecksilberresorbin, Quecksilbervasenol oder Mitinquecksilber. Leicht einreibbar ist das seifenhaltige Unguent. hydrargyr. sapolent. Goerner, das Adjuvans und andere Hg-Seifensalben. In Fällen, in denen der Patient oder die Umgebung die Natur der Erkrankung nicht erfahren soll, verwendet man, um keine graue Salbe zu nehmen, eine rote, nämlich die gleichen Präparate mit einem Zusatz von Zinnober.

Zu einer vollwertigen Kur gehören 30—40 Einreibungen (insgesamt 120—180 g Salbe), jedoch soll man bei schweren Fällen (Gehirnsyphilis, papulöse Syphilis) die Behandlung noch länger ausdehnen.

Während der Kur ist, wie bei allen anderen Quecksilberbehandlungen, eine leichte Diät inne zu halten. Der Stuhlgang muß nötigenfalls durch Abführmittel geregelt werden. Bei Fiebererscheinungen und Darmkatarrhen muß die Behandlung ausgesetzt werden, ebenso bei Hauterscheinungen, die entweder infolge von Überempfindlichkeit gegen Quecksilber oder in Gestalt von Follikulitiden auftreten können. Gegenanzeichen gegen die Schmierkur sind ausgedehnte Hauterkrankungen wie Ekzeme, Psoriasis, Lichen ruber. Verhaltungsmaßregeln während der Kur s. S. 491. Treten Nebenerscheinungen irgendwelcher Art auf, so muß die Salbe abgebadet und die Schmierkur sofort unterbrochen werden.

3. Behandlung der Syphilis mit Quecksilbereinspritzungen. Die Behandlung der Syphilis mit Quecksilbereinspritzungen hat sich nach den Empfehlungen von Scarenzeo und Lewin durchgesetzt, weil sie bedeutende Vorteile gegenüber der Schmierkur aufweist. Sie ist reinlich und unauffällig, ermöglicht eine genaue Dosierung des eingespritzten Mittels und es gelingt mit viel kleineren Mengen des Medikamentes die Erscheinungen zum Verschwinden zu bringen.

Lösliche Injektionen. Die löslichen Injektionen haben den Vorteil der relativ geringeren Schmerzhaftigkeit und den Nachteil geringerer Nachhaltigkeit in ihrer Wirkung, da sie schnell resorbiert und ausgeschieden werden. Will man deshalb eine Kur energisch gestalten, so muß man von der Anwendung löslicher Injektionen Abstand nehmen oder sie abwechselnd mit unlöslichen Mitteln verwenden. Sie sind jedoch angezeigt:

1. Bei schwächlichen und kranken Personen, die unlösliche Injektionen nicht vertragen, namentlich bei Frauen.

2. Bei Patienten mit Nephritis, bei denen man noch nicht im voraus sagen kann, wie sie auf Hg-Zufuhr reagieren.

Zur Injektion bedient man sich einer Rekordspritze von 2 ccm Inhalt und einer etwa 4—5 cm langen Nadel. Die Einspritzungen werden hauptsächlich in den oberen und äußeren Quadranten der Gefäßmuskulatur intramuskulär ausgeführt. Am häufigsten wird Sublimat angewandt:

Rp. Hydr. bichlorat.   0,3   oder   Rp. Hydr. cyanat.   0,3
    Natr. chlorat.   3,0   Acoin   0,1
    Aq. destillat. ad 30,0   Aq. destillat. ad 30,0
    D. ad vtr. ampl.

oder   Rp. Hydr. oxycyanat. 0,3
               Aq. destillat. ad 30,0
               D. ad vtr. ampl.
               S. zu Händen des Arztes
               1 ccm täglich oder 2 ccm jeden zweiten Tag
zu injizieren (fertig mit Acoinzusatz als Injektion Dr. Hirsch erhältlich).

Zu den milde wirkenden Präparaten gehört das französische Präparat Enesol, das fast ganz schmerzlos ist. Von fertigen Präparaten ferner ist zu empfehlen das Embarin, das Cyarsal (Riedel) und das Novasurol (Bayer) (verschrieben als Originalpackung). Es gelingt mit Hilfe dieser Mittel, dem Körper erhebliche Mengen Hg unter gleichzeitiger kräftiger und schneller (allerdings wohl nicht sehr nachhaltiger) Einwirkung auf die Syphilis zuzuführen. Zu einer Kur gehören etwa 20—30 Einspritzungen von 1—2 ccm; sie werden jeden zweiten Tag tief in die Muskulatur gemacht.

Die löslichen Salze können auch intravenös angewendet werden. Zur intravenösen Injektion eignet sich am besten das Hydrargyr. cyanat. und das Novasurol in Dosen von 0,5—1,0—1,5. Technik siehe bei der Technik der Salvarsaneinspritzungen S. 502.

Unlösliche Injektionen. Mit den unlöslichen Injektionen ist eine intensivere und gründlichere Wirkung zu erzielen, als mit den löslichen Einspritzungen. Sie führen auf einmal etwa zehnmal soviel Quecksilber dem Körper zu, als die gelösten Präparate; die Quecksilbersalzmenge wird aber allmählich erst aufgesaugt (Depotwirkung), so daß der Körper dauernd unter einer sehr starken Quecksilberwirkung steht. Infolge der größeren Menge des Medikaments, welche auf einmal eingespritzt wird, brauchen die Einspritzungen nur seltener gemacht werden, zweimal in der Woche bis alle sieben Tage. Mit einer 2 ccm-Rekordspritze oder Ganzglasspritze und ziemlich dicker, 5 cm langer Nadel injiziert man 0,5—1,0 der öligen Aufschüttelung in das Gesäß. Der Kranke liegt auf dem Bauch oder steht vor dem Arzt. Die Muskulatur des Gesäßes muß ganz entspannt (weich für die zugreifende Hand) sein. Die Spritze wird federnd mit einem Schlag hineingestoßen, der Stempel zurückgezogen, so daß ein luftleerer Raum entsteht, und dann die Spritze von der Kanüle abgenommen. Man wartet eine Minute, um zu sehen, ob Blut ausfließt oder der Flüssigkeitsspiegel im Kanülenansatz sich vorwölbt. Das ist ein Zeichen, daß die Nadelöffnung in einem Blutgefäß liegt, und man darf an dieser Stelle nicht das ölige Fluidum einspritzen: Gefahr der Lungenembolie! Man zieht die Nadel halb bis dreiviertel heraus, sticht sie in anderer Richtung wieder ein und nimmt wieder Ansaugung und Abwarten vor. Es kommt vor, daß man 2—3 mal eine Vene trifft, ehe eine Stelle gut ist. Bleibt alles wie es war, so injiziert man langsam, verschiebt die Nadel etwas ins

Gewebe, so daß ein anderer Hautteil über der Injektionsmasse liegt, zieht schnell heraus und drückt auf die Stichstelle, alles, damit das stark reizende Fluidum nicht zum Teil durch den Stichkanal zu nahe unter die Haut oder gar wieder bis ganz an die Hautoberfläche kommt: das würde eine oberflächlichere Entzündung und größere Schmerzen hervorbringen. Die Anzeichen der Lungenembolie sind Atemnot, roter Kopf und alsbald einsetzender heftiger Husten und Brustschmerzen. Nach einigen Stunden tritt Fieber bis 39,8 ein, der Anfall ist in 2—3 Tagen unschädlich wieder abgelaufen. Therapie: Bettruhe und Morphium. Nur eine Gefahr besteht hierbei, nämlich daß zu gleicher Zeit (namentlich mit Kalomelinjektionen) Jodkali genommen wird; die in solchem Falle eintretende Lungenembolie vermag durch die ätzende Wirkung des Jodquecksilbers zu tödlichen Nekrosen der kleinsten Bronchen zu führen! Deshalb cave Jodmedikation bei unlöslichen Hg-Mitteln.

Die Spritze und Kanüle wird nach der Injektion mit Paraffin. liquidum durchgespritzt und beide in derselben Flüssigkeit aufbewahrt. Hierzu genügt eine Petrische Schale. Scheut man das Hineinfassen in das Paraffin und das Fettwerden der Finger, so verwendet man ein Standgefäß mit durchlöchertem Einsatz, in dessen Löcher Spritze und Kanüle senkrecht eingehängt werden können.

Das mildeste und am häufigsten angewendete, aber auch schwächste Hg-Präparat dieser Art ist das Hydrargyr. salicylicum mit einem Hg-Gehalt von 54 %. Es wird nach folgender Vorschrift in 10 %iger Suspension gegeben:

Rp. Hydr. salicylic. basic. subtilissime pulverisat. 3,0
     Ol. amygd. dulc. (oder Ol. olivar. optimi, oder
     Ol. jodipini 10 % oder Ol. paraffini.)   ad 30,0
     M. leniter terendo per horam unam.
     S. zu Händen des Arztes.

Fabrikmäßig hergestellt und als Originalflasche zu verschreiben sind Hg-Salicyl — Vasenol Dr. A. Köpp, 40 % Hg-Salicylemulsion nach Zieler. Die letztere Präparation wird mit der Zielerschen Spritze nach Erwärmung der Flasche eingespritzt. Die Köppsche Mischung ist 10 %; man injiziert von ihr (ebenso wie von der zuerst erwähnten Apothekenzubereitung) wöchentlich zweimal 1/4—1 ccm, die kleine Anfangsdosis, um die Empfindlichkeit des Patienten auszuprobieren. Das Hg-Salicylicum erzeugt nämlich nicht selten Herxheimersche Reaktionen und Fieber, sowie allgemeines Unwohlsein, namentlich vom Magen aus. Zu einer Vollkur gehören 1,0 Hydrargyr. salicyl. = 10 ccm der 10 %igen Emulsion. Bei Frauen gibt man möglichst nicht mehr als 0,05 Hg-Salicyl pro dosi, infolgedessen ist es bei diesen nötig, 12—15 Einspritzungen zu machen.

Stärker in Rücksicht auf die Wirkungsdauer, aber schmerzhafter ist das Hg-thymolo-aceticum, das ebenso zubereitet und ebenso angewandt wird wie das Hg salicylicum. Die Ausscheidung des Thymolacetats geschieht lange nicht so schnell wie die des Hydrarg. salicylicum.

Sehr kräftig aber sehr leicht zu Vergiftungen Anlaß gebend ist das bei uns weniger verwendete Hydrargyr. oxydatum flavum.

Das stärkste Hg-Salz ist das Kalomel mit 98% Hg, welches ebenso wie die bereits genannten in 10%iger Emulsion oder in 40% vor dem Gebrauch zu erwärmender Salbe nach Zieler verwendet wird. Es ist aber sehr schmerzhaft.

Ebenfalls sehr stark, aber bei ungleichmäßiger Aufsaugung nicht gelinde, dann aber wieder gefährlich toxisch, wirkt das graue Öl, eine fein zubereitete Emulsion aus reinem Quecksilber. Verwendbar ist besonders das 40%ige Mercinol (Engelapotheke, Breslau, nach Zieler). Die Injektion wird mit Zielers Präzisionsrekordspritze gemacht, deren Teilstrich $^1/_{40}$ ccm = 0,01 Hg enthält. Davon werden 5—7 Striche und im ganzen 10 Injektionen in Pausen von 5—7 Tagen gemacht. Im allgemeinen ist die Mercinolaufsaugung sehr langsam, dauert aber außerordentlich lange. Das Mittel eignet sich daher besser für die Behandlung latenter Syphilis als zur Abheilung florider Erscheinungen.

Es gibt Patienten, bei denen nach Einspritzungen löslicher und unlöslicher Quecksilbersalze besonders starke Infiltrate auftreten. Bei diesen ist die Behandlung mit Einspritzungen abzubrechen und durch andere Methoden zu ersetzen. Zu beachten ist, daß bei starken Infiltraten nach Ergebnissen von Sektionsbefunden ein Teil des eingespritzten Medikaments an der Injektionsstelle liegen bleibt und unter besonders ungünstigen Momenten auch nach langer Zeit zu heftigen Quecksilbervergiftungen führen kann.

4. Die intravenöse Zuführung des Quecksilbers. Die intravenöse Zuführung des Quecksilbers, zuerst im Jahre 1894 von Baccelli angewendet, ist in den letzten Jahren wieder in die Syphilistherapie eingeführt worden. Das früher zu diesem Zwecke benutzte Sublimat hat sich als zu toxisch herausgestellt, namentlich aber auch als Erreger von Phlebitiden, die weitere Injektionen unmöglich machen. Dagegen haben wir im Novasurol und im Cyarsal Mittel, die für den genannten Zweck brauchbar sind. Diese Methode der Hg-Anwendung hat den Vorteil der Schmerzlosigkeit, jedoch den Nachteil der flüchtigen und sehr langsamen Wirkung, da das Mittel schnell aus dem Körper ausgeschieden wird. Am besten eignet sich für die intravenösen Injektionen das Novasurol in Dosen von 0,5—1. Die therapeutische Wirksamkeit der einzeitigen Novasurol- resp. Cyarsal-Salvarsanbehandlung in Gestalt der Linserschen Mischspritze ist noch nicht geklärt. Man stellt sich zunächst in der üblichen Weise eine Neosalvarsan- resp. Neosilbersalvarsanlösung her und zieht mit einer Kanüle entweder 0,5—1,0 Sublimat oder 0,5 bis 1,0 Novasurol oder Cyarsal auf. Während die Salvarsan-Cyarsalmischungen relativ klar bleiben, tritt beim Zusatz der beiden anderen Quecksilbermittel eine grau-grünliche nicht ganz gelöste Masse auf. Die Technik ist die gleiche wie die der Salvarsaneinspritzungen (S. 502).

Nebenwirkungen der Quecksilberpräparate.

Bei richtiger Anwendung ist das Quecksilber ein relativ unschädliches Antisyphiliticum. Die Behauptungen, daß durch dieses Mittel schwere Knochen- und Nervenkrankheiten hervorgerufen werden, gehören in das Reich der Fabel. Die angeblichen Quecksilberfolgen waren

keine Symptome der chronischen Quecksilbervergiftung, sondern Späterscheinungen der Syphilis. Das Mittel kann aber doch eine Reihe
von Nebenerscheinungen hervorrufen, die zum Teil durch Sorgfalt
verhütet, zum Teil aber nur gemildert werden können. Die wichtigste
Nebenerscheinung ist die Quecksilbermundentzündung, Stomatitis
mercurialis. Diese Erscheinung tritt bei der Schmierkur, falls die
Mundpflege nür einigermaßen vernachlässigt wird, ganz regelmäßig auf.
Der Speichelfluß, die Salivation, war in früheren Jahrhunderten sogar
das Ziel, welches mit allen Mitteln angestrebt wurde und die Zahl der
Pfunde Speichel, welche abgesondert wurden, waren das Kriterium der
guten Wirkung. Die früheren furchtbaren Stomatitiden mit Verlust
der Zähne und nekrotischem Verlust von Teilen der Kieferknochen
kommen heute nur bei grenzenloser Vernachlässigung oder bei schwerer
Idiosynkrasie gegen das Hg vor. Wir wissen, daß die Stomatitis eine
unerwünschte Nebenerscheinung der Kur ist, welche durch bakterielle
Infektion verschlimmert wird, nicht durch die Hg-Wirkung allein; daß
das Hg ohne sie genau so gut hilft, und daß nur eine trotz allerbester
Mundpflege eintretende leichte Schwellung des Zahnfleisches als Anzeichen der Hg-Wirkung zugelassen werden darf. Wir haben ja modernere
und weniger grausame Mittel, um den Erfolg einer Kur zu erkennen,
als unsere Vorfahren.

Zum Schutz vor der Stomatitis sind die in den allgemeinen Regeln
mitgeteilten Maßnahmen zu befolgen, Säuberung des Mundes durch
den Zahnarzt, Zähneputzen und Zahnstocher nach den Mahlzeiten,
dauernde Benutzung eines adstringierenden, desinfizierenden und
säubernden Mundwassers. Als Zahnpasta werden die fabrikmäßig hergestellten Pebeco und Saluferin, als Mundwasser Perhydrol $2-3\%$,
Menthoxol ein kleiner Teelöffel in einem Glas Wasser, ebenso verdünnte
essigsaure Tonerdelösung, Alsol 50% benutzt. Von einer dieser Verdünnungen trägt der Kranke eine kleine Flasche bei sich und spült
mit einem Mundvoll davon alle $\frac{1}{2}$ bis 1 Stunde, je nach Gelegenheit,
sein Zahnfleisch. Bequemer ist manchmal der Gebrauch von Mund-
pastillen (Pergenolmundpastillen, Radlauers Mundperlen, Sahirs und
Bergmanns Kautabletten).

Tritt eine Stomatitis ein mit schmerzhafter oder gar stark abson-
dernder und fötider Zahnfleischschwellung und Ulceration an Gingiva
und Zunge, Drüsenschwellung am Hals, so wird der Mund, besonders
die Hauptstellen hinter den mittleren oberen Schneidezähnen und
hinter den Molaren, mit $5-10\%$iger Chromsäure täglich einmal über-
pinselt (dies ist eine Maßnahme, die man nie dem Patienten selbst überlassen darf); von dieser Pinselung darf nichts hinuntergeschluckt werden
(Erbrechen oder schlimmere Chromvergiftungserscheinungen), es muß
stets sehr viel Mundwasser nachgespült werden. Ebenso gut wirkt
Argent. nitricum $5,0-10,0 : 100,0$ Spiritus, oder beides nacheinander.
Der Patient selbst benutzt eine Pinselung des Zahnfleisches mit Tinctur.
Myrrh., Tinctur. Ratanh., Tinctur. Gallae. āā 10,0 $2-3$ mal täglich.
Die schlimmsten ulcerösen Stomatitiden tamponiert man mit Jodoform
oder Jodoformgazestreifen unter der Zunge und zwischen Zahnfleisch

und Wangen aus; vor dem Essen kann eine anästhetische Lösung (Cocain, Anästhesin) genommen werden. Besonders schlimme einzelne Stellen können mit einem spitzen Holzstäbchen mit Acid. carbol. liquefactum ausgeätzt werden. Der Aufenthalt im mit Quecksilberdunst erfüllten Raum und weitere Zufuhr des Hg müssen vermieden werden. Salvarsanbehandlung kann fortgesetzt werden, möglicherweise wirkt sie sogar günstig auf die stomatitischen Ulcerationen, die massenhaft saprophytische Spirochäten enthalten.

Eine recht häufige Erscheinung der akuten Hg-Intoxikation ist die Enteritis und Hg-Dysenterie, die in heftigem Stuhldrang, Durchfall, ja bis zu blutigen Diarrhoen bestehen kann. Im Verlauf einer Schmierkur ist sie ein Intoxikationszeichen, auf welches als Vorläufer schwerer Gefahr die größte Bedeutung zu legen ist; im Beginn einer Kur mit löslichen Hg-Salzeinspritzungen kommt sie zwar stürmisch, aber recht bedeutungslos vor. Die Therapie besteht in sofortiger Ausleerung des Darms mit Klistieren und Ricinusöl, darauf hohen Dosen von Opium. Der Gebrauch der stopfenden Mittel von der möglichsten Befreiung des Darms von seinem Inhalt hat mehrfach zum Tod geführt. Die gefährlichste Darmreizung ist die bei grauer Ölkur, bei der die Weiterwirkung des Depots nicht verhindert werden kann. Excision desselben ist empfohlen worden, aber wohl nie mit Erfolg gemacht worden: denn die bedrohlichsten Fälle enden glücklicherweise doch meistens nach wochen- und monatelanger Dauer von selbst günstig.

Die meist bedeutungslosen Nierenreizungen geringen Grades sind häufig. Cylindroide und auch gelegentlich ein hyaliner Cylinder werden im Zentrifugat der im Spitzglas sich absetzenden Wolke sehr oft gefunden. Albuminurie ist seltener, muß aber als höherer Grad der Reizung aufs schärfste beachtet werden: d. h. solche Fälle werden am besten nicht weiter mit Quecksilber behandelt. Natürlich muß eine genaue Entscheidung darüber getroffen werden, ob nicht eine syphilitische Albuminurie vorliegt, die meistens durch Quecksilberbehandlung musterhaft heilt.

Ganz anders als mit den genannten Reizfolgen normaler oder zu hoher Quecksilberanwendung liegen die Verhältnisse bei den Quecksilberexanthemen.

Es gibt Menschen, welche auf die geringste Quecksilberdosis mit einem roten Hautausschlag reagieren. Viele dieser Ausschläge heilen leicht durch Einpuderung mit Talcum oder Zinkpuder, und die Kur kann manchmal fortgesetzt werden, ohne daß ein neues Hg-Exanthem entsteht. Vielfach aber bleibt die Idiosynkrasie bestehen, und jede Quecksilberanwendung führt zur Erneuerung des Hautausschlages. In seltenen Fällen kann aber dieser Ausschlag bösartig sich weiter verbreiten und zu allgemeiner, wochenlanger Erythrodermie mit Haar- und Nagelausfall, starker Schälung, heftigstem Jucken und bei komplizierender Sepsis gelegentlich sogar zum Tode führen. Die Quecksilberdermatitis kann nach äußerer, innerer und Injektionsanwendung eintreten. Doch kommt es sogar in ganz schlimmen Idiosynkrasien vor, daß eine Anwendungsform (meistens gelöste Injektionen) anstandslos ertragen wird, während der geringste Versuch mit jeder anderen Form sofort zu wochenlanger schwerer Krankheit führt. Die Follikulitiden um die Haarbälge, welche bei der Schmierkur nicht selten sind, haben weit geringere Bedeutung.

II. Behandlung der Syphilis mit Jodpräparaten.

Das Jod und seine Verbindungen sind wirksamer als alle anderen Syphilitica bei syphilitischen Erscheinungen in inneren Organen und bei nervösen Reizerscheinungen; und bei ulcerösen Haut- und Schleimhauteruptionen wirkt es ebenfalls vielfach stärker als das Quecksilber. In bedrohlichen Fällen mag man gleich mit hohen Dosen beginnen (3 g Jodkali am Tage und steigend bis 10 g und mehr). Gelegentlich wirken aber schon 10fach geringere Mengen. Mit ihnen zu beginnen ist in gewöhnlich liegenden Fällen stets ratsam, da das Jod manchmal äußerst bedrohliche Reizerscheinungen im Gebiete der Gesichts- und Respirationsschleimhäute, sowie im Hirnnervensystem macht. Die gewöhnlichen, bei vorsichtiger Steigerung völlig vermeidbaren Nebenerscheinungen sind Jodschnupfen, mit ihren Folgen an Atemnot, Schwellung der Bindehaut des Auges, der Augenlider, Kopfschmerzen, Benommenheit; die Haut reagiert mit der sog. Jodacne, mehr oder weniger großen eitrigen Folliculitiden, und selten, bei schwerster Idiosynkrasie gegen das Mittel, mit Jododerma tuberosum. Das letztere darf man nicht mit tertiärer Lues verwechseln, wie oft geschehen ist, zumal die Wassermannreaktion hier der zugrundeliegenden Syphilis wegen meist positiv ist.

Man verordnet: Sol. Kal. (oder Natr.) jodat. 10,0/200,0, 3mal täglich einen Teelöffel in Milch oder Mineralwasser vor den Mahlzeiten zu nehmen und in 8 Tagen allmählich auf 3mal täglich einen Eßlöffel voll zu steigen.

Bei Reizerscheinungen an den Respirationsschleimhäuten gibt man dazu 3mal täglich eine Messerspitze oder mehr Natr. bicarbonicum, oder 3 g sulfanilsaures Natrium, oder 3 g Antipyrin. Meistens dauern diese Reizerscheinungen nicht länger als eine Woche.

Vor der Verwendung von Jodalkalien zugleich mit Kalomeleinspritzungen haben wir bereits dringend gewarnt; auch am Auge und am Genitale darf kein Calomel zugleich mit Jod wegen der Gefahr der lokalen Ätzwirkungen benutzt werden. Statt der Lösung sind Geloduratkapseln sehr verwendbar:

Caps. gelodurat. (Pohl-Schönbaum) 0,5, Jodkali oder 0,5 Jodkali + 0,15 Antipyrin, 2—6mal eine Kapsel nach den Mahlzeiten, falls nicht die üblicheren Jodkali + Hg bijodat enthaltenden Gelokalkapseln 3mal täglich eine Kapsel nach dem Essen verwendet werden können.

Von fabrikmäßig hergestellten Jodpräparaten seien erwähnt: Jodostarin, Sajodin, Dijodyl, Alival, Jodocitin, Jodival, Jodfortan, Jodglidine; diese Namen sind in der Reihenfolge ihrer Jodwirksamkeit aufgezählt. Die Wirkung ist naturgemäß abhängig vom Jodgehalt. Nach diesem ist die Menge der zu gebenden Tabletten zu berechnen, in der Art, daß etwa 2,0 reines Jod als eine gute Tagesdosis anzusehen ist. Geschieht dies, so wird Wirksamkeit, Erträglichkeit und Preis so gut wie stets hinter dem gewöhnlichen Jodkali zurückbleiben.

Auch reines Jod (Jodtinktur) ist gut verwendbar, täglich einige Tropfen steigend zu nehmen; 20 Tropfen täglich sind bereits eine recht hohe Dosis.

Zur submuskulären Verwendung wurde das Jodipin hergestellt. Da es eine ölige Lösung ist, müssen die Vermeidungsvorschriften gegen die Gefahr der intravenösen Einspritzung genau beachtet werden (siehe Lungenembolie). Am besten eignet sich zur Einspritzung das Alival (Originalpackung von Ampullen).

Auch rectal kann gelöstes Jodkali oder Jodnatrium gegeben werden. Man gibt Kindern 1,0, Erwachsenen 3 g in 20 ccm Wasser hoch in den Mastdarm hinein, am besten mit dünnem Nélatonkatheter.

III. Behandlung der Syphilis mit Salvarsan.

Das von Ehrlich im Jahre 1909 auf Grund jahrelanger Vorarbeiten in die Therapie eingeführte Salvarsan gehört heute zu dem unentbehrlichsten Rüstzeug des Syphilistherapeuten. Dieses Mittel hat zahlreiche Anhänger und Gegner gefunden. Heute ist nach 13jähriger Erfahrung in allen Ländern der Welt der Kampf um das Mittel wesentlich zur Ruhe gekommen; man kennt seine guten und schlechten Seiten. Bei der Mehrzahl der Ärzte ist die Überzeugung durchgedrungen, daß wir in ihm ein dem Quecksilber weit überlegenes Mittel besitzen, das infolge seiner Fähigkeit, die Syphilis abortiv zu heilen, die ganze Syphilistherapie auf eine neue Grundlage gestellt hat. Erst nachdem wir das Salvarsan kennen gelernt haben, sind wir in die Lage gekommen, die primäre Syphilis bei ihrem ersten Auftreten, bevor noch die Spirochäten fest mit dem Gewebe verankert sind, zu behandeln und abortiv zu heilen.

Folgende Arten des Salvarsans kommen zur Anwendung:

1. Das Altsalvarsan. Die Wirkung ist sehr intensiv; es ist jedoch die Herstellung der Lösung und die Technik der Einspritzung dieses ältesten Salvarsanpräparats so schwierig, daß der Praktiker am besten von seiner Verwendung Abstand nimmt.

2. Das Natriumsalvarsan.

3. Das Silber- und das Neosilbersalvarsan.

4. Das Neosalvarsan.

In der Praxis wird heute von der Mehrzahl der Ärzte das Neosalvarsan oder das Neosilbersalvarsan angewendet. Von diesen beiden Salvarsanpräparaten wird in der Hauptsache in den folgenden Ausführungen gesprochen werden. Dosierung des Neosalvarsans: Um die Verträglichkeit festzustellen, wird als erste Dosis Dosis I = 0,15 bei Männern und Frauen angewendet. Diese Dosis wird am besten hintereinander zweimal gewählt; darauf steigt man mit der Dosis und nimmt bei der folgenden Injektion Dosierung II = 0,3; als weitere Steigerung Dosierung III = 0,45. Bei Frauen soll diese Dosis meist nicht überschritten werden; bei Männern kann man bis zu Dosierung IV = 0,6 gehen. Höhere Dosierungen sind oft gefährlich. Als Zwischenraum zwischen zwei Injektionen sind durchschnittlich fünf Tage festzusetzen. Die Zahl der Injektionen hängt natürlich von der zu verabfolgenden Gesamtdosis ab. Letztere muß berücksichtigen: die Verträglichkeit, den Grad der Erkrankung, den Einfluß der Behandlung auf den Rückgang der Erscheinungen, das schnellere oder langsamere Negativwerden der Wassermannreaktion, den eventuellen Ausfall der Lumbalpunktion. Die für mehrere anscheinend ähnlich liegenden Fälle benötigte Salvarsangesamtdosis kann daher ganz verschieden sein. Es ist also auch unmöglich, ein genau einzuhaltendes Behandlungsschema zu geben. Wir haben uns aber bemüht, bei Besprechung der speziellen Behandlung der einzelnen Luesstadien ein Durchschnittsschema aufzustellen.

Beim Neosilbersalvarsan, einem durch Silber verstärkten Neosalvarsan, beginnt man mit 0,1, steigt auf 0,2 und gibt Frauen 0,3, Männern 0,4 als Höchstdosis. Gesamtmenge bei Frauen 4,0, bei Männern 4,5

Herstellung der Lösungen und Technik der Salvarsaneinspritzungen.

1. Anritzen des mit Alkohol abgeriebenen Halses der Ampulle mit der der Packung beigegebenen Feile.

2. Um zu vermeiden, daß Glassplitter in die Lösung hineinkommen, wird ein dünnes Glasstäbchen am äußersten Ende in der Spitze der Bunsen- oder Spiritusflamme zur Glut erhitzt und schnell auf die eingeritzte Stelle des Ampullenhalses gegengedrückt; das Resultat ist ein um den Hals laufender Sprung, der jetzt leicht ein splitterloses Abbrechen des Halses der Ampulle gestattet.

3. Das Pulver wird nun in ein ausgekochtes Glasschälchen mit etwa 6 ccm frischdestilliertem und sterilisiertem Wasser hineingeschüttet. Die Auflösung erfolgt in wenigen Minuten. Die Lösung ist nun gebrauchsfertig. Sie muß sogleich benutzt werden. Bei längerem Stehen tritt Giftigwerden des Präparats ein.

4. Die Rekordspritzen müssen einen Inhalt von 10 ccm enthalten; doch sind auch kleinere Spritzen viel im Gebrauch. Sie sind in Alkohol aufbewahrt und werden vor dem Gebrauch sorgfältig von allen Alkoholresten durch wiederholtes Durchspritzen mit sterilem Wasser gereinigt.

5. Nunmehr wird der Inhalt des aufgelösten Medikaments in die Spritze aufgesogen. Hinter dem Kolben muß noch ein leerer Raum bleiben, damit nach dem Einstich der Spritzenkanüle in die Vene Blut angesaugt werden kann. Der Patient steht, sitzt oder liegt so, daß der Arzt bequem an die Cubitalvene herankommen kann, die vorher mit einem Tuch, einem Gummischlauch oder mit einer der vielen empfohlenen tourniquetartigen Schnürvorrichtungen gestaut worden ist. Die Nadel soll nicht lang, sondern recht kurz (bis zum Winkel von 45°) abgeschliffen sein: dies schützt erheblich vor dem Durchstechen der Vene auf ihrer anderen Seite. Die Nadel kann im Winkel abgebogen sein, auch kann die Nadel durch ein winklig gebogenes Zwischenstück

mit der Spritze verbunden werden. Beides erleichtert die Operation und sichert die Unverschieblichkeit der Nadel in der Vene. Das richtige Liegen der Nadel im Venenlumen erkennt man durch das Einströmen von Blut in die gelbe Salvarsanlösung, durch luftfreie Füllung der silbersalvarsangefüllten dunklen Spritze beim Zurückziehen des Stempels. Nur wenn Blut in die Spritze einströmt, darf gespritzt werden, sonst liegt die Nadel nicht richtig und es dringt die stark reizende Salvarsanlösung in das Gewebe des Arms, erzeugt sehr schmerzhafte, wochenlang dauernde Knoten und die Vene ist zudem auch noch unbrauchbar geworden. Nun löst man die Staubinde und spritzt so langsam wie möglich ein. Fühlt der Patient hierbei Schmerzen, so liegt die Nadel nicht richtig. Meistens sieht man dann auch eine Quaddel an der Stelle der Spritzenspitze entstehen: dann ist es zu spät, der schmerzhafte Knoten kommt rettungslos! Man verlange Mäßigkeit im Essen, Trinken, Rauchen, Frühschlafengehen nach den Injektionen und während der ganzen Kur. Vor jeder Injektion muß der Urin auf Eiweiß und mittels des Ehrlichschen Reagens auf Urobilinogen untersucht werden, der Patient genau nach den Gefühlen nach der vorigen Injektion befragt, Puls und Temperatur festgestellt werden. Fieber, Erkältungen, Angina sind absolute Kontraindikationen, Eiweißgehalt im Urin und sehr starke Rotfärbung beachtenswerte Symptome für die Fortsetzung der Kur. Nach der Injektion notiere man die benutzte Röhre nach ihren Kontrollzeichen. Nummern, die akute Reizerscheinungen bei einem Patienten hervorrufen, sind bei diesem nicht wieder zu verwenden.

Nebenwirkungen des Salvarsans.

1. Knoten an der Injektionsstelle und Thrombose der benutzten Vene. Man behandelt mit ganz heißen, später mit eiskalten Umschlägen, Verbänden mit verdünnter essigsaurer Tonerdelösung, Hochlagerung des Arms.

2. Hohes Fieber, meistens nach Schüttelfrost: a) Spirochäten-fieber. Dieses tritt bei den neueren Salvarsanpräparaten erst nach Stunden auf. Es ist die Regel nach der ersten Injektion bei frischer Syphilis, wiederholt sich bei späteren Injektionen nur selten. Man schiebt diese erste fieberhafte Reaktion, die wir auch nach der ersten Hg-Salicylic.-Einspritzung erwähnt haben, auf den Zerfall von Spirochäten und syphilitischem Gewebe. Mit diesem Fieber ist sehr oft eine sehr starke Anschwellung des Primäraffekts und des Exanthems (Herxheimersche Reaktion) verbunden.

b) Wasserfehler. Altes verpilztes destilliertes oder sonst unreines Wasser erzeugen Fieber, namentlich bei Salvarsandosen von Dosis III an. Die Sterilisierung alten destillierten Wassers schützt nicht, deshalb ist es ratsam, das gebrauchsfertig käufliche „Ampullenwasser" zu verwenden.

3. Der angioneurotische Symptomenkomplex und Urticaria. Alsbald nach der Injektion tritt Atemnot, Röte und Schwellung im Gesicht und im Mund, Hervortreten der Temporal- und Halsgefäße,

Husten auf. Manchmal sind Lippen, Zunge, Augenlider prall und blaß geschwollen. Zugleich kann eine universelle Urticaria aufschießen. Der dyspnoische Zustand vergeht in 10 Minuten bis $1/_2$ Stunde, kann aber sehr bedrohlich aussehen, bei Herzkranken schwer bedrohliche Nachwirkungen hervorbringen. Ebenso schnell geht meistens die Urticaria fort. Die Gesichtsschwellung kann noch bis zum nächsten Tage andauern. Besonders stark wirkt nach dieser Richtung hin eine zu schnell ausgeführte Einspritzung von Silbersalvarsan. Tritt diese Erscheinung ein, so wechsle man mit einem anderen Salvarsanpräparat ab. Behandlung: sofortige Einspritzung von 1 ccm eines Nebennierenpräparates $1/_{1000}$ subcutan.

4. Sehr selten, aber dann sehr ängstlich sind Ohnmachtszustände mit stark verlangsamtem Ventrikelpuls, wohl in das Gebiet der Koordinationsstörungen (Herzblock) gehörend.

5. Einige Tage nach Anwendung des Mittels kann sich eine Salvarsandermatitis einstellen. Oft treten als Zeichen der sich entwickelnden Überempfindlichkeit bei den vorangegangenen Einspritzungen Hautjucken oder leichte Rötungen und Ekzeme auf. Diesen Vorboten der Dermatitis muß die größte Aufmerksamkeit geschenkt werden. Melden sie sich, so muß die Salvarsanbehandlung ausgesetzt werden. Geschieht dies nicht, so entwickelt sich oft eine schwere Dermatitis; die Haut des ganzen Körpers ist gerötet und schuppt leicht. Gewöhnlich stellt sich zuerst im Gesicht Nässen ein. Später kann die ganze Körperhaut sich in eine nässende Dermatitis verwandeln. Oft ist der erste Furunkel das Signal der drohenden Sepsis. Dieser Komplikation erliegen die Kranken alsdann nicht ganz selten. Wegen der Schwere der Erkrankung muß deshalb diesen Formen der Salvarsanvergiftung die größte Aufmerksamkeit geschenkt werden. Aussetzen der Salvarsanbehandlung ist selbstverständlich. Die Hautentzündung muß nach dermatologischen Grundsätzen mit milden Kühlsalben, Einpuderungen, kühlen Umschlägen usw. behandelt werden. Gelingt es, das Nässen zu beseitigen, so tritt eine Abschuppung der Haut ein, die oft eine tiefe Pigmentierung zurückläßt. Mitunter ist auch die Dermatitis mit Gelenkschwellungen und Ikterus vergesellschaftet. Auch gelbe Leberatrophie ist beobachtet worden.

Bei gleichzeitiger Anwendung von Quecksilber ist es von grundsätzlicher Bedeutung zu wissen, ob die Dermatitis nicht etwa durch dieses Mittel und nicht durch das Salvarsan zum Ausbruch gekommen ist. Um diese Frage zu entscheiden, ist es empfehlenswert, dem Kranken auf einen kleinen gesunden Hautbezirk ein Quecksilberpflaster aufzulegen. Ist die Dermatitis durch Quecksilber hervorgerufen, so stellt sich unter dem Pflaster Rötung und Nässen ein.

6. Fixe Salvarsanexantheme sind meist urticariaähnliche Dermatosen, die oft an den gleichen Körperstellen bei jeder Einspritzung zum Vorschein kommen und gewöhnlich ernstere Störungen nicht hervorrufen.

7. Ikterus. Der Urin enthält während der Salvarsankur oft Urobilinogen, welches aber nur in starker Konzentration als ein Symptom des sich vorbereitenden Ikterus anzusehen ist.

a) **Frühikterus.** Im Verlaufe der Kur kann sich Ikterus einstellen, wie ein katarrhalischer Ikterus, aber ohne dessen Beschwerden von seiten des Magendarmkanals. Meistens heilt er schnell ohne besondere Behandlung ab, doch muß die Kur unterbrochen werden, da ein Ausgang in gelbe Leberatrophie möglich ist. Vielleicht ist dieser Ikterus ein syphilitisches Symptom.

b) **Spätikterus.** Das gleiche kann 2—3 Monate nach Abschluß der Kur auftreten. Auch er verläuft meist harmlos. Die Möglichkeit dieses Spätikterus läßt aber empfehlen, die Wiederholung einer Salvarsankur nach Möglichkeit erst dann zu beginnen, wenn die Latenzperiode des Spätikterus abgelaufen ist. Schwierig ist hier häufig die Abgrenzung vom syphilitischen Ikterus, der durch antisyphilitische Behandlung jeder Form gut heilt.

c) **Gelbe Leberatrophie.** Ausgänge von Früh- oder Spätikterus in gelbe Leberatrophie sind mehrfach beobachtet worden. Deshalb Aussetzen jeder Salvarsantherapie bei Ausbruch eines Ikterus.

8. **Encephalitis haemorrhagica.** Die schwerste Gefahr der Salvarsanbehandlung stellt die sog. Encephalitis haemorrhagica dar. Sie tritt meistens nach der zweiten Einspritzung, selten nach der ersten oder einer späteren Einspritzung auf. Am zweiten, dritten, seltener einem späteren Tage nach der Einspritzung befällt den Patienten eine eigentümliche motorische Unruhe, er ist aufgeregt, unbesinnlich, geht ohne Ziel herum und unternimmt merkwürdige Handlungen. Nach einigen Stunden setzen einseitige oder allgemeine Krämpfe ein, während die Unbesinnlichkeit so zunimmt, daß der passiv im Bett liegende Kranke kaum reagiert, höchstens Zeichen starker Kopfschmerzen andeutet. Nach Stunden oder wenigen Tagen tritt in den meisten Fällen der Tod ein. Einzelne Kranke sind aus der Bewußtlosigkeit von selbst plötzlich wieder ohne zurückbleibende Störungen erwacht, andere unter energischer Behandlung mit nervösen Defekten (spastische Paralyse, schwere Neuritiden in den Beinen oder später folgende syphilitische Hirnstörungen) oder ohne solche am Leben erhalten worden. Die Sektion ergibt nichts oder punktförmige oder größere Blutungen im Gehirn. Ob es sich, wie man anfangs meinte, um eine Salvarsanschädigung handelte, oder ob es eine eigentümliche Form der Herxheimerschen Reaktion oder eine andere syphilitische, noch unaufgeklärte Hirnerscheinung sei, ist bisher noch nicht entschieden.

Meine Aufstellung fast aller bis 1914 bekannten Encephalitisfälle deckte folgende, die Entstehung der Encephalitis begünstigenden Momente auf:

a) **Bezüglich des Stadiums der Lues:** Die sekundäre Lues ergab mit 41% die höchste Zahl der Fälle von Encephalitis.

b) **Bezüglich der Dosis:** Die Höhe der Einzeldosis ist zum Zustandekommen der Encephalitis von ausschlaggebender Bedeutung. Je höher die Einzeldosis, desto häufiger die Encephalitis.

Bei Dosierungen bis 0,39 Altsalvarsan kamen 15%, bei Dosierungen über 0,39 Altsalvarsan dagegen 85% aller Encephalitisfälle vor.

Über die Todesfälle läßt sich zusammenfassend folgendes sagen:

Auf 225 780 Injektionen von Alt-, Natrium- und Neosalvarsan sind 12 sichere Todesfälle gemeldet worden, so daß die Gefahrenchance für die Zeit, in der die Kölner Salvarsan-Statistik geführt wurde, als 1 : 18 815 Injektionen anzusehen ist. Auf Grund der aus der Statistik gewonnenen Erfahrungen ist jedoch eine Reihe von Todesfällen nach menschlicher Voraussicht vermeidbar gewesen, so daß die unvermeidbare Gefahrenchance aller Mittel zusammen auf 1 : 56 445 zu berechnen ist. Bezüglich der einzelnen Mittel beträgt sie beim Altsalvarsan 1 : 13 000, beim Natriumsalvarsan 1 : 20 000, beim Neosalvarsan 1 : 162 800.

Als wichtigste Feststellung muß die Tatsache bezeichnet werden, daß die Dosierung eine ausschlaggebende Rolle für das Zustandekommen von Todesfällen spielt. Das geht besonders klar aus den Zahlen vom Neosalvarsan hervor. Bei denjenigen Meldestellen, die grundsätzlich die Dosis von 0,6 nicht überschritten, betrug die Gefahrenchance nur 1 : 162 800, bei denjenigen Krankenhäusern und Ärzten jedoch, die grundsätzlich über die Dosis von 0,6 hinausgingen, war sie 54mal so groß, nämlich 1 : 3000.

Die Überdosierung spielt auch eine besondere große Rolle bei den Encephalitis- und Dermatitisfällen. Sämtliche Dermatitisfälle sowie 6 von 10 Encephalitisfällen waren überdosiert.

Auf Grund dieser Zahlen hat die Kölner Salvarsankommission die Überzeugung ausgesprochen, daß es zweckmäßig sei, entweder eine Maximaldosis von 0,6 für Männer und 0,45 für Frauen einzuführen oder die Abgabe von Dosen über 0,6 seitens der Fabrik zu verhindern.

Die Behandlung der Encephalitis besteht in einer Lumbalpunktion, um den häufig vorhandenen erhöhten Liquordruck herabzusetzen, großen Aderlässen, Kochsalzinfusionen, Darmeinläufen und Adrenalininjektionen.

9. Spastische Paralyse ist mehrmals plötzlich nach einer intravenösen oder endolumbalen Einspritzung von Salvarsan eingetreten. Sicherer als bei der Encephalitis haemorrhagica kann man von diesem Unfall sagen, daß er das Aufflammen einer bereits latent bestehenden Meningomyelitis syphilitica darstelle. Eigentümlich und von der gewöhnlichen Form der syphilitischen spastischen Paralyse unterschieden ist nur die regelmäßige Lähmung der Blase, so daß eine langdauernde Harnverhaltung eintritt. Das Eintreten der spastischen Paralyse erinnert an das Eintreten der Neurorezidive an den Hirnnerven. Ihr Ausgang kann tödlich sein öfter ist aber Heilung mit einem langsam sich bessernden Defekt der Innervation der unteren Körperhälfte eingetreten.

10. Seltenere Schädigungen sind Blutungen unter die Haut, aus den Schleimhäuten, ferner eine Schädigung des Bluts, die Aleukia haemorrhagica.

IV. Behandlung mittels der Zittmannschen Kur.

Bei einigen Formen der Syphilis nehmen erfahrene Praktiker sowohl von der Anwendung des Salvarsans wie von einer intensiven Verwendung des Hg Abstand. Die früheren Indikationen zur Anwendung des Zittmannschen Verfahrens waren die maligne Syphilis, die des Gehirns und der Knochen. Hierfür brauchen wir sie nicht mehr, seit wir das Salvarsan kennen. Es sind die folgenden Zustände, welche auch heute noch zur Anwendung der Zittmannschen Kur Veranlassung geben können:

a) Überempfindlichkeit gegen die gebräuchlichsten Medikamente (Salvarsan, Hg, Jod).

b) Intoxikationszustände nach reichlichen Hg-Kuren.

c) Schnell zunehmende gummöse Prozesse der Knochen und der Meningen, welche die Sehnerven oder die Augenmuskelnerven bedrohen.

d) Fulminante Neuritis interstitialis optici aus demselben Grunde.

e) Auch die Neuritis optici axialis kann günstig durch Zittmann beeinflußt werden.

f) Stärkere syphilitische Exsudationsprozesse in Chorioidea, Retina und Glaskörper.

Die Zittmannsche Kur wirkt durch Diaphorese, Diarrhoe und Salivation ableitend. Die Entlastung des entzündeten Gewebes ist so auffallend, daß schon nach wenigen Tagen die Sehkraft sich hebt.

Die Anwendung war nach Joseph früher folgendermaßen einzurichten: Der Patient nimmt morgens um $7^1/_2$ Uhr im Bett ein leichtes Frühstück ein. Um 8 Uhr erhält er 200,0 g Decoctum Sarsaparillae compositum fortius angewärmt, er bleibt im Bett, wird mit dicken Bettstücken bedeckt, um tüchtig zu schwitzen. Um 11 Uhr steht er auf. Im Sommer kann er sich dann im Freien bewegen, im Winter bleibt er im gleichmäßig temperierten Zimmer. Um 1 Uhr erhält er sein Mittagessen. Verboten ist der Genuß von Bier, Obst, Milch, Kohlsorten und Hülsenfrüchten. Es dürfen überhaupt keine Speisen verabreicht werden, welche blähen oder abführen. Danach kann der Patient sich wiederum im Freien bewegen, bis er um 4 Uhr 200,0 g Decoctum Sarsaparillae compositum mitius kalt innerhalb einer Stunde zu trinken bekommt. Abendbrot. Um 10 Uhr geht er zu Bett. Bei dieser Kur sind fünf bis sechs Stuhlgänge die Regel. Treten aber mehr ein, so müssen wir mit der Kur kurze Zeit pausieren, damit der Kranke nicht geschwächt wird.

V. Die Wismutbehandlung der Syphilis.

Zu den bisher bekannten Mitteln, mit denen man die Syphilis erfolgreich behandeln kann, treten eine Anzahl von Präparationen anderer Metalle. Neuerdings sind dies die Wismutpräparate, die zuerst von französischen Forschern angewandt worden sind. Die Wirksamkeit und Brauchbarkeit dieser Präparate steht außer Zweifel, jedoch läßt sich heute über ihre Dauerwirkung und über die beste Methode ihrer Anwendung noch nichts sagen.

Die Injektionen werden nach der bei den unlöslichen Hg-Präparaten üblichen Methode vorgenommen (siehe S. 495). Die Einspritzungen sind wenig schmerzhaft. Von Nebenerscheinungen ist die häufigste die Stomatitis, doch ist sie seltener als beim Quecksilber. Sie ist leichter zu heilen als die Quecksilberstomatitis. Neuerdings geht man zu gemischten Salvarsanwismutkuren über. Die Resultate sollen ganz vorzüglich sein. Zweifellos besitzen wir in diesen neuen Präparaten klinisch sehr wirksame Mittel, die in ihren Heileffekten nach der Ansicht der Autoren dem Quecksilber überlegen und dem Salvarsan nahe stehen, dieses jedoch nicht in der Beeinflussung der Wassermannreaktion erreichen. Ob die durch das Wismut hervorgerufenen Depots, die auch durch Röntgenstrahlen nachweisbar sind, einen Hinderungsgrund für die häufige Behandlung darstellen, läßt sich zur Zeit noch nicht übersehen.

Zu einer Kur gehören 10—12 Injektionen zu 0,02 g Wismut, die jeden vierten bis fünften Tag vorgenommen werden.

VI. Die endolumbale Behandlung.

Die endolumbale Behandlung, zuerst von Marinesco, Wechselmann, Swift und Ellis in die Therapie der Nervensyphilis eingeführt, ist in den letzten Jahren besonders von Gennerich ausgebildet worden. Er empfiehlt folgende Methode:

Die Punktion selbst geschieht nach den Grundsätzen, die bereits in dem Abschnitt über die Syphilis des Nervensystems geschildert worden sind. Größe der Liquorentnahme: Bei Frauen 40—65 ccm, bei Männern 60—90 ccm und darüber; Pulskontrolle; bei deutlicher Verlangsamung des Pulses keine weitere Entnahme und möglichst beschleunigte Beendigung der endolumbalen Behandlung.

Die neueste Methode Gennerichs ist die Behandlung mit der Doppelpunktion. Die Lumbalpunktion wird an zwei verschiedenen Stellen ausgeführt. Die obere Nadel liegt 1—2 Segmente oberhalb der unteren Nadel. An jede Lumbalpunktionsnadel kann ein Schlauch mit zugehöriger Bürette angeschlossen werden. Hat man sich davon überzeugt, daß nach Herausziehen des Mandrins der Liquor abtropft, so setzt man den Konus des Bürettenschlauches auf die Punktionsnadel auf. Alsdann senkt man die Bürette, so daß der Liquor durch den Schlauch in die Bürette einlaufen kann. Man achte auf Kopfschmerzen, Brechreiz und Pulsverlangsamung. Treten diese Störungen auf, so muß der Schlauch abgeklemmt werden. Je langsamer der Liquor abtropft, um so geringer sind die Beschwerden.

In die obere Bürette läßt man 20—25 ccm Liquor hineinlaufen und setzt mit der Pipette die für den jeweiligen Fall bestimmte Salvarsandosis hinzu. Alsdann klemmt man den Schlauch zu und läßt nun in die untere Bürette so viel Liquor hinzulaufen, als der betreffende Lumbalsack hergibt.

Die untere Bürette dient zur Aufnahme des reinen Liquors; sie hat lediglich den Zweck, den mit einem Salvarsanzusatz versehenen, zuerst reinfundierten Liquor der oberen Bürette cerebralwärts zu drücken. In allen Fällen, in denen auch eine Behandlung des Rückenmarks miterfolgen soll, erhält auch die untere Bürette einen Salvarsanzusatz. Bei besonders großer Liquorentnahme (über 100—120 ccm) empfiehlt Gennerich, nicht mehr als 60—70 ccm der entnommenen Menge zurückfließen zu lassen.

Bei der einfachen, alten Methode der endolumbalen Behandlung wird nur an einer Stelle punktiert. Man läßt 50—60 ccm Liquor abfließen, klemmt den Schlauch ab und tropft mit der Pipette die verordnete Salvarsandosis in die Bürette ein. Bei Paralyse und Taboparalyse kann man auch viel höhere Liquormengen erreichen, oft 120—150 ccm. In diesen Fällen läßt man 60—80 ccm vom Liquor zurückfließen und gießt den Rest fort. Bei der Lagerung und dem Transport des Kranken muß mit größter Vorsicht verfahren werden, um Druckschwankungen zu vermeiden. Der Kranke darf kein Kopfkissen haben; die Matratze darf nicht zu elastisch sein. Die strenge Rückenlage, die zweimal 24 Stunden durchgeführt werden muß, erreicht man am besten dadurch, daß man Klötze von der Dicke von zwei Ziegelsteinen unter das Fußende des Bettes legt. Durch alle diese Vorsichtsmaßregeln sollen die Erscheinungen des Meningismus vermieden werden.

Dosierung des Salvarsans. Man verwendet Neo- oder Natriumsalvarsan. Die Höhe der Dosierung hängt ab von der Art der Erkrankung und der Technik, die zur Anwendung kommt. Bei der einfachen Methode gilt als Grundsatz, 1,8 mg auf 80—90 ccm Liquor alle 2—3 Wochen nicht zu überschreiten. Bei der Behandlung mittels Doppelpunktion kann in der oberen Bürette 3—5 mg auf 20 ccm gemischt werden. Für die einzelnen Affektionen gelten folgende Richtlinien. Bei histologischen Meningorezidiven und bei Neurorezidiven ist die Dosierung:

a) bei alter Methode 1—1,8 mg,
b) bei Doppelpunktion 1—5 mg.

Lues cerebri: a) bei alter Methode zunächst 1 mg. Treten keine deutlichen Parästhesien, Krisen oder Spasmen auf, so kann man auf 1,35—1,5 mg, bei Liquorentnahme über 80—100 ccm auf 1,8 mg gehen.

b) Bei Doppelpunktion zunächst 1—1,2 mg und bei intaktem Rückenmark allmählich auf 3—5 mg.

Bei Paralyse: Bei der einfachen Methode und bei intaktem Rückenmark steigt man von 1,2—1,8 mg; bei Doppelpunktion bis auf 5 mg. Bei isolierter Tabes wird nur die einfache Methode angewendet. Dosierung $^1/_3$ bis höchstens 1 mg; bei Tabes mit schweren Liquorveränderungen ist die Doppelpunktion die Methode der Wahl. Bei nicht ataktischen Fällen kann die Dosierung der oberen Bürette auf 1,0—2,5 mg gebracht werden. Bei ataktischen Fällen und bei gastrischen Krisen ist ganz langsame Steigerung erforderlich, jedoch nicht über 1,5—2,25 mg.

Nebenwirkungen der endolumbalen Behandlung sind vielfach sehr erheblich: Fieber (selbst bei intakten Meningen und einwandfreier Technik; häufig bei erkrankten Meningen und hochgradig bis 40° C bei frischen Prozessen).

Cerebrale Erscheinungen: Heftige Kopfschmerzen, Übelkeit, Erbrechen, gelegentlich Benommenheit und Krampfanfälle als Ausdruck einer Reiz- und Druckwirkung, oder einer Herxheimer-Reaktion bei den epileptiformen Neurorezidiven, der diffusen Meningitis, der Meningoencephalitis und der Lissauerschen Paralyse. Die spinalen Erscheinungen, welche nach der endolumbalen Behandlung eintreten können, werden wohl im allgemeinen von dieser Behandlung abschrecken. Auch bei intaktem Rückenmark treten Schwächezustände des Detrusors, des Sphincter vesicae und des Sphincter ani, seltener Parästhesien und Taubheit an den unteren Gliedmaßen ein. Bei erkranktem Rückenmark, besonders bei Erkrankung der motorischen Bahnen, tritt eine Verschlechterung der Bewegungsfähigkeit sowie eine Zunahme der Spasmen ein; bei der Erkrankung der sensiblen Bahnen Ziehen und Reißen der Beine, Hyperästhesien, Krisen und Erbrechen. Ferner können auch subakute Störungen zur Beobachtung kommen: Bei cerebralen Prozessen, hauptsächlich bei der Paralyse oder ihren Vorstadien, verschlimmert sich das klinische Bild und wird weiter gefördert. Der Krampfanfall bei der ersten Behandlung ist bei Fällen mit großer Krankheitsoberfläche kaum vermeidbar. Subakute, spinale Reizerscheinungen bestehen vorwiegend in Ertaubung der Haut, Zunahme der Ataxie, der Sensibilitätsstörungen, Blasen- und Mastdarmstörungen. Die Prognose dieser Erscheinungen soll gut sein, falls ihr Auftreten rechtzeitig bemerkt und beim Ausbau der weiteren Behandlung berücksichtigt wird. Im allgemeinen wird, solange derartige Gefahren bestehen, die endolumbale Behandlung nicht zu den empfehlenswerten Behandlungsmethoden gehören dürfen.

Neuerdings kombiniert Gennerich die endolumbale Behandlung mit der Fieberbehandlung. Er berichtet Erfolge bei latenten meningealen Prozessen jeglichen Stadiums und Infektionsalters, bei Neurorezidiven, cerebraler Lues, Myelitis, Tabes, Taboparalyse und Paralyse. Bei beginnenden Paralysefällen werden die Erfolge als befriedigend bezeichnet. Die Hauptaufgabe der endolumbalen Behandlung ist indessen nicht in ihrer Anwendung bei den metaluetischen Krankheitsprozessen zu erblicken, wozu in der Mehrzahl der Fälle keine Aussicht auf Radikalerfolg besteht, sondern in der Bekämpfung aller Frühstadien der meningealen Entzündung (Gennerich).

B. Spezielle Therapie der Syphilis.

I. Die Abortivbehandlung der primären, seronegativen Syphilis.

Das Syphilisvirus ist ein ausgesprochener Lymphgefäß- und Bindegewebsparasit; er dringt vom Primäraffekt aus in die kleinsten Lymphspalten des Gewebes ein, verändert sie und gelangt auf diesem Wege in die Lymphdrüsen. Wir wissen aus der experimentellen Syphilisforschung, daß um diese Zeit bereits Spirochäten im Blute und im Liquor nachweisbar sind, ja daß eine genauere Untersuchung in einer Reihe von Fällen Veränderungen an Gehörnerven ergeben hat. Wir dürfen also die Syphilis auch schon in diesem Stadium nicht mehr als eine lokale Erkrankung ansehen. Da wir trotzdem noch mit einer vollkommenen Sterilisierung des Organismus rechnen können, ist dieses Stadium der Syphilis das allerwichtigste und für den behandelnden Arzt das dankbarste. Gelingt es doch in der Mehrzahl der Fälle, den Ausbruch der Sekundärerscheinungen zu verhüten und die Wassermannsche Reaktion negativ zu erhalten. Es wird jetzt in diesen frühen Stadien der Syphilis vielfach Wert darauf gelegt, nach jeder Einspritzung mit Salvarsan auch die Wassermannsche Reaktion vorzunehmen, da sich herausgestellt hat, daß in einer Reihe von Fällen die vorher negative Reaktion im Laufe der Behandlung in die positive Phase umschlagen kann. Solche Fälle werden von vielen Autoren bereits der Primärsyphilis mit positiver Reaktion zugerechnet und von der reinen Abortivbehandlung ausgeschlossen. In der allgemeinen Praxis ist es jedoch ratsam, diese strenge Scheidung zwischen Fällen primärer Lues ohne oder mit positiver Schwankung fallen zu lassen und jeden Primärfall so zu behandeln, als wenn bei ihm eine positive Schwankung auftreten könnte. Es sind nämlich einige Beobachtungen gemacht worden, aus denen hervorgeht, daß auch Patienten, die keine positive Schwankung hatten, doch später nach der Durchführung einer einzigen Kur Sekundärerscheinungen bekommen haben. Da wir niemals dem Einzelnen ansehen können, ob er zu den Glücklichen gehört, bei denen die Abortivbehandlung mit einer einzigen Kur genügt, erscheint es ratsam, bei jedem Patienten die Abortivbehandlung in der Form durchzuführen, daß der ersten eine zweite und eventuell dritte Kur angeschlossen wird. Selbstverständlich ist es gerade in diesen Fällen nicht möglich, ein allgemeines Schema für unser Vorgehen aufzustellen. Wir müssen versuchen, für den einzelnen zur Behandlung stehenden Fall einen möglichst individuell gehaltenen Heilplan durchzuführen.

Die Behandlung dieses Stadiums der Syphilis gestaltet sich wie folgt: Zunächst ist es notwendig, in exaktester Weise die Diagnose zu stellen. Da wir ferner wissen, daß Spirochätenreste Jahre und Jahrzehnte in den Narben von alten Primäraffekten liegen bleiben und gelegentlich wohl auch Spätrezidive hervorrufen können, so soll, falls die Lokalisation es gestattet, der Primäraffekt exzidiert werden.

Beste Technik: Lokalanästhesie durch subcutane Injektion von Euseminlösung (Cocainssuprareninlösung) und Abtragung mittels Galvanokauters. Der Eingriff ist schmerzlos und verläuft ohne jede Blutung. An Stellen, an denen die operative Entfernung nicht möglich ist, Verätzung mit Acid. carbol. liquefactum, Kauterisierung der Ulceration, insbesondere des Randes. Falls auch dieser Eingriff nicht möglich ist oder vom Patienten abgelehnt wird, Behandlung mit Kalomelpulver, nachdem man die Ulcerationen vorher mit Kochsalzlösung abgerieben hat, resp. Verband mit einer 20%igen Kalomelsalbe. Ist eine Phimose durch einen Primäraffekt bedingt, so müssen Ausspülungen des Vorhautsackes mit Sublimat 1 : 1000 vorgenommen werden. Eine Operation der Phimose ist nicht erforderlich, da sie sich unter der spezifischen Behandlung zurückbildet.

Bei Primäraffekten der Urethra läßt man 3—4 cm lange, 2—3 mm dick Urethralstäbchen mit 10%igem Kalomelgehalt in die Urethra einführen. Ebenso sorgfältig müssen die regionären Leistendrüsen durch Auflegen von Hydrargyrumpflastern behandelt werden, bis sie restlos verschwunden sind; denn auch hier können Spätrezidive in Form von gummösen Erkrankungen auftreten.

Nach dem heutigen Stand unseres Wissens ist es als ein schwerer Kunstfehler anzusehen, wenn man das Frühstadium der Syphilis vorübergehen läßt, ohne eine energische Salvarsanbehandlung einzuleiten. Während es zur Zeit der Quecksilberbehandlung fast niemals gelang, das Auftreten der Primärerscheinungen und des positiven Wassermanns zu verhindern, ist es bei der Salvarsantherapie, abgesehen von wenigen Fällen, fast immer möglich, dieses Ziel zu erreichen. Wenn man bedenkt, daß der Kranke durch diese vorbeugende Behandlung vor den schwersten Nacherkrankungen bewahrt bleiben kann, so wird es klar, daß diesem Stadium die allergrößte Bedeutung für die Heilung des Einzelnen sowie für die Ausbreitung der Syphilis als Volkskrankheit zukommt. Deshalb muß die Syphilis in diesem Primärstadium sofort behandelt werden und man darf nicht, wie es früher üblich war, den Ausbruch des Sekundärstadiums abwarten.

An die Lokalbehandlung muß sofort die Allgemeinbehandlung angeschlossen werden. Sie besteht in der Verabfolgung von Neosalvarsan oder Neosilber-Salvarsan-Injektionen.

Schema für die Behandlung:

am 1. Tag Neosalvarsan Dos. I (0,15)

am 3. Tag Neosalvarsan Dos. I

am 5. Tag Neosalvarsan Dos. II (0,3)

am 9. Tag Neosalvarsan Dos. III (0,45)

am 14. Tag Neosalvarsan Dos. III (0,45)

am 19. Tag bei Männern Dos. IV (0,6)

am 19. Tag bei Frauen Dos. III (0,45)

und so fort bis zur Gesamtdosis: bei Männern 6—7,5 g, bei Frauen 5—6 g.

Ein- bis zweimalige Wiederholung der Kur 8 Wochen nach Abschluß der letzten Behandlung.

In diesem Stadium ist eine Hg-Kur nicht unbedingt erforderlich. Man kann jedoch verordnen: 30 Einreibungen à 3—4—5 g oder ca. 15 Injektionen von Hydr. salicylic. à 0,07. Vorbedingung für die Quecksilberbehandlung in diesem Stadium ist, daß sie die Salvarsanbehandlung nicht stört.

Obwohl wir die Therapie der primären Lues unabhängig davon gestalten sollten, ob eine positive Schwankung auftritt oder nicht, liegt es im Interesse einer individualisierenden Behandlung, daß wir uns davon überzeugen, ob während der Kur die Wassermannsche Reaktion positiv wird. Es ist deshalb ratsam, am Tage der Salvarsaneinspritzung oder 24 Stunden später die Untersuchung des Blutes auszuführen. In allen Fällen wird man auf eine Wiederholung der Kur dringen müssen, auch wenn es sicher richtig ist, daß zahlreiche Kranke mit einer einzigen Kur geheilt werden können. Fälle, die eine positive Schwankung aufweisen, werden wir jedoch noch besonders im Auge behalten müssen und bei ihnen vielleicht noch eine dritte Kur anschließen.

II. Die Behandlung der primären Syphilis mit positiver Reaktion und die Behandlung der Sekundärsyphilis.

Es ist heute als sicher anzunehmen, daß schon der jüngste Primäraffekt nicht mehr als eine lokale Erkrankung aufzufassen ist, sondern daß das Virus in die Blutbahn übergetreten ist. Im weiteren Verlauf der Erkrankung nimmt die Zahl der Spirochäten progressiv zu. Aus dem Blute findet ihr Übertritt ins Gewebe statt; in diesem siedeln sie sich an und setzen sie sich fest. Während dieser Zeit wird die Wassermannsche Reaktion positiv. Da wir gar keine Anhaltspunkte darüber haben, in welchem Grade das syphilitische Gift in den inneren Organen ausgebreitet ist, und da es zahlreiche Fälle gibt, in denen das Virus nicht nach außen tritt und keine sogenannten sekundären Hauterscheinungen hervorruft, so ist dieses Stadium eines Primäraffekts mit positiver Wassermannscher Reaktion am besten der sekundären Syphilis gleichzusetzen und ebenso wie diese zu behandeln. Besonders beachtenswert ist die Infektion des Zentralnervensystems und der Meningen, die sich in einer pathologischen Veränderung des Liquors kundgibt. Um diese Zeit ist sie in der Mehrzahl der Fälle erfolgt. Der Therapeut steht jetzt vor der schwierigen Aufgabe zu erreichen, daß die Ansiedlung der Spirochäten in diesen lebenswichtigen Organen nicht zu einer dauernden wird. Es ist auffallend, wie häufig noch dieses Ziel bei Primäraffekten mit positiver Wassermannscher Reaktion erreicht wird und wie sehr sich im Gegensatze dazu die Hoffnung auf eine vollständige Sterilisierung verschlechtert, je mehr wir uns der Zeit des Ausbruchs der Sekundärerscheinungen nähern. Mit größter Wahrscheinlichkeit kann angenommen werden, daß eine ungenügende Behandlung in der sogenannten sekundären Periode zwar die positive Wassermannsche Reaktion im Blut vernichtet und die äußeren Hauterscheinungen zur Ausheilung bringt, jedoch gerade das Weiterwuchern der Infektion an den Meningen begünstigt, falls nicht von vornherein die Aussicht und die Möglichkeit besteht, eine wirkliche Sterilisierung zu erreichen. Von vielen Forschern wird angenommen, daß der Einfluß einer ungenügenden spezifischen Therapie eine biologische Vorzugsstellung der meningealen Infektion gegenüber der übriggebliebenen Körperinfektion herbeiführt. Dabei ist die provozierende Wirkung des Salvarsans sehr viel energischer und intensiver als die der Quecksilberbehandlung. Erklärt wird diese auffallende Erscheinung meistens dadurch, daß das syphilitische Virus immer bestrebt ist, sich allgemein auszubreiten, daß bei einer ausbleibenden Gesamtsterilisierung die Restinfektion mit einer Wucherung der Spirochäten antwortet. Da erfahrungsgemäß die Abtötung der Spirochäten an den Meningen am schwersten gelingt, geht auch von hier aus am häufigsten die Rezidivbildung aus. Es kann sich auf diesem Wege ein sogenanntes Mono- oder Neurorezidiv entwickeln.

Gennerich fand Liquorveränderungen bei:
>   unbehandelten Syphilitikern in 48%,
>   nach Hg-Behandlung in 38%
>   (bei anderen Autoren 40%),
>   nach Hg-Salvarsanbehandlung in 60%.

Aus diesen Zahlen ergibt sich klar die Notwendigkeit, während der Sekundärperiode den Veränderungen des Liquors die größte Aufmerksamkeit zu schenken.

In der Praxis ist es nun außerordentlich schwer, in jedem einzelnen Falle die Lumbalpunktion auszuführen und des öfteren zu wiederholen. Es ist das aber auch gar nicht nötig, wenn man sich auf den Standpunkt stellt, daß die Mehrzahl aller sekundären Fälle stärkere oder schwächere Liquorveränderungen aufweist und daß deshalb jeder einzelne Sekundärfall als liquordurchseucht anzusehen ist. In der frühen sekundären Periode sind zwar die pathologischen

Veränderungen im Liquor oft noch nicht vollkommen ausgebildet. Mitunter ist nur erhöhter Eiweißgehalt und eine Vermehrung der Lymphocyten nachzuweisen, während Wassermann- und Goldsolreaktion negativ sind. Diese Erscheinungen können noch spontan zurückgehen, sie besitzen häufig noch flüchtigen Charakter. Das ist aber leider nicht immer der Fall, und wir können bei keinem einzigen Fall wissen, ob er sich nicht noch im Laufe der ersten zwei Jahre nach der Ansteckung zu einem solchen mit schweren Liquorveränderungen entwickeln kann. Dagegen ist es die Regel, daß etwa 2—2¹/₂ Jahre nach der Ansteckung die Liquorverhältnisse endgültig entschieden sind. Um diese Zeit sind die pathologischen Veränderungen des Liquors zu ihrer vollen Höhe entwickelt; Fälle mit negativem Liquor pflegen dagegen negativ zu bleiben. Während Eiweißreaktion und Lymphocytenzahl in bezug auf ihre Vermehrung schwanken können, sind Wassermann und Goldsolreaktion fast immer positiv und unterliegen am wenigsten spontanen Schwankungen und bleiben in der Regel positiv. Da diese Liquorveränderungen keine klinischen Symptome hervorzurufen brauchen, gibt es nur die einzige Möglichkeit, sie ausfindig zu machen, nämlich die Lumbalpunktion. Wenn nun auch sicher viele Fälle mit verändertem Liquor keine klinischen Erkrankungen des Zentralnervensystems aufweisen, so unterliegt es doch keinem Zweifel, daß aus diesem Material die Kandidaten für Tabes und Paralyse hervorgehen. Nun wissen wir aus mannigfachen klinischen Erfahrungen, daß in der frühen Sekundärperiode eine zielbewußte Behandlung den pathologischen Liquor negativ gestalten kann. Da die Mehrzahl der Tabiker und fast alle Paralytiker einen pathologischen Liquor aufweisen, müßte es aller Voraussicht nach gelingen, der Syphilis ihren ganzen Schrecken zu nehmen, wenn wir im Sekundärstadium eine Behandlung durchzuführen imstande sind, die nicht eine Provokation der Spirochäten an den Meningen, sondern ihre Vernichtung zur Folge hat. Um dieses Ziel zu erreichen, werden wir praktisch bei jedem Syphilitiker im Sekundärstadium eine pathologische Veränderung im Liquor annehmen, ihn sorgfältig durchbehandeln und im dritten Jahre nach der Ansteckung, ¹/₂ Jahr nach Abschluß der letzten Kur eine Lumbalpunktion vornehmen [1]). Ist jetzt der Liquor negativ, so wird er es voraussichtlich bleiben; zeigt er noch pathologische Veränderungen, so muß versucht werden, sie zu beseitigen. Das dürfte noch in einer Anzahl von Fällen gelingen. Wo wir den Liquor nicht zur Norm zurückführen können, können wir vielleicht noch hoffen, die Weiterausbreitung des Virus dadurch einzuschränken, daß wir wenigstens die Lymphocytenzahl und die Eiweißglobuline auf eine normale Grenze bringen. Allerdings liegen hier die Verhältnisse recht schwierig und sind noch nicht endgültig geklärt. Es gibt nämlich Tabesfälle, die keine Veränderung des Liquors aufweisen, und wir kennen Menschen mit verändertem

---

[1]) Einer häufigeren Lumbalpunktion wird der Praktiker nach den Erfahrungen Kyrles entraten können, da er nicht in der Lage ist, die häufig zweifelhaften Ergebnisse durch erneute Punktion nachzuprüfen.

Liquor, die jahrelang gesund bleiben. Negativer Liquorbefund ist deshalb nicht immer gleichbedeutend mit Gesundheit und positiver bedeutet nicht immer, daß eine Erkrankung des Zentralnervensystems unbedingt eintreten müsse. 'Offenbar spielen hier individuelle Immunitätsverhältnisse eine ausschlaggebende Rolle. Andererseits muß man sich vor Augen halten, daß die Mehrzahl der liquornegativen Fälle wirklich gesund und die Mehrzahl der liquorpositiven Menschen noch syphilitisch und den Gefahren einer später auftretenden Erkrankung am Zentralnervensystem ausgesetzt ist.

Heute ist es jedenfalls außer allem Zweifel, daß die Untersuchung der Lumbalflüssigkeit bei der Syphilis den gleichen Fortschritt darstellt wie die Entdeckung der Wassermannschen Reaktion. Beide haben uns das innere Gesicht der Syphilis enthüllt. Viele Fälle, die wir für gesund hielten, haben sich doch noch als krank und behandlungsbedürftig herausgestellt. Wie kann man nun die Behandlung der Syphilis so durchführen, daß wir in den ersten zwei Jahren eine Heilung auch des kranken Liquors erreichen? Wie müssen wir vorgehen, um nicht etwa durch unsere eigene Schuld das Meningorezidiv zu provozieren?

Da das Salvarsan bei stärkerer Anfangsdosierung eine lokale sogenannte Herxheimersche Reaktion auslöst, so ist es zur Vermeidung von Reizerscheinungen besonders an den Nerven notwendig, der Salvarsanbehandlung einige Quecksilberinjektionen vorauszuschicken, oder das Mittel zunächst in schwachen Dosen während dauernden gleichzeitigen Jodkaligebrauchs anzuwenden. Hauptsächliches Ziel der Behandlung bleibt, eine gesamte Sterilisierung des Organismus zu erreichen, da sonst die Gefahr des meningealen Monorezidivs besteht. Zu diesem Zwecke ist eine Salvarsankur von etwa 6—7,5 g bei Männern und 5—6 g bei Frauen erforderlich, oder eine Neosilbersalvarsanbehandlung von 5 g bei Männern und 4 g bei Frauen. Gleichzeitig ist die Anwendung von Quecksilberpräparaten erforderlich. (Schmierkuren: etwa 35—40 Einreibungen à 3—4—5 g oder Hydrarg. salicyl. 20 Einspritzungen à 0,05, oder 14 Injektionen à 0,07 oder 10—12 Einspritzungen à 0,1.)

An Stelle der Quecksilberpräparate können auch Wismutpräparate verwendet werden. Jedoch sind unsere Erfahrungen noch nicht so weit abgeschlossen, daß sie heute schon bedingungslos empfohlen werden könnten.

Schema für die Behandlung:

1. Tag Hydr. salicyl. . . . 0,05
4. „　　　„　　　　„　. . . 0,06
8. „　　　„　　　　„　. . . 0,08
9. „　Neosalvarsan Dos. I
12. „　Hydr. salicyl. . . . 0,08
13. „　Neosalvarsan Dos. II
16. „　Hydr. salicyl. . . . 0,08
17. „　Neosalvarsan Dos. III usw.

Obwohl nach unseren Erfahrungen — besonders bei primärer Lues mit positiver Wassermannreaktion — bei der Mehrzahl der Fälle die Blutreaktionen negativ werden und weitere sekundäre Erscheinungen nicht zum Vorschein kommen, so ist es trotzdem notwendig, sie chronisch intermittierend mit etwa 4 bis 5 Kuren in möglichst kurzen Abständen weiter zu behandeln.

Die Zwischenräume für die erste und zweite Kur resp. zweite und dritte Kur sollen nicht mehr als sechs Wochen betragen. Alsdann kann man einen Abstand von 3—4 Monaten nehmen. Treten keinerlei Erscheinungen auf der Haut, der Schleimhaut oder an den inneren Organen auf, so ist nach der vierten Kur eine Lumbalpunktion vorzunehmen und die Behandlung nur dann fortzusetzen, wenn der Liquor pathologisch verändert ist. Ist dieses nicht der Fall, so kann man es vielleicht wagen, den Patienten unbehandelt zu lassen, wiederholt aber die Untersuchung des Blutes im Jahre etwa 3—4 mal. Besser ist, die Behandlung auch im zweiten Jahre und auch im dritten Jahre noch je einmal vorzunehmen.

Wenn nach dreijähriger Beobachtung keine äußeren und inneren Rezidive auftreten, die Wassermannreaktionen und der Liquor dauernd normal bleiben, so liegt kein Grund mehr zu einem weiteren therapeutischen Vorgehen vor. Man entläßt den Patienten aus der Behandlung, jedoch nicht aus der Beobachtung. Mindestens einmal halbjährlich soll eine Untersuchung des Blutes und vor allem eine solche der inneren Organe erfolgen. Besondere Aufmerksamkeit muß dem Befund an der Aorta geschenkt werden. Beginnende Veränderungen an dieser lebenswichtigen Lokalisation des syphilitischen Giftes sind rückbildbar, sicher sehr günstig durch eine Kur zu beeinflussen, die mehrmals wiederholt werden muß. Selbstverständlich muß bei dieser Untersuchung des Syphilitikers auch der Nervenbefund sorgfältig aufgenommen werden.

Lokalbehandlung der sekundären Erscheinungen.

Eine Lokalbehandlung ist im allgemeinen überflüssig. Zur schnelleren Vernichtung infektiöser Erscheinungen kann man beim Auftreten von breiten Condylomen einen Brei von Calomel und Kochsalzlösung einreiben (oft schmerzhaft!). Bei spezifischen Erkrankungen der Mundschleimhaut pinselt man mit $10^0/_0$iger Chromsäure oder mit $5^0/_0$igem Argentum nitricum. Bei der spezifischen Alopecie läßt man am besten Präcipitalsalbe anwenden; bei Papeln der Flachhand und der Fußsohlen verordnet man Beiersdorfs Guttaplast mit Hydrargyr. und Acid. salicyl. (Nr. 65).

III. Die Behandlung der latenten und tertiären Syphilis.

Die Behandlung des spätsekundären Stadiums resp. der Lues latens mit positivem Blutbefund unterscheidet sich grundsätzlich nicht von der Behandlung der sekundären Lues, jedoch muß man damit rechnen, daß ein dauernder Umschlag der Wassermannreaktion oft nur sehr schwer zu erzielen ist. In solchen Fällen ist es nicht richtig, den Patienten ohne Unterlaß mit intensiven Kuren zu behandeln.

Wird die Syphilis erst spät entdeckt und war sie bis dahin unbehandelt, so ist es empfehlenswert, im Sinne der chronischen intermittierenden

Behandlung etwa 3—4—5mal eine kombinierte Salvarsan-Hg-Kur vorzunehmen. In diesem Stadium ist es notwendig, die Kur mit ganz schwachen Salvarsaninjektionen zu beginnen und sie, im Gegensatz zu den Kuren bei sekundärer Lues, unter allen Umständen mit einer Jodbehandlung abzuschließen, weil dieses Mittel erfahrungsgemäß gute Wirkungen auf die Spätlues ausübt. Da es nicht möglich ist, ein allgemein gültiges Schema aufzustellen, so muß der Therapeut in jedem Falle individualisierend vorgehen. Neisser hat mit Recht empfohlen, jugendliche Individuen, die ja heiraten und eine gesunde Nachkommenschaft haben wollen, intensiver zu behandeln als ältere Syphilitiker, bei denen nur eine positive Wassermannreaktion vorhanden ist, ohne daß ein Übergreifen der Erkrankung auf die inneren Organe nachweisbar ist.

Tertiäre Erkrankungen der inneren Organe, besonders auch des Gehirns, der Leber und der Gefäße, kontraindizieren die Anwendung von Salvarsan nicht. Nur muß man mit ganz schwachen Dosen anfangen, um Reizerscheinungen zu vermeiden.

IV. Behandlung der Neurorezidive.

Unter Neurorecidiven versteht man isolierte syphilitische Erkrankungen der Gehirnnerven, die als Folge einer basilaren luetischen Meningitis auftreten.

Nach den bisherigen Erfahrungen gelingt es, mit jeder antisyphilitischen Behandlung nicht nur die klinischen Erscheinungen schnell zu beseitigen, sondern auch eine negative Wassermannreaktion im Blut zu erzielen. Jedoch bleibt die Wassermannreaktion in der Lumbalflüssigkeit bei solchen Patienten hartnäckig positiv. Berichte über vollständige Heilung der Neurorezidive ohne genaue Liquorkontrolle sind mit Vorsicht aufzunehmen. Die beste Prophylaxe der Neurorezidive, die ja auch ohne jede Therapie auftreten, ist eine intensive Behandlung des sekundären Stadiums und eine schnelle Wiederholung der zweiten und dritten Kur. Der vielfach geübte Zwischenraum von einem Vierteljahr ist zu lang; man muß die zweite Kur 6—8 Wochen nach der ersten Kur wiederholen. Die Behandlung der Neurorezidive kann mit Salvarsan erfolgen, falls der Patient eine genügende Sicherheit dafür bietet, daß er auch wirklich die Salvarsanbehandlung durchführt. Andernfalls sind Schmierkuren von achtwöchentlicher Dauer oder Hg-Injektionen (bei unempfindlichen Patienten Kalomel, sonst Hydrarg. salicylic.) zu empfehlen.

Es unterliegt keinem Zweifel, daß es sich hier um echte syphilitische Erscheinungen handelt. Die Frage der besten Behandlung der Neurorezidive ist noch nicht endgültig geklärt. Dreyfus empfiehlt 4—6 „große Salvarsankuren" mit 8—10 g Salvarsannatrium pro Kur. Er dehnt die erste Kur über 3—4 Monate aus. Erstes Intervall soll nach Dreyfus 5, zweites 6, drittes höchstens 8 Wochen dauern. Über den Wert der endolumbalen Behandlung läßt sich heute ein abschließendes Urteil noch nicht fällen.

V. Behandlung der tertiären Syphilis.

Die glänzende Wirkung, die das Salvarsan auf die syphilitischen Erkrankungen der Mundschleimhaut bei der sekundären Lues ausübt, ist auch bei den schweren tertiären Zerstörungen der Schleimhaut des Rachens beobachtet worden. Jene zahlreichen Fälle, die sich unter der Quecksilberbehandlung verschlimmerten und nicht geheilt werden konnten, reagieren prompt auf Salvarsan und werden durch dieses Mittel fast immer zur vollständigen Ausheilung gebracht. Bei solchen Fällen besteht eine absolute Indikation zur Anwendung dieses Mittels. Wie man in den anderen Fällen tertiärer Erkrankung vorgehen soll, hängt vom Sitz des Gummas ab. Spielt der tertiäre Prozeß sich nur an der Haut ab, so besteht kein Gegengrund gegen die Anwendung des Salvarsans; eine Herxheimersche Reaktion an diesem Organ ist von keinen üblen Folgen begleitet. Das ist jedoch der Fall, wenn die gummöse Erkrankung an einem lebenswichtigen Organ auftritt. Eine einzige starke Salvarsaneinspritzung kann hier von den schlimmsten Folgen für die Gesundheit begleitet sein. Deshalb mache man es sich zur Regel, bei allen tertiären Erkrankungen die Behandlung mit einer Schmierkur und Jod einzuleiten und erst etwa 14 Tage nach Anwendung dieser Mittel zum Salvarsan überzugehen. Mitunter muß man jedoch, wenn z. B. eine Chorioiditis vorliegt, schnelle therapeutische Wirkungen erzielen, da mit jedem Weiterschreiten der Erkrankung die Gefahren für die Zerstörung der Sehkraft größer werden. In solchen Fällen kann man sogleich zum Salvarsan greifen, muß jedoch zur Vermeidung von akuten Reizerscheinungen mit ganz schwachen Dosierungen beginnen (0,05, 0,075; 0,1; 0,15; 0,2; 0,3). Bei diesen schwachen Dosen kann man selbstverständlich die Zwischenräume zwischen zwei Einspritzungen verkleinern und diese jeden dritten bis vierten Tag wiederholen. Im übrigen ist bei der tertiären Syphilis die Behandlung mit Jodpräparaten besonders erfolgreich und soll nie versäumt werden. Es wird wohl in den meisten Fällen gelingen, die tertiären Erkrankungen durch eine kombinierte Jod-Quecksilberbehandlung — die letztere am besten in Gestalt einer Schmierkur — zur Ausheilung zu bringen. Da wir immer versuchen müssen, nicht nur die lokalen Erscheinungen der Syphilis, sondern diese selbst zu heilen, ist auch die Anwendung des Salvarsans gerechtfertigt. Vorsicht ist nur geboten bei älteren Leuten, Alkoholikern, Diabetikern, Arteriosklerotikern, Menschen mit hohem Blutdruck. Fühlt man sich nicht sicher, ob der Kranke Salvarsan vertragen wird, so soll man grundsätzlich mit ganz niedrigen Dosen beginnen. Die Stärke der Kuren hängt ganz ab von dem Ziel, das man sich steckt und das man überhaupt erreichen kann. Bei jahrzehntelang bestehender Lues kann man mit einer Austilgung der Krankheit nicht mehr rechnen. Es wäre deshalb falsch, in einem solchen Falle rigorose Behandlungen durchzuführen. Man begnüge sich mit dem lokalen Heilungserfolg und versuche durch eine Wiederholung der milden Behandlung und durch Jodgaben die Restinfekten im Zaume zu halten. Bei Patienten, deren Erkrankung erst wenige Jahre zurückliegt, die noch jung sind, muß man unbedingt versuchen, die Syphilis aus dem Körper auszutilgen. Das wird sicherlich gar nicht selten gelingen, wenn wir chronisch intermittierend in derselben Weise behandeln, wie bei der sekundären Syphilis. Ein allgemein gültiges Schema läßt sich nicht aufstellen.

VI. Behandlung der malignen Syphilis.

Fälle von maligner Syphilis reagieren sehr schlecht auf Hg-Behandlung; diese hat sogar häufig zur Folge, daß die schon an und für sich vorhandene Neigung zum Gewebszerfall stärker wird, so daß man eher eine Verschlimmerung als eine Besserung erzielt. In allen diesen Fällen sind neben sehr sorgfältiger allgemeiner diätetischer Behandlung Salvarsanpräparate am Platze. Erst seit der Einführung dieses Mittels hat die maligne Syphilis ihren bösartigen Charakter verloren und ist der Therapie zugänglich geworden. Man gebe Neosalvarsan, Dosierung II bis III resp. Neosilbersalvarsan nach dem angeführten Schema und wiederhole die Kur chronisch-intermittierend. Auch Jodpräparate wirken häufig günstig.

VII. Behandlung der Tabes und Paralyse.

Es ist heute noch nicht einwandfrei entschieden, ob es uns gelingt, die Tabes wirklich dauernd und günstig mit spezifischen Kuren zu beeinflussen, da die Meinungen maßgebender Autoren noch stark auseinander gehen. Andererseits wissen wir, daß wir bei vorsichtigem Vorgehen dem Tabiker durch Anwendung einer spezifischen Kombinationskur keinen Schaden zufügen und symptomatisch häufig auffallend günstige Besserungen erzielen, die sich auf das Aufhören der gastrischen Krisen, auf eine Besserung der Ataxie und der Blasenbeschwerden beziehen. Es ist deshalb gerechtfertigt, auch die Tabiker mit milden, kombinierten Salvarsan- und Hg-Kuren chronisch intermittierend zu behandeln. Man beginnt mit ganz schwachen Salvarsandosen (0,05), geht auf 0,1 über und überschreitet diese erst ganz langsam bis zu 0,2 bis 0,3 Neosalvarsan. Bei Verordnung von Neosalvarsan resp. Silbersalvarsan kann man das Hg ganz fortlassen. Für eine Kur sind ca. 15 Einspritzungen erforderlich.

Die tabische Opticusatrophie wird von vielen Ophthalmologen als eine Kontraindikation gegen die Salvarsananwendung angesehen. Jedoch sind die Ansichten noch nicht endgültig geklärt.

Die liquorpositiven Fälle versuche man in liquornegative zu verwandeln. Man beachte hierbei aber, daß negativer Liquorbefund nicht gleichbedeutend mit ausgeheilter Tabes ist. Diese Behandlung ist etwa zweimal 3—4 Jahre hindurch zu wiederholen. Bei gastrischen Krisen und Tabes ist auch ein Versuch mit Höllenstein nach folgender Vorschrift zu machen:

Argent. nitr. 0,6,
Bol. alb. q. s. u. f. pil. Nr. XXX.
S. 3 mal täglich eine Pille nach dem Essen.

Tritt bei gastrischen Krisen keine Besserung ein, so kann man den Patienten durch Infiltration der überempfindlichen Gebiete mit 1 %/$_{000}$iger Eucainlösung nach der Methode der Schleichschen Infiltrationsanästhesie wesentliche Erleichterungen schaffen.

Während die Meinungen über den Heilwert der spezifischen Behandlung bei der Tabes auseinandergehen, herrscht kein Zweifel darüber, daß eine spezifische Behandlung der Paralyse ohne dauernden Wert ist. Neuerdings sind nach der Angabe von Sioli nach sehr intensiven Silbersalvarsangaben auffallend lange Remissionen beobachtet worden, ebenso nach Fieberbehandlung durch Infektion mit Malaria und Recurrens, durch Injektionen von Nucleinsäure, Tuberkulin und anderen fiebererzeugenden Mitteln.

In vielen Fällen, in denen auch nur der leiseste Zweifel an der Diagnose der Paralyse vorhanden ist und die Möglichkeit einer Gehirnsyphilis besteht, muß aber eine intensive kombinierte Behandlung einsetzen, die in dem letzteren Falle häufig von einem glänzenden und langdauernden Erfolge begleitet werden kann. Nur ist Vorsicht mit großen Dosen von Salvarsan erforderlich, während man mit Hg energisch vorgehen und auch die intensiver wirkenden Mittel wie Kalomel anwenden kann. Bei Gehirnsyphilitikern muß die Hg-Behandlung besonders intensiv und lange gestaltet werden, außerdem ist die gleichzeitige Verabfolgung von hohen Joddosen erforderlich.

Lokalbehandlung der tertiären Erscheinungen.

Gummöse Erkrankungen der Haut und der Hoden, die nicht offen und sezernierend sind, bedeckt man am besten mit Hg-Pflastern und läßt diese mehrere Tage liegen.

Für Ulcerationen empfiehlt Schäffer folgende Schwarzsalbe:

```
Rp.  Argent. nitric.              0,1
     Bals. peruvian               1,0
     Unguent. ciner. benzoat.    10,0
     Unguent. zinc. ad           20,0
     M. f. Unguent. S. Äußerlich.
```

Tertiäre Prozesse sollen auch häufig nach chirurgischen Gesichtspunkten behandelt werden. Bei schlechter Heilungstendenz müssen Knochensequester und fest anhaftende nekrotische Gewebspartien ausgekratzt werden; in die Wundhöhle streut man Jodoform und läßt es mit Campherwein verbinden.

VIII. Behandlung der intrauterin erworbenen Syphilis und schwangerer syphilitischer Frauen.

Im Prinzip wird die intrauterin erworbene Syphilis in der gleichen Weise behandelt wie die im extrauterinen Leben erworbene. Zur Anwendung kommen Quecksilber, Salvarsan und Jod. Viel verwendet werden — besonders bei äußeren Erscheinungen an der Hautdecke — Sublimatbäder (1—2 g auf ein Bad; Benutzung von Holzbadewannen); ferner innerlich Kalomelpulver (dreimal täglich 0,005—0,01—0,02), Pulver mit Hydr. oxydul. tannic. (dreimal täglich 0,005—0,01—0,02), mit Hydrarg. jodat. flav. (Protojoduret-Hg) 0,002—0,006.

Diese Behandlungsmethoden können jedoch nicht als vollwertige Kuren angesehen werden. Da die intrauterin erworbene Syphilis eine das Leben bedrohende Spirochätensepsis darstellt, so ist unbedingt eine kombinierte Salvarsan-Quecksilber-Kur zu empfehlen, die bei vorsichtiger Durchführung keinen Schaden hervorruft. Man beginnt bei Säuglingen mit 0,3 Unguent. ciner. und läßt an fünf Stellen einreiben (rechtes Bein — linkes Bein — rechter Arm — linker Arm — Rücken). Daneben kann nach neueren Erfahrungen Neosalvarsan, und zwar entweder intramuskulär oder intravenös injiziert werden. Die Lösung wird — man verwendet 5—7,5 mg pro Kilogramm Körpergewicht — mit 0,3 bis 0,5 ccm frisch destilliertem Wasser hergestellt und intravenös oder — wenn keine Venen vorhanden sind — intramuskulär injiziert.

Auch bei Säuglingen kann man die Injektion intravenös vornehmen, und zwar in die durch Kompression mit der flachen Hand gestauten Kopfvenen der Stirnregion, die man auch zur Blutabnahme benutzen kann. Man verwendet dünnste Rekordnadeln und wiederholt die Injektion in Abständen von 8 Tagen.

Außerordentlich wichtig ist eine gute Ernährung der syphilitischen Säuglinge; sie werden am besten von der eigenen Mutter gestillt.

Im Anschluß an die kombinierte Salvarsan-Hg-Schmierkur muß regelmäßig Jod gegeben werden (am besten Sajodin mehrmals täglich $^{1}/_{2}$ bis 1 Tablette); ferner Syr. ferri jodat. (dreimal täglich $^{1}/_{2}$ bis 1 Teelöffel).

Erforderlich ist die regelmäßige Wiederholung der Kuren in Abständen von 4—5 Monaten während eines Zeitraumes von 3—4 Jahren. Man lasse sich nicht durch Fehlen von klinischen oder serologischen Befunden täuschen, sondern behandle chronisch intermittierend, damit es nicht zu Spätformen kommt, die bei der Neigung der intrauterin erworbenen Syphilis zur Ansiedlung von Spirochäten in den inneren Organen keine gute Prognose geben und im übrigen nach den gleichen Gesichtspunkten behandelt werden, wie die tertiäre Lues der Erwachsenen.

Schwangere Frauen, die eine positive Reaktion aufweisen oder sicher syphilitische Kinder zur Welt gebracht haben, werden am besten einer zweimaligen intensiven Behandlung unterzogen. Es ist eine kombinierte Behandlung mit Hg (Schmierkuren oder lösliche Injektionen) in Verbindung mit Salvarsan angezeigt. Hier wählt man am besten als mildestes Mittel das Neosalvarsan, beginnt mit Dosis I steigt auf Dosis II und geht bis zu einer Maximaldosis von Dosis III. Es werden im ganzen 10 Injektionen in Abständen von 5—8 Tagen verabfolgt. Die zwei Kuren genügen wohl immer, um gesunde Kinder zu erzielen.

C. Prophylaxe der Syphilis.

Nachdem die Therapie der Syphilis aus dem Stadium der groben Empirie in das der exakten wissenschaftlichen, experimentellen Forschungen getreten ist, und wir besonders in dem Salvarsan Ehrlichs ein Mittel besitzen, das die Syphilis im primären Stadium aller menschlichen Voraussicht nach vollständig zu heilen vermag, müßten wir auch imstande sein, die Syphilis als Volksseuche gänzlich auszurotten. Dieses Ziel könnte dadurch erreicht werden, daß jeder praktische Arzt die Diagnose der frischen Syphilis genau so sicher beherrscht, wie die eines Panaritiums oder eines Schnupfens, und daß er die Salvarsaneinspritzung genau so leicht ausführen kann wie eine Morphiumeinspritzung. Es ist ferner dazu notwendig, daß die mächtige Waffe der Aufklärung noch viel intensiver gehandhabt wird als bisher. Jeder Studierende muß ja in Deutschland, seit die Dermatologie Prüfungsfach ist, zwangsgemäß eine Vorlesung über Geschlechtskrankheiten besuchen, und es wird ihm dabei eindringlich die Bedeutung jeder auch noch so harmlosen Erosion vor Augen geführt. In gleicher Weise müßte selbstverständlich auch für die Aufklärung aller anderen Berufskreise gesorgt werden. Es unterliegt jedenfalls keinem Zweifel, daß eine große Aufklärungspropaganda wesentlich dazu beitragen würde, die frühen und frischen Fälle von Syphilis der Behandlung zuzuführen. Auf diesem Wege mußten wir eine Einschränkung der Syphilis erreichen. Die größte Gefahr für die Weiterverbreitung der Syphilis stellt immer noch ihre eigentliche Quelle, die Prostitution dar.

In diesen Kreisen wird kein Interesse für eine frühzeitige Behandlung zu wecken sein, da sie keinen Wert darauf legen, sich der ärztlichen Beobachtung zu unterziehen. An diesen Schwierigkeiten wird die endgültige Ausrottung der Geschlechtskrankheiten, besonders der Syphilis scheitern. Letzten Endes hängt die Ausbreitung der Geschlechtskrankheiten von sozialen Faktoren ab. Sie wird in erster Linie dadurch bedingt, daß die heutigen sozialen Verhältnisse dem Manne die Eingehung der Ehe erst in einem höheren Lebensalter gestatten und ein hoher Prozentsatz der Frauen überhaupt von der Ehe ausgeschlossen bleibt. Dadurch werden beide Geschlechter dem stets gefährlichen außerehelichen Geschlechtsverkehr zugetrieben. Es muß deshalb als zweifelhaft bezeichnet werden, ob es überhaupt möglich sein wird, die Syphilis aus der Prostitution, ihrer eigentlichen Quelle, auszurotten. Diese sozialen Fragen werden in der deutschen Gesellschaft zur Bekämpfung der Geschlechtskrankheiten erörtert und gefördert. Als Hüter und Wächter des kostbaren Guts der Volksgesundheit sollte jeder Arzt die segensreichen Bestrebungen dieser großangelegten Organisation unterstützen.

Als Ärzte haben wir ferner die Verpflichtung, unsere Patienten immer wieder auf die moralischen und gesundheitlichen Vorzüge des geschlechtslosen Lebens und die Gefahren des außerehelichen Geschlechtsverkehrs hinzuweisen. Da jedoch hauptsächlich soziale Gründe eine frühe Eheschließung unmöglich machen, so müssen wir die Dinge hinnehmen, wie sie sind, und danach unsere Maßnahmen treffen. Es gibt kein sicheres Mittel zur Verhütung der Syphilis. Den besten Schutz zur Verhütung gewährt der Condom. Trotzdem sind häufig Infektionen mit Syphilis an den Stellen beobachtet worden, ab denen die Haut nicht von ihm bedeckt wird (Wurzel des Penis, Innenseite der Oberschenkel, Haut der Hoden usw.). Wasser und Seife, Sublimatlösung und andere starke Desinfizientien müssen empfohlen werden. Neisser sowohl wie Metschnikoff und Roux bevorzugen die Einfettung des Gliedes mit 30 $^0/_0$iger Kalomelsalbe; Neisser und Siebert eine 0,3 $^0/_0$ige wässerige Sublimatsalbe, die von der Firma Byk in Charlottenburg als Neisser-Siebertsche Schutzsalbe in den Handel gebracht ist.

Von großer Wichtigkeit ist die Prophylaxe der Ärzte und Hebammen, bei denen häufig extragenitale Primäraffekte an den Fingern auftreten können. Sie sollen alle kleinen Risse, Rhagaden, Schrunden, die die Eingangspforte für das syphilitische Gift werden können, sorgfältig beachten. Zu ihrer Kenntlichmachung empfiehlt Schäffer vor der Untersuchung eines venerischen Patienten die Einreibung mit 1 $^0/_0$igem Salicyl oder 2 $^0/_0$igem Resorcin-Spiritus. Kleinste Defekte machen sich durch einen stechenden Schmerz bemerkbar.

Alle solche Epitheldefekte müssen sofort mit einem Pflaster verschlossen werden, oder es soll die Untersuchung mit Gummihandschuhen vorgenommen werden. Syphilitische Erscheinungen (Primäraffekte, Papeln) sollen nur mit Watte, nie mit bloßen Händen berührt werden. Hat man sich trotz aller Vorsichtsmaßregeln an einem Syphilitiker verletzt, so ätzt man die Wunde mit flüssiger Carbolsäure aus und kauterisiert sie. Vorsicht vor Anhusten von Syphilitikern mit Plaques muqueuses!

Ferner ist zu beachten, daß Ammen, bei denen die Wassermannreaktion positiv ist, nicht gesunde Kinder stillen dürfen. Umgekehrt dürfen syphilitische Kinder nie einer gesunden Amme angelegt werden, sondern sie müssen von der eigenen Mutter oder von einer Frau gestillt werden, die eine frische Syphilis überstanden hat.

Die Heilung der Syphilis.

Von

F. Pinkus-Berlin.

Wenn wir die schweren, tiefsitzenden langwierigen Erscheinungen der Syphilis, wie sie in diesem Buche beschrieben sind, betrachten, drängt sich mehr und mehr am Schluß die Frage hervor: Ist denn die Syphilis wirklich heilbar? Ist denn die so sicher behauptete Heilung nicht ein Trug? Sie ist heilbar, und diese Bedenken zu beseitigen, fügen wir die folgenden Zeilen dem Buche hinzu.

Wir kennen keine andere Krankheit, die auf unsere Behandlungsmethoden so gut reagiert wie die Syphilis. Mit erstaunlich geringer Behandlung heilt sie oft so vollkommen aus, daß die feinsten Untersuchungen nichts mehr von ihr nachweisen lassen.

Die äußeren Erscheinungen verschwinden leicht, wenn oft auch nur der Schein einer Behandlung ausgeübt wird, und von inneren Veränderungen bemerkt der Kranke nichts, kann der Arzt kein Zeichen finden. Übrig bleibt zuweilen nur die biologisch nachweisbare Blutreaktion. Die anscheinende Gesundheit bei positiver W.R., oft bis in hohes Alter, hat zu dem Gedanken geführt, die W.R. sei nicht ein Zeichen für aktive Syphilis, sondern nur eine Reaktion, die die Abwehr des Organismus gegen die Krankheit anzeigt, vielleicht sogar nur ein Erkennungszeichen der überstandenen Krankheit, ähnlich der Immunität der Pocken-, Scharlach-, Masernkranken, von deren zweifellos vorhandener Säfteänderung aber ein so offensichtliches Zeichen wie die W.R. nicht bekannt ist. Die positive W.R. sei deshalb gut, man solle sie gar nicht beseitigen. Diese Anschauung würde jede Therapie hemmen, sie wäre ein Vabanquespiel: Es ist erlaubt, auf den günstigen Verlauf zu hoffen, aber wir dürfen nicht auf ihn rechnen. Wir können unbesorgt sagen, daß es einen wassermannpositiv gesunden Menschen nicht gibt: Der Wassermannpositive ist krank, die W.R. ist ein Symptom der Syphilis wie Papel und Gumma, d. h. positive W.R. bedeutet Vorhandensein von Syphilis und das bedeutet „Drohen anderer je späterer, desto gefährlicherer Symptome in jedem Moment."

Die positive W.R. dient uns als Erkennungsmittel der Syphilis. Wer sie hat, ist syphilitisch; solange er sie hat, ist er syphilitisch. Nachdem sie in allen erreichbaren Körpersäften verschwunden ist, ist er vielleicht auch noch syphilitisch! Dann ist die Syphilis zunächst erst latent, und es kommt darauf an, die latente Syphilis von der geheilten Syphilis zu unterscheiden. Das ist der schwerste Punkt in der ganzen Beurteilung der Syphilis. Unser wichtigstes Erkennungsmerkmal ist die Reinfektion, d. h. die Fähigkeit, frische Syphilis von neuem zu bekommen. Die Reinfektionen sind am häufigsten nach Frühbehandlung der Syphilis, in den ersten 8 Tagen nach dem Auftreten des durch Spirochätenfund gesicherten Primäraffektes und bei negativer W.R. Es ist vorgekommen, daß ein Mann sich von seiner eigenen Frau reinfiziert hat, die von ihm mit seinem ersten Primäraffekt infiziert wurde und unbehandelt blieb, während er durch eine sachgemäße Salvarsankur geheilt und dadurch die zur Immunität nötige Allergie der Haut verhütet oder beseitigt wurde. Diese Allergie ist der Verlust der Fähigkeit bei neuem Eindringen von Spirochäten mit einem Primäraffekt zu reagieren; die Verhütung ihrer Entstehung ist Heilung der Syphilis vor ihrer Verallgemeinerung im Körper, das bedeutet restlose Vernichtung der Spirochäten in allen Organen. Von dieser durch die klinischen Beobachtungen entstandenen Anschauung sind sichere Ausnahmen noch nicht bekannt.

Ebenso wichtig wie das Verhüten ist das Vernichten der Allergie, denn auch dieses scheint völlige Heilung zu bedeuten. Die Reinfektion, die mit einem spirochätenhaltigen Primäraffekt sichtbar wird, gilt als das Anzeichen der geheilten ersten Syphilis. Aber vielleicht ist dies Zeichen doch kein so sicheres Zeichen völliger Heilung, wie das Tierexperiment Neissers es uns zu lehren schien. Vielleicht könnte die Haut bereits wieder empfindlich geworden sein, ehe sämtliche Spirochäten getilgt sind, irgendwo verborgen sitzt vielleicht doch noch die alte Syphilis. Neuere Tierexperimente sprechen dafür, daß eine anscheinende Reinfektion nur eine Superinfektion, d. h. erneute Syphilisinfektion eines noch von früher her syphilitischen Organismus sei. Bewiesene Fälle derart beim Menschen fehlen aber. Als Beweismittel wäre zu verlangen:

a) alte Syphilis vor vier und mehr Jahren;

b) Neuinfektion, danach

c) Entstehen tertiärer Syphilis oder einwandfrei syphilitischer Nervenerscheinungen so schnell nach der zweiten Infektion, daß sie nur auf die alte Syphilis und sicherlich nicht auf die neue bezogen werden können.

Für Hauterscheinungen, die das sicherste wären, ist diese Folge a—c noch nicht beigebracht. Diese sicherste Beobachtung werden wir wohl auch kaum erwarten dürfen. Wo die Haut noch auf ihre inneren Spirochäten reagieren kann, da wird sie auf die wenigen neuen, im Infektionsfall von außen kommenden nicht ansprechen. Ebenso fehlen brauchbare Fälle von inneren Gummen, Tabes und Paralyse, doch deuten Fälle von Aortitis, kurze Zeit nach Reinfektion entstanden, oder Reinfektion während des Bestehens dieser Erkrankung auf die besprochene Möglichkeit hin.

Eine neue Untersuchungsmethode, die sehr aussichtsreich erscheint, aber noch nicht so fertig ist, daß sie voll anerkannt oder gar klinisch anwendbar wäre, ist die Feststellung, ob das Serum eines Untersuchten noch bactericide Wirkung auf die Spirochäten, namentlich von latenter Lues herstammende, ausübt. Nach Eberson ist die spirocide Wirkung des Serums die Voraussetzung latenter Lues und die Ursache sowohl der Latenz den eigenen wie der Immunität neueingeführten Spirochäten gegenüber, während gesundes Serum keine spirillocide Wirkung besitzt.

Der absolute Beweis der Syphilisheilung ist also schwer. Darauf kommt es aber in der Praxis nicht an. Die Praxis zeigt eine weit leichtere Einstellung: Wo auch nicht alle Untersuchungsmittel erschöpft sind, da ist der Patient doch schon oft vollkommen gesund, bei vollkommener Negativität, bei Symptomlosigkeit, bei besonders häufigen Reinfektionen unter einer bestimmten Art von Verhältnissen. Die Praxis ergibt, daß die Heilung viel öfter wirklich erfolgt, als die strenge Wissenschaft den Beweis dafür als erbracht zugeben kann. Für die Heilung in der Praxis geben die Momente: Reinfektion, negative W.R., negatives Lumbalpunktat, einen ganz anderen Sinn als wissenschaftlich, denn hier ist nicht bloß der Befund des Laboratoriums von Wert, sondern mehr noch die langjährige Beobachtung, vor allem auch der Vergleich der Ergebnisse der Neuzeit, seit Spirochätenkenntnis und W.R., mit den früheren Zeiten, ja Jahrhunderten.

Auch wenn wir die absolute Sicherheit verlangen, kommen wir zum Ziele, nur müssen wir dabei nicht frühzeitig den Beweis der ganzen Heilung verlangen. Hier ist es besser, schrittweise vorzugehen.

Die Heilung hat mehrere Etappen, und diese im guten Zustande zu erreichen, ist wichtiger als gleich das ganze Ergebnis haben zu wollen.

Die erste Etappe ist die Erreichung der Unfähigkeit zur Ansteckung, die zweite: Gesundheit selbst, durch Ausschaltung a) nervöser, b) circulatorischer Erkrankung.

1. Die Syphilis ist keine Krankheit, die das ganze Leben lang ansteckt. Die stark ansteckenden sekundären Symptome kommen zwei, drei Jahre lang zum Vorschein, auch einmal später, aber kaum je länger als fünf Jahre lang. Wenn man sich nach dem Spirochätengehalt der Eruptionen richten dürfte, müßte man sagen, daß diese nach fünf Jahren hervorkommenden Papeln, in denen man recht selten Spirochäten findet, nur weit weniger infektiös sein können als die der ersten zwei Jahre. Ist dann erst einmal das tertiäre Stadium eingetreten, in welchem die Genitalorgane kaum öfter erkranken als irgendeine andere Hautstelle und auch der Mund selten wunde Stellen zeigt, dann ist die Infektiosität praktisch erloschen, denn es kommt nicht in Betracht, daß in ganz seltenen Fällen gummöse Ulcera am Penis auch einmal die Krankheit übertragen, und daß es im Laboratoriumsversuch auch mit tertiären Eruptionen gelingt, Tiere zu infizieren. Hört man von einem Fall, in dem die Infektion einwandfrei durch einen Patienten mit mehr als 6 Jahre alter Lues hervorgebracht worden sein soll, so ist die Nachforschung nach einer etwa inzwischen stattgehabten Reinfektion sehr in Betracht zu ziehen.

Der Syphilitiker dürfte jedenfalls nach 5 Jahren immer in das kaum noch infektiöse tertiäre Stadium übergetreten sein. Somit dürfte in der Praxis der Mensch 5 Jahre nach Beginn seiner Syphilis nicht mehr ansteckend sein, 5 Jahre nach der Infektion wird die Erlaubnis zum Heiraten vom Standpunkt der Infektionsgefahr erlangt sein, und das ist gleichbedeutend mit der Zeugung syphilisfreier Nachkommenschaft.

2. Wie steht es aber mit dem Ablauf der Krankheit im kranken Körper weiterhin?

Mit der zunehmenden Kenntnis der Krankheit, die uns die serologischen Methoden gegeben haben, gelangen wir zu dem Ergebnis, daß wir die Syphilis bis auf immer kleinere Reste aus dem Körper entfernen können. Unser Bemühen besteht jetzt darin festzustellen, wo diese Reste sich befinden. Früher nahmen wir nach 2, 3 Jahren chronisch intermittierender Quecksilberbehandlung, die wir auf die höchste Stärke trieben, an, daß die Syphilis wirklich ausgelöscht sei. Damals wußten wir schon, daß es Ausnahmen von dieser Regel gab: Wenn es auch gelang, die bei unbehandelter Syphilis häufigen, schwer zerstörenden äußeren Erscheinungen so gut wie ganz zu verhüten, so stellte sich doch ab und zu auch bei stärkster Behandlung eine Erkrankung des zentralen Nervensystems, eine Tabes oder eine Paralyse ein. Namentlich bei früh auftretender Hirnsyphilis war ein Rezidiv nach langer Zeit auch bei den gewissenhaftest durchgeführten Kuren zu erwarten, hier konnte man über das Schicksal des Kranken nie beruhigt sein; sowie die Behandlung aussetzte, war die Gefahr wieder da. Es war eine Regel der Erfahrung alter Praktiker, daß die Hirnlues nach 10 Jahren von neuem einsetzte, zu Schlaganfällen und zum Tode führe. War man nach 5—6 Jahren auch recht sicher vor der ferneren Entstehung sogenannter metasyphilitischer Erkrankungen des Zentralnervensystems, vor der Gefäßsyphilis im Gehirn war man nicht sicher, namentlich nicht, wenn das Anfangsstadium auf Erkrankungen dieses Organs schon hingedeutet hatte. Blutungen oder Erweichungsherde drohten stets. Alle neueren Entdeckungen deuten darauf hin, daß die Gefahr der Syphilis auch in anderen inneren Organen in der Erkrankung des Gefäßsystems liegt. Die Aorten- und die Herzerkrankungen sind sehr späte Folgen der Syphilis. Sie treten kaum vor dem 10. Jahre der Krankheit in Erscheinung, oft viel später. Sie zeigen die Notwendigkeit viel längerer Behandlung als zu der Zeit, wo man noch nicht ahnte, wie viele Leiden des Circulationsapparates syphilitischer Natur seien. Es stellte sich bei vertiefterer Erkennungsmöglichkeit der Syphilisheilung heraus, daß die am stärksten behandelten Fälle auch die am sichersten geheilten seien, daß aber bei der geringsten Andeutung innerer Erkrankung viele Jahre lang immer wieder Behandlung nötig war. Wie verhält sich in solchen Fällen der Körper? Wühlt die Syphilis dauernd in geringem, aber nie erlöschendem Grade schleichend weiter, bis das Maß der Erkennbarkeit erreicht wird und ein Symptom hervortritt, oder schläft sie wirklich vollkommen, um dann plötzlich wieder aufzuflammen? War ein geringer Grad von Erkrankung dauernd vorhanden, der ganz allmählich zunahm, oder haben wir es mit völlig intakten aber von schlummernden Spirochäten durchsetzten Organen zu tun, in denen aus irgendeinem Grunde dann plötzlich die Reaktion auf das Virus wieder einsetzte? Die letztere Wahrscheinlichkeit ist größer, wenn wir von den sichtbaren äußeren Ausbrüchen auf die Vorgänge im Inneren des Körpers schließen dürfen. Wo ein tertiäres Hautsyphilid ausbricht, da war vorher absolut nichts Krankhaftes sichtbar. Auch in inneren Organen fängt die Syphilis wohl erst kurz ehe man sie durch Beschwerden vermuten und durch Untersuchung feststellen kann, an, wieder auszubrechen. Wenn die Dinge sich so verhalten, dann muß man, wenn wir von absoluter wissenschaftlicher Feststellung der Heilung sprechen, eingestehen: Wir können das Ende der Syphilis nicht vorausberechnen. Die Gefahr muß man dann als dauernd ansehen. Diese Gefahr kann aber nach unserem Wissen beseitigt werden durch dauernde Behandlung, weit über die Zeit sichtbarer Symptome hinaus. Schädlich ist diese Behandlung nicht, doch ist es zweifelhaft, ob sie stets nötig ist. Überflüssig ist sie in sehr vielen Fällen sicher nicht, denn gerade der gewissenhafteste Therapeut ist sich darüber klar, daß die Behandlung gar nicht stark und gar nicht lang genug sein kann. Nur dauernde Behandlung gewährt den Trost für Arzt und Kranke: Wir erreichen unser Ziel! Die absolute Gesundheit können wir nach wenigen Jahren Behandlung nicht versprechen. Wenn man ganz sicher gehen will, muß die Behandlung der Syphilis weit über die 5 Jahre, die wir für die sichere Beseitigung der Ansteckungsmöglichkeit als Ziel gesetzt haben, hinausgehen. Oft wird es ihrer nicht bedürfen, wird der Kranke wirklich völlig gesund sein, ohne daß wir es feststellen können. Das Abwarten ist kein großes Risiko. Gesundes Blut, unverändertes Lumbalpunktat, normaler Röntgenbefund des Herzens und der großen Gefäße gewähren dem erkrankt gewesenen Menschen die Gewißheit, daß er heute gesund ist. Diese Kontrollen, namentlich alljährliche Blutuntersuchung, sind fortlaufend vorzunehmen, und zeitweise Behandlung, und sei es in Zwischenräumen von Jahren, über die Zeit hinaus, in welcher schwere Circulationsstörungen möglich sind, kann die Grundlage für die Versicherung absoluter Heilung darbieten, durch sie erreichen wir das Ziel: absolute Heilung.

Einige Geleitworte zur Heilung der Lues.

Von

A. v. Wassermann-Berlin.

Nichts würde gefährlicher sein als eine syphilitische Infektion für eine leicht zu nehmende Angelegenheit zu halten. Die Syphilis ist bis vor kaum zwei Dezennien eine der rätselhaftesten Krankheiten gewesen. Heute ist sie eine der bestdurchforschten Krankheiten.

Es gibt keine zweite Erkrankung, bei der wir über eine gleich große Anzahl spezifischer, auf Krankheitsursache und Krankheitsprodukt einwirkender Heilmittel verfügen. Dabei ist die Syphilis die einzige Krankheit, bei der der Arzt, vielleicht abgesehen von der am ersten Krankheitstage mit Antitoxin behandelten Diphtherie, beinahe mit Sicherheit dem ihn rechtzeitig Konsultierenden völlige Heilung in Aussicht stellen kann. Ich kann mich hierzu naturgemäß nur vom biologischen Standpunkt äußern. Es ist ein stets von neuem geradezu überwältigender Eindruck, wenn bei einem Versuchstier, das experimentell mit Syphilis infiziert ist und bei der mikroskopischen Untersuchung in jedem Gesichtsfelde massenhaft Spirochäten aufweist, nach einer einzigen Injektion von Salvarsan am nächsten Tage sämtliche Pallidae entweder völlig verschwunden sind oder sich nur vereinzelte Exemplare zeigen, die durch ihre Unbeweglichkeit sich als abgetötet erweisen. Dieses mit mathematischer Sicherheit eintretende Ergebnis ist für den Biologen beweisend, daß, um einen allgemein geläufigen Ausdruck zu gebrauchen, der Therapie der Syphilis unbegrenzte Möglichkeiten geboten sind. Bei keiner anderen Infektionskrankheit ist der Arzt so gut in den Stand gesetzt, die Klippe einer Abstumpfung gegenüber einem Mittel, die, wie wir heute wissen, in einer Festigung der Spirochäten gegen das betreffende Medikament begründet ist, zu umgehen, wie bei der Syphilis. Reagiert das Krankheitsprodukt nicht mehr auf Quecksilber, so stehen ihm die Arsenikpräparate zur Verfügung. Glaubt er mit diesen an die Grenzen des Erreichbaren gekommen zu sein, so vermag er heute durch Wismut an anderen Chemoceptoren anzugreifen. Damit sind auch die Fälle der Idiosynkrasie gegen ein bestimmtes Heilmittel, welche früher, als man nur das Quecksilber besaß, kaum zu besiegen waren, leicht zu umgehende Hindernisse geworden. Und, wenn wir nun noch hinzunehmen daß wir uns durch Untersuchung des Blutes oder der Lumbalflüssigkeit jederzeit von dem feinsten biologischen Reagieren der verstecktesten Organe auf etwa noch vorhandenes Syphilisvirus überzeugen können, so ist nicht zu viel behauptet, wenn wir sagen, daß der Organismus eines syphilitisch Kranken heute wie ein Spiegelbild vor uns liegt und wir mit Hilfe der spezifischen Heilmittel dieses therapeutisch so zu beeinflussen vermögen, wie in keiner anderen Domäne von Allgemeinerkrankungen. Diese Tatsachen sollte sich jeder junge Arzt nicht nur vor Augen halten, sondern tief einprägen, auf daß sein Gesamtverhalten dem ihn befragenden Kranken gegenüber davon beeinflußt ist. Wer bei Gelegenheit der Anstellung entscheidungsvoller Seroreaktionen auf Syphilis beobachtet hat, mit welcher zuschnürenden Angst der Kranke gleichsam sein Verdikt von den Lippen des Arztes erwartet, wer beobachtet hat, welchen niederschmetternden Eindruck es hervorbringt, wenn einem Menschen, der wegen irgendwelcher Beschwerden untersucht wurde, ohne von seiner Lues etwas zu wissen, nun eröffnet wird, daß es sich um diese Krankheit handelt, der ist sich dessen bewußt, daß von der Art, wie er dem Patienten das mitteilt, unter Umständen dessen ganzes ferneres Lebensglück, seine Arbeitsfreude und -fähigkeit abhängt. Derjenige Arzt aber, der sich der Stärke der ihm von der Wissenschaft zur Heilung dieser Krankheit in die Hand gegebenen Waffen bewußt ist, wird in die Mitteilung des Befundes zugleich Beruhigung und Trost mit gutem Gewissen einflechten. Er wird mit voller Berechtigung dem Patienten sagen können, daß es therapeutisch günstiger ist, wenn durch die Untersuchung die syphilitische Natur beispielsweise von Herz- oder Leberbeschwerden oder unstillbaren Kopfschmerzen dargetan wurde. Denn in diesem Falle kann er ihn heilen, und in den meisten anderen Fällen kann er das nicht, sondern muß sich darauf verlassen, ob es der Organismus vielleicht durch die vis medicatrix naturae allein macht. In letzterem Falle ist die Rolle des Arztes die des Beobachters, bei der Syphilis die weit dankbarere des Lenkers und Gestalters des Ablaufes der Krankheit. Rein wissenschaftlich gesprochen müßten alle die schweren, in dem vorliegenden Werke besprochenen Erscheinungen der Syphilis, soweit sie die späteren Perioden der Krankheit betreffen, seltene Ausnahmefälle sein. Wissen wir doch heute durch tausendfache Erfahrungen, daß wir im frühen sero-negativen Stadium diese Krankheit mit einer auf keinem anderen pathologischen Gebiet erreichten Häufigkeit vollkommen zu heilen vermögen. Zur völligen Erreichung dieses Zieles in der praktischen Wirklichkeit muß freilich der Patient durch frühzeitiges Konsultieren des Arztes ebensoviel beitragen, wie der Arzt selbst durch die Beherrschung seines Faches. Möge das vorliegende Werk dazu dienen, diesem Ziele immer näher zu kommen, so daß die Studierenden späterer Zeiten die schweren Späterscheinungen der Syphilis nur mehr als Seltenheiten zu Gesicht bekommen.

Sachverzeichnis.

Studien über die Fortpflanzung von Bakterien, Spirillen und Spirochäten. Von Dr. med. **E. Meirowsky**, Köln a. Rh. Mit 1 Textfigur und 19 Tafeln. 1914. 12 Goldmark / 2,90 Dollar

Syphilis und Auge. Von Professor Dr. **Josef Igersheimer**, Oberarzt an der Universitäts-Augenklinik zu Göttingen. Mit 150 zum Teil farbigen Textabbildungen. 1918. 28 Goldmark / 7,40 Dollar

Die Syphilis des Zentralnervensystems. Ihre Ursachen und Behandlung. Von Professor Dr. **Wilhelm Gennerich**, Kiel. Zweite, durchgesehene und ergänzte Auflage. Mit 7 Abbildungen. 1922. 9 Goldmark / 2,20 Dollar

Hautkrankheiten und Syphilis im Säuglings- und Kindesalter. Von Prof. Dr. **H. Finkelstein**, Berlin, Prof. Dr. **E. Galewsky**, Dresden und Privatdozent Dr. **L. Halberstaedter**, Berlin. Ein Atlas. Mit vielen farbigen Abbildungen auf 64 Tafeln nach Moulagen von F. Kolbow, A. Tempelhoff und M. Landsberg. Zweite Auflage. In Vorbereitung

Die experimentelle Chemotherapie der Spirillosen (Syphilis, Rückfallfieber, Hühnerspirillose, Frambösie). Von **Paul Ehrlich** und **S. Hata**. Mit Beiträgen von H. J. Nichols-New-York, J. Iverson-St. Petersburg, Bitter-Kairo und Dreyer-Kairo. Mit 27 Textfiguren und 5 Tafeln. 1910. 6 Goldmark; gebunden 7 Goldmark / 1,45 Dollar; gebunden 1,65 Dollar

Praktische Anleitung zur Syphilisdiagnose auf biologischem Wege. (Spirochäten-Nachweis, Wassermannsche Reaktion.) Von Privatdozent Dr. **Paul Mulzer**, I. Assistenzarzt der Universitätsklinik für Haut- und Geschlechtskrankheiten zu Straßburg i. E. Zweite Auflage. Mit 20 Abbildungen und 4 Tafeln. 1912. Gebunden 4,80 Goldmark / Gebunden 1,15 Dollar

Die Therapie der Syphilis. Ihre Entwicklung und ihr gegenwärtiger Stand. Von Dr. **Paul Mulzer** in Berlin. Mit einem Vorwort von Geh. Reg.-Rat Professor Dr. P. Uhlenhuth. 1911. 2,80 Goldmark / 0,65 Dollar

Diagnose und Therapie der gonorrhoischen Erkrankungen in der Allgemeinpraxis. Von Privatdozent Dr. **Paul Mulzer**, Oberarzt der Universitätsklinik für Haut- und Geschlechtskrankheiten zu Straßburg i. E. 1913. 4 Goldmark / 1 Dollar

Lehrbuch der Haut- und Geschlechtskrankheiten. Von Dr.
Edmund Lesser, Geh. Med.-Rat, o. Professor an der Universität und Direktor
der Universitätsklinik und Poliklinik für Haut- und Geschlechtskrankheiten
in Berlin. Vierzehnte Auflage, bearbeitet in Gemeinschaft mit Professor
Dr. F. Lewandowsky †, von Geh. Med.-Rat Professor Dr. J. Jadassohn,
Breslau. In Vorbereitung

Die Salvarsanbehandlung der Syphilis. Versuch einer gemeinver-
ständlichen Darstellung. Von Prof. Dr. J. Jadassohn, Direktor der Uni-
versitäts-Hautklinik in Breslau. Vortrag, gehalten in der Ortsgruppe Breslau
der Deutschen Gesellschaft zur Bekämpfung der Geschlechtskrankheiten. 1923.
0,40 Goldmark / 0,10 Dollar

**Die Liquorveränderungen in den einzelnen Stadien der
Syphilis.** Ein Beitrag zur Biologie des Syphilisvirus im menschlichen
Körper und eine Mahnung zur Vermeidung oberflächlicher Salvarsanbehandlung. Von Professor Dr. Wilhelm Gennerich, Kiel. Mit 12 Tabellen.
1913. 2,80 Goldmark / 0,65 Dollar

Die Praxis der Salvarsanbehandlung. Von Professor Dr. Wilhelm
Gennerich, Kiel. Mit 2 Tafeln. 1912. 3,60 Goldmark / 0,85 Dollar

**Die Gonorrhöe des Mannes und ihre Behandlung im Lichte
der Adnexpathologie.** Von Dr. Rudolf Picker, Spezialarzt für
Urologie in Budapest. Mit etwa 200 Textabbildungen. In Vorbereitung

Die Gonorrhöe des Mannes. Ihre Pathologie und Therapie. Ein Leitfaden für Ärzte und Studierende. Von Dr. med. Wilhelm Karo. 1911.
2,80 Goldmark / 0,65 Dollar

Rezepttaschenbuch für Dermatologen. Von Professor Dr. Carl
Bruck, Oberarzt der Dermatologischen Abteilung des Städtischen Krankenhauses Altona. Für die Praxis zusammengestellt. 1922. Mit Schreibpapier
durchschossen. 3,50 Goldmark / 0,90 Dollar

Vorlesungen über Pharmakologie der Haut. Von Professor Dr.
Friedrich Luithlen, Wien. 1921. 3 Goldmark / 0,65 Dollar

Kosmetik. Ein Leitfaden für praktische Ärzte. Von Dr. **Edmund Saalfeld,** Sanitätsrat in Berlin. Sechste, verbesserte Auflage. Mit 20 Abbildungen. 1922. 4 Goldmark / 1 Dollar

Ärztliches Handbüchlein für hygienisch-diätetische, hydrotherapeutische, mechanische und andere Verordnungen. Eine Ergänzung zu den Arzneivorschriften für den Schreibtisch des praktischen Arztes. Von Sanitätsrat Dr. med. **Hermann Schlesinger,** praktischer Arzt in Frankfurt a. M. Zwölfte Auflage. 1920. 3,80 Goldmark / 0,90 Dollar

Röntgentherapeutisches Hilfsbuch für die Spezialisten der übrigen Fächer und die praktischen Ärzte. Von Dr. **Robert Lenk,** Assistent am Zentralröntgenlaboratorium des Allgemeinen Krankenhauses in Wien. Mit einem Vorwort von Professor Dr. **Guido Holzknecht.** Zweite, verbesserte Auflage. 1922. 2 Goldmark / 0,50 Dollar

Rezepttaschenbuch (nebst Anhang). Zweite, verbesserte Auflage, bearbeitet von Professor Dr. Ernst Frey, Marburg. Nebst Beiträgen von zahlreichen Fachleuten. (Zweiter Band der „Therapie des praktischen Arztes“. Herausgegeben von Professor Dr. **Eduard Müller,** Direktor der Medizinischen Universitäts-Poliklinik in Marburg.) 1923.
Gebunden 10 Goldmark / Gebunden 2,40 Dollar

Rezeptur für Studierende und Ärzte. Von Dr. **John Grönberg,** Oberarzt und Apotheker. Mit einem Geleitwort von Dr. R. Heinz, Professor für Pharmakologie an der Universität Erlangen. Zweite, vermehrte und verbesserte Auflage. Mit 18 Textfiguren. 1920. 2,50 Goldmark / 0,60 Dollar

Winke für die Entnahme und Einsendung von Material zur bakteriologischen, serologischen und histologischen Untersuchung. Ein Hilfsbuch für die Praxis. Von Prosektor Dr. **Emmerich,** Kiel, und Marine-Oberstabsarzt Dr. **Hage,** Cuxhaven. Mit 2 Textabbildungen. 1921. 1,70 Goldmark / 0,40 Dollar

Kurzgefaßte Anleitung zu den wichtigeren hygienischen und bakteriologischen Untersuchungen. Von weil. Geh. Med.-Rat Prof. Dr. **Bernhard Fischer.** Dritte, wesentlich umgearbeitete Auflage von Prof. Dr. Karl Kißkalt. 1918. 11 Goldmark / 2,65 Dollar

Lehrbuch der Differentialdiagnose innerer Krankheiten. Von Prof. Dr. **M. Matthes,** Geheimer Medizinalrat, Direktor der Medizinischen Universitätsklinik in Königsberg i. Pr. Vierte, durchgesehene und vermehrte Auflage. Mit 10J Textabbildungen. 1923.
17 Goldmark; gebunden 20 Goldmark / 4 Dollar; Gebunden 4,80 Dollar